叶桂研究文集

（上册）

吴门医派代表医家研究文集（上集）

苏州市中医医院
苏州市吴门医派研究院
／组编／

总主编／ 徐俊华　葛惠男

执行总主编／ 欧阳八四

主编／ 葛惠男　陈江　章一凡

上海科学技术出版社

图书在版编目（ＣＩＰ）数据

叶桂研究文集：上、下 / 葛惠男，陈江，章一凡主编. -- 上海：上海科学技术出版社，2021.2
（吴门医派代表医家研究文集 / 徐俊华，葛惠男总主编. 上集）
ISBN 978-7-5478-5210-1

Ⅰ．①叶… Ⅱ．①葛… ②陈… ③章… Ⅲ．①中医流派－学术思想－中国－清代－文集 Ⅳ．①R-092

中国版本图书馆CIP数据核字(2021)第008687号

吴门医派代表医家研究文集（上集）

叶桂研究文集（上、下册）

主编 葛惠男 陈江 章一凡

上海世纪出版(集团)有限公司 出版、发行
上海科学技术出版社
（上海钦州南路 71 号 邮政编码 200235 www.sstp.cn）
浙江新华印刷技术有限公司印刷
开本 787×1092 1/16 印张 44
字数 600 千字
2021 年 2 月第 1 版 2021 年 2 月第 1 次印刷
ISBN 978 - 7 - 5478 - 5210 - 1/R·2242
定价：98.00 元

叶桂研究文集

叶桂,字天士,号香岩,别号南阳先生,晚号上津老人,以字行。叶桂幼承家学,拜十七师,博采众长,创卫气营血辨证体系,立络病理论证治大法,建脾胃分治养胃阴学说,成为清代医学集大成者,堪称吴门医派最为杰出的医家。

本书辑录了当代学者关于吴门医派代表医家叶桂的研究文献,以生平著述辑要、医学思想研究、临床证治探讨、疾病诊治应用为纲要,共收集相关研究文献142篇,概述叶桂生平及其遗存著作,阐述其温病学说、络病理论及脾胃分治养胃阴学术观点,探讨其临床辨证与疾病诊治的特点,以及方药应用的规律,以冀全面反映当代学者对叶桂学术思想的研究全貌。

本书可供中医临床工作者、中医文献研究人员、中医院校师生及中医爱好者参考阅读。

丛书编委会

指导委员会

主任

倪川明　徐俊华

委员（按姓氏笔画排序）

马　郁　尤巧生　叶文华　朱　坚　朱　敏　李耀峰
陈　江　金建华　周　红　蒋　锋　管罕英

编委会

总主编

徐俊华　葛惠男

执行总主编

欧阳八四

编委（按姓氏笔画排序）

马　莉　马奇翰　王宏志　史　浩　江国荣　许小凤
孙东晓　孙宏文　杨文忠　时菊明　张一辉　张志芳
张露蓉　陈　江　周　纯　赵　欢　姜　宏　高　嵘
唐　键　黄　菲　路　敏　潘　军

编委会秘书

周　曼　孙　柳　张　晖

主编

葛惠男　陈　江　章一凡

编委会（按姓氏笔画排序）

朱惠萍　朱　慧

孙宏文　孙　柳

吴必建　沈贤敏

张　晖　杰　辉

欧阳八四　周　曼

郭金伟　龚　诚

梁国强　颜凤蛟

倪
序

"宁可架上药生尘，但愿世间人无恙。"受儒学的影响，自古以来中国的医生都怀有一种普济苍生、泽被后世的博大胸怀。"进则救世，退则救民"者，是也；"不为良相，宁为良医"者，是也；"大医精诚"者，是也；"作为医师，宜兴悲悯，当先识药，宜先虚怀，勿责厚报"者，是也。

苏州位于长江中下游，古称吴都、吴中、吴下、吴会等，四季分明，气候温和，物产丰饶，宋时就有"苏湖熟，天下足"的美誉，"上有天堂，下有苏杭"的谚语也不胫而走。苏州的中医向称"吴医"，源自清乾嘉年间吴中名医唐大烈所著的《吴医汇讲》，这本被称之为现代医学杂志滥觞的著作，汇聚了当时吴中地区 40 余位医家的百余篇文稿，共 11 卷，从此"吴医"始为天下人周知。

所谓"济世之道莫大乎医，去疾之功莫先乎药"，吴中经济欣欣向荣，苏州的中医药也随之得到了快速发展，成为吴文化重要的组成部分。3 000 多年前，"泰伯奔吴"开创了吴地的历史，也开始了吴中医学的萌芽；1 400 多年前，精通医术的苏州僧人奔赴日本传授汉方医学及针灸技术，开始了吴医乃至中医学的对外交流。同时期吴地第一位御医的出现，成为"吴中多御医"的开端；1 000 多年前，吴中现存第一本医学著作的问世，拉开了"吴医多著述"的序幕，而"宋代世医第一家"苏州葛氏世医的出现，由此世家医学成为吴中医学一道亮丽的风景线；800 多年前，历史长河中掠过中医学重要医学流派——吴门医派的倩影，从此开创了吴门医派千年的传承历史；300 多年前，一部《温热论》宣告了温病学说的创立，将吴门医派推向了发展的高峰；100 多年前，西学东渐，中西医纷争，吴门医派发出了历史的呐喊,继续着前行的步伐;10 年前,苏州市中医医院的整体搬迁,实现了吴门医派主阵地、主战场的跨越式发展;2019 年,机构改革,苏州市卫生健康委员会加挂苏州市中医药管理局牌子,健全了中医药管理体制机制,进一步推动中医药事业的发展。

从以下一组数据不难看出苏州市中医药事业的发展:截至 2020 年末,全市中医类医疗机构 393 个,较上年增加 86 个,增长 28.01%,占全市医疗机构总数的 10.56%。目前全市共有中医医院 9 家,中西医结合医院 4 家,中医类门诊部 39 个,中医诊所 341 个,按标准建成中医馆 105 家、中医阁 268 家。全市中医类医院实有床位 6 641 张,较上年增加 387 张,增长 6.19%,占全市医院实有床位总数的 10.95%。全市中医药人员数达 6 433 人,较上年增加 780 人,增长 13.80%,其中中医类别执业(助理)医师 5 232 人,占全市执业(助理)医师总数 14.72%。全市中医类医院总诊疗人次数 930.77 万,较上年增长 5.21%,占全市医院总诊疗人次 18.72%;全市中医类医院入院人数 24.79 万,较上年增长 3.91%,占全市医院总入院人数 14.97%。

千年传承,百年激荡,十年跨越,吴门医派走过了不平凡的发展之路。"吴中多名医,吴医多著述,温病学说倡自吴医",凝聚着吴门医派不断探索与创新的灵魂。当今时代,国家将振兴传统文化提高到战略层面,中医药学是中国古代科学的瑰宝,是打开中华文明宝库的钥匙,也将是中华文化伟大复兴的先行者。"要深入发掘中医药宝库中的精华,推进产学研一体化,推进中医药产业化、现代化,让中医药走向世界。""要遵循中医药发展规律,传承精华,守正创新。"习近平总书记为中医药事业的传承发展指明了方向。

中医药无论是对疾病的预防,对重大疾病的防治,还是对慢性疾病的康复,都有其独特的优势,我国对肆虐全球的新型冠状病毒肺炎全面介入中医药诊疗并取得良好效果就是最生动的实践。如何落实习近平总书记对中医药事业传承发展的指示精神,继承好、利用好、发展好中医药,深入发掘中医药宝库中的精华，在建设健康中国、实现中国梦的伟大征程中谱写新的篇章，是历史赋予每个中医人的使命，也是未来对中医人的期盼。吴门医派作为中医学术流派中影响广泛的一支重要力量，更需要在其中发挥应有的作用。《苏州市传承发展吴门医派特色实施方案》是苏州市人民政府的政策举措，《2020年苏州市中医药工作要点》是苏州市卫生健康委员会和苏州市中医药管理局的具体方案。为此，苏州市中医医院、苏州市吴门医派研究院组织相关专家编写"吴门医派代表医家研究文集"，汇聚当代学者对吴门医派代表医家的研究成果，总结他们的学术思想、临证经验，对发扬光大吴中医学、传承发展吴门医派不无裨益。

苏州市中医药管理局副局长　倪川明

2020 年 12 月

徐序

　　苏州是吴门医派的发源地，3 000 多年前"泰伯奔吴"创建的勾吴之国，开启了吴地的中医药历史。2 500 多年前"阖闾大城"建成后的风雨洗炼，孕育了吴中物华天宝、人杰地灵的江南福地。"君到姑苏见，人家尽枕河。古宫闲地少，水巷小桥多。"道尽了姑苏的雅致。苏州的魅力，既在于她浩瀚江湖、小桥流水的自然风情，更在于其灵动融合、创新致远的人文精神。

　　作为吴文化重要组成部分的吴门医派，肇始于元末明初的戴思恭。戴思恭"学纯粹而识臻远"，是他将金元四大家之一朱丹溪的医学思想带到了吴地，又因王仲光、盛寅等将朱氏医学"本土化"，之后吴地王履、薛己、吴有性、倪维德、缪希雍、张璐、叶桂、薛雪、周扬俊、徐大椿等众多医家先后崛起，真正形成了"吴中多名医，吴医多著述"的吴中医学繁荣景象，终成"吴中医学甲天下"之高度。

　　吴门医派有着丰富的学术内涵，以葛可久、缪希雍等为代表的吴门杂病流派，以张璐、柯琴等为代表的吴门伤寒学派，以叶桂、吴有性等为代表的吴门温病学派，以薛己、王维德等为代表的吴门外科学派，在中医学的历史长河中闪耀着熠熠光辉。尤其是温病学说，从王履的"温病不得混称伤寒"，到吴有性的"戾气致病"，直至叶桂的"卫气营血"辨证，300 多年的不断临床实践、理论升华，彰显了吴中医家探索真理、求真创新的务实精神，使温病学说成为了中医的经典。时至今日，在防治新型冠状病毒肺炎等重大疫病中，温病学说的理论仍有重要的指导意义。

　　目前，国家将振兴传统文化提高到战略层面，文化自信是一种力量，而且是"更基本、更深沉、更持久的力量"。中医药的底蕴是文化，作为中国传统文化的重要组成部分，"中医药学是中国古代科学的瑰宝，也是打开中华文明宝库的钥匙"。党的十八大以来，以习近平同志为核心的党中央把中医药工作摆在更加突出的位置，不仅通过了《中华人民共和国中医药法》，还发布了《中医药发展战略规划纲要（2016—2030 年）》《关于促进中医药传承创新发展的意见》等多项政策文件。在 2019 年召开的全国中医药大会期间，习近平总书记对中医药工作作出重要指示，强调"要遵循中医药发展规律，传承精华，守正创新""推动中医药事业和产业高质量发展"，为继承好、利用好、发展好中医药指明了方向。

在中医药面临天时、地利、人和的发展大背景下，苏州市人民政府围绕"吴门医派"在理论、专病、专药、文化上的特色优势，颁布了《苏州市传承发展吴门医派特色实施方案》。苏州市卫生健康委员会和苏州市中医药管理局制定了《2020 年苏州市中医药工作要点》，以健康苏州建设为统领，不断深化中医药改革，传承发展吴门医派特色，发挥中医药防病治病的特色优势，进一步健全中医药服务体系，提升中医药服务能力和质量，推动中医药事业高质量发展。

苏州市中医医院是吴门医派传承与发展的主阵地、主战场，名医辈出，黄一峰、奚凤霖、汪达成、蔡景高、任光荣等先辈作为国家级名中医给我们留下了大量珍贵的遗存，龚正丰、何焕荣等国家名医工作室依旧在为吴门医派人才培养、学科建设呕心沥血，葛惠男、姜宏、许小凤等一批新生代省名中医也正在为吴门医派传承发展辛勤耕耘。多年来，医院始终将传承创新发展吴门医派作为工作的重点，国医大师团队的引进、名医名科计划的推进、吴门医派进修学院的开设、院内师承导师制的建立、传承工作室的建设、中医药博物馆的开放等，守住"中医药发展规律"这个"正"，让岐黄基因薪火相传，在新形势下创吴门医派理论之新、技术之新、方法之新、方药之新。

中医药需要创新，创新是中医药的活力所在，创新的基础是传承。"重视中医药经典医籍研读及挖掘，全面系统继承历代各家学术理论、流派及学说，不断弘扬当代名老中医药专家学术思想和临床诊疗经验，挖掘民间诊疗技术和方药，推进中医药文化传承与发展"，是《"健康中国 2030"规划纲要》给出的推进中医药继承创新的任务。习近平总书记 2020 年 6 月 2 日在专家学者座谈会上的讲话也明确指出"要加强古典医籍精华的梳理和挖掘"。因此，为更好地弘扬吴门医派，苏州市中医医院、苏州市吴门医派研究院组织专家编写"吴门医派代表医家研究文集"丛书，选取薛己、吴有性、喻昌、张璐、叶桂、缪希雍、李中梓、尤怡、薛雪、徐大椿、柯琴十一位代表性医家，撷取当代学者对他们学术的研究成果，汇集成卷，分上、下集出版，意在发皇古义，融会新知，传承吴门医派学术精华，为造福人类健康奉献精彩。

苏州市中医医院

苏州市吴门医派研究院

院长　徐俊华

2020 年 12 月

叶桂研究文集

前言

　　苏州是吴门医派的发祥地，历史上人文荟萃，名医辈出。从周代至今，有记录的名医千余家，其学术成就独树一帜，形成了颇具特色的吴门医派。吴中医家以儒医、御医、世医居多，有较深的文字功底和编撰能力，善于著述，善于总结前人经验及个人行医心得。特别是那些知识广博的儒医，他们的天文、地理、博物、哲学等其他学科的知识丰富，完善了医学理论，有利于中医学的进一步发展。20世纪80年代，卫生部下达全国中医古籍整理计划，吴医古籍就占全部古籍的十分之一。

　　苏州是温病学派的发源地，清中叶叶桂《温热论》的问世，更确立了以苏州为中心的温病学派的学术地位，从而形成了"吴中多名医，吴医多著述，温病学说倡自吴医"的三大特点。这是吴医的精华所在，也是"吴中医学甲天下"的由来。吴门医派作为吴地文化中的一枝奇葩，中医药文化优势明显，历史遗存丰富，文化积淀厚实，在中国医学史上有重要地位。

　　明清两代，吴中名医辈出，著述洋洋，成就了吴中医学的辉煌。其中医名显著者有薛己、倪维德、王安道、缪希雍、吴有性、李中梓、喻昌、张璐、叶桂、薛雪、柯琴、周扬俊、徐大椿、尤怡、王洪绪、陆九芝、曹沧洲等，吴门医派代表性医家大多出自明清两代。

　　为了传承吴门医家的临床诊疗特色，彰显吴中医学的学术内涵，学以致用，提升当下临证能力，我们选择薛己、吴有性、叶桂、缪希雍等十一位吴门医派代表医家，汇聚当代学者对这些医家的研究成果，编著"吴门医派代表医家研究文集"丛书，分上、下集出版。以下列出这些代表医家的简要生平及学术主张。

丛书上集医家：

薛己（1487—1559），字新甫，号立斋，明代吴郡（今江苏苏州）人，名医薛铠子。薛己性敏颖异，读书过目成诵，尤殚精方书，内、外、妇、幼、本草之学，无所不通。精十三科要旨，皆一理。先精疡科，后以内科得名。宗王冰"壮水之主，以制阳光，益火之源，以消阴翳"之说，喜用八味、六味，直补真阴真阳。薛己一生所著颇丰，医著类有：《内科摘要》《外科发挥》《外科枢要》《外科心法》《外科经验方》《疠疡机要》《女科撮要》《保婴撮要》《口齿类要》《正体类要》《本草约言》等。校注类著作有：陈自明的《妇人大全良方》和《外科精要》、王纶的《明医杂著》、钱乙的《小儿药证直诀》、陈文中的《小儿痘疹方论》、倪维德的《原机启微》、胡元庆的《痈疽神妙灸经》、佚名氏的《保婴金镜录》等。

吴有性（1582—约1652），字又可，明末清初年间姑苏洞庭东山（今江苏苏州吴中区东山镇）人。吴有性是吴门医派温病学说形成时期的代表医家，所著《温疫论》对瘟疫的病因、证候、传变、诊断及治疗等均有独到的创见，堪称我国医学史上第一部瘟疫学专著，基本形成了中医学瘟疫辨证论治框架，对后世温病学家产生了极其深远的影响。

喻昌（1585—约1664），字嘉言，号西昌老人，喻氏卒年又一说为清康熙二十二年（1683），待考。喻氏为江西南昌府新建人，后应吴中友人钱谦益的邀请，悬壶江苏常熟，医名卓著，冠绝一时，与张璐、吴谦齐名，并称清初医学三大家。吴中名医薛雪说他"才宏笔肆"，动辄千言万字，好以文采相尚。"每与接谈，如见刘颍川兄弟，使人神思清发。"阎若璩将喻氏列为十四圣人之一。喻氏主要著作《喻氏医书三种》，乃辑喻昌所著《医门法律》《尚论篇》和《寓意草》而成。主要医学观点：立"三纲鼎立"论、三焦论治温病、秋燥论、大气论等。

张璐（1617—约1699），字路玉，自号石顽老人，清长洲（今江苏苏州）人。张璐自幼聪颖好学，博贯儒学，尤究心于医药之书，自《灵枢》《素问》及先哲之书,无不搜览。明末战乱之际,隐居洞庭山中(今江苏苏州洞庭西山)10余年,著书自娱。后50余年,边行医,边著述,有丰富临证经验。张璐一生著述颇多,以博通为主,不局限于一家之学,持论平实,不立新异,较切实用,故流传较广。著有《张氏医通》十六卷、《伤寒缵论》二卷、《伤寒绪论》二卷、《千金方衍义》三十卷、《本经逢原》四卷、《诊宗三昧》一卷等。

叶桂(1667—1746),字天士,号香岩,别号南阳先生,晚号上津老人,以字行,清吴县(今江苏苏州)人。叶氏先世自安徽歙县迁吴,居苏城阊门外下塘上津桥畔。家系世医,祖叶时,父叶朝采,皆以医术闻名。叶桂幼受家学熏陶,兼通经史子集,聪明颖绝。年十四父丧,从学于父之门人朱某,闻人善治某证,即往师之,凡更十七师,博采众长。叶氏治病不执成见,立论亦不流俗见。"病之极难摸索者,一经诊视,指示灼然""察脉望色,听声写形,言病之所在,如见五脏癥结",当时人以"吴中中兴之大名家"相评。叶氏长于治疗时疫和痧痘,倡卫气营血辨证纲领,对温病传染途径、致病部位及辨证论治,均有独到之处。叶氏贯彻古今医术,一生诊治不辍,著述甚少,世传之书,均由其门人或后人编辑整理而成。主要有:《温热论》、《临证指南医案》十卷、《叶案存真》二卷、《未刻本叶氏医案》、《医效秘传》三卷、《幼科要略》二卷、《本草经解》四卷、《本草再新》十二卷、《种福堂公选良方》等。

丛书下集医家:

缪希雍(约1546—1627),字仲醇(一作仲淳),号慕台,别号觉休居士,明常熟人。缪氏幼年体弱多病,年长嗜好方术,笃志医学,本草、医经、经方靡不讨论,技术精进,经验日丰,声名渐著,闻名于世。其友钱谦益曾记载他诊病时的情况说:"余见其理积痼,起沉疴,沉思熟虑,如入禅定。忽然而睡,焕然而兴,掀髯奋袖,处方撮药,指麾顾视,拂拂然在十指间涌出。"缪希雍以医闻名于世40年,著述甚富,流传至今的有《神农本草经疏》三十卷、《先醒斋医学广笔记》四卷、《炮炙大法》一卷、《本草单方》十九卷、《方药宜忌考》十二卷等。

　　李中梓（1588—1655），字士材，号念莪，又号尽凡居士（一作荩凡居士），明末清初华亭（今上海松江）人（又有称云间、南汇人者）。李氏早年习儒，为诸生，有文名。后因身体多病而自学医术，博览群书，考证诸家学术思想，受张仲景、张元素、李东垣、薛立斋、张介宾等人影响较大。李氏究心医学50年，治病无不中，常有奇效，与当世名医王肯堂、施笠泽、秦昌遇、喻昌等交善。李氏治学主张博采众家之长而不偏不倚，临证诊治主张求其根本，注重先后二天。生平著作较多，计有《内经知要》二卷、《医宗必读》十卷、《伤寒括要》二卷、《病机沙篆》二卷、《诊家正眼》二卷、《删补颐生微论》四卷、《本草通玄》二卷、《药性解》六卷，以及《李中梓医案》等，影响甚广。李氏门人以吴中医家为大多数，其中以沈朗仲、马元仪、蒋示吉尤为卓越。马元仪门人又有叶桂、尤怡，一则创立温热论治有功，一则阐发仲景《经》旨得力，更使吴中医学得以进一步地发展盛行。

　　尤怡（约1650—1749），字在泾（一作在京），号拙吾、北田，晚号饲鹤山人，清长洲（今江苏苏州）人。尤怡自弱冠即喜医道，博涉群书，自轩岐以迄清代诸书无不搜览，又从学于名医马元仪，尽得其传。徐大椿评价尤怡说："凡有施治，悉本仲景，辄得奇中。"徐锦誉之为"仲圣功臣"，他的知交柏雪峰赞他为"通儒"，他的族叔尤世辅认为尤怡"不专以医名，其所为诗，必宗老杜，一如其医之圣宗仲景"。尤怡所著医书有《伤寒贯珠集》八卷、《金匮要略心典》八卷、《医学读书记》三卷、《金匮翼》八卷、《静香楼医案》一卷等，均有刊本。

　　薛雪（1681—1770），字生白，自号一瓢、扫叶山人、槐云道人、磨剑道人，晚年又自署牧牛老叟，以字行，清长洲（今江苏苏州）人，家居南园俞家桥。薛雪"少时嗜音韵，键户读书"，妻"以女红佐薪"，居小楼上，卧起其中，"不下者十年"。多年的苦读使薛氏通古博今，以儒自居，既擅诗词，又工八法。薛雪两征鸿博不就，母多病，遂究心医学，博览群书，见出人上，治疗每奏奇效。与叶桂齐名，尤擅长于湿热病诊治，虽自言"不屑以医自见"，但医名日隆，终成一代名医。《清史稿》称其"于医时有独见,断人生死不爽,疗治多异迹"。薛雪著作众多,医学著作主要有《湿热论》一卷、《医经原旨》六卷、《日讲杂记》八则、《薛生白医案》一卷、《扫叶庄医案》四卷,以及《校刊内经知要》二卷等。

徐大椿(1693—1771),一名大业,字灵胎,晚号洄溪老人,清代吴江松陵(今江苏苏州)人。大椿生有异禀,聪强过人,先攻儒学,博通经史,他如星经地志、九宫音律,亦皆精通。徐大椿研究医学完全出于偶然,他在其著作《兰台轨范》中对此有着详尽的记述。大意是因家人连遭病患,相继病卒数人,遂弃儒习医,矢志济民。自《内经》以至元明诸书,朝夕披览,几万余卷,通读一过,胸有实获。徐氏博通医学,难易生死,无不立辨,怪症痼疾,皆获效验,远近求治者无虚日,曾两次被征召进京效力。他的好友、著名的文学家袁枚记其传略言:"每视人疾,穿穴膏肓,能呼肺腑与之作语。其用药也,神施鬼设,斩关夺隘,如周亚夫之军从天而下。诸岐黄家目憕心骇,帖帖折服,而卒莫测其所以然。"徐氏一生著述甚多,医学类计有《难经经解》《神农本草经百种录》《医贯砭》《医学源流论》《伤寒论类方》《兰台轨范》《慎疾刍言》《洄溪医案》等,评注陈实功《外科正宗》及叶桂《临证指南医案》。后人辑刊徐氏著作或伪托徐氏之名的著作更多,如《内经要略》《内经诠释》《伤寒约编》《伤寒论类方增注》等。

柯琴(生卒年不详),字韵伯,号似峰,清代伤寒学家。柯氏原籍浙江慈溪,后迁居虞山(江苏常熟)。柯琴博学多闻,能诗善文,一生潜心研究岐黄之术,平实低调,清贫度日。著医书及整理注释之典籍颇丰,《伤寒论注》四卷、《伤寒论翼》二卷、《伤寒附翼》二卷,合称《伤寒来苏集》,为学习和研究《伤寒论》的范本之一。尝谓:"仲景之六经为百病立法,不专为伤寒一科;伤寒杂病,治无二理,咸归六经之节制,六经各有伤寒,非伤寒中独有六经。"因而采用六经分篇,以证分类,以类分法,对伤寒及杂症据六经加以分类注释,使辨证论治之法更切实用,且说理明晰,条理清楚,对后世有较大影响。

　　吴门医派尚有诸多代表医家，如王珪、曹仁伯、王子接等，因当代学者对他们研究不多，无法将研究成果集集出版，深以为憾事。在入选的医家中，也因编著者学识有限、所及文献不全，错漏及不当之处在所难免，恳请读者指正。

苏州市中医医院

苏州市吴门医派研究院

欧阳八四

2020 年 12 月

总目录

生平著述辑要

　　叶桂（1667—1746），字天士，号香岩，别号南阳先生，晚号上津老人，以字行。先世安徽歙县人，自高祖叶封山迁徙来苏州，乃占籍吴中。叶桂出生于江苏吴县，世居苏城阊门外下塘上津桥畔。在中国医学发展史上，叶桂是一位贡献卓越的医学家，堪称吴门医派最为杰出的医家。

　　叶桂出生于吴门世医家庭，祖父叶名时、父亲叶朝采皆有医名。叶氏自幼便秉受家学之熏陶，"君少从师受经书，暮归阳生翁授以岐黄学"，贯彻古今医术，临证时灵活通变，治方不执成见，未满三十岁便名满天下。"其治病多奇中，于疑难证，或就其平日嗜好而得救法；或他医之方，略与变通服法；或竟不与药，而使居处饮食消息之；或于无病时预知其病；或预断数十年后，皆验"。

　　叶氏毕生忙于诊务，无暇著书立说，现所遗存诸多著作，多为弟子或后人整理而成。主要著作有顾景文据叶桂口述记录整理而成的《温热论》一卷，叶桂评释的《本事方释义》十卷、《叶评伤寒全生集》四卷及《景岳全书发挥》四卷，华岫云所辑的《临证指南医案》十卷、叶氏家传《幼科要略》二卷（系《临证指南医案》卷十内容），陆禹川据叶桂生前著说附以己见而成的《医效秘传》三卷，叶万青辑录的《叶氏医案存真》三卷，吴金寿集录的《叶天士医案》一卷（为《三家医案合刻》卷一内容），郭维浚（闻升）集编的《眉寿堂方案选存》二卷，张筱林辑校的《叶天士晚年方案真本》，周仲升平日抄录的叶氏门诊医案《未刻本叶氏医案》（不分卷），等等。

叶桂生平简述

苏州市吴门医派研究院　　欧阳八四

叶桂,字天士,号香岩,别号南阳先生,晚号上津老人,以字行。先世安徽歙县人,自高祖叶封山迁徙来苏州,乃占籍吴中。叶桂出生于江苏吴县(今属江苏省苏州市吴中区),世居苏城阊门外下塘上津桥畔,清代杰出医家,在中国医学发展史上,属于一位贡献非常卓越的医学家,堪称吴门医派最为杰出的医家。

一、生卒年

关于叶桂的生卒年,据叶桂曾孙叶钟在《本事方释义》后序中有"是书成于乾隆十年(1745),方谋付梓,遽以明春谢世,遂不果,书亦散佚"之说,叶氏当卒于清乾隆十一年(1746)。沈德潜为叶桂所作传记《叶君桂传》(又名《叶香岩传》)称"殁年八十",上推叶氏生年当为清康熙六年(1667)。然而,《本事方释义》石韫玉序中言:"书成在乾隆十年,先生年已八十矣。将缮本付梓,是岁先生遽归道山,而其书亦亡。"并且石氏在《叶氏医案存真》序中又言:"吾乡叶天士先生,生在康熙初,殁于乾隆十年,工长桑之术,身历三朝,名闻九域,夫人而知之矣。"叶氏卒年应该为清乾隆十年(1745),生年自然就是清康熙五年(1666)了。石韫玉为清代名臣,与叶桂同乡,所记不会空穴来风,理应有据。两者之说均没有其他史料佐证,故并存之。目前学界多采叶钟之说,叶氏生卒年为 1667 年至 1746 年,享年 80 岁。

二、家　庭

叶桂祖父名时,字紫帆,有孝行,人以孝子王裒譬之。《苏州府志》谓:"时幼孤,髫龄居丧,即能为擗踊状,读书至无父何怙,涕泣沾襟,不能竟读。"叶紫帆通医理,于仲景伤寒研究颇深,精于儿科。汪讱庵赞其曰:"虽委巷矮屋,贫病交困,不持一钱者,必下车亲诣,欣与善药,未尝有吝色也;虽襁褓呼嚎,便溺狼藉,他人弃避者,必详视顷囟,细询饥寒,未尝有倦容也。是以全活甚众,名噪吴中。"

叶桂父朝采,字阳生,精外科。沈德潜《叶君桂传》中说:"范少参长倩无子,晚得伏庵太史,生无谷道,啼不止,延医视之,皆束手。阳生翁至,曰:是在膜里,须金刀割之。割之,而谷道果开。太史既长,为紫帆翁作传以报焉。"叶阳生是当时苏城名医,汪钝庵《钝翁文录》谓:"吴中诸属邑,闻阳生名,争延致之,日夜肩踵不绝。又善饮酒赋诗,尤喜蓄古书画、鼎彝罍洗之属,罗列几案间。故士大夫争欲与阳生游,逾于紫帆在时。"叶父经常与当时吴中名医张路玉、沈明生、程郊倩等往来,切磋医道,张璐《张氏医通》中"治幼科汪五符"案就记载了他们会诊的经过。叶父卒时年寿未满 50,叶桂仅 14 岁。

叶桂出生于这样一个世医家庭,从小便秉受家学之熏陶。"君少从师受经书,暮归阳生翁授以岐黄学",医学的启蒙教育为叶桂以后的医学成就打下了坚实的基础。叶氏在《本事方释义》自序也述及了少时的这一段经历:"余幼习举子业,丹铅之暇,喜涉猎岐黄家言。自《素问》《难经》及汉、唐、宋诸名家所著书,靡不旁搜博览,以广见闻。"然而,不久父亲故去,叶氏"既孤且贫,不能自给。因弃举子业,而一意肆力于岐黄"。

三、经　历

叶桂天资聪颖,读书有过目不忘的功力。父殁后随父门人朱氏专心学习医术,朱将师授之全部医术授予叶桂,叶桂闻言即解,其识见有超越其师之上者。叶桂并未沾沾自喜,自我满足,而是更加虚心求学,广博众长。叶氏自 12～18 岁,先后拜师 17 位,只要听说某人善治某症,即前往求教,执弟子礼。康熙年间,吴中名医辈出,高手云集,如周扬俊、王子接、马元仪、沈明生、张路玉、程郊倩、蒋示吉、尤生洲、柯韵伯、叶横山、顾松园等皆一代名流,饱学之士。正是叶桂虚心好学,兼收并蓄,善于学习他人长处,"能集众美以成名",使得初学幼科的叶氏学力日进,扩充其道于内科一门,集大成焉,特别是得到周扬俊等四名家精华之后,于内科温热病一门造诣尤深,"病之极难摸索者,一经诊视,指示灼然","察脉望色,听声写形,言病之所在,如见五脏症结",当时人以"吴中中兴之大名家"相评。王友亮在《叶天士小传》中称赞叶桂"虽其聪慧过人,然学之心苦而力勤,亦非人所能几及矣",其评价极为中肯,也可为我辈借鉴。

四、医　名

叶桂未满30岁便名满天下:"其治病多奇中,于疑难证,或就其平日嗜好而得救法;或他医之方,略与变通服法;或竟不与药,而使居处饮食消息之;或于无病时预知其病;或预断数十年后,皆验。"上至达官贵人,下至贩夫竖子,内至本省乡里,外至邻省外服,没有不知道叶桂的。《本草再新》陈修园序:"吴门叶天士先生以医术擅名于世者五十余年。"有了这样隆盛的名声,叶氏依旧勤求古训,读书不断,诸如对明清医家如陶节庵、李时珍、张景岳、喻嘉言、缪仲醇、李士材、柯韵伯等大量著作进行研读,至老不辍。一有心得见解,即随笔评批或注释。叶钟云:"府君精于医,于医家书多所发明,单辞只义,门弟子互相抄录。"

叶桂贯彻古今医术,于临证时能灵活通变,治方不执成见,尝云:"剂之寒温,视疾之凉热。自刘河间以暑火立论,专用寒凉;东垣论脾胃之火,必务温养,习用参附;丹溪创阴虚火动之论,又偏于寒凉。嗣是宗丹溪者多寒凉,宗东垣者多温养。近之医者,茫无定知,假兼备以幸中,借和平以藏拙,甚至朝用一方,晚易一剂,而无有成见。盖病有见证,有变证,有转证,必灼见其初终转变,胸有成竹,而后施之以方;否则,以药治药,实以人试药也。"

五、轶　闻

因为叶桂隆盛的医名,人们称之为"天医星下凡",在民间就有了很多关于叶桂的奇闻逸事,兹辑录几则以为佐证。

"余幼游吴门,闻人道其轶事。叶尝徒步自外归,骤雨道坏,有舆人负以渡水,叶谓曰:汝明年是日当病死,及今治尚可活。舆人弗信,去。至期,疡生于头,昇至叶门求治。予金遣之,曰:不能过明日酉时也。已而果然。"(清代王友亮《叶天士小传》)

"有友人患痼疾，桂诊之曰：此时尚可治，十二年后复作，则不可为矣。其人果历十二年而殁。"（道光四年《苏州府志》）

"又尝肩舆行乡村间，适有采桑少妇，天士令舆夫往搂抱之。桑妇大怒詈，其夫亦扭舆夫殴打。天士从旁解之，曰：此妇痘疹已在皮膜间，因火盛闭不能出，此我设法激其一怒，今夜可遽发，否则殆矣。已亦果然。"（梁章钜《浪迹从谈》）

"古吴叶天士桂，精于医，能决死生，慕名者不远千里至。尝以夏日往一镇中，人闻叶在，因谋托疾以试其术。时某饭罢，跃匿而出，趋至叶所。问其疾，佯曰腹痛。叶按之，曰：肠已断，不可治也。其人匿笑而还，哗于市，言未已，委顿于地，反侧作可怜状，遂死。方悟饭饮而跃，肠垂断，当就诊时，特未绝耳，及哗而动，气乃裂。"（钱肇鳌《质直谈耳》）

六、后 人

叶桂子奕章、龙章，孙叶堂、叶坤、叶坚，曾孙叶铨、叶钟、叶钧等，除长孙叶堂（字广明，号怀庭）毕生研究音律外，其余均儒而通医，尤其是奕章、龙章，皆善医，时有医名，但为其父盛名所掩而反未见经传。叶钟字肇康，号澹安，校刊叶桂遗著《叶评伤寒全生集》《本事方释义》等，有功于叶桂学说的保存和流传。

叶氏门人众多，私淑者不计其数。门人如朱心传、顾景文、张揆亮、吴厚存、华岫云、叶大椿、周仲升、吴正学、毛丕烈、陆禹川、周浩等，又有钟南纪为其再传弟子。前四人为从学较久者，是《叶评伤寒全生集》的整理者。叶钟于该著《凡例》中云："先曾祖及门颇盛，唯朱氏心传、顾氏景文、张氏揆亮、吴氏厚存从游最久，于是书皆尝手校与有功焉。"顾景文还是《温热论》笔录整理者，华岫云则为《临证指南医案》的主要编辑整理者。

七、史 料

叶桂生平史料见载于《清史稿》卷五百〇二《列传二百八十九·艺术一》；道光《苏州府志》卷一百〇六《人物·艺术下》和卷一百二十六《艺文五》；同治

《苏州府志》卷一百十《艺术二》和卷一百三十六《艺文一》;民国《吴县志》卷五十六下《艺文考二》等,《吴门补乘》《吴医汇讲》《四库全书总目》《续修四库全书总目提要》等也有记述。

以下选录《清史稿》内容,以资佐证:

叶桂,字天士,江苏吴县人。先世自歙迁吴,祖时,父朝采,皆精医。桂年十四丧父,从学于父之门人,闻言即解,见出师上,遂有闻于时。切脉望色,如见五脏。治方不出成见,尝曰:剂之寒温视乎病,前人或偏寒凉,或偏温养,习者茫无定识,假兼备以幸中,借和平以藏拙。朝用一方,晚易一剂,讵有当哉?病有见证,有变证,必胸有成竹,乃可施之以方。其治病多奇中,于疑难证,或就其平日嗜好而得救法;或他医之方,略与变通服法;或竟不与药,而使居处饮食消息之;或于无病时预知其病;或预断数十年后,皆验。当时名满天下,传闻附会,往往涉于荒诞,不具录。卒年八十。临殁,戒其子曰:医可为而不可为。必天资敏悟,读万卷书,而后可以济世。不然,鲜有不杀人者,是以药饵为刀刃也。吾死,子孙慎勿轻言医!桂神悟绝人,贯彻古今医术,而鲜著述。世传所注本草,多心得。又许叔微《本事方释义》《景岳发挥》。殁后门人集医案为《临证指南》,非其自著。附《幼科心法》一卷,传为桂手定,徐大椿谓独精卓,后章楠改题曰《三时伏气外感篇》。又附《温证证治》一卷,传为口授门人顾景文者,楠改题曰《外感温证篇》。二书最为学者所奉习。同里薛雪,名亚于桂。而大江南北,言医辄以桂为宗,百余年来,私淑者众。最著者,吴瑭、章楠、王士雄(民国·赵尔巽等《清史稿》卷五〇二《艺术一》)。

叶氏年八十而卒,殁前告诫其子:"医可为而不可为,必天资敏悟,又读万卷书,而后可借术济世,不然鲜有不杀人者,是以药饵为刀刃也。吾死,子孙慎毋轻言医!"既是叶氏行医的深刻体会,更是叶氏成才的如实写照。纵观叶天士成为一代宗师的成才之路,幼承庭训的家学熏陶、师从名流的兼收并蓄、苦读勤思的孜孜不倦、由"幼"及"内"的触类旁通等缺一不可,对当代中医名家的形成无不有现实意义。

(《吴中医家与医著》,江苏凤凰科学技术出版社,2016 年)

叶桂世系、故居、师承考略

江苏省吴县人民医院　　金庆江
江苏省吴县东山地区人民医院　　金庆雷

一、世　系

考《吴中叶氏族谱》，谓"世次不详"。据叶桂侄叶大椿《痘学真传·凡例》，先世系唐代越国公。查《旧唐书》卷一百九十一"方伎"："道士叶法善，括州括苍县（今浙江丽水）人。""有摄养占卜之术。""高宗闻其名，征诣京师，将加爵位，固辞不受。""时高宗令广征诸方道术之士，合炼黄白。法善言金丹难就，徒费财物，有亏政理，请核其真伪。帝然其言……因一切罢之。""睿宗即位，称法善有冥助之力，先天二年拜鸿胪卿、封越国公。""又赠其父为歙州刺史。"法善之后资料罕见，存待后考。

《苏州府志》谓叶桂先世徽之歙县人，自高祖叶封山徙居苏州，乃占籍吴中。

曾祖叶崟山，攻举业，明末诸生，早逝。沈德潜《叶香岩传》："诸生崟山公，曾祖也。"

祖父名时，字紫帆（《古今医史续增》作子蕃），有孝行，人以孝子王裒譬之。《苏州府志》谓："时幼孤，髫龄居丧，即能为擗踊状，读书至'无父何怙'，涕泣沾襟，不能竟读……通医理，而于仲景伤寒研究颇深。擅儿科，行医生涯在 40 年之上（《叶评伤寒全生集·凡例》并批注）。汪钝庵尝赞其治疗小儿病症医德高尚："虽委巷矮屋，贫病交困，不持一钱者，必下车亲诣，欣与善药，未尝有吝色也；虽褴褛呼号，便溺狼藉，他人弃避者，必详视颅囟，细询饥寒，未尝有倦容也。是以全活甚众，名噪吴中。"（《钝翁文录》卷十一）

叶桂父朝采，字阳生，医术益精，读书尤多，其所治症亦广。据沈德潜《叶香岩传》载："昔范少参长倩无子，晚得伏庵太史，生无谷道，啼不止。延医视之，皆束手。阳生翁至，曰：'是在膜里，须以金刀割之。'割之，而谷道果开。伏庵太史既长，为紫帆公作传以报焉。"于是，名声大播。汪琬钝庵与阳生有唱酬之作。据其《钝翁文录》谓："吴中诸属邑，闻阳生名，争延致之，日夜肩踵不绝。又善饮酒赋诗,尤其喜蓄古书画、鼎彝罍洗之属,罗列几案间。故士大夫争欲与阳生交,逾于紫帆在时。"又与当时吴中名医张路玉、沈明生、程郊倩等往来会诊,切磋医道,如《张氏医通》汪五符会诊案即是。康熙十九年(1680)卒,年寿未满五十,叶桂时尚十四。

叶桂配泮孺人,子二:奕章、龙章。奕章字又帆,亦善医,唯以其父盛名所掩而未见经传(《叶香岩传》)。

叶桂孙三:叶堂、叶坤、叶坚。长孙叶堂,字广明,号怀庭,生卒未详。《辞海》称其清代戏曲音乐家。毕生研究音律,注重于南北曲的唱法并唱腔之运用。自谓:"弱冠至今,靡无他好,露晨月夕,侧耳摇唇,究心于此事者,垂五十年。"于乾隆五十七年(1792)编订《纳书楹曲谱》二十二卷,附《西厢记曲谱》二卷,系研究清代昆曲之重要资料。次孙叶坤与兄叶堂幼年俱患痘,叶坤以痘闭,不治而夭;叶堂身甫热,桂诊谓闷痘,急疏方与服,危而后安。叶坚其三,习儒业(《叶香岩传》)。

曾孙叶铨、叶钟、叶钧等,亦习儒业。叶铨以名诸生献赋,授官中书,惜亦早逝。叶钟字肇康,号澹安,儒而通医,校刊叶桂遗著《叶评伤寒全生集》《本事方释义》。叶钧系钟之从弟,号羽壶,嘉庆八年(1803)整检先祖遗著,获见叶桂《本事方释义》残帙并序文(《本事方释义》石序、吴序、钟序)。桂之学说得以保存流传,是皆有功者也。

元孙滋、潮、渭、灌、溙、源、淳、溥、润、沅、准、泰,见诸《本事方释义》等著参校者列。叶滋字培之,叶铨之子,能文,嘉庆十九年(1814)邮寄《本事方释义》请同里吴云为之序。叶滋疑即万青者,待考。叶万青号讷人,取家藏叶桂方案及《天元医案》所载叶案等辑成《叶案存真》三卷,于道光十二年(1842)刊行。尝于道光二年(1832)参校周扬俊《金匮玉函经二注》。叶潮字青来,号半帆,亦通医理,与叔叶钟校刊《叶评伤寒全生集》四卷。

五世孙林、榕、枟。叶林校刊叶桂《景岳全书发挥》,并作后序。叶林尚与叶榕参校《本事方释义》。叶枟系万青嗣子,有《叶案存真》后跋。大凡古人取单名为多,且行辈有其既定之法则。疑前述法善、封山、隆山、朝采、奕章、龙章者,皆属字、号,似亦当为单名。

再观叶桂以下辈行,命名似依五行为序,取生生不息之义。如桂以木辈、奕章(疑其字而非名)寓火辈、堂以土辈、铨以金辈、滋以水辈,而等复循木辈,之下当依火、土、金、水为偏旁部首取名可测也。梁章矩《浪迹丛谈》:"今人好以五行命名,递及子孙,盖取相生之义。"此亦时尚之佐证。

二、故　居

唐大烈稍晚于桂,其《吴医汇讲》谓叶氏"世居阊门外下塘"。《吴门补乘》卷七载:"叶桂。字天士,号香岩。居上津桥。"黄丕烈《荛圃藏书题识》云:"尝晤先生后人讷人、半帆于上津桥眉寿堂。"又叶桂门人华岫云编有《种福堂公选良方》,后学郭维濬选辑《眉寿堂方案》。根据以上资料可知:叶氏故居当在苏州阊门外下塘街与上津桥之间,住宅有种福、眉寿二堂。

1955年苏州市文管会胡觉民、陈涓隐曾对叶桂故居作过调查。其原始记录云:"阊门外渡僧桥下塘街叶家弄口倪姓房屋为一巨宅,先为清初苏州名医叶天士住宅,叶殁后,其后人将房屋售与张廷济,由张后人售与倪远甫,现为倪之后人所有。宅中有面积约半亩之小花园,部分房屋构造甚精……"张廷济,字叔未,嘉兴人,嘉庆举人,寓居吴中,有《桂馨堂集》等传世。倪远甫,天津人,兴办钱庄实业,辛亥革命后南迁上海。当时购买此宅,用以安置家属。其孙倪慎武即出生于此,现仍居住于该宅之东隅,仍谓此地原是叶桂故居,此乃"世代相传,尽人皆知"。

1986年,苏州市中医学会医史学组举办纪念叶天士诞辰320周年学术研讨会,会间学组并文管会有关同志经资料分析、实地勘察与采访,初步论证:阊门外渡僧桥下塘48~54号建筑群为叶桂故居。

叶桂故居坐北朝南,东西三落,前后七进,明清建筑。现半为苏州市药材批发站仓库,半为居民住宅。唯部分房屋经翻建装修,匾额或毁或损,然昔日之规模构造、厅堂居室大致格局犹存。其中落第二进大厅面宽三间,前后置翻轩,四壁下部均用水磨贴砖,梁柱枋板缀以木刻浮雄,图案则以灵芝、瑞云为主,窃以为此处当属叶氏种福堂诊室之所在。至于眉寿堂,似在宅后内室之间,或者在上津桥附近另有分宅,未可定论,容而续考。又其住宅东侧有一弄堂,名"叶家弄",宽约两米,长百米许。叶宅进深占弄长之70%,并有侧门通内宅,可供家人内眷出入之便。弄堂南伸段称"水叶家弄",因其靠临阊门古运河,故名。河边有一石砌码头,相传为叶氏专用码头,以停靠病家求诊船只和叶氏出诊快船。

明清时期,阊门一带乃姑苏最繁华地段,当时的府治县衙多设于此,人口稠密,商业发达,店贾林立,名医集中,药肆亦多。可谓:商贾客栈多林立,名医药肆咸居集,有天下第一码头之称。叶桂住宅即在老阊门外,渡僧桥与上津桥之间,两桥之下横贯运河,东去与环城河道构通,西行与枫桥运河相汇。而渡僧桥北便是七里山塘,甚为熙闹。有道:一脉运河划龙舟,七里山塘到虎丘。堪称当时之水陆要津,医家在此枕运河、依山塘的渡僧桥畔设诊,诚为理想之地。

窃以为叶桂故居当属苏州重要历史文物遗迹之一,亟应予以重视整复与保护,此举对弘扬民族文化,振兴吴中医学乃为一大实事。

三、师 承

叶桂幼承家学,始以幼科为主。如汪绍达《叶天士家传秘诀》序云:"叶天士先生,本一祖传之专门儿科医家也。"盖其祖紫帆公、父阳生公、蒙师朱君某、表兄汪五符、侄叶大椿俱精此道也。叶桂《幼科要略》谓:"襁褓小儿,体属纯阳,所患热病最多。"临床所见,温病确以小儿发病率较高,且因其禀质未充,故发热传变快,闭脱险症多,卫气营血证候典型,这对于叶桂以后发明温病学说影响颇大。由于小儿主诉困难,俗称"哑科",全凭医家诊察判断,因而叶桂在医疗实践中尤其重视小儿诊法,诸如验齿、察舌、辨斑疹白㾦、嗅痘气都是切用儿科的独特诊法。

黄凯钧《友渔斋医话》谓叶桂:"初习幼科,后学力日进,扩充其道于内科一门。"汪绍达则云:"自受学于王子接,始能贯通各科。"王子接,字晋三,清初太仓人,迁居长州,少年业儒,制举之余从事于医,前后行医五十余载,积有丰富的医疗经验,是一位饱学经史而医道精博的长者。其于仲景学说、临床各科、方剂、本草诸方面都有很深的造诣。著有《绛雪园古方选注》《伤寒古方通》《本草翼》等书。叶桂、薛雪、吴蒙等俱出其门下,所谓名师出高徒,诚非虚言也。其《绛雪园古方选注》共三卷,上卷独明仲景方论,中下两卷发挥内、外、妇、幼、眼各科之方,叶桂尝为之重编刊辑,佐证汪绍达之说之可信。此外,叶桂尝参补王子接《本草翼》一书,可见王、叶师徒关系之密切。

《古今医史续增》谓叶桂："聪明绝世,复得周扬俊四名家之精。"周扬俊,字禹载,清初苏州人。少攻举业,多试不售,遂揣摩岐黄之术,凡十余年始成。康熙辛亥(1671)游京师,受业于林北海之门,极蒙提命,王公贵人延治者日不暇给。著作数种,其《温热暑疫全书》系继吴又可《温疫论》之后的又一温疫病专著。周氏倡言温热暑疫与伤寒分开。谓伤寒仅在一时,温热暑疫每发三季,为时既久,病者益多。力主四证均为热证,治当寒凉为主,并谓"舍吴又可之言,别无依傍也"。叶桂投师周氏,受其学术思想及革新精神影响,结合自己长期医疗实践,阐发温证论治规律,成为温病学说的创始人。从吴又可倡《温疫论》,周扬俊著《温热暑疫全书》,至叶天士《温热论》问世,即是吴中温病学派逐步发展成熟的历史过程。

叶桂及门颇盛,此虽浅知而未见详载。今据有关各类资料初步核证者有十数人。如朱心传、顾景文、张揆亮、吴厚仁、华岫云、叶大椿、周仲升、吴正学、毛丕烈、陆禹川、周浩、毛氏、邱氏等,又有钟南纪为其再传弟子。引证如下。

家藏《叶评伤寒全生集》额题:"叶天士先生评,门人朱心传、顾景文、张揆亮、吴厚存读。"又叶桂曾孙叶钟于该著《凡例》中云:"先曾祖及门颇盛,唯朱氏心传、顾氏景文、张氏揆亮、吴氏厚存从游最久,于是书皆尝手校与有功焉。"顾景文尚为《温热论》笔录整理者。

华岫云,字南田,无锡人,为《临证指南医案》主要编辑整理者。《四库全书提要》云:"是编乃门人取其方药治验,分门别类,集为一书。"《清史稿》云:桂"殁后,门人集医案为《临证指南》"。《中医大辞典·医史分册》云:"《临证指南医案》十卷,清叶桂撰,门人华岫云等辑录整理。"除华岫云外,尚有邵新甫、李大瞻等参与编辑校注,是属门人抑或私淑者,殊难认定,存待后考。

叶大椿,字子容,号怀古,无锡南延乡(今属江苏省无锡市锡山区鹅湖镇)人。精于痘科,著《痘学真传》。该著额题:"师叶天士鉴定,梁溪叶大椿子容甫著。"其凡例五云:"少时家君课以儒业,后始传以方书,兼得业师叔父天士谆复之教。"叶桂为该著序曰:"吾家子容,儒而业医。退却子容,得心应手,确然有据,当世之医名者,吾未见出其右也。"陈道瑾《江苏历代医人志》云:"叶天士门人甚多,顾景文之外,尚有周仲升、吴正学、毛丕烈等。"

周仲升,名显,号小狂,吴县(今属江苏省苏州市吴中区)人。《未刻本叶氏医案》额题:"古歙叶桂天士著,古吴小狂周显仲升集。"该著朱周燮序云:

"仲升周子,日侍左右,每见方案,无不汇而集之,积成卷帙。"程门雪按曰:"朱周燮不知何如人,文亦未甚高,但因此序而知此册实先生门人所抄录,甚可信也。"

吴正学,字敬方,宜兴人。《荆溪县志》谓:"尝执贽吴门叶天士,天士曰'脉无可传,唯子自悟耳'。授以'气运经界,天和岁气'八字,归而隐居邑之大华山中,熟诵《灵》《素》诸经,覃思积岁,至忘寝食,乃尽通其学。自是诊视诸疾,悉能究其受病之原与其客于何经。后当盛剧,自始生迄衰老,了如指掌。"

毛丕烈,字元勋。号慎夫,吴江黎里人。《黎里续志》谓:"县诸生,年四十始习医,得叶天士指授,五旬外名始显。切脉定方,无不奇中。"

陆得搷,字禹川,籍贯不详,尝汇揖《叶天士医效秘传》三卷,并书《后跋》。落款:"乾隆七年五月望日门人陆得搷禹川百拜敬识。"

周浩,字冶平,常熟人。《常昭合志》谓:"少从叶天士游,治病颇著奇验,人称'周怪'。"

毛氏、邱氏,名字未详。《三家医案合刻》吴子音《例言》之三:"叶氏方案散播人间者不少……唯褉湖毛氏、邱氏,本皆系及门,汇存赴诊之案,案中议论超迈,立法精到,尤足启迪后人。"

钟南纪,吴县人(今属江苏省苏州市吴中区),叶桂再传弟子。《叶评伤寒全生集》额题:"小门人钟南纪校读。"又《吴县志》云:"钟南纪,为叶桂再传弟子。"与同邑同时薛景福、顾是初、管鼎皆良医。

(节录自《南京中医学院学报》,1993年第9卷第1期)

叶桂字号新考

北京中医药大学　　　李　卓　谷晓红　顾　然　于　河
　　　　　　　　　　　高　飞　胡亚靖　李旖旎　刘铁钢

关于叶桂字号,主流观点认为叶桂"字天士,号香岩",有《四库全书》《清史稿》《苏州府志》等官方代表著作，以及《吴医汇讲》等后世医家著作。另一种观点认为，叶桂"字香岩，号天士"，主要以赵绍琴等一部分近现代医家为代表。两种说法尚需进一步研究梳理，本文分别就两种观点进行考证、探讨，以期厘清叶氏字号。

一、叶桂字天士、号香岩的考证

1. 古代医著考证　根据官方著作《四库全书》《清史稿》《苏州府志》及个人著作沈德潜《叶香岩传》、唐大烈《吴医汇讲》记载，叶桂字号均为"字天士，号香岩"。《四库全书·总目·卷一百五子部十五提要》记载："《临证指南医案》十卷，国朝叶桂撰。桂字天士，吴县人，以医术名于近时。"《清史稿·列传二百八十九·艺术一》："叶桂，字天士，江苏吴县人。先世自歙迁吴。祖时、父朝采，皆精医。桂年十四丧父，从学于父之门人，闻言即解，见出师上，遂有闻于时。切脉望色，如见五脏。"道光四年（1824）《苏州府志》："叶桂字天士，以字行。先世自歙迁吴，祖时，藉医术以供甘旨。"清代著名文学家沈德潜与叶桂同时代、同地域，为康乾间苏州人，与薛雪同学于大文人叶燮门下，其在《叶香岩传》中云："君名桂，字天士，号香岩。"《吴医汇讲》："叶天士，名桂，号香岩，世居阊门外下塘。"

2. "香岩普济"考证　另外，笔者在查找相关资料时，发现一则关于"香岩"的记载，或许可以从侧面推测叶桂号香岩的合理性。

清代文人金埴［康熙二年（1663）生人，比叶桂大3岁］《不下带编》记载了一个典故："苏州陈善人鉴雄者，本乐工也。鬻歌京师，蓄缠头金半千归，首创普济院于虎丘之野，救疗无力病人僧众及广行一切善事。富室助之者甚伙，遂成大功德。康熙五十五年（1716）赐宸翰曰'香岩普济'四字。匾悬于院，上官贵绅多为制序题榜赠之，无不称为善人。"是说苏州有一位善人叫陈鉴雄，是一位乐工，他到北京工作多年，积攒下很多财富，回到家乡在苏州虎丘山附近创立普济院，专门给穷苦百姓和生病的僧人治病，很多当地富豪也多慷慨解囊，影响很大。康熙皇帝在康熙五十五年（1716）时赐予普济院"香岩普济"匾额，来表彰这件功德，很多达官贵人也多写文、资助表彰这件事。

文中所记载的普济院在现在的苏州定园，园内有一座靠墙而建的"半亭"，因这座亭子只有两根亭柱，为普通亭台的一半而得名，是为了展示康熙四十九年(1710)康熙皇帝写给普济堂的御笔贺词的石碑而建。亭里的石碑高2.8米，碑额上刻有云龙图案，诗文为："闻得吴中好民风，鳏寡孤独得蔽容。浮屠未必修七级，瓦堂十楹堪与同。"

康熙五十五年(1716)，康熙皇帝又亲笔御赐"香岩普济"匾额给普济堂。当时曹雪芹的父亲曹𬤝负责这块匾的悬挂安置工作。曹𬤝和另一位官员李煦呈递康熙皇帝的《苏州织造李煦奏与曹𬤝同挂普济堂御书匾额情形摺》中，详细记载了此事。牌匾到苏州以后，很多人在普济堂建醮、诵经3日，又演戏称庆3日，在当时引起了很大的轰动。康熙皇帝觉得迎接匾额的仪式太过隆重，甚至在朱批里面说：此匾不该如此声扬。

根据上海中医药大学段逸山教授《古人名号漫议》的记载，"古人的号要到50岁时才可以起，表示已届耆艾之年"。叶桂为康熙五年(1666)生人，康熙皇帝御赐"香岩普济"匾额的时候为康熙五十五(1716)年，正好是叶桂50岁时，不知叶桂是否是受当时这件大事所影响而起"香岩"之号。

3. 教材考证 叶桂"字天士，号香岩"为人们对叶氏名号的主流认知，从官方到民间著作，大多秉持此观点，教科书中，高等医药院校教材《温病学》(第五版)，中医药学高级丛书《温病学》，普通高等教育中医院校教材《中医疫病学》，高等中医药院校教学参考丛书、普通高等教育十一五国家级规划教材《温病学》，卫生部"十一五"规划全国高等中医药研究生规划教材《温病学理论与实践》，全国中医药行业高等教育"十二五"规划教材《温病学》，认为"叶桂，字天士，号香岩"，在此原文内容不一一列举。

以上这些就是叶氏字天士、号香岩的文献依据，及笔者所作合理性推测。

二、叶桂字香岩、号天士的考证

1. 医家文献观点

(1) 王友亮著作观点：清代乾隆年间进士王友亮曾著《双佩斋文集》，其在卷四《记二医》中提到："叶桂，字香岩，号天士。同里薛雪，字生白，号一瓢。并以医名。"王友亮为清代诗人、文学家，字景南，号蒪亭，又号东田，安徽婺源(今属江西)思口漳溪(村)人。乾隆五十六年(1791)进士，官至刑部主事，通政司副使。其一生著作颇丰,著有《双佩斋诗文集》六卷、《金陵亲咏》,巡视南漕有《视漕小草》《莳亭集》《甘凤池传》《叶天士传》。其中《双佩斋诗文集》四卷、《骈体文》一卷、《诗集》八卷被收入《四库全书》。生平事迹见《清史列传》卷七二、《国朝管献类征》卷一〇四。

（2）陆晋笙著作观点：陆晋笙为清末民初名医。他在《景景室医稿杂存·医论医话·〈香岩径〉序》中认为:"我吴叶香岩先生,名桂,医号天士,行医五十余年,名噪于大江南北,继且通国皆知。"陆晋笙,字锦燧,与叶桂同为江苏吴县人。1913 年悬壶沪上,颇享时誉。早年在医刊上发表医话多篇。勤于著述,有《鲟溪单方选》(1918)、《鲟溪外治方选》(1919)、《学医便读》(1922)、《景景室医稿杂存》(1920)、《存粹医话》(1919)及《认病识症辞典》(1920)等。陆氏与叶桂同为苏州人,20 世纪 20 年代初期与张锡纯、杨如侯、刘蔚楚同负盛名,当时被人们称为"四大名医"。

（3）赵绍琴著作观点：赵绍琴在《温病纵横》中提到:"叶桂,字香岩,号天士,苏州人,生于公元 1666—1746 年。"赵绍琴,北京市人,北京中医药大学终身教授,温病教研室主任,曾任中国中医药学会内科学会顾问,第七、第八届全国政协委员等职务,为三代御医之后。赵氏幼承家学,后又拜师于太医院御医韩一斋、瞿文楼和北京四大名医之一汪逢春,尽得三家真传,是近代温病学大家,在全国具有很高的声望。

（4）严冰著作观点：严冰为江苏省名老中医,他在《大医吴鞠通轶事》第三十九篇记载:"叶天士名桂,字香岩,天士乃其号,世居苏州阊门外下塘上津桥,晚年自号上津老人。"

（5）期刊证据：另外查阅 CBM、中国知网数据库、重庆维普中文科技期刊数据库、中国生物医学文献数据库网络版、万方数据和中国中医药期刊文献数据库,超星数字图书馆(文献、著作),以及百度(包括百度学术)、搜狗、Google 等各大搜索引擎,支持叶桂"字香岩,号天士"或"叶天士,字香岩"的文献有 15 篇。

2. 字号规律考证　记载叶桂"字香岩,号天士"的文献较少,但笔者认为这种观点非常值得探究。可从古人的名、字、号所起规律说起。

（1）名、字、号的关系：古人的名、字、号称呼是有一定规律的。《颜氏家训》云:名以正体,字以表德。名是一个人在社会上使用的个人符号,为长辈

（一般为父亲）在儿童出生 3 个月后所起。"字"一般为男子 20 岁行弱冠礼时由前来庆贺的尊长所起。之后除了长辈，其他人则不能称呼其真名。《白虎通德论》卷第八云："冠而字之，敬其名也。"起到"敬其名"的目的。"号"是一种固定的别名，又称"别号"。《白虎通德论》卷第一："王者受命于王，必择天下之美号以自号也。"是一种美称与尊称，众人均可以号称之。号一般是 50 岁以后所起，表示已到耆艾之年。它一般为自己所起，也可以由别人所起，比如皇帝赐予、朋友赠予，而且起"号"较为随意，一个人可以有多个号，一般与本人的居住环境、个人特点、个人信仰、志趣爱好等有关联。

（2）字"香岩"的合理性推断：名与字一般为相表里之关系，表里，为呼应、补充之意。名、字互相呼应，故字一般又称为"表字"。

叶桂为温病四大家之一。其余三位大家——薛雪、吴瑭、王士雄的名与字均有较大联系。如薛雪字生白，雪与白意思互为对应；吴瑭字佩珩，瑭与珩均为美玉；王士雄字孟英，英与雄亦意思相近，为表里关系。

其他医家如钱乙，字仲阳，乙为十天干之一，居于天干第二位。古人给儿子起名，根据年龄先后，分别按伯、仲、叔、季排序，仲，为男孩中排行第二之意，与"乙"之意相表里。宋代伤寒学家郭雍，字子和，"雍"和"和"的涵义均为和谐、协调。张元素，字洁古，"素"与"洁"同样有语义上的关联。凡此例证，不胜枚举。

由此来看，叶桂的"桂"与"香岩"似有相关。"桂"为桂树，桂树为常绿阔叶乔木，高可达 15 米，树冠可覆盖 400 平方米，叶天士所在的苏州地区亦有广泛种植。桂树又被称为"仙树""花中月老"。桂树通常生长在岩岭上，也叫"岩桂"。《广群芳谱·花谱·岩桂》条："生岩岭间谓之岩桂，俗呼为木樨。"桂花开花时浓香致远，其香气具有清浓两兼的特点。《广群芳谱》谓：花可入茶酒，浸蜜作香茶。桂花清可荡涤，浓可致远，因此民间有"九里香"的美称。正因为桂树生长在岩石中，其所开桂花香气致远，所以"桂"与"香岩"在语义上有很大关联，体现了"名"与"字"相表里的关系。

查阅资料，笔者发现很多古人字"香岩"，其中多数人名中带"桂"。如：同治年间《苏州府志》卷一百三十六记载：陈之桂，字香岩；《佐杂谱》卷下记载：国朝王君发桂，字香岩，正定人；《历代画史传》：周桂，字香岩，工写真山水花卉，得古趣；《清秘述闻补》：桂龄，字香岩，汉军正黄旗人，嘉庆己未（1799）进士二十五年任。清朝同治年间进士魏云桂，字香岩，号屏山。英桂，字香岩,赫舍哩氏满洲正蓝旗人,道光元年举人;许兆桂,字香岩,云梦人,贡生,有《梦云楼诗钞》。诸位古人名中带"桂",均字香岩。《两浙辅轩续录》记载:沈丹槐,字香岩,嘉善人,道光壬午进士,官翰林院庶吉士。沈丹槐虽名中带"槐",但考虑到槐花香气浓郁,与其字也有较大关联性。如此种种,不一而足,可为叶桂字号考证之佐证。

(3)叶桂号"天士"的推断:名与号往往关联度不大。号往往是古代知识分子或者社会中上层以个人居住地或者个人志趣为自己取的别号。如薛雪,字生白,号一瓢,又号槐云道人,又号牧牛老朽。据《墨林今话》记载,一次薛生白与一位和尚共饮,和尚喝了三十六瓢,而薛生白仅饮一瓢,遂以"一瓢"自号,并且将他的卧室也称为"一瓢斋"。可见号的所起比较随意,可以由兴而发。他的另外几个号,如牧牛老朽,也应该与其晚年生活有关。吴瑭,自号鞠通。"鞠通"的原意是善于模仿乐曲的小虫。清代褚人穫《坚瓠集·补集》:"《贾子说林》载,琴中绿色蛀虫名'鞠通',喜食枯桐与古墨。琴有鞠通,能令弦自和曲。"吴鞠通学医"近师承于叶氏,远追踪乎仲景",博览医书,吸取并发展前世医家的学术观点,而作《温病条辨》。因他善于吸取各家长处,故自称为"鞠通",也是个人志趣以及情操的一种体现。

"天士"很可能来自《孟子·公孙丑上》:"孟子曰,尊贤使能,俊杰在位……无敌于天下者,天吏也。然而不王者,未之有也。"大概意思是能拯救黎民百姓于水火之中的人则为"天吏",所以孟子说"无敌于天下者,天吏也",因为叶氏是平民,不能用"吏",所以化用为"天士"。同时"天士"也是通晓阴阳术数的知识分子,以此为号,表达的是叶桂的人生志向。叶桂医术高超,在民间有着"天医星"的美誉,"天士"也有可能是别人对他的尊称。

在历史上有很多名人的号影响很大,广为流传。如苏轼,字子瞻,号东坡居士,世间常称苏轼为苏东坡,而他的字大家则往往印象不深了。正是因为这些名人的号流传过广,导致人们有误把号当成字的情况发生。刘完素,字守真,因其为河北河间人,故人多称之为刘河间;李杲,字明之,东垣人,故人们多称他为李东垣;朱震亨,字彦修,因其居丹溪,人多称他朱丹溪;张介宾,字会卿,号景岳,因景岳之号声名太盛,其字亦被掩。号之所以流传广,是因为其通俗易懂,易于传播。而字与号相比具有严谨性,正式性,文雅性,故在流传过程中反不及号为大众所熟知。

叶桂有可能因"天士"声名流传甚广,故人们多认为"天士"为其字,有可能是对"天士"的误读。

在"温病四大家"中,非独叶氏之字号值得推敲,吴鞠通的字号亦有争议,在历版教材中亦有所体现。上海科学技术出版社1986年出版《中医各家学说》第174页,"吴瑭,字鞠通",即把"鞠通"当成了吴瑭的字,实际上应该是号。从《温病学》"十五国家级规划教材"(林培政主编)开始,各版教材均认为吴瑭,字佩珩,号鞠通。因此,有必要将温病名家叶天士的字号进行考证并进行明确。

综上,针对关于叶桂字号的两种观点进行了梳理厘清。一种观点是传统的"叶桂,字天士,号香岩",另一种观点是"叶桂,字香岩,号天士"。认为"叶桂,字天士,号香岩"的主要佐证为各大主流史书及医书记载以及来自"普济院"的典故。认为"叶桂,字香岩,号天士"的佐证为王友亮、陆晋笙、赵绍琴、严冰之文献记载,中国知网、万方数据和维普等文献数据库的支持,以及从古人起名字号的普遍规律和古人所起名、字的先例着手,均有一定的史料与证据支撑。以上观点与例证供读者参考。

(《第四次全国温病学论坛文集》,2018年)

叶桂著作概述

苏州市吴门医派研究院　　　周　曼　欧阳八四

叶氏毕生忙于诊务,无暇著书立说。现所见诸书,多为弟子或后人整理而成。

一、《温热论》

温病类著作,一卷。系其门人顾景文据师口述,记录整理而成,首刊于唐大烈《吴医汇讲》中，并经唐大烈润色加工，称为《温证论治》。唐大烈序云：
"《温证论治》二十则，乃先生游于洞庭山，门人顾景文随之舟中，以当时所语，
信笔录记，一时未加修饰，是以词多借屈，语亦稍乱，读者不免眩目。烈不揣
冒昧，窃以语句少为条达，前后少为移掇，唯使晦者明之。至先生立论之要
旨，未敢稍更一字也。"后来叶桂门人华岫云在《续选临证指南》中将本篇更名
《温热论》而列于卷首。两种版本文字略有出入，而大体相同。

本书现存最早版本为清乾隆五十七年壬子（1792）《吴医汇讲》刻本（简称
唐本），后人刊刻甚多，有清道光九年己丑（1829）卫生堂《续刻临证指南医案》
刻本（简称华本）、清光绪二年丙子（1876）黄云鹄刻《温热经纬》本（王士雄
撰）、光绪十年甲申（1884）古吴扫叶山房刻《续刻临证指南医案》本等，章虚谷
名之为《叶桂温热论》，收入《医门棒喝》中。章、王均作了注释，此外尚有周学
海注本等。

《温热论》内容简短，仅4 000余字，记录了叶氏对温热病论述的精华。书
中重点分析温邪上受、首先犯肺、逆传心包的传变规律，温热病的病理和"在
卫汗之可也，到气才可清气，入营犹可透热转气，入血直须凉血散血"的治疗
原则，创立用卫分、气分、营分、血分四个层次作为辨证的根据，并指出温病的
传变模式有顺传与逆传两种：顺传由卫而气而营而血，逐步传入；逆传由卫
分直入营分。此外介绍了温热病察舌、验齿和观察斑疹、白㾦的诊法等内容。
此书对后世温病学的发展起到承前启后的推动作用，吴鞠通即受此影响而著
成《温病条辨》，其中的一些学术见解直到现在仍为临床医家所重视。

此书基本确立了温病学的理论体系，反映了叶桂辨治温病的独特见解，
被后世推崇为温病学经典著作之一。

二、《临证指南医案》

医案类著作，十卷。清代华岫云所刻，书成于乾隆三十一年丙戌（1766）。
本著系叶桂弃世后，华岫云等门人后学收录购求叶桂遗案编辑而成。参加编
辑者尚有李大瞻、邵新甫、邹滋九、姚亦陶、邹时乘、华玉堂、蒋式玉、龚商年、
陆履安、郑望颐等。《四库医书提要》谓："是编乃门人取其方药治验，分门别
类，集为一书，附以论断，未必尽桂本意也。"现存清乾隆三十一年丙戌（1766）

刻本、清乾隆三十三年戊子(1768)卫生堂刻本、清道光二十四年甲辰(1844)经锄堂朱墨刻本、清光绪十年甲申(1884)古吴扫叶山房刻本、清光绪十二年丙戌(1886)成都培元堂刻本等三十余种刻本，另有铅印本、石印本、影印本等，1959 年上海科学技术出版社曾刊铅印本。

本书卷一至卷八以内科杂病医案为主，兼收外科及五官科医案，卷九为妇科医案，卷十为幼科要略及儿科病案，书后附有集方。编次以病为纲，分八十九门，述证八十六种。每门以病证为标目，序列其经治医案，言简意赅，切中肯綮，于学术多有所体悟，于后学启迪甚多。每门之末附有论述该门证治大要的附论一篇，系由叶氏门人分别执笔撰写而成。《临证指南医案》充分反映了叶桂辨证精细、立法妥帖、处方中肯、用药灵活的学术特点，书中治案大多切于临床实用，其中有关温热病医案的载述甚至成为后世医家编写温病专著的蓝本。陆以湉《冷庐医话》云："《临证指南》虽成于叶氏之门人，采录冗繁，诚为可议，然其审证立方，实多可法可传。"

《临证指南医案》是叶氏若干医案书中最好的一部，有很好的临床实用意义，流传甚广。数百年来，风靡江浙一带，以至于凡习医者，案头皆置一本。该书充分体现了叶氏的学术思想以及治疗特点，是研究叶氏学术思想的珍贵参考资料。

三、《幼科要略》

儿科类著作，二卷。原系《临证指南医案》卷十部分内容，上卷为医论，主要论述小儿病症如伏气、风温、夏热、受热厥逆、疳、口疳、胀、吐泻霍乱、食瓜果泄泻、疟、痢、秋燥、冬寒等辨证方药和医案，及小儿看三关法，以理论方药为主。下卷列痧疹、痘、惊、疳、春温风温、暑热、吐泻、痫痉厥、虫等小儿病的辨证和医案，以病案为主。1896 年辑入《周氏医学丛书·二集》中。

四、《医效秘传》

医经类著作，三卷。据叶桂门人陆禹川乾隆七年壬戌(1742)《跋》，本书为陆氏据桂生前著说附以己见而成。清道光十一年辛卯(1831)吴江吴金寿子音据同门徐雪香抄藏副本校刻，现存清道光十一年(1831)贮春仙馆吴氏刻本等多种刻本。

本书前二卷辨析伤寒诸证，兼论多种温病，并附录《温热论》，后一卷摘择《经》旨，申明脉要。吴氏序云："法取应验，理贵简明，不泥古，不好奇。真如月印千潭，只是一月。非学有本原，何能臻此？因与同志者重为校雠，付诸梨枣，以广其传。"吴氏之友张文燮序中也说道：吴子金寿"兹持其汇刊叶氏《医效秘传》，暨叶、薛、缪三家医案视余披阅之，以其论证其方，靡不吻合，即薛、缪两家，亦往往与之同条而共贯，宜当时受三先生十全之功甚博，至今犹负重名也。"

五、《本事方释义》

方药类著作，十卷。宋代许叔微原著，清代叶桂释义。叶桂自序："余惧其久而湮没弗彰也，因不揣鄙陋，为笺释其义而授之梓。"此为叶氏释义《本事方》的宗旨。叶桂曾孙钟序云："《本事方释义》十卷，先曾祖香岩府君所著也……从弟钧，偶检遗书，获见残帙，则序文及补传哀然存焉，顾以不见全书为憾。"念及吴中必有此书副本收藏，"既闻城南顾西畴先生家有其书，先生亦淑府君之教而以医著名者"，故残缺部分借吴门顾西畴孙顾大田副本抄录，并借著名藏书家黄丕烈收藏叶阳生手批宋刻旧本对校，于嘉庆十九年甲戌(1814)刊行，现有清嘉庆十九年(1814)姑苏扫叶山房刻本及石印本、铅印本多种版本。

叶氏注释《本事方》的重点是该书所载方药配伍、药性和归经等内容。顾文烜西畴氏谓："叶香岩先生《释义》，探原索委，使许氏未发之奇，不传之巧，尽剖而出之。""先生得学士书，遂升堂入室，疗疾如神。学士得先生注，则义显理明。苦心悉见，是两人相须正殷，所谓精其艺者有心传，学其艺者有心得，非虚言也。"

六、《叶评伤寒全生集》

伤寒类著作，四卷。明代陶节庵原著，清代叶桂评阅。叶钟凡例谓："是本乃余家塾旧本，五世祖紫帆公、高祖阳生公、曾祖天士公、伯祖又凡公各随笔评点，中唯曾祖手笔十居八九，故专属焉。"《扫叶山房》刊于嘉庆间，此前是书已有山阴刘宇参所刻评本行世,而叶钟以为叶桂评本较之早三十余年,故校刊时以家塾本为底本,刘本为参校本,凡刘氏详注精辟者亦予收载,冠以"刘云"别之。陶节庵原著内容以论述伤寒诸症,包括温病病机诊法、辨证施治为主,叶桂研读评注当属事实,原著有关温病论述后为叶桂《温热论》引录、借鉴与发挥。

七、《景岳全书发挥》

读书笔记类著作,四卷。额题"清代叶桂撰",刊于道光二十四年甲辰(1844),桂五世孙叶楙校,并作后序。现有道光二十四年甲辰(1844)眉寿堂刻本、光绪五年己卯(1879)醉六堂刻本,及1917年竞进书局和1936年千顷堂石印本等多种刻本、石印本。本书对张介宾《景岳全书》有关章节内容加以评论与发挥,其中对张氏温补学说持有不同见解,属于读书笔记类著作。今人亦视属伪托,有谓姚球所撰,未可轻易论定。

八、《叶氏医案存真》

医案类著作,三卷。又名《叶案存真》《叶天士医案存真》,清代叶万青辑。初刊于清道光十二年壬辰(1832),现存清道光十六年丙申(1836)叶氏家刻本、清光绪十二年丙戌(1886)常熟抱芳阁刻本以及周学海评点本,1915年上海千顷堂书局有石印本。

据叶桂元孙叶万青在本书序言所言,本书系其童年检故纸得家藏叶案一册,谓必《指南》选刻所遗。嘉庆丙子于姨丈家获留《天元医案》所载叶案,道光辛卯于城东陈顺庵家复见方案百十条,汇辑成编。以其"简洁文妙,洵为门诊之精华,不胜遗珠之叹",名之《医案存真》。全书不分类别,以内伤虚劳病案为主。卷末附马元仪《印机草》一卷,祁正阴、王子接医案数则。

九、《叶天士医案》

医案类著作,一卷。为《三家医案合刻》卷一内容(卷二为缪遵义医案，卷三为薛生白医案），刊行于清道光十一年辛卯（1831），由吴金寿集。吴氏《三家医案合刻·例言》云："叶氏方案，散播人间者不少，然所存俱当时门诊为多。余搜罗二十余年，不下八九百案，唯毛氏、邱氏本，皆系及门汇存赴诊之案。案中议论超迈，立法精到，尤足启迪后人，故采取多于他本。"此书不仅成为后世叶氏医案选编类医书的主要素材，而且被曹炳章视为叶氏著述，收入其所编《中国医学大成》中。曹炳章是现代著名中医学者，所编《中国医学大成》是一部影响巨大和权威性颇高的中医丛书。

十、《续选临证指南》与《续刻临证指南》

医案类著作，四卷。该书系华岫云欲补《临证指南医案》所遗而集编的《临证指南医案》的续编。华氏未续完而殁，继由岳廷璋续完，刊行于乾隆四十年乙未（1775），书名《续选临证指南》。该书第一卷有《续选医案》，又称《种福堂医案》，并附入《温热论》。卷二至卷四为《种福堂公选良方》。清道光九年己丑（1829）卫生堂刊印此书时，将其更名为《续刻临证指南》。该书现存版本共 10 余种，其中，《续选临证指南》的最早版本为 1775 年刻本。《续刻临证指南》本，则以 1829 年卫生堂本为最早。卫生堂本虽存在一些错讹，但更接近原著，后世一些校刻本，虽纠正了卫生堂本的某些错讹，但却出现了某些臆改的错误。

十一、《种福堂医案》

医案类著作，一卷。又名《种福堂公选医案》，即《续选临证指南》第一卷内容。

十二、《种福堂公选良方》

医案类著作，三卷，即《续刻临证指南》第二至第四卷内容。

十三、《眉寿堂方案选存》

医案类著作,二卷。由郭维浚(闻升)集编,原是抄本,经曹炳章校后,于1936年收入《中国医学大成》中刊行。曹氏在《眉寿堂方案选存提要》中,肯定了此书内容为叶氏真案。他说:"是编乃郭维浚萃录眉寿堂天士之真案。"上卷包括春温、时疫、暑、燥、寒、冬温、疟疾等各类时病;下卷记述妇科、幼科、痘科、痧疹、外科,其中妇科治案记述尤详。

十四、《叶天士晚年方案真本》

医案类著作,二卷。又名《徐洄溪手批叶天士先生方案真本》,叶桂方案,张筱林辑校,刊行于清光绪十五年己丑(1889)。该书有张氏《跋》叙述了获得书稿及刊行经过,说明该书出自叶氏。曹炳章亦云:"阅其方案,意义确是叶法,且语简意赅,切合病情。"并将其收入所编《中国医学大成》之中。全书不分门类,曾经徐大椿手批,是叶天士晚年医案选集。

十五、《未刻本叶氏医案》

医案类著作。原为抄本,不分卷,额题:"古歙叶桂天士著,古吴小狂周显仲升集。"是乾隆时人周仲升平日抄录的叶氏门诊医案。上海张耀卿收藏,程门雪借得校读,认为真属叶天士手笔,于1963年上海科学技术出版社校刊出版。朱周燮序云:"仲升周子,日侍左右,每见方案,无不汇而集之,积成卷帙。"考周仲升系叶桂门人无疑。程门雪校读记云抄本:"时去叶氏未远,流传有绪,真确不疑,虽系寻常门诊之作,寥寥数语,而处方之妙,选药之精严,有非他人所能望其项背者。"本著与《临证指南》,一则过于简朴,是为门诊所录,未经修润;一则有嫌冗繁,多属赴诊脉案,并予整理。

(《吴中医家与医著》,江苏凤凰科学技术出版社,2016年)

叶天士生平及其温病学术理论研究 30 年回溯

上海中医药大学　　屠燕捷　方肇勤　郭永洁　杨爱东

　　本文利用 CNKI 期刊数据库和博硕士论文数据库以"叶天士""叶桂""温热论""外感温热篇""幼科要略""三时伏气外感篇""卫气营血"等为关键词检索叶氏相关学术论文共计 650 余篇、博硕士论文 20 余篇，筛选其中反映叶氏生平、温病学理论及温病诊疗的期刊文章约 400 篇，除少数论文发表于 1950—1980 年外，大多数论文发表于 1980 年之后，反映了过往 30 余年来中医学界对叶桂生平及叶氏温病学术理论的研究状况。本文对这些内容加以梳理、归纳，总结叶氏生平及温病学术理论研究的主要观点和研究成果，把握叶氏研究发展脉络，为后期深入叶氏温病学术研究提供参考。

一、叶天士生平、轶事及住所考

　　金庆江等查阅了《清史稿》《吴县志》《吴中叶氏族谱》《苏州府志》等文献及沈德潜《叶香岩传》、王友亮《叶天士小传》、钱肇鳌《质直谈耳》等文章，对叶桂家族世系、叶氏生平、轶闻、故居、师承、著作等诸方面进行探究。卜开初通过字理考究，对叶桂的名、字、号做了分析，认为桂是叶氏之名，香岩乃叶氏的字，而天士则为叶桂的别号，一般认为的天士为叶氏之字为误读。张孝芳考察了叶氏世系，对叶氏祖先居住地、叶氏祖父和父亲业医情况、叶氏年少时跟师学医情况等加以介绍，列出"叶桂世系表"，为研究叶氏学说提供了参考。苏州市文管会和苏州市中医学会探访了叶氏故居，对庭宅的地理位置、建筑格局和风格均作以介绍。这些论文为了解叶氏生平提供了资源。

二、叶氏医案考

　　《清史稿》载："大江南北，言医者，辄以桂为宗，百余年来，私淑者众。"叶氏"神悟绝人，贯彻古今医书"，但"鲜著述"。其弟子后人将其医案记录编辑于数本医案集中。

金庆江等将叶天士过世后其弟子、后学整理其理论编辑而成的医著分为三类：遗著本、注释本、医案本。遗著本包括《温热论》《医效秘传》《叶选医衡》《叶氏明医论》《三时伏气外感篇》《叶天士家传秘诀》《叶氏妇科证治》等；注释本包括《本事方释义》《叶评伤寒全生集》《柯氏来苏集评批》《景岳全书发挥》等；医案本包括《临证指南医案》《幼科要略》《续选临证指南》《叶氏医案存真》《眉寿堂方案选存》《三家医案合刻》《未刻本叶氏医案》《南阳医案》等。《温热论》首见于《临证指南医案》，后被唐大烈改为《温证论治》编在《吴医汇讲》中，后世注解版有章虚谷《医门棒喝》、王孟英《温热经纬》、吴锡璜《中医温热串解》、吴坤安《伤寒指掌》、石芾南《重订温热论》、宋佑甫《南病别鉴》、陈光淞《温热论笔正》等。但对于《温热论》是否为叶天士之作也曾有过质疑，比如陆九芝认为该篇为顾景文捏造。邓铁涛细查叶氏风温、温病诸门按语，多有与此相合者，认为由叶氏口述还是较为可信的。

黄煌对叶氏医案辑录做了梳理：①《临证指南医案》为华岫云等人所辑，收录医案 3 000 余则，按证候分为 89 门，每门附以按语。后经清代医家徐灵胎评批，是叶氏医案中最主要者。②《未刻本叶氏医案》，为叶氏门人周仲升跟师抄方的原始记录，沪上名医张耀卿收藏有其乾隆间抄本，程门雪校点、题记。③《叶案存真》，为叶氏元孙叶万青所藏，方案不分门类，仍沿昔日抄本之旧。④《徐洄溪手批叶天士先生方案真本》，为吴县张振家所藏。⑤《三家医案合刻》，清代吴子音辑，其中有叶案 800 余则。⑥《种福堂续选临证指南》，其中载"种福堂公选医案"一卷，为华岫云拾叶案之遗而成，计 160 余案。⑦《眉寿堂方案选存》二卷，为吴人郭维浚所纂，刊于曹炳章所编的《中国医学大成》之中，计 500 余案，以时病、妇科、儿科痘疹为主。

其后致力于叶案研究者，如：吴鞠通撷取叶氏医案精华，著《温病条辨》；周学海著《评点叶案存真》，李林馥著《叶案疏证》，潘名熊著《叶案括要》，陆晋笙等著《香岩径》，潘华信老师撰成《未刻本叶天士医案发微》等，或提炼叶氏医案本义，或阐述其案治疗大法，或整理其案主证，各具特色。

三、叶氏温病学术成就研究

叶天士是温病学术领域最具影响力的人物之一，后世对其温病学术观点多加引申阐发，并结合临床传染性疾病或感染性疾病，进行了深入分析。

1. 叶氏《温热论》学术理论探讨　叶氏《温热论》原文所蕴含的学术理论历来是温病研究者关注的重点内容。本研究数据库中可检索到的这类学术探讨论文可上溯到 20 世纪 50 年代，其中不少温病名家的观点从今天看来依然具有较高的理论指导意义。

杨达夫分析叶氏《温热论》理论的形成与其临证所见多种传染病相关。如"温邪上受，首先犯肺，逆传心包"的提出与叶氏临床所见的呼吸系统传染病、脑症状、猩红热以及斑疹伤寒中症状表现及其病症发展趋势相关；叶氏治疗所用芳香祛秽、甘寒生津、育阴清热、解毒消炎诸法施之于猩红热、麻疹、肠热症脑炎，能奏特效。姜春华认为叶氏《温热论》能取各家之说而融会，对叶氏辨舌苔、斑疹、战汗经验加以肯定，尤其对叶氏辨热厥"大凡热深厥深，四肢逆冷，但看面垢齿燥，二便不通，或泻不爽为是"的观点和临证采用至宝、紫雪之类苏醒强心以防治心力衰竭以及神识昏迷的用药颇为赞赏，但对叶氏用轻清之品提出质疑，认为如肠伤寒用银翘、桑菊、三仁则效差，而开始即用大黄、黄芩、黄连疗效则佳，对于邪在气分，用杏朴苓或温胆汤的疗效不明，而应用清营凉血之品则可及时截断扭转病势。金寿山则认为叶氏"轻可去实"观点中的"轻"并非轻淡、效轻，而是指用发汗解表或轻解上蒙之邪，还包含药性平和，不用大汗、大下、大清、大温、大补之剂的含义，临床如辨证得当，用"轻"剂也能获得很好的疗效。赵绍琴对"在卫汗之"做了详细阐述，提出温邪郁于肺卫已有轻度津伤之象，所谓"汗之"即以辛凉清解之法使表解里和，自然邪透汗泄。

郭谦亨、张之文对《温热论》中卫气营血各阶段的辨证特点，"透热转气""凉血散血""湿胜则阳微""热病救阴犹易，通阳最难"等原文以及温病中各阶段传变规律和顺传、逆传规律分别做了析疑。沈庆法将《温热论》对临床的指导意义概括为"轻""透""救"。"轻"即以轻剂取胜，指出近世医家蒲辅周、丁甘仁、张骧云、夏应堂以及他本人临床治疗温热病常以辛凉轻剂取效，"透热转气"及急病"救阴"也是《温热论》之要法。刘景源对《外感温热篇》内容加以阐析，指明伤寒邪气渐入造成阳气耗伤的危机，温病邪气渐入潜伏阴津耗损的危机，认为这是温病与伤寒病机区别的关键。他将叶天士卫气营血辨证与脏腑功能和器质病变紧密结合，认为卫分证和气分证都是人体功能活动障碍的病变,营分证和血分证则造成脏腑器质性损坏。对于"凉血散血"中的"散血",他分析其实质为以滋养阴血而畅行血液,即养血行血。张文选剖析叶氏"凉血散血"适用于邪初入血分阶段,即血热脉络瘀滞阶段,而非针对"耗血动血"所设。

马庆余将叶氏《幼科要略》体现的温病学术思想与《温热论》温病理论相对应,认为《幼科要略》与《温热论》相互呼应、互为补充,确立了卫气营血辨证,还涉及伏邪温病及三焦辨证内容,使叶氏温病学术理论更为完整。

除以上列举外,关于《温热论》原文理论探讨的文章还有陈培村对"伤寒下不嫌迟,温病下不厌早"和"通阳不在温而在利小便"的探讨;张保伟对"温热虽久,在一经不移"的析疑等。以上论文大多发表于20世纪八九十年代,这一时期叶氏《温热论》理论探讨类论文资源丰富,反映当时温病学术讨论氛围浓厚,对叶氏温病学术理论研究水平的提升具有重要作用,也为《温病学》教学的规范化和温病学理论的认识统一奠定了基础。

2000年之后,此类《温热论》理论探讨类论文数目相对之前有所减少,择其中较有代表性者加以列举:张炳立对叶氏《温热论》中湿热证治做以分析,指出湿热证病位以脾胃和三焦为主的特点,病变有伤阴伤阳两种机转,治法倡导祛湿当从三焦、分消上下、淡渗利湿等原则。荆红微认为叶氏《温热论》中所谓卫分者,实强调温邪在肺而并不认为邪在肌表;气分证也应指肺之气分证,虽较卫分证深重,由于"肺主表",也应属于表证,在此基础上,提出《温热论》辨证核心是脏腑辨证,涉及在表的肺、逆传之心、半表半里的三焦,在里的胃肠、脾、膜原等。持类似观点的还有郭梅钦,其认为叶氏本义为卫、气、皮毛、肺都属表,营、血、心包皆属里;按卫、气、营、血层次深入者都是逆传。张晓燕等对"在卫汗之可也"进一步探讨,认为"在卫"内涉肺与胃,非单指表,而卫分证与伤寒表证均为卫气受邪,营卫病机相同,"汗之"非发汗,实为调营卫,"可也"暗含寒凉需慎用的禁忌。对于叶氏"逆传心包"理论,刘丽军进行了考证,认为此逆传系与伤寒足经顺传比较而言,非针对温病由肺传胃而言。

罗世伟对叶氏"凉血散血"中"散血"的内涵加以探索,认为其实指养血行血。李森探讨"不可以气血之分,就可下也之我见"的涵义,认为以杨栗山的观点"伤寒里实方下,温病热胜即下"较为准确,即蕴含"逐邪勿拘结粪"之义。贾志新等对营分证脏腑定位、病变范围的广泛性进行说明,明确其发生机制为正虚邪实,营热阴伤,气血瘀滞。刘惠武对叶氏《温热论》舌诊内容作了探究,对舌苔、舌质的颜色、舌苔的薄厚润燥对应的临床指征和证候加以分析,总结叶氏察舌质而探知病邪深浅的方法。林泽斯等从舌色、舌苔、舌形、舌态、舌下脉络等方面探讨温病热入营分证所见的不同舌象,从而对舌诊在温病辨证中的指导意义进行梳理,如温热类温病热灼营阴证多为瘦舌,并常见裂纹舌,后期可呈痿软舌或颤动舌;热陷心包证舌色鲜绛,舌苔稍润,舌形尤其舌尖多有刺,易呈强硬舌等,对于临床舌诊辨证具有指导作用。

这一阶段的论文提出了一些新的学术见解,相对 20 世纪 90 年代对《温热论》原文理论内涵的阐析更为深刻。

2. 叶氏卫气营血理论研究　叶氏卫气营血理论是叶氏温病学术理论的核心内容,故对这方面的学术论文研究成果单列一节,加以汇总。早在 1957 年,王万杰曾对叶氏卫气营血辨证理论从病理变化角度予以解析,如认为"卫分"是机体抵抗力与病势斗争在表层的反应;"入气"是刺激各部组织致使生理功能发生变化的现象,包括刺激神经而周身疼痛、头痛,刺激消化系统而"心中懊恼,脘闷不饥";"营分"是体液形成缺乏或过多,体液过多表现为"湿与温合,郁蒸而蒙蔽于上";"入血"则血循环受到刺激,热邪促使血液浓度增高出现瘀血以及由血行障碍而形成皮下血管栓塞或皮下血管渗出血液现象。当时该观点有助于指导从中西医结合视角探究卫气营血实质、展开"卫气营血"实验研究。

孟澍江对叶氏卫气营血理论各阶段的诊断与治法加以探究,提出其中有待完善的部分。贝润浦探讨了"截断扭转",如重用清热解毒、早用苦寒攻下、及时凉血化瘀等法,不拘泥于温病"卫之后方言气,营之后方言血"的临床意义。王灿晖阐释了卫气营血理论的临床指导意义在于揭示温病内在病机本质特征、区分证候类型、识别传变过程、确定治法方药。马健论述了温病卫气营血各阶段先兆症,为"截断扭转"的治疗思想提供了理论依据和运用指征。

近年来不少学者运用实验或临床试验对叶氏卫气营血理论内容做进一步探究,对卫气营血理论加以发展创新。如杨进通过实验验证了温病营血分证病理变化的重要环节是阴伤、热毒、出血与脏腑功能障碍,并观察发现温病过程存在"瘀血倾向"和"瘀血形成"两种情况,热瘀证包含气机郁滞和脏气虚衰等因素。杜琨等对发热门诊 433 例西医诊断为上呼吸道感染、肺炎、急性扁桃体炎的病例,从卫气营血辨证角度进行统计学分析,发现病例主要集中为卫分证和气分证;主要证型是卫表证、肺热证、胃热证,符合温病学卫气营血辨证理论。赵国荣等通过观察内毒素血症兔不同时相的症状、体征动态变化、血浆内毒素及脏器组织病理学改变、血液白细胞计数及凝血功能变化,探讨其与卫气营血辨证各阶段的相关性。郭海等通过对1例不明病原体感染的发热患者疾病传变过程分析,探究了卫气营血疾病传变理论在现代感染性疾病阶段性辨证中存在的局限,建议在传统卫气营血传变理论基础上增加肾病期与脑病期以更加符合感染性疾病实际演变规律。邓时贵等探讨了卫气营血辨证肺损伤时肺表面活性蛋白 SP-A、SP-B、SP-CmRNA 表达随时间变化的规律,发现卫气营血辨证肺损伤兔肺表面活性蛋白 SP-A、SP-B、SP-CmRNA 表达呈时间依赖性降低,是卫气营血辨证肺损伤的重要物质基础之一。彭珍香等尝试建立卫气营血辨证动物模型生物学参数数据化表达库,筛选其特征性指标群发现体温、谷丙转氨酶、肌酸磷酸激酶、肺部通透性指数等指标可作为区分卫气营血各阶段的指标,具有指纹识别意义。

3. 叶氏温病治法探究 许多学者对叶氏温病治法加以研究,叶氏温病治法研究多以《温热论》为基础,并融合叶氏医案所体现的治法思想。

石历闻对叶氏温病宣肺法、清肺法和养肺法分别做了整理,分析叶氏以辛宣肺卫、肃降肺气、宣降并行诸法治疗温病外邪袭肺证;以辛寒清气、苦寒泻火解毒、清气宣肺、清肺化痰、清肺和络治疗温病肺经气热或兼痰湿或延及营血等症;以甘寒生津、滋清并用、益气养阴治疗温病后期邪去而肺阴损伤、津液未复或气阴两伤等证。刘少勇等就叶氏温病养阴思想加以探析,强调了叶氏用清甘之品养肺胃之阴、急补肝肾真阴的养阴存津治法。陈皓结合《临证指南医案·湿病门》载有的湿病医案52例,总结叶氏对湿热病的治法,言其善用开泄、苦泄、分消走泄、泄湿透热以祛除湿邪,选用宣肺渗湿、芳香化浊、苦辛通降、宣清导浊、温脾化湿等法。

吴刚认为叶氏温病治法精华和主要精神为"透法",具体如辛凉轻透、清热透表、战汗透邪、化湿透邪、透热转气、凉血透斑等法的运用。周燕萍总结了叶氏透法的运用特色,即风热之邪在表多用辛凉轻剂;若湿郁上焦,药用辛散芳香,气化则湿亦化;若湿遏中焦,药用轻苦微辛,具流动之性,利于邪热外达;入营即使治疗以滋腻寒凉之主,也配以透气之品,使邪有外达之机,邪在肺卫时，绝不能妄投麻、桂、羌、防之类辛温燥烈与苦寒黄连之品。董幼祺等对叶氏"凡病宜通"思想加以探述，认为将通阳泄浊法用于冠心病论治、泄肝通胃治疗慢性胃炎、通阳化饮用治慢性支气管炎等均有效鉴之义。洪必良也对叶氏通阳法用药特点加以探析，依据"通阳必以辛热"，阳衰与阳郁，治疗均以恢复阳气运行为目的，用药不止于葱白、桂枝之类，而是泛及温里、行气、利湿、化痰、祛瘀、甚至清热，可分为温脾通阳、温肾通阳、通阳守阴、化气利湿、开痞通阳、宣痹通阳、通阳化瘀、通阳利水等法。陈玲对叶氏《临证指南医案》所反映的"通阳法"运用加以分析，具体如以辛热开浊通阳法治疗阳气衰微、寒湿阻遏、湿浊痰饮停聚等证；以辛润苦滑通阳法治疗寒凝、痰浊、气滞血瘀所致胸痹；以温润柔剂通阳法治疗阴阳并损的中风、痿证等。王裕颐分析叶氏治疗湿热病的主要方法——分消走泄法，提出分消是因势利导，应用开上、畅中、渗下的方法祛除湿邪，通过祛湿使阳气通达；走泄是指用行气之品，宣通气机，使气行湿去，治疗可从祛除湿邪、通利三焦水道入手，临床凡是内伤杂病属痰、饮、水、湿类疾患，都可以此法变通应用，三仁汤、甘露消毒丹、黄芩滑石汤、温胆汤等临床应用即其实例。马伯艳等对以温胆汤为代表方剂的"分消走泄"法对代谢综合征等相关疾病做了近10年研究，认为"分消走泄"法适用于现代不良生活方式导致的"脾胃内伤、痰湿瘀热"证的治疗。

除上述论文外，本次检索搜集到的叶氏研究相关博硕士论文包括：2006年黑龙江中医药大学中医医史文献专业博士生张玉清撰写的《明清医学再认识——本草·温病解剖·相关事件、人物探索性研究》、2006年北京中医药大学中医临床基础专业硕士生洪金亿撰写的《叶天士〈温热论〉中"先安未受邪之地"思想研究》、2008年黑龙江中医药大学方剂学专业博士王荣撰写的《叶天士治疗温病的辨证及组方配伍规律研究》、2009年南京中医药大学中医临床基础专业博士生秦建撰写的《卫气营血辨证理论的临床应用研究》、2009年广州中医药大学中医医史文献专业博士生游江撰写的《明清时期中医学术从温补向寒凉发展的临床背景——基于11家医案的研究》、2009年北京中医药大学中医临床基础专业硕士生周志兴撰写的《透邪法在温病中的应用》、2010年南京中医药大学中医临床基础专业博士生苗裕撰写的《江苏温病流派学术思想及临床经验研究》、2012年南京中医药大学中医医史文献专业硕士生黄亚俊撰写的《吴门医家学术流派研究》、2012年广州中医药大学中药学专业硕士生彭珍香撰写的《卫气营血辨证肺损伤肺表面活性物质动态变化研究》等。

四、讨　论

汇总、分析本次文献回顾资料，发现了一些规律并获得启示。

1. 2000 年以前的叶氏研究　涉及较多叶氏温病学术理论内涵的探讨，部分研究涉及叶氏生平、故居、轶事等内容，丰实了叶氏生平和温病学术理论研究内容；2000 年以后的叶氏研究更集中于叶氏温病学术理论尤其是卫气营血理论研究和临床医案分析，研究方法逐步采用数据统计分析、现代分子生物学实验、临床试验等，增强叶氏学术理论研究的科学性。

2. 20 世纪 80 年代的研究　反映出一些学者之间沟通交流的痕迹，如姜春华撰写《叶天士的温病、杂病的理论与治疗》后，金寿山撰文《论叶天士的〈温热论〉》，从内容分析似是对姜春华文章予以回复讨论；柴戎撰写《"逆传""顺传"刍议》后，徐纲撰写《也谈"逆传""顺传"》与柴戎商榷等。这类学术交流互动有助于提高温病学术理论研究水平。

3. 对叶氏学术理论研究　多以叶氏论著或医案为基础资料，从中医学术视角给以评价，少有结合社会背景如叶氏生活年代及地区的疾病谱、社会经济情况、居民生活特征、气候物象学状况、社会医疗救治情况等资料内容。而对于叶天士生平、行医情况的研究，仅 20 世纪八九十年代少部分文章有所涉及，研究成果是有限的，难以确切了解叶氏行医的真实环境，难以构建叶氏真实的医家面貌。

由于现有叶氏论著或医案对疾病描述较为简略，难以了解叶氏医案及论著中描述的疾病究竟指哪些传染性疾病或感染性疾病；况且叶氏作品多系叶氏门人或后学者搜集编辑而来，各书所载原文或有出入，注家又众说纷纭，造成对叶氏理论原意理解的困难。若能从多学科视角搜集尽可能充实完备的资料，在综合历史学、医学科技史学等研究内容基础上，对叶氏学术思想进行更为立体、客观的评析，于当今临床医学或许更具实用价值。

（《浙江中医药大学学报》，2014 年第 38 卷第 3 期）

生平著述辑要

医学思想研究

叶桂的医学思想主要体现在外感温病和内伤杂病两个方面。

《温热论》是一部系统论述温热病的专著，全篇言简意赅，内容极其丰富，既精且深、实用性强，为温病学提供了理论依据和辨证施治纲领。开篇宗旨"温邪上受，首先犯肺，逆传心包"，确立了温病辨证的纲领；"卫之后方言气，营之后方言血。在卫汗之可也，到气才可清气，入营犹可透热转气……入血就恐耗血动血，直须凉血散血"，采用病位分类和病位辨证方法，执简驭繁地划分出温病所犯部位的浅深层次，总结出了温病卫气营血四个阶段的辨治大法。叶桂温病学说的思想是创新性的，后世有关温病证治的学术思想无出其右。

叶桂杂病证治的医学思想主要体现在《临证指南医案》载录的疾病诊治过程中，最为突出的就是络病理论与胃阴学说。叶桂认为"初病气结在经，久病血伤入络"，由此提出来"久病入络""久痛入络""久瘀入络"等著名的络病理论，制定了辛润通络、辛温通络、辛香通络、虫蚁通络和补虚通络等"以通为用"的通络大法，极大地发展了络病的理论内容和临床实践，为中医诊治疑难杂病提供了坚实的理论基础，广泛应用于中医临床各科。脾胃学说创立于张仲景，成熟于李东垣，发展于叶天士。张氏之于脾胃，强调脾胃合治而偏重于胃；李氏之于脾胃，注重于健脾补脾而偏疏于胃。叶桂认为脾为脏，胃为腑，脏腑之体用各有不同，"脾喜刚燥，胃喜柔润"，明确了脾胃分治原则，创立了"胃阴学说"。主要观点在于：治脾可宗东垣甘温升发，治胃则宜甘润通降。诚如后世华岫云所言："所谓胃宜降则和者，非用辛开苦降，亦非苦寒下夺，以损胃气，不过甘平或甘凉濡润，以养胃阴，使之通降而已矣。"此乃是对叶氏胃阴学说的高度概括。

叶桂作为清代著名的医家，广泛承继前人学术经验，博采众长，同时师古而不泥古，创立新说，临床治疗别开法门，其医学思想是多维度的。他如奇经辨治理论、"阳化内风"学说、体质辨证思想、治未病学说、中医情志学思想、妇儿科学术思想等，无不展示着叶氏对中医学的巨大贡献，值得我们深入探索与研究。

温 病 学 说

浅识叶天士《温热论》的学术思想

北京联大中医药学院　　　李世增

叶天士的《温热论》是一部系统论述温热病的专著,它补充了《伤寒论》有关温病的不足,对温病学说的发展起着承前启后的作用,不仅在温病学中占有重要地位,而且对整个中医学的发展也有着深远的影响。全篇言简意赅,内容极其丰富,既精且深、实用性强,为温病学提供了理论依据和辨证施治纲领,是温病学的重要文献。近年来,通过《温热论》的课堂教学,重读原文的过程,对叶桂《温热论》的学术思想有了进一步认识。

一、辨证有纲,纲举目张

辨证论治是中医学的基本特点之一,《温热论》通篇贯穿着辨证论治内容,仅举例说明。

1. 卫气营血辨证论治理论的创立　《内经》讲的是卫气营血的生理,叶氏根据他多年的医疗实践经验,在前人理论的基础上,将其卫气营血增补了病理内容,作为温病的辨证论治纲领。叶天士说:"大凡看法,卫之后方言气,营之后方言血。在卫汗之可也,到气才可清气,入营犹可透热转气……入血就恐耗血动血,直须凉血散血……"执简驭繁地划分出温病所犯部位的浅深层次,总结出温病发生发展的一般规律,提出了卫气营血四个阶段的治疗大法。关于卫气营血四个阶段的证候表现,从其条文前后各节相互参阅来分析,是可以得其梗概的,以明确辨证论治精神。

邪在卫分,主要有发热、微恶风寒,无汗或少汗,头痛、咳嗽、口渴,脉浮数等肺卫见证。"肺主气属卫",治疗宜用辛凉透解之品,使邪从外解,此即"在卫汗之可也"之意。

邪在气分，主要有身热、汗自出不恶寒，反恶热，口渴欲饮，苔黄燥、脉滑数等里热见证。治疗应予辛寒清气之品透热外达，所说"到气才可清气"，即是此意。

邪在营分，主要有烦躁不安，入夜不寐，斑疹隐现，舌质红绛等热伤营阴和心神被扰的见证。治疗宜用清营泄热之品，使其转出气分而解，此即所谓"入营犹可透热转气"。

邪在血分，主要有身热、吐血、衄血、便血、斑疹透露，舌质深绛等热盛动血见证。治疗应凉血活血，清热解毒，即所谓"入血就恐耗血动血，直须凉血散血"。

2. 温病与伤寒大异　温病与伤寒同属外感热病，但其性质不同，伤寒为外感寒邪所致，寒性阴凝，卫阳被郁，化热过程较慢，如邪不外解，则化热传里，即"伤寒之邪留恋在表，然后化热入里"。温病是外感温邪为患，温为阳邪，最易化燥伤阴，即使病初邪在表，亦是热象偏重，如果邪不及时向外透解，势必向里传变，或传入气分，或由卫分而径入营分、血分，引起种种里热亢盛的病变，所以说"温邪则热变最速"。

伤寒与温病病因不同，证候表现亦有别。伤寒为表寒证，温病为表热证，表证自应解表，但寒郁于表宜温散，热在表宜凉解，所以伤寒治宜辛温解表，而温病则宜辛凉解表。还须注意，温邪本易伤津，而汗为津液所化，故温病解表，只宜微汗以邪去为度，若汗出过多，反使津液更伤，致使病情发生变化。这是伤寒与温病初起邪在表治疗上的区别，因此，叶氏指出"若论治法，则与伤寒大异也"。

温病邪在气分，有邪留三焦之候，其症状"亦如伤寒中少阳病也"，但两者的病机变化不同。伤寒少阳病为邪在半表半里，枢机不利，治疗法则叶氏指出"彼则和解表里之半"，而温病是温而挟痰湿阻遏三焦气机，治法是"此则分消上下之势"。这是温病与伤寒邪在少阳三焦治法的不同。

温病邪留三焦不解，而致里结阳明，也与伤寒阳明腑实证的治法有别。叶氏指出"伤寒邪热在里，劫烁津液，下之宜猛"，如大承气汤。而温病是"湿邪内搏，下之宜轻"，攻下兼以化湿导滞，宜轻宜缓，如小承气汤。又说"伤寒大便溏为邪已尽，不可再下；湿温病大便溏为邪未尽，必大便硬，慎不可再攻也，以粪燥为无湿矣"。

3. 温热与湿温有别 《温热论》全篇以卫气营血为纲,以温热、湿热为目详加论述,亦体现出辨证论治精神。

邪在卫分,叶氏说:"温邪上受,首先犯肺。""肺主气,其合皮毛。"根据《内经》"在皮者汗而发之"之义,治疗上应当发汗祛邪,用"辛凉轻剂"解除在卫表之邪。不仅如此,还要细辨有无兼挟,因为温病常有挟风、挟湿两途,其施治之法也有差异。如果温挟风邪,风为阳邪,温亦为阳邪,两阳相合,风火交炽,耗伤津液,就会出现"清窍必干"之象,因此,要及时"透风于热外"。温挟湿邪,因为湿为阴邪,其性黏腻,湿与温合,如油入面,难分难解,阻其清阳之气,势必产生"浊邪害清"之证,故要"渗湿于热下"。古人说治湿不利小便,非其治也,此"渗湿于热下"正是湿从小便而去,如果湿在上焦宜宣,湿在中焦宜燥,当分别治之。

邪在气分,正邪相争剧烈,所犯部位不同,证情也较为复杂,叶氏提出很多治疗法则,如邪在气分留连不解,可冀其战汗透邪,或转疟而解。三焦为表里之气升降出入的道路,病机复杂,证候多变,邪留三焦不解,要"随证变法",如温挟湿阻遏三焦气机,应"分消上下之势",用杏、朴、苓或温胆汤等走泄之品;如邪在半表半里,可选用蒿芩清胆汤以和解清利;如邪伏膜原,可选用达原饮以开达膜原。

邪入营分,叶氏首先指出邪入营分的症状特点,作为辨证的依据,"营分受热,则血液受劫,心神不安,夜甚无寐,或斑点隐隐"。这是由于热邪耗伤营阴,心神被扰,病势已发展到较深的阶段。治疗以清营透热为主,在这基础上,还要细辨"如从风热陷入者,用犀角、竹叶之属;如从温热陷入者,犀角、花露之品,参入凉血清热方中"。叶氏辨证细致,既精且深。

4. 吾吴湿邪害人最广 叶氏更明确地指出,湿热为病在他的家乡江南一带更为多见,湿热发病多有地域性。并进一步指出素体阳虚之人和素体阴虚者的治疗宜忌。素体阳虚之人,感受湿邪为病,则易致"湿胜阳微",故治疗时要注意顾其阳气,即使湿渐化热,需用苦寒、辛寒之剂,亦必须适可而止,切不可过于寒凉,以免损伤阳气。阴盛火旺之体,湿热之邪易于化燥化火,用药宜凉不宜温,即使在病的后期阶段,患者已热退身凉,亦不可温补过早,以防"炉烟虽熄""灰中有火也"。叶氏寥寥数语,指出辨证施治中要因地因人制宜,言简意赅,医中之真谛也。

二、护阴保津，注重于防

温热病由温热病邪引起。温为阳邪，温热病又多发生于阴盛阳亢之体，两阳相劫，最易损耗人体的阴精。从证候方面分析，温病一般是热偏盛，易迫津汗出，又如呕吐、泄泻，或因误汗、误吐、误下更易耗伤津液。《内经》治热病主张"实其阴以补其不足"。张仲景用三承气汤治疗阳明腑实证，首创急下存阴法，历代医家也都有所论及，叶天士关于护阴保津的主张，寓于他的医理之中。

1. 莫以辛温之法治温病　《温热论》第一节条文中就明确地指出，温病治法与伤寒大异，这是因为温病是伤于温邪，温为阳邪，化热快，易伤阴液。如果用辛温治伤寒之法治温病，岂不是火上加油，更加重了阴液的耗伤。叶氏虽未直言护阴保津，然教人莫以辛温之法治温病，正包涵了护阴保津之意。

2. 防两阳相劫，化燥津伤　邪在肺卫，治以辛凉轻剂，从风热陷入者，宜"透风于热外"。其目的是，不使其风热相搏，两阳相劫，煎熬津液，防止清窍干燥。

叶氏又说"到气才可清气"，是说邪到气分才能用清气的方法。另一层意思，邪在卫分未到气分，只宜用辛凉轻剂，不能用苦寒清气之品，苦能化燥，有伤津之弊。

3. 务在先安未受邪之地　"入营犹可透热转气"，邪入营分，除营热以外，还要抓紧时机将营分邪热透转到气分而解，防止邪气进一步深入血分。又指出："若斑出热不解者，胃津亡也，主以甘寒……或其人肾水素亏，虽未及下焦……如甘寒之中加入咸寒，务在先安未受邪之地，恐其陷入易易耳。"患者素禀肾阴不足，阳明邪热每易乘虚深入下焦，治疗时，除清泄阳明以外，可适当加入咸寒之品滋养肾阴，以"先安未受邪之地"防止病情突然恶化。"入血就恐耗血动血，直须凉血散血"，邪入血分，是病邪陷入最深的部位，不需要再透热转气了，直须凉血以清血热，散血以活血祛瘀，养阴保津。

4. 治外感如将，贵在宜急　后世医家总结温病的治疗方法，概括出"清热保津"四个字。清热能防止耗阴，保津有助于退热，清热与保津两者相辅相成。治疗外感热病，必须抓住时机，正如吴鞠通所说："治外感如将。"贵在神速,邪早出一日,人少受一日之害。治外感热病,叶氏也谆谆告之,贵在宜急,目的是护阴保津。邪入营分,见斑点隐隐,若加烦躁,大便不通,叶氏指出,要"急急透斑为要"。温病见舌黑而干,津枯火炽,要"急急泻南补北"。若舌黑燥而中心厚,土燥水竭,要"急以咸苦下之"。舌绛而光亮,为胃阴衰亡,要"急用甘凉濡润之品",舌绛而不鲜,干枯而萎,肾阴涸也,欲救竭绝之阴,要"急以阿胶、鸡子黄、地黄、天冬等救之,缓则恐涸极而无救也"。温病验齿,叶氏也指出,见上半截润,下半截燥,为水不上承,心火上炎,要"急急清心救水"。临床证明,存得一分阴津,便有一分生机,以上叶氏提法,正是此意。

三、用药精当,恰到好处

《温热论》中选药精当,恰到好处,是叶氏毕生临床经验精华的又一重要方面。

温邪在肺,当选用辛凉轻剂,"挟风则加入薄荷、牛蒡之属;挟湿加芦根、滑石之流"。薄荷、牛蒡为辛凉解表药,俱入肺经,疏散风热,具有"透风于热外"的作用,临床二药也常配合使用,是辛凉解表、疏解风热的代表药,具有一定的代表性。用芦根、滑石二药,"渗湿于热下",因为利小便是祛湿的一个重要途径,而利小便药往往多伤阴,因此,就要选既能渗湿,又不伤阴之品,据药理作用和临床观察,芦根、滑石二药性味甘寒,既能清热,又有渗湿的作用,而无伤阴之弊。

邪留三焦,温挟痰湿,治以分消上下,叶氏举出杏、朴、苓三药,示人以规矩。杏仁开上,开发上焦,宣畅肺气,肺主一身之气,气机宣畅,则痰湿易化。厚朴畅中,疏通中焦,理气化湿。茯苓渗下,渗利下焦。以上诸药,能使上、中、下三焦之邪各有去路,故称"分消上下之势"。

邪热入营,在清热透泄营分之邪的原则下,根据其兼挟风邪、湿邪的不同,分别选用竹叶、花露,具有清热散风和清热化湿的作用。再有,斑出热不解,若加烦躁,大便不通,叶氏指出,体实者可用金汁,老年或平素有寒者用人中黄,但目前金汁、人中黄无货,可用少量生大黄、知母、玄参等品代之。

叶氏还指出:"入血就恐耗血动血,直须凉血、散血,如生地、丹皮、阿胶、赤芍等物。"邪热深入血分,血分热势鸱张,必然引起耗血、动血的病理现象。

"凉血"即指凉解血分邪热，清解血分热毒；"散血"其含义，一是指活血，二是指养阴。热入血分，临床上常见吐血、衄血、便血、溲血及斑疹等多种出血症状，而且产生血液瘀滞，如果不及时活血化瘀，不仅难以达到止血养阴的目的，可能还会有加剧出血的现象，所以叶氏立"散血"之法，选用牡丹皮，其味苦辛、性微寒，活血散瘀，又退血分之伏热；赤芍味苦性寒，善清血分实热，又有活血散瘀之功，据临床观察，赤芍清营凉血，活血祛瘀，治疗热病出血、发斑，较白芍为优；叶氏选用生地、阿胶养阴，也颇有深意，生地甘寒质润是滋阴凉血之要药，而且，又以滋阴为胜，吴鞠通说："地黄去积聚而补阴。"阿胶味甘性平，既能滋阴养血，又有止血的功能。

（《北京中医杂志》，1992 年第 2 期）

试评叶天士的卫气营血辨证

广东省中医院　　　冯维斌　岑鹤龄

一、对传变规律的评议

叶天士创立"卫之后方言气，营之后方言血"的温病传变理论，阐明温病的进展过程，居功实大。然温病是许多外感热病的总称，病证至为复杂，其发展变化各有不同；既有无表证的伏邪，又有风温的逆传心包；既有暑湿的伤气伤津，又有常见的气血两燔。倘将其视作规律，强硬规定为传变途径实难信服。况且"传变"一词易被误解为病位的更易，病邪由气入血，便与气分无关，岂能如此分割。本来任何疾病的病情发展均是病位扩散和病理的扩展，不能想象敌人深入，边境便了无敌踪和一切复常，故肺卫合病，气血同病在所常见。当然，临床上自然亦有表证已罢，热入阳明之证，这是按病位辨证，针对解决其主要矛盾所在之意旨，从整体概念出发，却不能视为传变立论之的。

当然卫、气、营、血的确能示病位的浅深和病情的轻重，这是叶氏可贵之处。卫气营血实际上是一类病位分类和病位辨证,如将之作为传变规律,缺乏临床上的指导意义,所以现在的许多课本和教材均不提传变过程,而改称为"卫气营血辨证",我们认为更为实际。

二、卫气营血辨证的缺点

卫气营血辨证仅反映温邪的肆虐而不及于机体的正气情况,殊欠全面。根据中医学基本理论,任何疾病的发生和发展、演变和转归等全过程均存在着邪正相争的过程,疾病的表现是随着邪正的消长而变化的,可以说,任何病证都是邪正双方互相作用的反映。温病的发展过程中,有时是病邪势盛占主导地位;有时则邪势虽衰而正气已伤;有时邪盛嚣张而正气亏损。卫气营血分类病证只能反映前者情况而不及于后两者情况,亦即未能概括以正伤为主的病证。由此可见,以卫气营血作为整个温病的辨证分类是不够全面的。

三、关于营与血

叶氏卫气营血理论乃源于营卫学说,然营卫概念不一,其意义亦不同,故对此不作评述。温病乃外感疾病,病邪首先从肤表入犯,自可理解。卫气乃运行于体表之气,病侵卫分,即邪在肤表之意,认作表证,颇为恰切;用卫与气分表里,论治用药殊不相同,以此辨证分类自无异议。至于营与血,一为血中之气,一为血中之血,两者之分在病理上无大意义,其层次、深浅关系本不甚明确。叶氏卫气营血理论确立不外三条:第一是显示疾病深浅和病势的轻重;第二是临证表现有所不同;第三是论治用药有所区别。据此三条衡量营与血,则有待商榷。现试就这三点加以剖析如下。

如上所述,营与血的层次、深浅关系是不明确的,难于想象病邪犯血,只犯血中之气而不及乎血之本身。至于病状的轻重,则须看其是否同属一个病证,假如病位相同,病证相同而仅症状的轻重有异,毋须作辨证分类,盖邪犯卫表或邪在气分,其轻重情况皆非每个患者一致的,又何独于血分?其基本理由实在于论治用药,无所差异,仅在于分量的轻重,在药物分类中亦只有解表、清气、凉血之分,而无清营分之药,亦资佐证。

营与血在临证上的症状仅有轻重与深浅之差别，却无不同的证候，如斑点隐隐则属营，斑疹显露则属血；在神志方面，心神不安、烦躁不寐属营，而神昏谵语则属血。这均是程度的差别。有人认为出血为血分之特征，营分却无此证，然而早年薛生白便不同此见。《温热病篇》谓："湿温证，上下失血或汗血，毒邪深入营分。"实际证之临床，温病的评说仍隐隐多数是皮下出血的表现，只不过是外透的程度不同而已，可见以出血与否来区分营或血殊不足凭。近年来学者如黄星垣、张文之等均认为营和血的本质相同，仅有程度的差异。有据病理资料、尸体解剖报告，在营或在血见证都有内脏出血情况，曾国祥的动物实验模型观察亦证明这一点。由此可见，出血亦非区分营与血的根据。叶氏虽然提出辨温病须分营与血，然统观其论，有些他本人也非如此严格，如《外感温热篇》谓"营分受热，则血液受劫"，又谓"再论气病有不传血分，而邪留三焦"，其意是营分受病，血亦受病，气分不传血亦即不传营，实际已营血不分。在同篇中，叶氏又称："再有热传营血，其人素有瘀伤宿血……当加入散血之品。"更可为证。再观其同朝代的温病医家，亦多营血不分，如"热入营血""邪入营血""内陷营血"皆常见述。1964 年五版教材《温病学讲义》中温病各病除风温外，如春温、暑温、湿温、伏暑、秋燥等均只列有邪在营血病证，而并无单独的营分证或血分证，风温虽有"热入营血"证，却又不见"热入血分"证。《实用中医内科学》为目前最高水平的内科专著，书中虽然仍介绍了叶氏的卫气营血辨证，唯是在"高热"的论治中，对其辨证施治，亦仅提出病在卫分、病在气分、病入营血三个病证。可见在临床应用上已将营血两者合而为一不再区分，这与岑鹤龄 30 年前"营血合一"的主张实不谋而合。

至于营分与血分的用药是否不同，叶氏的主张是不同。叶氏谓："入营犹可透热转气，入血就恐耗血动血，直须凉血散血。"叶氏之意，邪在营分除用凉血清热之药外，还宜用清气分热之药以透热转气，吴鞠通依其意创立清营汤就以此配方，不过叶氏的主张，其本人也非如此肯定的。叶氏曾谓"入营犹可透热转气，如犀角、元参、羚羊角等物……"其列举之药实际上也是凉血清心解毒之品，并非清气分热之药物。另外，叶氏《外感温热篇》又谓："营分受热，则血液受劫，心神不安，夜甚无寐，或斑点隐隐，即撤去气药……急急透斑为要。"近人陈光淞解释此文认为"透斑之法，不外凉血清热"，汪曰桢亦谓"急急透斑，不过凉血清热解毒"。叶氏既称"营分受热"，但又要"撤去气药"，与其所主之"透热转气"便自相矛盾。

其实,温邪由"气"入"营",如上文所述,正是病势的发展和扩散,证之临床,按具体情况配合清气分药的应用颇有必要。可以认为温病的最基本病证乃在于气分受病。临床实践证明,不光在"营",就是入"血",甚至到后期"伤阴""亡阳"证见也常须兼涉气分药的使用。过去在救治大叶性肺炎合并中毒性休克时,我们有过1日内先给用一剂回阳救脱之药,继给连翘、金银花之类而取得满意疗效的经验。可见叶氏的"入营犹可透热转气"之论颇有见地,然若认为这是治法不同于血分之别,则未免浅见了。从另一方面看,叶氏所谓"入血就是恐耗血动血,直须凉血散血",难道是到了血分便须忌用清气之品?当然亦不尽然,营与血仅示证候的轻重,岂能强分治法。吴鞠通《温病条辨》谓:"阳明温病,舌黄燥,肉色绛、不渴者,邪在血分,清营汤主之。"可见清营汤既能治营分之疾,又可治血分之病。不少高校《方剂学》教材把清营汤和犀角地黄汤两方,均归入于清营凉血项之内。至于是否如叶氏所说只有入血,见了斑疹显露和出血才能"散血"呢?实际上亦非如此。近年大量临床报道表明,对流行性出血热、大叶性肺炎等病,认为早期使用活血化瘀药物是取得较好疗效的关键。从以上所述,可见叶氏认为由于治法不同须区分营与血的主张是缺乏临床根据的。

（《现代中西医结合杂志》,1999 年第 8 卷第 12 期）

叶天士《外感温热篇》前十条阐释

——温热病与湿热病气分证的治法

北京中医药大学　　刘景源

气分证是温病中最常见的证候类型,不论是温热病还是湿热病均可发生。因其证候类型较多,且有温热与湿热之别,故治法亦多。叶天士在《外感温热篇》第六条、第七条和第十条中,分别论述了温热病与湿热病气分证的治法。

一、温热邪气留连气分的治法

《外感温热篇》第六条,在第四条、第五条论述了温病热入营分的证治之后,又继续论述了温热邪气已不在卫分,但又未入营分,而是始终留连气分的治法及战汗的病机与预后。

叶天士说:"若其邪始终在气分流连者,可冀其战汗透邪。法宜益胃,令邪与汗并,热达腠开,邪从汗出。解后胃气空虚,当肤冷一昼夜,待气还自温暖如常矣。盖战汗而解,邪退正虚,阳从汗泄,故渐肤冷,未必即成脱证。此时宜令病者,安舒静卧,以养阳气来复。旁人切勿惊惶,频频呼唤,扰其元神,使其烦躁。但诊其脉,若虚软和缓,虽倦卧不语,汗出肤冷,却非脱证;若脉急疾,躁扰不卧,肤冷汗出,便为气脱之证矣;更有邪盛正虚,不能一战而解,停一二日再战汗而愈者,不可不知。"

1. 战汗的病机与治法　温热邪气已不在卫分,但又未深入营分,而是始终留连气分,一般是由邪气盛而正气不衰、正邪持续相争所致。其临床表现为:高热恶热、心烦口渴、舌红苔黄、脉数有力。在这种情况下,可以寄希望于战汗,通过战汗使邪气外透而病解。

战汗一般发生在气分证第六、第七日左右。其"战"字有两方面的含义:一是指战汗的病机乃正邪交争,即在邪气留连气分的过程中,邪气盛而正气不衰,正邪相峙,势均力敌,激烈争战。一是指战汗的临床表现为高热寒战,全身战栗,甚至四肢厥冷,脉沉伏不出,继则全身大汗。由此可见,战汗是正气奋起,鼓邪外出之兆。其高热寒战,正是阳气与津液内聚、正邪激争于里的表现,故每见战后汗出邪退而病解。

对于邪气留连气分时促使其战汗的治疗方法,叶氏提出"法宜益胃"之论。所谓"益胃"并非以甘温之品如党参、黄芪之类补益胃气,而是用甘寒清养之品益胃生津,以解胃中之燥热干涩。俟津液盛,汗源充,则气机通畅而作战汗。战后正气驱邪外达,腠理开泄,则邪随汗解。即叶氏所谓"令邪与汗并,热达腠开,邪从汗出"。王孟英在本条按语中云:"可见益胃者,在疏瀹其枢机,灌溉汤水,俾邪气松达,与汗偕行,则一战可以成功也。"陈光淞之按语亦云:"益胃之法,如《温病条辨》中之雪梨浆、五汁饮、桂枝白虎等方,均可采用。热盛者食西瓜,战时饮米汤、白水。所谓令邪与汗并,热达腠开,得通泄也。"王、陈二家之按,皆对叶氏之论做了很好的阐释,颇堪效法。

2. 战汗的预后 气分证已作战汗的预后一般有三种情况。

(1)战汗之后邪退正虚,阳气未复:叶氏指出:"解后胃气空虚,当肤冷一昼夜,待气还自温暖如常矣。盖战汗而解,邪退正虚,阳从汗泄,故渐肤冷,未必即成脱证。此时宜令病者,安舒静卧,以养阳气来复。旁人切勿惊惶,频频呼唤,扰其元神,使其烦躁。但诊其脉,若虚软和缓,虽倦卧不语,汗出肤冷,却非脱证。"这就是说,战汗之后,邪从汗解,其邪热虽退,阳气亦随汗出而外泄。因为邪虽退而正气亦虚,阳气未复,不能布达周身,所以在热退之后其肌肤即逐渐转冷。同时,因其气虚而功能低下,又每见倦怠嗜卧,不欲言语。但是,切按其脉,虽因气虚鼓动无力而呈虚软无力之象,却从容和缓而节律匀整。

由此可知,此乃邪退正虚之兆,并非阳气虚脱之危证。叶氏在此特别强调:"但诊其脉,若虚软和缓,虽倦卧不语,汗出肤冷,却非脱证。"

可见,脉诊是辨战汗之后是否发生虚脱的关键,临床切不可忽视。在这种情况下,医生或家属千万不要误认为患者已生命垂危而惊慌失措,以致频繁地进行呼唤。这样做反而会扰乱其神志,使其烦躁不安,从而更耗损正气。应当让患者安静舒适地卧床休息,以调养正气,使阳气尽早恢复。一般来说,经过一昼夜之后,则阳气来复,布散周身,其肤冷自除而周身温暖如常,病体即趋康复。

(2)战汗之后阳气虚脱:叶氏指出:"若脉急疾,躁扰不卧,肤冷汗出,便为气脱之证矣。"这就是说,战汗之后,阳气随汗出而脱。此时无论邪气已退或未退,其阳气先脱,已成阳气虚脱之危重证候。因阳气外脱,阴气内盛,将成浮阳外越之势,故浮阳扰动,脉来急疾,躁扰不卧。脉来急疾又必见躁动而节律不匀整之象,即如《灵枢·热病》所云:"热病已得汗而脉尚躁盛,此阴脉之极也,死;其得汗而脉静者,生。"其肤冷乃由阳气虚脱、不达周身所致。汗出乃阳气失于固摄之兆。战汗之后,肤冷汗出与脉躁疾、躁扰不卧并见,乃阳气虚脱之确征。在这种情况下,急当益气固脱,方用生脉散。若进而见四肢厥逆,冷汗淋漓,则为亡阳之兆,急用参附汤,以大剂人参、附子,益气固脱与回阳救逆并施。俟阳气回复后,若邪气已退,则有向愈之机;若邪仍未退,热势又起,则当再随其证而辨治。

（3）邪气强盛,一战不解,再作战汗而愈：叶氏指出"更有邪盛正虚,不能一战而解,停一二日再战汗而愈者,不可不知"。这就是说,有时由于邪气强盛,正气不能通过一次战汗而驱邪外出,乃致战汗之后病仍不解。因战汗之后正气亦伤,故须待停一二日后,待正气得以恢复,再作战汗方解。此外,临床亦有反复战汗数次而始愈者。学者对此应有所了解,临床才不致发生疑惑。

此处应当指出的是,叶氏所谓"邪盛正虚",其关键在于邪气强盛。正因为邪气强盛,才致正气相对力弱,不能一战而鼓邪外出,须停一二日再战而愈。也就是说,其"正虚"当是与"邪盛"相对比而言,并非指真正之"虚"。若正气虚无力与邪气激争,也就不可能出现战汗。其既能一战而再战,正说明正气仍有与邪气激争之力,只不过由于邪气强盛,正气不能一战而驱之罢了。

二、湿邪留滞三焦气分治法

叶天士在《外感温热篇》第七条承上条继续论述湿热邪气留滞三焦气分的治法,并与伤寒少阳病进行比较。他说："再论气病有不传血分,而邪留三焦,亦如伤寒中少阳病也。彼则和解表里之半;此则分消上下之势。随证变法,如近时杏、朴、苓等类,或如温胆汤之走泄。因其仍在气分,犹可望其战汗之门户,转疟之机括。"

"再论气病有不传血分,而邪留三焦",是紧承上条而言。上条已详论温热邪气不传入营分、血分,而始终留连气分的治法,本条则进一步论述湿热邪气不传入营分、血分,而留滞三焦气分的治法。文中之"邪留三焦"虽未明言邪气的性质,但视其治法及所用方、药以测其证,并进而审证求因,则可肯定是湿热邪气为患。

"亦如伤寒中少阳病也",是指出三焦与胆同属少阳,共同主司人体气机之升降出入,为气机之枢,故温病中湿热邪气留滞少阳三焦气分,与伤寒病中寒邪侵袭足少阳胆之病变,皆以枢机不利、气机阻滞、升降出入失常为特点。从临床表现来看,两者皆可见寒热往来及呕恶不欲饮食。其所以恶寒,是因邪阻少阳、枢机不利、卫气不得宣发于表、卫外失司所致。其所以发热，乃阳气被郁，奋起鼓动，为正邪相争之兆。因正邪反复交争，互有胜负，邪胜而气滞阳郁则恶寒，正胜与邪抗争则发热，故其恶寒与发热往来交替，反复不已。其病机可概括为：邪进则恶寒，正争则发热。邪阻少阳，枢机不利，脾胃升降失司，故呕恶而不欲饮食。因手少阳三焦与足少阳胆两者之病变皆以枢机不利为主，故其治疗亦皆以疏利气机为法。

三焦与胆虽同属少阳，为气机之枢，然其又有手少阳与足少阳之别，且湿热病与伤寒之邪气性质有异，故两者在生理功能、病理变化及治疗上又有所不同。足少阳胆经介于表里之间，是为半表半里，乃气机表里出入之枢。寒邪侵袭足少阳胆经，枢机不利，则气机表里出入阻滞，临床每见寒热往来、口苦、咽干、目眩、胸胁苦满、不欲饮食、心烦、喜呕、舌苔薄白、脉弦。因其病机为邪在半表半里，表里出入失司，故治当"和解表里之半"，以疏利气机，解表和里，代表方剂如《伤寒论》中之小柴胡汤。

三焦贯通身之上下，为阳气与水液运行之通道，手少阳三焦经乃气机上下升降之枢。湿热邪气留滞于少阳三焦气分，枢机不利，则气机上下升降阻滞，水道不通，临床每见寒热往来、头目眩晕、胸脘痞闷、呕恶、腹胀、不欲饮食、小便不利、舌苔厚腻、脉濡。因其病机为邪留三焦，上下升降失司，故治当"分消上下之势"，以疏利气机，通调水道。

总之，温病中之邪留三焦与伤寒中之少阳病虽有相同之处，但因其病因病机有异，证候不同，故治法亦有"彼则和解表里之半；此则分消上下之势"的相应变化，此即叶氏所云"随证变法"之谓。

对湿热邪气留滞三焦气分的治法，叶氏不仅提出以"分消上下之势"为法，而且以"如近时杏、朴、苓等类，或如温胆汤之走泄"为例，进一步指出了具体方药的运用。

所谓"分消上下之势"，即分消走泄法。分消是指用祛除湿热邪气的药物，使三焦湿热分道而消。如上焦用辛宣芳化、轻开肺气之品，使湿热从表而解；中焦用辛温开郁、苦温燥湿之品，以辛开苦降，燥湿化浊，湿祛则热不独存；下焦用淡渗利湿之品，使湿热从小便而驱。三焦药物同用共成分消上、中、下之势，使邪有出路，弥漫三焦之湿热分而解之。走泄是指用流动行气之品以宣畅气机，气行则湿动，从而达到行气祛湿、宣泄湿热之目的。由此可见，所谓分消走泄，即指用祛除三焦湿热、理气行滞的药物行气祛湿，从而使留滞三焦气分的湿热邪气分道而消，得以宣泄。

叶氏所列举的杏、朴、苓三味，实际上是三类药物的代表。杏仁轻开上焦肺气，肺气宣通则湿热得以外宣下泄，使邪有出路。厚朴行气燥湿，宣畅中焦，使脾胃升降相因，则湿浊可化，湿祛热亦不独存。茯苓不仅有健脾以促水湿运化之功，且更具淡渗利湿之性，可导湿热从下焦而渗泄。三药相伍，开上、畅中、渗下三者同用，理气与健脾并施，共成分消走泄之法。温胆汤中陈皮、枳实辛开苦降，理气行滞燥湿，且宣通上焦肺气。茯苓、炙甘草健脾益气以促使水湿之运化，且茯苓淡渗利湿，导湿热下行。半夏燥湿开郁以畅中焦。竹茹清热化痰和胃。六药相伍，开上、畅中、渗下与理气、健脾之功兼备，是为分消走泄法之代表方剂。

"因其仍在气分，犹可望其战汗之门户，转疟之机括"之论，是言湿热邪气留滞三焦的病变，仍属气分证范畴。正因如此，就有可能通过分消走泄之治，使气机畅达，从而阳气得以宣通，奋起驱邪，正邪激争而作战汗，通过战汗而开通门户，使邪从汗解。"转疟之机括"亦指分消走泄，宣畅气机而言。疟乃少阳之病，其机制为邪气欲进而正气驱邪，正邪反复交争，故寒热往来，反复发作。湿热邪气留滞三焦气分，由于湿邪阻滞，气机不畅，而致阳气郁遏。阳气郁遏则湿更不化，因而形成湿愈滞则阳愈郁，阳愈郁则湿愈滞的局面。由于邪无出路，阳郁不宣，正气被困而不能驱邪，故裹结黏滞，缠绵难解。治以分消走泄之法，使裹结黏滞之邪得以松动开泄，阳气得以伸展宣通，促其正气起而驱邪，则成正邪反复交争之势。如此，则转为与疟疾相同之机制，再因势利导，继续治以分消走泄之法，则留滞三焦气分之湿热邪气可得以解除。

应当指出，叶氏本条所论乃湿热邪气留滞三焦气分之治。因其以湿邪为重，热蕴湿中，湿不祛则热不能清，故虽有热邪，却不能用寒凉之品，以免冰伏之患。其用分消走泄之法，选取杏、朴、苓等类或温胆汤，旨在祛湿行气，使湿祛则热不独存。唯此类药物多属温燥、渗利之品，用于湿热邪气留滞三焦则佳，而对温热邪气留连气分者却又当禁，以防助热耗津。由此可见，上条与本条所论虽同为气分证，然因其有温热病与湿热病之别，故治法却又迥异，临床当详审其证而辨治。

三、湿热病气分证下法的运用

叶天士在《外感温热篇》第十条中,承第七条而进一步阐述在湿热病气分证的治疗中,下法的运用及其与伤寒下法之不同。他说:"再论三焦不得从外解,必致成里结。里结于何?在阳明胃与肠也。亦须用下法,不可以气血之分,就不可下也。但伤寒邪热在里,劫烁津液,下之宜猛。此多湿邪内搏,下之宜轻。伤寒大便溏为邪已尽,不可再下;湿温病大便溏为邪未尽,必大便硬,慎不可再攻也,以粪燥为无湿矣。"

第七条论述了湿热邪气不传入血分,而留滞三焦气分的治法,其用开上、畅中、渗下之品以分消走泄,使邪有出路,湿热从外而解。本条又进一步指出,三焦气分湿热不得从外而解,则"必致成里结"。至于里结的部位是"在阳明胃与肠也"。究其原因,乃由湿热阻滞气机、脾胃升降失司,食滞内停,湿热夹食滞黏滞胃肠、结聚不下所致。因其湿热夹食滞里结于胃肠,非攻下不能去,故"亦须用下法"。至于"不可以气血之分,就不可下也"之论,是指出:温热伤津,导致阳明燥结,不及时攻下,热邪无出路,即有深入血分之虞。必急用攻下,方能泄热存阴,防其深入血分而耗血动血,或深入下焦,消灼真阴,是攻下即可阻其传入血分也。而湿热邪气氤氲黏滞,始终留滞三焦气分,既不传血分,一般又不伤津,故多治以清化,而少用攻下。但若湿热夹食滞黏滞胃肠,已成阳明里结之证,则又非攻下而不能解,故其虽无传入血分之势,但"亦须用下法",不能拘泥于其留滞气分不传血分就认为不可攻下。也就是说,是否用攻下法,不在于气分之邪是否有传入血分之趋势,而取决于是否有"里结"。凡里结于阳明胃肠者,无论是燥热还是湿热,也无论其有无传入血分之势,均须用下法。

四、温病与伤寒下法运用的不同

伤寒的阳明腑实证与温病的湿热里结阳明胃肠之证均可用下法,但由于病因、病机、证候不同,其攻下药物的配伍及运用亦有所别。"但伤寒邪热在里,劫烁津液,下之宜猛"一句,指出伤寒阳明腑实证是寒邪化热入里,阳明热盛,消灼津液,而致肠燥便秘,燥热内结。其症见身热恶热、日晡潮热、神昏谵语、汗出口渴、唇焦咽燥、小便短赤、大便秘结、腹满痛拒按、舌苔黄厚而燥，甚则焦黑起芒刺、脉沉实有力。因其津液愈伤则燥结愈甚，燥结愈甚则津液愈伤，故必投以苦寒重剂猛攻急下，方能收泄热存阴之功。张仲景《伤寒论》之大承气汤，以大剂量之大黄、芒硝与厚朴、枳实相配，其荡涤破滞，攻下燥结之力甚强，是峻下实热燥结之代表方剂。"此多湿邪内搏，下之宜轻"一句，指出湿热里结之证，乃湿热夹食滞黏滞于胃肠所致。其症见身热、呕恶、脘痞、腹胀、大便溏臭不爽、色如黄酱、内夹不消化之食物、舌苔黄腻、脉濡数。因湿性黏滞，难以速除，非一攻可尽，且投以重剂猛攻急下，反易损伤脾胃阳气，而致洞泄不止，故宜以轻下、缓下之剂从容图之。俞根初《通俗伤寒论》之枳实导滞汤，由大黄、枳实、厚朴、槟榔、黄连、连翘、紫草、木通、山楂、神曲、生甘草组成，方中药物可分为攻下、行气、祛湿、清热、消导五类，合而共奏导滞通下、清化湿热之功。因其方中药物用量皆极轻，攻下之力缓，不至于损伤正气，故可连续服用，直至湿热里结尽除为止。此方堪称轻下湿热里结之代表。

伤寒之阳明腑实症见大便燥结不通，攻下之后若见大便溏，说明燥结已去，邪气尽解，即当停药，不可再行攻下，以防损伤阳气，即叶氏所云："伤寒大便溏为邪已尽，不可再下。"湿温病中湿热夹食滞黏滞胃肠，见大便溏滞，用轻下之剂后大便仍溏者，乃湿邪未尽之征，必再连续用药，反复下之，直至大便已硬为止。因为大便由溏而转燥转硬，说明湿邪已尽除，故不可再用攻下，以防损伤正气，即叶氏所云："湿温病大便溏为邪未尽，必大便硬，慎不可再攻也，以粪燥为无湿矣。"简言之，伤寒之阳明腑实证以大便燥结为可下之征，以大便溏为停下之度；而湿热病之阳明里结证则以大便溏为可下之征，以大便硬为停下之度。

（《中国中医药现代远程教育》，2005 年第 3 卷第 2 期）

"温邪上受，首先犯肺，逆传心包"之我见

肖永林

自叶天士《外感温热篇》提出"温邪上受，首先犯肺，逆传心包"之后，诸家

解释颇不一致。章虚谷说:"以卫气通肺,营气通心,而邪自卫入营,故逆传心包也。"后世多根据这一说法,不仅把此处之"肺"说成是卫,"心包"说成是营,而且还把由卫入营称为"逆传",给温病理论造成了混乱,因而有必要予以澄清。

为了正确理解这段原文,笔者认为有以下三个问题需要辨明:① 此处之"肺"是不是指卫。② "心包"是不是指营。③ 由卫入营是不是逆传。明确了这三个问题,这段原文的含义自然不难理解。下面谈一下个人看法。

一、"温邪上受,首先犯肺"的"肺",不能解释 为卫,而是指病变部位在肺脏

如风温,病邪首先侵犯于肺,乃出现肺卫证。当卫分之邪不解而病势进一步发展,则出现邪热壅肺或痰热阻肺的气分证。再不解时,甚至出现痰中带血或血从上溢的血分证,也可能出现发疹的营分证。不论卫分证、气分证、营血证,其病变部位都在于肺。肺之邪热不解,又不下传,皆有逆传心包之可能。其中尤以肺之气分证,营血证,远较卫分证易于出现逆传。因此,不能将此处之"肺"单纯理解为卫。

二、心包证不等于营分证,其区别是明显的

其感邪后出现的症状显然不同:热入营分其证表现为身热夜甚,心烦不寐,舌质红绛,斑疹隐隐,时有谵语,脉细数等。其中以身热夜甚,心烦不寐,舌红绛无苔为主要特征;而热入心包证主要表现为灼热,神昏谵语,或昏聩不语,舌蹇肢厥。其中以神昏为主要特征。如果只有营热证而无神昏肢厥,也可断之为营分证;如果只有灼热、神昏、肢厥,而无营热证,即可称之为热入心包。营分证由于热扰心神,有时虽然也可出现神昏谵语,但远较热入心包证为轻,且无舌蹇肢厥。在治疗上,两者也有明显的不同:心包证主要用清心豁痰开窍法,方如温病三宝,重在开窍闭而醒神;而营分证主要用清营泄热法,方如清营汤,重在清营热而养阴。所以不能将心包证与营分证混为一谈。

三、由卫入营不是逆传

逆传是指痰病的传变趋势与顺传相反，并且病情凶险危重。温病中之逆传，是与顺传相对而言的，"苟无其顺，何以为逆？"如《温病条辨·中焦篇》第一条下吴鞠通的自注中说："温病由口鼻而入，鼻气通于肺，口气通于胃。肺病逆传则为心包。上焦病不治，则传中焦，脾与胃也。中焦病不治，即传下焦，肝与肾也。"王孟英在《增补评注温病条辨》该条的按语中说："彼犯肺之邪，若不外解，原以下传于胃为顺，故往往上焦未罢已及中焦。唯其不能下行为顺，是以内陷膻中为逆传。"叶霖也说："邪热伤气。肺主气，故先伤于肺也。逆传入心包，顺传入阳明，自然之理。"以上各家的观点都是一致的。可见邪热在肺不解，以下传中焦，进而深入下焦为顺传，以上犯心君为逆传。"逆传"一词，是专指温病（主要是风温）邪热从肺传入心包而言的。其他如卫气营血之间则无所谓逆传。《温病学释义》对卫气营血间的传变，曾有过如下论述："卫气营血的证候传变，一般温病多从卫分开始，而传入气分，渐次传入营分、血分。但这只是一般演变情况，并不是固定不变的。由于温邪类别的差异，以及患者体质强弱等不同，在临床上也有在发病初起，即从营分或气分开始，以里热偏胜为特点，而无卫分证候的表现。前者为病发于表，后者为病发于里。病发于表的温病，有初起邪在卫分，经治疗后，病即痊愈而不向里传变的；也有很快传入营、血分的；也有邪传营、血分而卫气之邪尚未罢的。至于病发于里的温病，有初起即现气分证而后又陷入营血的；亦有先见营血分证，转出气分后，邪热未得及时清解，又复陷入营血的；也有营血分之邪透出气分，由于一时不能透尽而致气血两燔的。总之，温病过程中，证候的相互转化，其形式不是固定不变的。"这里把温病中卫气营血之间的各种传变情况讲得很全面，由卫直接入营不过是其中的一种情况而已。即或可以将温病由卫传气，入营入血的传变规律叫作顺传的话，那么，由卫直接入营，不经气分，也不能称为逆传，盖因其传变趋势与顺传并不相反。既不反顺，何得称逆？再者，伏气温病邪热由营血转出气分，虽与前面所说的"顺传"趋势相反，但因其病情由重转轻，因而更不能称为逆传。总之，卫气营血的传变，如上所述，情况是比较复杂的，多样的，根本就没有所谓顺传与逆传之分。

叶氏之所以将"温邪上受,首先犯肺,逆传心包"揭于《外感温热篇》之首,我认为有如下含义:首先,"温邪上受,首先犯肺"八字,指明了温病(此处主要是指风温)的病因,受邪途径,病变部位和证候类型等都与伤寒截然不同。伤寒为寒邪从皮毛而入,首袭太阳经;温病为温邪从口鼻而入,首犯肺脏。伤寒初起表现为太阳表证;风温初起出现肺卫证。伤寒初起宜辛温以发表散寒;风温初起宜辛凉以宣肺泄热,两者不得混用,尤其不能用辛温散寒之品以治温病。在《外感温热篇》问世之前,虽然有些医家也指出过寒温在各方面的区别,但像这样在一部温病专著的开头,仅仅用八个字,就言简意赅,画龙点睛地一洗千余年来寒温混淆的局面,在温病学发展的漫长历史中还是第一次。

其次,"逆传心包"一句,在于说明风温出现神昏谵语,除了《伤寒论》中所论及的由于阳明实热、热入血室、蓄血等原因所致者外,更有由于邪热从肺逆传心包而致者。在这一点上,既补充了伤寒论的不足,又指明了这是风温传变的一种类型。

总之,"温邪上受,首先犯肺,逆传心包"之"逆传"一词,是专指温邪从肺传入心包而言的。除此之外,并无所谓逆传之说。既不能把肺理解为卫,也不能把心包说成是营,更不能把逆传心包解释为由卫入营。尽管现有的各种有关温病的著作和文章中,把心包证和营分证混为一谈,把由卫入营说成是逆传,把逆传心包说成是由卫入营的还为数不少,但必须明确,这种说法与叶天士的"温邪上受,首先犯肺,逆传心包","肺病失治,逆传心包络"(见《三时伏气外感篇》),以及吴鞠通的"肺病逆传则为心包"的原意是不符的。究其原因,恐怕都与章虚谷等人的错误注释有关。

(《吉林中医药》,1983 年第 2 期)

 # 叶天士"在卫汗之可也"探析

浙江省湖州市中医院　　顾伟民

叶天士悬壶济世五十载,名扬大江南北。叶天士本人很少著作,均由其门人顾景文手录成章。现所传本大多出于华岫云、唐大烈等人之手，有《温热论》《温证论治》、《临证指南》等。"在卫汗之可也"一句，就出自《温热论》第八条，云："大凡看法，卫之后方言气，营之后方言血。在卫汗之可也，到气才可清气，入营尤可透热转气……入血就恐耗血动血，直须凉血散血……否则前后不循缓急之法，虑其动手便错，反致慌张矣。"长期以来，该条文对温病不同阶段的治疗，发挥了重要的指导作用。然而，对"在卫汗之可也"，温病学派争议却颇多。笔者通过对该条文的解读后发现，其中蕴涵着深刻的内容，反映了叶氏对研究温病之透彻、立法之精当、用心之良苦，不愧为温病之大家也。

一、"在卫汗之可也"的"卫"，非等同表证

《温热论》云："温邪则热变最速，未传心包，邪尚在肺，肺主气，其合皮毛，故云在表。在表初用辛凉轻剂，挟风则加入薄荷、牛蒡之属；挟湿加芦根、滑石之流，或透风于热外，或渗湿于热下，不与热相搏，势必孤矣。"其中所论"在表初用辛凉轻剂"的"在表"，也是后世普遍认为就是"温病表证"（卫分证），其实是有误的。从其上下文来看，此处所说的"在表"，是指温邪热变在表，只有出现"挟风"或"挟湿"兼证时，才可谓"表证"，故而"加入薄荷、牛蒡之属"，或"加芦根、滑石之流"予辛凉散风解表。叶氏"肺主气，其合皮毛，故云在表"的论述，实质上反映出来的病位是在"肺"，而不是在"表"。这里"在卫"的意义，当是指温热病中，"卫气营血"四个阶段中的一个阶段而已。为此，叶氏只有"在卫"和"在表"之说，而从未有"表证"之言，所谓"温病表证"的提法，在当时是不存在的。后世温病学派把感受温热之邪，而后出现的以发热、微恶风寒、头痛、无汗或少汗、口微渴、舌边尖红、苔薄白、脉浮数等一系列肺卫郁热病变称为"卫分证"，即所谓"温热表证"，与叶氏所说的"在表""在卫"仍是有区别的。叶氏所谓的"在卫"，除此之外还应包括"湿与温合，蒸郁而蒙蔽于上，清窍为之壅塞"的发热、恶寒、头痛沉重、无汗、口不渴、耳聋、鼻塞等"湿热表证"；及外感暑湿之邪，复为寒凉郁闭的身热头晕、恶寒、无汗、恶心欲吐、胸脘满闷、舌白腻、脉濡滑之"暑湿表证"。

二、"在卫汗之可也"的"汗之"，非等同发汗

叶氏认为，"卫气营血"是反映温热病中浅深轻重的四个不同阶段。温热邪气"在卫"，正气尚强，正邪交争于"卫"，病势轻，病位浅，"汗之可也"。此处的"汗之"，并非等同于表证发汗。众所周知，明清以前，表证发汗都遵从《内经》"发表不远热"的宗旨，代表人物张仲景，其做法为辛温药加温覆，代表方如麻黄汤、桂枝汤。至刘河间善用辛凉，其著《素问玄机原病式》，所提出"辛凉"主要还是针对当时医者滥用辛甘热药治疗热性病而设，并非用于表证阶段，更非用于温热病之"在卫"阶段。叶氏根据温邪的致病特点，故在《温热论》中提出："辨卫气营血虽与伤寒同，若论治法则与伤寒大异也。"

温邪犯人，由口鼻而入，始于手太阴，病位在肺。由于"肺主气属卫"，肺、卫气、皮毛之间有着不可分割的内在联系，奠定了其互为影响的基础。在生理情况下，肺主宣发，卫气布散于体表，以发挥温分肉、肥腠理、充皮肤、司开合、卫体表、御外邪之功能。《灵枢·本脏》云："卫气者，所以温分肉，肥腠理，充皮肤，司开阖者也。"其中司开阖，强调的是卫气对皮肤、汗孔、毫毛的调控作用，即卫气具有调节体温、控制汗液排泄的作用。汗为津液所化生，《素问·阴阳别论》云："阳加于阴谓之汗。"可见汗是卫阳蒸发津液的结果，出汗是津液排泄的途径之一，也是机体散热的一种方式。在病理情况下，温热之邪犯肺，由肺及卫，肺卫气郁，不能向上、向表宣发，从而出现肺失宣发，卫气开阖不得，体表调节功能失常，体温、汗出失调等病理反应。

因此，叶氏提出"在表初用辛凉轻剂，挟风则加入薄荷、牛蒡之属"的"汗之"方法，以解温热"在卫"之证。"辛凉轻剂"，并非直接发汗剂，其实质是通过辛能宣郁，凉可清热，以清解肺卫热邪。邪去热清，郁热透散，肺卫开达，气机畅通，营卫调和，津液得布，则自然微微汗出，温热之邪随汗而解。另从古汉语语法上分析，"汗之"之"汗"，为名词使动用法，即"使之自然微微汗出"的意思。叶氏又用"可也"两字，进一步强调了，只要通过"辛凉轻剂"对"在卫"阶段的温热之邪的治疗，"使之自然微微汗出"就可以（正确）了。叶氏为了避免后者对其论点的误解，用古汉语语法进行修饰，真可谓是用心良苦。

从上可以看出，"汗之"之意，显然不能等同于"发表不远热"的汗法。在

此阶段，若误用汗法，如吴鞠通所谓："按温病忌汗，汗之不唯不解，反生他患……必有神明内乱、谵语癫狂、内闭外脱之变。"

三、"在卫汗之可也"的"汗之"具体运用

对于"在卫"的治疗，叶氏认为："在表初用辛凉轻剂，挟风则加入薄荷、牛蒡之属；挟湿加芦根、滑石之流，或透风于热外，或渗湿于热下，不与热相搏，势必孤矣。"又说："黄苔不甚厚而滑者，热未伤津，犹可清热透表。"可以看出，"汗之"即辛凉开肺、宣透郁热，以达到肺卫开达，气机畅通，郁热透散，温热之邪随汗而解的"清热透表"法。具体运用如下：温热"在卫"表证，症见发热、微恶风寒，头痛，无汗或少汗，口微渴，舌边尖红，苔薄白，脉浮数。方用银翘散加减，取其辛散、宣肺退热，"透风于热外"。湿热"在卫"表证，症见：身热不扬，午后热甚，恶寒身重肢倦，头痛沉重，少汗，口不渴，耳聋，鼻塞，舌苔白腻或苔薄黄而滑，脉濡。方用三仁汤、藿香正气散加减，宣化上焦，苦泄中焦，通利下焦，"渗湿于热下"。暑湿"在卫"表证，身热头晕，恶寒，无汗，恶心欲吐，胸脘满闷，舌白腻，脉濡滑。方用新加香薷饮加减，辛香宣透，"不与热相搏"。若遇初秋，天气偏热或久晴无雨，天气偏燥而感受温热之邪时，尚需用清燥救肺汤加减，润燥疏化。

四、"在卫汗之可也"给临床的启示

叶氏勤奋好学，虚心求师，10 年之内先后从师 17 位老师学医，一生从事临床实践。从其流传下来的名句可以看出，叶氏对温病研究相当深刻，才有精练的口授语言，仅仅用了"可也""才可""尤可""直须"四个词汇，就把卫气营血不同的四个阶段的治疗法度刻画得淋漓尽致。叶氏留传下来的 5 598 个病案，其用仲景方化裁者达 70% 左右。近代名医程门雪评价说："天士用药，遍采诸家之长，不偏不倚，而于仲景之法，用之尤熟。"显然，仲景是运用辛温解表之典范，但观《伤寒杂病论》在使用麻黄汤、桂枝汤等辛温解表方药时，仲景也表现出了极为谨慎的思想。用辛温解表方药治疗表证时，只提到"当解表""当发汗"，从不提"当散寒""当辛温"。还严立禁忌证和适应证，法度森严。如治阴虚血伤、酒客阳虚诸证，在忌用发汗之外，还嘱以少量多次服用；

服药后要温覆取汗,啜热稀粥以助药力,而不肯多用热药,并示意"取微似汗出",中病即止,不必尽剂,恐伤阳耗阴变生他证等。叶氏学习仲景谨慎的治学态度,但不拘泥于仲景对"表证"的治疗方法。

可以看出,叶氏用"可也""才可""尤可""直须"四个词汇对温病不同的四个阶段的运用,有其独特的临床经验,非对温病研究之深刻,非遍采诸家之长,非通过大量的临床实践,是不可能提得出来的。

通过对"在卫汗之可也"的解读,我们能否再换个角度思考一下。① 当温邪"在卫"时,应该采取辛凉开肺、宣透郁热的治疗方法,以达到肺卫开达,气机畅通,郁热透散,但未必一定要见"大汗"。若见"微汗"抑或未见"汗出"而郁热已解,也是符合叶氏"可也"之宗旨的。② 温病在卫,应正确使用"汗之"的方法,当机立断,避免出现误治,延误病情,如叶氏所谓:"不尔,风挟湿热而燥生,清窍必干,为水之气不能上荣,两阳相劫也。"③ 在学习先辈留下的著作时,应"咬文嚼字",不能"走马观花",才能对原著真正理解,从而正确应用于临床,为人类造福。

(《中华中医药杂志》,2009 年第 24 卷第 6 期)

论叶天士透热转气的本质

射洪县中医院　　胥展志　管　捷　侯德健　李映雪

营分证时,身热烦躁,夜甚无寐,斑点隐隐,舌绛而干,脉细数。热入营分,多由气分传变而来,而热毒之邪是引起营分证的主要致病因素。"透热转气"为营分证的基本治法,透泄营分邪热,使营分邪热转出气分而解。

一、透热转气源头

卫、气、营、血四个概念来源于《内经》,叶天士用来解释温病的受邪病位和传变规律。邪在卫分，病位最浅，属表证；邪在气分为病已入里，邪热转盛。营是血中之气，营气通于心，病邪传至营分，显示正气不支，邪气深入，内陷心包，影响神志，甚则涉及厥阴肝经。

透热转气的基础便是卫气营血辨证，其作为营分证的治疗方法，出自《外感温热论》，书中提到"在卫汗之可也，到气才可清气，入营犹可透热转气"，"乍入营分，犹可透热，乃转气分而解"。透邪外解的思想多次在《温热论》中出现，可见其贯穿于温病治疗的全过程。

营分证的实质仍属郁热，其郁闭程度较气分证更甚；气热陷营原因包括营阴素亏、邪热易陷以及邪气壅遏、逼热内陷，从而导致气机的闭塞，形成痰湿、食积、瘀血、热结等。透热转气之关键，在祛其壅塞、展布气机，使营热透转气分而解。

二、透热转气药物分析

透热转气的代表方为清营汤。方中以犀角为君药清解营分热毒，犀角直入营分以清解热毒。生地、麦冬、玄参清热滋阴，壮水以制邪热，开阴亏血少之郁结，补营阴之不足；金银花、连翘、淡竹叶清热解毒，开通脉内外之气道，使温邪在脉内得清，借助营气透转脉外至气分而解。此即"入营犹可透热转气"的具体应用。

寒而不遏、滋而不腻、透而不汗是营分透热转气法方药运用的基本要求。本法针对邪热炽盛、营阴亏损、脏损气滞的病理变化及病损特点，药用清热解毒、凉营养阴、透展气机之品，使营阴得以及时补充和布散，且能防止滋腻之品遏阻气机，邪热亦得以疏解。在清热解毒药物的选择上法宗"热淫于内，治以咸寒，佐以苦甘"，以甘苦寒或苦咸寒为主，取清热解毒之品中兼有疏利气机之性者，以畅达气机，更重要的是能防止病邪的进一步深入。

入营犹可透热转气，但是犀角、玄参、羚羊角不具备透热转气的作用。作为透热转气的药物，也不限于金银花、连翘、淡竹叶之属，应当分析造成营热不能外透的原因，针对其原因选用相应的药物，或随证加减，以开营热外达之路，通畅气机，使营热外透而解。如属于无形之热，以金银花、连翘、淡竹叶清热解毒，轻清透泄；如属于有形之湿热，以芳香化湿药物透化湿热；如有大便不通,但无腑实者,以金汁透达滞热;如有食滞不化者,以山楂、神曲、麦芽透达食滞;如有痰阻血瘀者,则以川贝母、胆南星或牡丹皮化痰活血,透达瘀热。

清营汤中金银花、连翘、淡竹叶三药确有透热转气之功,但不可拘泥于此。凡是针对营分证病机,具有消导、解热、化痰、祛湿、化浊、行瘀之力,能祛除邪阻、通畅气机,使营热外达之药,皆属透热转气之药。包括一些经方中的生地、郁金、石菖蒲、黄连、石膏、琥珀、桃仁、牡丹皮等药。同理,除清营汤外,玉女煎、牛黄丸、至宝丹、紫雪丹、凉膈散、导赤散等都属透热转气之方。

三、透热转气应用

热邪入营分,邪热亢盛,则脏腑气机阻滞,透邪之法旨在通其闭郁,使入营之邪气外达,从而透邪外出,畅达气机。

在叶天士的《温热论》中,透热转气治法贯穿营分证的治疗。营分证分热伤营阴和热陷心包两个基本证型,清营汤、青蒿鳖甲汤是治疗热伤营阴的常用有效方剂,安宫牛黄丸、紫雪散和至宝丹适用于热陷心包。清营汤由犀角(今代以水牛角)、玄参、麦冬、生地、丹参、黄连、金银花、连翘、淡竹叶等九味药物组成的。用治太阴温病、暑温、阳明温病等。邪入于里,营分证邪热入营当以清营泄热为主,加入轻宣透泄之品,透邪外达,使营分邪热转出气分而解。犀角清营凉血,配合金银花、连翘、淡竹叶清泄里热,玄参、生地、麦冬养阴,方可达到"透热转气"的目的。

针对营分证的治法,在透热转气的基础上,还可进行加减变通。营热炽盛腑气不通者,在清营泄热的基础上加入通腑泄热之品,以达到去其壅塞,光焰自透的目的。热入心包兼阳明腑实证,其营热不能外透,阳明热结,腑气不通,在清心基础上,加牛黄承气汤。邪热炽盛兼瘀血阻络者,当加入活血化瘀通络之品。瘀热交结严重者,可选用犀地清络饮。热在心营、下移小肠证在清热凉营的基础上,加以导赤清心汤。热入营分兼痰湿阻滞者,在清营泄热的基础上,加入银花露以芳香化湿清热,使湿去营热外透。邪热灼痰、蒙蔽心包者,用牛黄丸、至宝丹之类以开其闭,使闭于心包之痰热外透。

透热转气治法也适用于卫营同病,既有热灼营阴、营热阴伤的口渴心烦躁扰,肌肤斑疹隐隐,甚或时有谵语,舌红绛等症,又有风热外袭的发热微恶风寒,咳嗽咽痛,苔黄白相兼等卫分表证。在清营泄热的基础上,加以辛凉解表、疏散风热的金银花、连翘、淡竹叶,以开营热外达之路,代表方如银翘散去豆豉加生地、牡丹皮、大青叶,倍玄参方。

对于营分证治疗,在清营养阴药中根据具体情况,适当加入开达、宣透或通下之品,使邪有出路,有助于邪热透达。因不同病机变化所导致的兼证,注重配合相关治法治疗。透热转气虽为外感病在营分阶段的基本治疗大法,某些内伤杂病若出现与营分证相似的病机变化,也可使用此法或相近治法,而不必拘泥外感内伤之别。

四、透热转气延伸

当代很多医家认为,清营汤可做到气营两清。倪秋勤等对《温病条辨》原著进行研究后,认为吴氏创制本方原意并非气营两清。营分证的病理特点以热伤营阴为主,即使有气分余邪,也是甚微,因此临床上几乎看不到热炽气分的症状,故只需在清营养阴的同时佐用少量轻清透泄之品,使气得展布即可。故清营汤并非气营两清之品,实为"透热转气"而设。

王雪茜等研究叶天士《临证指南医案》,认为透热转气之法不仅仅用于热入营分证。叶天士治疗热入营分、热入心营、热陷心包兼湿热闭阻的证候,治疗大法为泄热、凉营,根据邪气性质不同分别以养阴、开窍、利湿为开郁透热的主要手段,"透热转气"贯穿营分证治疗始终,如消食、通泻、化湿、化瘀等通透营热的治法,均可在临证中应用。

黄仕文等认为清营汤中并无透热转气之法,该方仅用于治疗热邪初中营分,气分余邪未清。他们认为病在营分应用营分药治疗,如果用透法,则不符合中医"因势利导"的治疗法则。叶天士也曾说:"营分受热……即撤去气药。"可见叶氏本意也没有用药转气的意思。清营汤中配伍金银花、连翘、淡竹叶心等药,实际作用之一是清除气分之余热,避免进一步向营分传变,从而减轻营分的负担。

李纬才认为"转气"者,"仍转气分",所以作为治则者仅"透热"二字。"透热"者,无非"或透风于热外,或渗湿于热下",叶天士之薄荷、牛蒡子、淡竹叶或芦根、滑石、花露以及吴鞠通清营汤中之金银花、连翘便是,所以透热是指用清轻透泄的药物而已,叶氏不可能仅以几味清轻透表药即为热入心营的主要治法。说营分证治法为凉血(营)透热,目的为使营热转气则可,若仅称"透热转气"为入营治法则未免以辞害意,喧宾夺主。从犀角、玄参、羚羊角等药看,与其所谓"凉血清热方"是同一用法,也应该是邪热深入营分及初入营分的正治法则,只不过邪乍入营,犹可凉血(营)透热使转出气分而解。

五、讨 论

透热转气之法体现古代温病学家的智慧。在卫可汗,在气可清,透热转气之法清泄营分邪气,截断邪气路径,防止邪气传入血分而耗血动血,体现了古代医学家严密的思维。透邪外达也体现了中医治法中为邪气寻找道路的思想,大承气汤的通腑泄热,桂枝汤的解肌发表,清营汤的透热转气,都是中医治法中为邪气寻找道路的体现。透热转气的代表方清营汤中使用生地、玄参、麦冬养阴,达到泄热存阴的作用,营分热势降低,则可顾护津液,这也体现了古代温病学家泄热不伤阴的治疗原则。总之,透热转气的方法值得我们在中医临床中探索及应用。

(《中国中医药现代远程教育》,2019 年第 17 卷第 8 期)

叶天士小儿温病学说初探

广州中医学院　　　刘仕昌　梁利明

叶天士是清代著名温病学家,他不但对中医温病学自成体系做出了卓越的贡献,而且把温病理论应用于临床各科,有着较大的影响。其中,他所著的《幼科要略》一卷,是他在 40 多年医疗实践中,研究小儿温病理论和临床的成功之作。徐灵胎赞曰:"此卷论幼科及看痘之法,和平精切,字字金玉,可法可传,得古人之真诠而融化之,不愧名家。"本文试从该卷的精辟论述中,对叶氏小儿温病学说作初步探讨。

一、阐发小儿温病病理特点

温病是由温邪引起的多种急性外感热病的总称，其病因是外感温邪，具有传染性、流行性、季节性等特点，其病变有一定的规律。由于小儿脏腑稚嫩，形气未充，故罹患温病，在临床上有其特殊的表现。

1. 纯阳之体，热病最多 《颅囟经》把小儿呼为纯阳，这既说明小儿生机蓬勃、发育迅速的生理特点，又揭示在病理上幼稚阳常有余的表现，不论是外感或内伤都易热化而致病。故《幼科要略》开宗明义："襁褓小儿，体属纯阳，所患热病最多。""小儿热病最多者，以体属纯阳。六气着人，气血皆化为热也；饮食不化，蕴蒸于里，亦从热化矣。"并且："惊恐内迫，五志动极皆阳。"在明清时期，时有传染病流行，小儿热病固然最多，就是在现今的临床实际中，小儿中多数疾病确实极易趋向热化。

2. 稚阴之躯，津液易伤 小儿较之成人，不仅机体各脏腑器官的生理功能未臻健全，而且精、津液等物质相对不足。温邪属阳，本易化燥伤阴，且"小儿阴气未充，外感之风温、风热、风火以及寒邪化热并燥火诸证，最易伤阴"，因而显现出"阳热易亢，阴液易乏"之病理特点。吴鞠通认为"小儿稚阳未充，稚阴未长"，治疗上持"存阴退热为第一妙法"等说，盖受此启迪。

3. 内外相因，由肺及胃 肺主气司呼吸，开窍于鼻；脾胃主运化，开窍于口。小儿肺胃尚属脆弱，卫外未固，运化欠健，温邪每易由口鼻或皮毛而入，内外相因而发病。由于"肺位最高，邪必先伤"，故"大凡吸入之邪，首先犯肺，发热咳喘"，临床上小儿温病属肺系者是很多见的。根据四川省8个地区20个医院收治的住院患儿327 847例调查分析资料来看，呼吸系统疾病实属最多。温邪内侵，并非一成不变。肺居上焦，胃位中焦，在生理上互相为用，在病理上互相影响。故叶氏认为："口鼻均入之邪，先上继中，咳喘必兼呕逆膜胀。"这说明温邪在一定条件下可由肺传于胃，由表及里，由浅入深，诚为小儿温病传变方式之一。

4. 入心动风，神昏痉厥 温邪易入心动风而致昏痉之症，乃温病病理特点之一，在小儿温病中尤为突出。小儿幼稚质薄神怯，心神不足，包络空虚，若热邪亢盛,或失治误治,热邪易于内犯心包,出现昏谵等危证。故叶氏提醒幼科:"盖足经顺传,如太阳传阳明,人皆知之,肺病失治,逆传心包络,幼科多不知者。"又因稚年受温邪,最易阴亏津耗,阴伤则血不营筋,液伤则脉络滞涩,热盛能引动肝风,出现痉厥之证。现认为神昏惊厥多属神经系统的病变。据有人统计,近年来小儿神经系统的传染病已由 20 世纪 50 年代的第五位上升至第二位,这主要是因某些传染病及急性感染得到控制之后,小儿神经系统病毒感染有增多趋势。这表明昏痉之证在当今小儿温病中仍是很突出的表现。

二、确立小儿温病四时辨治体系

温病发生有明显的季节性,故有四时温病之分。金元医家朱震亨首先提及小儿外感病以四时论治之法,但略而不详。叶天士在其《幼科要略》中全面而精辟地论述了小儿温病四时辨治,他认为"人在气交之中,春夏地气之升,秋冬天令之降,呼出吸入,与时消息",故"春温、夏热、秋凉、冬寒,四季中伤为病,当按时论治"。这大大丰富了小儿温病的辨治体系。

1. 春温与风温 两者均为春日温病,但其辨治有所不同。叶氏认为春温之发病是由冬令收藏未固,冬寒内伏,藏于少阴,入春发于少阳所致。故其临床特点以发病急骤,热象偏盛,初起多见里热证候为主。治疗上以黄芩汤为主方,苦寒直清里热。而"风温者,春月受风,其气已温",因风温乃肺先受邪,温变热最速,故其发病较急,初起先犯肺卫,并易引起昏痉之证。故治疗上,若初因发热喘嗽,首用辛凉清肃上焦,如薄荷、连翘、牛蒡子、浙贝母、桑叶、沙参、栀子皮、瓜蒌皮、花粉;若身热,咳喘有痰者,只宜肺药辛解,泻白散加前胡、牛蒡子、薄荷之属以解表清里。热入气分,表解热不清者,用黄芩、连翘、桑白皮、天花粉、地骨皮、川贝母、知母、栀子;胃热炽盛者,用石膏、竹叶等品以辛寒清散;若日数渐多,邪不得解,恐热盛伤津而致腑实,芩、连、凉膈亦可选用。热邪逆传膻中,神昏目瞑,鼻窍无涕泪,诸窍欲闭,其势危急,必用至宝丹或牛黄清心丸;若热陷神昏,痰升喘促,急用牛黄丸、至宝丹之属。叶氏这些救治方法,是小儿温病治疗学上的一大发展。

2. 暑温 叶氏指出:"暑热一症,幼医易眩,夏暑发自阳明。"这说明暑温具有发病急骤,热势亢盛,传变迅速的特点。又因为暑伤气分,湿亦伤气,汗则耗气伤阳，故暑邪易致伤津耗气。且由于稚年夏月食瓜果水寒之湿，着于脾胃，尤其是夏季湿热郁蒸，脾胃气弱，水谷之气不运，湿邪久蕴化热，故又有暑易兼湿的特点。治疗上，以首用辛凉，继用甘寒，再用酸泄酸敛为一般原则。若暑盛阳明，热多烦渴，以白虎汤为主方清暑泄热；若初病暑伤津气，用竹叶石膏汤或清肺轻剂。吴鞠通治以白虎加人参汤，王孟英创清暑益气汤，是其发展。若暑热在气分日久不解而渐入营血分，症见反渴不多饮，唇舌绛赤者，必用营血分药，并稍佐清气热之品，如牡丹皮、犀角、竹叶心、玄参、鲜生地、细生地、木通、淡竹叶、青蒿等，这是叶氏"入营犹可透热转气"治疗思想的体现。若暑热闭塞孔窍，致昏迷若惊之暑厥证，当急用牛黄丸、至宝丹芳香利窍；神苏以后，用清凉血分之品，如连翘心、竹叶心、玄参、细生地、鲜生地、天冬、麦冬等品。徐灵胎朱批大赞此为妙法。至若暑湿之证，可用白虎汤、六一散，或白虎竹叶汤之属，这些均值得借镜。

3. 秋燥　叶氏认为秋燥与风温，同有发热、咳嗽等症，但由于所发时令不同，小儿体质也有差异，故临床特点自当有别，其津气受伤，干燥失润的见症突出。对温燥的治疗，他提出"当以辛凉甘润之方"，"慎勿用苦燥劫烁胃汁"，如桑叶、杏仁、沙参、浙贝母、黑栀皮、梨皮等品。这是中医整体观的具体运用，实补前人所未备。

4. 冬寒　叶氏认为深秋入冬，小儿外感风寒，由于其肌疏易汗，难任麻桂辛温。若邪气在表，轻则紫苏、防风一二味；重者可用前胡、杏仁、枳实、桔梗之属。辛胜即是汗药，其葱豉汤乃通用要方。此乃《伤寒论》治疗学基础上的又一发展。

三、结　语

叶天士在小儿温病的认识上，权衡于温邪致病和小儿体质双方各自的特点，阐发了小儿热病最多、津液易伤的病理特点，病变上常有顺传由肺及胃，或逆传入心动风的规律性；并从整体观念出发，确立了小儿温病四时辨治的方法，大大丰富了小儿温病的辨证施治体系，而且对成人之温病，亦有较大的临床指导意义。

叶天士诊治妇人温病的规律探析

宁夏中医研究院　　　冯亚宏
宁夏医科大学中医学院　　　牛　阳

叶天士是清代著名医家,其学术思想颇为后人推崇,尤其对温热病的理论论治发挥颇多,创立了卫气营血辨证论治体系,奠定了温病学之基础。其在《温热论》中专门论述了妇人温病的诊治特点,如"再妇人病温与男子同,但多胎前产后,以及经水适来适断",用一句话概括了妇人温病的临证特点。《临证指南医案》中保存了叶天士诊病时的原始记录,全书共分十卷,其中卷九为妇科医案,内分调经、淋带、崩漏、胎前、产后、癥瘕及热入血室七部分,加载了有关妇人温病的临床验案。笔者就叶氏关于妇人胎前、产后、经期罹患温病的一些诊治规律进行了进一步探讨,兹述如下。

一、胎前病温

胎儿在母腹中,与母同呼吸,共安危,赖母血以养胎,得热则俱热,得寒则俱寒,病则俱病,安则俱安。因而母患温病,温热之邪必然会对胎儿有伤胎、动胎之虞。现代医学认为高热可引起流产、早产及胎儿畸形,故而胎前病温及时治疗尤为重要。妊娠时患温病,不仅温邪入内,易损胎元,且用药不当,亦会伤胎,故治疗时须特别注意保护胎元。叶天士在《温热论》中指出:"大凡胎前病,古人皆以四物加减用之,谓护胎为要,恐来害妊,如热极用井底泥,蓝布浸冷,覆盖腹上等,皆是保护之意,但亦要看其邪之可解处。如血腻之药不灵,又当省察,不可认板法。然须步步保护胎元,恐损正邪陷也。"对于治疗胎前温病的启示有如下四点。

(1) 古人治疗孕妇病温,多在养血之剂四物汤的基础上加减用药,旨在安胎护胎。

(2) 热势极盛时,用井底泥或凉水浸泡蓝布覆盖腹部,以局部降温,减少邪热对胎元的影响。此外治法物理降温,至今仍颇有临床意义。

(3) 临证还应根据病情详细辨证施治,从不同途径祛除邪热,保护胎元,即叶氏所说："亦要看其邪之可解处。"如邪在卫表者予以辛凉宣透，使邪从表解；阳明无形热盛者，及时辛寒清气，达热出表；阳明有形热结者，则适时度攻下，使结热从肠腑而去，不可过于顾虑胎元而延误攻下时机，致土燥水竭，危及母子性命。祛邪之药多较峻猛，特别是攻下之剂，更为猛烈，用之不当，也会伤胎，或损伤正气，致邪气内陷，故使用时一定要严格掌握适应证，注意用药时间、药量多少，适可而止。

（4）在用养血滋腻药不见效时，更应详加审察，不可因四物汤具有保胎作用而一味滥用，非但不能祛除病邪，反易恋邪滞病，病更难解，即叶氏所说："不可认板法。"

叶案：胎前热伤肺阴案。某，先寒后热，咳呛，是春月风温肺病。风为阳邪，温渐变热，客气着人，即曰时气。怀妊九月，足少阴肾脉养胎。上受热气，肺痹喘急，消渴胸满，便溺不爽，皆肺与大肠为表里之现症，状若绘矣。芎、归辛温，参、术守补，肉桂、沉香辛热，皆胎前忌用，致大热烦闷，势属危殆。议以清肺之急，润肺之燥，俾胎得凉则安，去病身安，自为不补之补。古人先治其实，实者邪也。（处以）泡淡黄芩、知母、鲜生地、花粉、阿胶、天冬。又，喘热减半，四肢微冷，腹中不和，胎气有上冲之虑。昨进清润之方，漐漐有汗，可见辛燥耗血，便是助热。今烦渴既止，问初病由悲哀惊恐之伤。养肝阴，滋肾液为治，稳保胎元，病体可调。复脉去桂麻姜枣加天冬、知母、子芩。

按：此案热壅气分，肺与大肠同病，是以清热降火润燥进治，邪去胎安。复诊时讲到"昨进清润之方，漐漐有汗。可见辛燥耗血，便是助热"，也即验证初诊指出的"辛温守补辛热皆胎前忌用"，温邪已解（喘热减半，烦渴即止），紧接着结合病因（问初病由悲哀惊恐之伤），养肝阴、滋肾液、清余热安胎，可见祛邪正所以安胎，胎得凉则安，这亦即叶氏"但亦要看其邪之可解处""然须步步保护胎元，恐损正邪陷也"之体现。

二、产后温病

由于产后不仅阴血耗损，阳气亦不足，所以历代医家有"胎前宜凉，产后宜温"之说，古人谓产后病慎用苦寒，恐伤其已亡之阴。产后伤气失血，气血两亏，正气不足，苦寒药物必须慎用，尤以下焦肝肾为养胎系胎之脏，产后下焦本元亏虚,若再用苦燥伤阴,寒凉遏阻阳气之药,则更易伤正而留邪。然叶氏不拘泥"产后宜温"之说,指出这仅是指一般的产后调理之法,并非绝对禁用。若感受温邪发为温病,邪热充斥上、中二焦,肝肾阴血尚充,可酌量使用苦寒药清热祛邪并无妨碍。并提出从证治之,告诫妇人产后病温,"且属虚体,当如虚怯人病邪而治",可用清热解毒之法,中病即止,不可过药,"无犯虚虚实实之禁",叶氏所论至为精当。

叶案:产后暑伤营阴案。项,初病舌赤神烦,产后阴亏,暑热易深入。此亟清营热,所谓瘦人虑虚其阴。竹叶、细生地、银花、麦冬、玄参、连翘。

按:此案产后暑伤营阴,酌用银花、连翘苦寒之类以清热祛邪,并用生地、麦冬、玄参、竹叶以顾护津液,并防苦寒碍阴,即叶天士所谓"留得一分津液,便有一分生机"。立法用药精当,初治即效,使邪热无机内陷,正所谓"且属虚体,当如虚怯人病邪而治"。

三、热入血室

热入血室是一个特殊病证,首见于汉代张仲景《伤寒杂病论》。所谓血室,历代注家有冲脉、肝脏、胞宫等不同看法,然而热入血室之证均与月经的适来适断有关。叶天士所提热入血室即指妇人月经来潮,或即净之时,体质相对较弱,抗邪无力,尤其是血室较平时空虚,故容易感受外邪,且感邪之后,邪气亦容易乘虚内陷血室形成热入血室证。叶氏诊治妇人热入血室证,法仲景而不拘于仲景。其一对热入血室证治的认识。在《温热论》中论及:"仲景立小柴胡汤,提出所陷热邪,以参枣扶胃气,冲脉隶属阳明也。"用小柴胡汤透里达表使邪从外解这一治法,临床应用颇多而疗效确实。又在《临证指南医案》论及:"今人一遇是症,不辨热入之轻重,血室之盈亏,遽与小柴胡汤,贻害必多。"提示临证当根据病邪性质,邪入之浅深,疾病虚实及素体差异等"审证定方,慎毋拘乎柴胡一法也"。"若本经血结自甚,必少腹满痛,轻者刺期门,重者小柴胡汤去甘药,加元胡、归尾、桃仁,夹寒加肉桂,心气滞者,加香附、陈皮、枳壳等",甚者亦有用桃核承气汤取效者。叶天士对血舍空而热陷者,用犀角地黄汤加丹参、木通之属,血结胸用桂枝红花汤参入海蛤、桃仁治之,昏狂甚进牛黄膏。其二对热入血室之谵语与阳明病谵语加以鉴别。热入血室而神昏者，病在血分，因有阴柔重浊之性的瘀血内阻，周身经络气血运行不畅，故可见身体困重，胁及少腹痞痛不舒，牵连胸背部亦拘束不遂，治用凉血解毒祛邪、活血化瘀通络之法，正合病情。阳明胃实神昏者，因无瘀血内阻，气血流畅，故肢体活动较为轻便。两者之鉴别，临证时尚须结合具体脉证及月经情况全面分析。第三对血结胸之证治。热入血室为下焦热邪与血相结，若往往延久，胸中痛，则成为血结胸，可有胸部胀满硬痛、身热、漱水不咽、喜妄如狂、大便黑、小便利等见证，叶氏推荐王海藏所用桂枝红花汤加海蛤、桃仁以治血结胸，认为这样有表里上下一齐尽解之效。

叶案：邪热内陷液伤发痉案。沈氏，温邪初发，经水即至，寒热，耳聋，干呕，烦渴饮，见症已属热入血室。前医见咳嗽脉数舌白，为温邪在肺，用辛凉轻剂，而烦渴愈甚。拙见热深，十三日不解，不独气分受病，况体质素虚，面色黯惨，恐其邪陷痉厥。三日前已经发痉，五液暗耗，内风焮旋，岂得视为渺小之恙？议用玉女煎两清气血邪热，仍有救阴之能。玉女煎加竹叶心，武火煎五分。又脉数，色黯，舌上转红，寒热消渴俱缓。前主两清气血伏邪，已得效验。大凡体质素虚，驱邪及半，必兼护养元气，仍佐清邪。腹痛便溏，和阴是急。白芍、炙草、人参、炒麦冬、炒生地。又脉右数左虚，临晚微寒热，复脉汤去姜、桂。

按：此案前医仅见温邪在肺，而用辛凉轻剂，使病不得解而邪热内陷液伤发痉，先生见症已属热入血室，一语道破症结，有是因、是症，遂拟是方。以玉女煎两清气血邪热，使伏邪自去，气血两清而不拘于小柴胡汤一剂。又诊顾及素体虚弱，清邪之际不忘护养元气，使邪气去而正气复，药味虽少，立法精妙。

叶天士作为一代"温热大师"，在继承前人的基础上，结合自己长期临床实践的经验和体会，不仅创造性地提出了温病辨证施治的体系，而且进一步论述了妇人温病的诊治规律，对于指导中医临床具有较为重要的意义，值得我们积极探索并加以研究、继承。

试论叶天士《温热论》对舌诊的贡献

彭学敏

著名的外感热病学家叶天士,是温病学的奠基人之一。他在《温热论》中不仅倡导卫气营血辨证,而且在温病察舌方面有许多创见,对中医舌诊的发展,做出了突出的贡献。本文试就其对舌诊的贡献作一探讨。

一、望质苔,首当分清卫气营血

叶氏非常重视舌诊,《温热论》全文 36 条,涉及舌的就有 17 条。其舌诊的突出特点在于将舌的变化与卫气营血辨证结合为一体,诊舌紧紧围绕"卫气营血"进行,而"辨卫与气,详于验苔,察营与血,重在辨舌"。

温病初起,病在卫分、气分,因正盛邪实,温邪易与胃气搏聚而成苔。苔白薄而欠润是病在卫分之象;苔黄者为病在气分之征。如《温热论》第十九条:"舌白而薄者,外感风寒也……若白干薄者,肺津伤也。"根据"温邪上受,首先犯肺"必灼肺津的特点,则可推断出卫分之苔当薄白欠润。又第十四条:"初传绛色中兼黄白色,此气分之邪未尽也。"第十五条:"若烦渴烦热,舌心干四边色红,中心或黄或白者,此非血分也,乃上焦气热烁津。"说明了黄苔乃病在气分之征。

病至营血,每易耗血动血,而心主血脉,开窍于舌,故必有舌质的变化。其中绛舌是心营热盛的特征,深绛或紫暗是热毒深入血分之危候。如《温热论》第十四条云:"再论其热传营,舌色必绛。"第十六条又云:"若紫而干晦者,肾肝色泛也。"因此温病临证察舌,首当分清卫气营血。

二、观润燥,重在辨明津液存亡

由于温病最易伤津耗液,所谓"存得一分津液,便有一分生机",故叶氏辨舌十分重视舌之润燥,在察津液存亡时"必验之于舌"。文中先后列举了多种质、苔的润燥与津液的关系,反复重申润燥是辨别津液存亡、疾病吉凶的关键。如：

《温热论》第十九条："再舌苔白厚而干燥者,此胃燥气伤也……若白干薄者,肺津伤也。"第十一条："……或白不干燥……慎不可乱投苦泄。"说明了白苔中白薄而干是表邪未解而肺津已伤;白厚而干为胃津亏而肺气伤,气机不化;虽白不燥是痰湿内阻,则无热象。

《温热论》第十三条云："再黄苔不甚厚而滑者,热未伤津……若虽薄而干者,邪虽去而津受伤也。"说明黄苔中不论厚薄,滑润者津液未伤,干燥者津液已伤。

温病中舌心干绛是胃经热盛,心营被灼,如干绛扩展至舌尖为心胃热毒更盛,津液受劫。对此《温热论》第十八条则有"其有舌独中心绛干者,此胃热心营受灼也……延及于尖为津干火盛也"之说。

《温热论》对舌之润燥与病程的关系也有深刻的论述。如温病初起,舌现干燥是元阴素亏。《温热论》在第十九条指出:"初病舌就干……急加养正透邪之药。"温病后期舌绛而不鲜,干枯而痿是肾阴耗竭;舌紫而干晦为下焦肝肾真阴已竭。对此,《温热论》第十七、第十六条则有"虽绛而不鲜,干枯而痿者,肾阴涸也""若紫而干晦者,肾肝色泛也,难治"的论述。

总之,叶氏对舌之润燥与津液的关系论述很多,不胜枚举。但从上述事例足以说明:润泽者是津液未伤,干燥者为津液已耗。其中苔干者为热重伤津,尚可救治;质枯者为阴液耗竭,多难获救。

三、察形态,要在了解邪正盛实

叶氏诊舌除注重质、苔的变化外,也十分重视形态的变化。其中有虚有实,辨析较详。

1. 短缩舌　热病舌体短缩既可因热邪亢盛,内风欲动而痰阻舌根所生,也可由肾气衰竭而成。一实一虚,在舌上的鉴别点是:前者舌绛,后者苔黑而滑。如《温热论》第十七条言:"舌绛欲伸出口,而抵齿难骤伸者,痰阻舌根,有内风也。"第二十四条云:"若舌黑而滑者……若见短缩,此肾气竭也,为难治。"

2. 强硬舌　温病后期,气液不足,络脉失养,可致舌体失于灵活柔软,但也有因风痰阻络或热盛动风而产生。故《温热论》第三十二条指出："舌本不缩而硬,而牙关咬定难开者,此非风痰阻络,即欲作痉证。"此一虚一实,亦不可不分。

3. 肿胀舌 舌体肿胀多为实证。如《温热论》第二十一条云:"再有神情清爽,舌胀大不能出口者,此脾湿胃热,郁极化风,而毒延口也。"第十六条云:"若紫而肿大者,乃酒毒冲心。"两者同是舌体增大,一者胀大,舌苔黄腻,神清,为脾胃湿热而致,证属气分;一者肿大,舌质紫晦,神昏,是邪热挟酒毒上壅而成,证属血分。性质、轻重不同,又不可不分。

4. 芒刺舌 舌生芒刺多为热毒极盛所致。如《温热论》第二十条云:"又不拘何色,舌上生芒刺者,皆是上焦热极也。"但据临床所见,芒刺既可见于上、中、下焦邪热内结,亦可见于气分、营分邪热亢盛。芒刺而舌红兼焦黄苔者,多为气分热极;绛舌无苔而生芒刺者,则是热入营血,阴分已伤。

此外在察舌的方法上,叶氏也有创新,比前人考虑得更加全面、周到,他强调望、扪、察、问结合运用,以了解邪气之轻重、舌象之真伪,从而求得精确的诊断。这也是叶氏在舌诊上的一大贡献。

综上所述,叶氏对温病的辨证施治,重在察舌,把察舌与卫气营血辨证联系在一起,作为温病辨证施治的主要依据,并创立了一整套适合于温病察舌的方法与规律,从而确立了温病察舌辨证施治的原则,大大丰富了中医舌诊的内容,为后人所推崇和敬仰。

(《湖北中医杂志》,1987 年第 4 期)

浅析叶天士论"战汗"

福建中医药大学　　　孙　卉　张题培　蒋　洪
刘虹伶　陈　建

战汗是指中医特殊汗型的一种,临床表现为患者先恶寒战栗而后汗出的症状。一般是因为正邪斗争剧烈，正气为邪气所遏伏，一旦正气来复，正气能力蓄积抵抗外邪的特殊现象，是外感病尤其是温病发展过程中极为重要的阶段。张仲景在《伤寒论》中就有关于"太阳病未解，脉阴阳俱停，必先振栗汗出而解"的论述，而温病学中关于战汗的阐释与此不尽相同，相较《伤寒论》既有继承又有发挥的地方。因此，正确地认识战汗的机制和诊治对于临床治疗温病具有重要意义，而叶天士虽然在《温热论》中对此有颇为深入的认识，然对于战汗中某些问题的认识，至今仍然有不同的理解。故今笔者不揣浅陋，试分析梳理如下。

一、战汗的源流

战汗，首见于《世医得效方》，但在此书中却并未进行详细的论述。而早在《伤寒论》中，已有了"战汗"的初始模型。张仲景记载："太阳病未解，脉阴阳俱停，必先振慄汗出而解。"这其实就是关于战汗的最早描述。直至清代温病大家叶天士，明确提出战汗是一种正气驱邪外出的机制后，战汗一词才被医家广泛使用。据《临证指南医案》记载："小儿诸症，如发热无汗，烦躁神昏谵语之顷，或战汗大汗将止之时，或呕吐泄泻之后，或痉厥渐苏，或便久闭，而适然大便，或灌药之后，斯时正元气与病邪交战之际，若能养得元气一分，即退一分病邪。"历代医家对战汗也有不同的理解和体会。如《医经原旨》记载："有伤寒将解而为战汗者，其人本虚，是以作战。"《古今医案按》："战汗后热不退，势亦危矣。"

二、战汗的机制

叶天士指出："若其邪始终在气分流连者，可冀其战汗透邪。"可谓确实有一言以概要之妙。叶氏认为此刻温热邪气已然不在卫分，却又未深及营分，外不能出，内不得入，而正是正邪斗争剧烈始终流连气分不解的阶段，如此可用战汗法。吴又可在《瘟疫论·原病篇》对于战汗的机制也有类似的表述："今邪在半表半里，表虽有汗，徒损真气，邪气深伏，何能得解？必俟其伏邪渐退，表气潜行于内，乃作大战，精气自内由膜中以达表，振战止而复热，此时表里相通,故大汗淋漓,衣被湿透,邪从汗解,此名战汗。"吴氏认为必待邪气深入后方可战汗而解。章虚谷也认为战汗是"邪在气分"。当代著名温病学家赵绍琴也指出:"欲达到战汗而解的目的,首先要判定病在气分,才能出现战汗。"可见,只有气分实热证时邪气嚣张,正气不衰才有可能通过战汗而解。综上所言,邪在气分方可战汗而解似已成定论,而事实上对此持反对意见的医家也不在少数。比如周学海在《周氏医学丛书·温热论》就指出"必邪入营分有战汗",并进一步指出"温热之战汗,必待津液耗燥,滞入营分,以甘寒扶胃生津,如大旱遇雨,阴津与亢阳相争,亦作战也",甚至连吴鞠通也把战汗列在《温病条辨·下焦篇》,并自注此时"正气已虚"。

笔者认为:周、吴两家之说经不住推敲,有望文生义之嫌。战者,斗也,邪气既然可冀战汗可解,此时正气必然不衰,正邪斗争,热达腠开,邪气才有外解之转机。营分证乃是温热邪气进一步耗损人体营养物质的阶段,也是病情急骤、凶险异常的时分,极易出现热陷心包的危急重证,治宜清营透热,此时正气已虚,是不大可能出现战汗而解的情况,而且根据临床实际来判断,营分证出现战汗的情况着实少见。

三、战汗的治疗

关于战汗的治疗,吴又可提出了"凡战不可扰动,但可温覆"的原则。笔者认为,吴氏所论稍显不足。对此,叶天士在前人的基础上有所发挥,他指出:"法宜益胃,令邪与汗并,热达腠开,邪从汗出。"确实更加精妙。然,对于"益胃法"历代注家却理解不同,譬如章虚谷认为此益胃应指补益胃气,因为汗液为中焦胃气所化,若胃气充盈,自可邪气于汗而战解。章氏认为"汗由胃中水谷之气所化,水谷气旺,与邪相并而化汗,邪与汗俱出矣! 故仲景用桂枝汤治风伤卫,服汤后令啜稀粥以助出汗。若胃虚而发战,邪不能出,反从内入也,故要在辨邪之浅深",并且认为"若暑疫等邪,初受即在膜原而当胃口,无助胃之法可施,虽虚人亦必先用开达"。而清代另一位温病大家王孟英对章氏之说不以为然,说其是"未能尽合题旨",并在《温热经纬》中指明章氏之谬,言:"第邪既始终流连气分,岂可但以初在表者为释?""胃为阳土,宜降宜通,所谓腑以通为补也。故下章即有分消走泄,以开战汗之门户云云。可见益胃者,在疏瀹其枢机,灌溉汤水,俾邪气松达,与汗偕行,则一战可以成功也。"明确指出应以"疏瀹枢机、灌溉汤水"以益胃,其后又言道"将战之时,始令多饮米汤或白汤,以助其作汗之"的方法。对此,当代温病名家刘景源颇为认可,并引民国陈光淞的按语进一步阐明,云:"益胃之法,如《温病条辨》中之雪梨浆、五汁饮、桂枝白虎等方法均可采用,热盛者食西瓜,战时饮米汤、白水。"笔者认为,以上诸家的论注并未有失当之处,只是切入的角度不同罢了,对于战汗的处理,临床还当应坚持具体情况具体分析的原则来论治。盖温热邪气流连气分,此时邪盛而不衰,可见壮热不恶寒、口渴欲饮、溲赤、舌苔黄、脉洪大有力等表现,若希冀战汗得解,理当少投轻清生津之品,并且稍进米汤、白水等以资汗源,而防止战汗后出现津亏正伤之证。如果患者平素胃虚正气不足,邪正胶着时,正气无力抗邪,此时酌情甘补脾胃之剂以扶正,如西洋参、石斛、山药等,待正气来复再战汗得解也未尝不可。而且,王氏等人所言的米汤等也确有补益脾胃的作用。《素问·阴阳别论》中所说:"阳加于阴,谓之汗。"从生理上来说,汗为阴液,阳气宣发,乃为汗出。而从病理分析,乃为邪热迫津外出。因为,无论从生理病理来说,汗出即伤阴损阳。对于战汗而言,无论是正胜邪却,疾病向愈,或是正不胜邪,阳气暴脱,或是邪正相争,这三种情况的共同过程均为战而汗出,最终导致伤阴损阳。而胃为阳,喜润恶燥,脾为阴,喜燥恶湿,汗乃为胃受纳腐熟水谷而生,脾输布运化精微而成,故汗出伤阴损阳,即为损伤脾胃。因此战汗之后,多用补脾益胃之法。

四、战汗的鉴别诊断

1. 战汗与脱证的鉴别　叶氏在《温热论》中指出:"但诊其脉若虚软和缓,虽倦卧不语,汗出肤冷,却非脱症;若脉急疾,躁扰不卧,肤冷汗出,便为气脱之症矣。"明确地指出战汗应与脱证鉴别。叶氏认为两者的鉴别要点应是脉象及神志,这个观点似乎也和吴又可不谋而合。吴氏在《温疫论·战汗篇》也有"当即脉静身凉,烦渴顿除"的字眼,此时脉象的甄别极其重要,正如金寿山所言是"所谓决死生、定虚实"之法,若战后脉象和缓而不急促,患者虽倦怠肤冷而不见躁扰不卧之状便是战汗得解之征,反之便为气脱危症。可惜对于战汗的先兆表现叶氏并没有进一步阐述,所幸魏柳洲在注解此条时指出"脉象忽然双伏或单伏,而四肢厥冷,或爪甲青紫,欲战汗也",足可见魏氏临床经验之丰富,观察细切,后世可资参考。

2. 战汗与转疟的鉴别　叶氏在《温热论》中指出:"再论气病有不传血分,而邪留三焦,亦如伤寒中少阳病也,彼则和解表里之半,此则分消上下之势,随证变法,如近时杏、朴、苓等类,或如温胆汤之走泄,因其仍在气分,犹可望其战汗之门户,转疟之机括。""若其邪始终在气分流连者,可冀其战汗透邪。"这两段话体现了战汗与疟疾具有一定的相关性,它反映病位均在气分,都在邪正交争时出现,这是它们的共同点。再者从它们的区别来讲,首先考虑范围,战汗涉及范围比较广,而转疟仅局限于三焦。其次从证候上来看,战汗分为战前的四肢厥冷、爪甲青紫,战中的一战而解或停日再战,战后的脉虚软和、汗出肤冷等。而转疟为邪伏三焦,多见寒热往来、胸满腹胀等症。故从范围和证候两方面可在临床上做出区分。

五、战汗的愈后及调护

根据叶天士在《温热论》中的论述,对于战汗的愈后大致可分为三种情况:"解后胃气空虚,当肤冷一昼夜,待气还自温暖如常矣。"叶氏认为此时正胜邪却,疾病向愈,虽然战后皮肤虚冷,但是不需治疗,待其一昼夜后正气来复便可如常。且进一步说明"战汗而解,邪退正虚,阳从汗泄,故渐肤冷,未必即成脱证。此时宜安舒静卧,以养阳气来复。旁人切勿惊惶,频频呼唤,扰其元气"。叶氏认为战汗后邪气虽随正气外解,但阳气必然也随之出现代偿性的不足,虽然四肢不温,可是医生和患者不必以为是阳气外脱的急证而慌神呼唤患者,扰乱患者元气,只需要等患者安静地休息后,阳气来复,病自然可愈。笔者认为,此时的护理工作也十分重要,比如及时地更换汗后的衣服、适当地以米粥调养也是十分必要的。"若脉急疾,躁扰不卧,肤冷汗出,便为气脱之症矣。"如笔者在前一小节所述,若战汗后,邪气未解,而阳气先绝,虚阳外浮,故可见脉急数。值得说明的是,此时脉象虽跳动急数,但必然伴随节律不整或者重取无根,甚至结代脉等虚象。虚阳外越,故见躁扰不宁,叶氏虽未指明如何处理,但对此阳气暴脱之证,理当急进回阳救逆、益气复脉之品,比如大剂量的独参汤、参附汤、生脉散等,等患者正气来复,再随证治之。"更有邪盛正虚,不能一战而解,停一二日再战汗而愈者,不可不知。"叶氏认为,临床上未必所有的患者都是一次得战汗而解,假如战汗后邪气未退,正气先伤,可停一二日待正气来复再战汗而愈。笔者认为,在停一二日之间,少进扶正而不恋邪之品,促进正气恢复,缩短病程也未尝不可。值得一提的是,笔者猜测此处的"邪盛正虚"可能也正是前述所言周学海等人望文生义,认为战汗是邪入营分的原因,周学海等人对于此处"正虚"的概念可谓混淆不清。事实上,此处的正虚只是正气的相对不足,并不是真正意义上的虚证,也更不是所谓的营分证。

综上所述,叶天士在《温热论》中关于"战汗"的论述不可谓不详尽,从战汗的机制、临床表现、鉴别诊断以及临床愈后等方面都有十分深刻的阐释,可谓"辨证精悉",叶氏所述对于后世研究温病确实有着十分重要的影响,值得后世诸家进一步整理和提高。

（《福建中医药》,2018 年第 49 卷第 3 期）

叶天士温病学说之"治未病"思想及其用药特色赏析

苏州市中西医结合医院　　陈　超

"未病"是指机体有一定的功能紊乱或失调、但尚未出现疾病的状态,现外延至健康未病态、前病未病态、潜病未病态和传变未病态四部分,"治未病"在以亚健康状态、慢性病调理、养生中得以广泛应用,但在急性温热病的诊治中鲜有发挥。吴门医派代表人物叶天士温病理论及其"传变未病态"时"先安未受邪之地"说则是热性病、危急重症治未病之典范,现就此作一探述。

一、未病先防重扶正

1. 强调正气作用,未雨绸缪与节点前移　温病,外感六淫、时疫为其主要外因,但发病与否、轻重缓急、顺逆转归不尽相同,叶桂认为与人体正气强弱有关。如"温邪上受,首先犯肺,逆传心包"中新感温病的"上受",其原因多为"劳倦,更感温邪"、发病机制为"积劳伤阳,卫疏,温邪上受",即劳倦日久→耗伤(卫)阳→卫表不固(肺气不足)→温邪上受(肺之门户)→首先犯肺之温病初起的发病模式与病变规律。人类为了生活和生存,劳作是一种常态,且生命在于运动,适量的体力活动有益于人类的健康,但应尽可能避免劳倦,尤其必须避免长期处于劳倦状态的"积劳",与《内经》"劳则气耗""炅则气泄"之病机理论相一致。关于伏邪温病之"春温",叶天士《三时伏气外感篇》认为"由冬令收藏未固"所致,若冬能收藏,春未必病温,将温病预防的时间节点前移,为传染病防治提供了正确方法和重要理念。

2. 现代传染病预防思想的雏形　传染病预防的原则是控制传染源、切断传播途径和保护易感人群,此在叶桂温病学思想中业已体现。如《幼科要略》谓"人在气交之中……呼出吸入,与时消息,间有秽浊吸入",阐述了空气污染与疾病的关系,并指出"粪履不可近襁褓小儿",强调个人卫生护理在预防小儿温病中的作用。其意义有三:① 提出了对易感人群的保护:稚气小儿,形气未充,肺脏娇嫩,抗病力尚弱,尤应注意环境清洁,避免与秽浊之气接触,以防止外邪的感受。② 与现代肠道传染病"粪—口感染"之途径相一致的温热病感受途径,要求切断之。③ 可以延伸为积极控制传染源以预防疾病的发生。

3. 因时、因人制宜预防学思想的创新实践　叶桂因时、因人制宜预防学思想体现在临床实践上。如"芒种夏至,天渐热,宜益气分以充脾胃,此夏三月,必有康健之理",提出了对禀赋气弱之人,在夏令炎热渐来之际,宜益气以渐充后天之本,冀以"正气存内,邪不可干",并在医案中记述生脉四君子汤以杜夏季客暑之侵的预防措施。叶氏还提出了"未受病前……即饮芳香正气之属,毋令邪入为第一义"的观点,不但从临床角度阐明了保护易感人群在温病预防的重要性,其"前病未病态""潜病未病态"之预防性用药的应用原则亦为《内经》治未病思想在温病临床的创新性实践。

二、既病防变倡"祛邪"

"先安未受邪之地"为叶桂温病治未病思想的精髓:前病未病态、潜病未病态时，重在预防，法以扶助正气、调整阴阳为主；若温病既成，则属于"传变未病态"，应早期、积极治疗以防变，鉴于温病的病变规律，主要在于防止病邪内传、伤劫阴津等不良转归。

1. 辨属病位、病势，急急透邪外解为先　如果说扶正在"健康未病态"治未病中有重要的学术价值，祛邪则在"传变未病态"中具有重要的临床意义。《经》云"邪之所凑，其气必虚"，温病既成，多为正不胜邪，无论是正气素亏抑或正气在发病时与邪毒力量对比的相对不足，正气不足是其本，但只要是正气相对不足而非正气的绝对不足（衰竭），防治要点则应急急祛邪，祛邪越早、越迅速、越彻底，对正气的保护越有效，病情的控制越有利，治未病的优势越突出，所谓邪去则正安。祛邪，《经》所谓"犹拔刺也""犹雪污也"，志在速效与彻底；扶正，多通过调补脏腑（五脏、奇恒之府）、气血、阴阳来实现，一般只能缓图，更多的是在平时之调摄。温病早期、极期阶段应"急则治其标""先安未受邪之地"防其变，片面强调治本（扶正）往往丧失治疗时机，有悖于叶天士温病治未病学术思想。

关于卫气营血辨证及其论治，有学者抓住叶天士"到气才可清气"之"到""才"之论而责其治疗温病有消极、被动、保守等倾向，提出了截断学说和大剂清热解毒治疗方药。笔者以为，温病的防与治，因其起病急、变化快，病情较为凶险而辨证尤应清晰明了及掌握其动态变化。如不但应辨清病邪性质及病因、病位（即受邪之地），而且应掌握病势（即将要影响的未受邪之地，辨体即素体禀赋）的动态变化为论治之基础。卫气营血四个阶段的划分定位，实质是温病辨证之纲，涵盖了温病的病邪性质、病位所在及其病势走向等，不仅仅有利于针对"受邪之地"温病的积极治疗，亦有利于安"未受邪之地"的防变。

叶天士《温热论》中多处见到的"急"字，如邪入营分而见斑疹隐隐，必须"急急透斑为要"；温病如见舌干而黑，必须"急急泻南补北"；温病验齿，如见上半截润，下半截燥，必须"急急清心救水"等。其他诸如"急急透解""急急开泄""急加芳香逐之"等，强调"缓则恐（阴液）涸极而无救也"。由此可知，叶天士着眼于温病的常与变，遵循卫气营血的阶段性规律，积极救治"已病"而防"未病"（未受邪之地）。辨温病的病位、病势，以祛"受邪之地"邪毒为大法，急急透邪外出为要务，比起仅仅以病邪性质属温病而单用清热解毒更有层次与章法,是叶天士防治温病的又一重要特色,与现代医学的"防治预案""临床路径"有异曲同工之妙。

急急祛邪,临床的应用方法及其技巧,叶桂明确指出给邪以出路,以因势利导、就近祛邪为原则。如温病初起,邪客卫表,"在卫(分)","汗之",积极透邪外达,以防止温邪内传。根据温邪乃感受温热之邪的病因特点,汗法与《伤寒论》辛温发汗迥然有别:辛凉透表、疏散风热、宣肺达邪,"或透风于热外,或渗湿于热下",为温病学治疗热病的特色与创新。华岫云认为"辛凉开肺便是汗剂",常用金银花、连翘、桑叶、菊花、薄荷等药,"凉泄卫,逢汗为要",使邪从汗解。邪未能从汗解而进入气分,正邪交争、极易内陷,若热未伤津,犹可清透外邪,即在清气药中加入宣透之品,如薄荷、豆豉等,冀其邪毒从表而解,邪出则证安。叶天士"战汗"一法,亦为给邪以出路以祛邪之治,其时温邪进入气分且阴津业已受伤,但若能养津液以助汗源,可冀"战汗"而驱邪外出。温邪入营,病已入深,为止病邪进一步内陷的要法仍是祛邪外出,此时治宜"透热转气",使营热转出气分而解,吴鞠通据叶天士治法而创立了清营汤,"甘寒"之基础上加入金银花、连翘、竹叶等透热转气之品,旨在祛邪。至温热邪毒深入血分,邪热迫血妄行,多见有斑疹出血之象,叶天士仍然认为"急急透斑为要",讲究的还是一个"透"字,以祛邪外出为既病防变之治疗大法。

2. 预测"未受邪之地",时时顾护津液为要 "温病则热变最速",除按"卫气营血"阶段传变的自然病程外,温邪最易乘虚内传深陷、导致多种变证。因此,对素禀不足、脏腑虚弱及其老年妇孺等特殊患者、特殊阶段,在祛邪的基础上,视严重虚亏,不补(调)不足以祛邪的具体情况先行调养扶正。扶正虽为兼治,但顾护了人体正气,调整了脏腑功能,可以遏制邪热内传之势。经云"正气存内,邪不可干",笔者以为"正气内存,邪不深传"。叶天士"务在先安未受邪之地"的著名论点,此以"胃津亡""肾水素亏"的温病实例加以阐述,前者"重则如用玉女煎,轻则如梨皮、蔗浆之类"以养胃液,后者"甘寒之中加入咸寒"以补肾水,防止病情"陷入易急",这种扶正固本、寓防于治的治疗措施,体现了既病防变的治未病学术思想。

3. 关注体质素禀,特殊人群个体化治疗 叶天士温病学说的重要特点之一为不仅仅精于辨证,同时结合辨体,辨证与辨体相结合而形成个体化治疗方略。在同住"湿邪害人"之"吾吴"的地域环境下,注意每一位患者的禀赋、生活习性。如阳虚质而"面色白者"，治疗用药在辨证的基础上还"须要顾其阳气"；阴虚质而见"面色苍者"，则"须要顾其津液"。上述通过望诊且局部望诊以辨体乃四诊之例举，其内涵为望、闻、问、切四诊及其辨证分析以确定体质类型，为窥一斑而知全豹之意。再如《幼科要略》云："肌柔白嫩，体质是虚。"

叶天士对老年、女性（尤其是孕妇）、儿童等特殊人群罹患温病的治疗用药尤其注重个体化。如温病内陷营分，凉血通腑本为正治，但"老年见或平素有寒者，人中黄代之"。《幼科要略》指出"按褓襁小儿，体属纯阳，所患热病最多"，又"小儿热病最多，从体属纯阳，六气着人，气血皆化为热，饮食不化，蕴蒸于里，亦从热化"，总结出"上焦药用辛凉，中焦药用苦、辛、寒，下焦药用咸寒"的基本观点，与大多数医家治小儿以平缓调理为主的方法迥然有别，体现温病"传变未病态"治未病的基本法则和用药特色。又如孕妇感温，"热极，用井底泥，蓝布浸冷，覆盖腹上，皆是保护之意"的外治疗法（现代医学之物理疗法）而慎用内服药物，不但退热降温以治邪热碍胎、控制病势以防"损正邪陷"，更在于避免内服药物伤及胎元，"但亦要看邪可破解之处"，提醒温病不忘驱邪。再如产后温病的治疗原则是"勿犯下焦"，且属虚体，当如虚怯入病邪而治，这"勿犯下焦"亦属"先安"防变之明示。由此可见，叶天士之防变治则，完全是从临床实际出发，有传变"未受邪之地"之兆，则有先安之举。

三、"瘥"后调养助康复

温病及至后期、必成邪祛正虚之势，即邪热虽解，但机体元气（气、阴、气阴）亦现不同程度之耗伤。笔者曾于 20 世纪 80 年代初罹患重症伤寒（湿温），治疗凡一月余，热始退清而诸症渐解，时体重从 58 kg 锐降至 46 kg，形瘦面萎，饥而不欲食，动则汗出，亲身感受了温病对机体严重消耗的痛楚。因此，温病的后期调养，对顺利康复尤其重要。

1. "热病新瘥"调味以利向愈 叶天士将温病恢复阶段定为"热病新瘥"，这一特殊时期的调治、养护，对防病复发、促进康复具有重要临床应用。叶天士谆谆告诫："从来三时热病，怕反复于病后之复，当此九仞，幸加意留神为上。"温为阳邪，最易灼伤阴液，耗损气血。犹须强调的是，此阶段除气阴不同程度的损伤外，还有邪已净与余邪未净之分。若兼有余邪者，"恐炉火虽熄，灰中有火也"，稍有不慎，极易导致病情反复，治疗仍以祛邪为主，可在清化方中慎加少量补剂，注意"须细察精详，方少少与之，慎不可直率而往也"；对于邪尽正虚者，适当予以补养调护，可促使虚体尽早康复。叶天士温病治疗所用方药，常以药之性（四气）味（五味）立法，"甘寒""咸寒"即为生胃液、补肾精，若是"先天素弱水亏，而热邪又伤津液，进以甘酸……"总以调补阴津为要。如对"风温热灼之后，津藏未复"者，"治以和补"，用鲜生地、北沙参、玉竹、麦冬、当归、蜂蜜、黄芪等药。再如伏暑已解，只因病魔日久，平素积劳，形色脉象虚衰，深虑变病，急用人参、茯神、麦冬、五味子、炒白芍等"敛液补虚"。一个"和"字，调补也，养护也，和中也，扶正以防邪复，耐人寻味之甚。此结合季节（节气）变化而调养用药，又是叶天士一绝。

2. 清淡饮食调补并防"食复" 温病不仅仅伤气、耗津、劫液而使人体的精微物质受到严重消耗，脾胃等脏腑的功能活动亦受到不同程度的直接伤害和间接影响。脾胃为后天之本，疾病后期的康复情况往往取决于胃气的强弱。温病新愈后的饮食宜清淡而有营养，所谓清者忌燥、热，所谓淡者禁厚味，即宜"清补"而不宜"大补"，过早进食膏粱厚味，轻则影响脾胃功能而致"谷反为滞"，滞为湿之始，久则酿而生热，导致病情反复。正如叶天士所云："乱进食物，便是助热，唯清淡之味，与病不悖。向来热病，最怕食复、劳复，举世共闻，非臆说也。"

叶桂还十分注重果蔬调养在温病中的应用："连朝骤热，必有暑气内侵……用嫩竹叶心二钱，煎汤凉用三四杯。"常用绿豆汤煎服。如在"温热病，已伤少阴之阴……形体颓然，药难见效"之复杂情况下，"每日饲鸡距子，生用，其汤饮用马料豆汤"。对因燥热伤及五液者，可"每早服牛乳一杯"。

3. 静养怡情保摄以防"劳复" 《内经》倡导"精神内守"以防病，叶天士强调静养怡情，并将其贯穿于温病治疗的全过程。"颐养工夫，寒暄保摄，尤加意于药饵之先。"叶天士治疗温病的"战汗"一法，非常注重保证患者之静养环境：战汗后邪从汗出，倦卧不语，汗出肤冷，其脉虚软和缓者，"此时宜令患者安舒静卧，以养阳气来复。旁人切勿惊惶，频频呼唤，扰其元神，使其烦躁"；病后宜"安闲静养"，体虚较甚的患者更要"静养百日，犹冀其安"。在静养怡情方面，同样注重因时、因地制宜，如"夏暑炎蒸"，"宜绿阴处静养为要"，因"夏月深处林壑，心境凝然，可以延年"。

四、结　语

"先安未受邪之地"的关键在于对病、证的准确把握：清晰辨析温热时疫为病因的温病，加之对病位（受邪之地）、病势（未受邪之地）等证的认识，是叶天士对卫气营血辨证方法内涵及其外延的又一诠释。

络 病 理 论

论叶天士对张仲景通络法的
继承与发挥

湖北中医药大学　　张亚萍
广西中医药大学　　唐振宇　李永亮

　　叶桂,字天士,号香岩,江苏吴县人(今属江苏省苏州市吴中区),清代著名医学家,也是温病学的奠基人之一,主要代表作有《温热论》《临证指南医案》《未刻本叶氏医案》等。叶桂不仅在温病学方面成就突出,而且在内伤杂病治疗方面也颇有建树,提出"初病气结在经,久病血伤入络"理论,发扬了"通络法"。下面就其对仲景通络法的运用做一简要探讨。

一、通络法的源流

　　通络法源于《内经》,张仲景在《伤寒杂病论》中初步奠定了通络法的基础,叶天士在继承《内经》《伤寒杂病论》的基础上发扬了通络法。

　　1. 源于《内经》　通络法源于《内经》。《内经》首次提出"经络"概念,明确记载了经络的生理功能和病理变化。《内经》认为经络的基本功能是运行气血、贯通营卫、沟通表里;其病变机制主要是络脉不通;临床多表现为痛证、痹证、积聚等。在通络法的运用上,《素问·调经论》提出"病在脉,调之血;病在血,调之络"的治法,《素问·三部九候论》指出:"经病者,治其经;孙络病者,治其孙络血;血病身有痛者,治其经络。其病者,在奇邪,奇邪之脉,则缪刺之;留瘦不移,节而刺之。上实下虚,切而从之,索其结络脉,刺出其血,以见通之。"认为通络法重点在于"通"法。

　　2. 奠基于张仲景　张仲景《伤寒杂病论》奠定了通络法的基础。仲景在充分吸取《内经》《难经》等理论的基础上,完成了《伤寒杂病论》的创作,成为中医学辨证论治的典范。仲景提出"经络受邪，入脏腑，为内所因也"，认为经络受邪可以传入脏腑，非常重视"经络"在内伤杂病发生和传变中的作用。同时，仲景提出"四肢九窍，血脉相传，壅塞不通，为外皮肤所中也"，突出了"不通"为其病变的中心环节，临床上多表现为癥积、虚劳、肝着等病变。在通络法的运用方面，仲景以活血化瘀通络为主，重视虫类药物的应用，创立了一系列的名方，如旋覆花汤、鳖甲煎丸、大黄䗪虫丸等，初步奠定了通络法的理论和临床基础。

3. 发扬于叶天士 叶天士遥承《内经》《伤寒杂病论》之旨，发挥了仲景活血化瘀通络理论，提出"初病气结在经，久病血伤入络"观点，认为络病的临床常见病症以癥积、痹证、中风、虚劳、痛证居多。治疗方面，叶氏将通络法与单纯的活血化瘀法区别开来，在仲景活血化瘀通络的基础上，提出了"络以辛为泄"的观点，确立了"辛润通络"的治疗大法，系统地运用辛温通络、辛香通络、虫蚁剔络、补虚通络等法；遣方用药以《金匮要略》旋覆花汤为基础方，配伍桃仁、柏子仁、归须等药物，至今仍很好地运用于临床。

二、叶天士对仲景通络法的继承与发挥

擅于运用和化裁经方是叶天士治疗络病的一个重要特点，同时叶氏认为络病的治疗以"辛润通络"为基本大法，并在此基础上，制定了辛温通络、辛香通络、虫蚁通络和补虚通络等法。

1. 辛润通络 辛润通络是以辛味药和润燥通络药合用来治疗胁痛、胃痛、郁证等证。胁痛、胃痛、郁证日久多与肝络病变密切相关。《临证指南医案·胁痛》认为"肝为刚脏，必柔以济之，而自臻效验"，辛香刚燥，绝不可用，常用旋覆花汤加减进行治疗。

旋覆花汤出自《金匮要略》，仲景原本用来治疗肝着病。《金匮要略·五脏风寒积聚脉证并治》说："肝着，其人常欲蹈其胸上，先未苦时，但欲热饮，旋覆花汤主之。"原方组成为旋覆花三两、葱十四茎、新绛少许，主要用于治疗肝着气血郁结、胸中痞闷或疼痛者。

叶天士承仲景旋覆花汤之意，结合肝为刚脏的特点，对于久病入络之证多以旋覆花汤伍以归须、桃仁、柏子仁等药物辛通润燥，共成辛润通络之剂。

旋覆花汤由旋覆花、葱白、新绛组成,方中旋覆花咸温,下气散结,疏肝利肺;葱白通胸中之阳气;新绛有活血化瘀之功。本方能使血络畅行,阳气通利,共奏下气散结、活血通络之功。同时,叶氏认为归须为"血中气药,辛温上升,用须力薄,其气不升",柏子仁"芳香滑润,能养血理燥",桃仁活血祛瘀通络,以旋覆花汤配以归须、柏子仁、桃仁,可使本方辛散而润,无刚燥升散之弊,共奏辛润通络之功。此方被后世医家视为辛润通络的祖方,叶氏将其广泛运用于络病的治疗中。

如《临证指南医案·胁痛》朱案说:"肝络凝瘀,胁痛,须防动怒失血,旋覆花汤加归须、桃仁、柏仁。"本证为肝络瘀阻所致胁痛,叶氏以旋覆花汤加归须、桃仁、柏子仁进行治疗,正合叶天士所说:"凡久恙必入络,络主血,药不宜刚。"治疗宜"辛润宣畅通剂"。

2. 辛温通络　辛温通络是以辛温散寒药和活血化瘀通络药合用来治疗络病兼有阳虚偏寒的寒痹等证。寒入络脉,或阴邪凝聚络脉,易致气滞血瘀,脉络凝痹,此时治宜以辛温通络为大法。

如《临证指南医案·癥瘕》某案说:"久痛在络,营中之气结聚成瘕,始而夜发,继而昼夜俱痛,阴阳两伤。遍阅医药,未尝说及络病。便难液涸,香燥须忌。"治疗以旋覆花汤去旋覆花加归须、桃仁、柏子仁、生鹿角等品。葱管、新绛、归须、桃仁、柏子仁有辛润通络之效,加入生鹿角可温肾助阳,行血消肿,共奏辛温通络之功。

3. 辛香通络　辛香通络是以辛香药物和芳香走窜药物配伍活血化瘀通络之品来治疗络病兼有气滞所致的胃痛、心痛、胁痛等证。多用于寒气互结,络脉壅闭,突发剧痛,甚或绞痛,并伴有其他寒性症状,治疗宜以辛温之品温散络中寒邪,芳香走窜之品宣通络中瘀闭。

如《临证指南医案·癥瘕》周案:"癥聚结左,肢节寒冷。病在奇经,以辛香治络。"用药以辛润通络的当归、葱白,加入辛香通络的香附、小茴香,同时因病偏寒,加入鹿角霜、桂枝木、茯苓等温通之品,共奏辛香通络之功。

4. 虫蚁通络　虫蚁通络即以虫类通络药治疗久病入络,络脉痹阻的疾病,常用药有蛴螬、䗪虫、全蝎、水蛭、蛴螬等。叶氏认为虫蚁之类最能搜剔络道之邪,"藉虫蚁血中搜逐,以攻通邪结"。对于久病入络,瘀滞不宣,久治不愈的病证,一般通络药物往往难以取效,故承仲景治劳伤血痹诸法,取"虫蚁迅速飞走诸灵"，使"飞者升，走者降，血无凝着，气可宣通"，治宜遵"新邪宜急散，宿邪宜缓攻"之原则，以鳖甲煎丸化裁运用。

鳖甲煎丸出自《金匮要略》。《金匮要略·疟疾脉证病并治》云："……此结为癥瘕，名曰疟母，急治之，宜鳖甲煎丸。"叶天士用其化裁治疗疟疾日久，疟邪入络者。

如《临证指南医案·疟》某案说："阴疟两月，或轻或重，左胁按之酸痛。邪伏厥阴血络，恐结疟母。议通络以逐邪，用仲景鳖甲煎丸。"此证乃邪伏血络，结为疟母，以鳖甲煎丸治之。

又如《临证指南医案·疟》江案说："远客水土各别，胃受食物未知，更遭嗔怒动肝，木犯胃土，疟伤，胁中有形瘕聚。三年宿恙，气血暗消。但久必入血，汤药焉能取效？宜用缓法，以疏通其络。若不追拔，致阳结阴枯，酿成噎膈，难治矣。"治疗以生鳖甲、桃仁、麝香、韭白根粉、䗪虫、归须、郁李仁、冬葵子熬膏。此证为疟疾日久，发为胁下有形瘕聚，三年不愈。叶氏认为是气血暗耗，久病入血络所致，治疗化裁鳖甲煎丸为膏剂，辛香辛润以疏通络脉，伍以虫蚁通络法奏功。

5. 补虚通络　补虚通络是运用辛润通络的药物配伍滋阴柔润的药物，来治疗络虚所致瘀血久留、络脉枯涩、干血内着、难消难化之症。叶天士认为"大凡络虚，最宜通补"，对于络病兼有虚证者，往往寓通于补，通补结合。

补虚通络是叶氏根据仲景大黄䗪虫丸之意化裁而来。大黄䗪虫丸出自《金匮要略》，《金匮要略·血痹虚劳病脉证并治》说："五劳虚极羸瘦，腹满不能饮食，食伤、忧伤、饮伤、房室伤、饥伤、劳伤、经络荣卫气伤，内有干血，肌肤甲错，两目黯黑。缓中补虚，大黄䗪虫丸主之。"仲景原用来治疗久病血络受损所致的劳伤之证，叶氏承仲景之义，化裁大黄䗪虫丸，加入滋阴温阳之品成补虚通络之剂。

如《临证指南医案·胃脘痛》秦案说："久有胃痛，更加劳力，致络中血瘀，经气逆，其患总在络脉中痹窒耳。医药或攻里，或攻表，置病不理，宜乎无效。形瘦清减，用缓逐其瘀一法。"治疗以大黄䗪虫丸化裁，用蜣螂、䗪虫、五灵脂、蜀漆、桃仁、桂枝、老韭根白捣汁制丸。此证因久病入络，虚中夹瘀，急不可图，宜丸药缓攻为宜。

三、小　结

通络法在内伤杂病的治疗中发挥了重要的作用。后世医家认为络病的发展规律是"久病入络,久痛入络,久瘀入络",发病"易滞易瘀,易入难出,易积成形",治疗当"以通为用",形成了"辛味通络,虫药通络,藤药通络,络虚通补"的一系列治法,并广泛应用于临床疾病的治疗,极大地发展了络病的理论和临床实践。

(《上海中医药杂志》,2017 年第 51 卷第 9 期)

 # 叶天士络病理论研究

天津中医药大学　　年　莉

叶天士《临证指南医案》(以下简称《指南》),成书于 1746 年,为叶天士门人华岫云等搜集其医案编成。叶天士《临证指南医案》中大量案例与"络"有关,按语中也记载了许多络病辨证论治的内容,还提出"久病入络""久痛入络"的观点。叶天士《指南》中的络病理论对后世产生了深远的影响。

一、病位范围广泛,络脉所在皆有络病

纵观叶天士络病医案,从"络脉"的含义看大致可分为经络之络、血络之络、脏腑内络三类,三类虽不能截然分开,但各有侧重。这些医案中,既体现了络病理论在中医学中的传统应用,更有进一步发挥。

吐血门:"罗(十八),因左脉坚搏,两投柔剂和阳益阴,血未得止,而右胸似痞,左胁中刺痛。此少阳络脉经由之所,夫胆为清净之腑,阴柔滋养,未能宣通络中,是痛咳未罢。议以辛润宣畅通剂。桃仁,丹皮,归须,柏子仁,泽

兰,降香末……"医案中,明确疾病属"少阳络脉经由之所",治从少阳胆经而论。

而疟门:"某,阴疟两月,或轻或重,左胁按之酸痛。邪伏厥阴血络,恐结疟母。议通络以逐邪,用张仲景鳖甲煎丸,每早服三十粒。当寒热日勿用。"吐血门方案也指出:"病情全在血络。清热滋阴之治,力量不能入络。兹定清养胃阴为主,另进通络之义。"这两个医案又明确指出疾病在血络,传统的辨证论治中又结合"另进通络之义"以及"通络以逐邪"。

"经络""血络"自古医家熟知,而《指南》在叙述便血一症时,又有"阴络即脏腑隶下之络"一说。《指南》痹证医案中又有"外来之邪,着于经络,内受之邪,着于腑络"之说,明确指出"经络""腑络"之不同:病位不同,受邪途径不同。另外还有医案涉及"腑络""肝胃络间""肾脏络病"。由原文中可以看出:叶天士认为医案中的疾病病位在脏腑,且深入络脉,是脏腑辨证与络病辨证的有机结合。

二、病因多种多样,外感内伤皆可致病

络脉受病,因素甚多,外感、内伤、痰饮、瘀血皆可致病。

"某(三六),性躁,气有余便是火,肝胆中木火入络,成形为胀,便溺皆赤,喉痛声嘶痰血,肝病过膈犯肺。久延为单腹胀,难治。小温中丸三钱。"此言七情过极而致络病。

"张(三九),劳力见血,胸背胁肋诸脉络牵掣不和。治在营络。人参、归身、白芍、茯苓、炙草、肉桂。"此为"劳力伤络"。

"某,夏季阳气大升,痰多呛咳,甚至夜不得卧,谷味皆变,大便或溏或秘,诊脉右大而弦。议以悬饮流入胃络,用开阖导饮法。人参、茯苓、桂枝、炙草、煨姜、南枣。"此为痰饮致病。

"汪,暑风久,入营络,微热忽凉。议用玉女煎。玉女煎去麦冬、牛膝,加丹皮、竹叶。"此为"暑风入营络"。

"牛(四八),寒来喜饮热汤,发热后反不渴,间疟已四十日。今虽止,不饥不思食,五味入口皆变。初病舌白,干呕,湿邪中于太阴脾络。湿郁气滞,喜热饮暂通其郁。邪蒸湿中生热,六腑热灼,津不运行,至大便硬秘。此为气痹

湿结,当薄味缓调,令气分清肃。与脾约似同,但仲景气血兼治,此病却专伤气分。炒黄半夏、生益智仁、绵茵陈、广皮、厚朴、茯苓。"此为"湿邪中于太阴脾络"。

如叶天士"外来之邪,着于经络,内受之邪,着于腑络"所说,亦可知络病广泛存在,病因病机多种多样,须辨证论治。

三、病程可长可短,新病久病皆可入络

卷五"温热":"褚,温邪中自口鼻,始而入肺为咳喘,继传膻中则呛血,乃心营肺卫受邪。然邪在上焦,壅遏阻气,必聚为热,痰臭呛渴,是欲内闭。惜不以河间三焦立法,或谓伤寒主六经,或谓肺痈,专泄气血,致热无出路,胸突腹大,危期至速矣。即有对病药饵,气涌沸腾,势必涌吐无余,焉望有济?夫温热秽浊,填塞内窍,神识昏迷,胀闷欲绝者,须以芳香宣窍,佐牛黄、金箔深入脏络,以搜铟闭之邪。今危笃若此,百中图一而已。紫雪丹。"

卷五"暑":"某,初病伏暑,伤于气分。微热渴饮,邪犯肺也,失治邪张,逆走膻中,遂舌绛缩,小便忽闭,鼻煤裂血,口疮耳聋,神呆。由气分之邪热,漫延于血分矣。夫肺主卫,心主营,营卫二气,昼夜行于经络之间,与邪相遇,或凉或热,今则入于络。津液被劫,必渐昏寐,所谓内闭外脱。鲜生地、连翘、元参、犀角、石菖蒲、金银花。"

以上医案均为外感时邪所致之新病入络。

"久病入络"则是叶桂在络病认识上最著名的观点,得到后世很多医家的认可。《指南》中这类医案很多,如胃脘痛门:"吴(三七),食仓痛发,呕水涎沫,六年久病入络。述大便忽闭忽溏,患处漉漉有声。议通胃阳,兼制木侮。淡吴萸、良姜、半夏、延胡、炮川乌、茯苓、蒲黄。"胁痛门:"王(二四),左前后胁板着,食后痛胀,今三年矣。久病在络,气血皆窒。当辛香缓通。桃仁、归须、小茴、川楝子、半夏、生牡蛎、橘红、紫降香、白芥子、水泛丸。"

四、病机多种多样,气病血病皆可入络

"钱(三五),遇劳疟发数年,初起即三阴,此伤损已在脏阴之络,最难速

效。甘温益气，久进益气汤。"

"某，初病湿热在经，久则瘀热入络。脓疡日多未已，渐而筋骨疼痛。《金匮》云：经热则痹，络热则痿。数年宿病，勿事速攻。夜服蒺藜丸。午服：犀角、元参、连翘心、野赤豆皮、细生地、丹参、姜黄、桑枝。"

"谭（三五），心痛引背，口涌清涎，肢冷，气塞脘中。此为脾厥心痛，病在络脉，例用辛香。高良姜、片姜黄、生茅术、公丁香柄、草果仁、厚朴。"

以上诸医案中，络病病机多样，须辨证论治。痹症按语的论述更说明了络病所具的中医辨证论治特色。

络与血关系密切是毋庸置疑的，但不能因此而将"络"与"气"截然分开。叶天士《指南》肿胀门中也有"气逆入络"之案："吴（五五）气逆膜胀，汩汩有声，已属络病，难除病根。老苏梗、生香附、厚朴、白蔻仁、土瓜蒌、桔梗、枳壳、黑山栀。"疟门牛案也为"湿邪中于太阴脾络"之医案，同时医案中指出"此病却专伤气分"。

五、强调"久病入络入血"的发展趋势

积聚门："王（三七），骑射驰骤，寒暑劳形，皆令阳气受伤，三年来，右胸胁形高微突。初病胀痛无形，久则形坚似梗，是初为气结在经，久则血伤入络。盖经络系于脏腑外廓，犹堪勉强支撑，但气钝血滞，日渐瘀痹，而延癥瘕。怒劳努力，气血交乱，病必旋发。故寒温消克，理气逐血，总之未能讲究络病工夫。考仲景于劳伤血痹诸法，其通络方法，每取虫蚁迅速飞走诸灵，俾飞者升，走者降，血无凝着，气可宣通。与攻积除坚，徒入脏腑者有间。录法备参末议。"指出"久则血伤入络""讲究络病工夫"及其"通络方法"。

疟门李案更为气血凝络之医案，气病及血，气血同病之理。"其初在经在气，其久入络入血。"是疾病由经及络、由气及血的深入。疾病的发生发展是复杂的，更需认真分析其病位所在，性质所在。

六、络病的用药特色

疟门李案指出："飞者升，走者降，灵动迅速，追拔沉混气血之邪。盖散之

不解,邪非在表;攻之不驱,邪非着里。补正却邪,正邪并树无益。故圣人另辟手眼,以搜剔络中混处之邪。"在积聚部分按语中又曰:"着而不移,是为阴邪聚络,大旨以辛温入血络治之。盖阴主静,不移即主静之根,所以为阴也。可容不移之阴邪者,自必无阳动之气以旋运之,而必有阴静之血以倚伏之,所以必藉体阴用阳之品,方能入阴出阳,以施其辛散温通之力也。又云:初为气结在经,久则血伤入络,辄仗蠕动之物,松透病根,是又先生化裁之妙,于古人书引伸触类而得。"《指南》中多处强调了络病治疗中虫类药的应用。

诸痛门庞案:"络虚则痛,有年色脉衰夺,原非香蔻劫散可效。医不明治络之法,则愈治愈穷矣。炒桃仁、青葱管、桂枝、生鹿角、归尾,此旋覆花汤之变制也,去覆花之咸降,加鹿角之上升,方中唯有葱管通下,余俱辛散横行,则络中无处不到矣。又辛润通络,病愈廿日,因劳再发。至于上吐下闭,是关格难治矣。且痛势复来,姑与通阳。阿魏丸四钱,分四服。"医案中也指出"辛润通络"之法。

淋浊门王案、疟门顾氏案、便血门姚案皆指出宜"通补"之法。

积聚门白案:"疟邪久留,结聚血分成形,仲景有缓攻通络方法可宗。但疟母必在胁下,以少阳、厥阴表里为病。今脉弦大,面色黄滞,腹大青筋皆露,颈脉震动。纯是脾胃受伤,积聚内起,气分受病,痞满势成,与疟母邪结血分,又属两途。经年病久,正气已怯。观东垣五积,必疏补两施,盖缓攻为宜。生白术、鸡肫皮、川连、厚朴、新会皮、姜渣,水法丸。"便闭门李案:"据云两次服辛温药,瘀浊随溢出口,此必热瘀在肝胃络间,故脘胁痞胀,大便阻塞不通。芦荟苦寒通其阴,仅仅更衣,究竟未能却瘀攻病。有年久恙,自当缓攻,汤药荡涤,理难于用。议以桃仁承气汤为丸。"指出"必疏补两施。盖缓攻为宜","有年久恙,自当缓攻",并选择丸剂剂型。

《指南》以丰富的医案展示了络病的辨证治疗之法:"辄仗蠕动之物,松透病根。""辛润通络。""理阳通补。""疏补两施,缓攻为宜。"

七、奇经与络病

《指南》中另有奇经络病的医案。

痢门:"某,痢久阴阳两伤,少腹肛坠,连两腰胯脊髀酸痛。由脏腑络伤,已及奇经。前议轻剂升阳颇投，仍从下治。人参、鹿茸、附子、炒当归、茴香、菟丝子、杜仲。"

癥瘕门："赵，脉小，身不发热，非时气也。凡经水之至，必由冲脉而始下。此脉胃经所管，医药消导寒凉，不能中病，反伤胃口，致冲脉上冲，犯胃为呕，攻胸痞塞，升巅则昏厥。经言冲脉为病，男子内疝，女子瘕聚。今小腹有形，兼有动气，其病显然。夫曰结曰聚，皆奇经中不司宣畅流通之义。医不知络脉治法，所谓愈究愈穷矣。鹿角霜、淡苁蓉、炒当归、炒小茴、生杜仲、茯苓，用紫石英一两煎汤。"

前者提及"病及奇经"，后者《指南》中明确指出该案为"肝逆犯胃奇络虚滞"。叶桂发挥奇经证治，并将其与络病联系起来，更体现了叶桂独到的辨证论治特色。

八、结　论

《指南》记载了络病常见病证，记述了种种络病表现，发展了络病的治法和用药。自此，络病证治才有了较全面地发展。通过分析研究，我们认为络病包括经络理论中的络病、血络之病、脏腑内络之病等。其中，有新病、急病，更有久病；有气病、血病，也有气病久而及血。就疾病的发展趋势来讲，叶桂提出"久病入络"之说，病程为久，病位入络，多针对一些疑难杂症。

络病的辨证论治要结合中医学传统辨证理论，按照八纲辨证，可分阴阳、表里、寒热、虚实，同时也遵循气、血、津液及脏腑辨证的思想。络脉具有自身的结构特征，因此，络病也有着独特的辨证特色和治疗用药规律。叶天士络病理论的辨证特色：

（1）病因多种多样。外邪侵袭：六淫，温疫之气；内伤七情滞络；痰瘀阻络；久病入络；饮食起居；跌扑金刃伤络皆可致病。叶天士痹证医案中说："外来之邪，着于经络，内受之邪，着于腑络。"指出了病因与病位的关系。

（2）临床表现多种多样，络病广泛存在于中医各种病证之中，疼痛、痹症、麻木、痿废、癥积、水肿、青筋、出血等见证从络论治较多。

（3）病机特点：络脉间易瘀易滞，病邪易入难出。因此，络病的治疗和用药规律总在一个"通"字上，包括：① 结合"络以辛为泄"的特点选择用药，注意辛润结合。② 注重"通络"治疗,常用三类药物:虫类入络搜剔、藤类入络、辛香通络。③ 注重"通逐缓攻"和"通补"的特色。在选择用药的同时结合给药方式的变化,即选择合适的剂型。在络病理论的灵活运用中,包括奇经络病,其总的治疗特色也在一个"通"字。

叶天士《指南》中第一次全面总结和发挥络病辨治特色,是对中医基础理论发展的突出贡献。络病理论比较恰当地以中医学的方式概括了疾病的发生发展在微观领域中的特点,从而弥补了中医理论微观上的不足。从其广泛的应用范围看,络病理论也一定会被更多医家所重视研究,会有更深远的发展。

(《天津中医药大学学报》,2009 年第 28 卷第 3 期)

叶天士络病学说初探

成都中医药大学　　　衡光培

清代叶天士《临证指南医案》(下简称《指南》)中之络病,是以络脉阻滞为特点的一类病证。对于此类病证,清以前的医家虽有不同深度和广度的涉猎,但却并未提出"络病"的概念,更未总结出系统对此病的辨治方法。叶氏创造性地继承和发扬了前代的学术成果,首次提出了"络病"这一病名,并在不同的篇目中论述了络病的病因病机及辨治方法,形成了颇具实用价值的络病理论,提高了对某些疑难病证的疗效。为了进一步提高中医对某些疑难病症的临床疗效,实有必要对叶氏有关"络病"理论进行深入研究。然而,目前在学术界却少有此类研究资料发表。笔者通过对叶氏《指南》较为深入的学习和调查研究,试将叶氏络病辨治理论的基本要点,作初步探讨如下。

一、久病新病皆可入络

叶氏认为:"经主气,络主血。""初为气结在经,久则血伤入络。"患者失治、误治，或病重缠绵，日久不愈，经气之伤渐入血络。络脉失和，血失通利，为痰为瘀，瘀痰并阻络道，而形成"久病入络"的病机。所述"三年宿恙，气血暗消，但久必入血……""久嗽因劳致伤，络血易瘀……"以及"凡久恙必入络"，"初为湿热在经，久则瘀热入络"等，都是久病入络的例子。

关于叶氏久病入络之说，已为许多学者所熟知，《中医各家学说》教材也有介绍，然而在叶氏看来，络病非只久病可致，即使新病亦可导致络病。若新感六淫邪气，或外因刀针刺破等，也能入络伤及络中气血而为络病。

叶氏所云"暑邪上受，先入肺络"，再如"夏令受热，昏迷若惊……即热气闭塞孔窍所致，其邪入络……"是暴受邪热入络之例。此外，寒主收引，燥伤津液，湿聚生痰，均可伤及络道，损及络脉。还有"刀针破伤经络"为病者，则是由于利器直接损伤络脉的实体，而致血溢络外，气随血乱，形成络病。

综上所述，不难看出，无论新病、久病均可导致络中气、血受伤而成络病，络病一旦形成，其病势多沉重或缠绵。

二、络病辨证当分气血脏腑

络主血。络脉既是血液为机体提供营养物质的通路，又是邪气致病的一个场所。邪入于络，既可使络中之血病，又可使络中之气病。若邪气闭阻络道，致络中血行不畅，机体失养则可出现疼痛、瘫痪、抽搐等症。若阻滞日久，甚至可形成有形之异物，如疟母、癥瘕之类。

虽然络病以病血者为多，但病气者亦有不少。如叶氏云："寒来喜热汤，发热后反不渴……初病舌白干呕，湿邪中于太阴脾络。湿郁气滞，喜热饮暂通其郁……当薄味缓调，令气分清肃……此病却专伤气分。炒半夏、生益智仁……"此条详细论述了湿邪中于太阴脾络气分之病机特点及治疗法则。

叶氏所论络病，尚有在脏在腑之分。在脏者，属阴。如叶氏云："遇劳，疟发数年，初起即三阴，此伤损已在脏阴之络……""阴疟两月……邪伏厥阴血络……三疟皆邪入阴络……"另如邪气闭阻于心包络，入于肺络，滞于肝肾至阴之络，中于太阴脾络等，皆是在脏络之例。在腑者，属阳。如饮留阳明胃络，少阳脉络阳气燔灼，太阳积滞日久伤络等，则是邪在腑络之例。邪在脏络，"汗下为忌"；邪在腑络，则任宣解清下。

三、络病之治皆以通络为本

络脉为病,无论新病、久病,也无论其在脏在腑,或在气在血,其治法皆以"通络"为本,但用药又各有不同。叶氏"通络"之具体方法颇多,本文将其归纳为广义通络法与狭义通络法两类,兹分述如下。

1. 广义通络法 叶氏广义之通络治法是指一切对络脉具有疏通、宣达、松解作用的治疗方法。用药以辛味为主,但不废甘、苦、咸味,如辛通瘀滞、辛香缓通、苦辛芳香通络、辛咸通络等。通药之性或寒,或热。性寒者通络中阳邪之阻,性热者通络中阴邪之滞。前者如清宣通络,或苦咸通阴等,后者如辛温通络。此类通络法大致有如下三类。

(1)祛邪通络:络因邪闭,邪去则络可自通。从叶氏所治医案可以看出,祛邪通络是叶氏通络法中的重要治法。其具体运用,又可分为以下几种,如:

宣肺通络案:"身重不能转移,尻髀板着……此时序湿邪,蒸郁化热,阻于气分,经腑气隧皆闭,病名湿痹……舌白,不渴不饥,大便经旬不解,皮肤麻痒,腹中鸣动,皆风湿化热,伤于气分,诸经脉络皆闭……宜开宣肺气以宣通,以气通则湿热自走……杏仁、瓜蒌皮、郁金、枳壳汁、山栀、香豉、紫菀。"

降气通络案:"左胁膜胀,攻触作楚,咳痰带血。无非络中不得宁静,姑进降气通络方。降香汁、苏子、茯苓、橘红、钩藤、白蒺藜、韭白汁。"

清肝通络案:"鼻左窍有血,左肩胛臂痛,皆君相多动,营热气偏脉得右虚左数。先以清肝通络。丹皮、山栀、羚羊角、夏枯草、蚕沙、钩藤、连翘、青菊叶。"

宣通络脉案:"脉左清右弦,始觉口鼻中气触腥秽。今则右胁板痛,呼吸不利,卧着不安,此属有年郁伤。治当宣通脉络。川楝子、延胡、桃仁、归须、郁金、降香。"

辛温通络案:"着而不移,是为阴邪聚络。诊脉弦缓,难以五积肥气攻治。大旨以辛温入血络治之(脉络凝痹)。当归、延胡、官桂、橘核、韭白。"

通阳宣行通络案:"湿痹,脉络不通……宜通阳宣行,以通脉络……生于术、附子、狗脊、苡仁、茯苓、萆薢。"

(2)扶正通络:凡久病正虚,邪滞络中,或正气自虚,新邪犯络,其络脉皆虚,补法仅能填络之虚,不能祛蕴伏之邪。扶正通络则正邪两顾,其具体应用及案例如下。

养营通络案:"经(笔者按:指月经)邪不尽,寒热未止,缘疟久营卫气伤,脉络中空乏,屡进补法,仅能填塞络中空隙,不能祛除蕴伏之邪。拟进养营法,取其养正邪自却之意。人参、当归、栀子、生白芍、茯苓、桂心、炙草、远志、煨姜、南枣。"此法虽不用"通"剂,但养营则邪自去,邪去络自通,此即不用通药之通法。

温经通络案:"背寒,短气,背痛映心,贯胁入腰,食粥噎气脘痞,泻出黄沫。饮邪伏湿,乃阳伤窍发。此温经通络为要……川桂枝、生白芍、炒黑蜀漆、炮黑川乌、厚朴、茯苓。"

益气通络案:"胃痛,得瘀血去而减。两三年宿病复起,食进则痞闷,怕其清阳结而成膈。大意益气佐通,仍兼血络为治。人参、半夏、茯苓、新会皮、木香、生益智、当归、桃仁。水法丸,服三钱。"

通补入络案:"三月初五,经水不至,腹中微痛,皆阳明脉络空虚,冲任无贮。当予通补入络。人参一钱,当归二钱,芜蔚子钱,香附子醋炒一钱,茯苓三钱,小茴三钱,生杜仲二钱。""季胁之旁是虚里穴。今跳跃如梭,乃阳阴络空也……大凡络虚,通补最宜……今日议理阳明之阳,佐以宣通奇脉……人参、茯苓、淡附子、生蕲艾、桂枝木、炒黑大茴、紫石英、生杜仲。"

(3)调养通络:对某些特殊的络病,单以药治难效,当用调养之法,使络中之邪慢慢退去,以达到治疗的目的。案如:"壮年下元久虚,收纳气泄,每交秋冬受冷,冷气深入,伏饮夹气上冲,为咳喘、呕吐。疏肺降气不效者,病在肾络中也……绝欲一年,小暑艾灸,静养一百二十天可愈。"

2. 狭义通络治法　狭义之通络治法,亦即叶天士所谓"攻坚垒,佐以辛香"之义,就是用虫蚁之品或牛黄、麝香之类,搜逐血络中之瘀滞凝痰或锢闭之邪。此法主要适用于久病入络者,其病皆在血分。如叶氏说:"盖散之不解,邪非在表;攻之不驱,邪非着里;补正却邪,正邪并树无益。"虫蚁之品升降灵动,最能追拨深混气血之邪,解除阻滞于络脉中之瘀血浊痰,以松透病根,使络脉通利,血行畅达。用药常选水蛭、鳖甲、全蝎、蜣螂虫、穿山甲、蜂房等,有时更配以麝香、牛黄、琥珀、生牡蛎、羚羊角、犀角、鹿角等药。代表方如"周痹缓通丸",由蜣螂虫、全蝎、地龙、穿山甲、蜂房、麝香、川乌、乳香组成;"血络瘀胀丸",由穿山甲、蜣螂虫、䗪虫、桃仁、延胡索、五灵脂、山楂组成;"关通方",由全蝎、地龙、穿山甲、川乌、大黑豆皮组成;"瘕聚膏"(方名皆由笔者加),由生鳖甲、麝香、䗪虫、桃仁、韭白根粉、归须、郁李仁、冬葵子组成。因此类络病病久根深,不易速愈,故叶氏所创虫类通络众方,一般都用丸剂部分用散剂或膏剂,取其"丸者缓也"之意。

此法适应证虽以久病入络,病在血分者为主,但也部分适用于某些新病络道闭阻者。根据叶氏所论,笔者将此法之应用指征,大致归纳如下。

(1) 久病入络类,有下列情况之一者可以采用此法:① 病久而迁延不愈者。② 包块固定,痛处不移者。③ 用一般活血化瘀药而无明显疗效者。

(2) 新病入络类,有下列情况之一,再结合患者全身情况,可以考虑采用或佐用此法:① 新病瘀血或痰瘀互结诸证。② 疟见神昏、谵妄、抽搐、瘫痪诸症者。③ 局部有瘀点瘀斑,或全身弥漫性出血者。

案如:"骑射驰骤,寒暑劳形,皆令阳气受伤。三年来,右胸胁形高微突。初病胀痛无形,久则形坚似梗,是初为气结在经,久则血伤入络……故寒温消克,理气逐血,总之未能讲究络病工夫。考仲景劳伤血痹诸法,其通络方法,每取虫蚁迅速飞走诸灵,俾飞者升,走者降,血无凝着,气可宣通……蜣螂虫、䗪虫、当归须、桃仁、川郁金、川芎、生香附、煨木香、生牡蛎、夏枯草。"

又如:"初病劳倦晡热,投东垣益气汤,未尝背谬,而得汤反剧……胃中灼热,阳土愈燥,上脘不纳,肠结便闭,其初在经在气,其久入络入血,由阳入阴,间日延为三日疟……但仍是脉络为病。故参、芪、术、附不能固阳以益其虚,归、桂、地、芍无能养营以却邪矣。昔轩岐有刺疟之旨,深虑邪与气血混成一所,汗吐下无能分其邪耳。后汉张仲景……制方鳖甲煎丸。方中大意,取用虫蚁有四,意谓飞者升,走者降,灵动迅速,追拔深混气血之邪。故圣人另辟手眼,以搜剔络中混处之邪,治经千百,历有明验。"

以上两例属久病入络应用虫蚁搜剔之例。再如:"夹温热秽浊,填塞内窍,神识昏迷,胀闷欲绝者,须以芳香宣窍,佐牛黄金箔入脏络,以搜锢闭之邪……紫雪丹。"此即为新病入络,应用牛黄以搜锢闭之邪的例证。

综上所述,不难看出叶氏有关络病理论包含了络病的病因、病机、治法和方药等较为完整的内容。其内容丰富,实用性强。通过进一步深入研究和系统整理,使之形成更加完善的系统的络病学说,必将有利于进一步提高这一学说对临床的指导意义,从而有利于对络病临床疗效的进一步提高。

（《成都中医药大学学报》,1995 年第 18 卷第 3 期）

叶天士络病新议

上海中医药大学　　　李孝刚

凡疾病的发生,多自浅及深、由气入血,无论外感内伤,一般多有这种规律可循,故《灵枢·经脉》论经络病有"是动"病和"所生"病之说。《难经》阐述其义,明确指出"是动"病为气先病,"所生"病是血后病。气先病为气滞而不行,血后病为血壅而不濡,说明其由气病发展为血病,从无形之病发展到有形之病的过程。

一、叶天士创络病之说

叶天士对《难经》之学有十分深湛的研究,他把气病及血的理论联系于临床杂病证治,提出了"初病气结在经,久则血伤入络"的精辟论述。叶氏所论络病的范围较为广泛,如由气钝而致血滞,络脉痹窒,败血瘀留而成为癥积、疟母、内疝以及痛势沉着、形坚似梗等证,皆为疾病发展到一定阶段而出现的络病。叶氏对络病的治疗非一般通经理气药而能奏效,而必须以"辛润通络""虫蚁搜剔"之法,又是他把张仲景《金匮要略》旋覆花汤和鳖甲煎丸用药法灵活运用的结果。叶氏所论颇为医林所瞩目,后人都认为络病之说是叶天士在医学上的一大发明,迄今临床医家仍以络病理论指导疑难重症、顽疾的证治。

二、温热之邪初在气分渐入血络

手披叶案,玩读再三,细究络病之说实有深意,我们有必要从更广的视野来对络病理论进行认识和理解。叶氏"初病在气,久则入络"的病机理论,不仅贯穿于杂病证治,而且也与外感温热病有密切联系。这是研究叶天士学术理论中一般所易于忽略的问题。

叶天士阐述温热病的传变大致分为卫、气、营、血四个阶段,所谓"肺主气属卫,心主血属营",以及"卫之后方言气,营之后方言血",正是以初病在气、久必入血的病机理论为基础的,即将通常初见的气分证和渐次出现的血分证更为精细地区分成卫、气、营、血证,这也说明了温热病与杂病其病虽异,其理实同。如叶氏所说的"温热时疠,上行气分,而渐及于血分",这就是温热病"初病在气,久必入血"的情况。当然,我们对这里所说的"久必"二字,应当灵活而全面地来理解,因为无论温病或杂病,实际上有许多未必是病入血分。而且,温热阳邪,传变最速,所以,这"久"字也不可机械地理解为日久。总之,其寓意是说明"气分热邪未去,渐次转入血分",这种病机转变对于各种温热病均无例外。例如叶氏论风温谓:"肺位最高,邪必先伤,此手太阴气分先病,失治则入手厥阴心包络,血分亦伤。"指出了风温病是先伤气,后伤血;论暑热亦说:"暑热邪伤,初在气分,日多不解,渐入血分。"说明暑热之邪亦多由气入血;论湿温则认为:"斑疹隐现,是温湿已入血络。"可见湿温之邪也由气分延及血络;又论疫疠说:"吸及疫疠,三焦皆受,久则血分渐瘀。"可见疫疠之邪久延也可致络瘀。

必须做进一步探讨的是"温邪上受"后,是怎样从气分传入血络的?我们求索于叶案,也不难发现许多明确的论述。在这些论述中,叶氏指出,气分之邪,一则由肺络而深入,分别从三焦而延及。如《临证指南医案·温热门》王案所载:"吸入温邪,鼻通肺络,逆传心包络中。"就是温邪上犯肺气后,继而由肺络深入心包络的传变情况。至于邪在三焦气分,则多由经而入络导致络病。如叶氏所说"夫热邪、湿邪,皆气也,由募原分布三焦,营卫不主循环,升降清浊失司,邪属无形,先着气分……但无形之邪久延必致有形,由气入血,一定理也"。

温热病邪由气分深入血络之后,往往由于感邪的多少、正气的强弱,以及部位的浅深,而表现出轻重不一的营分、血分病状。或"始而入肺为咳喘,继传膻中则呛血",或"斑疹隐现",或"逆传心包络中,痰潮神昏",或"夏月热久入血,最多蓄血一症",或"热病之瘀热,留络而为遗毒"。凡此种种,多因温热之邪由气分入侵血络所致。

三、温邪入络的治疗

对于络病的治疗，在杂病方面，叶氏有辛润通络、辛温通络及辛咸通络等法，以《金匮要略》旋覆花汤为基础，加入归尾、桃仁、降香、泽兰、郁金、苏子等品，并根据寒热之性，或投入温，或予以清。倘若络邪胶固，癥瘕内结，则每取飞升走降的虫蚁类药物，赖以搜剔络邪。然而，由于外感温热病的特殊性，所以对温邪入络的疗法，自然有所不同。众所周知，温热之治，固当清热为主，但在入络之际，则"直须凉血散血"，如生地、牡丹皮、赤芍药等品。动血、出疹、发斑，则是温邪入于血络的重要症状，内闭神昏，其实也是邪陷血络所致。不过，这是指包络而言。叶氏认为"既入包络，气血交阻"，治疗此证，当宗喻嘉言"芳香逐秽宣窍"，而用"芳香入络法"。同时，叶氏还指出："上受秽邪，逆走膻中，当清血络以防内闭，然必大用解毒，以驱其秽。"其用药则无非牛黄丸、至宝丹、紫雪丹等品，以及犀角、生地、玄参、金银花、连翘之类。如系热入血络，与宿瘀相搏，或热入血室等证，则更以琥珀、丹参、桃仁、牡丹皮、生地等化瘀之药以"去邪通络"。

如《叶案存真》载录一医案为发热神昏，咳痰呕逆，舌不能言，叶氏认为是"余邪渐入心包络"，以"进芳香入络法，万氏牛黄丸"。又如《叶天士先生方案真本》有验案为"暑热多日，深入血中"，药用"犀角、生芍、条芩、生地、丹参、侧柏"，治"邪入血分"，为"热邪凝结血分"，投以"鲜生地、丹参、山栀、银花露、丹皮、玄参、郁金汁、白金汁"。又一医案谓感"时疬湿温"，出现"鼻煤舌缩，耳聋神呆……必渐昏昧"，叶氏认为乃"邪已入络"，药用"犀角尖、元参、银花露、鲜生地、连翘、石菖蒲，又化服至宝丹"治之。

根据如上论述与医案验证，可见温邪入络的治法虽然与杂病有所不同，但其中散血通络一法，却又与杂病的"辛润通络"有相似之处。并且更为相同的是温邪入络的用药，有时也须以虫蚁搜邪。如叶氏治痘疮"客气相混气血"时，用山甲、天虫等搜邪之品，这与明代吴又可以三甲散用穿山甲、䗪虫等品治疗"客邪胶固于血脉"的"主客交"证，用意实同。同样，薛生白治疗"邪入厥阴，主客浑受"所致的"口不渴、声不出，与饮食亦不却，默默不语，神识昏迷"

之证,仿效吴又可三甲散,用醉䗪虫、炒山甲、僵蚕等虫蚁药物以补"辛香凉泄,芳香逐秽"之所未逮。这种病证,由于湿热所伤,气钝血滞,邪不外泄,深入厥阴,故用破滞通络之品去其络瘀,实是温邪深入厥阴血络的一种重要疗法。毫无疑义,吴又可和薛生白二家的理论和治法,可进一步证实叶氏的温邪入络之说的正确性。

由此可见,叶氏治疗外感温热,虽从卫气营血辨证施治,但其病机传变仍不离于"初病在气,久必入血"这一理论,正是叶氏对大多数疾病传变的总体认识。它不仅对杂病,而且对于外感热病的辨证施治,同样具有极其重要的指导意义。

(《中国中医基础医学杂志》,2002 年第 7 期)

论"久病入络"与"温邪入络"

甘肃省中医药研究院　　柴守范
甘肃省中医院　　赵晓丽

"久病入络"理论是我国历代医家不断探索和实践的经验总结。络脉是从经脉支横别出,像树枝状细分,纵横交错,遍布人体上下表里内外,广泛分布于人体脏腑组织之间的网状结构。络脉既是气血运行的通道,也是病邪侵入的途径,络脉病变广泛存在于多种内伤疑难杂病和外感重症中。虽然叶桂的卫气营血辨证和吴鞠通的三焦辨证分别从不同角度补充了张仲景的六经辨证之不足,但仍然未能概括温病极期、后期的许多病理变化。如严重急性呼吸综合征(SARS)后期出现的肺纤维化等,这就需要从温热疫疠之邪对脏腑络脉的影响方面来研究和探讨。因此,研究络脉、络脉病变与外感温热病之间的关系,对指导温病尤其是后期、极期营血分病变的辨证论治有着重要的意义,而且对更清晰地认识外感重症热入营血导致的络脉病变这一重要病机具有重大的临床价值。

一、"久病入络"理论的起源及沿革

"久病入络"理论肇始于春秋战国时期的《内经》，其首次提出络脉概念，初步论述络脉的分布、生理及病理。至汉代张仲景《伤寒杂病论》中创制旋覆花汤、大黄䗪虫丸、鳖甲煎丸等络病代表治疗方药，并首先提出辛温通络、虫药通络等络病治疗原则及用药方法。

清代名医叶桂提出了"久病入络"和"久痛入络"的观点，强调"经主气，络主血""初为气结在经，久则血伤入络""经几年宿病，病必在络"，揭示了内伤疑难杂病以及外感重症由浅入深、由气及血的演变规律，并将其理、法、方、药，广泛运用于疼痛、卒中、积、痹证等病证，形成了系统的"久病入络"学说。

叶氏在其医案中记载了一些因络脉病变所导致的常见病证，如癥积、痹证、中风、虚劳、痛证等，并指出导致这些病证的病因有"血伤之络""瘀热入络""痰火阻络""内风袭络""阴邪聚络""寒邪入络"等；同时记述了一些如因虚风、相火、咳逆、失血、外感客邪等使络脉变动失常所致的"动络"，病邪害及络脉的"入络"，相火燔灼、用药苦辛燥热致络脉受创而致的"伤络"等络脉病理变化。叶氏提出"络以辛为泄"的观点，正如《临证指南医案》所载："用苦辛和芳香，以通络脉。""瘕聚每因脉络不通……治宜辛香通络宣畅气血。"并提出"大凡络虚，通补最宜"，认为络脉病变有虚实两端，从而指出了辛味通络和络虚通补的治疗大法。作为后继者的吴鞠通则继承了叶桂等前代医家络病学说成果，认为"邪气久羁，必归血络"，即新病、初病的病位在"气经"而旧病、久病的病位在"血络"，这与叶桂"初为气结在经，久则血伤入络"的理论一脉相传。吴鞠通在继承的基础上，结合自身的临床实践和体会，进一步指出"久病在络，岂经药可"，并在医案中体现出病在"血络"与"气经"制方用药的不同。林佩琴亦继承叶桂"久病入络""久痛入络"的理论，在痛证、噎膈、痛证等病证中重视运用"久病入络"的理论来指导辨证治疗。

二、卫气营血辨证体系蕴含"久病入络"理论

叶桂所提出的"久病入络"的病机理论，不仅在内科杂病中被广泛应用，

而且对外感温热病的认识及诊治也有着重要的指导意义。他在《临证指南医案·温热》案中指出温邪的传变途径为"吸入温邪,鼻通肺络,逆传心胞络中",事实上,叶氏提出温邪传变的卫气营血理论与络病的"初为气结在经,久则血伤入络"理论有着异曲同工之妙,正如叶氏所说:"温热时疠,上行气分,而渐及于血分。""初病湿热在经,久则瘀热入络。"这说明叶氏提出的指导治疗外感温病的卫气营血辨证体系中亦蕴含着"久病入络"的理论。叶氏将温热之邪的传变分为卫、气、营、血四个阶段,即所谓"肺主气属卫,心主血属营""卫之后方言气,营之后方言血"。正是以初病在气络,久必入血络的病机理论为基础的,即将通常初见的卫、气分证和渐次出现的营、血分证归纳为卫、气、营、血四个阶段,说明了温热病与杂病其病虽异,其理实同,与其内伤杂病的"初为气结在经,久则血伤入络"的"久病入络"理论实质是相同的。事实上,"久病入络"的"久"是相对概念,含有渐次、逐渐出现的意思,而非仅指时间上的长短。叶氏的温热之邪深入营、血分的"内陷心包络""耗血动血"等病机变化,实际上是将"无形之邪久延必致有形,由气入血"的理论运用于外感温热病的诊治中,阐明了温病中由早期功能性改变的卫气分阶段发展到器质性损伤的营、血分阶段的过程。由此而观,并非只是内伤杂病"久病入络",新感温热之邪亦可致病。作为叶桂学术继承人的吴鞠通积累了丰富的用药经验,将叶桂的"久病入络"理论扩展运用到新感温热病的辨证治疗当中。从吴鞠通验案看,他对温邪入络的论述已相当丰富,可以说是理、法、方药俱备。

三、温邪亦可入络,卫气营血
各阶段皆可见络脉病变

经脉是人体运行气血的主干,而络脉是附属于经脉的立体网状系统。人体络脉虽庞大繁杂,却具有明显的细化分层的特点。首先从十二经脉分出十二别络,加上奇经的任脉和督脉别出一络,再加上脾之大络,称之为十五别络或十五大络,有固定的分出部位和循行路线。十二经别络从体表络穴分出后,走向相表里的经脉,为从经脉分出的络脉的一级分支;又逐层细分为系络、缠络、孙络等网络层次,在络脉的最末端孙络与孙络之间还有缠绊相互沟通联系,从而构成了遍布全身的网状系统结构。如喻嘉言在《医门法律·络

脉论》中所述："十二经生十二络,十二络生一百八十系络,系络分枝为一百八十缠络,缠络分枝连系三万四千孙络,孙络之间有缠绊。"络脉在空间分布上亦有一定的规律,分布在体表或者在外可视的黏膜部位的络脉称之为浮络或者阳络,而循行于体内布散于各个脏腑的络脉称之为阴络。如张景岳在《类经》中所言："以络脉而言,则又有大络、孙络,在内、在外之别,深而在内者,是为阴络……浅而在外者,是为阳络。"这样,阳络在外,经脉在中,阴络在里,形成了人体经络系统以"经"为主干的系统,在外通过络脉实现其与筋肉、皮肤的连属,在内通过络脉实现其与脏腑的连属,从而组成了一个包括"外(体表阳络)—中(经脉)—内(脏腑阴络)"三个层面的空间分布。病邪的传变一般是由阳络至经脉,由经脉至阴络乃至脏腑之络,渐次深入。

人身中凡是营卫气血流行、会聚、出入的道路和门户,也是邪气侵入、流传、舍止、外出的道路和门户。络脉系统既是气血运行的通道,也是病邪侵入的通路。由于络脉迂曲细小,各种致病因素留滞于络脉则容易影响络脉中营卫气血津液的运行、输布及渗化,从而导致络脉瘀滞,痹阻不通,因此络病广泛存在于多种内伤疑难杂病和外感重症中。络病并非独立于其他疾病的一个病种,而是多种疾病病程中出现的一种病理状态。不仅内伤杂病可以"久病入络",从外感受温热之邪所致温病也可逐渐深入脏腑阴络,导致脏腑络脉的病变。温病是因人体感受温邪而引起的以发热为主症,易于化燥伤阴为特点的急性外感热病,包括多种外感急性热病,如温热类的风温、春温、暑温、秋燥、冬温、温疫、温毒、大头瘟、烂喉痧等,湿热类的湿温、伏暑、湿热疫、霍乱等。温病具有发病迅速,病情较重的特点,而且在病变过程中易引起各脏腑的功能障碍和实质损害,出现神昏谵语、动风痉厥以及各种出血等严重症状,甚至导致死亡或者遗留严重的后遗症。温病病程中出现的这些病变与络脉的病变是紧密相关的。络脉系统是经络系统的有机组成部分,因此络脉的生理功能与经脉密切相关、息息相通,具有运行血气、营运阴阳、渗灌濡养、络属脏腑肢节等功能。因络脉具有独特的生理结构,络体细小,呈网状交错,遍布机体内外,广泛分布于脏腑组织间,且温热之邪为阳邪,具有传变入里迅速、易化燥伤阴等特点,故外感温热之邪较其他病邪更易客于络脉,且邪入络脉,易入难出,从而影响络中气血的运行及津液的输布,致使络脉瘀滞、渗灌失常从而形成络病。

由于感邪性质的不同,在温病的卫气营血各阶段皆可见络脉的病变。卫、气分阶段多是温邪侵袭肺络,并郁滞于肺络、肌表阳络,人体正气与之相争的功能性病变过程;而营、血分阶段则是温邪深入脏腑阴络,化热蕴毒,热毒停滞于脏腑之络,伤及脏腑组织实质的器质性病变过程。温邪以络脉为传变途径,深入脏腑阴络,发展到后期、极期营血分阶段,络中之邪化热生火,火热成毒,热毒留滞脏腑阴络。熏蒸心包络,出现神昏谵语;入于肝络,出现痉厥动风;邪热亢盛,化燥伤阴,阴液干涸;煎灼津液,炼液为痰;邪入于络脉,影响络中气机的升降出入,气滞则血瘀,加之血液受到邪热的煎熬,留滞为瘀,形成络脉之内广泛的痰凝血瘀;热盛动血,络脉损伤而致血不循经,会出现吐血、便血等出血症状;热毒、痰瘀留滞于络脉之中,使得气血津液不能正常渗灌荣养脏腑,导致脏腑功能障碍。这些病理变化互为因果,形成恶性循环,如痰凝血瘀的状态会加重络脉的损伤和出血的症状,亦会加速脏腑功能衰竭,而络脉的损伤、出血,脏腑功能的障碍又会加重络中痰凝血瘀的状态,严重者引起全身性的广泛出血、全身性血行瘀滞,或出现气随血脱,阴阳离决的危重证候。

另外,疫疠之气是一类具有强烈传染性的温邪,由鼻窍而入者循气道而伤及肺络,肺主皮毛,毒邪循肺经传至肌表络脉而见恶寒、周身酸痛;肺气失宣,肺气闭郁,气郁为热,顺传阳明,肺胃同病而见持续高热、烦渴、咳嗽、气促、咳痰;肺络受伤则见痰中带血或咳血;由口而入者伤及胃肠之络,胃肠之络功能失常,水谷精微不渗溪谷,则出现呕吐、腹泻臭秽、腹痛,甚则络体损伤而见便下脓血等。若疫毒炽盛,高热不退,毒邪从肺胃之络弥漫周身,甚至由气入血,则见营血分证的症状如神昏谵语、动风痉厥,络脉损伤导致各种出血,或者弥漫于血凝络脉之中导致脏腑功能的严重障碍,引起阳气外脱或者阴阳离决等危重证候。譬如,大头瘟、烂喉痧等常出现局部皮肤的红肿热痛,甚则溃烂或者斑疹,是因热毒停滞络脉,导致络脉损伤,败腐组织所致。

四、讨 论

叶氏卫气营血辨证体系中亦蕴含着"久病入络"的理论,即温邪亦可入络。卫、气分阶段络脉病变主要在气经,涉及体表阳络、气络,而极期和后期温邪深入营、血分阶段则以脏腑阴络病变为主。事实上,温病病程中所出现的因热毒停滞络脉所引起的络脉瘀阻、络脉损伤,从而出现广泛的络脉之内的气滞、痰凝、血瘀和出血并引起阳气外脱、阴阳离决的临床表现和现代医学的感染性疾病中的微循环障碍相类似。因此,叶桂提出的血分证治疗以"凉血散血"为主,以清热解毒和活血通络为主的治疗大法,至今对认识和治疗感染性疾病具有重要的指导意义。

(《西部中医药》,2013 年第 26 卷第 11 期)

久病入络学说的内涵及生理功能简释

广州中医药大学　　　孙良生　余海彬

"久病入络"学说是清代名医叶桂学术思想的一大特色,是叶桂在长期的临床实践中的一个创见,是对中医理论的发展。清代叶桂集先贤之大成,广泛用之于临床,屡试不爽,获效甚著,并经过长期的医疗实践才总结出"久病入络"的学说。那为什么"久病入络"的学说历经沿用直至今天而不衰呢? 说明它极具生命力和学术价值。故本文试从以下几个方面进行探讨,略述个人的一些浅识。

一、"久病入络"的"络"的内涵

虽然"久病入络"的学术思想萌芽于春秋战国时期的《内经》,但一直以来,历代医家对"络"的含义都不是十分明确,未形成一个较明确的认识。因为对络的"名不正",则"言不顺",历代医家未能很好地用之于指导临床,直至叶桂才广泛地应用于临证中。

1. "络"的含义　络者,络脉也。在《内经》中论述络的含义主要有以下几种：一是泛指各种络脉，如网络状的、无处不到、无处不在的络脉，包括经脉的别络、络脉、孙络等，即是广义的络脉，是经脉之外的"络"。《灵枢·脉度》："经脉为里，支而横出者为络，络之别者为孙。"《医学真传》："夫经脉之外，更有络脉，络脉之外，更有孙络。"二是指狭义的络脉，即十五别络，是从十二经脉别出的络脉的干线部分，再加上任、督两脉的络脉和脾之大络。《素问·调经论》："风雨之伤人也，先客于皮肤，传入孙络，孙络满则传入络脉，络脉通则传入于经脉。"三是连络之意。《灵枢·经脉》："肝足厥阴之脉，起于大指丛毛之际……抵小腹，挟胃属肝络胆。"另外，在《灵枢·百病始生》："阳络伤则血外溢，血外溢则衄血；阴络伤则血内溢，血内溢则后血。"这表明络尚有阴阳、表里、脏腑之分，在里在脏谓之阴络，在表在腑谓之阳络。《血证论》曰："阴络者，谓躯壳之内，脏腑、油膜之脉络。""阳络者，谓躯壳之外，肌肉、皮肤之络脉。"在叶桂的《临证指南医案》中有"肝阳直犯胃络""肝络凝瘀胁痛""病经数载，已入胃络"等的记载，另外尚有"脾络""肾络"的描记，说明络还有脏腑之分。

2. 络脉的分布　络泛指各种络脉，其分布遍及全身上下表里内外，真可谓无处不到，无处不在，故络亦有网络之意。其广泛分布于脏腑组织之间，从大到小，从里到表，从脏到腑，纵横交错，形成一个满布全身内外的网络系统，弥补了经脉线性分布的不足，是脏腑内外整体性协调联系的重要结构。喻嘉言《医门法律·明络脉之法》："十二经生十二络，十二络生一百八十系，系络生一百八十缠络，缠络生三万四千孙络。自内而生者，愈多则愈小，稍大者在俞穴肌肉间，营气所主，外廓由是出诸皮毛，方为小络，方为卫气所主。"综上所述，络脉不仅体表有之，内脏亦有之，浅部有，深部亦有，它遍布全身，通彻各处，内外表里无所不至。

二、"络"的生理功能

络既然泛指各种络脉，根据其生理特点，其主要的生理功能有：

1. 联络脏腑，沟通表里肢窍　《灵枢·海论》指出："夫十二经脉者，内属于腑脏，外络于肢节。"缘于络脉网络样的特点，络脉加强了十二经中表里两经的联系，也使得人体的五脏六腑、四肢百骸、五官九窍、皮肉筋骨等组织器官得以沟通，以保持相对的协调与统一来完成正常的生理功能。在冯兆张的《锦囊秘录》中云："络脉者，本经之旁支而别出以联络于十二经者也。本经之脉，由络脉而交他经，他经之交亦由是焉。"

2. 气血精微物质运行的通道，以濡养全身　《灵枢·本脏》指出："经脉者，所以行气血而营阴阳，濡筋骨，利关节也。"《灵枢·玉版》："胃者，水谷气血之海也。海之所行云气者，天下也；胃之所出血气者，经隧也。五脏六腑之大络也。"《锦囊秘录》："经脉者，行血气，通阴阳，以荣于身者也……人身之气，经盛则流注络，络盛则流注于经。得注固流，无有停息，昼夜流行，与天同度，终而复始……"正是络脉的沟通，才实现了络脉贯通营卫，环流经气，渗灌气血以"内灌脏腑，外濡腠理"。清代程文囿《医述》："人身有经，有络，有孙络，气血由脾胃而渗入孙络，由孙络而入各经大络，而入十二经。"清代黄元御《素灵微蕴》曰："水谷入胃，脾气消磨渣滓下传，精微上奉，化为雾气，归之于肺，肺司气而主皮毛，将此雾气，由脏而经，由经而络，由络而播宣皮腠，熏肤充身泽毛……阴性亲内，自皮而络，自络而经，自经而归趋脏腑。"由此可知，络脉渗灌气血津液具有双向，既可使经脉中的气流溢于络脉，并可通过络脉散布于脏腑腠理之中，又可以汇聚散布脏腑腠理之中的气血渗入络脉而入经脉。此外，络脉尚有其他各种生理功能。综上所述，可见络脉在全身气血津液精微的运行和沟通全身表里内外联系中起到举足轻重的作用。如果病久必然会导致络脉的生理功能失常，从而引发一系列的证候。

鉴于以上的认识，可知络脉实乃气血津液输布贯通的枢纽和要道，在人体中具有非常重要的作用。由于络脉是沟通表里内外的桥梁，又是气血运行汇聚之处，故也成为外邪入侵的通路和传变途径。

三、久病入络的学术思想

久病，即痼疾，是与外感、新病相对而言，应当是指一些缠绵难愈，病程相当长的慢性疾病，包括今天所说的疑难杂症。那为什么久病会入络呢？这是由络的生理特点和机体疾病因素两方面决定的。

一是由上可知，络在生理上具有多层次性、广泛性、网络性，以及络脉双向流动和满溢灌注的特点。络脉广泛分布于全身内外表里，是联系沟通表里内外,运行气血津液精微的隧道,故当病邪入侵时,在病理上,很容易成为外邪入侵或久羁之所。《灵枢·百病始生》曰:"是故虚邪之中人也,始于皮肤……留而不去,则传入于络脉,在络之时,痛于肌肉,其痛之时息,大经乃代,留而不去,传舍于经……稽留而不去,息而成积,或着孙络,或着络脉。"另一方面,络脉细小狭窄,气血津液在其中运行缓慢,这就决定了它在病邪入侵时,易于瘀滞而导致留邪于络而成络病,甚或变生他证。由于络脉既是气血的通道,又有深浅的不同,所以在病位上除了血络之外,还应该包括病邪久伏久羁于体内的深隐的位置。叶桂在《临证指南医案》一书中就提到"肝络""肾络""脾络"的描述,并且在治疗时就多选用虫类通经走络活络的药物,以"取虫蚁迅速飞走诸灵"来"松透病根",这是普通药物所不能达到的地方,是指病邪深居隐伏久羁之所。故叶桂所指"久病入络"的"络"应当是指脏腑深部的络脉,是普通"药所不及"之处。叶桂认为,久病入络是"散之不解,邪非在表;攻之不驱,邪非在里;补正驱邪,正邪并树无益","邪与气血混成一所,汗吐下无能分其邪",这均说明久病入络的络是体内深部隐伏之所,非一般药物所能到达的病所。

二是机体疾病因素的影响。中医认为,疾病的发生,邪气是发病的重要条件,即《素问·金匮真言论篇》所提到的"邪气发病"观点,而正气不足才是发病的内在因素。正气充足,卫外固密,病邪难以侵犯人体疾病则无从发生,正所谓"正气存内,邪不可干",只有当正气虚弱,外邪才会趁虚而入。《医学真传》:"脏气不足,病在脏;腑气不足,病在腑;经脉不足,病在经脉……正气内虚,而淫邪猖獗,是病皆从内生,岂由外至?"另一方面,"邪之所凑,其气必虚",邪气的入侵,必然又会消耗机体的正气,正气虚衰,不足以抗邪外出,又必然会招致更多的邪气,包括外邪六淫和内生的病邪(如痰饮瘀血等)。如此恶性循环,病邪久羁不去,必然会深入于机体内部深处,正所谓"最虚之处,便是容邪之处",机体正气大亏,脏腑内伤虚损,各种生理功能失调,因虚致瘀致痰,痰瘀交结,而痰瘀亦会随着气机的运行通过络脉流布于全身,阻滞停于全身的各个部位,上至头目,下至足,无处不到,形成很多怪病。"怪病多由痰作祟",如痰随络阻于咽喉,可见咽喉中如有物梗阻的"梅核气"。名医秦伯未在《清代名医医案精华》也提到"久病必瘀闭","经年累月,外邪留着,气血皆伤,其化为败瘀凝痰,混处经络"。叶桂《临证指南医案》:"初为气结在经,久则血伤入络。"如此种种，最终而导致络脉空虚，痰瘀阻滞，从而百病丛生，久病而入络。

雷氏认为，络病的病机病因主要是"滞、虚、毒、伤"。其实，久病入络的病因病机不外乎是虚实两端，或因实致虚，或因虚致实，虚实错综复杂，从而导致久病入络的难治性和缠绵性。

1. 久病入络的临床特点　由于久病入络病因病机的复杂性，病位的广泛性和多层次性，所以，它的临床症状也是多种多样的。孙氏认为，久病入络有典型体征，主要有：痛、痞闷不舒、癥瘕、宿痰、结聚、疟母、血色紫或黯黑、脉涩等，应该还有病程长、迁延难愈的特点。郭子光也认为，久病入络的临床特点，至少有三个方面，即"病久顽固不愈，有固定疼痛部位或包块，较为固定的发作性症状，一般活血化瘀或缓解症状的药物无效或效果不明显"。刘氏认为，久病入络的典型表现有疼痛、包块、闷胀、出血、寒热、发黄、肌肤甲错或面目黯黑、青筋暴露或皮间有血缕赤痕、脉涩舌质紫暗或有瘀点。喻嘉言《医门法律》云："至络中邪盛，则入于营矣，故曰络盛则入于经……若营气自内所生诸病，为血为气，为痰饮，为积聚，种种有形，势不能出于络外。故经盛入络，络盛返经，留连不已……用药之际，不加引经透络，功效羁迟，安得称良工也？"

由以上可看出，久病入络的临床表现多与瘀血的特点相似，这是缘于络是气血津液运行的通道。但久病入络的"络"不单是这样，还应该包含着经络之气的含义，故其临床表现不应该简单理解为瘀血证，还应该包括一系列特定的其他症状，如失眠烦躁等精神症状。

2. 久病入络的治则　由于久病入络必虚，多痰多瘀，痰瘀交结，凝聚于络脉，乃至全身各处，故在治疗上以疏通络脉、驱邪为第一要务。既要驱邪，又要扶正，攻补兼施，才是万全之策。王明芳认为久病入络，多痰多瘀，无论是否见到脉络瘀阻或出血，或有无痰浊之象，均需治血治痰。叶桂在《临证指南医案》中提到："积伤入络，气血皆瘀，则流行失司，所谓痛则不通也，久病当以缓攻，不致重损。""通补最宜。""柔温辛补。""考仲景于劳伤血痹诸法，其通络方法，每取虫蚁迅速飞走之诸灵，飞者升，走者降，血无凝着，气可宣通，与攻积除坚，徒入脏腑者有间。"并且，叶桂强调"络以辛为泄""久病在络，气血皆窒，当辛香缓通""勿投燥热劫液"。概而言之，久病入络的治疗始终要贯穿一个"通"字,并且同时不忘扶正,"久病入络,宿邪缓攻"。

四、应用与结语

总之,久病入络学说是中医学理论中较独特的重要理论,它来源于临床实践,又指导临床实践,在临床上广泛应用,对拓宽临床辨证思路和临证用药起到了很好的理论和实践指导作用。经查阅文献资料,该学说理论被广泛应用于临床各科,涉及消化系统(主要是胃病和肝病)、运动系统(主要是关节、脊椎疾病方面)、泌尿生殖系统(主要是前列腺和肾病等)、内分泌疾病(如糖尿病的并发症:糖尿病的周围神经损害,糖尿病足病等)、中风、血液系统,还有眼科的眼底病变和其他的内科疑难杂病等多种系统疾病的治疗。如王明芳用之治疗眼科疾病,郭子光运用它治疗多种疑难病证,每获良效;张氏用之治疗糖尿病周围神经病变(DNP),都给中医治疗慢性疾病和一些疑难杂症开辟了新的治疗方法。同时,它也是叶桂对中医病机理论的发展。所以,深入研究该学说,可有助于我们加深对疾病本质的认识。故雷氏、史氏研究认为,它与现代医学的微循环有密切关系,雷氏认为,血管内皮损伤可能是络病病变的病理基础。

毛氏认为,络脉起运行气血,输精排浊的作用,是气血循行通道,与小(微)动脉—毛细动脉—小(微)静脉之微循环结构相似;红细胞的变形能力降低可导致血液流动性的降低,血阻增大,微循环的功能障碍;认为红细胞变形与"久病入络为瘀"的发生发展表现出某种内在联系,红细胞能力降低导致久病入络血瘀证,微循环障碍及血流变性异常是久病入络的重要病理基础。徐氏等经过对 409 例"久病入络"患者的血瘀证调查和微循环检测发现,"久病入络"患者血瘀证与球结膜微循环障碍改变有一致性,故认为"血瘀"可能是"久病入络"的病理基础,微循环障碍可能是"久病入络"的病理实质等。但不管怎么样,久病入络的理论来源于临床,也应该用之于指导临床,在临床中实践发展,从而不断丰富和发展中医的理论。

(《中医药学刊》,2004 年第 22 卷第 10 期)

当代著名医家对叶天士络病学说的继承和发展

上海中医药大学　　李果刚　茅　晓　费兆馥

朱　勇　王　欢

　　络病是指因寒、暑、劳形，嗔怒动肝、七情郁结等致气血阻滞，日久邪入脏腑经络成为较为难治的络脉病变。因此在治疗上形成了相对应的通络法，即疏通络道法，为清代叶天士首创。络病学说是伴随着经络学说而发展起来的，其形成与古代解剖学知识不无关联，它是整个中医辨证体系中不可或缺的一环，是中医从宏观辨证向微观辨证深化的一个过程，受到历代医家的重视和推崇。现有资料研究表明，当代医家在某一领域有突出成就者，多为叶天士络病学说的勤奋实践者，并将其发扬光大。20 世纪以来，中医界名家辈出，可谓群星璀璨，他们之中如章次公、孔伯华、程门雪、黄文东、岳美中、黄一峰、颜德馨、邓铁涛、任继学、朱良春、何任、焦树德、奚九一、朱南孙等，在现代科学发展观的影响下，将络病学说和通络理论在临床各个领域中进一步拓展。络病学是中医学说自身发展的重大突破，络病治疗正在向形成具有理、法、方、药完整的科学理论体系迈进。

一、络病学近代发展的历史机缘

　　中国医学延及清代，临床医学有很大发展，温病学说趋向鼎盛，医学专题和疑难杂病研究日趋深入。一方面，清朝统治者倡导的繁琐考据之学，使尊经复古之风盛行，学术研究经常囿于引经据典，但许多医家对古医籍的收集和编辑，为保存、研究和整理中医学文献做出了积极的贡献。同时西学东渐，西方医学的输入，对中医学也产生了一定的影响，从而出现了"中西汇通"的思潮，恰如秦伯未所说："咸、同间西学输入，医风又一变。"中医界的先知先觉者们逐渐摒弃疆域之见而容纳西说，或取其脑说之新，或善其解剖之精，于是催生了不少新的学术观点和见解。当代的络病学研究正是在这一背景下逐步发展起来。

20 世纪以来,当代中医学家借鉴现代医学科技发展的新成果,对疾病本质的认识较前辈先贤有了极大的跨越。他们在广泛临证基础上,运用辨证论治的思想更为娴熟,使辨证论治的思维进一步深化。尤其对一些难治性疾病,在向深层次探索中自觉运用叶天士的络病理论,取得令人瞩目的成果,使中医基本理论和临床实践更加紧密地结合起来。

二、络病病因学认识的纵深发展

《内经》提出经脉、络脉"联骸络身",在病理上必有其内在规律,叶天士据此创络病学说。有关络病的成因,叶天士在《临证指南医案》中指出:"凡寒、暑、劳形,嗔怒动肝、七情郁结等皆能致气血阻滞而伤人经络。"由于外邪导致气血运行的异常而致病,当代医家在此基础上对络病病因学的认识从临床各科方面又有了纵深的开拓。诚如邓铁涛所言:瘀血阻滞络脉引起的"病症甚为广泛,跌打损伤、温热病乃至临床各科疾病都有血瘀之证"。

岳美中对于泌尿系统结石的疾病,从中医内科角度总结了一整套辨证论治经验。他认为泌尿系统结石的形成机制,在于"阴阳偏盛""气血乖和"与"湿热交蒸",同时又存在地方水土因素。肾脉经络之瘀血菀积太深太久,浊气无所泄而成结石。临床上要根据患者具体情况,进行辨治。

焦树德认为中风初期,痰瘀阻络致口眼歪斜、半身不遂与西医学缺血性脑血管病、出血性脑血管病等颇为相似。其病因以风、火、气、血、痰最为多见,可互为因果,标本转化。在治疗动脉阻塞、静脉血栓等方面,奚九一认为邪实为主要致病因素,导致瘀血留滞络脉,使脉管闭塞不通,最后形成脉管损伤及缺血或瘀血组织反应的发病机制。如《内经》所云:"邪客于毛皮,入于孙络,留而不去,闭塞不通,流溢于大络而生奇病。"阐明了邪留脉络,由小到大闭塞的病机演变过程。

对不孕症的治疗,朱南孙指出:如久婚未孕,多为气虚鼓动无力,胞脉阻滞,或房事过甚,热瘀交阻,冲任阻塞所致。说明冲任脉络的瘀阻是发病的根本原因。

任继学按中风病因分类有三:一为瘀血病生于脑髓,血脉痹塞,经络空虚,或某些细络阻厥,发为缺血性中风。二为脑髓失养,血脉受损,病变多刚少柔，脉膜脆而不坚，经气内收，气血邪气暴张，络伤脉裂，血渗溢脑髓为出血性中风。三为脑髓病微，血脉损而小，经络伤而轻，则气血逆乱，脑髓络脉能通，为小中风。

当代医家在临床实践中的成就，缘于对络病病因学认识的纵深发展，诚如《灵枢·经脉》所言："经脉者，所以能决死生，处百病，调虚实，不可不通。"

三、络病辨证新意迭现

当代医家将先贤"注重整体、功能、直觉"的思维方法发挥得淋漓尽致的同时，亦融合了现代医学注重分析、结构、实证的思维方法，并把辨证和辨病有机地结合起来。他们意识到，疾病发展过程中，一旦久病入络，它就预示病情向纵深、胶滞、缠绵的方向发展。祛邪既然不可速胜，就从临床的不同角度向络病发起攻坚战。

叶天士在《临证指南医案》中指出，络病的临床表现为"痛势沉着，形坚似梗"。《临证指南医案·胃脘痛》顾氏案："病属肝厥胃痛，述痛引背胁，是久病络脉空隙，厥阴热气因情志郁勃拂逆，气攻乘络，内风旋动袭阳明，致呕逆不能进食。"在叶天士对络病辨证奠定的基础上，当代医家意识到不同的脏腑久病入络以后会有不同的表现形式。对络病辨证从深层次多角度观测，创新思维由此而产生。

程门雪对久病咳喘的辨证经验是：痰热阻塞肺络者，不一定表现在苔，尤应注意脉象，右寸滑大，乃为的据。盖肝司左升，肺主右降，升降失度，治节不行，所以发为咳喘。右寸滑大，知为肺实之外，还要按其两尺，两尺虚弱，乃为上实下虚之证；两尺不虚，则是实证无疑。

黄一峰在脾胃病研究方面强调中焦气机运动理论，着眼于调整脾胃之气机，同时兼顾肺之宣肃功能，以顺其升降。所谓"怒则气上""悲则气消""思则气结"，七情之气，首先伤肝，致肝气郁结，横逆犯中，造成脾胃升降失常而导致"气滞"，即气郁化热、化火、生湿、生痰、血瘀、食积等所谓"第二病因"的产生，进而造成恶性循环。因此脾胃病在很大程度上可以说是气滞所致，气滞乃为络病变化的关键，脾胃气机不畅宜调理之。

颜德馨在疑难病辨证方面提出久发、频发之病从瘀，奇证怪病从瘀，久虚赢瘦从瘀,久积从瘀,常法不效者从瘀。主张以化瘀通络为大法,并结合症状、体征、实验检查总结出一套临床瘀血阻络指征。

任继学对风中经络的歪嘴风辨证有独到的见地,其兼证为肢体关节不适,恶风,自汗,或暂短微热,小便清长,头晕颈酸,舌淡红,苔薄白,脉多浮弦之象,他将此病辨为贼风客经络证。他认为颜面之病多由正气虚于上,营卫之气虚于经络与筋膜之内,外有六淫之邪……乘虚内侵……多由风府、翳风与腧穴处或筋之膜络侵入经络。

奚九一将络病不同病因与不同病理过程分期,按阶段辨证,重点突出邪与正属性的辨证,创立了"因邪致瘀,祛邪为先"的脉管病诊治法。临床不断辨证筛选高效的中药新方剂,有的放矢,既辨病又辨证。

当代医家在辨证中能"发皇古意,融会新知",开辟了一条不囿前人之说的创新之路。

四、络病治法各有创新

当代医家在络病治法虽然各有创建,其本质都是通过循证求因,达到治病必求于本的境界。如对络病治疗施药分阶段性;或用蠕动之物,松透病根,直达病所;或通行气血,疏通络道;亦有攻补兼施,顺其升降,表现为辨证论治和辨病论治的完美结合。医学理论的创新,给传统药物运用带来新的空间。他们将藏象学说和神经内分泌学说等相印证,产生了对传统药物的全新理解和运用。

1. 治中风 多管齐下以通孙络。对于中风遗留偏废,章次公认为多由肝肾阴血不足,不荣筋骨,内风袭络所致,并提出两条扼要治法,即营养疗法和恢复神经麻痹。他用何首乌、枸杞子、当归、白芍、牛膝、川续断等以补肝肾、强筋骨,佐以虫药息风通络。

孔伯华治中风,效果卓著。口眼㖞斜为常见中风门中之"类中"者也,他指出:"类中多在经络,肝阳搏击之内风所致,来也速,治之亦速,然用药不当则口目难正,稽留日久,且易再发。"孔伯华常用川芎、桂枝尖、麻黄之类以达孙络,以通微末,取效颇捷。

颜德馨治疗中风,常以癫狂梦醒汤合通窍活血汤,其中每善用水蛭,他认为此证忌补,应疏通络道。水蛭破瘀而不伤正气,力透孙络。颜德馨在中风等老年病防治方面取得良好的疗效。

任继学对卒口僻论治(即歪嘴风,风中经络),其治法是:疏风舒经,活络行滞。取白附子(炮)、川芎、防风、白花蛇、川羌活、红花、络石藤、全蝎、蜈蚣,黄酒为引煎服。任继学治中风病创"以脑髓为病之本,脏腑为病之标"之说,提出经络失和,引发气血逆乱是中风病机核心学说,见血不止血,重用"清""通""化""泄"之法,以和经络、平气血,颇多效验。

2. 肺病 上焦如羽,非轻不举。程门雪对久病咳喘,邪滞肺络的治疗推崇叶天士提出"在肺为实,在肾为虚"的纲领,并结合张景岳所言则更为全面。张氏曰:"实喘者有邪,邪气实也;虚喘者无邪,元气虚也。"在肺为实,实者邪实;在肾为虚,虚者元虚。外感痰浊逗留肺经者,固然属实,而所谓虚喘之本在于肺肾,虚中仍有实。程门雪于临诊进一步提出,肺虚则少气而喘者少,肺虚而夹痰热逗留肺络者多。尽管肺肾两亏,气阴并伤,而见舌质光红,只要咯痰不爽,痰黏腻厚,表示肺中仍有邪在,补中仍当佐以肃化痰热之品。程门雪长于用桂枝,以其入肺经,温通肺络,并以半夏化痰通络。他还用干姜和五味子同捣,温化痰饮,对咳喘的排痰很起作用。程门雪用细辛、五味子、干姜的剂量极轻,他认为"上焦如羽,非轻不举",所以治肺络顽痰诸疾,选细辛、干姜、麻黄等质轻力大者,可谓独辟蹊径,为世所许。

3. 治肝胆病 疏泄与养柔并举。黄疸(阳黄)为湿热之邪,熏蒸于肝胆,氤氲难化,气血不得通利,使胆汁不循常道,溢于肌肤。朱良春常用茵陈蒿汤加味,药用大黄、茵陈、生栀子、蒲公英、决明子等,又常借威灵仙 20～30 g 走窜消克,以收迅速退黄之功。威灵仙有祛风湿、通络脉的引申作用。朱良春治疗慢性肝炎,疏泄与养柔并举。若久痛入络,常用《金匮》旋覆花汤为主方,药用旋覆花、茜草、丹参、泽兰、路路通、参三七等。不效须用九香虫、全蝎等虫类药。他认为虫类药有窜筋透络,开气血之凝滞,对湿热黄疸、慢性肝炎等极有前途。此外尚有豨莶草、石见穿、地耳草随证配伍,亦是治疗湿热黄疸、慢性肝炎极有效的方法之首选。

4. 治石淋 通利水道,行气破血。岳美中对于泌尿系统疾患,从内科角度总结了一整套辨证论治经验。若湿热下注,煎熬成石,治当淡渗利湿、苦寒清热为主。结石不移动者,应大胆行气破血,选用药物如金钱草、海金沙、鸡内金、石韦、滑石、王不留行、牛膝等以推动结石的降下。岳美中认为金钱草促进利胆排石；石韦入肺、膀胱经络，可通癃闭，利小便水道，化泌尿系统结石效果颇佳；枳壳行一身之气，兼通肾络；王不留行善于通利血络，行而不住，且兼有利尿作用，治石淋效佳；牛膝入肾络，通淋涩，引血下行，化肾络瘀阻有良效。

5. 治脾胃病 行治节化胃络之瘀。黄一峰对中焦气机运动理论有独到研究，他在治疗脾胃病时，既着眼于调整脾胃之气机，以顺其升降，同时创造性地提出"增强肺之宣肃功能，对中焦胃络气机的正常运行更有裨益"。他在慢性萎缩性胃炎的治疗中，除了应用传统的理气养胃药物如苏梗、菝葜、炙刺猬皮、陈皮、茯苓、桔梗、木香外，还常用生紫菀，取诸"治节不行，则一身之气皆滞"的理论。他注重理脾胃之气而化胃络之瘀，针对表现为局限性气滞的病例，在健脾的基础上，用升麻以升清阳，木香槟榔丸以降浊阴。在本法的运用上黄氏着眼于"升降"这一点，而不拘泥于药物在其他方面的传统概念，这是黄一峰创造性思想的表现。

6. 治久病头痛 清肝柔肝，虫类搜剔。黄文东治疗各种久治不愈的头痛，根据"久病在血""久痛入络"及"不通则痛"的理论，结合全面辨证，采用相应的治则配合活血化瘀的方法，对一些疑难头痛取得较好疗效。黄文东在治疗持续头痛为主证的病证时，在清泄肝阳、养血柔肝、平肝潜阳诸法中，配合王清任逐瘀活血之法，选用当归、赤芍、丹参、川芎、红花、桃仁等。每获良效。对头痛较剧者，并加虫类搜剔之品，如全蝎、蜈蚣之类，则疗效更佳。

7. 治妇科病 疏肝络之瘀，畅肝络之气。何任擅长以当归芍药散、逍遥丸等治疗妇科久病腹痛。他认为"久痛入络"，当以芍药通调肝气，通络行滞。他在妇科病临证用芍药甚多，寒方、热方、补方、泻方等，几无方不用之，其目的在于畅肝络之郁，舒肝络之气。

8. 治痹证 补肾强筋，化瘀通络。焦树德对尪痹（类风湿关节炎）而出现的肢体变形、关节肿大疼痛、僵化的治疗，常以忍冬藤、络石藤疏通经络；桑寄生等补肾强筋通络；红花活血通络；穿山甲、䗪虫通经活络，搜剔病根。融活瘀通络、化湿疏风、补肾荣筋诸法于一炉，拟定三个基本方剂，取得较好疗效。

五、结　语

络病是疾病演变在空间范畴中的较深的一个层次，与诸多慢性疾病均相关，其独特的病理变化与治则有待我们进一步探究。20 世纪至今，当代著名中医学家在络病的病因学、辨证学、治疗学方面潜心研究，突破前人藩篱，为络病学理论的运用发展奠定了重要基础。

（《辽宁中医学院学报》，2006 年第 3 期）

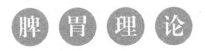

脾 胃 理 论

叶天士脾胃学术思想探讨

广西中医药大学　　　李永亮

　　叶天士是我国清代著名医学家,名桂,字香岩,江苏吴县人(今属江苏省苏州市吴中区),主要代表作有《临证指南医案》《温热论》等。在杂病治疗方面,叶氏重视脾胃的作用,倡导脾胃分治理论,创立了胃阴学说。笔者通过对《临证指南医案》中风、肝风、胸痹、咳嗽、遗精、脾胃、泄泻等章节所载共 285 则医案进行了深入研究,对其脾胃学术思想作一简要探讨。

一、重视脾胃与其他脏腑之间关系,
五脏有病皆可从脾胃论治

　　纵观叶天士《临证指南医案》,在五脏疾病的治疗中,叶氏都很重视脾胃在其中的作用,无论是肝、肺、心、肾或者是脾胃本脏的病变,皆可从脾胃论治,充分体现了叶氏辨证施治的思想。

　　1. 肝病从脾胃论治　　叶天士认为肝为风木之脏,内寄相火,体阴而用阳,其性刚,主动主升,赖肾水以涵之,血液以濡之,肺金清肃下降之令以平之,中宫敦阜之土气以培之,使刚劲之质得为柔和之体,遂其条达畅茂之性。肝属木,脾属土,肝木与脾土有着密切的联系,风木过动则中土受戕,不能御其所胜,可出现不寐不食、卫疏汗泄、饮食变痰等病变,治疗上以六君子汤、玉屏风散、茯苓饮、酸枣仁汤等为主。

　　据统计,《临证指南医案·中风》共 45 则医案,其中 13 则与脾胃相关,占29%。《临证指南医案·肝风》共 37 则医案,其中 6 则与脾胃相关,占 16%。如《临证指南医案·中风》唐案"男子右属气虚,麻木一年,入春口眼歪斜,乃虚风内动";"凡中风症,有肢体缓纵不收者,皆属阳明气虚",认为中风的发生

主要是由中气虚所致,治疗以固卫益气为主,以异功散加减,常用药物有人参、黄芪、白术、甘草、陈皮、当归、天麻、生姜、大枣等。另外,刘案"神伤思虑则肉脱,意伤忧愁则肢废,皆痿象也。缘年高阳明脉虚,加以愁烦,则厥阴风动,木横土衰",亦是因中气虚所致,治疗以培中为主,并指出"若穷治风痰,便是劫烁则谬",常用药物有黄芪、白术、天麻、当归、桑寄生、枸杞、白蒺藜、菊花等。

2. 肺病从脾胃论治　脾胃为土,肺为金,从五行关系来说土能生金,是母子关系,因此说,肺与脾胃密切相关。在《临证指南医案·咳嗽》中,叶氏专门列出胃阴虚、中气虚等所致咳嗽,共计医案 45 则,详细论述了从脾胃论治咳嗽。对于胃阴虚所致咳嗽,叶氏多采用养阴益胃之法治疗。如《临证指南医案·咳嗽》陆案"阴虚体质,风温咳嗽,苦辛开泄,肺气加病。今舌咽干燥,思得凉饮,药劫胃津,无以上供。先以甘凉,令其胃喜,仿经义虚则补其母",叶氏认为此类咳嗽多由胃阴虚所致,治疗以养阴益胃为主,取其虚则补其母之义,常用药物有麦冬、玉竹、沙参、桑叶、甘草、甘蔗等。又如张案"入夏嗽缓,神倦食减,渴饮。此温邪延久,津液受伤,夏令暴暖泄气,胃汁暗亏,筋骨不束,两足酸痛。法以甘缓,益胃中之阴",此案咳嗽亦由胃阴虚而致,治疗用《金匮要略》麦门冬汤化裁,用药有麦冬、沙参、扁豆、大枣、人参等。

对于中气虚所致咳嗽,叶氏多从健运中气入手,用四君子汤、异功散、小建中汤等化裁治疗。如《临证指南医案·咳嗽》高案"甘药应验,非治嗽而嗽减,病根不在上。腹鸣,便忽溏,阴中之阳伤",认为是中气虚所致,治疗以调补中气为主,用药有人参、白术、茯苓、甘草、白芍、大枣等。又如王案"杂药乱投,胃口先伤,已经减食便溏,何暇纷纷治嗽。急急照顾身体,久病宜调寝食",认为亦由脾胃虚弱所致,治疗以异功散加减,用药有人参、茯苓、甘草、陈皮、白芍、山药等。

3. 心病从脾胃论治　心为火,脾胃为土,火能生土,在五行为母子关系,因此说心病与脾胃亦有着密切联系。《临证指南医案·胸痹》共 14 则医案,其中 3 则与脾胃相关。如浦案"中阳困顿,浊阴凝泣,胃痛彻背,午后为甚,即不嗜饮食,亦是阳伤",认为是中阳受损所致,治疗以温通阳气为要,用药有薤白、半夏、茯苓、桂枝、干姜等。又如王案"始于胸痹,六七年来发必呕吐甜水黄浊,七八日后渐安",认为是中焦脾胃阳虚所致,治疗宗《内经》"辛以胜甘"

之法,用药有半夏、干姜、杏仁、茯苓、厚朴、草豆蔻等。

4. 肾病从脾胃论治　肾为水,脾胃为土,肾为先天之本,脾胃为后天之本,脾胃和肾之间是先后天之间的关系,因此说,肾病和脾胃也有密切联系。据统计《临证指南医案·遗精》共载医案 40 则,其中 8 则与脾胃相关,占 20%。如费案"色苍脉数,烦心则遗。阳火下降,阴虚不摄,有湿热下注",认为是阴虚湿热为患,治疗以滋阴清利湿热为主,用药主要有萆薢、黄柏、黄连、远志、茯苓、泽泻、桔梗、薏苡仁等。又如宋案"无梦频频遗精,乃精窍已滑。古人谓有梦治心,无梦治肾。肾阴久损,阳升无制,喉中贮痰不清,皆五液所化,胃纳少而运迟",认为与脾胃有一定的关系,治疗方面固下佐以健中,用药有人参、桑螵蛸、生龙骨、锁阳、芡实、熟地、茯神、远志等。又如某案"冬令烦倦嗽加,是属不藏。阳少潜伏,两足心常冷,平时先梦而遗。由神弛致精散,必镇心以安神。尤喜胃强纳谷,若能保养,可望渐愈",认为此案关键在于患者脾胃功能尚健,尚有药可救,强调了脾胃功能的重要性。

5. 脾胃本病治疗　在对于脾胃本病的治疗上,叶天士根据不同的病证来进行辨证施治。如叶氏认为泄泻多由湿邪为患而致,治疗上重视调理脾胃功能,提出"脾脏宜补则健,胃腑宜疏自清""久泻无不伤肾,久泻必从脾肾主治"的观点。从笔者对《临证指南医案》75 则医案共 94 首治疗泄泻方剂统计来看,茯苓、猪苓、泽泻、白术等健脾祛湿药的运用居首位,可见叶氏对脾胃功能的重视。在治疗方面,对寒湿为患所致的泻下白积、腹痛、小便不利等,叶氏认为是脾胃水寒偏注大肠,用胃苓汤加减。如温案"长夏湿胜为泻,腹鸣溺少,腑阳不司分利。先宜导湿和中,胃苓汤",用药有茯苓、厚朴、陈皮、猪苓、泽泻、苍术、桂枝、甘草等。对于脾胃气虚所致泄泻,则可见气短少气,腹中不和,泄泻等。治疗应先清暑和脾,预防滞下,用药有厚朴、陈皮、甘草、茯苓、泽泻、白扁豆、麦芽、木瓜、山楂、砂仁等,然后以香砂异功散调理善后。

二、倡导脾胃分治理论,创立胃阴学说

1. 脾胃分治理论　脾胃学说创立于仲景,成熟于东垣。李东垣所创立的补中益气汤、升阳益胃汤等方剂至今仍旧在发挥疗效,对内伤杂病的治疗起到了重要的作用。李东垣立方之意在于补脾,因其所处时代战乱频繁,人

民流离失所，多形成脾胃阳气虚衰的证候，所谓"形体劳逸则伤脾"。因此用补中益气汤或升阳益胃汤，以人参、黄芪补益中焦之气，白术健脾燥湿，升麻、柴胡升举下陷之清阳，陈皮、木香理脾胃之气。后世华岫云说："脾胃合治，若用之得宜，诚效如桴鼓。"然而李东垣的立论详于治脾而略于治胃，将脾胃合论，以治脾之药来治胃，不能起到辨证精准、用药精当的效果。因此，叶氏提出脾胃分治理论。

叶天士认为脾为脏，胃为腑，脏腑之体用各有不同。若是脾阳不足，胃有寒湿，则可以用温燥升运之品，遵东垣之法补中益气治之。若脾阳不足，胃有燥火，则不可再用温补之法。叶氏认为："纳食主胃，运化主脾，脾宜升则健，胃宜降则和。太阴湿土，得阳始运，阳明燥土，得阴自安，以脾喜刚燥，胃喜柔润也。"叶氏对"脾喜刚燥，胃喜柔润"这一论述，明确了脾胃分治原则，为胃阴学说奠定了基础。

《临证指南医案·脾胃》中记载了29则医案，其中16则是胃阴虚或胃阳虚所致，其余13则为脾胃同病，治疗方药迥异，充分体现了叶氏脾胃分治的思想。如钱案"胃虚少纳，土不生金，音低气馁"是胃阴虚所致，治疗当清补，用药有麦冬、玉竹、白扁豆、生甘草、桑叶、沙参等。又如王案"素有痰饮，阳气已微，再加悒郁伤脾，脾胃运纳之阳愈惫，致食下不化，食已欲泻"，认为是脾胃阳虚所致，治疗用东垣补中益气法，用药有人参、白术、羌活、防风、益智仁、陈皮、甘草、木瓜等。

2. 创立胃阴学说　胃阴学说是叶氏对脾胃学说的巨献。叶氏认为脾胃当分别而治，若脾胃阳气虚则用东垣补中益气之法，若胃阴虚则不可用之，独创胃阴学说。叶氏认为胃阴虚的成因主要有木火体质患燥热之症，或病后热邪伤肺胃津液所致，临床表现多见虚痞不食，舌绛咽干，烦渴不寐，肌燥熇热，便不通爽等。在治疗上不可以黄芪、白术、升麻、柴胡之类药物，当用降逆和胃之法。在药物选择方面，叶氏遥承张仲景《金匮要略》之旨，以麦门冬汤加减，常用药物有麦冬、沙参、石斛、玉竹、山药、陈皮、白扁豆、粳米、甘草等甘平或甘凉濡润药物，取其轻清养胃之性。后世华岫云说："所谓胃宜降则和者，非用辛开苦降，亦非苦寒下夺，以损胃气，不过甘平或甘凉濡润，以养胃阴，使之通降而已矣。"这是对叶氏胃阴学说的高度概括。

三、小 结

脾胃为后天之本,气血生化之源,脾胃化生的水谷精微,是维持五脏六腑正常生命活动的物质基础,因此说脾胃在五脏之中至关重要,与其他脏腑之间都有密切的联系,五脏有病皆可通过调理脾胃来进行治疗。脾胃学说是中医学基础理论的一个重要方面,创立于仲景,成熟于东垣,发展于叶天士。通过脾胃学术思想的研究及对叶氏脾胃分治理论和胃阴学说的探讨,使我们对叶氏脾胃学术思想有了更加深入的认识,对于脾胃疾病的防治有一定的借鉴意义。

(《四川中医》,2013 年第 31 卷第 9 期)

论叶天士对脾胃学说的发挥与创新

浙江省宁波市中医院　　　王邦才

叶天士(名桂)创立的温病卫气营血辨证论治纲领,为温病理论体系的形成奠定了坚实的基础,他对杂病的生理、病理、治疗亦多有发挥与创见。值得一提的是叶天士创立胃阴学说,提出温通胃阳,以升降为契机,燮理阴阳,阐述脾胃分治之理,对脾胃学说的发展做出了巨大贡献。本文就叶天士对脾胃学说的发挥与创新作如下阐述。

一、阐述脾胃分治之理

叶天士在精研《内经》《伤寒论》的基础上,全面继承前人的学术观点,认为一部《内经》的基本理论无非是说明以胃气为本的道理。他对李东垣《脾胃论》推崇备至,提出"内伤必取法乎东垣""脾胃为病,最详东垣",临证治病也十分重视脾胃,对东垣方如补中益气汤、清暑益气汤等加减化裁,运用娴熟。叶天士高明之处在于对前人经验推崇而不盲从,在继承基础上大胆创新。指出东垣甘温补益脾胃之法,"诚补前人之未备",然"不过详于治脾,而略于治胃";重脾阳的升发,而轻胃阴的滋养;喜升阳温燥,而恶甘寒益胃之剂。结合自己的临床体悟提出了"脾胃当分析而论",认为"盖胃腑为阳土,阳土喜柔,偏恶刚燥,若四君、异功之类,竟是治脾之药,腑宜通即是补"。其在《临证指南医案》中云:"盖胃属戊土,脾属己土,戊阳己阴,阴阳之性有别也;脏宜藏,腑宜通……纳食主胃,运化主脾,脾宜升则健,胃宜降则和。""脾喜刚燥,胃喜柔润。""太阴湿土,得阳始运;阳明阳土,得阴自安。"脾胃功能、特性不同,两者之病,治疗迥异,治脾可宗东垣甘温升发,治胃则宜甘润通降。脾胃分治,确是叶氏灼见。

二、通降治胃,创立胃阴学说

叶天士根据"胃喜润,以通为用,得降则和"的特点,明确指出:"胃宜降则和。"胃属六腑之一,传化精气而不藏,以通降为用。"胃气上逆固病,即不上逆,但不通降,亦病矣。"其学生华岫云在总结先生经验时云:"故凡遇禀质木火之体,患燥热之症,或病后热伤肺胃津液,以致虚痞不食,舌绛咽干,烦渴不寐,肌燥熇热,便不通爽,此九窍不和,都属胃病也……故先生必用降胃之法。"然叶氏治胃之通降法,既不是用辛开苦降之药,也不是用苦寒下达之品,而是另辟蹊径,用甘平或甘凉濡润之品,以养胃阴,从而创立了胃阴学说。叶氏在临床实践中总结出导致胃阴不足的几种因素:素体阴虚或老年津亏,复加外邪,温燥耗劫胃阴;禀赋肝火偏胜,烦劳郁怒,五志过极,化火伤及胃津;五味偏胜,过食辛辣之品,伤耗胃津;药物温燥,伤津劫液。胃阴不足临床常可见虚痞不食,知饥少纳,舌绛咽干,烦渴不寐,肌燥熇热,便不通爽,脉小数等症。治疗上叶氏创立了以下养胃阴诸法:① 甘凉濡润法:此为叶氏养胃阴主法,用于热伤肺胃津液,用麦冬、大沙参、玉竹、生扁豆、桑叶、甘草等,此方被吴鞠通命名为叶氏养胃汤。② 甘缓益胃法:用于脾胃两亏,阴津不足,用扁豆、山药、薏苡仁、茯苓、石斛、莲子肉、粳米等。③ 酸甘敛阴法:主要用于肝火伤胃,阴津耗散,用乌梅、五味子、木瓜、白芍、甘草等。④ 芳化醒胃法：主要用于余热未清，胃阴已亏，用鲜佩兰、香豉、荷叶、生麦芽等。叶氏在运用上述诸法同时，其养胃阴用药还有以下几个特点：临床加减注意药味轻灵；喜用鲜药取汁，如麦冬汁、梨汁、甘蔗汁、生地汁、杏仁汁等；还善用食物之药，如粳米、元米、莲子肉、蜂蜜等，借谷气开胃醒脾，益胃养阴。叶氏创立的胃阴学说对后世影响深远，至今治胃病阴虚者多宗其法。

三、胃分阴阳，通补胃阳

后人对叶天士胃阴学说推崇备至，而不知叶桂对胃气、胃阳的通补亦精到纯熟。叶天士在创立胃阴学说同时，认为胃亦有阴阳，当分而论治，是以对胃气虚，胃阳不足之证，并立"通补胃阳"之法。盖胃为阳腑，司纳食之职，胃气亏虚，消磨无权，每见纳少、脘痞、呕涌清涎，食入则胀，形瘦神疲，脉缓弱等证。临床上叶氏每用大半夏汤以治之，本方出自仲景《金匮要略》，原方以半夏辛燥消痰开结为主，合人参补气生津，甘平而润，佐白蜜甘润而滑，滋燥增液，益胃通肠。本方辛润甘柔，补而不滞。叶氏变通用之，调换主药，以人参为主，半夏为辅，且去白蜜之缓润，加茯苓之淡渗。全方只一味之易，大寓深意，变辛润甘柔为甘淡辛通，使治"胃反呕吐"之方，成为通补阳明之剂。叶氏在此基础上，常参合半夏泻心汤、旋覆代赭汤、吴茱萸汤、麦门冬汤等，出入有序，运用娴熟，皆寓巧思。胃阳之伤，每见口淡乏味，不饥少纳，食入则胀，嗳哕呕吐，便溏，形寒怯冷，脉小濡缓等证。叶氏便用温通胃阳之法，指出："温补宜佐宣通，守中非法。"常用药物如：人参、半夏、益智仁、茯苓、姜汁等。胃阳大伤者，少少酌用淡附子，或加粳米同煎，以阳土不耐辛热也；兼脾阳虚者，加益智仁、高良姜；胃寒停饮者，加丁香、吴茱萸、荜澄茄、桂枝；喉梗、呕恶者，加白豆蔻、杏仁、枇杷叶；脘闷胀者，加枳实、乌药；呕逆心痛者，加大建中汤；若浊阴上干，呕吐食物不化，大便坚闭者，用"半硫丸，温剂中之最润滑者，不但泄浊通阳，抑且下行降逆"。胃之阴阳齐损，益气通阳或甘凉益胃均非所宜，叶氏师承仲景之法，以建中汤通补阴阳，化生气血，并且扩充用之，加参芪名参芪建中汤，则益气之力倍增，是益中宫阳气以生阴也，加归芪曰归芪建中汤，则养营补气之力尤胜。从上可见，叶氏对胃虚证论治理法兼备，可谓前无古人。

四、疾病辨治，重视脾胃

《内经》云："五脏六腑皆禀气于胃。""人以胃气为本。"仲景曰："四季脾旺不受邪。"李东垣《脾胃论》强调："脾胃之气既伤，而元气亦不能充，而诸病之所由生也。"叶氏深受上述思想的影响，在学术上重视脾胃的生理作用，擅于脾胃病证的辨治，同时，他认为脾胃与其他脏腑关系密切，对一切杂病亦多从脾胃立论。如治肺系病证之阴虚久嗽，出现形肉日瘁、食减、自利、腹痛、寒热等症，他认为总由脾胃受伤，气不摄而阴不化所致，不必治嗽清金，只需戊己汤加五味子摄阴足矣；若痰多咳频而食减少气，是土衰不能生金，可用小建中汤或四君子汤加减以培土生金。对不寐辨治，叶氏认为"夜寐不适，脉涩，不能充肌肉。脾营消索，无以灌溉耳"，证属脾胃虚弱不能化生水谷精微滋养全身，叶氏用归脾汤补脾气、养营阴治之。对遗精、淋浊、阳痿等肾系病证，叶氏也重视脾胃后天的培护，提出"固下必佐健中"的理念。

此外，叶氏临床非常重视肝胃关系，认为"肝木宜疏，胃腑宜降；肝木横逆，胃土必伤，胃土久伤，肝木愈横；治胃必佐泄肝，泄肝必兼安胃，治肝不应当取阳明"，治疗上极力主张治胃佐泄肝，治肝可安胃，创立了苦辛酸甘、泄肝安胃法；通阳泄浊、制肝和胃法；辛开苦泄、清肝和胃法；咸苦甘润、柔肝养胃法；清热解郁、益肝扶脾法；潜阳息风、化痰安胃法等肝胃同治之法，主张脾宜补、胃宜通、肝宜疏，脾药甘温、胃药凉润、肝药辛柔。

五、师法先辈，继承创新

叶天士能成为一位伟大的医家，在发挥与完善脾胃学说中做出贡献，对我们有以下启示。

1. 继承性　叶氏聪慧过人，天资高妙，幼承庭训，除熟读经典外，对汉唐宋诸名家所著书籍，无不旁搜博览，他认为"学问无穷，读书不可轻量也"。笔者翻阅《临证指南医案》，叶氏引录历代医家著作就有六七十家之多，可见叶氏读书之广，及博闻强识。他虚心好学，曾师事十七师，能融会贯通。对于脾胃学说，叶天士汲取《内经》《伤寒论》中的精华，对李东垣《脾胃论》中的治法方药能够心领神会，这为他对学说的发展和创新打下了坚实的基础。

2. 创新性 叶天士在继承先辈经验的基础上大胆创新。他创立胃阴学说，提出温通胃阳，以升降为契机，燮理阴阳，阐述脾胃分治之理，可以说是对脾胃学说贡献最大的医学大师。

3. 实用性 叶天士对脾胃疾病精于辨证论治，重临床，重疗效，对前人经验毫无门户之见，能在实践中不断去粗取精。阅读叶案，能清晰地体会到叶氏诊疗技术高超之处，诚如沈德潜所说"桂切脉望色，听声写形，言病之所在，如见五脏症结""于疑难症，或就平日嗜好而得救法，或他医之方略与变通，或毫不予药而使饮食居处消息之"，可谓心裁独出常人外，胸有成竹效如神。对脾胃论治，他指出东垣甘温补益脾胃之法，"诚补前人之未备"，然详于治脾，而略于治胃；重脾阳的升发，而轻胃阴的滋养；喜升阳温燥，而恶甘寒益胃之剂，从而提出了"脾胃当分析而论"的精辟见解。近贤程门雪云："天士用方，遍采诸家之长，不偏不倚，而于仲师圣法，用之尤熟。"

综上所述，叶天士提出的脾胃分治之理、胃阴学说、温通胃阳等观点为当时脾胃学说注入了新的血液，使其趋于完善。这些学术观点对当今临床也有着重要的指导意义。对于现代医学中如代谢性疾病、虚损性疾病、老年病、慢性病、肿瘤等疾病，患者表现全身脏腑功能衰弱，尤其是脾胃功能减退，出现胃纳差、消化弱、机体抵抗力低等症状，叶氏针对脾胃阴阳盛衰调治的理念大有用武之地。

（《浙江中医杂志》，2014 年第 49 卷第 3 期）

胃阴学说初探

江苏省中医院　　周仲瑛

养胃阴法起源于《金匮》，该书之麦门冬汤为养胃阴的方祖，汉后医籍对胃阴学说续有散在的记载，至清叶桂进一步予以比较系统的论述，并分别指出脾与胃的不同特性。他说："纳食主胃，运化主脾，脾宜升则健，胃宜降则和。""脾喜刚燥……得阳始运，胃喜柔润……得阴自安。"从而补充了东垣温补脾阳学说的不足。根据实践体会，脾胃病的虚证，一般均以阳虚为多，阴虚较少，在治疗上亦以温补脾阳为其常规，滋养胃阴仅属变法，但如忽视胃阴的重要性，概以治脾之法治胃，也是不够全面的。为此，对胃阴学说有必要予以专题探讨。

一、胃阴的生理功能

胃阴是胃中特有的一种津液，亦称胃津、胃液、胃汁，是具有消化作用的液体物质，为水谷的精微转化生成，但又是"融化水谷之本"（引唐容川语），故高鼓峰说："胃阴充足则思食。"在正常情况下，胃阴可以化水谷为精微，再由"脾为胃行其津液"，经过运化、吸收、输布，以供养五脏六腑，成为人体的津液、气、血。

一般来说，胃腑受纳和腐熟水谷的功能，主要是靠胃气、胃阳的作用，但必须了解"阳无阴则无以化"。胃阴是能源，胃阳是胃中津液所化之气，胃的阳气与胃阴俱由水谷精微所化生，两者可以相互转化，相互为用，因为"阳得阴助则生化无穷"，胃阳、胃气之所以能腐熟水谷，需要以胃阴为基础。于此可知，胃阴同样参与了对水谷的消化腐熟，如因胃阴不足而致消化功能失职时，则阴虚可以成为病理变化的主要方面。

二、胃阴虚的病因和病理

导致胃阴虚的原因涉及多方面。如外感温邪，内传入里，化热化燥，以致在病的中、后期，邪热耗伤胃津，劫夺胃液，甚则表现胃阴枯竭之候；或因暴吐大泻，而致胃阴消亡。在内伤疾病范围内，可因久患胃病及其他慢性消耗性疾病，长期不能食而致伤及胃阴，亦有因素体肝火偏旺，或情志恼怒，肝气郁而化火，横逆犯胃，以致灼伤胃阴者。如长期恣食辛辣香燥，嗜酒无度，或因病误治，过用辛热、苦燥劫液之药，亦俱属耗伤胃阴的有关因素。

由于胃阴不足,就不能濡润胃腑,融化水谷,而致受纳和消化饮食的作用失常,胃气通降不利。《临证指南医案》案语说"知饥少食胃阴伤也""不饥不食胃汁全亏",明确指出胃阴不足,可致消化功能失职。唐容川说:"胃燥不能食,食少不能化,譬如釜中无水,不能熟物也。"说明其病理变化,是因釜中无水,不能熟物,由此而引起消化系统方面的一系列病候,表现胃阴不足之证。同时因"水谷皆入于胃,五脏六腑皆禀气于胃",胃阴有滋养五脏六腑的作用,如胃阴虚则必致五脏之阴失养,甚至引起整体之阴的不足。

三、胃阴虚的证候表现

胃阴虚的主要证候为:食少乏味,甚则厌食而不饥;或食入胃部痞胀疼痛;或脘中嘈灼隐痛,噫气,干呕,泛恶,口干,口渴,咽燥;或口舌起糜、生疳,大便干燥或便秘,面白形瘦,苔薄欠润;或舌干质红,苔少无津,甚则舌光如镜面,脉细或细数无力。

胃阴虚的兼症其常见者有二:① 兼有虚火,此为胃阴虚而胃火旺,症见脘中烧灼热辣疼痛,嘈心似饥而不欲食,或少食暂安,或见消谷善饥的特殊情况,口渴多饮,口苦口燥,烦热如灼,面部潮红,唇赤,舌质干,色红绛,脉象细数。② 兼有气虚,除见胃阴不足症状外,兼有神疲,气短,音低,口淡,大便不畅,有时欠实,舌光、质淡红,脉象虚涩。

胃阴虚的临床表现,尚与发病原因等因素有关而有所差异。如:胃津不足与胃液耗伤或胃阴枯竭在症状上有轻重之别;温病邪热劫夺胃液,或暴吐暴泻所致者,可见皮肤干皱,口唇焦裂,舌干痿瘪,质光如镜,齿光燥如石,小便不利等;因久患胃病所致者,由于肝胃之间的密切关系,而易互为影响,表现肝胃同病,肝阴胃液俱伤。此外,若胃阴虚而引起其他脏腑阴虚,或他脏之病及胃者,必然还会有其他脏器阴虚的证候。

四、养胃阴法的临床运用

养胃阴的方法,一般均以甘寒滋润为主。其具体运用则当根据阴伤程度的轻重而分别选择。轻症仅见胃津不足者，治以甘平柔润，方如益胃汤（沙参、麦冬、细生地、玉竹、冰糖）、沙参麦冬汤（沙参、麦冬、玉竹、花粉、扁豆、甘草、桑叶）之类。常用药物如沙参、麦冬、石斛、玉竹、天花粉、火麻仁、山药、石莲子、谷芽、甘草、粳米等；重症胃阴耗伤者，治当甘寒滋养，方如增液汤（玄参、细生地、麦冬）之类。常用药物如鲜生地、鲜石斛、玄参、麦冬、天冬、阿胶、蔗浆、梨汁、鲜芦根等。

若独予甘寒养阴之品而胃阴难复者，可适当复入酸味，如乌梅、木瓜、白芍之类，以加强养阴生津的作用，因"酸得甘助而生阴"，酸能敛阴生津，甘能益胃生阴，酸甘合用，一敛一滋，相互配伍，则可化阴生津。吴鞠通说："复胃阴者莫若甘寒，复酸味者酸甘化阴也。"为用酸甘复法养阴，提供了理论根据。

若胃阴虚不能濡润胃腑，或因兼有肝气犯胃而致胃气通降失常，症见脘痞闷胀，或有隐痛，噫嗳干呕者，则需佐入橘皮、竹茹、麦芽、玫瑰花、佛手（花）、绿梅花、川楝子等理气和中之品，并借以帮助胃气运转药力，以避免单纯阴柔呆滞之弊，但取药不宜过于辛香燥烈，以防耗伤阴津。

因温邪入里、热盛化火、耗伤胃津者，可酌伍石膏、知母、竹叶，取辛寒生津之意。如胃中经热蕴蒸，或肝胃气火久郁而致伤阴，症见烦热如灼、口燥口苦、唇赤、苔黄、舌质绛等郁热内盛之候者，可在大队甘寒药中，少佐黄连、黄芩、栀子等苦寒之品，取苦能坚阴，寒以清热之意。通过苦甘合化，泄热而润燥，或酸苦相伍，泄热以存阴，但大法仍应以甘寒润泽为主，滋阴制火，以润胜燥，不能苦寒清中太过，因苦燥太过，反能伤津，寒凉之性，多伐生机。如叶桂就曾提出"慎勿用苦燥劫伤胃汁"的告诫。

若津气两虚、气阴俱伤，尤其是津因气而亏虚者，当配伍党参、太子参、黄芪、炙甘草、大枣等甘温补气之品，益气生津，通过补气以化津。津气两虚的这类情况，一般虽见胃津不足之象，但多未至胃燥阴伤、虚火内灼的严重程度，同时又有气虚的一面，故养阴当取甘平柔润之石斛、麦冬，而不宜地黄、玄参等纯阴厚腻，碍胃壅气之品。此外，如单纯表现为胃阴虚，而没有虚火的现象，服养阴药而效又不显著，也可宗"阳生阴长"之理，参入补气之品，以助阳生阴。

（《江苏医药》，1977 年第 7 期）

叶天士"胃阴学说"的临证价值

四川省彭州市中医医院　　　　谭蔡麟　杨永宏　王先兵
　　　　　　　　　　　　　　胡治蓉　张　雪　刘西洋
四川省成都市第一人民医院　　　　王秀敏

　　"存胃阴"理论是中医"脾胃学说"的重要组成部分。其理论思想的来源可追溯到《内经》时期,汉代医家张仲景广泛运用"存胃阴"理论治疗疾病,至金元时期,临床各医家不断丰富和完善了"存胃阴"理论,特别是"补土派"代表医家李东垣倡导重视脾胃病的治疗,提出了"人以胃气为本""内伤脾胃,百病由生"的观点,奠定了"存胃阴"思想的理论基础。明清以降,温病学派代表医家叶天士(名桂)提出"脾胃分治",创立了"胃阴学说",进一步深化和发展了"存胃阴"理论。

一、叶天士对"胃阴学说"的阐释

　　1. 倡导脾胃分治　脾与胃同属中焦,一脏一腑互为表里关系。张仲景在《伤寒论》六经辨证体系中将脾、胃分别归属于太阴经、阳明经,指出"太阴之为病,腹满而吐,食不下,自利益甚,时腹自痛""阳明之为病,胃家实是也",揭示了脾胃病理表现之寒与热、虚与实的差别。金元四大家之一的刘完素十分重视顾护胃阴,认为"胃为一身之本",需"常令润泽,无使干涸",虽未做"存胃阴"的直接论述,但已充分蕴含了"存胃阴"的理论思想。金元四大家另一著名医家朱丹溪在治疗疾病的过程中,非常注重摄养脏腑阴精,在《格致余论》中提出"言胃弱者,阴虚也,虚之甚也"。

　　叶天士继承了上述医家的观点,认为脾胃虽同为中土,但生理属性不同,故而病理表现有异。脾为阴脏,喜燥恶湿,以升为健;胃为阳脏,喜湿恶燥,宜降则和。胃为体阳用阴之腑,胃阴对于维持胃体的功能有着非常重要的作用。为此叶氏提出了"太阴湿土,得阳始运,阳明燥土,得阴自安,以脾喜刚燥,胃喜柔润也"的相关论述。治疗上应顺从胃的脏腑属性特点,通过保养胃阴,达到和胃的目的。《临证指南医案》(华岫云按)提到:"所谓胃宜降则和者,非用辛开苦降,亦非苦寒下夺,以损胃气,不过甘平,或甘凉濡润,以养胃阴,则津液来复,使之通降而已矣。"对于脾阳不虚,胃有燥火的患者,应另立治法,选方用药应以甘平、甘凉之属。叶氏的"脾胃分治"的观点,既弥补了李东垣脾胃学说中详于治脾,略于治胃之不足,也是对张仲景、刘完素等众多医家"存胃阴"学术思想的进一步拓展。

2. 主张甘润养胃 胃阴又称胃液,与胃阳共同完成胃的受纳和腐熟水谷的功能。胃中阴液的盛衰,对于病情的预后至关重要。叶天士继承了张仲景、刘完素、张元素等众多医家"存胃阴"学术思想,认为"胃为阳土,宜凉宜润"。选方用药主张"阴药勿以过腻,甘凉养胃为稳"。

(1) 滋养胃阴,用药宜甘润:叶氏认为,存胃阴关键就是滋养胃中津液,在选方用药上,不宜过于滋腻,应选用清甘凉润之品,如生地、玄参、麦冬、玉竹,而不宜用阿胶、当归、熟地等补养阴血药物。用属性甘润药物入胃,既可除胃肠之燥,又可润津液之枯,使胃气下行,顺从胃腑的通降之性。《临证指南医案》云:"所谓胃宜降则和者,非用辛开苦降,亦非苦寒下夺以损胃气,不过甘平或甘凉濡润,以养胃阴,则津液来复,使之通降而已矣。"

(2) 切中病机,注重加减变化:叶天士的胃阴学说针对的患者病机特点为脾阳不虚,胃有燥火,或者病后伤及胃内之津液。正如《临证指南医案》所描述:"故凡遇禀质木火之体,患燥热之症,或病后热伤肺胃津液,以致虚痞不食,舌绛咽干,烦渴不寐,肌燥熇热,便不通爽。此九窍不和,都属胃病也。"

临床上,胃阴虚患者往往兼杂其他,面对错综复杂的病机,叶氏强调辨证论治,灵活加减。比如竹叶石膏汤为《伤寒论》针对伤寒、温热等外感热病余热未清、气津两伤的病理机制,是清热生津、益气和胃的代表方剂。《临证指南医案》记载叶氏在运用竹叶石膏汤时,对胃阴亏虚较为严重者加入生地、枸杞子、天花粉以增强滋阴功效;温疟热入血分者,则加入青蒿、知母、牡丹皮以透邪外出;兼有气机不畅者,则加入杏仁、厚朴等增强行气之功。

(3) 整体施治,注重和其他脏腑联系:"五脏六腑皆禀气于胃。""阳明如市,胃为十二经之海,土者万物之所归也,诸病未有不过此者。"胃阴亏虚,化源不足,常容易引起其他脏腑病变。叶氏治疗胃阴虚疾病,注重和其他脏腑之间的关系,强调整体辨证施治。

1) 阴虚与肝的关系:肝属木,胃属土。肝病常引起胃病,胃病也会影响肝。肝与胃之间的病理关系可概括为土虚木乘、土侮木。叶氏十分重视肝胃之间的关系，在《临证指南医案》中提出"肝木肆横，胃土必伤""木乘土位，以致胃衰""肝为起病之源，胃为传病之所""胃汁竭，肝风动"等见解，进一步发展了仲景"见肝之病，知肝传脾，当先实脾"的肝与脾病证关系学说。

2）胃阴虚与肺的关系：肺属金，胃属土。胃与肺在五行关系上属于母子"相生关系"，故而联系密切。胃阴久耗必损及肺阴，导致肺阴亏虚、肺失清润，出现咽干喉痒、咳痰不爽，甚至咯血、舌红苔薄等临床表现。正如叶天士所说："胃津日耗，不可供肺。"

3）胃阴虚与肾的关系：肾属水，为先天之本；胃属土，为后天之本。胃与肾的关系可概括为先后天的关系。若胃阴虚，后天不能养先天，则肾阴愈亏。故叶氏在《临证指南医案》中指出："舌绛而光亮，胃阴亡也……其有虽绛而不鲜，干枯而痿者，肾阴涸也。"

3. 注重顾护胃气、胃阳　叶天士临证时在重视存胃阴的同时，亦不轻视顾护胃气、胃阳，认为只有胃内气血阴阳平衡协调，胃才能发挥受纳和腐熟水谷的生理功能。"胃中阳伤，不能传及小肠……为胃气不主下行故也""此胃汁渐枯，已少有胃气下行之旨"等论述都体现了叶氏对顾护胃气、胃阳的重视。如旋覆代赭汤为《临证指南医案》中使用频率较高的方剂，叶氏在原方的基础上，加大生姜的剂量温中止呕，并加入附子补火助阳、散寒止痛，治疗胃阳不足、寒气中生、食入呕吐者。而对于脾胃阳虚便溏者，则加入人参、白术补益脾胃。

二、叶天士"胃阴学说"在治疗用药中的体现

1. 叶天士整体用药特点分析　叶天士为温病大家，对于"存胃阴"的理论观点十分推崇，在《临证指南医案》中的补益胃阴的方剂就有 81 个，总共涉及的药物共 69 味。研究统计表明，《临证指南医案》载方中，补阴药使用最多，药性特点多为甘寒柔润之品，使用频率较高的药物主要有桑叶、玉竹、麦冬、杏仁、甘草，养阴药与益气药相辅相成，体现了叶氏对气阴相互关系的把握，强调益气生津的用药特点。

2. 灵活化裁经方，一方多用　叶氏推崇仲景学说，擅于化裁经方，极大

扩大了原方的适用范围,取得了很好的临床疗效。比如炙甘草汤为《伤寒论》中益气养血、通阳复脉、滋阴补肺的代表方,治疗由阴血不足、心失所养、阳气虚弱引起的脉结代、心悸、肺痿等病证。而叶氏在此基础上,灵活加减,用于治疗由肝胃阴虚导致的肝风内动证。例如《临证指南医案·胃脘痛门》记载患者因情志抑郁,日久耗伤肝阴,络脉空虚,气攻乘络,内风旋动,侵袭阳明,胃阴不足,继而引起胃痛放射至背胁、呕逆不能进食等症状。叶氏在炙甘草汤原方的基础上,加用生地、茯苓、石斛等滋补胃阴的药物,加用桑寄生、枸杞子、阿胶等补益肝肾阴虚药物,治疗由肝胃阴虚引起的肝风内动证,深刻地体现了叶氏"阳明胃土,独当厥阴风木""治肝不应,当取阳明"的临证思想。不仅如此,叶氏对炙甘草汤精于化裁,将其用于治疗中风、虚劳、呕血、咳嗽等多种疾病,极大地扩大了原方的临床应用范围。

3. 以脏腑辨证为核心的加减变化　叶天士强调整体论治,故而重视胃阴虚证和其他脏腑的相互影响。在《临证指南医案》中最能体现这一运用规律的是麦门冬汤。麦门冬汤原方是《金匮要略》中滋养肺胃、降逆和中的基础方。而叶天士在运用该方时,常在《金匮要略》原方的基础上去掉半夏,将治疗的重点放在补养胃阴上。此外,叶天士还将原方中的北沙参改为人参,强调益气生津的治疗法则,总体上牢牢把握住胃阴虚这一核心病机,并兼顾其他脏腑病变,随证加减。在以麦门冬汤等为代表的方剂中体现出这一加减变化规律,总结如下。

（1）兼有肺阴亏虚:胃与肺的关系密切,若胃阴不足,则胃内燥火上炎,灼伤肺金,形成肺胃阴虚证候,则当滋养肺胃并用。《临证指南医案》记载的案例中,叶氏常选用同时兼顾补肺胃之阴的药物,如沙参、麦冬之属。此外,在一些案例中,叶氏还常加入桑叶、天花粉等轻清灵动之品,体现了"治上焦如羽,非轻不举"的用药思想。

（2）兼有肝阴虚:胃阴虚与肝阴虚常相互影响。胃阴虚,常导致肝阴虚;肝阴不足,肝气横逆可犯胃,伤及胃阴,都最终导致肝胃阴虚。叶氏常在滋胃阴的同时,加入柔肝、缓肝的药物,如白芍、木瓜、乌梅、五味子等。正如叶天士所述:"胃属阳土,宜凉宜润,肝为刚脏,宜柔宜和,酸甘两济其阴。"

（3）兼有肾阴虚:叶天士重视胃肾的关系,因胃阴亏虚日久,常久病及肾,最终导致肾阴亏虚。叶氏常加入补益肾阴的药物,如龟甲、何首乌、枸杞子等药物。对此叶天士在其著《温热论》中提到:"(舌)其有虽绛而不鲜,干枯而痿者,肾阴涸也,急以阿胶、鸡子黄、地黄、天冬等救之。"

(4)兼有脾气、脾阳虚:胃与脾在生理上相互为用,病理上则相互影响。胃阴虚患者,常伴有脾气亏虚症状,如纳差、食下腹胀、神疲乏力、大便溏泻等。若一味滋阴养胃,则有碍脾之运化;若补气温阳健脾,则胃阴之虚愈甚。叶天士选药常以甘淡之属,如薏苡仁、山药、茯苓、扁豆等,兼顾脾胃。

4. 体现"胃阴学说"思想的常用治法

(1)清火润胃法:胃阴不足,则虚火内生,治疗上宜清上逆之虚火,润已亏之胃阴,适用于燥火上炎灼伤胃阴的病证。《临证指南医案》中叶天士常选用麦门冬汤去半夏为基础方,随证加减。

(2)增液润燥法:胃为阳土,喜润而恶燥,以通为用,若胃津枯槁,则通降不利。在《临证指南医案》中叶天士则以大半夏汤合麦门冬汤加减,治以增补胃津、养血润燥。大半夏汤为仲景《金匮要略》原方,方中半夏辛温散结降逆,白蜜补虚润燥,再佐以人参补益胃气,全方补虚降逆。而叶天士在此基础上合用麦门冬汤,并且常加用石斛、人乳等药味,增加补阴之功,用于治疗阴虚胃反,通降受阻之呃逆、呕吐等病证。

(3)补肝和胃法:肝胃同治是叶天士"胃阴理论"的重要治法之一。"治肝不应,当取阳明"(《临证指南医案·痉厥门》),对于肝胃阴虚导致的肝风内动、胃失和降的病证,则宜采用肝胃同治之法,补损伤之肝胃之阴。叶天士在炙甘草汤的基础上加用滋阴养胃的药物,如石斛、生地、天冬等,用于治疗肝胃阴虚引起的胃痛、嘈杂、胁痛等病证。

(4)润胃益肺法:对于胃阴久耗未愈、燥火内生、灼伤肺金导致的肺胃阴虚病证,叶天士则采用润胃益肺之法,使"胃土日旺,柔金自宁"。叶天士在养胃阴的同时加入桑叶、天花粉、芦根等清润之品,补益肺金。此外,对于肺胃气虚的患者,叶天士则在麦门冬汤的基础上,联合运用北沙参与人参,气阴双补。

三、小 结

叶天士是"脾胃学说"的集大成者,在汲取了历代医家"存胃阴"学术思想的基础上,对脾胃学说部分理论观点进行了修正和补充,形成了理法方药理论体系完整的"胃阴理论"，对后世影响巨大，同时也对医疗临床实践有着巨大的指导意义，值得我们不断深入学习和研究。

（《上海中医药杂志》，2017 年第 51 卷第 8 期）

叶天士的"养胃阴"理论机制探讨

湖北中医学院　　　陈伯庄

一、理论起源的概况

叶天士的"养胃阴"理论，本无专篇论述，见于其门人托名叶氏著作记载的，约有如下一些散在论点：① "舌绛而光亮，胃阴亡也，急用甘凉濡润之品。" ② "若斑出热不解者，胃津亡也，主以甘寒，重则如玉女煎，轻则如梨皮、蔗浆之类。" ③ "热邪不燥胃津，必耗肾液。" ④ "劫尽胃汁，肺乏津液上供。" ⑤ "时医多用消滞，攻治有形，胃汁先涸，阴液劫尽者多矣。" ⑥ "汗则耗气伤阳，胃汁大受劫烁，变病由此甚多。" ⑦ "胃气虽渐复，津液尚未充。" ⑧ "病减后余热，只甘寒清养胃阴足矣。" ⑨ "阳明阳土，得阴自安。"如此等等，不一而足。

以上论点，语句比较简略，含义各有不同，主要是针对温热病过程中有关胃热阴伤的纵横交互轻重缓急的多种情况而言，并附及胃阴不足的杂病，具体地说明两大重心问题，即胃阴燥劫关系和养胃阴主以甘寒。一则是说明伤阴的主流所在，一则是说明救阴的主要方法。这些尚未系统而又可以组成系统的论点，可以说是叶氏的"养胃阴"理论的起源概况，也就是研究叶氏养胃阴理论的基本素材。

二、脏腑机制的探讨

胃为水谷之海，土燥则水竭，水主之气不能上荣则肺津无供。这方面的脏腑机制,便是肺津、胃阴、肾液三者的相互依存而以胃阴为枢机的概要。从临床上证实,温热病的伤阴情况,多表现于肺津、胃阴、肾液三方面。所谓津、阴、液,皆是阴之一类,特以之标示程度之浅深,肺津伤者较轻,胃阴伤者为重,肾液伤者尤重。偏重胃阴伤者,需用甘寒以濡润柔养,自不待言,即无论救肺津或滋肾液,莫不需要充养胃阴,因为救肺津主以辛凉甘润,需要配以甘寒,滋肾液主以咸寒柔润,亦须配以甘寒。虽肺肾所主各有不同,然总不离甘寒益养胃之大源,以资沃溉上下,更何况胃阴伤耗不甚,不易露出肾液虚损根底;肺津燥烁严重,必然具有胃阴被劫情况,其间虽有肺之与胃或胃之与肾,彼此伤津与伤阴或伤阴与伤液,各有其轻重主次之不等,但绝无不涉及于胃阴之情况,这便是温热病的伤阴与救阴和独重胃阴的机制。

关于胃阴不足的杂病,历来在论述脾胃病方面的著作中,对此揭橥甚少。自李东垣着重健运脾阳,主以温燥升清,立说著论,世多宗之。叶氏则别开生面,卓见到病有属于胃阴不足者,主以甘凉濡润,即"脾阳不亏,胃有燥火"的一面。合李、叶二氏之说,据"脾为胃行其津液"之同主中土机制而论,其大意是,燥湿平调,中土自安,纳食运化,循其常序,若是胃乏津液,脾将何所运行?若是脾有余湿,胃又何能独燥?即此可以概见,言脾言胃,言湿言燥,言阳言阴,皆是用以辨证说理。何况脾阳即本胃阳,胃阴即统脾阴,脾之与胃,难以分割,故其机制重心,不可以固定之脏腑分,而应以湿燥之偏胜论。湿胜阳伤,则为"太阴"而言"脾",非一脾也;燥胜阴伤,则为"阳明"而言"胃",非一胃也,如此而已,岂有他哉。叶氏所认识的阴伤燥胜的一面,李氏所论述的阳伤湿胜的一面,恰为对峙,相得益彰。然世之论脾胃病者,多谨守于运脾阳的一面,而忽略于养胃阴的一面,故叶氏之创说,对于补弊救偏,尤觉可贵。

三、临床运用的大要

对于养胃阴如何运用得恰到好处,却非一个简单问题。现先就温热病,次就胃阴不足的杂病,讨论甘寒养胃阴在临床上如何随证变通的大关节要。

温热病的头绪是很多的,难以详述。但概括地说,总不外正邪纷争孰胜孰负两个方面。就正来说,主要是肺津、胃阴、肾液三者的存亡情况,而以胃阴为首要;就邪来说,主要是邪热、实结、痰滞、毒秽为多见,而四者各有轻重不同的表现。在病的初中期，往往是邪势偏盛居多，即在病的末期，亦有正虚而邪尚实的情况，并非全属虚多邪少。因此，在祛邪与扶正的问题上，立法主次必须灵活，制方选药贵求精当。这即是说，根据病情不同，在顾护胃阴这一基本原则下，需要相辅相成地运用清热透邪、通下去实、化痰消滞、解毒逐秽等方法，或为主，或为次，各随其宜，才能收到应有的满意效果，切忌误解"存得一分津液，便有一分生机"之说，因为甘寒益养胃阴，在偏于阴伤和无形邪热尚重的情况下，与清热剂配合，以之保持患者的固正抗邪之力，固然是其所长；若当有形邪热尚盛阴伤不甚之时，以之作为主法或与当用剂配合失调，恰又是其所短。更何况温热病中还有湿热性的一面，在未从热胜化燥之际，虽有虚假津干现象，切忌甘寒柔润之味。对温热病，不审甘寒养胃具有泄热和阴之效能，妄投辛温消散，劫烁清津，或肆用大清大下，挫伤胃气，以致病邪外不得汗解，内不得下通，中不得里和，固属可慨，而一闻"存津液"之说，不问邪势尚盛，即概施甘寒，以致留邪酿变，亦岂能无遗憾？故为治者，必须祛邪而不损其正，扶正而不助其邪，即手下着重导邪外出之路，心目注意阴液存亡之机。具体要略，分析如下。

1. 养胃阴与清热透邪的机宜　温热病的无形邪热，须要藉养胃阴以助其增津致汗鼓邪外出之势的，约有气热津伤和气血两燔两种情况。

气热津伤的，主以白虎加人参汤，并冲入天生白虎、天生甘露、天生建中等瓜果汁一二种，一面辛寒以清热，一面甘寒以养阴，共奏热邪透解而阴不伤之效。若病势较缓的，可以竹叶石膏汤加甘寒之品。

气血两燔的，主以吴瑭加减玉女煎，再冲入上述天生甘寒之汁，共取气血两清而兼养阴托邪之效。若斑出色正赤者，应于上法中增犀、丹、赤芍等品，以凉散血热。

2. 养胃阴与通下去实的机宜　温热病的有形实热，其主点即在阳明燥结，故需适量甘寒充养胃阴，配合咸苦下夺，以助其承气下、行里通外畅的效用。通常稳而有效之方，以增液承气汤为佳，但本方可随热实与津伤之不等情况，或主以增液，或主以承气，灵活运用，分一为二；甚或因证兼邪热炽散而须配以辛寒清解，以其证非一致，法亦不拘一格。

再是证有属于湿热里结胃肠者，处治颇为棘手。宜仿枳实导滞汤加金银花、玄参、芦根、滑石，同时配用五汁清米饮［即五汁饮（不必全俱）和清米汤］

另服,既无碍其清热化湿导下之效,又可助其充液益气运药之功。然此等证,多须屡次断续轻下,往往服药食一次,得便通一行,过程中每有瘰疹或斑疹齐现,待其溏浊胶结去尽,方可竣功。

3. 养胃阴与化痰消滞的机宜 有痰湿与食滞,本不宜养胃阴,但温热病中,由于热灼肺胃之津液而为痰,蓄合胃肠之余滓而为滞。此等证候,正复不少,宜以大荸荠十枚,冬瓜子二两,鲜芦根三尺煎汤,冲入竹沥一匙,莱菔汁五匙,频频饮用,能收清化养阴之良效。若用一般化痰消滞套法,痰愈盛而滞愈留,尤以小儿出疹前后为多见。

4. 养胃阴与解毒逐秽的机宜 温热病毒秽正盛之时,虽无不伤胃阴,但却无急于甘寒养胃阴之理,因为此刻使用甘寒,难图固正抗邪之裨益,易陷阻毒遏秽之患害。一般说来,毒秽偏重气分者,以甘露消毒丹为佳;偏重营血分者,以神犀丹为佳;充肆十二经者,以清瘟败毒饮为佳。在此同时,欲谋既护胃阴,又兼解毒逐秽,则莫若以花露、绿豆汁,配入上述方中,或单取饮用,协助药力,其效益佳。

胃阴不足的杂病,通常是舌燥津干,虚痞不食,肌燥熇热,形瘦肢倦,便不通爽;其重者舌上干红如刀戮深痕斜乱十数起,不仅裂纹而已。宜仿五汁饮、益胃汤等为主方,并多食水果米饮之类。有此等证,须要注意几点:一是胃阴不足者,绝少短期可愈,须有耐心定力,稳守甘凉原则,慎勿改弦更张,即所谓"甘守津还之意";二是病的过程中,往往胃阴虽已渐复,胃气有时发生阻滞,故在舌上燥象渐平,而有神情呆滞、知饥不食,或时作干嗳的状态下,即是其候,宜于原法中加用橘皮白、制半夏、焦鸡内金、焦谷芽等品,藉以苏醒升发胃气,展化气机。所谓微辛则开,微苦则降,一开一降,胃气自展。若徒事甘凉,恐成功反弃,若温其胃阳,则更属非法。

此外,舌绛而光亮之胃阴亡,若在温热病中,宜以王孟英对炙甘草汤之加减法意处治,尚多可愈者;若在虚劳后期出现此种镜面舌,则不仅胃阴消亡,而一身之阴精阳气俱已衰竭,故不久即倾。此皆不同于胃阴不足的杂病。

四、结　语

探讨叶天士的"养胃阴"理论机制,使其更好地应用于临床,归根结底,要通彻三个问题，主要是就温热病而论。

1. 汇通寒温学派的问题 病有"未经汗下和解者，为阳盛致燥之阳明，以清火泻阳为急"，"已经汗下和解者，为阴枯致燥之阳明，以润燥滋阴为主"。这两种近似相对的不同论点，对于分别证型，说明各自重心，有其实际意义，但从其中"为急"和"为主"的字句间含义，以及求证于临床，便可分析理解出：偏于阳盛致燥者，虽属火热为盛，阴液何尝未伤，可以在清、下或清下并行的法则下，适当配以甘寒充养胃阴之味，更有助于泄热和阴之效；偏于阴枯致燥者，虽属阴津过劫，邪热何能全净，可以在甘寒濡养润燥滋阴的法则下，适当佐以轻清宣泄火热之品，更易奏其护阴托邪之功。而火热既盛、阴伤复重的证候，在临床上不为少见，自当清火泻阳与润燥滋阴并用。故阳明病之格局，养胃阴之法则，皆须明其先后缓急所合，不能拘守一隅，若待先清下而后滋润，曲突徙薪，虽非过晚，然必多焦头烂额。从来"治伤寒"与"治温病"者，多各固守书本成见，或偏清下，或偏滋柔，各是其是，各非其非，这种历史上遗留的争议问题，必须予以澄清汇通。

2. 养胃阴与汗源的问题 温热病无不须藉汗解，故亦称"汗病"。而能得"正汗"以外解，无不须资藉津液，所谓"汗之为物，以阳气为运用，以阴精为材料""合阳气阴精蒸化而出者也"。汗之材料来源于津液，津液之主源在于胃，是胃之津液存亡情况，关系病之好坏至为重要。叶天士曾说："救阴不在血，而在津与汗。"王孟英则言："枯糠不能榨油，焦炉无以生烟。"合叶、王二氏之说，一则是说明温热伤阴，救治重在增津致汗透邪；一则是说明阴伤过甚，无由能得汗出和切忌强汗。而温热病之热迫多汗而邪热不解，或阴竭无汗而伏热不达，最为多见，皆须藉助甘寒养胃阴为主力，以为育阴托里解达邪热之用。由此看来，养胃阴之作用，至关重要，养胃阴之机制，至为明白。

3. 扶阴扶正扶阳的问题 温热病的扶正，重在扶存阴液。其有阴伤过甚，气液被竭，导致阳亦不固，形成貌似阳微，实是阴竭之阴阳离决在即之险境者，亦唯有大事复阴敛阳，而无藉热药以温阳回逆之理法，故王孟英有"存阴者存正也，存正即是扶阳"之说。王氏这种论点，见于其《霍乱论》中，本就清浊乱于胃肠，过伤中州阳和之气液，如何救治之大要策略而言，力辟温补扶阳，重在充液扶阳，并举出仲景对于热伤胃液谓之无阳以为证。推而广之，恰好联系到养胃阴、扶正气、救危阳的问题。

温热病重证中,证符实情者,较易辨识,证反实情者,颇难认定。例如"化源欲绝证",既现脉散、息喘、鼻煽、汗漓、肢厥,复现舌干口燥、胸腹灼热、小便乏竭,皆由热耗津伤,气液涣散所致。所谓化源欲绝者,化生气液之源危亡在即之意,其源之本在胃,上关于肺,下关于肾,三焦相属,源通一体。究其主因,在于先亡其阴,后亡其阳,阴虚而阳不固,导致阳随阴亡,亡阴是本,亡阳是标,欲固其阳,首复其阴,分辨不清,死生立判。既不可温阳救逆,以其本非寒胜阳微,又不可通阳分利,以其本非湿胜阳困,唯有用大剂竹叶石膏汤,加五味子、浮小麦、大红枣、生龙骨、生牡蛎,倍人参、麦冬,大事清补阳明,复阴敛阳,待其阴复阳敛,水道自行通调,方可无虞。即此可见,养胃阴之理论机制,固非囿于通常范畴,而对"存阴者存正也,存正即是扶阳"之正论,以处治疑难险证,具有挽危救逆之特殊指导意义。

总之,叶氏学说,学既不易,求精更难,皆由广师博学,勇于实践而得。

(《新中医》,1982 年第 4 期)

医学思想研究

浅谈叶天士"阳化内风"学说

北京中医药大学　　沈晓东　张晓瑜　于　才
　　　　　　　　　　闫军堂　程发峰　王雪茜

叶天士为清代温病四大名家之首，首创卫气营血治疗温热病的大法。由其门人华岫云等整理而成的《临证指南医案》，是反映叶氏临证经验和学术思想的经典著作。书中诸多论述表明叶氏熟谙仲景学说，尤其推崇营卫和六经论治。其中，叶氏对于风邪侵及经络脏腑所致的"肝风""头风""眩晕"等中风病变有独特的见解。叶氏提出"阳化内风"乃身中阳气之变动，集中阐释了"真中风"和"类中风"的病因病机和立法方药。本文阐述了叶氏"阳化内风"学说治疗中风类疾病的学术观点，并期望探讨其与仲景学术思想的关系。

一、"阳化内风"学说的学术渊源

"阳化内风"学说是指身中阳气变动，内风动越，据《临证指南医案》记载来看，"阳化内风"学说具有广泛的临床意义。叶氏以此作为中风类疾病治疗的法则，辨证尤其重视中风病位在肝和风邪内生的核心病机。《内经》有云："东方生风，风生木，木生酸，酸生肝。故肝为风木之脏，因有相火内寄，体阴用阳，其性刚，主动主升。""诸风掉眩，皆属于肝。"而仲景《金匮要略》也提出"人禀五常，借风气而生长，因风气而害万物"及"风为六淫之首，百病之长"，但其主要以外风立论，病机以血气亏虚、外风侵及营卫经络为主。及至金元时期，刘河间认为："心火暴甚，肾水虚弱，水不制火。"李东垣指出："非外来风邪，乃本气自病。"张从正则说："夫风者，厥阴风木之主也。"朱丹溪力主："东南之人，多是湿土生痰，痰生热，热生风也。"明代张景岳指出："非风一症，即时人所谓中风症也。此症多见猝倒，猝倒多由昏聩，本皆内伤积损颓败而然，原非外感风寒所致。"以上诸家虽观点不一,但都基本脱离了虚风外中的中风理论桎梏,主张以内虚为本,脏腑气血逆乱为标。这是中医学治疗中风病的一大转折。叶天士继承前代诸家经验,明确提出了中风病辨证论治的"阳化内风"学说。

二、"阳化内风"学说对仲景学术的继承

1. 基本内涵 叶氏所论之内风,乃身中阳气之变动。精血亏少,肝肾阴虚,水不涵木是阳化内风根源所在。人在中年以后,肾水多亏,肝阳易亢,多呈现肝肾失衡状态,再因七情、劳倦、内伤等因素,则水亏不能涵木,厥阴化风鼓动,烦劳阳升,发为肢体麻木、歪僻不遂、偏枯等。而仲景提出的中风三者中,其一为:"外邪与肝脏之虚相结……随其虚处。而肝以阴脏之气,变动生风,且挟外邪而暴中之。"表明肝阴不足,无以制亢阳,虚风内入,掣动内风,内外合邪发为中风的机制。可见叶氏一定程度上借鉴了仲景的理论,提出中风的核心病机为肾阴虚弱,无以收纳;肝阳炽盛,风入脑络,形成上实下虚之候。

2. 理论延伸 从病机分析来看,阳气之变动是引发内风的直接原因。但是中风的发生并不简单是身中阳气之变动,而是深层次的阴阳、气血、营卫等诸多方面的不和所引发的阳气亢胜状态。在叶氏来看,中风的先发因素有久伤失血、营阴耗损、阳明络虚、中年劳倦、木火体质等,这些都是"根蒂有亏之症"。若阴阳失和,阴受阳劫、阳气独盛或阴阳并虚则肝风内动,虚风暗耗;若气血不足,阳明虚纵,营血虚弱或血虚火郁则肝阴久耗,阳气亢横;若营卫失和,胃虚络痹,心营热盛或痰火阻络则独阴无阳,营液耗伤以致虚风内动。《高注金匮要略》中指出:"盖谓人身肢体,唯是卫阳外密,营阴内主……若阳气原虚,外风中人,则风邪持阳而耗阴。"他主张以营卫论中风,以阳变治中风。虽不曾记载方药,但从中可以看出叶氏已经将仲景所论中风的部分概念引入了"治未病"的范畴,即中风病的发生,阳化风乃为标,本气病乃为本。"阳化内风"学说的本旨是要辨气虚血虚、痰厥肾厥、阴伤阳浮、火亢邪风之阳化不同,进而采取滋液息风、补阴潜阳、濡养营卫之治。

三、"阳化内风"学说的应用及
对仲景学术的发展

1. 理论应用　阳化内风的病因病机繁多复杂，其所致的中风病症也多有不同。但其总不离肝，多形成以肝为中心的证候群。叶氏对于"阳化内风"学说的应用多有创见，从其治疗医案中可以看出主要有五个方面：一是脏腑阴亏，肝肾同源，水火同济，若肝肾阴亏，则水火失衡，阴虚阳亢，宜辛甘之药以调之，缓肝之急以息风，滋肾之液以驱热；二是营血亏虚，血虚则不足以濡养脏腑经络，风动于内，宜酸甘之药以调之，治风先治血；三是阳升风动，阳气化风，旋动内外，宜甘凉之品以调之，治其内风，平其亢阳；四是痰火阻滞，痰热火邪内生，内风日盛，宜少阳阳明合治，建中以治痰，息风以缓晕；五是肝胃不和。阳明胃土居于中焦，禀生万物之性。若阳明土衰，则木邪克土，风阳上逆，宜固属中焦，柔肝息风。阳化内风虽主阳气之变动，但其所涉及的经络、脏腑有所不同，因此表现各异。临床判别应以阴液亏少为基本，兼顾其他兼证即可。

2. 学术继承与发展　仲景于《金匮要略》中风篇中引入治疗中风重症的侯氏黑散、风引汤，以及《古今录验》大、小续命汤和《备急千金要方》三黄汤，这些虽不是他自创的方剂，但临床常用且疗效颇佳。从其方药来看，主要有风药之疏散、寒药之清热、涩药之收敛。或单独使用，或两类同用，或三者俱备，既可疏散外风，又可兼治内风。但从叶氏医案来看，由于其中风立论不同，治疗重点也转而以消内风为主，在"夫肝之病，补用酸，助用焦苦，益用甘味之药以调之"的思想主导下，主介以潜之，酸以收之，厚味以补之法，并且大忌风药寒凉，肆意攻伐。然而这并不是反对仲景的辨治思路，而是对其的一个发展，是经方的活用新用。如针对"阳化内风"学说中肝肾阴虚的核心病机，以复脉汤去生姜、桂枝；复脉汤去人参、生姜、火麻仁，生鳖甲汤煎药；复脉汤去人参、生姜、桂枝，加鸡子黄、白芍等法来滋养肝肾，潜镇浮阳。而针对阳明脉虚，加以忧愁，发为木横土衰，厥阴风动者，主以肝胃同治法，这实际上是借鉴仲景的木土理论，见肝之病，当先实胃，宜阳明、厥阴同治。针对中风多本虚而标实的病机，叶氏多用补阳明泄厥阴的方法，以酸枣仁汤去川芎，加人参。再如叶氏治暑热头风,指出巅顶之上,唯风可到,借用桂枝汤在针刺腧穴后的服法,先刺风池、风府驱解风邪,再投芦根、薏苡仁等解暑热之气。再者叶氏十分重视误治失治后中风病的调治,以警后人。对于过服热药所致的病剧废食,选用甘凉柔剂,而弃用寒凉重剂,以免寒凉郁遏,变发诸证。这与仲景思想是一脉相承的。

四、结　语

叶氏中风理论的学术思想基于仲景又有所突破,辨证上他力主内风为患,真正实现了中风外风论向内风论的转变。身中阳气之变动多与足厥阴肝木相关,而肝风之动又病及全身脏腑经络。总括而言,基本的病机是阳气的亢动和阴液的耗伤。对此叶氏灵活运用经方,去其温燥伤阴之品,多以甘酸、甘寒养肝肾之液,制亢动之阳。以复脉汤、黄连阿胶汤等纯甘之品壮水,息风和阳;以酸枣仁汤、补心丹等清营中之热,敛摄神志;以麦门冬汤等清养阳明,抑其亢阳。并基于仲景的扶土抑木法和培土生金法,在中风病治疗中注重阳明厥阴同治之法,泄木安胃。总之,叶氏通过继承仲景学术思想,并旁及诸家,创立了独具特色的"阳化内风"学说,提出以肝肾阴虚为核心病机,通过滋养肝肾,柔肝息风和诸多配合法来治疗中风病的新思路。

(《中医学报》,2017 年第 32 卷第 9 期)

叶天士《临证指南医案》"上下交损,当治其中"理论探源与发微

成都中医药大学　　　贾志超　李　纯　王一童
　　　　　　　　　　刘兴隆　贾　波

叶天士《临证指南医案·虚劳》载"某,神伤精败,心肾不交",以"上下交

损，当治其中"为思路论治，方用参术膏米饮汤调送。此证为心肾不交，叶氏既未治心又未治肾，而以人参、白术等补中之品来从中论治。该法别出心裁，对临床具有重要的指导意义。然为何通过治中之法达到上下同治的目的？其适用范围又是否仅限于心肾不交？本文拟探讨其理论内涵以期指导临床运用。

一、探　源

中医学重视整体，强调机体是以五脏为中心的整体，脏腑之间也是相互联系的，因此，其治法往往不局限于某脏某腑，而是从整体观着手全面考虑。叶氏针对上下同病，治取其中，正是中医整体观的体现。《素问·五常政大论》就有"病在上，取之下；病在下，取之上"的记载，明确提出"上病下治，下病上治"的观点。人体是一个有机整体，通过经络、脏腑、气机升降等将各个部位有机地联合在一起，"上病下治，下病上治"正是通过不同部位之间的相互联系所确立的法则。《素问·经脉别论》言："食气入胃，散精于肝，淫气于筋。食气入胃，浊气归心，淫精于脉……饮入于胃，游溢精气，上输于脾，脾气散精，上归于肺，通调水道，下输膀胱，水精四布，五经并行。"脾胃位于中焦，为"仓廪之官"，食物和水液代谢都有赖于脾胃的正常运转，而人体所需的气血津精正是水谷精微所化生，故其为"生化之源""五脏六腑之海"。金元时期，李东垣提出"脾胃内伤，百病由生""元气之充足，皆由脾胃之气无所伤，而后能滋养元气""人以胃气为本""胃之所出气血者，经隧也。经隧者，五脏六腑之大络也"，强调了脾胃在生理病理上的重要地位。更有学者认为脾是五脏之本，还有人认为五脏病症特别是疑难杂症，均可从脾胃论治，究其原因，均离不开"脾虚""痰湿"，并有"调脾胃以安五脏"之说。中焦脾胃对于人体的重要性可见一斑。叶天士正是在总结前人观点的基础上，提出了"上下交损，当治其中"治法。其后，医家对其理论认识与临床运用更为丰富。清代郭诚勋《证治针经·虚劳》认为"上下交损，专理中央"。清代程文圃《医述·遗精》道"心肾不交，上下交损者，用归脾汤……等方"。《汪艺香先生·吐血案》"上下交损，宜治其中，理中汤加味"。《慎五堂治验录》"上下交损，治当砥柱中流，即《内经》'调以甘药'之旨"。《王九峰医案（二）·咳嗽》"肾损于下，肺损于上，上损从阳，下损从阴，上下交损，从乎中治"。《丁甘仁医案·吐血案》"上下交损，宜治其中，理中汤加味"。此外，丹波元坚在《杂病广要·脏腑类·遗精》中也将叶天士原话进行了收录。

二、释 义

《临证指南医案》原文所治之证为心肾不交，治法为补益脾胃。然其谓之"上""下"与"中"是何义呢？其治涉及心、脾、肾，正好位于上、中、下焦，故可以将上、中、下理解为上焦、中焦和下焦。三焦学说系吴鞠通总结叶天士等人的观点而提出的，从部位上论三焦，以横膈和脐为标准将五脏六腑划分到上、中、下三焦：上焦包括心与肺二脏；中焦包括脾胃；下焦五脏中有肝肾，六腑中有大小肠及膀胱，此外还有奇恒之府女子胞。虽有学者提出肝当属中焦，但考虑吴鞠通三焦学说是在叶天士相关学说基础上的发展，故还是将其归为下焦为宜。此外，"上""下"还可以理解为上部、下部的症状，如上吐下泻、上咳下泻等。"交"有接合，通气；共，俱；空间的连接处之意，上下受病并非单发，而是通过气机升降、经络等相连联系。脾胃在中，联系上下，为气机升降之枢纽；脾胃化生水谷精微，滋养五脏六腑，为气血生化之源，后天之本。上、下焦同时受病会影响中焦脾胃气血津液的运转，中焦脾胃诸疾也更易致上焦和下焦病变。五脏多虚，故在治疗以健运中焦脾胃为主，但亦可通过清中除湿等方法治疗上下诸疾。上下交损，"治其中"的前提也很明显，必定有中焦受牵连，所以才采取治疗中焦的办法。

三、发 微

根据上、下焦的定位，结合后世的临床实际，"上下交损，当治其中"不仅仅涉及叶氏所述之心肾不交证，其运用颇广，探讨如下。

1. 基于脏脏之间相互关系的交损与治中

（1）心与肾：心与肾的关系，在五行中即水火之间的关系；心藏神，肾藏精，两者精、神互用。心火下降于肾，温暖肾水，使其不寒；肾水上济于心，制约心火，使其不亢，心肾功能正常则水火既济。心肾共同受病，心火上亢，肾水亏损或肾阳不足，导致心肾不交，水火不济。中焦不运，气机升降异常，心火无法下降于肾，肾水不能上济于心，上下交损；中焦虚弱，化生精、神的物质基础减少，则也易导致心肾不交。叶天士指出"心肾不交，上下交损，当治其中"。心肾不交则神伤精败、遗精，《医述·遗精》中道"心肾不交，上下交损而成者，用归脾汤、妙香散、参术膏、补心丹等方，心脾肾兼治之法"，因脾失升降，心火亢盛，肾失封藏，则遗精。心火降于下，肾水升于上，必须通过中焦脾胃这一枢纽的转运。上四方均有补脾之功，可见心肾不交之上下交损，治中是首要。现代医家也有运用健脾补中的方法来治疗心肾不交之失眠的报道。

（2）肺与肾：肺居于上属金，肾位于下属水，金水为相生关系。肺主气司呼吸，肾为气之根，两者调节呼吸；肺布散水津，肾主水，人体水液代谢也离不开肺、肾二脏的正常运转。肺肾同病易成哮病、喘证、水肿等，而脾为生痰之源，痰气搏结于气道则为哮；宗气是由脾胃运化而来的水谷精微所产生，脾气不足，生化乏源，肺肾失养，肺气无主，肾失摄纳，则成喘证。因肺为水之上源，脾运化水液，肾主水，三者在水液代谢中发挥巨大作用。气机升降、水液代谢都有赖于中焦脾胃的运转。因脾、肺、肾三者又是相生关系，培土可生金，补后天能养先天。因此，补脾可实肺金，补脾能益肾精，亦属"上下交损，当治其中"。临证运用也较常见，如：罗斐和等通过补养脾胃气阴之法治疗肺肾气虚，真元不足之虚劳；路志正等以补中、宣肺、纳肾之法治疗喘证。

（3）心与肝：心主血脉，心生血，肝藏血。血液的运行需要心气推动，也有赖于肝对血液的调控，故心与肝密切影响着血液的生成和运行。人的精神活动由心所主宰；情志活动又需要肝气调畅，故正常的精神情志活动离不开心、肝二脏。心肝同病，易致血虚、瘀血和情志异常等。脾胃运化水谷精微产生的营气和津液，是血液化生的基础物质，脾胃为气血生化之源，脾胃产生谷气和自然界清气相合，形成宗气，贯注心脉，推动血行，脾胃疾病与血虚和瘀血的发生密切相关。心、肝功能正常有赖于脾胃后天的濡养，若脾胃功能失常，心不藏神，肝失疏泄，则情志病变。调理中焦脾胃有助于血液化生、宗气形成，濡养心肝二脏，从而恢复心肝功能。钱乙用十全大补、补中益气汤治疗小儿心肝之惊风，王素梅运用扶土抑木法治疗小儿心肝系疾病，皆是此法运用之实证。

（4）肺与肝：肝气升发，肺气肃降，两者调节人体气机升降。病理上，肝脏病变,肺气失于肃降,则咳嗽、咯血等;肺气不足,金不制木,致肝阳亢盛于上,出现头痛、胁胀等。脾胃为气机升降之枢纽,脾胃病变,气机升降异常,肝升发障碍,肺肃降受损,则会出现上述异常,故在治疗肺、肝的同时,也应重视中焦脾胃。柴可夫认为肝升肺降对脾升胃降有促进作用,脾升胃降对肝升肺降有调节作用,故脾胃疾病可以通过肝肺气机升降论治。同样,肝肺疾病也能通过调理中焦的方法论治,路志正从中焦脾胃入手治疗肝肺病变之燥痹即是该方法运用。

(5)肺与大肠:肺与大肠相表里,通过经脉彼此络属,肺居五脏最高位,主降,调畅气机,从而增强大肠传导功能,排出糟粕。若肺气壅滞,肠腑欠畅,则肠燥便秘;大肠实热,肺失宣肃,则咳嗽气喘、胸部满闷。《汪艺香先生医案·中》载有通过从中论治、并补三阴的方法治疗上有咳嗽、咯血,下有泄泻之痨症。认为"'上下交损,中土已败',治以并补三阴,俾得太阴有相生之权,少阴无触阴之弊,则土能生金,水能涵木,厥阴一经亦得平补矣"。研究发现,70%炎症性肠病患者存在至少一项肺功能指标异常,其中以小气道损伤为主。炎症性肠病肺损伤病程缠绵,湿、瘀交争,气机不畅,最终脾肺气虚,肺气失于宣降,脾运化失权,推动乏力,从而加重肠中壅滞。杨舒等应用黄芪桔梗汤、黄芪黄连汤等方,健运中焦,调畅气机,促进大肠传导,肺气宣降,治疗克罗恩病合并肺损伤。可见,运中州,燮枢机,以调肺肠之理论价值不可忽视。

(6)心与小肠:心与小肠通过经脉相连,互为表里。心主血脉,通过血的濡养作用维持小肠正常生理功能;小肠化物,泌别清浊,吸收精微,需经脾奉心,方能化赤为血,以养心脉。若心经实火,循经下移小肠,则小便淋漓涩痛或尿血等;小肠有热,上传于心,则心烦、口舌生疮;小肠虚寒,无力化物,则心血不足。脾胃位于中焦,小肠所吸收的水谷精微,需要脾胃运转才能上达于心;心之血液,也需要脾胃升降才能下达于小肠。故脾胃在心与小肠疾病中也占据重要地位。周正华等运用健脾疏肝之代表方——痛泻要方,治疗心与小肠病变引起的肠易激综合征,也是该理论之临床运用。

2. 上下症状,"治中"之法　脾胃居中,升降气机,上下同病与脾胃多有相关。《素问·阴阳应象大论》谓:"清气在下,则生飧泄;浊气在上,则生𫐓胀。"脾气升则下焦肾气、肝气升;胃气降则上焦心气、肺气降。《丁甘仁医案》卷四载:"上为吐血,盈盏成盆,下为便血,色黑如墨。舌淡白,脉芤无力……

上下交损,宜治其中,理中汤加味。"此案为脾气不足,失于固摄,血液妄行之血证。脾胃升降逆乱,胃失和降,上为吐血;脾运不足,气失固摄,则为便血,治以温中健脾之理中汤,诸证得解。湿热等实邪蕴结中焦,脾胃受伤,升降异常,胃失和降,脾失升清,则致上吐下泻,应从脾胃论治,治以祛中焦邪实,畅中焦气机,健中焦脾胃。钟海平等指出"脾胃转枢""脾统四脏",脾胃通连上下,未病先防护中气,既病论治重中气,疑病求治寻中气。可见,针对上下症状,运用治中之法,乃因脾胃其位居沟通上、下之中枢。其功既可受气取汁,又能燮理升降,补泻同调。

四、小 结

叶天士提出"上下交损,当治其中",源于对中医整体观的深刻理解。该理论源于《内经》,兴于东垣,后由叶氏总结发挥,形成了较有特色的治法,后世医家对此进一步阐释与发微。其证虽为上下交损,但病之根本必有中焦损伤或源于脾胃之伤;上下之证,不治上下,而治中焦则是对中医整体观的诠释。该理论既丰富了中医学的治法,也为治疗复杂疾病提供了临证思路。

(《四川中医》,2018 年第 36 卷第 2 期)

叶天士对《黄帝内经》奇经八脉理论的继承与发展

北京中医药大学   邓慧芳   陈子杰   翟双庆

奇经八脉指冲脉、任脉、督脉、带脉、阴维脉、阳维脉、阴跷脉、阳跷脉八条经脉。在现存资料中,关于奇经八脉的记载最早见于《黄帝内经》(后文简称《内经》)。此后,由于《难经》《脉经》《诸病源候论》等书的补充及金元医家的发挥,经元代滑寿的《十四经发挥》,至明代李时珍的《奇经八脉考》,中医奇经八脉理论已形成了比较完整的体系。本文首先找出《内经》中关于奇经八脉理论的记载并进行分析,再考察叶天士《临证指南医案》(后文简称《医案》)中奇经辨证运用的案例,整理出叶氏对于《内经》奇经八脉理论的继承与发展之处,因而从理论创新模式的角度开展研究,分析中医学理论是如何传承与发展的,并以此作为中医学以经典为主线的传承模式的重要例证。

一、叶天士对《内经》奇经八脉理论的继承

奇经八脉理论可以溯源到《内经》,而清代温病大家叶天士对于奇经八脉辨治的运用涉及临床各科,内容非常丰富,自成体系。作为叶氏临床治疗经验的集中体现,《医案》一书中关于叶氏运用奇经八脉辨证用药的案例非常多。《医案》中载有 89 则奇经辨证的案例,本文对这 89 则案例进行分析归纳,研究叶氏对《内经》中的奇经八脉理论的继承与运用,并分述如下。

1. 督脉之病　《素问·骨空论》中云:"督脉为病,脊强反折,督脉者……上系两目之下中央,此生病,从少腹上冲心而痛,不得前后为冲疝,其女子不孕,癃痔遗溺,嗌干,督脉生病,治督脉。"文中不仅详细记载了督脉循行的路线,还详尽举出了与督脉有关的多种病症及其治法。《素问·痿论》《灵枢·本输》《灵枢·经脉》《灵枢·营气》《灵枢·脉度》等篇中也都记载了督脉的相关内容,详略不一。综合上述篇章中的所有记载,可以总结出:督脉病症主要见督脉循行部位的病症,包括头项、后背、肩胛、腰脊、少腹、脐中,且证有虚实之分。

综合叶氏《医案》中涉及的督脉病症,包括三类:其一,主症见头垂欲俯、脊腰髀酸痛、腰脊酸楚、脊背上下引痛、头垂、俯不能卧、脊强、尾闾痛连脊骨、背疼、腰重头疼、难以转侧、痛由腰起,攻及少腹头垂脊痛、椎尻气坠、脊膂腰髀痿坠酸疼等,乃督脉循行部位的病症。其二,经淋、经漏、恶露淋漓等妇人月经、产后病症。其三,凡冲气攻痛,从背而上者,系督脉主病。总结其涉及的督脉病症的病因病机包括以下三个方面:一者由于肾虚,肾虚精亏而致督脉不用;或者肾虚水泛而致督脉失约;或者肾气上逆而致督脉虚损。二者经带失调,经血久虚,胎产失养,阴疟久伤成损,损及督脉。三者督脉虚寒。

2. 任脉之病　《素问·骨空论》中所载任脉的循行路线非常详细,并且

提出了任脉的病症。《灵枢·本输》《灵枢·经脉》《灵枢·脉度》《灵枢·营气》《灵枢·忧恚无言》《灵枢·痈疽》等篇中也记载了任脉的循行路线相关病症。《素问·上古天真论》中提到任脉与人体生殖功能的发育有关，《灵枢·五音五味》中指出任脉循行路线，并提出任脉"为经络之海"，还与"须"的生长相关。综上所述，任脉病症主要见任脉所过部位的病症，包括缺盆、腹部、胞中、咽喉、口唇；还有男子的内结七疝，女子的带下瘕聚、妊娠疾病等，病症亦分虚实及分气血。

叶氏《医案》中涉及的任脉病症包括：一者任脉为病，男子内结七疝，女子带下瘕聚。二者经带之疾，全属冲任。三者风中廉泉，乃任脉为病。四者"肾肝精血不主内守，冲阳上冲莫制"而致"阳翔为血溢，阳坠为阴遗"；若"任脉阴海少液，督脉阳海气升"则见"五心脊椎骨热"之"阴虚生热证"，阴损及阳则见心腹中热、脊背常冷之证；男子遗泄亦如女子之崩漏，当责之任脉不固。在叶氏论治任脉之病时，其所涉及任脉为病的病因病机包括两个方面：精血亏损，或久病虚损，致使任脉空虚，任脉失养，任脉虚寒。

3. 冲脉之病　《素问·骨空论》《素问·痿论》《素问·气府论》《素问·举痛论》《灵枢·卫气》《灵枢·海论》《灵枢·五音五味》《灵枢·逆顺肥瘦》《灵枢·动输》等篇中有关于冲脉循行路线或详或略的记载，还有互相补充的关于冲脉病症的内容。《灵枢·海论》中还提出"冲脉者，为十二经之海"。《灵枢·五音五味》指出"须"的生长也与冲脉相关。《灵枢·逆顺肥瘦》中又指出"冲脉者，五脏六腑之海也，五脏六腑皆禀焉"。《灵枢·动输》中指出"冲脉者，十二经之海也"。综合上述篇章而言，冲脉病症有：逆气里急，以及冲脉所过部位的病症，包括胸中、气街、脐、腹、胞中、宗筋、足胫、足背等。此外，调治十二经脉和五脏六腑的病症都可以从调治冲脉入手。

观叶氏《医案》中涉及的冲脉病症有：一者气从少腹上冲心而痛，不得前后，为冲疝。二者妇科经带胎产诸病。三者腰痛、腹痛、痛自下焦冲突而厥等病症。四者脐、腹、胞中、宗筋、足胫、足背等冲脉循行部位的病症。五者咳、喘、呕逆等症，即冲脉气逆的病症。综合其临证治疗所涉及的冲脉为病的病因病机可概括为两个方面：冲脉不静，脉中气逆混扰，诸脉交动也；太冲脉衰或失养，厥气上冲。

4. 带脉之病 《素问·痿论》云："阳明为之长，皆属于带脉，而络于督脉。故阳明虚则宗筋纵，带脉不引，故足痿不用也。"《灵枢·经别》云："足少阴之正，至腘中，别走太阳而合，上至肾，当十四椎出属带脉。"《灵枢·癫狂病》云："脉癫疾者……灸带脉于腰相去三寸，诸分肉本输。"综上所述，带脉的病症有：宗筋、足、腘中、腰椎等部位的病症。

叶氏《医案》中涉及的带脉病症主要是月经病和带下病。"《灵枢·经别》：'足少阴之正……上至肾，当十四椎，出属带脉'，故带下之病，关乎肝、脾、肾三脏。可因悲哀太过，心脾交伤，奇经失护，而带下赤白；或因暴怒伤肝，白带下注；或因肝肾内损，渐及奇经不司束固，而漏淋成带；或因下元虚冷，无以温阳化气而致痰湿注带而下。"

5. 阴阳维脉与阴阳跷脉之病 《素问·刺腰痛》云："阳维之脉令人腰痛，痛上怫然肿，刺阳维之脉，脉与太阳合端下间，去地一尺所。"其言甚简，而所涉及的阴阳维脉的病症仅腰痛一种，后世关于阴阳维脉的生理病理相关内容主要参考《难经·二十九难》的内容。叶氏《医案》中涉及的阴阳维脉的病症中，治右后胁痛连腰胯一案有承袭《内经》阳维之腰痛的迹象，其他治案多承袭《难经》所谓"阳维为病苦寒热"的理论。

《素问·缪刺论》云："邪客于足阳跷之脉，令人目痛从内眦始，刺外踝之下半寸所各二痏，左刺右，右刺左，如行十里顷而已。"《素问·气穴论》中言及"阴阳跷四穴"，《素问·气府论》中言及"阴阳跷各一"。《灵枢·寒热》《灵枢·经筋》《灵枢·热病》《灵枢·大惑论》等篇章都指出跷脉与目疾的关系。《灵枢·脉度》有关于跷脉的详细循行路线和长度的记载。综上而言，阴阳跷脉的病症有：目中赤痛从内眦始、瘛、目闭、目不瞑、瞋目、瞑目等病症。

叶氏《医案》中涉及阴阳跷脉的病症中，共计有五个病案都是治疗夜寐不寐证的，其余大约十个病案散见于奇经八脉综合病症之中。可见叶氏关于阴阳跷脉病症的辨治主要承袭《内经》理论，其所用方剂也以《内经》所设半夏秫米汤为主方。注意，奇经八脉病症往往是互相杂糅，多经同病，治疗起来也非常复杂，叶氏不仅对《内经》理论多有继承，还巧妙运用《内经》中的四乌鲗骨一蘆茹丸和半夏秫米汤治疗奇经病症，而且能结合当时的奇经八脉理论而进行发挥，在治疗奇经病症方面为后世医家提供了思路。

二、叶天士对《内经》奇经八脉理论的发展

作为经络理论的一部分，《内经》中的奇经八脉理论，在历经各代医家的解读与阐释，持续传承与逐步发展之后，至明代关于奇经八脉的理论体系已经成熟。由于临床实际的需要和医家自身的领悟，清代著名医家叶天士独辟蹊径，在临证之中大胆运用奇经辨证，将《内经》的奇经八脉理论向前推进了一大步。叶天士对《内经》奇经八脉理论的创新之处表现在奇经辨证与奇经用药两个方面。

1. 首创奇经辨证 奇经八脉理论在《内经》中已经奠定，但是其作为辨证体系运用于临床实为叶氏首创。奇经辨证的提出为久病、虚损病、妇科病等疾病拓展了临证的辨证思路。此创新之举遭到了后世医家的异议，如徐灵胎对叶氏运用奇经辨证进行了批评，但又说"于理无碍，则亦各成议"。但是随着实践的推动，也有很多医家开始赞同并推广奇经辨证在临床诊疗中的运用，如陆定圃称其能"独出手眼，遵而用之，鲜不获效"，俞东扶、吴鞠通、王孟英等对此各有发挥，清末民初的张聿青、周小农、金子久、张锡纯、丁甘仁诸家多运用奇经议治之法。可见叶氏在继承《内经》奇经八脉理论的基础之上进行的合理创新越来越得到后世医家的认同。

2. 首创奇经用药 自《内经》提出奇经八脉，张元素首倡药物归经以来，医家临床辨证多从五脏六腑、十二经脉入手，对奇经八脉很少论及，对于药物归经更鲜谈入奇经八脉者。叶氏首创奇经治法和奇经用药，其临证总结所得的奇经八脉病症的用药规律，后人未有出其右者。观叶天士奇经治法和用药，如讲究柔、润、温、通，用血肉有情或性质温和而质润兼能通达奇经之品等，而且重视入八脉药。如入督脉药有鹿茸、鹿角胶、牛羊猪骨髓等；入任脉药有龟甲、紫河车等；入冲脉常用当归、茺蔚子等；入带脉者有杜仲、沙苑等；入维脉常用鹿角霜、桂枝等，其用药特色较之前人有很大程度的发挥和创新。总之，叶氏根据自己的临证经验，全面运用奇经八脉理论，发挥奇经辨证，总结奇经治法及其用药规律，为后世深入研究奇经证治提供了范例。用于杂病治疗，补前人治法之未备，为中医杂病治疗独开门径。

综上所述，在《内经》奇经八脉理论的初步建立至最终的完善过程中，古

今医家运用了多种方法研究《内经》，有力地推动了《内经》理论的丰富。从《难经》《脉经》到《诸病源候论》，及至元代滑寿的《十四经发挥》、明代李时珍的《奇经八脉考》，将奇经八脉理论逐渐发展完备。自明以后，奇经病证论治逐渐普遍，在内科、妇科等各科医案著作中记载颇多，尤其是叶天士《医案》对奇经论治的阐发最富代表性。叶天士在《内经》奇经八脉理论的基础之上，不仅对其进行理论上的继承，更在临证治疗上拓展了对奇经辨证和奇经用药规律的探索，使得《内经》奇经八脉理论得到了巨大的丰富和完善，为《内经》学术的传承和中医学的进一步发展做出了巨大的贡献。

（《中华中医药学刊》，2015 年第 33 卷第 11 期）

叶天士循证医学思想探析

陕西中医药大学　　马莉莎　冷　伟　郭　鑫

循证医学（evidence-based medicine，缩写 EBM），意为"遵循证据的医学"，是 1992 年由加拿大的流行病学家 David SacKett 提出的。2000 年最新定义其核心思想是在对个体患者的医疗决策中慎重地、准确地、明智地使用当前所能获得的最佳证据，同时结合医生的个人专业技能和多年临床经验，考虑患者的价值和愿望，将三者完美地结合从而制定出患者的治疗措施。近十几年来，循证医学在国际的医疗卫生领域中十分流行，因为它将传统的经验医疗模式和当今有效的科学证据结合起来发展为系统性的医疗模式，开启了与高科技社会并行的医疗新篇章。而在我国，循证医学的实践开展却比较滞缓，不仅因为传统的医学模式已经在人们心中根深蒂固，还有是因为对循证医学的认识不足造成了误解。其实在我们中医学历史上也有不少践行循证医学思想的先驱，比如清代医家叶天士，通过对《临证指南医案》等著作研究整理、总结创新，可以发现他的很多学术思想以及研究方法都与循证医学的核心思想不谋而合。相关探析如下。

一、重视临床证据的指导

循证医学是从临床问题出发的，其临床决策的基础是临床技能，而关键是最佳证据，同时必须考虑患者意愿和决策环境。而在中医学历史上，古代医家都更加看重理论知识对于临床的指导，无论是师从临床经验，还是书读百卷的领悟，相反的是叶天士却十分重视临床证据，从他的一生经历和著作就可以看出他对临床证据的重视性。叶天士一生对医学孜孜以求，从医数十载，一生却少有著作存世，仅仅留下了由其口述、弟子顾景文执笔的 4 000 余字的《温热论》，此书开创了温病学说的先河。此外，"无一字虚伪，乃能征信于后人也"的《临证指南医案》更是字字珠玑，传颂于后人。从其医案的字字精辟就可以看出叶天士相较理论，更看重临床所得的证据。不仅如此，叶天士对待医学的态度一向是实践出真知。想必"扫叶庄"与"踏雪斋"的故事家喻户晓，清代苏州城里除了叶天士以外，还有一位名医叫薛雪。一位头部肿大如牛的更夫访名医薛雪，薛氏固执地判断他病情危重无药可医，而准备返家料理后事的更夫恰巧碰到叶天士，叶氏追本溯源了解到更夫的病乃蚊香所致，故辨证施治、药到病除。薛雪知晓后气怒愤郁之下将其居所改为"扫叶庄"，之后叶天士的"踏雪斋"也相应而生。后来，叶母生病，叶天士无法可治，薛氏了解病情后指出：此病非重剂白虎汤不可，其中生石膏得用双倍剂量。遵从此法，叶母不日即愈。所谓"不打不相识"，两人此后不计前嫌、结为知己，彼此切磋、共同创立了著名的温病学说。从这则故事我们也可以看出，叶天士不以门户、偏见相论医术高低，而是更加看重临床疗效、重视临床所得的证据，这种一切以临床证据为依据的思维方式与循证医学的核心思想有着相似之处。

不仅如此，他还认为临床证据对于临床实践的指导要高于理论知识。《续名医类案》中眩晕一节有记载道，徐灵胎曰：眩晕，清火养肝，固为正治。但阳气上升，至于身体不能自主，此非浮火之比，古人必用金石镇坠之品。余初至郡中治病，是时喜用唐人方，叶天士见之，谓人曰：有吴江秀才徐某，在外治病，颇有心思，但药味甚杂，此乃无师传授之故。已后先生得宋版《外台秘要》读之，复谓人曰：我前谓徐生立方无本，谁知俱出《外台》。可知学问无穷,读书不可轻量也。先生之服善如此,犹见古风。所谓药味杂,即指金石品也。而现代医家研究也证明运用金石镇坠之品的代表方剂天麻钩藤饮,治疗肝火上亢型眩晕的临床效果甚佳。叶天士对于徐灵胎的评价来自徐氏的选方用药,徐氏用药师出有源、遵从古方古训,当叶天士了解到徐灵胎用药出处来自《外台秘要》,便一改成见而为赞赏。叶氏一向以证据论断临床,尽管他不认同徐氏这种学术派的临床实效,但他却十分认可其学问之深厚。从其中我们也可以看出叶天士对于医学的严谨性,更加可以证实他对于临床实效的重视性要高于理论知识。

二、重视证据的收集、发展

循证医学的最佳研究证据是基于前人所有医学流派已发表、未发表的学术思想,深入研究临床、基础医学以及专家意见等获得所有可靠证据,最后对所收集的证据进行整合及质量评定。欣慰的是,几百年前古人就意识到了全面收集证据的重要性,叶天士就是不可或缺的一位。叶天士出身名医世家,自幼研习医学,14 岁丧父,立下业医之志,凡有擅长医术者,无论遐迩,均以执师礼、不耻下问,日积月累 17 人,可谓是"师门深广"。山东有位擅长针术的名医刘氏,叶天士苦于无人牵线搭桥,无法向其学习。机缘巧合,刘氏的外甥赵某向叶天士求医,病愈后赵某为表感激介绍叶天士拜师刘氏,为避嫌叶氏改名换姓。一日,刘氏治一位昏迷的孕妇,经诊脉后无计可施,而叶天士望、闻、问、切,严格遵照四诊合参的原则,发现病妇是由于胎儿不能转胞、疼痛不已导致昏迷,遂立刻对症针刺,最后安全顺产、母子平安。大吃一惊的刘氏经过一番了解后,才得晓虚心求教的他原来是大名鼎鼎的叶天士,受其感动之余并将毕生所学向叶天士倾囊相授。

循证医学的内涵有"两个核心":一是"证据要分级,推荐有级别",二是证据要不断"与时俱进(updating)"。医家叶天士在博采众家后,以成己说,创立了温病学说,即为循证医学之本,不惑世人。故程门雪曾在《未刻本叶氏医案》校读记中追本溯源:"近人以叶派与长沙相距,以为学天士者,便非长沙,学长沙者,不可涉天士,真真奇怪之极。其实即以温热发明之故,貌似出长沙范围外……不知叶氏对于仲师之学,极有根底也。"东汉名医张仲景的《伤寒杂病论》，曾提到"病""证"结合及六经辨证思维都间接反射出循证医学的影子，而叶天士师古而不泥古，在传承仲景学说的基础上收集、整理临床证据，指出"伤寒之邪留恋在表，然后入里化热，温病则热变最速"（《温热论》），并发现伤寒的治法与温病不尽相同，故而创新性地提出"卫气营血辨证"，正所谓"辨营卫气血虽与伤寒同，若论治法，则与伤寒大异也"。不仅如此，叶氏在重视《伤寒论》脉证的同时，还十分注重舌苔的变化，在《温热论》中云："亦要验之于舌，或黄甚，或如沉香色，或如灰黄色，或老黄色，或中有断纹，皆当下之。"谆谆告诫"未见此等舌，不宜用此等法"，补充了仲景轻于察舌的不足之处。故可以看出叶天士在不断收集临床证据的同时还在"与时俱进"，根据时代的发展以及疾病的演变，他认识到临床证据也在日益更替和完善中。因此叶天士虽盛名远扬，依然手不释卷、敏而好学，甚至在临终前仍不忘警戒他的子孙们："医可为而不可为，必天资敏悟，读万卷书，而后可借术济世。不然，鲜有不杀人者，是以药饵为刀刃也。吾死，子孙慎勿轻言医。"（《沈归愚文集·叶香岩传》）即仁医之忠言也。同时，也可以看出叶天士在临床证据的收集、发展中所做出的巨大贡献。

三、选方用药之"个体化"

按照循证医学的思维诊治疾病必须遵循"三个要素"：参考当前所能得到的最好的临床研究证据，参照医师自己的临床经验和在检查患者过程中所得到的第一手临床资料，尊重患者的选择和个体情况。由此可以看出循证医学对于患者的诊治有着"个体化"原则。仲景选药用药是从药物的阴阳、气味、功效，到多种用法、变化差异及配伍炮制等，并结合脏腑特性、病证特点等，从而精确地使用每一味药物。而医家叶天士遣方用药则是博古通今却又别具一格，法于规矩而高于规矩。世人大多误解叶氏用药之法与经方大相径庭，然深入研究叶氏医案则会发现其遣方用药，大多结构严谨并且变化灵活，他不但遵仲景经方之验，更勇于推陈出新，在活学活用经方的同时创造性地提出新学说、新理论，乃后世医家研习经方之楷模。程门雪曾评价叶氏医案道："选药味至精湛，一味之换，深意存焉。六味之中，涵咏不尽，每合古昔名方数种为一炉治。加减变幻之美，从来所无。清真灵活，如思翁书法，渔洋绝句,令人意远……叶天士用方,遍采诸家之长,不偏不倚,而于仲师圣法,用之尤熟。案中所载,历历可证。"(《未刻本叶氏医案发微》)据《临证指南医案》及《未刻本叶氏医案》概述,叶氏选方涉及仲景方药足80余首,400余案。与其他医家截然不同的是,叶天士研究经方配伍用药遵从《内经》中药物的四气五味理论及天人合一的理论,不仅在结构组成上研究经方药物气味、性味之异同,而且通调变与不变,达到一方多用、异病同治的目的。如他所说:"圣帝论病,本乎四气。其论药方,推气味,理必苦降辛通,斯热气痞结可开。"(《临证指南医案·疟》黄案)又如他在《临证指南医案·腹痛》华案中指出:"盖怒则郁折肝用。唯气辛辣可解,论药必首推气味。"蒋式玉曾在《临证指南医案·泄泻》按中总结说:"今观叶氏诊记,配合气味,妙在清新,纵横治术,不离规矩——所谓读古而不泥于古,采方而不执于方,化裁之妙,人所难能者。"

不仅如此,唐代名医孙思邈的《备急千金要方》中的千金苇茎汤本为治疗肺痈而设,叶氏则辨证施治,《临证指南医案》中记载其广泛运用于治疗咳嗽、吐血、肺痿、肺痹、哮喘、风温、温热、暑证、痰证等。从叶氏恰当运用名方的思维和方法可以看出,叶氏在对患者制定治疗方案时经过慎重的、准确的、明智的筛查并使用当前的最佳证据——即博采众方、别开法门,同时也结合了他多年的临床经验与理论知识,而这正是循证医学思想中的"个体化"原则初步表现。

四、结 语

综上所述,无论是师承百家所长、不问门户的虚心求教,还是辨证使用名方、别开法门的新理论,他都是与自己多年的临床经验和理论知识相结合,从而站在巨人的肩膀上将其整理、分析、总结,得出他认为当下最佳的临床治疗方案。叶天士一生都在做与当代循证医学息息相关的工作,那时科技不发达,还没有互联网,不能与全球的医生进行资源共享,也没有动物实验、临床观察、随机对照临床试验等,更没有meta分析(又称荟萃分析),所以无法达到现代循证医学最佳临床证据的水平。可就是在那样贫瘠的年代里,医家叶天士却能够认识到临床证据的重要性、多样性,从而进行收集、整理、评价出当时所能获得的最佳证据。因此我们更应该认识到当代中医药如今想要进一步地发展就应正确地认识循证医学，只有两者相结合才能使中医药走向世界。

（《现代中医药》，2018 年第 38 卷第 4 期）

叶天士《临证指南医案》"天人合一"思路辨析

中国人民解放军总医院　　温　维　张梅奎

叶天士继承和发展了《伤寒杂病论》理论，并创立了卫气营血辨证体系，为后来的温病学研究发展奠定了坚实基础，成为后世医家公认的温热大师。叶氏毕生忙于诊务，无暇亲笔著述，其所传著本大多来自其门人、后裔或私淑者整理而成。《清史稿》言叶氏"当时名满天下"，"贯彻古今医术，而鲜著述"。因此，后世学者只能从其门人或后人有限的著述中总结他的学术思想。《临证指南医案》由叶天士门人华岫云等辑录整理而成，是他的临床医案中的代表之作。本文旨在从该书大量的医案中，总结叶氏临证中运用"天人合一"思路辨证的规律。

一、中医"天人合一"的思路

1. "天人合一"的思想渊源　"天人合一"，是古代先哲用于反映人与自然关系的传统哲学思想。道家和儒家对其均有阐释，汉代的儒生董仲舒在《春秋繁露·深察名号》云："天人之际，合而为一。"确立天人合一的观点。道家经典《老子》言："人法地，地法天，天法道，道法自然。"说明人与大自然是相通的，并要符合自然之道。关于"天人合一"的解释，各家众说纷纭。从中国文化源头来看《易经》一直被公认为群经之首。其中，《易经·系辞下》中载："易之为书也，广大悉备。有天道焉，有地道焉。兼三才而两之，故六。六者非它也,三才之道也。"此句中讲的三才正是天、地、人,但相对于人而言,天、地就是天。那么"天人合一"可解释为:"天"指的是天地(即大自然);"人"指的是人类;"合"则是和睦,和谐之意。《易经·乾卦》又云:"乾道变化,各正性命,保合太和,乃利贞。"此句提及的乾道(即天道),只有保"合",才会"利贞",即大吉大利,正符合"天人合一"的哲学思想,延伸至医道,"天人合一"就是长生之道。所以,中医的"天人合一"的思想与传统哲学的天人观是一致的。

2. 中医的"天人合一"观念 中医学一贯主张"天人合一"的观点,并将其作为防治疾病和保健养生的重要思想。"天人合一"的思想表现在天人相应上,它不仅要求人与大自然和睦共处,还指人要顺应天时,借用地利,从而达到人和。某种意义上讲,"天人合一"应该是广义概念,既包括人与五运六气、四时气候、地理环境的和睦共处,又包括人体内环境的和谐统一,正是《内经》所说的上古真人、圣人、贤人天人合一的境界。《素问·上古天真论》云:"其次有圣人者,处天地之和,从八风之理……形体不敝,精神不散,亦可以百数。"又曰:"其次有贤人者,法则天地,象似日月,辨列星辰,逆从阴阳,分别四时,将从上古合同于道,亦可使益寿而有极时。"《灵枢·刺节真邪》又载:"与天地相应,与四时相副,人参天地。"这都反复强调"天人合一"思想的重要性。如人体违背天地之道,就容易产生疾患。所以,医家通过掌握"天人相应"的自然规律来分析患者的病因病机,可推断出病灶所在,进而拟定治疗方案。这种"天人相应"的辨证思路在叶天士临证中得到应用和发展。

二、叶氏"天人合一"辨证思路的临证应用

1. 人与五运六气相应 五运六气,简称为"运气"。五运指木、火、土、金、水五个阶段的相互轮转,六气指风、火、热、湿、燥、寒六种气候的转变。古代医家根据十天干(甲、乙、丙、丁、戊、己、庚、辛、壬、癸)和十二地支(子、丑、寅、卯、辰、巳、午、未、申、酉、戌、亥),结合五行学说,推断出每年气候变化与疾病的关系。

中医学认为五运六气影响着人体的健康,每年的五运六气皆有变化,对人体健康的影响也有差异。五运六气理论可以说是展现"天人相应"思维的动态模型,正如《素问·六元正纪大论》所载:"黄帝问曰,五运六气之应见,六

化之正,六变之纪何如? 岐伯对曰：夫六气正纪,有化有变,有胜有复,有用有病,不同其候……阳明所至为清劲,太阳所至为寒雾。"由此可见,通过掌握"运气"学说的变化规律,可推测每年气候变化和疾病发生情况。

典型案例："某(妪),今年风木司天,春夏阳升之候,兼因平昔怒劳忧思,以致五志气火交并于上,肝胆内风鼓动盘旋,上盛则下虚,故足膝无力,肝木内风壮火,乘袭胃土,胃主肌肉,脉络应肢,绕出环口,故唇舌麻木,肢节如痿,固为中厥之萌。观河间内火召风之论,都以苦降辛泄,少佐微酸,最合《经》旨。折其上腾之威,使清空诸窍毋使浊痰壮火蒙蔽,乃暂药权衡也。"

本案中,叶氏认为患者的发病与五运六气有关。当年的主气是厥阴风木司天,恰逢春夏之交,木盛火旺之候；患者平素情志不遂,易怒伤肝,忧思伤脾,致木郁土虚,肝胆内风鼓动；加之禀受厥阴风木及春夏阳升二气,导致木(肝)旺反克土(胃),而胃主肌肉,胃经环口唇,走四肢,故出现"唇舌麻木""肢节如痿"的症状,为"中厥"的先兆症候。通过对以上病因病机的辨析,叶氏采用急则治标的方法,用辛泄苦降之法解燃眉之急。可见,叶天士在临证中是将五运六气学说作为分析病情和拟方用药的一种辨证思路,足见其对"天人合一"思想的重视。

2. 人与四时气候相应　中医学认为,人与天地之气是相应的,所以以四时(即春、夏、秋、冬四季)的气候变化对人体的生命活动均有影响。《素问·六微旨大论》云："言天者求之本,言地者求之位,言人者求之气交……上下之位,气交之中,人之居也……天枢之上,天气主之；天枢之下,地气主之；气交之分,人气从之,万物由之。"人与万物都生于天地之间,与天地是相通的,因此受天地气交的影响。实际上说,天、地、人本源于气,只是分布在各自的领域而生成天气、地气、人气。但是人气要顺从天气、地气,方可生长壮老已,万物方可生长化收藏。这种天地气交的结果则会产生四季气候的变化,所以要求人要顺应这种变化。故有《素问·四气调神大论》所谓的"春三月,此谓发陈,天地俱生,万物以荣……逆之则伤肝,夏为寒变……夏三月,此谓蕃秀,天地气交,万物华实……逆之则伤心,秋为痎疟……秋三月,此谓容平,天气以急,地气以明……逆之则伤肺,冬为飧泄……冬三月,此谓闭藏,水冰地坼,无扰乎阳……逆之则伤肾,春为痿厥"之论。人立于天地之间,禀受四时的气候变化。四季的寒热温凉都会影响人体,只有适应了这种变化,人才能健康长寿,如逆之则会出现"春为痿厥""夏为寒变""秋为痎疟""冬为飧泄"的疾患。因此,顺应四时做到"天人合一"的境界,有治未病的效果。

典型案例:"卢,嗔怒动阳,恰值春木司升,厥阴内风乘阳明脉络之虚上凌咽喉,环绕耳后清空之地。升腾太过,脂液无以营养四末,而指节为之麻木,是皆痱中根萌,所谓下虚上实,多致巅顶之疾……肝为刚脏,非柔润不能调和也(阳升热蒸液亏)。"

"周,大寒土旺节候,中年劳倦,阳气不藏,内风动越,令人麻痹,肉惕心悸,汗泄烦躁,乃里虚欲暴中之象。议用封固护阳为主,无暇论及痰饮他歧。(阳虚卫疏)。"

卢案中,叶氏认为患者平素易怒,怒伤肝木,久之耗液伤津,煽动内风,为内因。适逢春木升发之季,肝木司令,为外因。内外因交互为患,内风借春木升发袭阳明脉络,走窜四肢而出现指节麻木,由于肝阳上升太过,多致巅顶之疾,才会出现中风偏瘫证候。根据五行阴阳理论,肝属木,为刚脏,春季肝木司令,故拟柔肝滋阴养血之法治疗该证。周例中,患者因长期劳倦过度,耗伤阳气,难以御寒,此为内因,恰逢大寒土旺的气候,大寒伤阳,土旺制水,此为外因。叶氏认为本病内虚外寒,大寒伤卫阳,土旺无水滋养肝木,致使内风动越,故出现麻痹、肉惕、心悸、汗出、烦躁等欲暴中的证候,病因病机明确,故拟以封固护阳的治法。

上两案中可见,叶氏临证精细入微,兼顾四气,时时不忘四时变化的致病因素,从四气(即春温、夏热、秋凉、冬寒)入手,结合患者五脏之虚实,审证求因,病因病机分析透彻,丝丝入扣,再根据身体状况与节气变化拟定相应治法。

3. 人与地理环境相应　　自然界是人类赖以生存的必要环境。在自然界里,除天气外,地气对人类生命活动影响最大。故《素问·宝命全形论》曰:"人生于地,悬命于天,天地合气,命之曰人。"可见,人类生存与天地二气息息相关,然地气孕育了人,其影响甚大。地气即为地理环境,包括地域性气候、地质水土、风俗习惯、动植物资源等。《素问·六元正纪大论》中载:"故至高之地,名气常在,至下之地,春气常在,必谨察之。"《素问·异法方宜论》又云:"医之治病也,一病而治各不同,皆愈,何也……地势使然也……鱼盐之地,海滨傍水,其民食鱼而嗜咸……故其民皆黑色疏理,其病皆为痈疡。"由此看来,地理环境不同，气候就有变化，当地人的起居、饮食习惯都会有相应差异，如川蜀之地低洼，当地气候寒湿较重，故蜀人喜食辛辣，以辛燥化湿。又如在临海地区，海风凛冽，气候潮湿，渔民多以海鱼为食，海鱼味咸，咸入血，盐者胜血，致使皮肤粗黑，病多发为痈疡之疾。因此，地理环境的差异，在某种程度上，对人体的生理功能和心理活动，都具有一定的影响。当人体不能适应地理环境时，所谓的"水土不服"，则容易导致疾病滋生。故地理环境对人体的影响是临证过程中不可或缺的因素。

典型案例："刘（三一），濒海飓风潮湿，着于经脉之中，此为周痹，痹则气血不通，阳明之阳不主司事，食腥腻遂不化为溏泻，病有六七年，正虚邪实，不可急攻，宜缓。"

刘案中，叶天士考虑到患者长年生活在临海地区，气候风大潮湿，湿性黏着，易困阻经脉，日久必导致气血阻滞，瘀结成痹，加之阳明胃土湿困日久，胃阳受损，运化无力，鱼腥滋腻，食之便溏。他分析本病时，不仅重视地理环境对人体有可能造成的致病影响，还结合患者缠绵六七年之久所致的脏腑虚实变化，来拟定以缓治之的法则。可见，叶氏临证时思路缜密，他将天、地、人三者有机地结合来辨析病因病机，准确地把握患者病性病势，为拟定治疗方案打下坚实的基础。

4. 人体的"天人合一"思维　从宏观概念上讲，"天人合一"是指人与天地相应，天地通常指的是大的生态环境（大自然），包括宇宙万物；但从微观概念讲，人体内同样存在小的"天人合一"现象。假以人体为一个整体，人体内环境为天，脏腑为地，情志为人。人体内的"天人合一"即是情志、脏腑与人体内环境的和谐统一，类似于就是平常所说的"形神合一"。《灵枢·本脏》中载："志意者，所以御精神，收魂魄，适寒温，和喜怒者也……志意和则精神专直，魂魄不散，悔怒不起，五脏不受邪矣。"说明情志意识不但可调控人的情感、行为、思维等，并使人体适应自然及社会环境而不受邪。正是实现古人所谓"正气存内，邪不可干"的百病不生境界。

在人体内环境里，若情志有违"天道"，身体则会发出疾病信号——相应的脏腑出现相应症状。正如《素问·举痛论》所述："余知百病生于气也。怒则气上，喜则气缓，悲则气消，恐则气下，寒则气收，炅则气泄，惊则气乱，劳则气耗，思则气结，九气不同，何病之生？"可见情志的变化，可引起气不和、脏不安,百病丛生。

典型案例:"俞(氏),寡居十四载。独阴无阳,平昔操持,有劳无逸。当夏四月,阳气大泄主令,忽然右肢麻木、如堕不举、汗出麻冷、心中卒痛而呵欠不已、大便不通、诊脉小弱。岂是外感。病象似乎痹中,其因在乎意伤忧愁则肢废也。攻风劫痰之治,非其所宜。大旨以固卫阳为主,而宣通脉络佐之(卫虚络痹)。"

"某冷自足上贯于心,初起周身麻木,今则口鼻皆有冷气,病起惊恐,内伤肝肾为厥。冲脉隶于肝肾,二脏失藏,冲气沸乱,其脉由至阴而上,故多冷耳。(肝肾虚冲气逆)。"

俞案中,叶氏分析患者因丧夫守寡十余年,寡欢抑郁,情志内伤脏腑,加之平素过度操持家务,身心俱惫,恰逢夏季四月,阳气大升,突发此病,出现"右肢麻木""汗出麻冷""心中卒痛""大便不通"等卫阳虚衰、脉络不通的症状。叶天士认为,本病的起因在"意伤忧愁"所致的"肢废",即情志不遂伤及脏腑经络引发此病。经详尽辨析后得出此病性为本虚标实,故以固护卫阳兼以宣通脉络之法治之;次案中,叶氏认为患者是受惊恐引起的疾病,惊伤心胆,恐伤肝肾,导致肝肾亏虚,而冲脉又隶属肝肾二脏,冲气上逆,自足部至阴穴循经而上至心与口鼻,故出现"冷自足上贯于心""口鼻皆有冷气"的证候。

以上两案的患者皆因情志不遂引起气血逆乱而出现相应症状。由此而知,叶天士非常重视情志对人体的致病作用,临证中除宏观的"天人合一"思维外,他同样重视人体内微观世界的天人观,兼顾内外致病因素,可谓将"天人合一"在临证上运用得炉火纯青。关于叶氏对情志致病作用的记述,在《临证指南医案》中许多其他医案中均有所载,不复赘述。总而言之,他将微观的"天人合一"思想贯穿于其临床过程的始终,可见其辨证精微。

三、小　结

上述案例,均是叶氏《临证指南医案》颇具典型的病案,而"天人合一"的辨证思路在其书中不胜枚举。从"天人合一"思维的角度对叶天士《临证指南医案》中应用此法辨治疾病的思路探讨,从中可发现叶氏深谙天人之道,尤其重视人体与五运六气、四时气候、地理环境的关系,并掌握自然对人体的致病规律,临证中灵活应用天人观分析病情,运用其规律辨证施治。除宏观的天人观辨证思路外,叶氏还注重人体内的微观辨证,尤其是情志对人体的致病作用。

目前大部分学者,研究叶氏医案多从脏腑辨证、经络辨证或卫气营血辨证的角度去探讨其辨证思路,笔者从其医案中研究发现,这些思路归结起来都与天人观有密切关系,并始终贯穿于叶天士的临床实践。由此看来,天人观在叶天士学术思想的重要性可见一斑。总而言之,叶氏的"天人合一"辨证思路在临床实践中对分析病因病机和拟定治则治法具有指导性意义。

（《四川中医》,2013年第31卷第12期）

叶天士医学著作中的体质辨证思想浅析

甘肃中医学院　　赵余珠　周语平

体质,就是在先天、后天条件的综合作用下,因为脏腑、经络、气血、阴阳等的盛衰偏颇,导致机体形成的个性素质特征。中西医学皆重视体质在发病中的重要因素。在中医学来说,个体体质的不同,往往决定着机体在发病过程中对某些致病因素的易感性,而这种易感性往往决定着很多疾病发展的倾向性,甚至直接影响疾病的预后。

叶天士在临证中,对体质甚为重视。《临证指南医案》中记载"平素体质,不可不论""诊之大法,先明体质强弱,肌色苍嫩,更询起居致病因由"等言论,可见叶天士对体质的重视程度。

一、叶天士辨识体质的指导思想

叶天士辨识体质的思想主要来源于《内经》的四时五脏阴阳体系,基于四时、地域的影响，探讨脏腑气血阴阳的虚实特征。例如，在《温热论》中就有"吾吴湿邪害人最广"，进而根据面色的白或苍确定治疗方案的记载。认为"面色白者，须要顾其阳气""面色苍者，须要顾其津液"。其实，面色的白或苍恰恰就是在先后天条件的综合作用下，使不同的人形成了不同的体质。面色白者，更容易受湿邪影响而导致阳虚；面色苍者，更容易受到燥邪、火（暑）热之邪影响而损伤津液。

二、叶天士辨识体质的常用方法

叶天士临证颇为符合《内经》神圣工巧之道，往往从形体、病史、治疗史等当前状态，饮食、起居等生活条件，性情、年龄、性别等个体特征，天时、地理等环境因素，以及家族史等多方面对体质进行辨识，并指导治疗。例如，根据形体的胖瘦光泽，确定人的阴虚阳虚；根据病程的长短，确定是否损伤脾胃或阴阳；根据治疗情况判断是否伤到气血；根据饮食习惯确定是否有脾虚；根据起居和生活空间确定虚实病情；根据性情确定肝郁、气郁和痰火之郁；根据年龄的老、少判断阳虚和阴虚；根据性别决定调气与调血；根据天时决定五脏的虚实，在此基础上调养与补泻；根据地理环境判断对人的影响，如湿胜则损伤阳气，导致阳虚；根据家族史判断患者禀赋的不足，从而进行调养等。这些思想与方法，在《临证指南医案》《未刻本叶氏医案》等著作中均有体现。

三、叶天士医案中常见的几种体质浅述

在叶天士的《临证指南医案》《未刻本叶氏医案》等著作中可以看出，人的体质特征是多样、复杂的，不同的人，在内外环境作用下，表现出不同的疾病特征。而叶氏对体质的辨识高度重视，将其和辨病、辨证有机地结合起来，形成了体质为先，病证并重，体—病—证相结合的辨证思维。现就其著作中常见体质浅析如下。

1. 湿热体质 湿热体质在叶天士医案中较为多见，这可能与南方的环境、气候、人群特征等有关，他的著作中多次提到"吾吴"的湿邪伤人。湿热体质的特征多表现为受湿邪影响，或形盛体丰，多见于平素喜食甘肥厚味、酒肉

者。如《临证指南医案》卷五湿病门中的王案："王（二十），酒肉之湿助热，内蒸酿痰，阻塞气分，不饥不食，便溺不爽，亦三焦病，先论上焦，莫如治肺，以肺主一身之气化也。杏仁、瓜蒌皮、白蔻仁、飞滑石、半夏、厚朴。"再如《临证指南医案》卷五湿病门中的吴案："吴（五五），酒客湿胜，变痰化火，性不喜甜，热聚胃口犯肺，气逆吐食，上中湿热，主以淡渗，佐以苦温，大杏仁、金石斛、飞滑石、紫厚朴、活水芦根。"再如《临证指南医案》卷五湿病门中的李案："李（三二），时令湿热之气，触自口鼻，由募原以走中道，遂致清肃不行，不饥不食，但温乃化热之渐，致机窍不为灵动，与形质滞浊有别，此清热开郁，必佐芳香以逐秽为法。瓜蒌皮、桔梗、黑山栀、香豉、枳壳、郁金、降香末。"

2. 阳虚体质　南方特定的环境与气候，决定着湿邪伤人更为突出，而湿邪往往容易耗伤阳气。患者常表现为形躯丰溢，肌腠疏松，色白，畏寒怯冷等症状特征。如《临证指南医案》卷五湿病门中的蔡案："蔡，阳虚挟湿，邪热内陷，所以神识如蒙，议用泻心法。人参、生干姜、黄芩、川连、枳实、生白芍。"再如《临证指南医案》卷五湿病门中的范案："范，四肢乍冷，自利未已，目黄稍退，而神倦不语。湿邪内伏，足太阴之气不运，《经》言脾窍在舌，邪滞窍必少灵，以致语言欲蹇。必当分利，佐辛香以默运坤阳，是太阴里证之法。生于术、厚朴、茯苓、草果仁、木瓜、泽泻。"

3. 脾虚体质　叶天士生活的年代适逢康乾盛世，人民生活较为富足。饮食自倍，肠胃乃伤，所以脾虚患者也不乏其人。脾虚体质的特征往往表现为形瘦色黄而枯，疲惫倦怠，胃弱少纳等。如《临证指南医案》卷六泄泻病门中的郁案："郁（四八），经营劳心，纳食违时，饥饱劳伤，脾胃受病，脾失运化。夜属阴晦，至天明洞泻黏腻，食物不喜。脾弱，恶食柔浊之味。五苓通膀胱分泄，湿气已走前阴之窍，用之小效。东垣谓中气不足，溲便乃变，阳不营运，湿多成五泄矣。人参、生白术、茯苓、炙草、炮姜、肉桂。"以及《临证指南医案》卷六泄泻门中的某案："某（五八），形寒便泻，舌白。厚朴、广皮、半夏、茯苓皮、桂枝木、生姜。"

4. 肝郁体质　情志因素在发病过程中常常起到重要影响。叶天士自青年时代就闻名遐迩，因此，其患者群体整体应当是当时相对富裕者居多。很多患者往往情怀不畅，形成肝郁体质。这种体质的辨识往往是在情志不舒的基础上出现脘闷腹痛、不思纳谷等脾胃症状，或胁痛等肝郁不舒症状，或月经不调、痛经、乳胀痛等妇科症状。如叶氏《临证指南医案》卷六郁病门中的胡案："胡（四六），悲泣，乃情怀内起之病，病生于郁，形象渐大，按之坚硬，证在心下。用苦辛泄降，先从气结治。川连、干姜、半夏、姜汁、茯苓、连皮瓜蒌。"再如："某，气郁不舒，木不条达，暖则少宽。逍遥散去白术加香附。"又如："某，肝郁成热，加味逍遥去白术加郁金。"此外，叶天士在论治妇科疾病时，也常常考虑到情志致郁的因素。如《临证指南医案》卷九调经门的张案："张（二九），经先期色变，肤腠刺痛无定所，晨泄不爽利，从来不生育，由情怀少欢悦，多愁闷。郁则周行之气血不通，而脉络间亦致间断蒙痹，例以通剂。川芎、当归、肉桂、生艾、小茴、茯苓、生香附、南山楂、益母膏丸。"

5. 高年体质　叶氏适逢康乾盛世，人民生活富足，且南方地区生活稳定，老年人的治疗较受重视。叶天士对老年体质总结出三个特点："下元精血先亏""肾阳肝阴先亏""高年阳明气乏、阳明脉衰。"其实这三个认识揭示了老年的三个特征：精血亏虚，脏腑衰退；肾阳不足，肝阳上亢；脾胃虚弱，消化减退。如《临证指南医案》卷一眩晕门中的徐案："徐，脉左浮弦数，痰多，脘中不爽，烦则火升眩晕，静坐神识稍安。议少阳阳明同治法。羚羊角、连翘、香豆豉、广皮白、半夏曲、黑山栀。"再如王案："王（六三），辛甘寒，眩晕已缓。此络脉中热，阳气变现，内风上冒，是根本虚在下，热化内风在上，上实下虚，先清标恙。羚羊角、元参心、鲜生地、连翘心、郁金、石菖蒲。"又如李案："李（七三），高年颇得纳谷安寝，春夏以来，头晕，跗肿，不能健步。此上实下虚，肾气衰，不主摄纳，肝风动，清窍渐蒙。大凡肾宜温，肝宜凉，温纳佐凉，乃复方之剂。附都气减车前淡天冬建莲丸。"

6. 稚龄体质　叶天士以温病知名，但事实上其家传医学的精华是儿科，所以叶天士对于小儿体质也较为重视。叶氏是这样描述稚龄体质的："襁褓小儿，体属纯阳""幼稚阳常有余，阴未充长""婴儿肌肉柔脆，不耐风寒，六腑五脏气弱，乳汁难化。"并在《幼科要略》中提出"小儿热病最多者，以体属纯阳，六气着人，气血皆化为热也，饮食不化，蕴蒸于里，亦从热化矣"。在具体辨证时，又不拘于前人的定式，根据临床实践提出："大凡儿肌白嫩者多虚证，苍黑者多实火，虽为大概，亦属至要。"从而把小儿的体质，分为虚实两端。如《幼科要略》中提出："凡看痘，先论儿体强弱，辨肌色。如色白多气虚，色苍多血热，形象羸有宿病，或渴乳，肌柔白嫩者，痘必鲜明。苍黑皮粗者，色必暗晦,羸瘦病质,色燥形枯,必须辨根据期长养,内症安和。"再如《临证指南医案》卷十吐泻门:"某,暑邪犯肺,交土王用事,脾胃素弱不运,暑湿,腹鸣,泄泻,恶心,露睛,怕成慢惊。人参、藿香、炒厚朴、木瓜、川连、茯苓、炒扁豆、泽泻。"又如:"章,伤食一症,考古用五积散之义,取暖胃使其腐熟也。既上涌频吐,大便溏泻,胃气益伤,阳气坐困日甚,清不升,浊不降,痰潮干呕,腹鸣便遗,睡则露睛,龈黑唇紫,小溲竟无,阳不流行,津液自耗,有慢惊昏厥之危。议通胃阳。读钱氏薛氏之书,能知此意。"

7. 妇人体质　叶天士精于妇科,著名的妇科名言"女子以肝为先天"即出自叶氏的《临证指南医案》。另外,根据奇经八脉来调整妇科疾患,虽非叶氏首创,也被叶天士发挥得淋漓尽致。如叶天士在《临证指南医案》卷九调经门沈案中论及"冲脉隶于阳明"。在《临证指南医案》卷九调经门赵案中论及"凡经水之至,必由冲脉而始下,此脉胃经所管"。并在《叶天士医案存真》刘门外氏案中论及"任主一身之阴,任脉不固,可成遗精,任脉为病,男子七疝,女子带下",而且"任脉为阴海之冲,虚攻入络为瘕"。他的"久病必通任督""八脉丽于肝肾""女科之病,冲任最要"等著名言论,在妇科疾患中具有重要指导意义。再如《临证指南医案》卷九调经门孙案:"孙(二九),奇脉下损,经迟腹痛,先用当归建中汤,续商八脉治法,当归建中汤。"谢案:"谢(三十),能食不运,瘕泄,经事愆期,少腹中干涸而痛,下焦麻痹,冲心呕逆,腹鸣心辣,八脉奇经交病。人参、茯苓、艾叶、制香附、淡苁蓉、淡骨脂、肉桂、当归、鹿角霜、小茴香、紫石英、益母膏丸。"

四、小　结

综上所述,叶天士重视体质为先、辨病辨证并重的思想,极大地丰富了中医体质学说的内涵。深入挖掘叶天士辨病重体质的思想,对于拓展临床思维、提高临床疗效、充实和丰富中医临床诊疗体系具有重要意义,值得进一步研究和推广。

《临证指南医案》调养学说初探

安徽省天长县铜城医院　　雍履平

　　叶天士《临证指南医案》（以下简称《指南》）非唯议病疏方动中窾紧，而且病后重视调养。《指南》中交待患者注意调养的凡30余种病症，100余案。本文试就此作一初探。

一、静养在临床上的作用

　　静养必须节劳。《指南》认为，心劳升阳，形劳动气，房劳伤精。若温病咳嗽、夜坐劳形，身中阳气有升无降，"气易泄越，当暂停诵读，数日可愈"（咳嗽·张案）。"阴虚有遗，痰嗽有血，诵读久坐升阳"（吐血·彭案），更宜节制形劳。《指南》对于阴虚患者如吐血、便血、遗精、咳嗽等，主张节制形劳，"接应世务，自宜节省"（喘·徐案），若系血证患者，即连沐浴亦须谨戒，"因防其沐浴气动，血咳复至"（吐血·陶案），唯"安养调摄，自有成验"（便血·吕案）。性欲最耗肾水，病后尤当禁绝。故《指南》认为"酒色无病宜节，有病宜绝"（吐血·江案），并把病后节制房事列为临床调理。阴虚之证，当宜养阴。然"草木性偏，焉得见长""务宜断欲百日"（遗精·杨案），方能见效。阳虚之证，当须养阳。故凡肾阳虚，饮逆喘咳患者，必"绝欲一年，小暑艾灸，静养一百二十天可愈"（痰饮·吴案）。《指南》认为，"只要精气复得一分，便减一分病象"（遗精·华案），可见保精之重要。故精血内损的痿证，虽"药用平补，然必绝欲戒劳，庶克臻效"（痿·孙案）。血虚应当养血。但"乱投滋阴腻浊之药，恐胃气日减，致病增剧"（吐血·蔡案），应宜病后调摄。心脾营损的便血，宜"节口戒欲，百天可效"（便血·朱案）。

　　《指南》不仅提出节劳静养，还倡导"潜心静养""山林静养"。如姚某，62岁，患噎膈反胃，《指南》断言："老年难以恢复，自能潜心安养，望其悠久而已，药不能愈是病矣。"（噎膈反胃·姚案）程某，由于劳伤心神，罹患虚劳，"若不山林静养，日药不能却病"（虚劳·程案）。

　　静养在临床上的作用，大体还有以下几点。

（1）还其生气：阴虚咳血，由于阳气过动，若在春天，予宜静养，俟夏至一阴来复，"迎其生气"（吐血·施案）。

（2）固阴和阳：阴虚阳升，痰吐带血，缘知识太早，真阴未充，龙火易动，阴精自泄，"保养少动宜静，固阴和阳可瘥"（吐血·陆案）。

（3）益脾助运：久咳金破，子病累母，土不健运，"而纳谷减损，此劳损之证，急宜静养"（咳嗽·王案）。

（4）养肝息风：中风足膝无力，唇舌麻木，肢节如痿，乃因五志气火交并于上，肝胆内风，鼓动盘旋，"仍属中厥根萌，当加慎静养为宜"（中风·某案）。

（5）镇惊止痉：精摇下泄，时时惊惕烦躁，"必得神气凝静，不致昏痉瘛疭之变"（遗精·某案）。

（6）活血化瘀：血瘀凝络便血，"苟能安逸身心，瘀不复聚，不然，年余再瘀，不治"（便血·计案）。

二、饮食关系到疾病的转归

饮食有节，脾土不蚀。故有病之人，对于饮食的宜忌尤为重要，《指南》认为：

1. 饮酒可促使病情恶化　酒性温散，亦可蕴湿助热，凡湿郁肢节疼痛患者，"用药先须断酒"（湿·浦案）。湿阻中焦阳气的关节痛患者"尤当永戒"（湿·某案）。若肾阴虚、肝风动的中风证，更须"节劳戒饮，可免仆中"（中风·曾案）。病后尤忌酒后性交，"酒力先入肝胆;急当禁止"（《公选·淋带·阴伤络热》邢案）之诫。酒伤脾胃、肝胆，病情必得加重。

2. 荤腥厚味，有碍病情恢复　胸阳不运，中阳不振或脾胃阳虚患者均不宜过食肥腻。"若食荤腥厚味，病即顿发"（泄泻·朱案），故"凡腥腻沉着之物当忌"（泄泻·陈案）。胃阳虚、浊阴上逆的呕吐证，须"禁鲜荤冷滑，经年可安"（呕吐·褚案）。胸脘清阳不运的胸痹，亦"当戒腥膻"（胸痹·某案）。

3. 甜物满中，可促使病情加剧　因甘能满中滞气，腹痛欲呕的蛔厥，"当用酸苦，忌进甜物"（泄泻·杨案）。

4. 血肉补精，淡食养胃　《指南》对于阴虚虚劳之证，若纳谷如昔者，嘱其"以血肉充养"（虚劳·王案）。下损及中的吐血久病，认为宜"寝食为要"

（吐血·郑案）。由于呕吐所致的胃津损伤则强调"少少进谷以养胃"（呕吐·吴案）。叶氏尤其强调肾阴虚的哮喘患者调护，他说："然寒暄饮食之调摄，于此证尤当加慎。"（《公选·哮喘·肾阴虚》顾案）《指南》这些经验，颇可为后学者取法。

三、情绪对疾病的影响

情绪稳定是固护正气之藩，情绪波动是招引邪气之扰，故《指南》认为：

1. 恼怒可生痰助火、动气动血 肝旺易怒动肝，肝动则气燥热化，风阳交动，营液日耗，故凡阴虚肝旺之证，应当戒除恼怒。肝阳升动的眩证，"恐有暴厥之虑"（《公选·眩·肝阳升动》方案）。又如"肝络凝瘀胁痛，须防动怒失血"（胁痛·朱案）。胃虚痰滞的肝风，更应"节劳戒怒，使内风勿动为止"（肝风·沈案）。怒劳动肝的吐血，"当薄味静调，戒嗔怒，百日可却"（吐血·某案）。肝气犯胃的呕吐，"不加嗔怒，胃和可愈"（呕吐·钱案）。肝郁犯胃兼湿的肿胀，应"速戒恼怒，安闲自在，诚治斯疾之良图"（肿胀·某案）。《指南》围绕"怒伤肝"之说，列举了病后动怒的危险性和戒怒的重要性，足资我们临床借鉴。

2. 怡情能燮理阴阳，安和五脏 "百病生于气"，而气和则阴阳可调，五脏能安。"如由郁引起的吐血""若不情怀开爽，服药无益"（吐血·吴案）。吐血患者由于思虑太过，心阳扰动，伤及肾阴，时时茎举，此失血皆矫阳独升，夜不得寐，"归家谈笑，怡情自安"（吐血·娄案）。郁伤脾胃阳虚的胃病，"却因肝木来乘，怡情放怀，可愈此病"（胃痛·张案）。郁损心阳，阳坠入阴的淋浊，"非偏寒偏热药治，必得开爽，冀有向安，服药以草木功能恐不能令其欢悦"（郁·于案）。《指南》不仅针对"内伤情怀起病"提出"务以宽怀解释"之治（郁·张案），同时还认为皮肤、五官、妇产和外科疾患，"须安养，可望图功"（产后·凌案）。如气火结瘿，灼筋为痛，"苟非开怀欢畅，不能向安"（疬·陈案）。脑热鼻渊，尽管"东垣升阳散火，丹溪总治诸郁""然药乃片时之效，欲得久安，以怡悦心志为要旨耳"（鼻·沈案）。周身刺痛，寒栗之闭经证，"开怀安养为宜，勿徒恃药"（调经·王案）。舌起痱瘰，"病由情志不适，非汤药直清直降可治""然必心境悦，方能却病"（《公选·舌·营养虚》顾案）。总之，无论因郁致病，还是因病致郁，抑或与郁无关的病证，均宜怡情善养，欢悦开怀，这是《指南》对于病后调养的必具之法。

四、小 结

综上所述，调养学说是叶氏《临证指南医案》的一个重要组成部分，认为医药非唯一疗法，当须配合调养，方不失偏执之弊。所举案语，足资借鉴。

（《浙江中医院学报》，1987 年第 11 卷第 5 期）

从《临证指南医案》论叶天士的情志学思想

辽宁中医药大学　　　孙瑶瑶
辽宁中医药大学附属医院　　　李敬林

《临证指南医案》为清代医学大家叶天士著，由其门人华岫云搜集叶氏临证医案加以分类整理编撰而成。叶氏出身医学世家，幼承家学，广拜名师，勤求古训，广泛继承前人学术经验，遍采众家之长，同时师古而不泥古，创立新说，临床治疗别开法门。《临证指南医案》作为反映叶氏临床经验和学术思想的关键著作，其中的温病学思想、脾胃分论、养胃阴思想、奇经辨治理论、络病理论等大为后世所推崇，后世研究层出不穷，使之得到了良好的继承和发展。笔者在学习该书的过程中发现，其中亦包含着叶天士丰富的情志学思想，对于防治情志病具有重要的指导作用。现总结如下。

一、重视情志因素在疾病的发生、发展及转归等方面的作用

《灵枢·百病始生》云："夫百病之始生也，皆生于风雨寒暑，清湿喜怒。"

自《内经》时代起,中医学就注重情志因素在发病中的重要作用,到了陈无择的《三因极一病证方论》,更是明确把七情因素作为人体致病的三大病因之一。叶氏系统继承了《内经》以及历代诸家的学术思想,其理论诊病悉本《内经》,兼收众家之长,形成了一套自己的情志致病理论体系。如《临证指南医案·郁》(以下均省略书名)赵案:"郁勃日久,五志气火上升……《病能》以诸禁鼓栗属火,丹溪谓上升之气,从肝胆相火,非无据矣。"考此处《病能》当为《至真要大论》之误,但是不影响我们理解叶氏对《内经》思想的继承和发挥。再如卷二《吐血》席案:"《金匮》谓,男子脉大为劳,极虚者亦为劳,夫脉大为气分泄越,思虑郁结,心脾营损于上中,而阳分委顿。"说明叶氏对仲景学术思想亦有极深的研究。其他诸如"重培其下,冀得风息,议以河间法""若嗔怒而动及肝阳,血随气逆者,用缪氏气为血帅法"之类,比比皆是。不仅如此,《临证指南医案》中还列有很多对情志致病总结式的话语以启迪后学,如"嗔怒郁勃之激伤肝脏,形劳苦志而耗损心脾,及恣情纵欲以贼肾脏之真阴真阳也""情志不舒则生郁,言语不投则生嗔,谋虑过度则自竭"等,诚可谓经验之谈也,体现叶氏治学既注重继承,又不乏创新。

二、情志因素致病广泛,病情复杂

叶氏行医 50 余年,毕生忙于诊务,积累了大量的临证经验,其对情志致病更是重视,这在《临证指南医案》中得到了很好的体现,书中有大量的医案记载患者因情志因素而起病或导致病情加重。根据笔者统计,全书涉及情志致病相关医案共 296 例,占除儿科卷以外全部医案数(2 492 例)的 11.88%,涉及疾病 60 门,占除儿科卷以外全部疾病门数(82 门)的 73.17%。至于卷十儿科医案,因小儿质薄神怯,情志未坚,且易发惊痫等证,故本文不将其纳入讨论范围。从统计与分析中可以看出情志因素致病涉及病种繁多,且临床发病率高,致病具有广泛性。另外通过分析大量的情志致病相关医案可以看出,情志致病临床表现多样,病情复杂。有学者对《临证指南医案》中"思"志致病医案进行分析,仅思志导致的疾病就有 17 种,共 28 案,其中"思"又可分为 4 种(愁烦忧思、恼怒思虑、隐情曲意、操持萦思),涉及病机六个方面,可见审病之微,辨证之细。

三、情志病证多与肝胆、心、脾胃相关

情志因素虽然致病广泛、病情复杂，但叶氏诊治情志病证能够执简驭繁，在遍采前贤医家之长的基础上加以发挥，总结出从肝胆、心、脾胃论治情志病证。如卷六《郁》华岫云按："其源总由于心，因情志不遂，则郁而成病矣，其证心、脾、肝、胆为多。"

1. 肝为将军之官，情志致病多由肝起　叶氏认为肝为风木之脏，因有相火内寄，体阴用阳，其性刚，主动主升，若刚劲之质得为柔和之体，遂其条达之性，则无病以生。今情志不舒则生郁，郁则气之升降开阖枢机不利，肝之疏泄功能失司，而肝又为将军之官，善干他脏，肝气一逆则诸气皆逆，气逆则痰生，遂火沸风旋，神迷魂荡，无所不至矣。根据笔者统计，全书 296 例涉及情志致病相关医案中，有 130 例辨证明确与肝有关，占情志致病相关医案的 43.92%。这些医案中叶氏又根据肝脏生理病理的差别，将其致病机制分为肝风、肝阳、肝火三类，不仅如此，书中还将肝风、肝火单独列出，自成一门，足见叶氏对肝在情志致病中作用的重视。

2. 肝胆常并论，情志亦可独伤少阳胆腑　叶氏从胆论治情志病证主要有三种情况：其一，肝胆并论。如卷一《中风》某案："兼因平昔怒劳忧思，以致五志气火交并于上，肝胆内风鼓动盘旋，上盛则下虚。"因肝胆互为表里，皆为风木之脏，且同居相火，故情志因素扰及身中风阳而致肝胆共同为患。其二，以少阳木火或少阳经络论治。如卷三《木乘土》张案："是阳虚体质，郁勃内动少阳木火，木犯太阴脾土，遂致寝食不适。"卷七《便血》程案："少阳络病，必犯太阴，脾阳衰微，中焦痞结，色萎如瘁，便后有血。"其三，直言从胆论治。卷七《惊》华岫云按："惊则伤胆……惊之所伤，由心猝及乎胆，由胆即及乎肝，遂致心主君火兼肝胆中相火风木骤然而起。"卷三《阳痿》更是直接指出："郁损生阳者，必从胆治。"盖因胆为中正之官，主决断，又为中清之腑，《内经》云"凡十一脏皆取决于胆"，又云"少阳为枢"，故叶氏认为若得胆气舒展，少阳畅达，则何郁之有？

3. 心为君主之官，情志之病"其源总由于心"　心为君主之官，主藏神而处任万物，情志致病首先多伤及肝脏，但是情志的产生发乎于心。《素问·灵

兰秘典论》曰"心者,君主之官也,神明出焉",说明心是神志产生的场所。《康熙字典》注:"情,心之动也。"情志作为人对客观事物能否满足自己意愿而产生的内心体验和态度表现,是"心神任物"这一过程的具体体现。《灵枢·邪客》说"心者,五脏六腑之大主,精神之所舍也",指出人的精神、意识、思维活动虽然分属五脏,但却以心作为总的主宰,是由心主神志的生理功能所统领的。叶氏很好地继承了《内经》心主神志的理论,重视心神在情志产生中的作用。如卷六《郁》戴案"隐情曲意不伸,是为心疾",是说悲哀惆怅、萦思不解都是心产生的问题;卷三《遗精》杨案"心动神驰,神驰精散",这里所说的"心动"就是心神受损、心不主神的过程,正如《灵枢·口问》说:"心者,五脏六腑之主也……故悲哀愁忧则心动,心动则五脏六腑皆摇。"卷七《惊》华岫云按:"惊则伤胆……惊之所伤,由心猝及乎胆。"通过分析,我们可以看出,情志伤及他脏亦是由情志先作用于心,再由心传及他脏而致病,因为叶氏强调:七情之郁,其源总由于心。

4. 脾胃为本,情志致病多伤及脾胃 叶氏系统地继承了《内经》以及仲景、东垣等人的理论及临床经验并加以发挥和创新,其在临床上辨治杂病多重视脾胃。叶氏对李杲的《脾胃论》推崇备至,不仅说"内伤必取法于东垣",甚至认为一部《内经》中的基本理论,无非是说明以胃气为本的道理。这在《临证指南医案》情志所致脾胃病中体现得尤为明显。纳食主胃,运化主脾,脾宜升则健,胃宜降则和,凡能导致气机升降失常之病因,皆可伤及脾胃而为病。一方面,情志致病多由肝起,由五行而论,肝胆属木,脾胃属土,情志一有不畅,则肝气怫郁,横逆克土,致脾胃运化功能失常。诚如卷三《木乘土》鲍案中所言:"肝为起病之源,胃为传病之所。"卷三《肿胀》夏案亦云:"嗔怒怫郁,无不动肝,肝木侮土而脾胃受伤。"故叶氏谆谆叮嘱,恐医者但认为脾胃之病,不知实由肝邪所起,因土败木贼,肝气日横,脾胃日败,延至不治者多矣。另一方面,情志不和又可直接伤及脾胃。如卷三《脾胃》王案:"素有痰饮,阳气已微,再加悒郁伤脾,脾胃运纳之阳愈惫。"卷六《郁》某案:"恼怒肝郁,思虑脾伤。"因思为脾志,思虑太过则伤脾,又因思则气结,气机滞涩不畅,脾胃升降之机失常,运纳无权,导致诸证蜂起。

四、注重体质因素、气候季节、生活习惯等对情志致病的影响

人以天地之气生，四时之法成。中医学认为人体是一个统一的整体，人与自然界的变化亦是相统一的，故曰"人与天地相参，与日月相应也"。叶氏在临证过程中注重体质因素、气候季节、生活习惯等对情志致病过程的影响。

1. 体质因素　黄煌曾对《临证指南医案》中的体质理论进行研究，将其分为六种：木火质、肝郁质、湿热质、阴虚质、阳虚质和脾弱质，笔者发现木火质、肝郁质、阴虚质和脾弱质均易导致情志疾病的发生，书中如"失血有年，因其久伤，复遭忧悲抑郁，阳夹内风大冒""高年水亏，肝阳升逆无制……遇烦劳为甚""形瘦色苍，木火体质，身心过动，皆主火化"等。

2. 气候季节　凡四时之气，春生、夏长、秋收、冬藏，自然界的气候季节可以影响人体气血阴阳的变化从而对人体疾病的产生发展造成影响。如卷一《中风》某案："今年风木司天，春夏阳升之候，兼平昔怒劳忧思，以致五志气火交并于上，肝胆内风鼓动盘旋，上盛则下虚。"是说当年的运气偏胜以及季节的变更使情志易于化风生火。再如卷二《吐血》席案："半月前恰春分，阳气正生，因情志之动，厥阳上燔致咳，震动络中，遂令失血。"是言春季阳升合情志之动导致人体阳气上逆而致病。

3. 生活习惯　世界卫生组织曾给出过一组关于影响人类健康的因素的数据：人类的健康有 60% 取决于个人的生活方式和习惯。这一点在《临证指南医案》中有着明确的体现，叶氏重视生活方式与习惯对情志致病的影响，案中诸如"平昔形神皆劳……加以夜坐不静养""案牍神耗，过动天君""客馆办事，曲运神思""寡居多郁，宿病在肝""郁勃久坐，中焦不运"等，比比皆是。大概劳则气耗，烦则阳动，寡居多郁，操持太过则伤营，久坐少动则气结，客馆案牍、诵读吟咏、曲运神思，身虽静而神常动，复加情志不和扰动，则互相影响而为病。

五、治疗上注重移情易性，愉悦开怀

叶氏诊治疾病重视病因，必从起病处着手。情志致病多起于情怀不畅，

久久不能释然，或情志骤然过激而加于身心，其源在于心之不得开怀。如若不能修治其心，纵使频投草木之药，见效亦微，或者愈而复作，不能解决根本问题。故其治疗情志之病强调"盖郁证全在病者能移情易性，医者构思灵巧，不重在攻补""内伤情怀起病，务以宽怀解释""必得开爽，冀有向安"，如若但治其身不治其心，则"情怀不得解释，草木无能为也""以内起情怀不专草木微功耳"。《素问·上古天真论》曰："恬憺虚无，真气从之，精神内守，病安从来。"恬憺虚无、精神内守，即与叶氏所言移情易性、愉悦开怀相合，则不仅仅适用于情志疾病的防治，更是养生却病、益寿延年的不二法门。因此书中在总结情志之郁的治疗时，以道家修心养性的一句话作为结语："若必欲求十全之治，则唯道家有一言可以蔽之，曰欲要长生，先学短死，此乃治郁之金丹也。"

六、结　语

《临证指南医案》作为清代医案发展的里程碑，是反映叶氏学术思想的关键著作，其中蕴含的丰富的情志学思想值得我们进一步深入地去发掘和学习继承。叶氏系统地继承了前人的学术思想和临床经验，论治情志疾病兼采众家之长，同时又加以创新和发挥，自成一体。书中所载医案体现情志因素致病广泛，且病情复杂，涉及病种繁多，然而叶氏能够执简驭繁，总结出从肝胆、心、脾胃论治情志病证，又秉承了天人合一的整体思想，注重体质因素、气候季节、生活习惯等对情志致病的影响。在治疗上叶氏往往别出心裁，对患者谆谆善诱，教导其移情易性，愉悦开怀，用药轻清灵活，笔者不再一一赘述。总之，书中的经验和叶氏的学术思想值得我们进一步发掘和继承，诚如1992年国际心身医学大会权威学者指出的那样："世界心身医学应向中国的中医学寻找智慧。"

（《江苏中医药》，2018年第50卷第1期）

医学思想研究

叶天士药用气味理论治病思想探蕴

贵阳中医学院　　郭永胜　渠景连　张　震　黄书婷

一、人身气机，合乎天地自然

叶天士承自《灵枢·岁露论》中"人与天地相参也，与日月相应"的思想，认为"人身气机，合乎天地自然"，天地间四时阴阳迭运，万物自有生长之妙，故当顺天之气，以扶生生，提出"人在气交，法乎天地，兼参体质施治"。《古今医案按》中记载叶天士医案谓"用药亦本四时生气"。

叶天士在医案中，屡屡谈及自然天地之气与人体气机的关系。如厥阴司天，春分地气上升，人身阳气上举，入秋凉爽，天人渐有收肃下降之理；夏至阴生，伏天阳越于表，阴伏于里，理宜然矣。尤其是素有旧疾者，往往因不同节气的转换而有起病、加重或渐愈的变化。如冬春骤暖，天地失藏，人身应之；或有冬令天地闭藏，病不致凶，春夏万花畅茂，有增剧之虑者；或谓年老冬藏不固，春木萌动，人身内应乎肝，水弱木失滋荣；或有夏四月阳升病发，深秋暨冬自愈者；或称夏至一阴来复，高年本病，预宜持护者。因此，其治疗当"合人形以法四时五行而治"，指出《内经》有"四季调神"之训，投药亦当宗此旨，以化生于自然之气的药食气味偏性，纠正人体气机之偏。如其木郁土位，至小满气暖泄越，必大培脾胃后天，"方合岁气体质调理"；烦劳气泄阳升，天暖风和必逸，乃血气因劳致虚，叶天士谓"有藉乎天气之煦涵"；下焦阴血不足，则生气之浅鲜，急当温养益气填补充形，使秋冬助其收藏，预为来春生发之用。否则，逢春天地之气上升，则其人体气机不应天地之气转变，致使阳冒不潜，法当"和阳以就阴"，若见病治病则无功。

二、阴阳偏离致病，转偏就和

叶天士认为"天地之气，有胜有复，人身亦然""人身病损，必先阴阳致偏"。阳气虚则生寒，实则生热，若用药气血淆混，寒热互投，"不以阴阳偏著，调理宜乎不应"。古圣先贤，创著医籍，百病千方，无非为补偏救弊，和协阴阳，使人得尽其天年。亦即"古人治病，以偏救偏"，而偏性平和以为食，偏性较大可作药。故治病需依于药，养生所凭乎食，不可以药除根，正如《素问·脏气法时论》所谓"毒药攻邪，五谷为养……"故叶天士强调"谷食养生，可御一生；药饵偏胜，岂可久服"。其本体阴阳迭偏，非客邪实火可清可降之比，若精血有形有亏，药饵焉能骤然充长；七情致损，约旨总以阴阳迭偏为定评，最宜恬憺无为，经年可望转偏就和，但图药治，胃减损怯矣。如夏秋病伤，冬季不得复元，当春令地气阳升，以致病发寒热咳嗽，乃阴弱体质，不耐升泄，病属"阴阳既造其偏以致病"，若"徒谓风伤，是不知阴阳之义"。而攻病方法，都是针对客邪，所谓"攻病必藉药气之偏"，以偏治偏。如瘅疟热气由四末乘至中焦，胃中津液为邪热劫燥，以致胃阴大伤，叶天士谓"人身不过阴阳二气，偏则病，离则不治矣"。治当用麦冬、生甘草以甘寒清养胃阴，人参甘温以益气生津，佐知母苦寒质润以清热生津，此即养阴以和阳，则其热自解。而若肝血肾精受戕，以致奇经八脉空虚，则当以血肉有情之属栽培身内之精血，乃因精血皆属有形，若以草木无情之物为补益则不效，叶天士谓其"声气必不相应"。

三、阳伤取药之气，阴伤取味

叶天士谨仿昔贤制方理法，认为"阳伤取药之气，阴伤取药之味"，辨病须"究病之阴阳"，用药当"分药之气味"。当如《素问》"气味合而服之，以补精益气"，使偏胜之气调整恢复至正常状态。如指出人身中二气致偏则病，其精血损伤已极，草木焉得振顿，若见病治病，谅无裨益，是故"益气少灵，理从营议"。即用药当需遵从机体阴阳气血变化，正如章虚谷在《医门棒喝》中总结叶天士用药思路，"先生权宜变化，必以药性气味之阴阳厚薄，合乎病之阴阳虚实"。

其用药思路乃"谨按《黄帝内经》撰方"，或谓"仿《经》旨立方"，遵守《素问·至真要大论》经义"谨察阴阳所在而调之""寒热温凉，衰之以属，随其攸利，谨道如法"，不可见症而径用药物功效以攻病，便滞则攻下，痞闷则开泄，则药不对病，脾胃受伤。即叶天士自道："药虽平衍无奇，实参轩岐底蕴，世皆忽略不究，但执某药治何病者多矣。"

四、药用气味贵生化克制之理

叶天士阐释《黄帝内经》药用气味配伍之意，指出药用气味遵循五行生克之理，以为"《黄帝内经》以攻病克制曰胜方，补虚益体须气味相生曰生方"。即察其脏腑偏颇，根据五行生化克制之理，用药调节脏腑之间的平衡，亦即实则攻病驱邪以泄其有余，虚则依于五行相生以补其不足，皆理偏就和为治，勿徒攻补寒热为调。

1. 攻病克制取药以偏胜 协调脏腑关系：即运用药物气味，调节脏腑之间的乘侮关系；实则乘其所胜，侮其所不胜；或有虚则所胜乘之，所不胜侮之。总之，其"用药不过生化克制之理，培其受侮，平其冲扰"，而其药用气味不限于五味与五脏之间的对应关系，又当根据脏腑的阴阳气血虚实状态，如依据《素问·脏气法时论》中五味苦欲补泻治法。其常见于治疗肝胆与脾胃、肝木与肺金关系。如因情志惊忧扰动气机，以致肝气上逆而肺气失降，升降失司而中焦不运。治先扶土泄木，而阳明胃腑以通为补，故补阳明以宣腑，人参甘温、茯苓甘淡以通补阳明，干姜、桂枝辛温以通胃阳；肝脏厥阴体阴用阳，当泄厥阴以平逆，川椒辛热以泄肝气，川楝子苦寒以降肝逆，苦辛泄降以疏肝，再合以白芍、乌梅味酸益阴和阳，辛酸以调肝之体用。

纠正五味偏嗜：其用五味克制之法，又可直接用于治疗五味偏嗜致病，叶天士谓"大凡攻病驱邪，药以偏胜，如《黄帝内经》咸胜苦、苦胜辛之类，藉其克制，以图功耳"。即根据五味的五行生克关系，以治疗某一味所偏嗜致病，而其本质仍是运用五味调整脏腑气机。如中焦阳虚，而见其吐蛔，误用乌梅丸等味多酸苦之药，不能中病，反伤中阳，当宗《素问·阴阳应象大论》"辛胜酸"之意，治以味辛之益智仁、生姜、厚朴，且其性温以通中焦阳气，伍以人参甘温补中、茯苓甘淡益胃。

2. 补虚益体须气味相生 所谓"补虚益体须气味相生"，是指脏腑虚损，不仅运用常法以调其本脏之虚，又需根据五行相生之理，运用相应五味配伍，以补其母脏，以使子母相生。对于运用五味相生法，多运用于两脏之间，如金水相生、培土益金、滋水涵木等，这一方法自古及今，亦多用之。而叶天士有时对于本来两个相互克制的脏腑，亦采取补其所胜脏之母，以及补其被克脏腑,如木克土者,用味咸合以味酸补水生木,伍以味酸以生火,再益以味甘以生木。

如有情志内因致病,系乎阴阳脏腑不和,叶天士谓治当"理偏就和,宜崇生气"。患者平素离愁郁结,气郁水亏,又逢冬温阳气不潜,至春令阳气勃然,致使机体肝阳内动,变化内风,游行扰络,阳气上冒,故清窍为蒙,状如中厥,肝风内扰,最易冲犯阳明。总之,此乃阳冒不潜,法当"和阳以就阴"。其具体用药思路,叶天士自道:"牡蛎体沉味咸,佐以白芍之酸,水生木也;地黄微苦,菊微辛,从火炒变为苦味,木生火也;益以甘草、大枣之甘,充养阳明,火生土也。"药用咸酸苦甘,五味相生,以使肝阳得潜、肝体得以柔润,盖所谓"和阳以就阴",则其风自息,胃土得以培补而以御木犯。其用药虽言气味相生,但并未所有以此气味者均可如此运用。因其用牡蛎质重味咸可潜肝阳,白芍味酸微寒益阴和阳,两者本就是针对肝体不足、肝用太过之证。至于所炒制之地黄、菊花,原本一为甘苦微寒以滋水涵木,一为辛凉可轻泄肝风以平肝,妙在炒制之后,其味变苦,以使气味之间有生生之功。

五、叶天士议用"药理"举隅

叶天士著述中医案虽多为简略,但亦有不少医案辨证论治思路颇为详细。首先明晰所依理论,着重记录主症要点,而后揭示所辨病机,最终指出治法药理等。如《临证指南医案·耳》中记载:"肾窍开耳,胆络脉亦附于耳。凡本虚失聪治在肾,邪干窍闭治在胆,乃定例也。今年已六旬,脉形细数,是皆肾阴久亏,肝阳内风上旋蒙窍,五行有声,多动真气火风,然非苦寒直降可效。填阴重镇,滋水制木,佐以咸味入阴,酸以和阳。药理当如是议。熟地黄、龟板、锁阳、牛膝、远志、茯神、磁石、秋石、山茱萸、五味子。"

此案下焦肾阴久亏,水不涵木,以致肝阳内风上旋蒙窍,耳窍失用。其乃本虚失聪,非邪干窍闭,故不可苦寒直降。当治以"填阴重镇,滋水制木,佐以咸味入阴,酸以和阳"。此乃阴阳二气致偏所病,不可偏寒偏热攻邪,治当理偏就和。"阴伤取药之味",治用熟地味厚填阴,伍以龟甲、磁石重镇潜降肝阳;用药贵乎生化克制之理,补虚益体须气味相生,故以锁阳、牛膝味咸补肾,合熟地以滋水涵木;远志、茯神以宁心安神;秋石味咸引药入阴,山茱萸、五味子味酸敛阴固液以和阳。叶天士谓"药理当如是议"，可知其治病燮变阴阳，并协调脏腑之间的五行生克制化，用药重视气味，亦参药物厚薄沉浮之用。

（《新中医》，2019 年第 51 卷第 4 期）

吴门医家叶天士从脾胃论治血证学术思想探析

上海中医药大学　　彭君伟　方　静
上海中医药大学附属普陀医院　　周　帆
江苏省苏州市中医医院　　陈　江

血证是以出血为主要临床表现的内科病证，虽为临床常见病，但其成因复杂，要欲十全，实属不易。叶天士作为吴门医派的代表医家之一，不仅是温病学大家，而且在治疗内科血证方面也有很多独到的见解和方法。其在《临证指南医案》《未刻本叶氏医案》等有关血证的诸多病案中，着重强调了脾胃亏损所致血证的论治，拓展了血证的治疗思路。

一、从脾胃论治血证的理论基础

脾胃与血证密切相关，主要体现在脾统摄血脉和中焦化生血液两个方面。脾胃受纳、运化水谷，化生精微，为血液生化之源，正如《灵枢·决气》所载"中焦受气取汁，变化而赤，是谓血"。唐容川《血证论》亦认为"食气入胃，脾经化汁，上奉心火，心火得之，变化而赤，是之谓血"。同时脾也有统摄血液在脉中运行而不溢出脉外的作用，即"脾能统血，则血自循经而不妄动"之理。所以临床上各种病因导致脾气不足、统血之能受限，则血液不循常道而发为吐血、便血、尿血、崩漏等多种出血病证；脾胃受纳、运化不行，则气血生化之源不安，并可导致脾气虚而形成恶性循环。前辈医家亦认识到脾胃在血证发生、发展过程中的重要性：如叶氏在《临证指南医案·吐血》中说道："血之所生化者，莫如阳明胃腑，可见胃为血症之要道，若胃有不和，当先治胃也。"《仁斋直指》云："一切血症，经久不愈，每每以胃药收功。"《血证论》中也提到："血之运行上下，全赖乎脾。脾阳虚则不能统血，脾阴虚又不能滋生血脉。"叶氏继承了李东垣《脾胃论》中"脾胃为后天之本"的思想，创立胃阴学说，倡导脾胃分治，并将其广泛运用到血证治疗中，使血证治法和理论更加完备。

二、从脾论治血证

1. 升阳健脾法　叶氏认为，脾为阴土，喜燥恶湿，其在《临证指南医案》等著作中多有论及"太阴湿土，得阳始运""脾宜升则健""脾喜刚燥"等。"湿喜归脾者，与其同气相感故也""脾病必湿滑"，水湿之邪最易困阻脾脏，致使脾气不升，脾阳不振，最终导致脾失健运和统摄血脉失职而发为便血等下部出血。凡遇此类血证，叶氏每以升阳健脾除湿立法，少佐收涩止血药。

病案举例："程（三一）食入不化，饮酒厚味即泻，而肠血未已。盖阳微健运失职，酒食气蒸，湿聚阳郁，脾伤清阳日陷矣。议用东垣升阳法。人参、茅术、广皮、炙甘草、生益智、防风、炒升麻。"

此案乃湿遏脾阳之证。患者本有脾阳不足，健运失职之证。又因酒食不节，气蒸湿聚，致脾之清阳益陷，如此则血从下出，缠绵难愈。叶氏仿李东垣升阳除湿汤，方用防风、升麻升阳除湿；陈皮理气化湿；人参、苍术补气健脾；再以益智仁暖脾止泻；炙甘草温补土虚。诸药合用，脾阳得升，脾湿得去，便血自止。

2. 甘温益营法　心主血脉，为血行之动力；脾能摄血，为血行之约束，两者相反相成，使血液在脉中畅行而不溢出。若心血亏虚，心气不足，则推动血行无力；脾营不足，脾气亏虚，则不能摄血。所以说心脾之营血相互为用，正如叶氏门人邵新甫总结失血病因时说道："若夫内因起见，不出乎嗔怒郁勃……劳形苦志而耗损心脾。"叶氏根据《灵枢·营卫生会》所述"营出于中焦"的理论，在治疗心脾营损之失血时常用甘温之剂补土养营，俾营血化生，心脾健旺，血调气和。

病案举例："李（三十），上年夏季，络伤下血，是操持损营，治在心脾，归脾饴糖丸。"

此案即为心脾营损之证。夏季心阳偏旺，又因操劳耗伤心血，心营不足而致营血亏虚。治宜心脾双补，以补益脾营为主。甘温之饴糖为妙用，因其"主补虚乏，止渴，去血"，在归脾丸补气健脾、养血安神的基础上，可以助脾生血，助心行血。此外，叶氏对于血证病属瘀血阻滞者亦常用甘温益营，非独消瘀活血之法。如《未刻本叶氏医案》所载："虽属瘀血，上吐下泻，中焦气亦为之暗伤，色萎脉涩，耳鸣神倦，行动气逆，当治以甘温益虚，不宜谓其瘀而攻之。"方用"熟地、当归、茯苓、炙草、远志、枣仁、柏仁、建莲"，补心益营、滋阴健脾。

三、从胃论治血证

1. 滋补胃阴法 叶氏一方面继承了东垣补脾升阳之说，对证属脾阳不足者，常用东垣方加减；另一方面，叶氏更阐述了脾胃分治之理，创立了胃阴辨治之说，他认为"胃喜润恶燥""胃喜柔润""阳明阳土，得阴自安"。胃为水谷之海，津液之源，胃阴虚则胃燥，胃失通降，久则"阳明胃络空虚，血随阳升"。叶氏倡导甘平和甘凉濡润为主的濡养胃阴之法，在具体用药上善本仲景之麦门冬汤化裁，去辛温苦燥之半夏，喜用扁豆、沙参、麦冬、茯神、甘草、粳米等甘味生津之药。

病案举例："某（二二），脉右大左虚，夏四月，阳气正升，烦劳过动其阳，络中血溢上窍，血去必阴伤生热。宜养胃阴，大忌苦寒清火。北沙参、生扁豆、麦冬、生甘草、茯神、川斛。"

夏月阳气正盛，复因烦劳动阳，血随阳升，虑苦寒有碍胃气，宜甘味滋养津液之源以和阳，故以甘润养阴之麦冬、沙参、甘草、粳米等滋养胃阴。胃络得充，胃阴得复，自无血随阳升之患。

2. 通补胃阳法 叶氏临证可贵之处在于阴阳辨证不偏执一端，虽倡胃阴，亦不忽视胃阳。他认为："胃为水谷之海，多气多血之乡，脏病腑病，无不兼之，宜补宜和，应寒应热，难以拘执而言。若努力损伤者，通补为主。"《兰室秘藏》也有云："血不可不养，胃不可不温，血养胃温，荣卫将行。"胃阳虚易感寒生湿，血亦凝泣难行，叶氏多以温阳益胃之法益气温阳，通调阳明。

病案举例："程(十七),脉缓濡弱,阳气不足,过饮湿胜,大便溏滑,似乎不禁,便后血红色紫,兼有成块而下。论理是少阴肾脏失司固摄,而阳明胃脉但开无合矣。从来治腑以通为补,与治脏补法迥异。先拟暖通胃阳一法。生茅术、人参、茯苓、新会皮、厚朴、炮附子、炮姜炭、地榆炭。"

此案属阳虚寒湿之证,故所用之药皆为温药,尤以人参、炮附子等补气回阳为主,辅以燥湿收敛,虚寒之便血可效。

四、治中调肝,不受木侮

"肝病必犯脾土,是侮其所胜也。"肝为将军之官,主疏泄,一有怫郁则肝气易横,肝阳易亢,故肝乘脾、犯胃时常有之,影响血液的生成和运行。叶氏在论述肝木犯土之便血时曾言"夫肝木上升,必犯胃口,遂胀欲呕。清阳下陷,门户失藏,致里急便血",是故在治疗上,叶氏也提出"补脾必以疏肝,疏肝即以补脾""治胃必佐泻肝,制其胜也"的观点,在血证临证时多用补土泄木法。

病案举例："程(四六),少阳络病,必犯太阴。脾阳衰微,中焦痞结。色萎如瘁,便后有血。论脾乃柔脏,非刚不能苏阳。然郁勃致病,温燥难投。议论补土泄木方法。人参、当归、枳实汁、炒半夏、桑叶、丹皮。"

此案乃木郁土中之证。郁勃动肝,乘侮中土,清阳下陷,统血失职,便血乃下。人参、当归养脾之营,枳实、半夏通阳明之滞,桑叶、牡丹皮泄少阳之郁,诸药合用,扶土抑木,血自归络。

五、重视调养脾胃,以利血证恢复

叶氏在《临证指南医案·吐血》中论述道"久病以寝食为要,不必汲汲论病"。对于血证患者,除了正确、及时地治疗外,还要注意脾胃的调养,而指导血证患者合理调节饮食、作息等,又是从脾胃论治血证的一个重要方面。饮食不当,常是引起出血的诱因和加重出血的重要因素之一。"味进辛辣,助热之用""烟辛泄肺,酒热戕胃",进食辛辣炙煿之品极易损脾害胃,动伤血络,加重病情。叶氏指出血证患者"当薄味静调"。如对咯血的患者"当薄味以和上焦,气热得清,病患可却",薄味之品如白粳米汁、蔬菜、水果、牛乳、甜水梨之类甘平滋养胃阴,可防血随阳升。在血证的治疗中,叶氏还喜用药食两用之品,如咯血、吐血,多用糯米汤代水煎药,因其平和清养,既能协助药物发挥作用,又有清热和胃止血的功效。其他药食两用之品如莲子、生扁豆、山药、鲜藕汁、白蜜、芡实等可奏清热凉血、养阴收敛之效,对血证治疗大有裨益。生活起居应有规律,保证充分睡眠,不可过于劳累。同时,要注意经常锻炼,增强体质,因脾主四肢肌肉,四肢劳逸有度有助于脾胃强健。但对于出血较多者,必须卧床静养,或适当限制体力活动。

六、结　语

叶氏治血善于从整体出发,反对单纯凉血收涩等见血治血之法。针对临床上"有伤脾阳,有伤脾阴,有伤胃阳,有伤胃阴,有两伤脾胃"的特点,叶氏治血既遵东垣健脾升阳,又不忘甘温补益脾营;既倡导滋补胃阴,又兼顾通补胃阳;既重视木乘土位于外,又不忘病后调养脾胃于内。笔者以为,叶氏临证治病求本,圆机活法,师古而不泥,其从脾胃论治血证的思想值得我辈认真体会。

(《中国中医急症》,2018 年第 27 卷第 3 期)

叶天士治疗中风既病防变学术思想探析

常州市中医医院　　欧志斌
贵阳中医学院　　　叶　瑜

中风一病是指在气血内虚的基础上,因劳倦内伤、嗜食厚味及饮酒等诱因,引起脏腑阴阳失调,气血逆乱,直冲犯脑,导致脑脉痹阻或血溢脑外,以突然昏仆、半身不遂、口舌歪斜、语言謇涩或不语、偏身麻木为主症,有着起病急骤、临床症状变化多端、缠绵难愈等特点。《中国缺血性脑卒中和短暂性脑缺血发作二级预防指南 2010》中指出其已成为我国城市和农村人口的第一位致残和死亡原因,且发病有逐年增多的趋势。叶天士"先安未受邪之地"的思想,从整体观念出发,依据疾病的传变规律,阐明已病之地对未病之地的影响,指出在治疗时应照顾未病之地,截断或扭转疾病的传变途径,在中风病治疗上有较强的指导作用。

依据叶天士(名桂)"先安未受邪之地"的观点,我们搜集相关医案,提炼其学术精髓,将叶天士治疗中风既病防变经验分以下几方面加以论述。

一、救其阴液,以防深入

由于中风传变迅速,症状险恶,所以只有抓住其根本原因,才能防止疾病进一步加深,挽回危局。叶氏认为中风的病机是"身中阳气之变动",肝肾阴虚,水不涵木是导致肝阳化风的重要根源之一。肾水亏虚,不能滋养肝阳,肝阳上越,烁筋损液,蒙蔽清窍,导致猝然昏仆、不省人事、半身不遂、口眼㖞斜等各种中风症状随即发生,可见肝肾阴亏、阴虚阳亢是中风的主要病机。针对此,叶天士提出补阴救液以防止中风进一步发展,体现其既病防变的思想。

《临证指南医案·中风》中钱姓医案,患者因肝阳内风劫烁真阴,阴液大亏,出现中风发作,"用力努挣,精从溺管沥出,已经两耳失聪。肾窍失司,显然虚象。肾液虚耗,肝风鸱张,身肢麻木,内风暗袭,多有痱中之累。滋液息风,温柔药涵养肝肾。《经》言肝为刚脏,而肾脏恶燥,若攻风劫痰,舍本求末矣"。叶氏予大剂量温柔濡润、滋补肝肾之品。以熟地、枸杞、苁蓉、石菖蒲、当归、沙苑、巴戟天、远志等补肝肾之真阴以息风,并防止阴液耗竭。叶氏还根据肝肾喜柔润恶刚燥的生理特点及"肾窍失司,显然虚象"的病因,提出若攻风劫痰,乃舍本求末,体现其将顾护阴液放在首位的治疗思路。

《临证指南医案·中风》中某妪案是一个较完整的病案,前后共 18 诊,详细叙述了患者疾病发生发展的过程和叶氏的诊疗经过,体现出叶氏辨证精当,善于预知疾病并预先加以调理的治疗方法。其中"下虚上实,君火相亢,水涸液亏,多有暴怒跌仆之虑。此方滋液救焚,使补力直行下焦,不助上热。

议铁翁申先生琼玉膏方"，指出肾液枯竭而心火亢盛，导致津枯火炽，倘若暴怒引动肝阳则有中风的危险。所以治疗应当滋养肾水，兼清心火，使肾水得复可以上润，心火得降不致烁阴。药用琼玉膏，即鲜生地、生白沙蜜、人参、白茯苓、真秋石等熬制而成。

二、天人相应，用药于先

在疾病的治疗过程中，中医学十分强调对自然因素的考虑，认为治疗疾病当参天合地，察四时，审阴阳。将"天人相应"思想贯穿于治疗原则、治疗手段等各方面。目的在于迅速有效地去除病原或拦截病情深入，阻止疾病的发展蔓延。而早在清代中叶的叶天士即充分考虑气候因素，在中风整个发展过程中，有预见性地先发治病，未证先治，用药于先，在相应的症状出现之前预先准备治疗措施，可以说是充分利用了"天人相应"原则于中风的预防和治疗上。

《素问·脉要精微论》曰："夏至四十五日，阴气微上，阳气微下。"即夏至是极阳之点，阳极生阴，根据"天人相应"的观点，此时人体阴阳之气处于消长交接状态，最具生长之力，此时进补，药性与机体阴阳生长之机相互助益，补益效力非常强大。

《临证指南医案·中风》某妪案中，"前议苦辛酸降一法，肝风胃阳已折其上引之威，是诸证亦得小愈。虽曰治标，正合岁气节候而设。思夏至一阴来复，高年本病，预宜持护。自来中厥，最防于暴寒骤加，致身中阴阳两不相接续耳。议得摄纳肝肾真气，补益下虚本病"。可见患者病情好转，之前的苦辛酸降之药正是针对春夏阳升节候而设。虽风阳上扰之势已不明显，但老年人下元亏虚，叶天士本着"天人相应"的观点，认为倘若不加护持，突然外感寒邪，则阴阳不相续接而成厥证，药用熟地、肉苁蓉、生虎胫骨、怀牛膝、制何首乌、川萆薢、川石斛、赤白茯苓、柏子霜、黑穞豆皮等补益下元。

《种福堂公选医案·肝风脾虚》严姓医案为一再诊患者，"填阴则阳和风息，虽已获效，春分后，诊左脉垂尺已减，右脉弦，恐夏热气泄，有减食神烦之虑。早上仍用前方，晚进戊己法，仿仲景肝病实脾之意"。一诊病证及用药虽未详细记载，但从"填阴则阳和风息"可推断出患者原为肾阴虚致肝阳化风,服滋补肾阴之药后已有所好转,再诊时叶氏观其脉象"诊左脉垂尺已减,右脉弦,恐夏热气泄,有食减神烦之虑",故用人参、熟术、茯苓、炙甘草、广陈皮、白芍以调理脾胃,以免夏季暑热耗气伤津。病未现而先调脾,一方面体现叶氏"天人相应,用药于先",另一方面也深合张仲景肝病实脾的既病防变思想。

三、固护正气,防病深入

叶氏在治疗中风过程中,强调固护正气可使治疗事半功倍,防止疾病向更严重阶段发展,同时强调切忌药过病所,以免滥伐无辜又生他变。

《临证指南医案·肝风》汪姓医案:"如痹舌喑,面赤亮,汗出。未病前一日,顿食面颇多,病来仓猝,乃少阴肾脏阴阳不续,厥阴肝风突起,以致精神冒昧。今七八日来,声音不出,乃机窍不灵。治法以固护正气为主,宣利上焦痰热佐之。若地、冬养阴,阴未骤生,徒使壅滞在脘。急则治标,古有诸矣。挨过十四、十五日,冀有转机。"可见患者肾之阴阳不调,肝阳内风乘虚上扰,"以致精神冒昧,今七八日来,声音不出",加上痰热阻窍,邪热最易乘虚陷入下焦,焚劫津液,进一步可能有神昏谵妄症状。这种情况下一般医师可能会用大量辛凉开窍之药以清热祛痰,但叶氏认为"治法以固护正气为主,宣利上焦痰热佐之"。用药方面,如胶固于补阴之说,泥于使用熟地、麦冬等养阴之品滋腻碍胃、壅滞气机,反而不利于当时的病情。倘若神志已昏,元气衰败则为时已晚,故以人参、半夏、茯苓、石菖蒲、竹沥、姜汁培补正气,豁痰开窍,显示了叶天士辨证细致、用药周密的医疗风格。

《临证指南医案·肝风》曹氏医案病情较为复杂,"离愁菀结,都系情志中自病。恰逢冬温,阳气不潜。初春交令,阳已勃然。变化内风,游行扰络。阳但上冒,阴不下吸,清窍为蒙,状如中厥,舌喑不言……夫肝风内扰,阳明最当其冲犯,病中暴食,以内风消烁,求助于食。今胃脉不复,气愈不振,不司束筋骨以利机关,致鼻准光亮,肌肉浮肿。"患者忧思抑郁,加上冬不潜阳,春季阳气上升化为内风,上蒙清窍,舌喑不言,又暴饮暴食,使得胃气不振,鼻光亮,肌肉水肿。他医以清火豁痰、滋腻滥补、祛风等剂治之无效。叶氏认为"内因之恙,岂有形质可攻,偏寒偏热,皆非至理",以生牡蛎、生白芍、炒生地、菊花炭、炙甘草、南枣肉治之。此方滋阴潜阳，调理脏腑，有五行相生之妙。牡蛎配白芍是水生木，生地和菊花以火炒使之变苦是木生火，炙甘草及大枣补益阳明胃土是火生土。

四、细辨体质，阻其传变

体质不仅与疾病的预防有关，而且影响着疾病的发展和治疗。在治疗过程中，根据患者的体质不同而采取不同的方法以及特别要注意的事项，正是中医学因人制宜原则的优势。叶氏认为，个人体质不同，中风之后的病情也会发生相应的变化，所以细辨体质对阻止中风的传变是有重要意义的。

《临证指南医案·痉厥》戴姓医案："酒客中虚多湿，阳明素虚，厥阴来乘，当谷雨土旺用事，风木与阳俱升逆，郁冒而厥。此平昔积劳内因，与外邪无涉。阅医多用风药，是再伤肌表护卫之阳，乃招风以致中耳。"可见患者是由厥阴肝木趁势上扰致厥。叶氏强调此病为"此平昔积劳内因，与外邪无涉"，乃操劳过度，阳气弛张所导致的。时常饮酒之人多是脾虚湿热体质，加上本就阳明络脉空虚，所以治疗上强调不可再用风药伤卫阳，否则会导致中风。药用川桂枝温经通阳，羚羊角平肝息风，炒半夏及橘红燥湿化痰，明天麻和钩藤平肝息风，茯苓渗湿健脾，当归补血，体现其防治中风因人而异，用药灵活多变的思想。

综上所述，叶天士"先安未受邪之地"的思想与经验对临床防治中风有着极大的指导性。他在倡导阳化内风学说的同时，强调应该掌握中风传变规律，根据疾病的现状及其发展趋势，截断扭转疾病的传变，治疗上重在治本，不废治标。在防治中风过程中，他始终注重滋养阴液，认为肝为刚脏而肾恶燥，若攻风劫痰是舍本求末，指出"泄气降痰，发散攻风"的治法是再动真阴，"是庸俗之法"。叶氏独辟蹊径地提出介以潜之，酸以收之，味厚以填之的用药大法。又如肝风痰热阻窍之证，治法以固护正气为主，佐以宣利上焦痰热，截断或扭转病情的发展。此外，根据四时气候特点各不相同，在疾病治疗过程中，叶氏谨守"天人相应"的原则，充分考虑气候对人体生理病理变化的影响作用，因时制宜。叶氏还注意到，因体质不同，中风的病因和病机变化也迥然有别,用药禁忌也大不相同,如时常饮酒者脾虚湿盛,用药应避免甘腻温柔。这些极具独创性的思路与方法,对发扬中医学的优势,推动中医学理论向纵深发展,以及更好地指导临床医疗实践具有重要意义。

(《中医文献杂志》,2016 年第 1 期)

吴门医派叶天士《女科医案》妇科学术思想探微

南京中医药大学　　　徐　宁
南京中医药大学苏州附属医院　　　许小凤

叶天士作为清代吴门医派的代表医家,独创了卫气营血理论,为温病学说的发展做出了重要贡献。笔者在阅读叶氏所著的《女科医案》后,收获颇丰,认为其妇科学术思想同样值得深究。现将叶氏在《女科医案》中的妇科主要学术思想总结如下,以期指导临床实践。

一、疏肝理气,补肾并重

肝主疏泄,喜调达而恶抑郁,可调畅情志,条达气机。清代医家何梦瑶曾言郁致百病,皆由肝失疏泄引起。叶氏云:"肝为风木之脏,又为将军之官,其性急而动。故肝脏之病,较之他脏为多,而于女子尤甚。"其在《女科医案》仅《调经门》中便记载有 17 案由肝病引起,占 29.31%。如《调经门》中《愆期篇》记载:"情志郁勃,气逆多升,络血上冒,连次小产,冲任已怯,心嘈震悸,目珠痛头胀,肝胆厥阳动极,必须怀抱宽舒,可望病痊,否则延成痼疾矣。"此案说明叶氏认识到了肝气条达对女子的重要性。治疗由肝病引起的妇科疾病,叶氏主要以疏利为主,以逍遥散化裁,临证之时常加川芎、香附、郁金、牡丹皮等疏肝解郁之品。

医学思想研究

中医认为，肝肾乙癸同源，肝藏血，肾藏精，精血同源，共同主持下焦，故叶氏常疏肝补肾并重。其在《调经门》的《愆期篇》中记载："程（三七），十三年不孕育，其中幻病非一。病人述经期迟至，来期预先三日，周身筋骨脉络牵掣酸楚，不得舒展。凡女人月水，诸络之血。肝血阴虚，木火内寄，勿执经后期为气滞，乱投破气刚药劫阴。"方以河车胶补肾益精，益气养血；以生地、白薇、黄柏清肝经之热；以沙苑子、生杜仲温补肾阳，枸杞滋补肾阴；以山楂行气散瘀，补而不滞；以益母草活血行血。全方旨在温补肾阳，滋补肝肾，清肝经之热，又兼以行气活血，使肾气足，阳气旺，肝血充，从而使月经如期而至。另见《调经门》的《倒经篇》中记载："朱，冲年天癸未至，春阳升动，寒热衄血。平昔溺后腰痛，耳目甚聪明，先天质薄，阴本难充易亏，最多倒经之虑。"方选牛膝、茺蔚子等入肝经之品活血调经；血肉有情之品雄乌骨鸡滋补肾精，滋阴补阳。

二、着重补阴，兼顾扶阳

傅杰英提出女性生理功能具有特殊性，经、孕、产、乳均以阴血为物质基础，故女性时常阴血不足。在七情活动方面，女性的特点是情感丰富，多愁善感，故常见肝气郁结，郁久化火，损耗阴精，因此在女性中阴虚体质较多见。叶氏提出"阴本难充易亏"，其在《调经门》《胎产门》《带崩门》《血室门》中对阴虚致病均有诸多提及。如其在《带崩门》中《带淋篇》记载："孕育已十一胎，未到七七，天癸已绝，八脉不司约束，脊腰酸痛，足跗骨中麻痹，间有带淋畏热，此属阴虚，虎潜法治之。"方以熟地、当归、白芍养阴补血；以血肉有情之品龟板、虎骨胶滋阴，填补肾精；以知母、黄柏滋阴清热；同时加入牛膝引火下行，补中有泻。又见《调经门》的《愆期篇》中记载："每交夏五六月，喉间宿病蛾发。既愈后，仍然鼻塞火升，上热下冷，经水或前或后，形瘦脉小数，是阴弱不旺，肝阳左升太速，右降不及，夏令阴伏于里，阳泄上浮，乃发病根由。"方用阿胶、白芍滋阴养血；生地、天冬滋阴清热；牡丹皮、丹参通畅血脉而调经水；辅以石决明平抑肝阳；再以金银花疏散上焦风热。

阴阳是对立统一、相互依存、相互转化的，叶氏认为阳可损及阴，阳浮则阴虚，故并不仅仅拘泥于补阴，而常阴阳双补，以阳中求阴。如《胎产门》的

《产后篇》中记载："邹某,阳不入阴,不寐汗出,产伤阴先受损,继而损至奇经,前主温养柔补,谓阴伤不受桂附刚猛,阅开列病情,全是阴虚阳浮,漏经几一月,尤为急治。"方以人参大补元气,复脉固脱;以天冬滋养肾阴,生津润燥;以血肉有情之品鹿茸滋阴补阳,填补肾精;以沙苑子温补肾阳;以枸杞滋补肾阴,以阳中求阴;以茯神宁心安神。

三、因地制宜,长于祛湿

女子无论在生理或病理上,均与肝、脾、肾三脏的关系密切,且水液代谢的正常与否均与肝、脾、肾三脏有关,故湿邪疾患在妇科疾病中颇为常见。而吴地地处长江中下游,有"鱼米之乡"之称,乃潮湿之带。每当长夏之季,天之热气与地之湿气交融,湿热之邪易侵犯体弱之人。故叶氏曰:"吾吴湿邪害人最广。"

叶氏治疗湿邪致病主要分为宣肺渗湿、温阳化气、通阳劫湿、清热化湿、淡渗利湿以及健脾化湿法。宣肺渗湿法适用于湿邪阻于上焦,症见脘痞不饥、头身疼痛、苔白脉濡等,常用半夏、厚朴、滑石、通草、杏仁、白豆蔻等。温阳化气法适用于湿阻中焦,症见口淡不渴,食少便溏,脉弦或濡,甚或眩晕呕吐,此法主要以苓桂术甘汤加减。通阳劫湿法适用于寒湿伤阳,阴盛阳微之证,症见形寒怯冷,肢冷痹痛等,常用附子、干姜、白术、桂枝等。清热化湿法贯穿于妇女经带胎产各个方面,湿热之邪易侵袭下焦,损伤妇女冲任胞脉。《傅青主女科》云:"脾土不能运化,致湿热之气蕴于带脉之间,而肝不藏血,亦泻于带脉之内,皆由脾气受损,运化无力,湿热之气随气下陷,同血俱下。"在治疗湿热之邪引起的病证之时,叶氏常兼而治之。淡渗利湿法适用于湿邪壅盛引起的小便不利、水肿、泄泻等。《内经》有云:"开鬼门,洁净府。"叶氏常以五苓散化裁,通过通利小便以祛湿邪。健脾化湿法则适用于脾阳不振、无力运化水湿之证。叶氏常用建中汤或异功散化裁,务以振奋脾胃阳气,使湿自祛。

《调经门》的《经闭篇》记载:"邹案,腰以下肿,经闭四月,腹痛泻不爽,议开太阳导其气阻水湿。"方以泽泻、猪苓、防己利水祛湿,生白术健脾利水,厚朴燥湿除胀,牡蛎化痰软坚。本案以苓桂术甘汤化裁,此方适用于湿伤脾胃,浊阴凝聚，而见口淡不渴、脘痞便溏、食少嗳噫甚或眩晕呕吐、舌苔润滑、脉弦或濡等证。取阳气宣展则水湿自除之义。再如《怠期篇》中记载："王案，脉右缓左涩，经水色淡后期，呕吐痰水食物，毕姻三载余不孕，此久郁凝痰滞气，务宜宣通，从阳明厥阴立方。"方中以半夏、广陈皮、茯苓、厚朴、茅术、吴茱萸化痰祛湿；同时加入香附、山楂理气化滞，共奏除湿之功。此方重用补气健脾之药，取脾健则湿除，湿除脾自健之意。此法适用于脾虚中阻，水湿内停之证。

四、调补奇经，尤重冲任

叶天士继承了《内经》和《难经》有关奇经的理论，并将其和脏腑、十二经脉理论融会贯通，根据自己的临床经验，比较系统地总结了理法方药相结合的奇经辨证论治学说，不仅填补了奇经辨治的空缺，更为妇科疾病的治疗开辟了新的途径。

在奇经病证的治疗上，叶氏强调分清虚实。其指出："奇经之结实者，古人必用苦辛和芳香以通脉络；其虚者，必辛甘温补，佐以流行脉络。务在气血调和，病必痊愈。"奇经之病，虚证居多。虚证多因脾胃与肝肾之精血受损，不能输布所致，常见月经失调、崩漏、带下病、遗精、内伤发热等证。而奇经实证，前人论述较鲜，亦是叶氏着力之处。叶氏认为奇经实证多由奇经气血运行不畅造成，常见女子月经不调、痛经、癥瘕及男子疝气等。而治疗奇经之病，不论虚实，均需采用"通因"之法，实者疏通脉络，畅通气血；虚者亦应寓补益于通调脉络之中。用药上叶氏强调当用血肉有情之属，他认为"草木药饵，总属无情"，常用药有紫河车、鹿角胶、阿胶等。叶氏所著《女科医案》中，按奇经八脉辨证立法、遣方用药者占1/2以上，尤重冲任二脉。在《女科医案》中，冲任病变总体可分为虚、逆、结、不固四类。虚，有阴虚与阳虚之别。阴虚，是因"五液皆涸，冲任不用"，而导致"冬令稍安，夏季病加，心摇动，腹中热，腰膝胻骨皆热"。阳虚，是因"由阴气走乎阳位"，致"经漏经年不痊，形瘦肤干畏冷"。结，即"瘕聚病结，痛胀妨食，得食不下，痛甚。今月经阻不至，带淋甚多，病由冲任脉络，扰及肝胃之逆乱"。逆，为"冲任虚气上逆"，乃致"脘中痛而胀满，或阳浮风动郁冒"。不固，可致"漏淋成带，入暮溺频不爽，惊恐神呆，骨骺尽痛"。

五、扶持中土,充盈血海

中医认为脾胃乃气血生化之源,胃中水谷之气旺盛则冲脉血海之血盛,月事才得按时下。张景岳也认识到了脾胃在治疗妇科疾病中的重要性。其在《景岳全书·妇人规》中提出:"故调经之要,贵在补脾胃以资血之源,养肾气以安血之室,知斯二者,则尽善也。"同样,叶氏也强调脾胃在妇科疾病临证中的重要性。《女科医案》仅《调经门》中便记载有 13 案是由脾胃病所引起,总占 22.41%。叶氏关于脾胃的理论诸多,如"冲任血海皆属阳明主司""阳明隶乎冲脉"等。在临证时,其常从中焦脾胃入手。在治疗上,叶氏主要采用扶持中土、温养之法。临证之时根据病情之深浅,强调从中焦入手,运用建中和营、温中摄血或通理胃阳的方法以调补冲任血海,在治疗女子月经愆期、经闭、崩漏等下焦病证中效果卓群,常用小建中汤加减。

其在《调经门》的《经闭篇》中载:"朱案,当节令呵欠烦倦,秋深进食,微有恶心,病起至今,月事不来。"胃主受纳水谷,胃气不足,则气血生化之源不足,故见呵欠烦倦、月事不来;胃气不降,则见微有恶心。叶氏提出"阴柔腻滞当停",通过振奋胃阳,调节脾胃功能,使气血生化之源旺盛,月事正常。再如《愆期篇》中载:"姚案,久嗽背寒,晨汗,右卧咳甚,经事日迟,脉如数而虚,谷减不欲食。"叶天士认为久嗽、背寒、晨汗乃肺气受伤而致,谷减不欲食乃中气虚馁的表现。在治疗上叶天士以黄芪建中汤为主方,取"损其肺者益其气"之意,是培土生金法的典型代表,充分体现了叶天士重视脾胃的学术思想。

叶氏《女科医案》代代相传至今,临证思路广泛,组方灵活,用药轻灵。本文仅从上述五个方面论述了其妇科学术思想,实为挂一漏万。只愿作抛砖引玉,以冀为传承和发扬吴门医派妇科学术思想作出努力。

叶天士治疗闭经学术思想探讨

安徽中医药大学　　洪　靖　谭　辉

　　叶天士在温病学说、奇经学说、胃阴学说等方面多有创见,其对《内经》《伤寒杂病论》多有阐发,临床擅长治疗内科杂病。叶氏一生忙于诊务,其著作多由门人、后人整理搜集而成,以医案居多,为后学留下了宝贵的经验。分析叶天士医案,总结其学术思想和临床特色,不仅能够丰富中医理论,而且对于指导中医临床实践也有积极的作用。笔者不揣浅陋,将叶天士在《叶天士医案》(以下简称《叶案》)中闭经病诊治思路分析如下,以飨同道。

一、辨证施治,奇经八脉为纲

　　女子以血为本,奇经八脉纵横交错循行于十二经脉之间,当十二经脉和脏腑之气血旺盛时奇经加以储藏,当十二经脉生理功能需要时奇经又能渗灌和供应。《叶案》载:"思经水必诸路之血贮于血海而下,其不致崩决淋沥者,任脉为之担任,带脉为之约束,纲维跷脉之拥护,督脉以总督其统摄。"认真研读叶天士闭经医案不难发现,从奇经八脉辨证者占十之六七,并将其隶属于相应脏腑。"八脉隶乎肝肾,一身纲维。""凡经水之至,必由冲脉而始下,此脉胃经之所管。"治疗方面他重视调补脏腑在其中的作用,或以血肉有情之品以充养,取其通补奇经之功。其门人龚商年言:"先生于奇经之法,条分缕析,尽得其精微。如冲脉为病,用紫石英以为镇逆;任脉为病,用龟板以为静摄;督脉为病,用鹿角以为温煦;带脉为病,用当归以为宣补。凡用奇经之药,无不如芥投针。"叶天士上承《内经》《难经》,广探汉唐,博采宋元,对先贤诸家学术思想认识深刻。在长期的临床实践中,善于应用奇经八脉理论辨治杂病,并归纳出特色用药规律,形成独特的辨证体系。

二、脏腑内伤,实脏通腑为治

　　内伤脏腑所致的闭经多为肾气不足,肝失条达,肝肾虚损,经血匮乏,冲任不盛,或脾胃虚弱,气血乏源,血海干涸,无血可下。《叶案》中载:"本质最虚,多忧积郁。春深入夏,阳气发泄,脾弱失运,纳谷渐减,土中阳渐,湿生气钝,肿胀日显……脉涩经闭,显然血蛊。"笔者认真分析叶天士医案,认为其从脏腑入手治疗闭经病主要有如下四大特色,即健脾益气以通经,宣胃通阳以行经,疏肝理气以调经,暖肾温阳以充经。

1. 健脾益气通经 脾气虚弱,化源不足,冲任失养,血海空虚,月经停闭。《兰室秘藏》云:"妇人脾胃久虚,或形羸,气血俱衰,而致经水断绝不行。"叶天士治一患者"脉数,形疲,咳,经闭半年,已经食减,便溏浮肿,无清嗽通经之理。扶持中,望其加谷",药用四君子汤。案中患者因脾气不足而致"形疲""浮肿",清气不升而致"便溏",运化失司则"食减",后天气血不能充盛、经水不足而致经闭。因此,叶天士从"扶持中土,望其加谷"之法论治,以四君子汤健脾益气而助运化,俾气血充盛,虚体得补,经水自来。

2. 和胃通阳行经 《灵枢·五味》曰:"水谷皆入于胃,五脏六腑皆禀气于胃。"胃为水谷之海,多气多血,腐熟消化食物需要胃中阳气的作用。若中焦阳虚,不能承纳下降,湿浊停聚则导致经闭不行。《叶案》载一患者"经闭两月,脘痹呕恶。此气窒不宣,胃阳碍钝使然,当用和中为主",药用"半夏曲、老苏梗、茯苓、广皮、枳壳、川斛"。胃中阳气不能宣通,阴寒内生,则见"脘痹呕恶"等症状,水谷不能腐熟、冲脉失司,因此经闭,叶天士因此立"和胃宣通"之法。方中半夏辛温性燥,功善燥湿化痰,且又能和胃降逆;广陈皮理气行滞,燥湿化痰,两者合用而无过燥之弊;苏梗、枳壳辛温能散,行气宽中;川石斛滋补胃阴,取其引阴入阳之意;其中茯苓配伍最为巧妙,"味淡轻扬",善通胃阳。

3. 疏肝理气调经 妇人以肝为先天,肝主疏泄主藏血,肝的疏泄正常则月经定期藏泻。肝脏对胞宫的血行起到重要的调控作用,故治疗以调控肝血为要。叶天士治一潘姓患者,"经水不来,少腹刺痛鸣胀,大便不爽,心中热痛,食辛辣及酒,其病更甚。不敢通经,姑予甘缓",药用甘麦大枣汤。肝气壅滞,疏泄失司,"少腹刺痛鸣胀",气机郁久化热,则"大便不爽,心中热痛"。叶天士从甘缓之法论治,麦以养心,枣、甘益虚,遵《内经》肝苦急,急食甘益缓之也。现代研究表明,甘草、小麦、大枣中含多种活性成分,具有调节情志不遂(镇静、抗抑郁等)的作用。

4. 暖肾温阳充经 禀赋不足,肾气未盛,精气未充,精血匮乏,冲任不盛,任脉不通,经水不能化生而致闭经。《医学正传》:"月经全借肾水施化,肾水既乏,则经血日以干涸。"叶天士治疗一患者,"经阻半年,腹形渐大,痛不拒按,溲短便通。据形色脉象,不是用通经丸者。下气还攻于络,有形若癥瘕",药用炒枯肾气丸。肾气不足,天癸不至,"经阻半年",气机阻滞,大实有羸状,"腹形渐大,痛不拒按",肾气失却开阖之功,故"溲短"。叶天士以炒枯肾气丸暖肾温阳,待肾气一旺,血海充盈,经水复潮。

三、干血痨瘵,甘温建中为主

劳伤日久未愈,身体虚弱,正气亏极,不能推动血液正常输布运行,血液停聚而成瘀血,瘀血日久而成干血,瘀血内停,脾气不健,阻碍气机,瘀血不去,新血不生。叶天士治一患者,"面色㿠白,脉来细促。久嗽不已,减食、腹痛、便溏,经闭半载。此三焦脏真皆损,干血劳怯之疴,极难调治。俗医见嗽见热,多投清肺寒凉,生气断尽,何以挽回",药用当归建中汤去姜。"面色㿠白,脉来细促"皆是劳伤日久,血不荣肤之症,瘀血不去,新血不生,脾气不能升清,故"便溏",气血不荣,邪实不通,故而"腹痛"。叶天士立建中之法,以当归为君药补血活血,桂枝温助脾阳,驱散虚寒;白芍缓急止痛,滋养营阴;大枣、甘草益气补虚、调和阴阳;再加上饴糖温中补虚,缓急止痛。全方辛甘与酸甘并用,滋阴和阳,温补中焦,建立中气。笔者认为本案去生姜因其走而不守,故此可酌加干姜以其守而不走,脾健寒消。

四、血脉痹阻,逐痹通络为要

《备急千金要方》云:"血脉阻,则天癸闭绝,妇女经闭不行。"因外感邪气、情志内伤等原因气机郁结,气滞血瘀,冲任瘀阻,胞脉壅塞,经血阻隔不行而成闭经。叶天士治疗一患者"服阿魏丸,高突已平,痛未全止。经闭已有十余月,腹微膨,全属气血凝滞。若不经通,病何以去",药以"川芎、当归、延胡、桃仁、楂肉、香附、青皮、牛膝、益母膏丸"。肝气不舒,气滞不宣,木郁乘土,故"腹微膨",气机不畅,冲任不通则经闭不行。方中当归补血活血为君药,川芎为血中之气药,与延胡索、桃仁相伍增强活血散瘀、理气止痛之功;山楂肉健脾和胃，行气消滞；香附为气中之血药，加青皮以破气行血，所谓"行血必须理气"；再以牛膝、益母膏丸补益肝肾，以固其本。全方补血而不滞血，行血而不伤血，动静相伍。叶天士又治一患者"心下有形不饥，经水涩少渐闭，由气滞渐至血结。左右隧道不行，大便坚秘不爽，当与通络"，药以"炒桃仁、炒五灵脂、延胡、苏梗、生香附、木香汁、半夏、姜汁"。本案患者由于血脉痹阻、瘀血停结于心下、络脉不通所致。以炒桃仁、炒五灵脂活血化瘀，延胡索理气止痛，再加上苏梗、生香附、木香汁行气舒郁，气行则血行，再加半夏、姜汁走而不守用以散结。笔者认为可酌加炒蒲黄一味，与炒五灵脂相伍，增强本方活血行气之效。

五、水气交结，开泄太阳为宜

《金匮要略·水气病脉证并治》曰："先病水，后经水断，名曰水分，此病易治。何以故？去水，其经自下。"水分先病水肿，后见经闭，因水液内停，水气交结，郁遏阳气，气血不畅，冲任壅塞，则月经停闭。叶天士治一邹姓患者，"腰以下肿，经闭四月，腹痛泻不爽。议开太阳，导其气阻水湿"，药以"牡蛎、泽泻、猪苓、茯苓、生白术、防己、厚朴、椒目"。脏腑功能失调，水湿内盛，泛溢肌肤则"腰以下肿"，水气阻碍冲任，影响营血流行而经不行，故"经闭四月"，水湿稽留肠胃，升降失常，清浊相干，因此"腹痛泻不爽"。叶天士从五苓散加减，利水渗湿，温阳化气。方中重用牡蛎、泽泻为君，直达肾与膀胱，利水渗湿，导浊阳下行；猪苓、茯苓增强行水燥湿之力，厚朴下气宽中，白术合泽泻使水饮下走，新饮得生而清阳上达；再佐以椒目之辛散，温阳化气以助行水。

六、结　语

纵观《叶天士医案》，他在闭经证病案的诊治中论治精当，贯穿奇经学说于其中。其治疗内伤脏腑所致闭经以实脏通腑为法，若干血痨瘵所致则以甘温建中为法，若血脉痹阻所致则以逐瘀通络为法，若水气交结所致则以开泄太阳为法。上承《内经》理论，推崇张仲景学说，善用经方，如将甘麦大枣汤运用到肝失条达所致的闭经中，五苓散运用到太阳水气交结所致闭经。因此笔者认为，叶天士临证圆机活法，特色鲜明，对于闭经病论治的思想值得后世深入研究，其思想不仅对中医临床治疗相关月经疾病具有指导意义，更有利于弘扬中医学术。

（《中国中医基础医学杂志》，2019 年第 25 卷第 2 期）

叶天士《幼科要略》学术思想及其在儿科的临床应用

广州中医药大学第一附属医院　　赖东兰　许　华　江美容

叶天士，名桂，号香岩，为温病学的奠基人，对中医温病学自成体系做出了卓越的贡献，其把温病理论应用于内、外、妇、儿各科，不仅是内科温热病和杂病的大家，在儿科亦是有很高的造诣。其弟子华岫云等人收集叶天士晚年医案，著《临证指南医案》，其中卷十《幼科要略》为幼科证治之概述，对四时温病及儿科各证治均进行了论述，对小儿温病的辨治具有重要的指导意义。现将其学术思想及其在儿科临床中的应用阐述如下，以供同行共同探讨学习。

一、详述小儿温病之病因病机学说

1. 肺脾不足为小儿常见病因病证　　叶天士认为，小儿发病由内因、外因共同作用，内在因素主要缘于小儿的体质，即小儿生理特点，外在因素主要与外感和饮食关系密切。正如文中"六腑五脏气弱，乳汁难化，婴儿肌肉柔脆，不耐风寒，内外二因之病自多"，其中"六腑五脏气弱""婴儿肌肉柔脆，不耐风寒"均指小儿素有的体质特点。小儿具有"脏腑娇嫩、形气未充"之生理特点，相较于成人，小儿更容易发病。小儿"脏腑娇嫩、形气未充"，又以肺、脾不足最为重要，在小儿的发病病因中，以肺脾不足最为常见，临床病证亦以肺、脾系最为常见。小儿因肺不足，易"不耐风寒"，外感病邪；因脾常不足，最易"乳汁难化"，饮食内伤，而后出现肺、脾相关病证，如文中述"大凡吸入之邪，首先犯肺，发热咳喘，口鼻均入之邪，先上继中，咳喘必兼呕逆脘胀"。

2. "不正之乖气"为四时温病之主要致病因素　叶桂在外感病邪中，论述了四时温病之病因为"不正之乖气"。乖，为"不和谐"之意。"夫春温夏热，秋凉冬寒，四时之序也。春应温反而大寒，夏应热反而大凉，秋应凉反而大热，冬应寒反而大温，皆不正之乖气也。"在儿科临床中，季节气候的反常是儿科疾病明显增多的重要原因，例如春天应温，但若遇冷空气，即民间所称"倒春寒"，则咳喘患者明显增多；夏天应热，但若遇台风、冷空气，则胃肠疾病患儿明显增多；秋天应凉，若气候仍热，俗称"秋老虎"，则发热、咳嗽患者骤增；冬天应寒，但若长时间暖冬，则可多见发热、咽痛、头痛之患者。儿科疾病具有明显的季节时效性，疾病的小高峰与气候的改变确有密不可分的关系。正如近年流行的手足口病、流行性感冒等疾病，均在于季节更替、异常气候之后出现流行。鉴于此，在预防小儿疾病时应关注气候的变化，防止感受"不正之乖气"，这对于小儿的预防保健具有一定指导意义。

3. 提出吸入"秽浊"之气致病学说　叶天士在《幼科要略》中论述除有外感风寒、饮食内伤两种常见病因外，还有吸入"秽浊之气"致病之说。正如文中所述："然有非风寒竟致外感，不停滞已属内伤，其故何欤？尝思人在气交之中，春夏地气之升，秋冬天令之降，呼出吸入，与时消息，间有秽浊吸入，即是三焦受邪，过募原直行中道，必发热烦躁。"叶天士认为，若有"秽浊吸入"，可出现"三焦受邪"，而出现"发热烦躁"等症状。叶天士所提"秽浊吸入"致病，其医理与现代医学的感染致病学说似乎有异曲同工之处，三焦受"秽浊"之气，类似于各种致病病原可以感染人体的各系统，如上焦之呼吸系统、中焦之消化道系统、下焦之泌尿系统等。

4. 小儿亦有新感、伏气温病　对于温病的发病，成人有新感、伏气温病之说，而叶天士指出，小儿也有新感、伏气，"春温皆冬季伏邪，详于大方诸书。幼科亦有伏邪，治从大方。"叶天士述："若因外邪先受，引动在里伏热，必先辛凉以解新邪，继进苦寒以清里热。"对于伏气的理解，历来争议较多。有论感受温邪较深，发病时一开始就见里证者；有论因感邪较轻，未能随即发病，邪气暂蕴伏于里，或因体内素有积热，待某一时间，在外感时邪之触动下，内伏之郁热由里透出而发病，此均为"伏气温病"。临床特点表现为一开始即见烦渴、舌绛、尿赤、脉数等里热证候，而卫分表证不明显，如"春温""伏暑"。伏气温病理论重要在于说明，临床必须以证候为依据，不能离开证候空谈成因，而应抓住病机、证候之关键，才能对治疗、预后有指导意义。结合当今社会的生活、环境改变，对于小儿伏气温病的发病可有新的理解。当今社会物质丰富，小儿多喜食香燥之物，如糖果、饼干、巧克力，部分小儿挑食，嗜食肥甘厚腻之物，如虾、蟹、鱼等，而少食蔬菜水果或米面，长期积累可导致胃肠蕴热于里，但未引起家长重视，之后在感受风寒触动而发病。临床上常见，冷空气来临，患儿外感风寒，可见流清涕、咳嗽、恶寒发热，并见咽痛、口臭、大便秘结、睡卧不安，查见喉核红肿、舌红苔厚等里热表现，即属"寒包火"，或寒热错杂证，治疗应辛散表邪，后兼清里热，需表里、寒热均治，方能祛除病邪。如叶天士在《幼科要略》先用葱豉汤，后予黄芩汤、凉膈散之类。若只顾及外感风寒之因，只予辛温解表，则虽表邪能解，但之后如火上加油，不仅不利病情恢复，反可能加重病情。

二、注重体质学说

1. 小儿体属纯阳，所患热病最多　在《幼科要略》中，叶天士承袭了刘完素的"火热论"，认为小儿具有阳气旺盛之特点，其在开篇即提到小儿体质特点，"按襁褓小儿，体属纯阳，所患热病最多"。纯阳，并非"有阳无阴"之意，而指小儿为"阳常有余，阴常不足"的体质特点。正如文中曰："小儿热病最多者，以体属纯阳，六气着人，气血皆化为热也。""六气之邪皆从火化，饮食停留，郁蒸变热，惊恐内迫，五志动极皆阳。"由于小儿具有阳常有余之体质特点，所以在饮食停留、情志变化或感受外邪后均易出现化热化火的病理状态。其与钱乙《小儿药证直诀》"小儿纯阳，无烦益火"及刘完素"大概小儿病者，纯阳，热多冷少"之观点相同。近年有较多小儿中医体质的相关研究均提示小儿确为"阳多阴少""热病最多"体质，如马书鸽等对 1 000 例广州地区的儿童进行中医体质调查研究发现，实热质占 67.8％，阴虚质占 50.3％；苏树蓉等对 1 061 例小儿进行体质调查，其中不均衡质（脾肾质）占 65.4％，且"阳多阴少"者明显多于"阴多阳少"者。

2. 辨质论治　叶天士在《临证指南医案》首次提出"体质"一词，在疾病的诊治中非常重视体质的作用,曰"平素体质,不可不论""诊之大法,先明体质强弱,肌色苍嫩,更询起居致病因由"。在《幼科要略》中叶天士提出从体形、面色、舌脉等方面来辨析患儿体质,主要把小儿的体质分为虚实两端,并结合气血阴阳、疾病的顺逆来辨证。例如在痧痘诊治中,"凡看痘,先论儿体强弱,辨肌色。如色白,多气虚;色苍,多血热;形象尪羸,有宿病,或渴乳""虚有血虚、气虚之分,血虚为热,气虚为寒""大凡儿肌白嫩者多虚证,苍黑者多实火。虽为大概,亦属至要"。再者,对于体质,不能忽视时令季节、气候环境等因素的影响,叶天士提出在不同的时令季节,应考虑人的不同体质状态来辨证用药。例如在痧疹中,"春令发痧,从风温。夏季从暑风,暑必兼湿。秋令从热烁燥气。冬月从风寒"。又如在秋燥中,其论述"春月为病,犹是冬令固密之余,秋令感伤,恰值夏月发泄之后,其体质之虚实不同"。叶氏认为春季处于寒冬固藏之后,真气消耗少,并固藏于内,故春温多有伏邪内蕴,此时小儿多为里实热状态,用药宜清里热;而秋燥乃秋承夏季酷暑之后,暑为阳邪,易耗伤气津,此时小儿体质偏于较虚状态,用药宜清润。应用叶天士的体质辨治学说,对于更全面、准确地辨证用药具有重要意义。

三、完善辨证方法学

1. 确立卫气营血辨证　叶天士为温病四大家之一,是温病学的重要奠基人,其温病学术思想是在总结小儿四时疾病的基础上形成的。叶天士根据温病的发展过程,提出了"卫、气、营、血"辨证的重要理论,运用温病学说指导小儿疾病的辨证论治,是儿科理论体系的一个重要组成部分。在《幼科要略》中,叶天士对小儿的四时疾病进行了详细的论述,其内容涉及风温、春温、伏气、夏热、秋燥、冬寒,并将卫气营血辨证法广泛运用于小儿温病的辨治中。如文中:"暑热邪伤,初在气分,日多不解,渐入血分,反渴不多饮,唇舌绛赤,芩、连、膏、知不应,必用血药,谅佐清气热一味足矣。轻则用青蒿、牡丹皮、犀角、竹叶心、玄参、鲜地黄、细生地、木通、淡竹叶。若热久痞结,泻心汤选用。""里热不清,早上凉,晚暮热,即当清解血分,久则滋清养阴。""秋燥一症,气分先受,治肺为急。若延绵数十日之久,病必血分,又非轻浮肺药可医,须审体质症端,古谓治病当活泼泼地,如盘走珠耳。"在儿科,由于小儿脏器轻灵,易趋康复，若辨证用药得当，病证在卫、气分阶段即愈，而对于病邪较甚者，需注意邪入营血分。对于长期发热，夜间发热为主，兼见舌质红绛，剥苔者，需注意热入营血分，应加用营血分药物，如生地、牡丹皮、鳖甲等，以清解血分、滋清养阴。

儿科的诸多疾病均属温病范畴，如临床常见的脑炎、猩红热、麻疹、水痘、手足口病、传染性单核细胞增多症、皮肤黏膜淋巴结综合征（川崎病）等。这些小儿温病疾病在临床中均有较典型的卫、气、营、血不同阶段的临床表现，临证时最常用叶天士的卫气营血辨证法进行辨证，此对于临床医生进行准确辨证、收获显著疗效均具有重要的意义。

2. 灵活运用三焦辨证　叶天士继承了前人的三焦分证理论，其在《幼科要略·痧疹》中提及温热病分治三焦和热在三焦的不同用药方法，如"上焦药用辛凉，中焦药用苦辛寒，下焦药用咸寒"。在风温中，强调治在上焦，选用宣通上焦的辛凉药，如："按此症风温肺病，治在上焦。夫风温、春温忌汗，初病投剂，宜用辛凉。""宣通上焦，如杏仁、连翘、薄荷、竹叶。"在痧疹诊治中，提出："须分三焦受邪孰多，或兼别病累瘁，须细体认。""上焦药，气味宜轻。以肺主气，皮毛属肺之合，外邪宜辛胜，里甚宜苦甚。""中焦药，痧火在中，为阳明燥化，多气多血，用药气味，苦寒为宜。""下焦药，咸苦为主。"吴鞠通正是继承了叶天士的三焦辨证，进一步完善确立了三焦辨证方法，并总结出三焦用药的原则："治上焦如羽，非轻不举；治中焦如衡，非平不安；治下焦如权，非重不沉。"此作为温病三焦用药的原则，为后世临床处方提供了理论依据和规范。在临证中，对于小儿温病常需结合不同的辨治方法进行综合辨治。

四、用药特点

1. 用药轻灵精简　正如上文所述，由于叶天士非常重视小儿的体质特点，结合小儿具有"肌肉柔脆""五脏六腑气弱"的生理特点，故叶天士在用药方面主张用药轻灵、精简。如上焦用药，常选用桑叶、前胡、杏仁、连翘、枳壳、香豉、薄荷等轻清平淡之品；对于小儿发汗，认为"小儿肌疏易汗，难任麻、桂辛温"，宜用葱豉汤为通用药方；中焦阳明热盛多选石膏、竹叶等辛寒清散之品，日久邪热不解，方选用黄芩汤、凉膈散。除了在药味药性方面主张平和、轻灵，在药剂的数量方面其主张少而精，中病即止。如叶天士提到"表邪太阳治用,轻则紫苏、防风一二味""必用血药,谅佐清气热一味足矣"。另外,结合小儿疾病"变化快""易实易虚"的病理特点,在处方剂量数方面,叶天士主张只一两剂,中病即止。如"辛解忌温,只用一剂""身痛用羌活,然不过一剂""若果暴凉外束,身热痰嗽,只宜葱豉汤,或苏梗、前胡、杏仁、枳、桔之属,仅一二剂亦可"。在临床中,只需辨证准确、选药精简,便能药力独专,药到病除。

2. 治疗温病全程顾护胃津 叶天士在用药方面非常重视顾护小儿的脾胃,反对所用之药伤害脾胃。如其在《幼科要略》指出"更有粗工,亦知热病,与泻白散加芩、连之属。不知愈苦助燥,必增他变,当以辛凉甘润之方,气燥自平而愈,慎勿用苦燥,劫烁胃汁",认为滥用苦寒燥湿或消滞之药均可损害胃津,如"况热乃无形之气,幼医多用消滞攻治有形,胃汁先涸,阴液劫尽多矣""春季温暖,风温极多。温变热最速,若发散风寒消食,劫伤津液,变症尤速"。在顾护脾胃方面,不同于李东垣之顾护脾气,叶天士更重视胃之津液,缘温热之邪易伤津液之由,其认为"小儿温热病阴伤为多,救阴必扶持胃汁""病减后余热,只甘寒清养胃阴足矣"。例如,叶天士在四时温病初时在辛散解表药中加用沙参、天花粉之类一两味,病后余热,常选用竹叶石膏汤、玄参、生地、天冬、麦冬、沙参、玉竹之属以顾护津液,保护胃津,这与《温热论》所言"阴不在血,而在津与汗"同理,所谓"存得一分津液,便有一分生机"。提示在小儿温热病的治疗中,需全程顾护肺胃之阴,尤其是扶持胃汁。若温热之邪亢盛,需及时清热以防津液耗伤,必要时使用泻法以"急下存阴",但同时需注意中病即止,以免损伤脾胃。

五、小 结

综上,叶天士认为肺脾不足为小儿常见的病因病证,"不正之乖气""秽浊"之气为四时温病的主要致病因素,提出小儿亦有伏气温病;确立了卫气营血辨证并灵活运用三焦辨证法;注重体质,选方用药轻灵、精简,全程顾护脾胃特别是胃之津液。叶天士《临证指南医案·幼科要略》对四时温病及儿科各证治的论述及其学术思想,对完善小儿温病的辨治体系及指导临证用药具有重要的指导意义。

叶桂研究文集

（下册）

总主编 / 徐俊华　葛惠男

执行总主编 / 欧阳八四

主编 / 葛惠男　陈江　章一凡

吴门医派代表医家研究文集（上集）

苏州市中医医院
苏州市吴门医派研究院
/ 组编 /

上海科学技术出版社

目
录

临床证治探讨

中医临床证治要求理法方药有序，任何临床治疗原则的确立，皆是为具体的方药应用服务的，也就是说一方一药的使用体现着对疾病辨证的要求。纵观《临证指南医案》所载录案例，无不体现着叶桂临床证治中对辨证施治精髓的把握。

例如叶桂确立温病的卫气营血辨证大纲后，对具体诊治则言：治卫分证宜辛凉轻清，"首用辛凉，清肃上焦，如薄荷、连翘、牛蒡、象贝、桑叶、沙参、栀皮、蒌皮、花粉等"；治气分证宜辛寒清散，且注重甘寒生津，保存津液，多用白虎汤、竹叶石膏汤等；治营分证宜清营透热转气，"透热转气，如犀角、玄参、羚羊角等物"；治血分证宜凉血散血，"凉血散血，如生地、丹皮、阿胶、赤芍等物"，等等。求因，审机，识证，论治，一气呵成。

又如叶桂认为患者病久或痛久不愈，络脉失和，脉道损伤，血行不畅，为痰为瘀，阻滞脉道，发为络病，确立了以通为治的通络大法原则。但络有阳络、阴络之别，脏络、腑络之异；病有虚证、实证之分，寒证、热证之因，通络之法就有了辛味通络、补虚通络之不同。尤其对于痰瘀不化、经久不愈者，每取虫蚁祛瘀之品，"藉虫蚁血中搜逐，以攻通邪结"，制搜剔通络之法，等等。

再如叶桂的养胃阴理论，本质在于注重降胃和胃，善用甘润养胃药，重视顾护胃阴，而具体证治时，并非一味养阴。如对胃阳不足者，他以辛温通阳为旨，立足于"通"，以通为补，用药常引柔用刚，即胃阳受伤用温通之剂，然刚药畏其劫阴，须少济以柔药；对胃阴虚弱者，叶氏养胃阴的特点贵在清、柔、润，常以《金匮要略》麦门冬汤化裁引申，以甘缓益胃中之阴。叶氏证治脾胃的理论体现了甘寒养阴与温通助阳并举的脾胃合治证治思想。

温 病 证 治

叶天士温病防治经验初探

南京中医学院　　张国庆　马　健　孟澍江　沈凤阁

叶天士是清代著名的温病学家,他根据长期的临床实践经验和体会,创造性地提出了温病的辨证施治体系,从而奠定了温病学的理论基础。在温病的治疗中,又充分体现了"未病先防,防治并重"的思想,积累了丰富的经验。本文试就叶氏防治温病的经验作一初探。

一、温邪外受,未病先防

温病的发生,由外感温邪所致,但与人体正气的强弱密切相关。叶氏对此早就有较明确的认识,指出人在气交之中,"呼出吸入,与时消息,间有秽浊吸入",因此"粪履不可近小儿"。指明小儿脏腑娇嫩,形气未充,抗病力弱,故应注意加强环境卫生,避免与粪履秽浊之气接触,防止温病的发生。叶氏还指出"春温一症,由冬令收藏未固"所致,冬令精失收藏,正气不足,至春则易受温邪侵袭而发病,从而提示人们要注意调养正气,增强抗病力。叶案中有如"积劳伤阳,卫疏,温邪上受""体虚,温邪内伏""劳倦,更感温邪"等,亦指明温邪为患与正气强弱密切相关,叶氏还十分注意用药物来预防温病的发生。如其认为禀赋气弱之人,入夏令,宜用"生脉四君子汤一剂,恪守日服,可杜夏季客暑之侵",并提出可饮芳香正气之品助正气抗御外来温邪的侵袭。这些认识,与现代医学中的隔离预防、药物预防以及积极提高人体抗病能力等精神基本是一致的。

二、邪已为患,防治并重

叶氏对温病不仅注意未病先防,而且根据温病传变快、变化多的特点,更为重视已病防变,从而形成了温病治疗的一大特色。

1. 寓防于透邪之中 温邪侵袭人体,发病急,传变快,所以如何阻止其内传深陷是十分重要的,叶氏对此十分重视用透邪的方法,使温邪外达,从而防邪深入。如叶氏所说:"温疫病初入膜原,未归胃腑,急急透解,莫待传陷而入。"就是透中寓防的范例。

温邪的传变,一般按卫气营血由表入里,由浅入深的。叶氏相应地制定了辛凉透表、清热透邪、透热转气、凉血透斑等治法。如初起温邪客于卫表,表气郁闭,邪无出路,极易内传为患,叶氏指出:"在表初用辛凉轻剂。""辛凉泄卫,透汗为要。"吴鞠通据此而创制了银翘散、桑菊饮等辛凉解表之剂,能使邪随汗解。温邪传入气分,极易内陷营血,此时须急急透邪外达。如"热未伤津,犹可清热透表",即在清气药中加入宣透之品如薄荷、豆豉等冀其邪从表解。又如"温遏热伏"用泄湿透热法,邪气流连气分,通过战汗透邪;或用分消宣通法,皆是针对不同病情而设,使邪有出路,不致内传。至温邪内传入营,此时极易内陷血分,叶氏指出治当"透热转气",阐明温邪虽已入营,但可使其转出气分而解。吴鞠通对叶氏的思想领会最深,所创清营汤中既以清营药物为主,又用银翘、竹叶等透热转气之品,适用于温邪入营之证。温邪深入血分,病情最为严重,热邪迫血妄行,多见斑疹出血之症,叶氏提出当"急急透斑"为要,但这里透斑绝非指用升散提透之品。汪曰桢说:"急急透斑,不过凉血、清热解毒。"甚合叶氏原意,俾血分邪热有清泄之机,则不致锢结于里而烁灼营血,从而能透达向外,即叶氏所说"大用清凉透发"之意。以上可见,叶氏在整个温病的治疗过程中,都着眼于"防"而立足于"透",用积极透邪外达的方法,防止温邪内传为患。

2. 护阴液在未伤之前 温邪极易耗伤人体阴液。叶氏指出:"热邪不燥胃津,必耗肾液。"而保护阴液不被温邪耗伤对温病的治疗极为重要,故有"存得一分津液,便有一分生机"之说。叶氏在治疗中注意到顾护阴液。如"心胃火燔,灼烁津液,即黄连、石膏亦可加入",是在清营药中加入清胃泻火之品,以保护阴津不被火灼。而"舌绛而干燥者,火邪劫营,凉血清火为要",当用大剂清营凉血,保护营阴。又舌苔"若燥而中心厚者,土燥水竭,急以咸苦下之",如用大黄、芒硝等咸苦泻下之药,急下存阴。这些皆是祛邪护阴之法。此外,叶氏还提出了"务在先安未受邪之地,恐其陷入易易耳"的著名论点,即在热邪尚未内侵、烁灼阴液之时,预先给予养津填阴之品,使胃津充足,肾阴充盛,便能防御邪热侵犯。如叶氏治温热"怕其液涸,甘寒醒胃却热",而予生地、麦冬、石斛、竹叶心等药。有温热病邪热亢盛,"若再劫胃汁,怕有脘痞不饥之事,当清热生津",而用人参、麦冬伍石膏、知母等为治。皆从滋养胃阴,防邪内犯着眼。对"其人肾水素亏,虽未及下焦,先自彷徨矣,必验之于舌,如甘寒之中加入咸寒",指明肾阴素禀不足的患者,邪热最宜乘虚而入,因此,要预先给予咸寒之玄参、阿胶、龟甲、知母之类药物,以滋填肾阴,防御邪热内陷下焦。正如严苍山所说:"善治温病者,必须见微杜渐,护于未然。"

3. 循缓急避免动手便错 温邪为病,虽传变快,变化多,但如治疗得当则可使病情向愈,治不得法,又易产生种种变证。叶氏反复告诫说:"前后不循缓急之法,虑其动手便错,反致慌张矣。"如叶氏认为温病,邪在卫分宜用辛凉,既忌辛温,又不宜过于寒凉;邪入气分,应予辛寒清气,忌早用苦寒沉降,以免遏邪内闭;邪入营分,应立足于透邪外达,慎用滋腻破血之药,防止恋邪散血;一旦热入血分,即凉血养阴,活血祛瘀,不可病重药轻,反误战机。故须辨证分缓急施治,方不致误。又如对肾阴涸者,叶氏指出:"急以阿胶、鸡子黄、地黄、天冬等救之,缓则恐涸极而无救也。"阐明当以"急"字为重,才能防止变证。对"胃中宿滞,夹浊秽郁伏",指出"当急急开泄,否则闭结中焦,不能从膜原达出矣",这里"急急开泄"是防止病邪深入而从外解的关键。正如叶氏所说:"大病如大敌,选药如选将,苟非慎重,朝花有济。"另外,叶氏认为对素禀阳虚之人,要注意顾护阳气,用药不可过于寒凉;对于素禀阴虚之人又要注意维护津液,用药切忌温补而更耗其阴。对湿热痰浊内阻,气机郁滞,叶氏提出"当用苦泄",但又告诫"慎不可乱投苦泄",如"无形湿热中有虚象,大忌前法",须辨证明确,而无犯虚虚实实之禁。

4. 使邪孤防止相搏为患 温邪侵犯人体,常与他邪兼挟相搏,这时治疗,较之单纯外感温邪更为复杂。因此,防止邪气相搏,对于减轻病情,缩短病程,都是重要的。如温邪在表就可能兼挟风邪或湿邪,叶氏说:"在表初用辛凉轻剂,挟风则加入薄荷、牛蒡之属,挟湿加芦根、滑石之流,或透风于热外,或渗湿于热下,不与热相搏,势必孤矣。"这里透风于热外,渗湿于热下,就是使风邪外透,湿邪下泄,从而使热邪孤立则易于治疗。"不尔,风挟温热则燥生,清窍必干……湿与温合,蒸郁而蒙蔽于上,清窍为之壅塞,浊邪害清也。"阐明了风热之邪和湿热之邪相搏为患的危害。又如湿热为患，陈光淞说："热处湿中，湿蕴热外，湿热交混，遂成蒙蔽，斯时不开，则热无由开达。"治疗颇为棘手，叶氏提出当先"泄湿透热"，湿去热孤，再透热外达，则病邪易去。"再有热传营血，其人素有瘀伤宿血在胸膈中，挟热而搏……当加入散血之品，如琥珀、丹参、桃仁、丹皮等。"既清营凉血，又活血祛瘀，不使瘀热相伍为患，如不这样治疗，"瘀血与热为伍，阻遏正气，遂变如狂发狂之证"。可见，防止温邪与他邪相搏为患，亦为温病治疗中的重要一环。

5. 善调护杜愈后病复　热病初愈，尤易反复，应注意病后调理，防止病复。他指出："颐养工夫，寒暄保摄，尤当加意于药饵为先。"他又说："从来三时热病，怕反复于病后之复，当此九仞，幸加意留神为上。"若外感热病痊愈之后，"乱进饮食，便是助热，唯清淡之味，与病不悖，自来热病，最怕食复、劳复，举世共闻，非臆说也"，阐明了热病愈后饮食调理的重要性及具体方法。叶案中有如"风温过肺"宜"蔬食安间""风温上受""先与辛凉清上"，然后"当薄荷调养旬日"，皆是以饮食调理为重。此外，叶氏还提出必须注意环境的调护，环境恶劣，往往使疾病反复，而安宁的环境，又能促使康复。如叶氏说："盖战汗而解，邪退正虚，阳从汗泄……此时宜令病者，安舒静卧，以养阳气来复，旁人切勿惊惶，频频呼唤，扰其元神，使其烦燥。"这对我们在温病愈后的调护上不无启发。

浅论叶天士卫气营血治法特点

内蒙古医学院　　王乐平
河北中医学院　　靳红微

叶天士系清代名医，温热大师，其所创的卫气营血论治体系"在卫汗之可也，到气才可清气，入营犹可透热转气，入血就恐耗血动血，直须凉血散血"，高度概括了温病不同发展阶段的治疗大法。本文仅就叶氏《临证指南医案》中，对温病卫气营血不同阶段治疗用药上具有"透""散"的特点浅析如下。

一、温邪在表，汗以散邪

温邪在表，侵犯肺卫，叶氏多以"汗之"为手段，以达到解表散邪的目的。所用药物属辛凉、微苦、味薄之类，如连翘、薄荷、牛蒡子辛凉质轻，合以香豉增其解表散邪之力，杏仁、桔梗开肺降气、疏表达邪，从而达到邪去热清、表通里和，津液得布，自然微汗而愈的治疗效果。这正是叶氏"在卫汗之可也"的本意。叶氏还告诫医者："医谓六经，辄投羌、防泄阳气，劫胃汁，温邪忌汗，何遽忘之。"体现了温病忌汗而最喜汗解的辨证治疗思想。

此外对温邪在表挟邪的治法上，叶氏提出"若挟风则加入薄荷、牛蒡之属……挟湿加入芦根、滑石之流""若舌干薄者，肺津伤也，加麦冬、花露、芦根汁等轻清之品"。指明表证兼邪应在疏散表邪为主的同时，灵活配合疏风如薄荷、牛蒡之属，或渗湿如芦根、滑石之流，或生津如麦冬、花露等味薄质轻不碍散表之品。既透风于外、渗湿于下又不伤津，使表邪得散。

二、邪人气分，清气泄热仍不离透邪于外

"热者寒之"为治热病之大法，叶氏治疗气分热证，不单纯"寒之"，而是寒中有散。临证多以石膏为君。因石膏性大寒且具辛甘之性，既清气泄热又有行散透邪外出之功，并在泄热之中寓予甘寒生津，非苦寒类直折火热、苦燥伤阴、沉降之性可比。但临证时应据邪气及病机不同，适当配合他法灵活运用。如伏暑于气分少寐者用石膏加赤芍、连翘、竹叶等；暑热秽浊阻肺者用石膏加翠衣、通草、芦根、薏苡仁；阴伤又气热者用石膏加知母、生地、玄参等。由此可见，叶氏在"清气"之中仍主张清中有"散"，反对一味苦寒直折。即便是湿热胶着、留恋气分、缠绵难愈者，叶氏多用分利湿热、宣畅气机之法使湿开热透。如在"湿温案"冯、汪等案中，均用杏仁、竹叶、藿香、川厚朴、白豆蔻、通草、茯苓、滑石等芳香、苦温、淡渗之品，以开上、畅中、渗下，使湿去气畅，热自外透而愈。

总之，气分之治，虽不及卫分易散，但清气之中仍不忘透邪、散邪于外，虽据温热、湿热及兼邪的不同灵活运用，但大法则一。

三、入营犹可透热转气

邪入营分，病位更深，不如在卫易散，在气易透。但营分是病势转折的关键，若治之得法，尚有使营热透转气分而解之望，故叶氏云"犹可透热转气"。既以凉营泄热、滋补营阴为主，又灵活结合疏散、芳香、化痰、解毒、行气、祛痰等法，宣通气分以求气机畅达，使营热外透无阻，转气而解。

四、入血直须凉血散血

热入血分，迫血妄行，当予凉血止血自不待言，而凉解之中又寓行散乃叶氏治血的一大特点。凉解血热多以犀角、黑栀子、赤芍、炒柏炭为主，达到热退血止。但单纯寒凉泻热止血，易致血寒则凝而加重瘀血，使出血更甚。同时热盛耗血，使血液黏稠运行涩滞亦致瘀血，因此血分病机的实质是动血、耗血、瘀血所形成的恶性循环。所以叶氏在凉血同时佐以散血之治，所用之药既有赤芍、牡丹皮、桃仁、红花、牛膝、郁金、茜草、琥珀等直接活血化瘀、行散瘀滞之品，又有生地、麦冬、芦根、玄参、石斛、知母等滋阴养血、使阴充血足、流行畅达、瘀滞自消的间接散血之品。直接、间接行瘀又均具凉血泄热的共性。可见叶氏用药简而不繁，寓意深刻，体现了血分之治虽无透邪于外之望，但有"行散"之法，使血热瘀结凉而散之。

五、结　语

经上述分析，可见叶氏在卫气营血各阶段的治疗上体现了"透""散"的特点，即卫分宜疏散、气分宜透散、营分宜透转、血分宜行散的治法特点，亦是叶氏治疗温病的宝贵经验，值得我们学习研究。

叶天士治疗温病的方法

广东茂名石化医院　　吴春光

叶天士是清代著名医家,是温病学派的巨擘,通过对其医案及医论的研读,将其治疗温病的方法总结如下。

一、温热类温病的治疗方法

1. 治卫分证宜辛凉轻清　　叶氏在《温热论》中云:"温邪则热变最速。未传心包,邪尚在肺,肺主气,其合皮毛,故云在表。在表初用辛凉轻剂。"叶氏认为:"风为天之阳气,温乃化热之邪,两阳熏灼,先伤上焦……头胀、汗出、身热、咳嗽,必然并见,当以辛凉轻剂,清鲜为先,大忌辛温消散,劫烁清津。"用药上叶氏认为:"首用辛凉,清肃上焦,如薄荷、连翘、牛蒡、象贝、桑叶、沙参、栀皮、蒌皮、花粉等。"

如叶氏医案:"僧,五二,近日风温上受,寸口脉独大,肺受热灼,声出不扬,先与辛凉清上,当薄味调养旬日。方:牛蒡子、薄荷、象贝母、杏仁、冬桑叶、大沙参、南花粉、黑山栀皮。"又案:"郭,风温入肺,气不肯降,形寒内热,胸痞,皆膹郁之象,辛凉佐以微苦,手太阴主治。方:黑山栀、香豉、杏仁、桑叶、瓜蒌皮、郁金。"又案:"某,风火上郁,耳后结核,目眶痛。方:薄荷、牛蒡子、前胡、象贝、连翘、黑栀皮、赤芍、生甘草。"

2. 治气分证宜辛寒清散,且注重甘寒生津,保存津液　　叶氏认为:若色苍热胜烦渴,用石膏、竹叶辛寒清散。方多用白虎汤、竹叶石膏汤等。如叶氏医案:"丁,口鼻吸入热秽,肺先受邪,气痹不主宣通,其邪热由中及于募原,布散营卫,遂为寒热,既为邪踞,自然病闷不饥,虽邪轻未为深害,留连不已,热蒸形消,所谓病伤渐至损而后已。方:桂枝白虎汤。"又案:"叶,热伤气分,用甘寒方。方:白虎汤加竹叶。"又案:"某,右脉未和,热多口渴,若再劫胃汁,怕有脘痞不饥之事。当清热生津,仍佐理痰,俟邪减便可再商。方:麦冬、人参、石膏、知母、粳米、竹叶、半夏。"又案:"王,温邪发热,津伤,口糜气秽。方:卷心竹叶、嘉定花粉、知母、麦冬、金石斛、连翘。"

3. 治营分证宜清营透热转气，治血分证宜凉血散血　叶氏在《温热论》中言："入营犹可透热转气，如犀角、玄参、羚羊角等物。入血就恐耗血动血，直须凉血散血，如生地、丹皮、阿胶、赤芍等物。"叶氏又言："营分受热，则血液受劫，心神不安，夜甚无寐，或斑点隐隐，即撤去气药。如从风热陷入者，用犀角、竹叶之属。"

叶氏在治营分证清营凉血时，稍佐气药如连翘、竹叶。神昏加石菖蒲、远志。如叶氏医案："马，少阴伏邪，津液不腾，喉燥舌黑，不喜饮水。法当清解血中伏气，莫使液涸。方：犀角、生地、玄参、丹皮、竹叶、连翘。"又案："陈妪，热入膻中，夜烦无寐，心悸怔，舌绛而干，不嗜汤饮，乃营中之热，治在手经。方：犀角、鲜生地、黑玄参、连翘、石菖蒲、炒远志。"

叶氏治疗血分证时以凉血散血为法。如叶氏医案："许，温邪已入血分，舌赤音低，神呆潮热，即发斑疹，亦是血中热邪，误汗消食，必变昏厥。方：犀角、细生地、玄参、丹皮、郁金、石菖蒲。"

4. 热邪入心包，窍闭神昏者，善用"三宝"芳香开窍　叶氏认为：温邪上受，首先犯肺，逆传心包，肺位最高，既入胞络，气血交阻，逐秽利窍，须籍芳香。故用温病"三宝"在清心凉营的基础上开窍醒神。

叶氏医案："陆，六九，高年热病八九日，舌燥烦渴，谵语，邪入心胞络中，深怕液涸神昏，当滋清去邪，兼进牛黄丸，驱热利窍。方：竹叶心、鲜生地、连翘心、玄参、犀角、石菖蒲。"又案："顾，温邪误表劫津，邪入胞络内闭。至宝丹。"又案："王，吸入温邪，鼻通肺络，逆传心胞络中，震动君主，神明欲迷，弥漫之邪，攻之不解。清窍既蒙，络内亦痹。幼科不解，投以豁痰降火理气，毫无一效。忆《平脉篇》清邪中上，肺位最高，既入胞络，气血交阻，逐秽利窍，须藉芳香。议用《局方》至宝丹。"又案："施，温邪如疟，阴气先伤，苦辛再伤阳奉阴及胃，内风肆横，肢掣瘛疭，邪闭心胞络中，痰潮神昏，乃热气蒸灼，无形无质，此消痰、消食、清火，竟走肠胃，与病情隔靴搔痒。速速与至宝丹三分，冷开水调服，若及神清，再商治法。"又案："陈，温邪逆传膻中，热痰蔽阻空窍，所进寒凉消导，徒走肠胃，毫无一效，痰乃热熏津液所化，膻中乃空灵之所，是用药之最难。至宝丹芳香，通其神明之窍，以驱热痰之结，极是。但稚年受温邪，最易阴亏津耗，必兼滋清以理久伏温邪为主。方：犀角、鲜生地、玄参、连翘心、丹皮、石菖蒲，化服至宝丹。"

二、湿热类温病的治疗方法

叶氏在《温热论》中言："挟湿加芦根、滑石之流。或透风于热外，或渗湿于热下，不与热相搏，势必孤矣。"又言："再论气病有不传血分，而邪留三焦，亦如伤寒中少阳病也。彼则和解表里之半，此则分清上下之势，随证变法，如近时杏、朴、苓等类，或如温胆汤之走泄。"叶氏认为："若湿阻上焦者，用开肺气，佐淡渗通膀胱，是即启上闸，开支河，导水势下行之理也。若脾阳不运，湿滞中焦者，用术、朴、姜、半之属，以温运之；以苓、泽、腹皮、滑石等渗泄之。亦犹低洼湿处，必得烈日晒之，或刚燥之土培之，或开沟渠以泄之耳。其用药总以苦辛寒治湿热，以苦辛温治寒湿，概以淡渗佐之，或再加风药。甘酸腻浊，在所不用。"故叶氏治疗湿热类温病用"三焦治法"，处方用药往往宣上、运中、渗泄同用，以上下分消其湿。

如叶氏医案："某，暑湿热气，触入上焦孔窍，头胀，脘闷不饥，腹痛恶心，延久不清，有疟、痢之忧。医者不明三焦治法，混投发散、消食，宜乎无效。方：杏仁、香豉、橘红、黑山栀、半夏、厚朴、滑石、黄芩。"又案："张，舌白罩灰黑，胸脘痞闷，潮热呕恶，烦渴，汗出，自利。伏暑内发，三焦均受，然清理上焦为要。方：杏仁、滑石、黄芩、半夏、厚朴、橘红、黄连、郁金、通草。"又案："吴，目黄脘闷，咽中不爽，呕逆，寒少热多，暑湿客气之伤，三焦不通，非风寒之症。方：大竹叶、黄芩、杏仁、滑石、陈皮白、厚朴、半夏、姜汁。"又案："杨，二八，暑热必夹湿，吸气而受，先伤于上。故仲景伤寒分六经，河间温热，须究三焦。大凡暑热伤气，湿者阻气。肺主一身周行之气，位高，为手太阴经。据述病样，面赤足冷，上脘痞塞，其为上焦受病显著。缘平素善饮，胃中湿热久伏。辛温燥烈，不但肺病不合，而胃中湿热，得燥热锢闭。下利稀水，即邪热下利，故黄连苦寒，每进必利者，苦寒以胜其辛热，药味尚留于胃底也。然以初受之肺邪无当。此石膏辛寒，辛先入肺；知母为味清凉，为肺之母气。然不明肺邪，徒曰生津，焉是至理？昔孙真人未诊先问，最不误事，再据主家说及病起两旬，从无汗泄。《经》云：暑当汗出勿止，气分窒塞日久，热侵入血中，咯痰带血，舌红赤，不甚渴饥，上焦不解，漫延中下，此皆急清三焦，是第一要旨。故热病之瘀热，留络而为遗毒，注腑肠而为洞利，便为束手无策。再论湿乃重浊之邪，热为熏蒸之气，热处湿中，蒸淫之气上迫清窍，耳为失聪，不与少阳耳聋同例。青蒿减柴胡一等，亦是少阳本药。且大病如大敌，选药若选将，苟非慎重，鲜克有济。议三焦分清治，从河间法。方：飞滑石、生石膏、寒水石、大杏仁、炒黄竹茹、川通草、莹白金汁、金银花露。"又案："冯，三一，舌白头胀，身痛肢疼，胸闷不食，溺阻，当开分气除湿。方：飞滑石、杏仁、白蔻仁、大竹叶、炒半夏、白通草。"又案："王，二十，酒肉之湿助热，内蒸酿痰，阻塞气分，不饥不食，便溺不爽，亦三焦病。先论上焦，莫如治肺，以肺主一身之气化也。方：杏仁、瓜蒌皮、白蔻仁、飞滑石、半夏、厚朴。"又案："吴，五五，酒客湿盛，变痰化火，性不喜甜，热聚胃口犯肺，气逆吐食，上中湿热，主以淡渗，佐以苦温。方：大杏仁、金石斛、飞滑石、紫厚朴、活水芦根。"又案："孔，心中热，不饥不寐，目黄自利，湿热内伏。方：淡黄芩、连翘、炒杏仁、白通草、滑石、野赤豆皮。"

三、体 会

从叶氏的医案中可以看出：按病症性质是否兼湿，将温病分为温热类和湿热类两种。这种分类方法对于区别温病的基本性质、指导临床辨证施治有重要的实际意义。从辨证和治疗方法来看，温热类和湿热类温病的演变过程、辨证方法和治疗方法均不同。叶氏治疗温热类温病采用卫气营血辨证法。在治法上，邪在卫分者以辛凉轻清为法；气分证时以清气泄热，辛甘寒清散，且注重甘寒生津，保存津液；治营分证宜清营透热转气；血分证以凉血散血为法。在疾病过程中如邪热逆传心包，闭窍神昏者在清邪的基础上用"三宝"开窍醒神。在治疗的顺序上，叶氏亦有明确的规定，如其在《温热论》中所言："大凡看法，卫之后方言气，营之后方言血，在卫汗之可也，到气方可清气，入营犹可透热转气……入血就恐耗血动血，直须凉血散血……否则前后不循缓急之法。虑其动手便错，反致慌张矣。"治疗湿热类温病，则需"三焦治法"，上下分消其湿，湿不与热结，湿去不与热相搏，其势孤矣。所以治疗湿热类温病，祛湿尤为重要。其具体用法为宣上、运中、渗泄同用，宣上即开肺气以宣湿，如杏仁、瓜蒌皮、香豉之类；运中为燥湿温运，如苍术、半夏、厚朴、橘红之属；渗泄为淡渗以通膀胱，如滑石、通草等。叶天士治疗温病的方法大体如此。

试探叶天士的热病"通阳法"

江西省高安县中医院　　张燮均

清代名医叶天士在总结温病临床经验时着重强调"热病救阴犹易,通阳最难。救阴不在血而在津与汗;通阳不在温而在利小便",创造性地提出了"救阴""通阳"两大法,说明通阳法和救阴法一样在温病中占有重要位置。但是,温病为何要通阳? 临床怎样运用通阳法? 为何通阳不在温? 都值得吾人研讨。笔者结合临床观察运用,对温病通阳作一探讨。

一、求　因

温病由热邪所犯,若挟秽湿、痰浊、暑湿则为挟湿温病,如湿温、暑温、伏暑以及肺风痰喘一些儿科疾患。现代医学一些病毒性疾患如流行性乙型脑炎、病毒性肺炎、流行性出血热、中毒性痢疾等,多属挟湿温病范畴。挟湿温病常因秽湿、痰浊、暑湿过盛,邪毒壅塞脏腑气机升降,郁遏脏腑或全身阳气,而出现神识朦胧或昏迷、四肢不温或厥冷、苔腻浊、脉伏或濡涩等证,即"内闭外脱"之先兆,今谓之感染性休克、呼吸衰竭、急性心衰、急性肾衰的前期和早期可出现此证,此时急需通阳,通阳以防脱。

二、审　机

叶氏说:"湿与温合,蒸郁而蒙蔽于上,清窍为之壅塞,浊邪害清。""湿胜则阳微。"王孟英云:"热得湿则郁遏不宣,故愈炽;湿得热则蒸腾而上壅,故愈横。"此皆言挟湿温病之危重复杂。秽湿(毒)、痰浊、暑湿,名异而源同,均属"湿"。在挟湿温病中,痰热上壅,迫肺蒙心;暑湿熏蒸三焦,袭肺凌心蔽神;秽毒、湿热困脾,熏肺蒙心伤肾,弥漫三焦。总之,浊邪害清,三焦五脏受其壅塞损害,气机升降失常,郁遏脾气肺气,损伤心阳肾阳,致使全身阳气不能上下通畅,此时病机最宜急速通阳利小便,否则旋即出现湿盛阳微,热盛津伤,秽浊内闭,元气不支的"内闭外脱"或"津伤气脱"的休克、心衰或呼吸衰竭而危及生命。

三、识 证

湿、痰、暑、浊上壅下闭,与邪热内外交蒸,弥漫三焦,波及气血、损害五脏可出现面黄污垢、胸闷脘痞、咳喘痰壅,脘腹热甚而四肢厥冷,神蒙昧或昏沉,小便不利或二便闭,苔腻浊,脉涩、伏或短促等,此时正是正邪相争,宜利小便化秽湿以通阳,以冀正胜邪却而解,或经通阳利尿后,浊去流清源自洁,可冀其战汗透邪,邪去正安。若不及时通阳,秽毒久闭,邪盛正虚、元气不支而头额冷汗、神烦躁扰、脉急疾而肢厥,即为"内闭外脱",又当救脱为主。

四、论 治

叶氏继承发展了古人"治湿不利小便非其治也"的经验,根据挟湿温病的病因病机、证候特点而创立"通阳不在温而在利小便"的治则。叶氏明确指出:"通阳不在温……较之杂证,则有不同也。"挟湿温病是湿热氤氲,与伤寒杂病之三阴寒湿内盛的亡阳虚寒证不同,故不宜温。王孟英也指出"如溲赤且短,便热极臭仍是湿热蕴伏之阳证,虽露虚寒假象(指身冷脉细、汗泄、胸痞、舌白),不可轻投温补"(《温热经纬·薛生白湿热病篇》按语)。《温病条辨》也载有吴瑭运用叶氏通阳法,预防"内闭外脱"的例证:"吸受秽湿,热蒸头胀,身痛呕逆,小便不通,神识昏迷,舌白,渴不多饮。先宜芳香通神利窍,安宫牛黄丸。继用淡渗分消浊湿,茯苓皮汤。"吴瑭自按:"此证表里、经络、脏腑、三焦俱为湿热所困,最畏内闭外脱……"吴氏灵巧运用了通阳利小便以防脱之法。

腺病毒性肺炎、流行性乙型脑炎等病毒性疾病,最易出现心衰、休克和呼吸衰竭,属"内闭外脱",而近贤蒲辅周用"通阳利湿"法取效。他认为"治湿之法宜用淡渗以通阳,通阳不在湿而在利小便,即通阳利湿也"(《蒲辅周医疗经验》)。暑必挟湿,明代王纶认为"治暑之法,清心利小便最好"。其意在清心解暑,利小便通阳。前人论述有效地指导挟湿温病的临床。笔者在实践中对下列病证常用通阳法。

(1)上焦痰热痹肺,遏肺阻络蒙蔽心神,壮热神昏,时昧时清,咳喘痰鸣,憋懑唇绀,胸高撷肚(三凹),尿少尿赤,便秘不爽,苔白浊或黄腻,舌暗红,额汗肢冷,脉疾涩或滑,左寸弱。吴瑭谓之热饮。宜通络降肺、豁痰通阳,方用千金苇茎加杏仁滑石汤合牛黄夺命散(丑牛、大黄)再加胆南星、川贝、鱼腥草之属。治疗婴幼儿肺炎、胸腔积液、肺水肿、风湿性心脏病合并急性心衰,以及肺合并感染等有救危之功。

(2)暑温秽湿重,气分热盛,暑湿熏蒸,上扰心肺而高热项强,神蒙谵语,口渴嗜睡,痰鸣如锯,间有抽搐,尿少短赤,苔黄浊舌赤或白浊底绛,四肢不温,脉伏或濡数。宜清暑解秽、化湿通阳,方用苍术白虎汤合碧玉散加薏苡仁、石菖蒲、蜈蚣、地龙、玉枢丹、竹沥之属。用于流行性乙型脑炎、病毒脑、脊髓灰质炎有卓效。

(3)湿温弥漫三焦,壮热神昏,时眜时清,面目黄滞,胸闷脘痞腹胀,尿少有时无尿,便溏或脓血,肢冷或厥,苔腻浊边白中黄,或如积粉,舌晦红,脉象模糊。宜化秽泄热,通阳化湿,方用甘露消毒丹选加冬瓜皮、苓皮、白茅根、大豆卷、焦栀仁、苦参之属。常用于重症急性黄疸型肝炎、钩端螺旋体病、肠伤寒和中毒性痢疾有显效。

(4)伏暑邪伏二少阴,暑毒秽湿久伏,损伤心肾血脉,壮热口渴,身重腰痛,面红目赤,目胞㿠浮,心烦胸闷,呕恶便泻,尿赤短少,舌红赤中心苔黄腻,四肢不温或清冷,甚则神眜发斑疹,出血(尿血、便血、咯血),脉濡数乏力。治宜清心解毒、导赤通阳,自拟导赤解毒汤(生地、竹叶、木通、栀仁、白茅根、野菊、地丁、蒲公英、金银花、连翘、碧玉散)。用于急性肾炎、急性肾衰、流行性出血热发热期末、低血压休克期初,疗效满意。

五、释　难

挟湿温病既易伤津亡阴,也可出现气脱亡阳。笔者体会"微阳宜急固,亡阴难速生",所以救阴是常法,温病诸家论多法备;通阳救脱是变法,前贤论述鲜见。叶氏为什么不言救阳固脱,而把"通阳"与"救阴"并重?因为通阳可以防脱。叶氏为何又强调"通阳最难"?近贤陈光淞作了注解:"救阴不在血而在津与汗,王孟英谓救阴须用充液之药是也。吴氏《温病条辨》增液养阴等法深得秘旨,通阳不在温,而在利小便,章虚谷、王孟英之说均无分晓。盖此语专属湿温,热处湿中,湿蕴热外,湿热交混,遂成蒙蔽,斯时不开,则热无由达,开之以温，则又助热。然通阳之药，不远于温，今温药既不可用，故曰通阳最难。"笔者体会：① 难于辨证，易与三阴寒厥混同，误投辛温回阳。② 难于权衡湿热偏盛，一见发热嗜用清热养阴而导致湿盛阳微而致脱。③ 难于审证度势，一见脉伏、肢冷便投生脉、参附、四逆回阳救脱，而不知斯时最宜通阳，邪去正安，或湿去热孤，冀其战汗而解，通阳利小便可以防治气脱亡阳。叶氏不言回阳救脱而重在通阳者，其旨在此。

当前探讨研究叶氏热病通阳法，是有益于中医治疗急证的。一管之见，祈求抛砖引玉。

（《北京中医杂志》，1986 年第 2 期）

叶天士分消走泄法临床应用探讨

山西省中医院　　　王裕颐

叶天士《温热论》中记载："热病救阴犹易，通阳最难，救阴不在血，而在津与汗，通阳不在温，而在利小便，然较之杂证，则有不同也。"指出了治疗湿热病当"通阳""利小便"是举例而言，实则是祛湿。如何祛湿？叶天士提出了"分消走泄"法。

一、分消走泄法是通阳的具体应用

《温热论》第七条曰："再论气病不传血分，而邪留三焦，亦如伤寒中少阳病也。彼则和解表里之半，此则分消上下之势，随证变法，如近时杏、朴、苓等类，或如温胆汤之走泄。"在此条中，叶天士提出湿热病"邪留三焦"的证候，"亦如伤寒中少阳病也"，并说明了治疗之异同。

1. 三焦气分湿热证与伤寒少阳病证的异同　叶天士认为，湿热留滞三焦与伤寒病中少阳病的病机有相同之处。伤寒少阳病的病位主要在足少阳胆,湿热病的病位主要在手少阳三焦,两者病位并不相同,叶天士用"亦如"二字将其联系起来,其意深刻。这是因为少阳一足一手,相互联接,在生理上相互联系,相互为用,在病理上必然相互影响。少阳病是邪入少阳经腑,胆火内郁,三焦失畅,枢机不利的病证。三焦是水、火、气机的通道,又是气化的场所,气化即能量代谢、能量转换的过程。《内经》谓"少阳主枢",枢即枢纽,关系到全局,关系到表里、上下、水火气机之运转,水火气机升降开合自如才能有"上焦如雾,中焦如沤,下焦如渎"。如果湿热邪气流连于手少阳三焦,必然阻滞三焦气机,导致三焦气机气化受阻,升降失常,进而又会影响足少阳胆经,使其气机的出入受阻,而导致胆失疏泄,郁而化热化火。在病变过程中手少阳三焦与足少阳胆往往相互影响,出现气机升降出入失常的病证。所以,治疗气机升降出入失常的手足少阳病变,都要采用和解法来调和气机,解除滞障。和解法的治疗范围相当广泛,有和解表里、调和肝脾、调和胃肠、分消走泄、开达募原、调和脾胃等具体治法。具体而言,在和解法的大范围内,和解表里法适用于足少阳胆的病变,分消走泄法适用于手少阳三焦的病变。"彼则和解表里之半""此则分消上下之势",这是因为在病变过程中,气机失常有偏于表里出入失常,和偏于升降失常之别,因此叶天士又告诉我们要"随证变法"。

2. 分消上下之势是三焦气分湿热证的重要治法 湿热常以脾胃为中心,弥漫三焦,阻遏气机,导致水液代谢障碍,脾为阴土,胃为阳土,两者纳运结合,升降相因,燥湿相济共同完成着饮食物的消化、吸收、转输。湿热最易损伤脾胃,而脾胃功能失调也最易内生湿热。湿为有形之邪,湿热相合,热蒸湿动,就会弥散三焦。湿性黏腻,又很少传变,难以清除,必然导致三焦气机不畅,气化不行,水道不通,水液代谢障碍等变化而出现相应症状,治疗当然应该从祛除湿邪,通利三焦水道入手。所以叶天士提出"此则分消上下之势"的治法。至于具体应用他又强调了要"随证变法",并举例说"如近时杏、朴、苓等类,或如温胆汤之走泄",把湿热病证的理、法、方、药讲述得清清楚楚。因为湿热病的病机是湿邪阻滞三焦,上下气机不通,所以要使气机通畅,阳气通达,治疗就必须以分消走泄之法祛除湿邪。

湿热病因湿热邪气滞留三焦,但病位又有偏上焦、偏中焦、偏下焦之分,在祛邪时就要根据其病位,分别选用不同的方法,选择不同的途径,因势利导,祛邪外出。

湿热偏于上焦应宣通肺气，一方面通过肺的宣发功能使湿邪从表而出，一方面通过肺的肃降、通调水道之功能，使湿邪下行而入膀胱，进而通过气化排出体外。叶天士举杏仁为例，我们在临床上亦可选用辛香芳化之品，如藿香、白芷、苏叶、香薷、淡豆豉、青蒿，以及开通肺气的橘皮、桔梗等，这种治法可归纳为辛温宣透，芳香化湿法，通称为开上。

如病位偏重于中焦脾胃，应该采用辛开苦降，使湿从燥化。叶天士举例用朴，即厚朴，辛苦温，辛温开郁，苦温燥湿。此类药还有苍术、白术、半夏、陈皮、白豆蔻、大腹皮、草果等。我们可把这种治法归纳为辛开苦降法，简称畅中。

如病位偏重于下焦，湿热病之下焦多指大肠、膀胱而言，所以治疗应该淡渗利湿，使湿邪从小便而去。叶天士举例用苓，苓即茯苓，我们在临床应用时可选淡渗利湿之品，如茯苓、猪苓、泽泻、车前子、滑石、通草、生薏苡仁等，此法为淡渗利湿法，简称渗下。

因中焦湿热，下焦湿热，又有湿重于热，热重于湿之不同。在中焦湿热并重，单用辛苦温燥湿而助热，所以应燥湿与清热并施，采用辛温苦温，与苦寒药相配，苦寒清热燥湿药可选用黄连、黄芩、栀子。如热重于湿，就要重用苦寒清热兼以祛湿。下焦湿热如湿热并重或热重于湿，应该在淡渗利湿的基础上加上苦寒清利的药物以增强清热之力，可选用栀子、木通、竹叶、灯心等。

因为湿热病常以脾胃为中心，叶天士在《温热论》第三条讲到湿热病与伤寒的鉴别时说"其病有类伤寒，其验之之法，伤寒多有变证，温热虽久，在一经不移，以此为辨"，"温热虽久"之"温"是湿之误，湿热病往往以脾胃为病变中心，缠绵日久，难解难移。这是因为脾主运化水湿，脾喜燥而恶湿，湿邪最易阻遏脾气，损伤脾阳，脾越困则湿越滞，所以湿热常停留在足太阴脾而不移。当然叶天士此说是与伤寒相比较而言的。湿热病在其发展过程中也可以出现上、中、下三焦传变，以及从阳化热，从阴化寒，但与伤寒相比较，毕竟传变缓慢变化少。既然湿热病变常以脾胃为中心，在分消湿热时，我们不要忘记健脾醒胃，促进脾的运化功能。可选用茯苓、白术、炒薏苡仁、砂仁、白豆蔻、焦三仙、鸡内金等健脾醒胃。

分消是因势利导应用开上、畅中、渗下，祛除湿邪，而祛湿的目的则是使阳气通达，即通阳。所以在祛湿的过程中常需配伍理气行滞药，如枳实、厚朴、陈皮、大腹皮、槟榔、藿香、苏梗等。走泄是指让湿邪走动而祛除之。湿为阴邪,其性黏滞,难以清除,要祛除必须让其走动,用行气之品,宣通气机,使气行湿走,然后分消之。

总之,叶天士用"分消上下之势"高度概括了湿热病证的治则。在具体应用时他不仅举出"如近时杏、朴、苓等类",还举出走泄法以及其代表方温胆汤"或如温胆汤之走泄"。温胆汤是古方,从叶氏的语气来看,杏、朴、苓等分消三焦湿热法是一种流行的新治法,而温胆汤走泄三焦湿热法,才是邪留三焦的正治之法。这从《临证指南医案》叶氏用温胆汤广泛治疗湿热病及内伤湿热、痰热等证,说明叶天士是在温胆汤变通应用方面积累了丰富经验的基础上提出了走泄法。

二、分消走泄法代表方证举例

在叶天士分消走泄法的影响下,后世医学家在临床应用中更有所发挥,并创造了众多有效方剂,应该说这些前辈学者都是在熟读经典的基础上又有所发挥创新,他们的继承创新精神给我们树立了榜样。其实在临床实践中,分消走泄法不仅适用于外感湿热病的治疗,凡是内伤杂病属痰、饮、水、湿类疾患,以及各种内生湿热,内生寒湿证,都可以其法变通应用,正如叶天士所说要"随证变法"。下面举例说明。

1. 三仁汤方证 吴瑭在《温病条辨·上焦篇》第四十三条中提出湿温病初起在上焦的证候用三仁汤治疗。他说:"头痛恶寒,身重疼痛,舌白不渴,脉弦细而濡,面色淡黄,胸闷不饥,午后身热,状若阴虚,病难速已,名曰湿温……三仁汤主之。"分注中又说:"唯以三仁汤轻开上焦肺气,盖肺主一身之气,气化则湿亦化也。"三仁汤中用杏仁配竹叶宣透上焦以开通肺气;用白豆蔻、厚朴、半夏辛开苦降以行气燥湿降浊;用生薏苡仁配滑石、通草淡渗利湿,生薏苡仁还有健脾作用。这个方剂体现了开上(芳化)、畅中(苦燥)、渗下、分消湿热的原则。该方组方要点有二:① 以化湿为主,清热为辅,主要用于湿重热轻之证。② 方中杏仁用至 15 克,重在宣肺,以通调水道,"开上焦肺气",也体现了叶天士之分消开泄之法的应用,但对湿温壮热,卫气同病的证候来说,这个方剂辛宣芳化的宣表作用毕竟不足,临床可加用藿香、白芷、苏叶等辛宣芳化之品。临床无论外感湿热、内伤湿热,都可遵循三焦分消之原则。根据湿与热的孰轻孰重,确定祛湿药和清热药孰多孰少;根据湿在上、中、下三焦的偏轻偏重确定芳化、苦燥、淡渗分消三法的偏多偏少用之。本方可广泛用于治疗杂病内伤湿热证。其辨证要点是:舌质黯红,舌苔白腻,胸闷,脘痞,口淡不知食味。

三仁汤分消三焦之法,实际上也是一种"和法",与小柴胡汤和解少阳有一手一足之妙。三仁汤上下分消手少阳三焦而和,小柴胡汤疏利足少阳胆而和;三仁汤和解三焦之少阳,小柴胡汤和解胆之少阳。临床上也可将三仁汤与小柴胡汤合方,治疗湿热郁阻少阳与小柴胡汤证并见证,效果卓著。

2. 甘露消毒丹方证 甘露消毒丹见于王士雄《温热经纬·方论》。本方为叶天士制定,经王士雄推广,被后世广泛用于临床,至今已成为治疗湿热的经典方剂。方用藿香辛温芳香化浊,宣透上焦之湿;白豆蔻、石菖蒲辛温芳香宣化中焦之湿;茵陈微苦微寒而芳香,滑石甘淡而寒,木通苦寒,清利下焦湿热,从而三焦分消以治湿。另外,薄荷、连翘轻扬透热;射干辛寒,清热利咽,消肿止痛;黄芩苦寒,清热燥湿;川贝母甘寒,润肺清热化痰;合用可清热解毒,消利咽喉,清热化痰。该方特点有四:① 化湿清热,而清热之力胜于化湿。② 三焦分消,但重在于上、中焦。③ 薄荷、连翘、射干、川贝母四药并用于清化湿热方中,尤能利咽化痰,开结解毒(在湿热并重的状态下,热与湿互相煎熬,可以煎湿成痰,贝母、石菖蒲均能化痰)。④ 重用茵陈,能利胆退黄,配滑石、木通,使肝胆湿热从小便而出,从而可消除黄疸。辨证要点:舌红,苔黄腻,咽喉不利,咳喘,胸闷,腹胀。

该方组方特点说明可治疗咽痛、咳喘、黄疸、淋浊、疮疡等,故可广泛用于杂病的湿热证。如:① 甘露消毒丹合三仁汤治疗湿热咳喘,合麻杏苡甘汤治疗风湿热喘。② 难治性咽喉肿痛。③ 不明原因高热。④ 内伤湿热毒证,如脓疱疹。⑤ 慢性肝炎。⑥ 急性胃肠炎、肠伤寒、黄疸型传染性肝炎、钩端螺旋体病、胆囊炎属湿热并重者。

3. 黄芩滑石汤方证 该方出自《温病条辨》。该方用白豆蔻芳香化中上焦之湿,大腹皮畅中焦气机以行水湿,茯苓、通草、猪苓淡渗利下焦之湿;黄芩、滑石清热。其清热力大于化湿之力,因此本方适用于治疗湿热证热重于湿者。辨证要点:舌红苔黄而滑,渴不多饮,脘痞,便溏,小便不利。

文献报道:黄芩滑石汤可治疗小儿肾病综合征、小儿急性肾炎、小儿夏季腹泻、妇科产后恶露未尽、产褥热等。

三仁汤、甘露消毒丹、黄芩滑石汤三方均属于分消湿热法之范畴。三仁汤清热药仅有甘寒的竹叶,而且杏仁为君,故偏于治疗湿重于热,并以宣化上焦之湿为长,因其轻开上焦肺,而通调三焦水道,故属于开泄之代表方。甘露消毒丹有薄荷、连翘、贝母、射干,善于清化上焦肺与咽喉的热结;且清热有黄芩,故该方偏于治疗湿热并重或热重于湿,以治疗湿热咽喉肿痛、咳喘等上焦之证为胜。黄芩滑石汤与甘露消毒丹均有黄芩、滑石、白豆蔻、通草,但前者还有大腹皮、茯苓、猪苓,善于理气消胀、渗利下焦,因此,黄芩滑石汤偏于湿热并重或热重于湿的小便不利、便溏等下焦之证。凡临床上见到舌质偏红苔黄腻而滑,又非甘露消毒丹者,不论什么杂症,都可用黄芩滑石汤加减治疗。

4. 温胆汤方证 宋代陈言在《三因极一病证方论·虚烦证门》载温胆汤,治大病后虚烦不得眠,又治惊悸。该方是在《备急千金要方》温胆汤中加茯苓、大枣而成,一直沿用至今。吴谦《医宗金鉴·伤寒心法要诀》将温胆汤列入其中,以补伤寒诸方之未备,并将温胆汤证概括为"口苦呕涎烦惊悸"7个字,推此为治"胆胃不和"或"胆郁痰扰"之主方。方后提出了加减法,气虚加人参,渴者去半夏加麦冬、天花粉以生津,有热加芩、连以清热。叶天士将本方作为分消走泄代表方后,温病学家如薛雪、王士雄等广用温胆汤治疗各种湿热、痰热之证。

该方以竹茹清上,二陈和中,枳实泻下,具有分消三焦的特殊作用。温胆汤不是直接治胆,而是通过行气分消三焦以间接治胆,使胆气恢复少阳温和之气,故该方之温切不可理解为温凉之温。这和小柴胡汤不直接治三焦,而是通过和解表里间接治三焦,使"上焦得通,津液得下,胃气乃和"是相似的。

临床上温胆汤方证主要有两方面:① 湿热邪留少阳三焦的表现,如舌苔厚腻,胸脘痞闷,恶心,不思饮食,口苦,口中黏腻等。② 胆郁痰扰,胆胃不和所致的种种复杂奇怪的病证,如呕吐、眩晕、失眠、惊悸、烦躁、精神情志异常等。辨证要点:口苦,呕涎,心烦,惊悸,失眠,苔腻。

临床应用:① 治疗疑难怪病,见其舌苔黄腻即可加减用之。② 用于治疗外感湿热病或内生湿热证。③ 治疗胆胃失和之呕吐、胃痛等。④ 治疗胆郁痰扰之惊悸、失眠。⑤ 治疗精神神志异常如抑郁、焦虑、强迫症、精神分裂症等。

温胆汤是治疗湿热证的重要方剂,传统认为属于化痰剂,忽视了其"走泄湿热"之作用。若能跳出化痰剂,应用于内生湿热证之治疗,将其类同于小柴胡汤，以疏利少阳胆和三焦来理解该方的作用机制，则也和小柴胡汤一样，可广泛用于临床。

5. 蒿芩清胆汤方证　何秀山于《《通俗伤寒论·六经方药》》蒿芩清胆汤方后有一段按语，说得非常精辟："足少阳胆与手少阳三焦，合为一经。其气化一寄于胆中以化水谷，一发于三焦以行腠理。若受湿遏热郁，则三焦之气机不畅，胆中相火乃炽，故以蒿、芩、竹茹为君，以清泄胆火。胆火炽，必犯胃而液郁为痰，故医以枳壳、二陈，和胃化痰。然必下焦之气机通畅，斯胆中之相火清和，故又佐以碧玉，引相火下泄。使以赤苓，俾湿热下出，均从膀胱而去。此为和解胆经之良方，凡胸痞作呕，寒热如疟者，投无不效。"他既讲了手、足少阳在生理上的关系，又讲了手、足少阳在病变中的相互影响，还对病机进行了分析。

蒿芩清胆汤是由小柴胡汤与温胆汤合方化裁而成。小柴胡汤是治疗伤寒少阳病的代表方。温胆汤加减分消走泄湿热痰浊，疏利气机而调升降，其作用侧重于手少阳三焦。青蒿、黄芩清透少阳半表半里之湿热，总体来看其作用侧重于足少阳胆。该方是清透少阳，和解表里与分消走泄并用，手足少阳合治的方剂。在临床应用中，如湿重，舌苔白厚腻，可加生薏苡仁，以增强健脾利湿的作用；如热重，舌苔黄腻，可以加黄连以增强清热燥湿作用。辨证要点：寒热如疟，胸痞作呕，舌苔黄腻。

文献报道，胆囊炎、胆结石、慢性肾功能不全、慢性萎缩性胃炎、呕吐、味觉失常、发热、盗汗、热淋、鼻窦炎、夏秋季的胃肠炎等湿热邪留少阳，出现类似小柴胡汤证而舌苔黄腻、胸脘痞满，均可用本方治疗。

三、关于温病方治疗杂病

温病方所以能够治杂病是因为温病方是以证的形式存在的，虽然时代不同，疾病谱发生了很大变化，但是疾病的反应如发热、口渴、头痛、身重、胸闷、脘痞、舌苔厚腻等症状相同。因此，方证的存在，不随疾病种类或时间空间的变化而变化。仲景时代有白虎汤证，吴瑭时代有白虎汤证，今天或将来的临床上还会有白虎汤证。伤寒过程中可出现白虎汤证，温病过程中也可出现白虎汤证，而杂病也会出现白虎汤证。再如翘荷汤证，《温病条辨》谓："燥气化火，清窍不利，翘荷汤主之。"吴瑭自注云："清窍不利，如耳鸣目赤，龈肿咽痛之类。"掌握了这一方证，无论什么病，只要见到郁火上炎的翘荷汤证，如耳鸣、目赤、咽喉肿痛、牙龈肿胀等，即可用之。另外，温病方虽然讲是外感病，临床上，外感病与杂病很难截然分开：① 外感病可转变为杂病，如伤寒的三阴病证。② 杂病过程可复感外邪。③ 不少杂病早期多以外感病的形式出现，如胆管炎。④ 部分疾病是外感病还是杂病很难区分，如免疫性疾病。无论张仲景还是叶天士，他们都是临床医家，《伤寒论》一书有许多论述杂病的内容。吴瑭《温病条辨》中论述了疟、痢、疸、痹、疝等杂病的方证，以及寒湿病方证大多为杂病范畴。所以《温病条辨》的方剂，既能治疗外感温病，又能治疗杂病。由于时代的发展，环境的改变，如全球气温变暖、环境的污染等，以及生活方式的变化，现今的疾病谱发生了明显变化，内生五邪越来越多，如内生火热，内生湿热，内生寒湿，内风，内寒，内燥等在临床上越来越多见。这些内生邪气可以外发于卫表，蕴郁于气分，亦可深入营分、血分，可以损津伤阴，耗气伤阳，可以影响三焦脏腑气血阴阳的变化，具有与外感温病类同或相同之病机。辨治这类疾病最直接的方法就是用温病的理法——卫气营血理论、三焦理论，特别是温病的方证理论能够很好地揭示这类疾病的病机，从而为使用温病方治疗杂病提供了理论依据。当今我们很难遇见仲景时代、明清时代出现的典型温病，而"经方"的方证理论在各种疾病的应用中有着广阔的前景。例如临床上常见的内科杂病如高血压、高脂血症、慢性肾炎、慢性肝炎、系统性红斑狼疮、干燥综合征、结节性红斑等难治性疾病，在病变过程中多有内生火热、内生湿热的病机，用温病方证理论去解释其病机，方证对应地应用温病方去治疗，常可取得满意疗效。

（《山西中医》，2010 年第 26 卷第 5 期）

叶天士"治在上焦"法初探

陕西省扶风县中医院　　李云龙

　　清代温病学家叶天士，据己临证，创"温热论"，其门人广集医案，著《临证

指南医案》。笔者反复研读这部巨著，发现叶氏对风温病"治在上焦"一法的
认识和运用独具慧眼，现探讨如下。

一、"治在上焦"在风温病中运用

治在上焦是叶氏在《临床指南医案》卷十中对风温病初起所设的治
法："风温者，春月受风，其气已温，《经》谓春病在头，治在上焦。""此风温
肺病，治在上焦。""此风温症，初因发热，喘嗽，首用辛凉清肃上焦。""风
温乃肺先受邪，逆传心包，治在上焦，不与清胃攻下同法。"叶氏就当时医
界时弊尖锐地指出："俗医见身热咳喘，不知肺病在上之旨，妄投荆、防、
柴、葛加枳、朴……有见痰喘，便用大黄……致脾胃阳和伤极，陡变惊痫，
莫救者多矣。"

风温案：某，风温从上而入，风属阳，温化热，上焦近肺，肺气不得舒转，
周行气阻，致身疼，脘闷不饥。宜微苦以清降，微辛以宣通，医谓六经，辄投
羌、防泄阳气，劫胃汁。温邪忌汗，何虑忌之。杏仁，栀子，豆豉，郁金，瓜蒌，
橘红（《临床指南医案·风温》）。

按：叶氏对风温诸证，初用辛凉清解清肃，轻药轻用，"微苦以清降，微辛
以宣通"，适用于轻清娇脏之治，使邪从外解，而肺逆自降，气机调畅而百病自
安。此风温案，正是在此思想指导下，灵活运用的见证。同时叶氏反对乱投
苦寒、消导之品，徒伤胃气，证之临床确为经验之谈。

二、"治在上焦"在内科杂病中运用

通读叶氏医案，我们发现治在上焦法不仅应用于外感温热病，而且也被
广泛应用于内科杂病方面，在异病同治原则指导下，叶氏治疗多种内科疾患
都灵活地应用了"治在上焦"法，如在水肿、呕吐、便秘、吐血、哮喘、咳嗽等病
中均有治验。

水肿案：朱某，初因面肿，邪干阳位，气壅不通，二便皆少，桂附不应，即
与消导，滞属有质，温热无形，入肺为喘，乘脾为胀；六腑开合皆废，便不通爽，
溺短浑浊，时或点滴，视其舌绛、口渴。腑病皆胀，脏病腹满，更兼倚倒左右，

胀肿随着处而甚,其湿热布散三焦,明眼难以决胜矣……此症逆乱纷更,全无头绪,皆不辨有形无形之说,与清肃上焦为先。滑石,杏仁,生苡仁,通草,枇杷叶,茯苓皮,栀子,豆豉(《临床指南医案·肿胀》)。

按:朱某之病,已到"逆乱纷更,全无头绪"的地步,而叶氏仅用"凡此气味俱薄,为上焦药"以治之,乃得轻可去实之妙。据陕西中医学院孙继芬介绍,对慢性肾衰水肿,按常法治疗无效者,适当选用本法,开上宣肺利尿,每获良效。

三、"治在上焦"思想对清代温病学家的影响

吴鞠通在精研《临证指南医案》基础上,结合其临床,创"三焦辨证法",进一步完善和发展了叶氏理论。《温病条辨》指出:"凡病温者,始在上焦,在手太阴。""初起俱热,不恶寒而渴者,辛凉平剂银翘散主之。""治上焦如羽,非轻不举。"陈平伯《外感温病篇》则更明确地阐发了风温病证治,"风温初起,邪在表也,当辛解表邪",观其方药,亦不离叶氏所示方药。薛生白《湿热病篇》论述了湿热伤肺,邪滞肺络的证治,"湿热证,咳嗽,昼夜不安,甚至喘不得眠者,暑邪入肺络,宜葶苈子、枇杷叶、六一散加味"。王孟英《温热经纬》《回春录》治病重视治肺以调畅气机,将叶氏治在上焦的理论广泛应用于内科杂病,处方用药袭用枇杷叶、杏仁、旋覆花、全瓜蒌、枳壳、川朴之类,疏畅气机,促使枢机灵活,升降出入有序,故治验取效迅速。由此可见叶氏治在上焦法对后世医家影响之大,功绩之深。

综上所述,叶氏治在上焦之举,确实可法可彰。分析其常用药"薄荷、牛蒡、连翘、栀子、桑皮、苏子、沙参、天花粉、桔梗、枳壳、陈皮、川贝、通草之类"。应该指出,治在上焦并非万能,切忌盲目使用,临床应以辨证为务,有是证则用是法。同时运用此法应注意:① 药以清轻灵动为原则,忌乱加苦寒沉降,消导败胃之品。② 药宜浸泡后武火急煎,待香气出,即取汁热服,防止久煎药效丢失。③ 药过病所者慎用。

(《陕西中医函授》,2001年第1期)

临床证治探讨

叶天士温病营血分证诊治初探

南京中医学院　　杨　进

营血分证见于温病极期，为热邪内陷营血分，耗伤营阴血液所致。其临床表现较危急，变化迅速，险象丛生，如辨证不确，治疗欠当，每易危及生命，有的即或幸而向愈，也可留下终身的后遗症。叶天士是首次对温病营血分理论进行全面论述的温病学家，其所留下的大量临证治案，也为营血分证诊治研究奠定了基础。本文拟对此试作整理与探讨。

一、营血分证的形成

叶氏认为营血分证多由卫气分证发展而来。如他说："温热时疠上行气分，而渐及于血分。"然作具体分析，营血分证的形成又有不同的途径：有的从肺传至心包，即所谓"逆传心包"；有的因肺、脾、胃、胆等气分热邪不解而"渐欲入营"；有的为误治耗伤阴液而致热邪内陷，如"温邪误表劫津，邪入胞络""夏秋间暑湿热气内郁……但以发散、消食、寒凉清火为事，致胃汁消亡，真阴尽灼，舌边赤、齿板燥裂，邪留营中"，皆属于这一类；有的则由伏邪内发而致，如"少阴伏邪，津液不腾，喉燥舌黑，不喜饮水，法当清解血中伏气"。总之，叶氏指出了营血分证是由热邪深入，人体津液营血严重耗伤，心、肾等脏发生明显病变而形成的。

由于热邪内传影响的脏腑有别，津液耗伤的程度各异，营分证与血分证又有着深浅之分。营为血之浅层，"营之后方言血"。但这两者间又无绝对界限，当邪热入营时，常同时波及血分，如叶氏说"营分受热则血液受劫"。又如"肺位最高，邪必先伤，此手太阴气分先病，失治则入手厥阴心包络，血分亦伤"。由此，叶氏常以血赅营，或言营而概血。

二、营血分证的诊断

1. 营分证的诊断　叶氏诊断营分证很重视舌诊，他说："其热传营，舌色必绛。"并又把绛舌详分为几种,反映出不同营分病变的特征。如"纯绛鲜泽者,包络受病也";"舌绛望之若干,手扪之原有津液,此津亏湿热熏蒸,将成浊痰蒙蔽心包也";"舌色绛而上有黏腻似苔非苔者,中挟秽浊之气";邪热传营"初传绛色,中兼黄白色,此气分之邪未尽也";"舌独中心绛干者,此胃热心营受灼也"。然而,叶氏也并非把绛舌一概视为热入心营之象,如有因"邪陷劫津"而舌绛者,有胃阴亡而见"舌绛而光亮"者;也有"白苔绛底"而属湿遏热伏者,以及"舌白如粉而滑,四边舌色紫绛"属湿热疫气伏于膜原者。与此相反,也有邪入营分而舌质不呈绛色者,尤其在现代临床上配合了输液疗法,水电解质平衡紊乱纠正较迅速,每有病在营分而舌质不绛者。因此,舌绛虽有一定的诊断意义,尚必须结合疾病的发展过程及全身症状予以全面分析。

叶氏对营分证的全身表现也并不忽视,作了较详尽的描述,如"心神不安,夜甚无寐,或斑点隐隐",甚则有"舌燥,烦渴,谵语,神昏"等。这些见证是诊断营分证的重要佐证。

2. 血分证的诊断　血分证多从营分证发展而来,故也可具有上述营分证的各种表现。此外,叶氏提出了"入血就恐耗血动血",指出了血分证的病理特点一是阴血耗损,二是易致动血。血热溢出于窍,则为吐血、咳血、衄血、便血、尿血等。血热致络损血溢,发于皮肤则为斑,叶氏说"斑属血恒多"。若热邪入肝,肝肾阴伤,又可引起肝风内动,即"温邪内陷,津液被劫,厥阳挟内风上逆,遂成痉厥"。

另外,热入血分还易与瘀血相结,故瘀热也是血分证的重要病理变化。对此,叶氏也颇重视舌诊,提出"热传营血,其人素有瘀伤宿血在胸膈中,挟瘀而搏,其舌色必紫而暗,扪之湿",当然也须参照瘀血证的全身表现。

三、营分证的治疗

1. 治营大法——清、透、滋　针对营分证的病理变化和临床表现,叶氏提出营分证的治疗主以清营、透热、滋液。营分证为"热入营中",故主以清营,叶氏常用犀角、生地、牡丹皮等药。同时,营分与气分相近,故叶氏又指出"入营犹可透热转气"。其透热之意有二:一为透营分之热,使之转出气分,即在清营的同时,配合轻宣透达之品,常用金银花、连翘、栀子、淡竹叶等;二是由于"膻中为空灵之处"，非宣透不能开窍，药用石菖蒲、郁金，以及含有麝香、冰片、丁香、安息香等芳香辟秽之品的成药，如牛黄丸、紫雪丹、至宝丹、牛黄清心丸等。此外，叶氏又强调温邪传入心营"最易阴亏津耗，必兼滋清"，因而在治营方中多配合滋阴生津的生地、玄参、麦冬等药。所以叶氏治营分证可用清、透、滋三字概括。

2. 临床具体运用　叶氏对营分证的治疗重视审察病机，细辨兼挟。当营热扰动心神而见"夜烦无寐，心悸怔"，并兼舌绛干、不嗜饮者，多加用远志、石菖蒲、茯神、金箔等化痰镇惊安神之品。若营热挟有痰浊，症见神烦无寐、舌色转红、斑发不爽、脘闷恶心、发热者，用鲜竹叶心、玄参、连翘心、鲜石菖蒲、川贝母等清心化痰药；若热入心营，痰热闭窍而致神昏、谵语者，此时"非菖蒲、郁金等所能开，须用牛黄丸、至宝丹之类以开其闭"，并用竹沥、天竺黄、胆南星等清化痰热药；如邪热入营并挟有痰火阻于肺胃，症见心热、胁肋痛、米饮下咽皆胀者，可配合杏仁、郁金汁、炒川贝母、橘红等清化痰火之品；若兼心胃火燔而见舌绛中心干、热盛烦渴者，为气营两伤，可在清营养阴药中加黄连、石膏等清气药；如气分之热初传营分，予白虎汤、竹叶心等清气方药配合生地、白芍等凉血养阴药。此外，肾阴耗甚而营络热、心震动者，则以复脉汤去姜、桂、参加白芍，唯此已属邪少虚多，非单纯的热入心营之证。

3. 治疗中注意的几点

（1）叶氏对营分证邪入心包而致神昏窍闭者，强调应先予开窍，然后再进行其他治疗。他说："速速与至宝丹三分，冷开水调服，若得神清，再商治法。"又说："内闭之象已见，宣通膻中，望其少苏，无暇清至阴之热。""神苏以后用清凉血分。"但在临床运用时，清营滋液与开窍化痰多可同时施用。

（2）在叶氏医案中也有许多出现神昏而不作热入心营治疗者，这提示发生神昏的原因甚多，应作具体分析，针对病因施治。如暑热犯于上焦而扰乱心神，出现神呆、神迷、神昏者，均从清暑化痰入手；热邪内陷结胸而神烦、神识如蒙者，以及湿伏太阴、清窍失灵而致神呆、语言欲塞者，均属湿浊蒙蔽清窍，以化湿或辛开苦降法治之。仅在湿热已入心包而见神昏时，才合用芳香辟秽、清心开窍之品。另有胃津受伤而见神气如迷、神识不清者，从养阴益胃入手，还有阳明胃热、热入血室等原因引起神昏者，不一一列举。可见叶氏并非一见神昏便视为热入心营，而一概施以清心养阴、芳香开窍之法的。

（3）叶氏治营分证虽用滋液药物，却又力避腻滞之品，以利邪热透达，这与叶氏治营大法是一致的。如营分证治法"先清营热，勿得滋腻为稳"即为一例。

四、血分证的治疗

1. 治血大法——凉、散、滋 针对血分证的病理变化与临床表现，叶氏治疗血分证的大法为凉血、散瘀、滋液。病入血分，常可导致"耗血动血"，治法"直须凉血散血，如生地、丹皮、阿胶、赤芍等物"，其实就包含了凉血、散瘀、滋液三法。在清热凉血方面，用药与营分证相似，但由于病邪深入，故用药主要在凉血这一方面，轻清宣透法则不被强调。叶氏治血分证常辅以散血化瘀药，如牡丹皮、赤芍等，瘀甚则加用丹参、桃仁、红花、琥珀等。此外，还常配合滋养阴液药，其用药除了生地、麦冬、玄参等与营分证用药相似外，还常择用阿胶、鳖甲、鸡子黄、牡蛎、天冬、淡菜等。因此，叶氏治疗血分证的大法可用凉、散、滋三字来概括。

值得注意的是，叶氏治血分证有两个特点：一是治耗血而不一味投以补血之品，多用甘、咸、酸寒滋养阴液药；二是治动血而不用止血之品，多予凉血散血药。这足以体现叶氏治血分证重视保津滋阴、强调防治血热致瘀的学术思想。

2. 临床具体运用 叶氏对血分证的各种临床表现各有不同的治法。如血热而动血出血者，多取犀角地黄汤，药用犀角、鲜生地、牡丹皮、白芍等。对血热发斑的治疗，叶氏提出"急急透斑为要"。如斑色"黑而隐隐，四旁赤色，火郁内伏，大用清凉透发"；如发斑疹而舌赤、音低、神呆、潮热者，可加玄参、郁金、石菖蒲等药于犀角地黄汤中；如遍体赤斑而烦渴、目赤唇黑、齿燥舌黑、嬉笑错语者，属气血两燔，除了用犀角、羚羊角、生地、玄参凉血清肝滋阴外，还用连翘、金银花、人中黄、金汁等清气解毒。对于血热挟瘀者，叶氏在治血分药中加入散血之品。如经水适来适断，热邪陷入与血相结而见神志如狂、谵语、身重者，予陶氏小柴胡汤去参、枣，加生地、桃仁、楂肉、牡丹皮、犀角、延胡索、归尾等凉血、活血化瘀之品；若血与热结而见胸背拘束不遂、胸中痛者，称为血结胸，予以王海藏桂枝红花汤加海蛤、桃仁；若热与血结，脉右长左沉、舌痿饮冷、心烦热、神志忽清忽乱者，用细生地、牡丹皮、制大黄、桃仁、泽兰、人中白等。对邪热入肝而肝肾阴虚，致肝风内动出现痉厥、手足牵引、筋掣者，可用清热凉血、滋阴息风法，药用犀角、玄参、生地、连翘、金银花、石菖蒲，加用至宝丹、紫雪丹之类；如肝肾阴虚而邪热已衰的虚风内动之证，叶氏多取复脉汤去参、姜、桂等，加牡蛎、白芍、天冬、淡菜、石斛、龙骨、鳖甲等甘、咸寒养阴息风之品。对阴血不足而热入阴分发热者，叶氏提出"治在血分"，药用鳖甲、青蒿、生地、知母、牡丹皮、淡竹叶等。如热虽入血而气分热邪仍甚，属气血两伤，可见脉数右大、烦渴、舌绛，取法玉女煎以两清气血，药用生地、竹叶、石膏、知母、牡丹皮、甘草等。

3. 治疗中注意的几点

（1）叶氏对血分药物的使用时机非常重视。如邪已入血分，仍用清气药则不效，他指出："初在气分，日多不解，渐入血分，反渴不多饮，唇舌绛赤，黄芩、膏、知不应，必用血药。"但如邪热未至血分，则血分药亦不可早用、滥用，如叶氏说邪未入血分"慎勿用血药，以滋腻难散"。

（2）叶氏对温病中出现的动血、发斑、痉厥等证，也不尽作血分证论治。如治暑热犯肺所致的咳血，施以清暑热之法；风温犯肺亦可致咳血，投以清解；温病发斑亦有因气热而致者，症见饮水渴不解，夜烦不成寐，叶氏治以凉膈透斑法。此外，对于积劳伏暑而致的昏厥，以及暑湿热着于气分，热炽津涸而舌板成痉者，均从气分论治，投以白虎汤加味。

以上，本文从叶天士论著及病案中整理归纳了温病营血分证的诊治内容，借以了解叶氏在这方面的理论观点和诊治经验，以便更好地研究叶氏的温病学学术思想和提高温病临床诊治营血分证的水平。

浅谈《温热论》中透与泄的应用

上海市第一届中医研究班　　章济量

透与泄，是温病两大治法，均属祛邪方法，于八法中大致可包括在汗、清、下法范畴之内,其适应范围甚广,几乎涉及温病卫、气、营、血全过程中。现就叶天士《温热论》中透与泄的应用,谈些肤浅认识。

一、透法应用

"透"的涵义,具有使邪由里达外的意思,隶属于汗法范畴。

1. 轻透卫分之邪　叶天士说:"温邪上受,首先犯肺……肺主气属卫……"盖肺合皮毛,而位居最高,又主一身之表,外感温热之邪入侵,肺首当其冲,故起病即可出现一系列肺卫症状,如发热、微恶风、头痛、口渴、咳嗽等症。邪在卫分,其病轻浅,由于机体有抗病的自然效能,此时正气即奋起相争,如邪能从外解,则不致内传入里。所谓外解,指透散卫分之邪达于肌表之外,即助正气以祛邪,亦即"随其性而宣泄之"之谓。故透邪外出,实为治疗温邪在卫的重要治则之一。

对于邪在肺卫,叶氏未出具体处方,仅提出"辛凉轻剂"的治疗原则。吴鞠通根据《内经》"风淫于内,治以辛凉,佐以苦甘……"之训,订出辛凉平剂银翘散和辛凉轻剂桑菊饮二方,深合叶天士原意。考轻剂之谓,非轻重之轻,乃"轻可去实"之意。实际上,温为阳邪,性质属热,故化热最速,虽有表证,不宜辛温发汗,免大汗伤津;也不宜辛凉重剂以凉遏其邪,只宜辛凉轻散以透邪外出。

温邪为病,必有所兼挟:挟风者,宜加透风之品;挟湿者,则增渗湿之药,使不与邪热相搏,则"势必孤矣"。

2. 战汗透邪　温邪由卫入气,治当清法。如果卫分之证未罢,而已见气分之证,可边清气分之热,边透卫分之表,目的仍使邪由气分外出卫分而解。可选用轻清宣气法,一面宣展气机,一面透热外达。适用于热郁气分而里热不甚者,症见身热,口渴,心中懊忄农不得卧,苔薄黄。常用方如栀子豉汤加蒌、杏之类。如果邪热留恋气分,此时正邪势均力敌,正气犹能驱邪外出,力透重围,可出现战汗。此时如能给予益胃汤以清气生津,以助水谷,俾水谷气旺,与邪相并而化汗,邪随汗而出,能得"战汗透邪",可一鼓而下,此亦属扶正达邪、因势利导之法。

3. 化湿透痦　白痦,为湿热久留气分酝酿而成,在湿温证过程中常可见到,其出现也是湿邪透达的佳象。临床往往可见出一身汗,发一身白㾦,反复数次,热度递减。由于病邪不在卫而在气,治当"清热,勿宜疏散",白㾦每随热与汗而出,故此处所谓"透㾦",实含有透热之意。

在未见白㾦之前,由于湿郁热蒸,往往见有胸闷不适,治当化湿透热,理其气分之邪,助其透达。既见之后,邪已有外达之机,胸闷随之舒解,可于化湿透热之中佐以轻清透热之品。如白㾦发出次数太多,须防其伤及气液,当以甘平之药,清养气液。如白㾦色如枯骨,或灰如麸皮,枯晦陷顶,空壳无浆,甫出即隐,或乍见乍隐,伴发热无汗、神志昏迷、谵语等症,为津气两竭,正不胜邪,属邪从内陷之危候,愈后多不良。

透解外邪,透发邪热,为温病重要之治疗原则。外感初起,凭正气旺盛,只需透散外邪。就温病而言,即是透风于肌体之外,勿使与热相搏,杜绝入里之机,以截断病情发展。邪已入里时,仍应借机体之正气,发挥其祛邪的本能,此时所用之透法,目的在使入里之邪返出而外。

温病有新感与伏邪之别。新感温病,为外邪入侵由表及里;伏气温病,因新感引动,邪由里出表。上海张氏认为,两者病机虽有区别,但邪之出路同在肌表,治疗方法前者用"透达",后者用"表散",所以"表"与"透"实为伤寒临证治疗的中心环节。新感温病,务求"表透",勿使邪入;伏气温病务求"透表",促邪外达,实是经验之谈。张氏还提出"豆豉"一味,具"表""透"功能,为治温病的要药。指出卫、气、营三个阶段,分别用葱豉汤、栀子豉汤、黑膏汤(豆豉、生地同用),其中均有豆豉,充分体现使用豆豉的透达专长,也符合叶氏"在卫汗之可也,到气才可清气,入营犹可透热转气"的治疗原则。

二、泄法应用

"泄"的涵义非常广泛,大致含有使病邪排出体外的意思,包括清热、泻下、化湿、利尿等法则。"泄"法适用于阳明病,从温病言,也即属气分证阶段。从《温热论》精神看,似乎不只局限于气分证,而已涉及营分、血分证。

1. 清气泄热 温邪由卫入气,气分大热,叶天士所说"到气才可清气",提示卫分证未罢,不可早投凉药,以免邪气冰伏。如属热炽阳明,胃热亢盛,症见壮热,汗出,溲赤,苔黄燥,脉洪大等热炽伤津现象,当用甘寒清泄,宜白虎汤。如属热结肠胃，腑气不通，症见潮热便秘，或热结旁流，腹满硬痛，苔黄厚干燥，脉沉实等热盛里实之证，当用苦泄通里，宜承气汤。

2. 走泄痰湿　三焦为气机出入升降之道路，邪留三焦，叶氏认为"犹之伤寒中少阳病也"，虽有寒热往来，胸胁满闷等症，不用小柴胡汤和解表里，而以分消上下之势，用杏、朴、苓或温胆汤之走泄。此所谓"走泄"者，"走"，流动之谓；"泄"，排泄之意。由于痰湿内阻三焦，气机为之壅塞，当用开展气机、达邪外出之法，痰湿得以走泄，三焦气机通畅，战汗之门开，或可一次战汗，汗出邪解。

考杏仁开上，厚朴宣中，茯苓导下；温胆汤中二陈开郁理气燥湿，竹茹除上焦烦热，枳实破气消痞，此俱属宣导之品，均为走泄痰湿而设。

3. 化湿泄浊　湿热之邪，不从外解，必结于阳明。阳明属胃与肠，湿热互结，浊痰凝滞于中焦脘腹部位，而成痞证，其症可见脘中痞痛。由于浊邪内结于里，当用"泄"法，排邪于体外。《温热论》有苦泄、开泄之分，两者用法鉴别标准，必须"验之于舌"。舌见黄或浊苔，为湿热或痰热等有形之邪互结，邪已入中焦，中焦近腹，宜用苦寒泄降法，亦即"就其近而引导之"之意。叶氏用"小陷胸汤或泻心汤，随证治之"。

如苔白而不燥，则纯系痰湿内阻，而无热象；舌苔黄白相兼，多属表未解而里已结；苔见灰白而不渴，则为阳气不化，阴邪壅塞，或患者素有中冷之证，里湿素盛，此等痞证，系湿阻气分，中焦失运所致，故不宜苦泄，而宜开泄。叶氏曾说："慎不可乱投苦泄，宜从开泄。"所谓"开泄"，"开"者，宣通气滞，开达肺气；"泄"者，通利中焦，气化湿亦化。叶天士用杏、蔻、橘、桔等，吴鞠通用三仁汤、宣痹汤、三香汤等，均为开泄气机之品，亦是叶氏所说的"轻苦微辛，具流动之品"。

4. 开泄膜原　胃中宿滞挟秽浊郁伏，舌上可见白苔如碱，此为秽浊结甚，叶天士说"当急急开泄"。薛生白在湿热证提纲自注中曾提到："膜原者，外通肌肉，内近胃腑，即三焦之门户，实一身之半表半里也。"所以说膜原为一身之半表半里。湿遏热伏于膜原，近于中焦，宜急用开宣气机，泄利湿浊，使中焦不致闭结，邪能从膜原达出。如舌白如粉而滑，四边色紫绛者，为湿热疫证，邪在膜原之舌象，当急予开泄透解，章虚谷主张用吴又可的达原饮。

5. 清泄热毒　肌肤见斑点隐隐，为热邪进入营血之兆，提示病邪深重及正气受损，营血受邪热扰乱，迫血妄行。叶氏提及当"急急透斑为要"。此所谓"透斑"，并非"透发"之概念，绝不能用胡荽、浮萍、西河柳等透散，而是指清营泄热解毒之意。由于邪热入里，热毒内炽，营分受热，血液受劫，必须治以凉解之法，里热才能得以清泄，不致灼烁营血，这才是叶氏所谓"急急透斑为要"的本义。

斑疹外透，叶氏认为是"邪气外露之象"，营热得泄，斑疹外透，邪势即可挫减。但叶氏再三告诫，斑疹"宜见，不宜多见"，见斑固为邪之出路，而多见则为邪重之表现。临床上凡温病见到舌赤尖绛，灼热无汗，口渴不甚，烦闷等症，为热闭营中、斑疹欲透之象。又因表实无汗，邪无出路，此时若能清营之中佐以透泄邪毒之品，则可营热得清，斑疹透布。陈光淞提出，若里热壅盛而致斑不易透者，可加大黄、元明粉大泄之品，则斑点反易外透，此所谓"灶减薪，去其壅塞，则光焰自透"，此为治斑之变通方法，诚是经验之谈。

斑疹外发原为邪气外达之象，如果斑疹出而稠密，其色紫黑，且神昏不语，烦躁阵作，为热毒太甚，逼入血分，正虚而不能胜邪，邪有内陷之势，或由邪毒太盛，胃津涸竭，水不济火之故，均属危极之候，愈后多不良好，此时急当扶正开泄，清泄热毒，或可救之。

三、透泄同用

透泄同用，为祛邪外出的复合应用，两者作用虽有所不同，但目的则相同，可说是相辅相成。透得泄则邪热得挫，便于使邪外达；泄得透，邪易于随汗外出，不使深入。

1. 泄湿透热　叶天士说："苔白而底绛者，湿遏热伏也，当先泄湿透热，防其即干也，此可勿忧，再从里而透于外，则变润矣。"湿浊内阻，白苔必厚腻，热伏于内，则舌质见绛。治疗当辛开苦降，开泄其湿，湿开则热可外透，而病易解除。如不先泄其湿，则热无由达，病反难已。但泄湿之药多燥，用之不无耗津之弊，故宜防其舌干。然而，湿既得泄，则热易外透，热既得透，则津液自可输布，舌面又自然恢复润泽，所以叶氏说"勿忧之"。

2. 泄卫透汗　叶天士说："齿若光燥如石者，胃热甚也，症见无汗恶寒，卫偏胜也，辛凉泄卫透汗为妥。"阳热内郁，卫气偏胜而不通，与胃热亢甚之牙齿光燥,其病理机制绝不相同,治法迥异,前者宜辛凉泄卫透汗,后者当甘寒濡润。

泄卫透汗为无汗恶寒而设,由于无汗,阳气内郁而不能伸达,应开泄卫气,透发其汗,使肺胃之邪热,随汗之透发而外解。能如此,则阳气伸,表气通,恶寒罢而胃热除。

3. 泄卫透营　温邪自气分初入营分,而气分之邪尚未尽,舌质可见绛色,苔呈黄白相兼。此时,正气虽已受影响,但尚未至大虚程度,机体抗邪之力犹存。由于"营"是介于气血之间的枢机,即邪热由气入营,由营出气的转折点,所以叶氏强调"入营犹可透热转气",其治疗大法是"泄卫透营,两和可也"。

泄卫透营,就是清泄营分之热,透达于气分、卫分,邪从肌表而解,也即截断病邪深入,不使内入血分,叶氏常用犀角、羚羊、生地、连翘等,上海张氏则常用《肘后》之黑膏,用其育阴达邪,也即具"透热转气"之意。

四、临床应用

流行性乙型脑炎属温病范畴,根据其发病季节及主要症状,大致可归入于伏暑、暑风、暑厥、暑温、湿温等症。由于地域与气候的不同,故其发病各有特点,尽管如此,都适用以叶氏卫、气、营、血之辨证方法来辨证。

目前对流行性乙型脑炎的认识,有不同看法,有认为属伏气温病,因其暑天感邪,至秋发病,且发病开始即可出现热盛伤津现象;有认为由新感引动伏邪,初起可见有表证症状,但很快表证消失而见里热或神昏表现;有认为属于新感温病,以其感受暑热之邪而发。这些不同看法,大致与各人所处的地区不同,及每年发病的特点有关。我们认为,流行性乙型脑炎还是属于外感暑热之邪所致。在此理论指导下,我院在 1964 年上海流行性乙型脑炎大流行时,曾以中医中药为主收住几十个病例,从单用中药而资料完整的十例病例来看,疗效均属满意。

由于流行性乙型脑炎变化甚速,卫、气、营、血阶段不易明确划分,往往可以夹杂出现。尤其卫分阶段为时非常短暂,故分为卫气型、气营型、营血型三型。在订立治疗方案时,我们的指导思想是,流行性乙型脑炎既是外感暑热之邪，遵《内经》"暑当与汗出勿止""暑必汗解"的原则，认为"透达表卫"是病邪最好的出路。另外，暑热为阳邪，热化、燥化、伤津最速，而流行性乙型脑炎发病急骤，变化迅速，可在极短时间内即出现温邪入里，或里结阳明，或逆传心包，所以"泄热"也是十分重要。所以我们制订以"透邪泄热"为原则的治疗方案。起初属卫气型，治疗原则为辛凉清透，以银翘散与栀子豉汤加减为主；气营型，以气分证未罢，挟有营分证，以"透卫泄营"为主，用连薷饮加味，热盛烦渴加石膏，苔黄厚燥，便秘腹满，属里结阳明，用凉膈散，或承气类方剂，以清泄里热；邪入营血，以"泄营、解毒、凉血"为主，以清瘟败毒散加减。

我们体会，流行性乙型脑炎变化迅速，卫、气、营、血界限不易分清，而临床所见尤以气营型为多。辨证施治原则：凡气分症状多于营分症状，重用透散佐以泄营，能"透热转气"而解；营分症状多于气分症状，以"泄营凉血"为主，辅以"清透"，务使邪从营分而解，阻断病势进展。

（《河南中医》，1991年第1卷第5期）

论叶天士治温病之清法

南京中医药大学　　杨　进　孟澍江

清法为八法之一，是用寒凉性药物祛除热邪的一种治法。温病由感受温热病邪而致，以热象显著为主要特点，故清法是温病诸治法中的重要治法。清叶天士在温病清法的运用方面，继承了前人的理论和经验，并有许多独特而卓越的见解和发挥，使得温病清法的内容更加丰富。

一、辨阶段，按气血施治

叶氏创卫气营血辨证，其清法亦据不同病变阶段而有不同的内容。叶氏说："在卫汗之可也，到气才可清气，入营犹可透热转气……入血就恐耗血动血,直须凉血散血。"指出除在卫用汗法(辛凉解表)外,在气、营、血均以清为主。在气分予清气,在营分予透热转气,在血分予清热凉血。其中营血相互联系,故叶氏说:"营分受热,则血液受劫。"因而清法大体上可分为清气与凉血(清营)两大类。在具体运用上,叶氏有各种不同的治法。

1. 气分热盛,主以清气 叶氏清气之法是邪热初入气分以辛寒清泄为主,继则用苦寒清解。如叶氏说:"热胜烦渴用石膏、竹叶辛寒清解……若日数渐多,邪不得解,芩、连、凉膈亦可选用。"温病多起于肺卫,病邪深入,卫分证罢而肺热渐甚,或致肺胃热炽,因热邪初入气分,尚有外泄之机,且肺气宜散不宜壅,故取法辛寒清泄。叶氏常用白虎汤,方中石膏辛甘而寒,伍以知母清泄肺胃之热。热伤气分,可加入竹叶;如肺热蒸熏而营卫欠和,发热渴饮,微恶寒者,及肺热气痹、寒热、痞闷者,则可加入桂枝;若为暑热郁肺而阴津受伤,可加桂枝、麦冬;其他属暑邪伤气者,叶氏亦多用白虎汤加减。"辛寒以彻其里邪",对肺热盛而肺气不能宣降,发热咳嗽,喘促者,叶氏予以麻杏石甘汤,虽取仲景古方,但麻黄用量甚少,仅为杏仁、石膏之五分之一(五分),是取麻黄之辛散与寒凉药物配伍,亦辛寒泄热法。

气分热毒较甚者,叶氏亦用苦寒清热解毒,其择用之药虽苦寒而不燥降,如连翘、黄芩、栀子等。对上焦热甚者,多伍宣透之品,如淡豆豉、桔梗等。上焦气热烁津,烦渴而热者,叶氏主张急用凉膈散,方中大黄、黄芩、连翘、栀子等苦寒药配合薄荷、竹叶等宣泄热邪之品。

暑热犯于气分者,叶氏清气法中多用清暑热药,如西瓜翠衣、荷叶、丝瓜叶、大豆黄卷等,热重则合以白虎汤,或伍石膏、银花露、寒水石、知母、秋露水、活水芦根、金汁等清热生津药。叶氏认为暑多挟湿,故在清暑方中每加淡渗之品。

2. 热入营分,主以清透 叶氏指出热入营分的主要证候是夜烦无寐,肌肤隐约斑点,舌绛赤,脉数等,提出"入营犹可透热转气",即以清透为主的治疗大法。在用药上多以金银花(或金银花露)、连翘、竹叶心等轻透清气之品与犀角、生地、玄参、川连等清营凉血,解毒养阴药合用,使营分之热转出气分而解。即为后世吴鞠通创清营汤之基础。

3. 热入血分,主以凉散 对热邪进入血分者,叶氏提出"入血就恐耗血动血,直须凉血散血,如生地、丹皮、阿胶、赤芍等物"。其用药与热入营分有相似之处,但少用轻透,多佐清热凉血,活血化瘀。如血热发斑,吐衄者,多用犀角地黄汤以清热凉血散瘀,若见神呆可加郁金、石菖蒲等芳化开窍。对斑疹黑而隐隐,四旁赤色,属火郁内伏者,可"大用清凉透发"。如血热与瘀相结者,叶氏谓其舌质多紫暗而湿,亦用凉散之法,以琥珀、丹参、桃仁、牡丹皮等活血化瘀药配伍清热凉血之品;若经来适断,热邪内陷与血相结者,可见如狂、谵语、身重等症,叶氏以陶氏小柴胡汤去参、枣,加生地、桃仁、楂肉、牡丹皮、犀角、归尾、延胡索等凉血、活血化瘀之品;若适逢经至,脉右长左沉,舌痿饮冷,心烦热,神志忽清忽乱者,可用细生地、牡丹皮、制大黄、桃仁、人中白、泽兰等凉血化瘀药物,方从仲景桃核承气汤衍化而来,亦合凉散之意。

4. 气血(营)两伤,治以气血(营)两清 叶氏对热邪两伤气血,脉数右大,烦渴舌绛者,予玉女煎去麦冬、牛膝,加牡丹皮、竹叶等;若气分之热初传营分而气分之邪未净,舌绛兼黄白苔者,予泄卫透营法;气分之热初传营血,可予白虎汤、竹叶心清气,再加生地、白芍凉血养阴;如温毒遏伏,气血两燔而见目赤唇焦,齿燥舌黑,嬉笑错语,发哕发斑者,可用银花露、绿豆壳、方诸水、犀角、川贝母、人中黄、芦根汁等两清气血。

二、辨上下,按三焦施治

叶氏在治温病运用清法时,十分推崇"河间温热须究三焦",在按三焦施治上颇有发挥。

1. 热壅上焦,主以清宣 叶氏提出温邪触自口鼻,上焦先受,其治法多用清宣以散发热邪,即"火郁发之"。温邪上郁而喉肿,口渴,舌心灰滞,或面颌肿胀,牙关紧闭者,不可"苦寒直降,攻其肠胃",多投牛蒡子、杏仁、瓜蒌皮、马勃等宣透散发之品,配合连翘、栀皮、夏枯草、金汁、射干、银花露、天花粉等清热解毒药。对于热壅气郁而心中懊憹、头胀、脘闷者,多予辛凉微苦之剂清宣之,如仲景栀豉汤加郁金、杏仁、陈皮、枳实汁(或枳壳汁)、瓜蒌皮等理气解郁,清化痰热之品。热在上焦而逆传胞络者,叶氏从清营入手,但必加石菖蒲、远志及至宝丹、牛黄丸等芳香逐秽、化痰开窍之品。叶氏说"逐秽利窍,须藉芳香",谓清中须有宣透之意。

2. 热在中焦,主以清泄或清化 中焦属脾胃,胃属阳明,热邪多从燥化。

叶氏多以辛寒清泄,也有用苦寒清解的,但总以清泄为主。脾属太阴,其热邪多与湿互结。叶氏提出"热自湿中而来,徒进清热不应","湿不去则热不除也",多用清法配化湿法。常用苦辛升降,即川连、黄芩等苦寒燥湿药及厚朴等苦温之品,配合辛味之半夏、生姜或姜汁等,并常佐淡渗利湿的通草、滑石及芳香化湿的藿香、白豆蔻等。

3. 热结下焦,主以清利或寒下　热邪在下焦膀胱,多与水湿相结,症见小溲不通,涩痛,或阴茎囊肿等。叶氏多在淡味渗利中寓以清法,清利膀胱。药用通草、薏苡仁、滑石、茯苓皮、泽泻等。如热邪结于肠道而大便不通者,治以寒下。叶氏提出舌苔"黄甚,或如沉香色,或如灰黄色,或老黄色,或中有断纹,皆当下之,如小承气汤,用槟榔、青皮、枳实、玄明粉、生首乌等"。又说舌苔"黑而干者,津枯火炽,急急泻南补北;若燥而中心厚者,土燥水竭,急以咸苦下之"。唯叶氏下法之病案甚少。

总之,热结下焦多挟有形之邪,已非单纯清法可奏功的,当配通利之法因势利导,使邪热从二窍而出。

三、辨病位,按脏腑施治

叶氏按温邪侵犯脏腑的不同,设有各种清法。

1. 肺热主以轻清　叶氏治肺经气热,热壅上焦,多用辛寒轻清泄热之法,很少用苦寒沉降之品。常用药物如薄荷、桑叶、杏仁、麻黄、石膏、瓜蒌皮、竹叶、牛蒡子、桔梗等。若痰热蕴肺而发热咳喘者,多以清肺加清化痰热药,取法千金苇茎汤,药用芦根、桃仁、薏苡仁、冬瓜子等,或加桑白皮、地骨皮、竹沥等;若肺气郁闭较甚而喘急腹满声音不出者,可合用葶苈大枣泻肺汤。

2. 胃热主以清泄　胃经气分热盛多用白虎汤法。若兼胃津受伤,多加麦冬、人参等养阴生津益气药,即竹叶石膏汤意。

3. 肝热主以清降　肝热甚则可致肝风内动,症见肢瘛瘲疭,手足牵强。叶氏法取清肝降逆息风,药用生地、阿胶、犀角、玄参、竹沥、牡蛎等,并可加入羚羊角、廉珠末以凉肝镇惊息风。

由于肝经热甚多伴热入心包而见神昏谵语,故常与牛黄丸、至宝丹等芳香开窍、清心化痰、镇惊息风等药同用。肝热动风者多兼肝肾阴伤,常佐养阴生津之品。

此外，肝热亦有因气分热炽津涸而引起的，叶氏不予清降，仍从气分论治。药用人参、石膏、知母、粳米、甘草，或去人参，加生地、麦冬、竹叶心等。

4. 心（心包）热主以清开　热邪侵犯心包而出现舌纯绛鲜泽，舌燥，神昏谵语者，提出"清络热必兼芳香，开里窍以清神识，若重药攻邪，直走肠胃与胞络结闭无干涉也"，强调"驱热利窍""宣通膻中"。除了用清营热的犀角、生地、玄参、金银花、连翘、竹叶心等，常加清心化痰、芳香开窍之品，如石菖蒲、远志、郁金等，或加牛黄丸、至宝丹之类。

四、辨邪正，按虚实施治

热有虚实之分，清法一般用于实热之证。热邪炽盛而正气尚实，津伤不甚者，用药以辛寒、苦寒为主，或佐以甘寒。前述气、营、血分的清法多为实热而设，此处不再赘述。

虚热之治多从养阴入手，佐以清法。用药以甘寒、咸寒为主，或少佐辛寒及苦寒之品。如风温热扰伤阴，日轻夜重，烦扰不宁者，叶氏用生地、阿胶、麦冬、白芍、炙甘草、蔗浆等；阴虚而热入阴分，夜热早凉，热退无汗者，予生鳖甲、青蒿、细生地、知母、丹皮、淡竹叶等。方中甘寒、咸寒并用，佐以知母、青蒿等苦寒药，共奏养阴搜邪之功。

五、辨兼挟，配合他法施治

在温病治疗中，叶氏虽重视清法，但针对错综复杂的病情，又极少纯用清法，总是把清法与其他各种治法灵活配合。如清法与祛湿法配合治湿热，清法与通下法配合攻肠道结热，清法与化痰开窍法合用以清心开窍，清法与活血化瘀法合用以凉血散血等，以上多已述及。现在主要讨论叶氏对清法与汗法、养阴法的配合。

1. 清法与汗法的配合　温病中常有卫分邪未尽而里热已盛者，叶氏予清法配合汗法（解表法），但应区别是以卫分证为主还是以里热证为主，以便决定汗、清法之主从。叶氏所说温邪犯于肺卫"初用辛凉轻剂""首用辛凉清肃上焦",于汗法中已寓清法,在解表药(如薄荷、桑叶、杏仁、苏梗、淡豆豉等)中常加用连翘、栀皮等清气之品。此时主要解在表之邪配合轻宣透热之品。此外,叶氏说:"黄苔不甚厚而滑者,热未伤津,犹可清热透表。"此时邪热主要在气,佐以透表之法。气分热炽而头胀、痰嗽者,叶氏在石膏、连翘、栀子等清气药中配合薄荷、杏仁等解表之品,但仍重在清气分之热。

2. 清法与养阴法配合　温病邪热炽盛,必耗伤阴液,因而清法与养阴法有密切关系,清法是保阴养津的重要保证,养阴法也有利于清除热邪。在清气药中,叶氏常配合甘寒生津之品。提出"甘寒清气热中必佐存阴,为法中之法"。叶氏把白虎汤称为甘寒方,因白虎汤中有粳米、甘草等甘味药,石膏味辛甘寒,全方兼具清热生津之功。如肺胃阴伤较甚者,常加麦冬、生地、天花粉、石斛之类。对肺热亢盛而肺阴耗伤,或素体肺阴不足而感受温邪者,可致呛咳,喉燥,在用石膏、知母、连翘、竹叶卷心清肺热的同时,常配甘寒清润肺阴的天花粉、麦冬、石斛、梨皮、北沙参、玉竹等。在清营血药中,除配合甘寒生津药,如生地、麦冬、石斛、天冬等,还多配合咸寒滋阴之品,如玄参、阿胶等。对肝肾阴液已涸,症见潮热,心中热焚,神昏,舌强,耳聋,喉干燥,舌绛裂纹或绛而不鲜,舌干枯而痿,脉虚数者;或虚风内动手足蠕动者,治以养阴为主,多用复脉汤加减,其中多属咸寒滋阴清热之品,如鳖甲、牡蛎、鸡子黄、淡菜、阿胶等,但亦酌用甘寒之生地、麦冬、青甘蔗浆、天冬等。

六、结　语

(1) 清法源于《内经》"热者寒之,温者清之""治热以寒"之说。叶氏治温病的清法方剂不少是古方,如白虎汤、麻杏石甘汤、千金苇茎汤、泻白散、犀角地黄汤、复脉汤等。但叶氏在继承前人理论与方药的基础上又有了重大的发展,不仅立下了清法运用中的许多具体法规,而且对古方又能灵活加减,与病情丝丝入扣,法古而不泥古。这对后世温病的治疗有着重要的指导意义,应该进一步整理、研究。

(2) 清法并非简单地投与寒凉药即可奏效。叶氏在具体运用时详察温病的邪气性质、病变阶段、病变部位及脏腑、邪正虚实等不同情况分别施治,体现了辨证施治的精神,堪为后世楷模。同时也应认识到清法并不是清除邪热的唯一方法,清法更不等于退热法。其他如汗、下、和、消、温、补等法在一定条件下也有清除热邪的作用,在许多场合下它们也可与清法配合运用。叶氏在温病治疗中运用清法多注重清透,不仅邪热在卫、气时多用清透,即使热已入营血,亦常佐清透之品,可见叶氏重视达邪外出的用意。叶氏甚少有大剂单纯苦寒泻火、燥湿、解毒治温病之病案,并认为"膏、连、芩、栀之属药性直降""苦药味重浊,徒攻肠胃",尤其当热邪在上时,强调"不投重剂苦寒"。告诫人们不可只凭苦寒清热解毒一法以治温病,这是叶氏经验之谈,值得我们仔细玩味与深究。

(《辽宁中医杂志》,1982 年第 3 期)

初探叶天士温病"存津液"之经验

浙江嘉兴中医院　　　陆文彬　陈予舟　林志斌

温病异于伤寒(狭义),由于温为阳邪,易伤阴精,而津液又是阴精的重要部分,它与血同源异出("津血同源"),故历代医家在热病的治疗中十分重视"存津液"。笔者拟从《外感温热篇》《三时伏气篇》及《临证指南医案》等著作中对叶氏温病"存津液"的有关内容,作如下研讨,限于水平,错谬容正。

一、辨舌验齿以测津液之盈亏

津液之存亡关乎温病预后之吉凶,如何测知津液之状况,叶氏总结《内经》《金匮》等先辈著作后,提出了较为系统的辨舌方法和验齿经验,现归纳如下。

1. 辨舌　人体脏腑、气血、津液的虚实皆能反映于舌,而舌上生苔,可借苔之色、泽等以审别邪之轻重、深浅。叶氏认为:"苔白干薄者,肺津伤也。""舌淡红无色者,或干而色不荣,当是胃津伤,气无化液也。""舌绛而光亮,胃阴亡……其有虽绛而不鲜，干枯而萎者，肾阴涸也。""黄苔不甚厚而滑者，热未伤津……若虽薄而干者，邪虽去而津液受伤也。"盖舌苔薄白而干，舌尖红，系温邪在表而肺津受伤，常见于素体阴亏而外感风热者；舌淡红无色者为心脾气血素虚，不能化生津液，干而色不荣者乃胃中津气两伤；舌绛光亮表明胃阴衰亡；绛而不鲜，干枯而萎，乃肝肾阴竭之危候；黄苔为热盛之象，薄者浅而厚者深，其润泽者虽热而津未伤，焦燥者津已被灼。至于"黑苔"之辨，在"滑""干"两字，"黑而滑"为阴证，"黑而干"乃津枯火炽之候。

叶氏还创"扪舌"以辨津液之法，尝谓："舌绛望之若干，手扪之原有津液，此津亏湿热熏蒸，将成浊痰蒙闭心包。"并谓"不拘何色（指舌、苔之色），舌上生芒刺者，皆是上焦热极也。当用青布拭冷薄荷水揩之，即去者轻，旋即生者险"。

2. 验齿 "齿为骨之余"，肾精之盛衰可借之以审别；阳明（手、足）络于龈，阳明邪热之是否灼伤津液，亦常反映于龈。叶氏认为："热邪不燥胃津，必耗肾液。"故其《外感温热篇》载云："齿若光燥如石者，胃热甚也。""若如枯骨色者，肾液枯也。""若上半截润，水不上承，心火上炎也。""齿焦有垢者，肾热阴劫也。""齿垢如灰糕样者，胃气无权，津亡湿浊用事。""豆瓣色（指齿龈结瓣）者为险。"叶氏从齿燥、结瓣、齿垢等方面，观测疾病的进展、脏腑津液的存亡，进而指出治疗方案，确有独到见地。

二、祛邪扶正步步顾护津液

《内经》谓："邪之所凑，其气必虚。""正气存内，则邪不可干。"温为阳邪，易烁阴精（津液），故温热家总以"刻刻护津"为要。叶氏尝谓："在卫汗之可也，到气才可清气，入营犹可透热转气……入血就恐耗血动血，直须凉血散血。"所谓"汗之可也"，盖"汗法"乃驱在表之邪，温病之汗法乃"微微发汗以微表达邪"，亦即戴北山所谓："不专在乎升表，而在于通其闭，和其阴阳。"故"治法则与伤寒大异"，其法宜"辛凉"，挟风者加薄荷、牛蒡之属。《指南》载案大致以桔梗、杏仁之轻清宣上，葱豉、银翘、桑菊之疏表达邪，或稍佐芦根、沙参之清润养肺，俾邪祛而津液无伤。

温病失治或误治可传至阳明（或变为逆传心包），阳明者胃与大肠，其时热势炽盛，当速清其热以期安正。叶氏经验当分辨在经（气）、在腑（血）：症见"壮热、汗出、烦躁、口渴引饮、苔黄糙，舌质红、脉洪大"者，急以"清气"为治，常用石膏、芦根、天花粉、麦冬、石斛、沙参、鲜生地等，即"到气才可清气"也；倘邪热闭结于腑（顺传阳明）而见"胃家实"者，急下其邪热而存阴。这与"伤寒"之用下法有不同（论温病之下，"下之宜轻"），叶氏常用咸苦相合。若湿热之邪入里，不得外解，郁滞三焦，大便色黄如酱，溏而不爽，中脘微痛不硬，肛门灼热，苔黄厚，脉沉数，又有枳实导滞丸之缓导通滞，即系"湿邪内搏，下之宜轻"之例。

温邪在气分不已，渐次传入营血（亦即传下焦肝肾），易损血伤阴，此虚多邪少，表现为烦躁不眠，时有谵语，甚则痉厥瘛疭，舌质红绛或深绛，脉细数等，犹可透热转气，常用清营汤加减或玉女煎等方。叶氏谓："营分受热，则血液受劫。"宜"治以咸寒"，如犀角、玄参之属，"佐以甘苦"，投生地、远志之类，加连翘、石菖蒲者，冀其"透转气分"也。

累及肝肾者，阴液涸而动风，急需救复其阴精而滋液息风，此际为邪少虚多，故叶氏以复脉汤治之。其后吴鞠通更有"大、小定风珠""二、三甲复脉汤""救逆汤"等随症抉择。常用药物有熟地、五味子、玄参、牡蛎、肉苁蓉、阿胶等。

湿与温（热）合，则成"湿温"，治法尤感棘手，若清热则恋湿，汗之不达，下之不去，久而热炽伤阴，养阴尤虑助湿。叶氏有"启上闸，开支河"之"和法"（此和在于分消上、下之和，非和解表里之和），俾祛邪撤热而存津。药用杏仁、栀子、豆豉宣泄清上，芩、朴、半夏清理中宫，滑石渗窍利下，得分消而除邪，利气而化津。《外感温热篇》谓："湿邪害人最广，如面色白者，须要顾其阳气……面色苍者，须要顾其津液。"说明湿温还需按不同禀质而分别论治，对阳气不足者宜"益气生津"。

《温病条辨》谓："湿在上焦，若中阳不虚者，必始终在上焦，断不内陷。"此即叶氏所谓"始终在一经不移"之理，既已内陷，当以人参护里阳、白芍护真阴，枳、姜之辛通以除湿，芩、连之苦降以泄热。此即《温病条辨·中焦篇》第54条指出的"人参泻心汤加白芍"也。

三、结　语

津液之存亡关乎温病的预后，叶氏创察舌、验齿之法审辨津液多寡，确为温病诊断总结了新经验。

温病在不同阶段伤津是必然的,但程度有不同,故叶氏在初期主"辛凉祛邪",中期投甘寒、咸寒或咸苦,以"祛邪热存津液",末期则旨在增液救阴。但有诸般变证,则又有"分消上下""益气生津"等变化,此所谓"审其虚实,通其活法"耳。

（《吉林中医药》,1981 年第 4 期）

 # 叶氏"救阴不在血,而在津与汗"发挥

陈培村

清代名医叶桂在《外感温热篇》中说的"救阴不在(补)血,而在(养)津与(测)汗",与"通阳不在温而在利小便"之语一样,对温热病的治疗和理论研究都起着积极指导作用,在温病学说中有着重要的意义。叶氏说:"热病救阴犹易,通阳最难。"其实救阴亦非易事,如要真正恰到好处地处理津与汗,但又不明其理,那么要做到这一点,是十分困难的。

温病之邪为温,其邪极易化热,叶氏所谓"热变最速",且"虽久,在一经不移",邪既热化,最虑者是伤津耗液,以致阴竭,故诸医家治疗温病,极重视顾护阴液。前贤告诫曰:温热病"存得一分津液,便有一分生机",叶霖甚至有"温病以存津液为第一要着"之语,足见津液的存亡与否,对温病前途的转归占据着主导地位。叶氏正是看到了这一点,才谆谆告曰"须要顾其津液""救阴不在血,而在津与汗"。

观叶氏"救阴不在血,而在津与汗"与"通阳不在温而在利小便"二句,不但相继并提,且同见于《温热论》湿温(热)条中,故有人以为此言是对湿温(热)而言的。如有曰:"叶氏此语,因论及湿邪化热而言……湿邪已经化热,则伤阴,故须救阴",连章虚谷也认为"湿从热化,反伤津液",此诚然皆属于曲解,谅非叶氏本意。盖温热病,虽有风、湿、暑、燥、寒等邪挟杂之不同,但其热变总"在一经不移"，随时都有耗伤津液之可能，叶桂本人在句前已明确地指出"热病救阴"，救阴指热病而言，救阴当是温热病的治疗总则，非独单指湿温而已。叶氏之见，往往言论过简，故应前后参阅，全面理解方妥。

由于叶桂生平忙于诊务，无暇于著述，相传他的著作俱是门人伪托的撰述。如《四库全书提要》指出：叶氏的《临证指南医案》一书"乃门人取其方药治验，分门别类，集为一书，附以论断，未必尽桂本意也"，而《温热论》据云出于叶氏口授，由门人记录而成，所以往往在某些字句上引起后人的争执，各叙己意以揣度叶氏之原意，"救阴不在血，而在津与汗"也不例外。据唐本，此句为"救阴不在补血，而在养津与测汗"，章虚谷等皆从此本，而王孟英却认为此是唐本之杜撰。王氏说："唐本，于血津上加补养字，已属蛇足，于汗字上加测字，则更与救字不贯。"据王氏意见，此句当以"救阴不在血，而在津与汗"为叶氏之意。夫王氏与唐的意见的焦点在测字上，"血津上加补养字，已属蛇足"，画蛇添足，不过是多余而言，对实质影响不大，而测字却不然。章虚谷解释曰："测汗者，测之以审津液之存亡，气机之通塞也。"但王氏以为测字"与救字不贯"，既曰救阴，则指阴分亏耗损伤无疑，救阴之虚损，何须测汗再审津液之存亡？更与气机之通塞有何关系？王孟英的意见有一定道理，很有斟酌之价值。俗谓"津血同源"，津与血俱属阴，在叶氏时期习惯于把津与血笼统地称为阴，以致生津养阴常与补血相混不分，概念上也不清，以津血虽同源，其实则异，不论在理论认识上、治疗上、临床表现上，毕竟都有原则上的区别。叶氏为了澄清这一点，特别提出此句以明确之。王孟英解释曰："救阴须用充液之药，以血非易生之物，而汗需津液以化也。"温热之邪伤津耗液，多表现为热干（燥）、虚，与血虚之虚大不相同，王氏的意见值得参考。但就津液与汗在温病中的意义而言，王氏的意见似乎也不完善，也未属叶氏真意，兹容分述于下。

温病的特点是邪易化热，热则燔灼津液，势必伤津，津液亏损，正气不支，其热邪则愈炽，常可迅速漫为燎原之势，所以温病必须时刻顾护阴液，"正气存内，邪不可干"，阴液充足，邪热即使鸱张，也可以药一驱而除之。津液与血同源，同为饮食所化生。《灵枢》曰："津液和调，变化而赤为血。"《金匮玉函经》曰："水入于经，其血乃成。"津液若为热邪所伤，其血亦必虚，这是由于津液不足而影响了血液的化生，治疗理应以养津为主。血虽虚，但"有形之血不能骤生"，所以在温热病阴津亏损，尤其是津液枯涸的情况下，救阴不在于血（补血），而在于津液。至其救字，不但有"救补""救养"的意思，还有顾护、照顾、重视、保护的意思，并非一定到阴液涸竭时再去救。在热病之初，津未伤，或一见伤津，就要"救阴"以顾护其阴津。

血之与汗皆属津液所化，而汗与津液关系更为密切。《经》云："汗出溱溱，是谓津。"在热病中，汗与津液的关系就更为显得突出。汗出是为热邪有出路，虽热邪炽盛迫津作汗外出，但热邪亦可随汗外散，此是汗与热言，对津液则不然，邪热内燔必伤津液，汗出过度亦伤津液，一津岂能受二伤？故温热病除注重"热"外，注重"汗"也是十分重要的。津液充足可作汗以泄热，津液竭则无汗矣，反过来，从汗可以测知津液的盛衰，诚如章虚谷所说："测汗者，测之以审津液之存亡。"若热盛汗大出者，可知津液尚存；若热盛舌干肤燥无汗，则其津必乏，无以作汗，而用养津药后，皮肤从干燥转为潮润，则可知是津回之佳象。除从汗测津这一意义外，"救阴不在血，而在津与汗"之汗，在热病中更有调节的意义。如上所述，热病救阴，并非单指阴竭，而是指热病中须时刻顾护津液，而汗能泄邪，又可伤津，所以顾护津液必须注意调节汗。例如温病之初起无汗，恶寒，叶氏提出用辛凉泄卫透汗为要，汗虽津化，汗出能使津伤，但此之透汗所以要驱邪。若温邪不去，一俟化热，津液必将更伤，透其汗虽会一时伤津，但邪去则津液即可复，此透汗所以护津也。但温病之透汗，不可有过，若强责其汗，必致促邪化燥伤阴，故戴北山曰："汗法不专在乎开表，而在乎通其郁闭，和其阴阳……不同于风寒之一汗而愈。"此温病无汗而欲取汗也。如温病热邪炽盛，汗大出不止，津受热、汗之创，其伤甚速，此时须大剂清热，清其热一则可祛邪，二则可使汗止。此清热所以止汗，热清汗止，津可不再受创，其已伤之津自可渐渐恢复，此清热以止温病之大汗也。再如温病热邪已撤，正气也衰，气不固表，虚汗频频，此时急须益气养阴固表，以止其虚汗之淋漓，药宜平和，不可使温，汗止气复，则津液方能得到生养，此扶正气止虚汗也。上数者不过温病调治汗之一二，故不难看出"救阴"之于汗，当作调节汗解较为合适。

"救阴"之"在津"，若作养津论之，其意不尽。养者生养之意，指津伤而用养津之法，用养津之药生养之，不免把津液在温病中的意义和地位局限在一个狭小的区域之中了，况且叶氏已明确指出"热病救阴"，指的是温病的整个阶段。此处之"在津"当作存津。前贤为之一再提醒："温病以存津为第一要着。""治温者当刻刻顾护津液。"考温病之存津方法，诸贤（包括叶氏）分祛邪与扶正两大门，祛邪大致有三种：首先邪初在表，力主辛凉而力戒辛温，避温促邪热化灼津、避温大汗，用辛凉以泄其邪，方如双菊饮、银翘散。若邪热入里，热势鸱张，则用辛寒之大剂清热，方如白虎汤。此方用之得当，实有立竿见影之效。热清而津可得，无怪乎有人称白虎汤为保津之良方也。若邪热内结于阳明之腑而成燥实，伤津耗液尤速，须急以苦寒之剂下而夺之，急下存阴，方如诸承气汤。温病最可虑者阳明燥邪内结，若一内结，其津伤液涸，病变之速常在反掌之间。戴北山说："温病下不嫌早。"医者治温病，常以下法杜其邪热入里之路。上三种祛邪之法，目的在于存津也。温病之扶正，主要指生养津液。其生养之法，可分甘寒养胃与咸寒滋肾两种。津液源于水谷之气，赖于脾胃之运化。《经》曰："饮入于胃，游溢精气，上输于脾，脾气散精，上归于肺，通调水道，下输膀胱，水津四布，五经并行。"但津液又有赖于肾的气化。故《经》曰："肾者水脏，主津液。"所谓甘寒养胃，咸寒滋肾，皆扶津液生化之源也。其甘寒之剂，轻者如五汁饮、雪梨浆，重者如养胃汤。咸寒之剂，轻者如增液汤，重者如三甲复脉汤。此为养津液扶正之大法。不论祛邪与扶正，其目的在于存津液、顾护津液。温热病时刻要注意顾护津液，顾护津液的重点主要在存津与调节（治）汗。从这点出发，叶氏之言当以"救阴不在血，而在津与汗"较合其本意，且在整个温病学说中可存有较大的灵活性和适应性。

（《辽宁中医杂志》，1983 年第 4 期）

叶天士论治湿热之研讨

天津中医学院　　张炳立

　　清代温病学家叶天士对促进温病学说的发展做出了重大贡献，是创立温病辨证论治完整体系的杰出代表。叶氏将温病分温热、湿热两大类，论治湿热,在前人基础上尤有发挥,提出湿热病治疗的指导思想及原则独具特色,对后世影响颇深,具有很高的实用价值,现将其内容归纳分析如下。

一、分解湿热,重在祛湿

叶氏指出:湿邪在表"挟湿加芦根、滑石之流……渗湿于热下,不与热相搏,势必孤矣"。此语内含着治疗湿热病的一个重要问题,即要重视分解湿热,其是治疗湿热病之关键。分解湿热,一是使湿与热邪相分离,二是对湿热阴阳属性不同之合邪,分别以不同的治疗用药,湿热分治。

湿为阴邪,其性黏腻淹滞。这种黏腻性,不仅导致湿邪致病后,不若寒邪一汗可解,热邪一清可除,往往滞留于体内,胶着不化,难于速去,使病势缠绵不解,并且体现在湿邪与其他病邪形成合邪时结合紧密。如湿热病邪,热处湿中,湿中蕴热,相互搏结,吴鞠通形容其"如油入面",难解难分。尤其是两种不同性质病邪相互交混,施治棘手,病邪更不易清除。因此,治疗湿热病,欲使病邪迅速解除,缩短病程,对温热兼湿者,须防止湿与热相搏。对湿热病邪相互裹结者,分离湿热极为重要,叶氏强调要使湿"不与热相搏",薛生白亦说:"热得湿而愈炽,湿得热而愈横,湿热两分,其病轻而缓,湿热两合,其病重而速。"湿热分离之法,叶氏根据湿热之特性,采取"渗湿于热下",使湿邪从小便下泄。陈光淞言:"湿,阴邪,宜分而利之。"柳宝诒又言:"湿邪之证……治之者,须视其湿与热,孰轻孰重,须令其各有出路,勿使并合,则用药易于着手。"故两分湿热,不使湿热相搏,是湿热病重要的治疗思想。

分解湿热的另一含义即是分别解除湿热。湿热之邪,一阴一阳,吴鞠通说:"徒清热则湿不退,徒祛湿则热愈炽。"治疗上必须清热与化湿并用。如叶氏治疗风热挟湿,以辛凉轻剂加芦根、滑石之流,治湿热痰浊互结蕴阻于胸脘,用苦辛通降之小陷胸汤或泻心汤,治邪热入营兼中焦秽浊者,在清营泄热中急加芳香逐秽等,均示人治疗湿热病采用逐湿和清热两类不同的药物解除湿热,形成分解湿热这一治疗的总则。然用之还需清热不碍湿,除湿不助热。

治疗湿热病,清热化湿中,尤重祛湿。一则由于湿邪是导致湿热病程绵长的主要病邪,湿热致病,不若风热、暑热等病邪来势急骤,传变迅速,而要经过一个较长时间,湿邪才能逐渐化热化燥,此时病邪才易清解;二是热处湿中，湿蕴热外，湿热交混，遂成蒙蔽，斯时不开，则热无由达，故叶氏有"热自湿中而出，当以湿为本治"，"热从湿中而起，湿不去则热不除也"之论述。临证治疗着眼于祛湿，湿开热透，甚至对顽固病证亦有用温燥之品，加速湿邪化热，最终达到湿去热孤，再着手清热，则病邪易解。

二、分消上下，治从三焦

湿邪乃弥漫性浊邪，致病虽以脾胃为病变中心，但也呈上蒙下流之势，特别是邪留日久，形成湿停三焦，阻遏上、中、下三焦气机。针对三焦不同部位之湿，叶氏提出"分消上下"，即分别消导上、中、下三焦湿邪，举杏、朴、苓为基本药物，其分别代表不同的治湿方法。王孟英释："其所云分消上下之势者，以杏仁开上，厚朴宣中，茯苓导下。"

依据湿停三焦部位，选择祛湿方法。湿郁上焦，病在肺，吴鞠通称"肺病湿，气不得化"，故以宣肺化湿为主，肺气宣畅则湿邪易于宣化。叶氏在《临证指南医案》中针对暑湿犯肺，"治以辛凉微苦，气分上焦廓清则愈。"吴鞠通则进一步指出："盖肺主一身之气，气化则湿亦化也。"肺痹一开，水道即能通调，若再佐淡渗，可使湿从小便尽去。如华岫云说："若湿阻上焦者，用开肺气，佐淡渗，通膀胱，是即启上闸，开支河，导水势下行之理也。"湿阻中焦，影响脾胃运化，则以苦温燥湿为主，开泄化湿。湿重用苦辛温品，作用在于苦燥、辛通、温运，华岫云列"术、朴、姜、半之属"；湿热并重者，叶氏投以苦泄，"苦以清降，辛以通阳"，苦辛并进，顺脾胃之升降。湿留下焦，膀胱气化失职，以淡渗利湿为主，导湿下行，由小便而出，此即遵《内经》"其下者，引而竭之"之旨。吴鞠通承叶氏之论，立茯苓皮汤，临证甚为适用。湿停三焦，则治从三焦，三法并施，分消上下，凌嘉六提出："分消等法是三焦湿之治。"

三、祛湿之途，重在利尿

在祛湿诸法中，叶氏尤其倡导利小便驱湿，强调利小便是祛除湿邪，导邪出路的重要方法。

排出体内湿邪，途径较多。湿邪具有向下的流动性，祛邪应因势利导，使湿从小便而出是有效、快捷之法,故刘河间说:"治湿之法,不利小便非其治也。"《医门法律》称:"湿家当利小便,此大法也。"尚有温阳、发汗等法,其用药多不远温,与温病不宜。治疗湿热祛湿重在利小便。所以叶氏指出:温病"通阳不在温,而在利小便",原文中"渗湿于热下"一语,不仅示人分解湿热,也在于突出利小便之法。

湿留体内,阻遏气机,气滞湿阻,恶性循环,湿不去则阳不通。小便通利,湿达膀胱而下泄,气机宣展,阳气亦随之而通。但通利小便非指用逐水之品,叶氏取"甘淡驱湿",药如茯苓、滑石、泽泻、通草等渗淡化气利湿,叶氏此法诚治湿热之妙法,后世多有继承。如华岫云言:"湿阻上焦,用开肺气,佐淡渗,通膀胱……"湿滞中焦除温运外,"以苓、泽、腹皮、滑石等渗泄之",并提出无论湿热、寒湿,"概以淡渗佐之"。在制方上,如吴鞠通所立三仁汤、杏仁滑石汤、黄芩、滑石汤等均含淡渗。临证用该法不仅湿邪壅滞下焦宜之,即使湿在上焦或中焦,适当配合亦有必要。

综上所述,叶氏所论乃临证治疗湿热病的重要原则和方法,反映出叶氏不仅于湿热创见非凡,对湿热立论亦甚精辟,全面论述温病,为后人所学,得后世之推崇,徐大椿称其"不仅名家,可称大家",确非过誉。

(《天津中医药学报》,1999 年第 18 卷第 2 期)

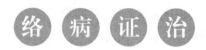

叶天士论治络病探析

辽宁中医药大学　　宫成军　李晓娟　束　沛

叶天士不仅是温病大家，而且对内伤杂病诊治亦有突出的贡献，尤以其提出的"络病"学说为代表。笔者通过研读叶天士之《临证指南医案》，结合自身的临床实践，将叶天士论治络病之法综析如下。

一、脏络、腑络易血瘀

络脉是气、血、津、液运行输布之枢纽，具有运行气血、输布津液等功能。《内经》把络脉分为"阳络"和"阴络"，如《灵枢·百病始生》有云："阳络伤则血外溢，血外溢则衄血；阴络伤则血内溢，血内溢则后血。"而叶天士则把"阴络"称之为"脏络、腑络"。从络脉之分布深浅而论，"阳络"多分布于体表，位浅而属表；"阴络"则隶属于脏腑，位深而属里。基于叶天士之"卫气营血"辨证体系，六淫外侵，先犯阳络，留而不去，传入经脉，迁延不愈，阻滞阴络。叶氏曰："初病气结在经，久则血伤入络。"再者，从形态学方面看，络脉形态迂曲细微，纵横交错分布于人体，患者病久或痛久不愈，络脉失和，脉道损伤，血行不畅，为痰为瘀，瘀痰并行，阻滞脉道，发为络病，故《临证指南医案》有载"肝络凝瘀""胆络血滞""伤及肝脾之络，致血败痰留""痰血积于胃络"等说法。

二、奇经八脉属络脉

1. 从循行分布看　奇经八脉首见于《难经》，包括冲脉、任脉、督脉、带脉、阴阳维脉、阴阳跷脉。其循行规律为多从正经而循行，并交错分布于十二经之间，沟通联系了十二经脉。具体表现为：冲、任、督三脉不仅纵行，而且横行于周身;带脉横行腰腹,绕身一周;阴维脉行于腹部,与脾经同行,至胁肋部,与肝经相合;阳维脉于腋后上肩,至前额,至项合于督脉;阳跷脉与阴跷脉、足太阳经及足少阴经相合;阴跷脉与阳跷脉、手足太阳经相合。络脉可分为别络、孙络、浮络等,其循行为沿正经,呈网、树状布散,沟通彼此,形成周而复始的循环。《灵枢·脉度》有言:"经脉为里,支而横者为络,络之别者为孙络。"故根据"奇经八脉"之循行规律,可将其纳为络脉。另外,《灵枢·经脉》曰:"十二经脉之外,复有脾之大络,名曰大包,又有任脉之尾翳,督脉之长强,合为十五大络。"明确提出了奇经八脉中的督、任二脉归于十五络脉。而对其他奇经以络命名的描述也有相关记载,如《灵枢·逆顺肥瘦》言:"其上者,出于颃颡,渗诸阳,灌诸精;其下者,注少阴之大络。"根据其对冲脉之循行的描述,也可将其归属于络脉。《奇经八脉考》有载"阴跷之络,阳跷之络"之称,故也明确了阴跷脉、阳跷脉属于络脉。

2. 从生理功能看 奇经八脉联系十二正经,如海洋与百川,待十二正经气血满溢时,则流注于奇经八脉,蓄积而备用。如《难经·二十八难》有言:"人脉隆盛,入于八脉,而不环周。"奇经八脉将部位上相近、功能上相似的经脉有序地联系起来,从而起到协调阴阳、统摄十二经之气血的作用。奇经之生理功能具体表现为:任、督脉分别调节全身之阴与阳;冲脉蓄纳十二经之气血;带脉约束和调节纵行之经脉;阴、阳维脉主一身之表里;阴、阳跷脉司运动与寤寐。李时珍有言:"其流溢之气,入于奇经,转相灌溉,内温脏腑,外濡腠理。"而络脉把在经脉中线性运行的气血面性弥散到全身,成为布散气血津液、提供营养交换、络属脏腑百骸的网络结构。根据奇经和络脉的生理功能,两者皆对全身有着调节作用,虽然在调节途径方面有所侧重,但均为经络系统的重要组成部分。总而言之,奇经与络脉在生理功能上均能联系十二正经,调节一身之气血,滋润及温养全身,故从生理功能来看,奇经亦属络脉。

三、辨络病当分虚实

叶氏认为络病不外乎外感六淫、情志劳倦、跌仆损伤等而致脉络受损。如湿热入络之痹证;又或是病情缠绵,病久不愈,导致气滞、血瘀、痰凝而损伤络脉,如"正虚邪留,混入血络"之疟母,故辨络病当分虚实。

1. 络实　叶氏有云："初病湿热在经，久则瘀热入络。""外邪留着，气血皆伤，其化为败瘀凝痰，混处经络。""湿热混处血络之中，搜逐甚难。"可见叶氏对络病的病因认识未拘泥于《内经》之"寒中于络"较单一理论，倡导六淫邪气均可上络而发为络病。络实多为邪聚络中、气血凝结，其临床表现主要为：初期的肌肤麻木不仁或肌肤弛缓无力，疼痛主要表现为微痛、刺痛或剧痛；后期疼痛由剧转为微，以微痛、酸痛为主，可见皮下瘀斑、舌质暗等表现。如《临证指南医案》卷七载"瘀血必结在络，络反肠胃而后乃下"之便血，《临证指南医案》卷八中的"初起形寒寒热，渐及胁肋脘痛"之胁痛证候。

2. 络虚　叶氏认为："血虚不萦筋骨，内风袭络""阳明脉络空虚，内风暗动""有年色脉衰夺……则络虚则痛"，可见久病体虚或年老体弱者，气虚血少而致络脉失养，则病络虚。络虚多为气血虚衰、脉络失养，其临床表现主要为：久病久痛后，皮肤干涩、脱屑、瘙痒，局部肌肤麻木不仁，或寒或热等感觉异常；久病久痛后，病变部位以疲乏无力感为主要临床表现。如《临证指南医案》卷八所记载"络虚则痛，有年色脉衰夺"的痛证，"脉芤汗出失血，背痛，此为络虚"之肩臂背痛，"络虚则热，液亏则风动，痛减半，有动跃之状"之胁痛杂症。

四、络病治法皆以通络为本

在"诸医家不分经络"及"不明治络之法，则愈治愈穷"的时代背景下，叶氏根据络病之病机，创立了辛味通络、补虚通络等治疗络病之法。叶氏指出"络以辛为治""非辛香无以入络""区区表里解散之药，焉得入络通血脉""补正却邪，正邪并树无益"。

1. 辛味通络法

（1）辛温通络法：本法以辛温或辛热之品为主，并合用活血之药物，适用于寒入络脉或阴邪聚络者。叶氏运用辛温通络法，将通达瘀血与祛散寒邪相结合，在运用辛味药物的同时加入温阳散寒的药物，常用五灵脂、川楝子、桃仁、蒲黄等辛通活血之品，配以肉桂、高良姜、附子、丁香、干姜、吴茱萸等散寒之品，两类药物合用，共奏祛瘀散寒之功。

（2）辛润通络法：本法以辛香或辛咸与甘润之品为主，并配合通络之品，适用于邪壅络久，化热伤阴者。叶氏根据仲景《金匮要略·五脏风寒积聚病脉证并治》之"旋覆花汤"化裁，基于其原方（旋覆花、新绛、葱管），随证加减，其轻者加当归须、桃仁、柏子仁、郁金、泽兰等，重者加肉桂、小茴香、肉苁蓉、鹿角霜等。诸药合用，通达络脉而不滞，濡润血络而不凝，故名辛润通络之法，共奏化瘀通络之功。

（3）辛香通络法：本法以辛温、芳香之品为主，并加用活血化瘀之品，适用于阴寒之邪入络者。叶氏在治疗过程中，不仅运用辛温之品入络散寒，还利用芳香药物走窜之性宣通脉络瘀滞。常用香附、木香、薤白、小茴香、荜茇等辛香透散之品宣通气机，并配伍当归、丹参、桃仁、穿山甲、乳香、没药等活血化瘀之品，两类药物同用共成辛香通络之剂。

（4）搜剔通络法：本法以虫类祛瘀之品为主，适用于血瘀不宣，经久不愈者。叶氏有言："每取虫蚁迅速飞走诸灵，俾飞者升，走者降，血无凝着，气可宣通，搜剔经络之风湿痰瘀莫如虫类。""藉虫蚁血中搜逐，以攻通邪结。"故叶氏在治疗久病久痛时，善用虫类祛瘀药物，常用水蛭、䗪虫、地龙、僵蚕、全蝎、蛴螬、穿山甲等，利用虫类药物走窜善行之性，搜剔络脉可获良效。

2. 补虚通络法

（1）补气通络法：本法以补气之品为主，并配以活血通络药，适用于元气虚衰者。叶氏在治疗久病久痛，脉络瘀滞伴元气虚弱者时，擅于将补气与活血相结合，常用黄芪、白术、防风等补益气脉之品，并配合川芎、红花、桃仁、当归、赤芍等活血药物，两者合用实为补气通络之剂。

（2）温阳通络法：本法以辛味、甘味之品为主，并稍合化瘀通络的药物，适用于中阳衰惫者。叶氏在治疗络脉久瘀伴中焦阳虚之证候时，善用补阳之品，并佐以活血化瘀的药物。常用炮姜、桂枝、炙甘草、人参、大枣等补虚温阳之品，再合以当归须、柏子仁等通络之品，两类药物同用而成温补阳气兼有活血通络功效之剂。

（3）滋阴通络法：本法以滋阴之品为主，并配合活血通络之药物，适用于虚实夹杂，以"阴虚"为主者。叶氏在治疗瘀血久留伴络脉枯涸等阴虚证候时，擅长寓通于补，以滋阴之药为主体，常用阿胶、地黄、枸杞子、白芍、麦冬等滋阴之品，以活血化瘀药物为辅助，如牡丹皮、丹参、泽兰等，两组药物合用共成能补能润、祛除瘀血之滋阴通络之剂。

综上所述，叶天士基于《内经》理论，扩充和深化了对络脉的认识。在论治络病方面，叶氏开创了"久病入络"和"久痛入络"两大学说。据此，叶氏以虚、实为纲，在诊治内伤杂病时，汲取了《伤寒杂病论》的治疗经验，从络中气滞、血瘀、痰阻三方面出发，创立了辛味通络、补虚通络等通络诸法，这不仅为后世医家提供了对内伤杂病新的理论认识，在诊治方面也有重要的借鉴意义。

（《新中医》，2013 年第 45 卷第 2 期）

论叶天士治络病五法

天津中医药大学　　张炳立　江　丰

络病学说滥觞于《内经》，发展于仲景，至清代叶天士形成较完整理论体系。叶氏提出"久病入络"的科学命题，其揭示了多种病证发展的常见趋势，不但是对慢性疾病发展机制及规律的高度概括，也是对中医病机理论的突破性发展。后世尤为重视"久病入络"理论，认为是叶氏为医最过人之处，"久病入络"是《临证指南医案》中最具特色的理论之一。

叶氏提出"其病在络，药饵难效"，其经验是仅采用一般的常法药物治疗往往"久而不效"。叶氏总结的众多治疗原则和方药，治疗思想鲜明，遣方用药有其规律及特色。本文依据《临证指南医案》，举案说法，将叶氏治络病方法归纳为温络、疏络、清络、和络、补络五法。

一、温　络

温络即温散络脉寒邪，宣通络脉气血，分为辛温通络和辛香通络。

1. 辛温通络　适用于阴寒入络的实证，常用药如：当归、肉桂、生姜、延胡、橘核，甚则荜茇、吴茱萸之类。

如治曹姓积聚案："着而不移,是为阴邪聚络。诊脉弦缓。难以五积肥气攻治。大旨辛温入血络治之。"药用当归须、延胡索、官桂、橘核、韭白。治尤姓胁痛案："取乎辛温通络。"药用当归、茯苓、炮姜、肉桂、炙甘草、大枣。治郭姓寒入络脉胁痛,以辛香温通法,药用荜茇、半夏、川楝子、延胡索、吴茱萸、高良姜、蒲黄、茯苓。

辛温通络又有辛甘温通络和辛苦温通络之用。治费姓络虚胃脘痛,"攻痰破气,不去病即伤胃,致纳食不甘,嗳噫欲呕。显见胃伤阳败,当以辛甘温方。"药用人参、桂枝、茯苓、炙甘草、煨姜、南枣,此络虚而痛,以甘兼补。治朱姓右腿身前痛,"肌肉不肿,必在筋骨。且入夜分势笃,邪留于阴",药用生杜仲、当归须、穿山甲、小茴香、北细辛、平地龙,此邪留于阴,以苦兼泄。

2. 辛香通络 叶氏言"非辛香无以入络""病在脉络,为之辛香以开通",辛香药多具温性,将其另分一法,一是温性较轻,仅取其辛香通络而防止助热;二是辛香更具走窜之性,常用其止痛或引药入络。常用药如桂枝、降香、丁香、小茴香、麝香、郁金、葱、韭等。

如治谭姓心痛案："心痛引背,口涌清涎,肢冷,气塞脘中。此为脾厥心痛,病在络脉,例用辛香。"药用高良姜、片姜黄、生茅术、公丁香柄、草果仁、厚朴。治王姓胁痛案："左前后胁板着,食后痛胀,今三年矣。久病在络,气血皆窒,当辛香缓通。"药用桃仁、归须、小茴香、川楝子、半夏、生牡蛎、橘红、紫降香、白芥子。

治施姓肝络久病、悬饮流入胃络案,服苦药后痛呕,用人参、茯苓、炙甘草、桂枝、煨姜、南枣,释曰"用草、桂开太阳,并辛香入络",不用温性过重而无助热之弊。治林姓肝气疝瘕案,辛香流气,药用炒桃仁、炒橘核、川楝子、炒延胡索、韭白汁、两头尖、小茴香、青皮,并谓"古人治疝,必用辛香",此谓重视辛香流气止痛之意。

二、疏　络

疏络即涤除阻滞络中的瘀血和痰浊之法,活血化瘀和祛痰化浊是两个基本法则,临床应用多选效强力著者。

1. 活血化瘀通络 常用药如丹参、川芎、赤芍、桃仁、红花、三棱、莪术等。如治血络痹阻之吐血,常用桃仁、丹参、牡丹皮、归须、降香、泽兰等。治脉络凝痹之积聚,常用当归须、桃仁、川芎配合理气之延胡索、煨木香、厚朴、青皮、枳实、韭白等。治气血交结之疟母,除用鳖甲煎丸外,常用生鳖甲、生牡蛎、炒桃仁、当归须、桂枝、延胡索、柴胡、丁香等。治诸痛血络瘀痹,施以理气化瘀药如桃仁、归须、姜黄、泽兰、降香、五灵脂、蒲黄、新绛、旋覆花、桂枝木、川楝子、延胡、郁金、韭白、青葱管等。治疮疡气血郁痹,常用桃仁、新绛、降香、川芎、当归、泽兰、丹参、姜黄、赤芍,并配伍清热解毒药如金银花、连翘、犀角等。治癥瘕气滞寒凝血瘀,用当归须、桃仁、鹿角霜、小茴、桂枝、川楝子、延胡索、香附、姜汁、青葱管等。

2. 祛痰化浊通络　常用药如瓜蒌、橘红、贝母、胆南星、竹沥、石菖蒲、郁金、半夏、姜汁、白芥子、蛤粉等。如治中风痰火阻络,常用茯苓、橘红、半夏、竹沥、姜汁、陈胆星、石菖蒲等。治疗痰饮常用人参、茯苓、炙甘草、桂枝、橘红、南星、煨姜、南枣等。治胃中流痰以半夏、瓜蒌皮、吴茱萸、姜汁、韭白汁等。

活血化瘀通络和祛痰化浊通络两法可单用或联合使用,也常配合他法应用。

三、清　络

清络是指清解络脉中的邪热,络热有虚实之别,阴虚生热者治以滋阴,将在补络法中叙述,此处讨论络热实证。叶案中列有心包络热、营血络热、肺络热、肝胆络热、胃络热、肠络热等,治疗主要运用清热解毒之品。对于心包络热、营血络热所载案例甚多,不仅说明临证多见,也是叶氏特别强调的治络方法之一。

治疗心包络热,叶氏谓"邪伤心包络中,痰潮神昏。乃热气蒸灼,无形无质,此消痰消食清火,竟走肠胃,与病情隔靴搔痒","既入包络,气血交阻,逐秽利窍,须藉芳香","若非芳香清透,不能宣通络中瘀痹"。并速与清开窍之安宫牛黄丸、紫雪丹、至宝丹芳香利窍,其释方解云:"牛黄、金箔深入脏络,以搜锢闭之邪。""牛黄产自牛腹,原从气血而成,混处气血之邪,藉此破其蕴结,是得效之因由也。"

治疗营血络热,营络热是血络热之轻证,叶氏以玉女煎加减,主药有犀角、玄参、生地、牡丹皮;血络热病情较重,则重用犀角、玄参、生地、牡丹皮、金汁等,谨防结闭加石菖蒲、郁金以化痰启闭。

外感以外病症导致的血络热证,如疮疡、痹证瘀热入络,除用犀角、玄参、生地、牡丹皮外,另加活血解毒之姜黄、桑枝等。

四、和　络

和络是指调畅气机、宁静络血,以达气顺血和而止血,用于因气逆、气不摄血导致的出血各证,若络中溢出之血蓄留体内,可形成脉外瘀血。治法主要包括降气和络、益气摄血和络两法。

1. 降气和络　适用于肺气或胃气上逆所致吐衄血证,常用药如苏子、降香、薤白之类,如瘀留体内,则加桃仁、归须、丹参等活血化瘀。

治沈姓吐血案:"左胁膜胀,攻触作楚,咳痰带血。无非络中不得宁静,姑进降气通络方。"药用降香汁、苏子、薏苡仁、茯苓、橘红、钩藤、白蒺藜、韭白汁。治柴姓吐血案又云:"劳伤,寒暖不匀,胁痛嗽血,食物不减。宜降气和络。"药用苏子、茯苓、降香、橘红、桔梗、薏苡仁、韭白汁。此因肺气不降,络血上溢之证。

治陈姓吐血案云:"吐血八日,脘闷胁痛,肢冷,络伤气窒。先与降气和血。"药用苏子、郁金、杏仁、茯苓、桃仁、降香。此因胃失和降引发吐血。

2. 益气摄血和络　治疗因脾胃气虚所致便血,用药以补中健脾、益气摄血为主,便血量多者加止血药。叶氏用归脾汤、黄芪建中汤加减,常用药如人参、黄芪、当归、白芍、茯苓、甘草等,酌加地榆炭等。如治姚姓便血案:"劳伤下血,络脉空乏为痛。营卫不主循序流行,而为偏寒偏热。诊脉右空大,左小促。通补阳明,使开阖有序。"用归芪建中汤。治唐姓案又云:"《内经》以阴络伤则血内溢……神采爪甲不荣,犹是血脱之色,肛坠便甚。治在脾肾,以脾为摄血之司,肾主摄纳之柄故也。"用归脾汤合六味加减。

五、补　络

补络是针对络脉阴阳气血津液虚少而采取的治疗方法。络虚又分为阴虚、气(阳)虚、血虚,叶氏据机立法,并据气血津液互生互化关系而联合用药。由于临床常见血虚兼瘀、阴虚兼瘀、阳虚寒凝、络虚气阻等病机,故又主张通补结合，其强调"大凡络虚，通补最宜"，而形成通补阴阳、通补气血、辛润通络、辛温通络（前述）诸法。

1. 滋阴法 治疗络中阴虚，属肝肾者常用生羊内肾、生熟地、鳖甲、真阿胶、玄参、枸杞子、川石斛等，如治朱姓腰腿足痛案："脉细色夺，肝肾虚，腰病。是络病治法。"药用生羊内肾、当归、枸杞子、小茴香、紫衣胡桃、茯神。肺胃络中阴虚常用鲜生地、北沙参、玉竹、麦冬等，如治马姓风温案："风温热灼之后，津液未复，阳明脉络不旺。"药用生黄芪、鲜生地、北沙参、玉竹、麦冬、归身、蜜。

2. 温阳法 治疗络中阳虚，常用药：人参、当归、桂枝、茯苓、炙甘草、煨姜、大枣等。如治顾氏疟案："久病阳虚，脉络未充，尚宜通补为法。"药用人参、生鹿茸、当归、紫石英、茯苓、炙甘草、煨姜、大枣。治费姓胃脘痛案："劳力气泄阳伤，胸脘痛发，得食自缓，已非质滞停蓄。然初病气伤，久泄不止，营络亦伤，古谓络虚则痛也。攻痰破气，不去病即伤胃，致纳食不甘，嗳噎欲呕。显见胃伤阳败。"药用辛甘温之人参、桂枝、茯苓、炙甘草、煨姜、南枣。

3. 补气养血法 常用药如人参、黄芪、茯苓、白术、当归、白芍、炙甘草等。如治某姓吐血案："脉芤，汗出，失血背痛，此为络虚。"药用人参、炒归身、炒白芍、炙甘草、枣仁、茯神。治陈姓中风案："中络，舌暗不言，痛自足起渐上，麻木酸胀，已属痼疾。参芪益气，兼养血络。"药用人参、茯苓、白术、枸杞、当归、白芍、天麻、桑叶。治涂姓肩臂背痛案："痛起肩胛，渐入环跳髀膝。是为络虚。"药用黄芪、于术、当归、茯苓、防己、防风根、羌活。

4. 辛润通络 适用于精血耗损，络脉不和，或以阴柔滋养，络不能通之证，多选柔润滋养配伍辛通之品，以柔润络脉之燥，宣通络脉气血。常用药如：柏子仁、生地、当归、桃仁、降香、泽兰等。

治沈姓胁痛："初起形寒寒热，渐及胁肋脘痛，进食痛加，大便燥结。久病已入血络，兼之神怯瘦损，辛香刚燥，决不可用。"药用白旋覆花、新绛、青葱管、桃仁、归须、柏子仁。治张姓癥瘕："久痛在络，营中之气结聚成瘕，始而夜发，继而昼夜俱痛，阴阳两伤……便难液涸，香燥须忌。"药用青葱管、新绛、当归须、桃仁、生鹿角、柏子仁。治毕姓腹痛："小便自利，大便黑色，当脐腹痛十五年，渐发日甚，脉来沉而结涩。此郁勃伤及肝脾之络，致血败瘀留，劳役动怒，宿病乃发。目今冬深闭藏，忌用攻下。议以辛通润血。所谓通则不痛矣。"药用桃仁、桂枝木、穿山甲、老韭白煎送阿魏丸。三案均为血瘀在络，因兼液涸便结或阴血亏虚,故以辛润通络。

六、结　语

络瘀、络脉寒热、络脉不和、络脉虚衰可单见或兼有,运用时抓主要矛盾,单用、联用或伍用温络、疏络、清络、和络、补络五法。

还需指出,叶氏治络病每用虫类搜剔,赞谓:取虫蚁"意谓飞者升,走者降,灵动迅速,追拔沉混气血之邪",虫类药均属通络佳品,能深入隧络,松透病根,攻剔痼结之瘀滞,意在使"血无凝着,气可宣通",常用药如蜣螂虫、䗪虫、全蝎、地龙、鳖甲、穿山甲、蜂房等,在五法中配合选用。

华玉堂赞叶氏治络病:"此乃古人所未及详言,而先生独能剖析明辨者,以垂训后人,真不愧为一代名医矣。"

(《第十三届中国科协年会——医药发展国际论坛论文集》,2011 年)

浅析叶天士之"辛润通络法"

福建中医药大学中医学院　　巫翠玲　鲁玉辉

辛润通络法是由清代温病大家叶天士所创制,是指运用味辛而体润的药物,如当归、柏子仁、桃仁等。辛能通、能散、能行,而润能滋阴血以润燥,两者相配具有通络散结,行气养血止痛功效。在临床上,辛润通络法用之广泛,常用来治疗因情志不畅、气滞血瘀、肝失调达、络脉失于濡养导致的各种慢性疾病,如胃痛、胁痛、郁证、咳血、发黄等病证。

一、辛润通络法的来源

叶天士对杂病的辨证论治以脏腑经络气血阴阳为纲,以"脏腑阴阳升降—在经（气）入络（血）—奇经"为轴。他根据《灵枢·百病始生》的"阳络伤则血外溢，血外溢则衄血，阴络伤则血内溢，血内溢则后血"发展络病理论。叶氏的络脉是指脏腑深部的络脉，他认为络是聚血之地，而络病是指病邪发展过久而入脏腑的深部。叶氏并依据《难经·二十二难》中"气留而不行者为气先病也，血壅而不濡者为血后病也"，提出了"初为气结在经，久则血伤入络""数月久延，气分已入血分""病久入络""治病先分气血，久病频发之恙，必伤及络，络乃聚血之所，久病病必瘀闭"的病理特点，即"久病入络""久痛入络"这一著名的"络病"论点。叶氏认为络病应以"通络"为其治疗大法，"佐以辛香，是络病大旨"，且络病有虚实之分，针对络病的实证，不能一味地用辛燥散气、苦寒碍阻之品，当以用辛散柔润通络之品，提出了辛润通络法。

叶氏创制的辛润通络法是根据张仲景对"肝着"的治法衍化而来，《金匮要略》中记载："肝着，其人常欲蹈其胸上，先未苦时，但欲饮热，旋覆花汤主之。"肝经布邪络胸，受邪则气血瘀滞，着而不行，病久由气分入血分，血瘀气滞，则热饮无益，故用旋覆花汤。方中旋覆花下气而善通肝络，新绛（茜草）活血化瘀，葱茎通阳散结，共奏通络散结、行气活血之功。叶氏秉承了仲景这一治法又不拘泥于此，灵活变通运用，发展成辛润通络法。

二、叶氏对辛润通络法的运用

叶氏运用辛润通络法首见于《临证指南医案》，从书中可得出其医案中用辛润通络之法有20多例，分别见于胁痛、胃痛、积聚、郁证、发黄病等篇。其中胁痛篇运用最多：23例胁痛病案，用辛润通络治法的就有8例，占了其三分之一。纵观其病，可总结其病因多为：郁怒伤络，或平素劳形奔驰，寒暄饥饱，或劳力太甚，伤及肝脾之络。总病机为：气血瘀滞，化燥伤阴。辨证要点为：病程日久，属慢性疾病；病根深伏，属于沉疴痼疾；症状都有痛证，或为胀痛，或刺痛，或痞积攻痛；都有化燥伤阴倾向，如口干舌燥、心悸、易饥等阴伤表现。

叶氏认为络病"络以辛为泄，辛散横行入络""用辛理气而不破气；用滑润燥而不滋腻气机；用宣通而不拔苗助长。庶或有幸成耳"。因辛以开发郁结，宣通气血，羌、独、荆、防等俱非所宜，唯取辛味能宣络，以旋覆花汤为主方，常用药如当归须、桃仁、红花、赤芍、牡丹皮、郁金、延胡索、柏子仁、茜草、泽兰、旋覆花、香附、韭白汁、小茴香、肉桂、鹿角霜等。辛味体润之药相配伍，味辛性润，可走窜以行气活血而止痛，兼能养血补肝润燥，缓中泄邪，避免久病阴亏而防香燥伤阴之虞，从而达到既通络又不伤阴血的目的。

叶氏在用药配伍原则上，以"凉润辛补"和"柔温辛补"相配伍，大多是用旋覆花汤加减用药。其中旋覆花，味辛、苦、咸，性微温，归肺、肝、胃、脾、大肠经，善于通肝络而止痛；当归味辛、甘、性温润，归肝、脾、心经，善于补血活血，润燥止痛。二味配伍，符合"辛润通络"的用药原则。叶氏运用旋覆花汤灵活变通，不拘于古方，如在痰滞导致的咳嗽胁痛中，常在此方基础上加桃仁活血，薏苡仁、橘红、冬瓜仁理气化痰；肝气挟饮咳喘者加炒半夏降气平喘；营虚血痹导致胁痛者常加柏子仁养营、桃仁活血；肝郁胁痛积聚常加当归须、柏子仁、桃仁疏肝消癥；胃脘疼痛因营血痹阻者加红花、桃仁活血，橘红理气，柏子仁养营；因瘀血导致噎膈，症见胸胁痹痛引背，食下拒纳，或瘀阻的少腹癥积，常加桃仁活血、穞豆衣、柏子仁养营；失血后的瘀阻腹胀加麦芽消食和中，桃仁活血；肝阳上冒郁怒加柏子仁、炒桃仁调达宣畅；胞脉不利，月经先期或淋漓不断，脉弦或涩者以红花代茜草，加柏子仁、当归须、橘红。另常在归尾、橘红、桃仁、郁金、泽兰的基础上加生地、阿胶、柏子仁、麦冬、天冬等养阴润燥生津之品。

在医案中，如吐血病："罗（十八），因左脉坚搏。两投柔剂和阳益阴，血未得止，而右胸似痞，左胁中刺痛，此少阳络脉经由之所。夫胆为清净之腑，阴柔滋养，未能宣通络中，是痛咳未罢。议以辛润宣畅通剂。"方药用桃仁、牡丹皮、当归须、柏子仁、泽兰、降香末，即辛润宣络方。张景岳曰："胁痛之病，本属肝胆二经，以二经之脉皆循胁肋故也。"肝之经络布于胁下，胆附于肝，胆经循行于胁，故胁痛之责在于肝胆。叶氏指出："议通少阳、阳明之络，通则不痛。"以辛润温通为主，柔润药物如柏子仁、泽兰等濡养血脉，顺肝之性以达温通阳气而散结，气行则血行，阳通血行则瘀血自化。诸药合用，通达络脉而不滞，濡润血络而不凝，故曰辛润通络之法，共奏通络化瘀之功。

叶氏治疗胃脘痛也有他独特的见解，尤其注重络病的辨治。络病分为虚实两类，对于实证，他认为："久病胃痛，瘀血积于胃络，议辛通瘀滞法。""数年痛必入络，治在血中之气。""病经数载，已入胃络，姑与辛通法。"用药常用当归、桃仁、桂枝、柏子仁、郁金、韭白根、蒲黄、五灵脂等。如血瘀入络，兼阳明虚馁，虚实夹杂，症见脘痛引及背胁，经年延绵，肩臂不举，脉小涩，治宜辛散通血络与润补同用，用归须鹿角方，即当归须、柏子仁、桃仁、桂枝、生鹿角及姜黄。

在腹痛病中，患者因郁勃伤及肝脾之络，导致血瘀留滞，症见小便自利，大便黑色，当脐中腹痛，15年渐发日甚，脉沉结涩，治应以辛通润血，用桃仁山甲方，即桃仁、桂枝、穿山甲、韭菜白，煎送阿魏丸3克。如脐旁紫黑，先厥后热，少腹痛如刀刮，二便皆涩，两足筋缩，有肠痈之虑，则用韭白两头尖方，即韭白、两头尖、小茴香、穿山甲、当归须。

华玉堂在《临证指南医案》诸痛篇的按语中说："症之虚者，气馁不能充运，血衰不能滋荣，治当养气补血而兼寓通于补……若撮其大旨，则补泻寒温，唯用辛润宣通，不用酸寒敛涩以留邪。此已切中病情，然其独得之奇，尤在乎治络一法。盖久痛必入于络……此乃古人所未及详言，而先生独能剖析明辨。"可见叶氏运用辛润通络法治疗各种疼痛病证灵活巧妙，效果可见一斑，给临床辨证用药创制了新的思路与方法。

三、辛润通络法的临床发展

叶氏创制的辛润通络法为后世提供了新的理论认识，特别是在杂病内伤中运用广泛，临床效果显著。谢谦惠在治疗疼痛性疾病时，每因他法治疗无效而改用辛润通络法时，则效果明显改善，应用得心应手，其中以胃脘痛、癥瘕积聚、胁痛等证效果尤佳。方朝晖等运用辛润通络法治疗糖尿病的慢性并发症周围神经病变，认为此病机为"阴虚燥热"。消渴病日久，耗气且化热伤阴，气虚则脉管鼓动无力，血虚则脉络失养，则脉络瘀滞，属于本虚标实之证，用辛润通络法，药用芪归糖痛宁颗粒即黄芪、生地、当归、葛根、延胡索、鸡血藤组成治疗，疗效确切。其用辛通与柔润的药物配伍，气血同治，标本兼收，共奏滋养气血、宣脉通络之功。王微在临床上擅用辛润通络法治疗便秘，认为便秘病程长久，大便长期滞于肠道影响血液运行，血瘀于内，肠道津液不足，提出"久秘入络，久秘久瘀"理论，运用辛润药物如木香、藿香、香附、当归、火麻仁、桃仁、郁李仁等，行气布津，入血入络，润肠通便。

曹丽静等临床研究运用辛润通络法治疗各种证型的胃痛病例 68 例,观察发现脾胃虚寒型和瘀血阻络型有效率均为 100%,肝脾不和型有效率为 95%,胃阴虚型有效率为 92.9%,寒邪犯胃型有效率为 90%,总有效率为 94.1%。吴晋峰运用辛润通络法治疗 65 例慢性胆囊炎,与临床疏肝清热、排石的传统治法不同,自拟辛润通血汤(柴胡、赤芍、牡丹皮、当归、桃仁、延胡索等)加减,结果临床治愈 46 例,占 70.77%,与用药前观察,体征症状全部消失,观察 1 年未见复发或 B 超检查基本恢复正常。周光治疗慢性乙型病毒性肝炎,取叶天士辛润通络的独特治法,以当归、白芍、桃仁、柏子仁、茜草、红花为基础,临床上随证化裁,酌加虎杖、郁金、山楂、赤芍、刘寄奴诸味,主要适用于肝硬化早期及慢性活动性肝炎、慢性迁延性肝炎的治疗,用于临床,疗效可观。

综上所述,叶天士创制的辛润通络法为内伤杂病的中医辨证提供了新的思路和方法,扩展了对中医络病的认识,成为了中医络病论治的里程碑之一,为临床诊治带来重要的借鉴意义。

(《光明中医》,2016 年第 31 卷第 8 期)

叶天士治奇络病法则及用药特色

浙江中医药大学　　朱慧萍

叶天士对奇经和络病理论的完善和发展是其学术思想的一大特色,但其一生忙于诊务未曾亲笔著述,有关奇经和络病内容均散在于其现存医案中。叶天士在《临证指南医案》中提出了"奇络"一词,"奇络"含义有二:一是指奇经,由于八脉既有经的特点,又有络的特点,故叶天士有时直接称其为络或奇络。二是指奇经八脉及络脉的合称。奇经与络的生理功能、病理变化及治疗方面关系密切,在叶天士医案中有许多奇络并治的例子,故笔者在本文中启用"奇络"一词,意在强调奇经病与络脉病的共性之处,以期为临床诊治提供参考依据。

一、遵从《经》意，博采众长

观叶天士奇络治法和用药，在深度和广度上较之前人都有很大程度的发挥和创新。叶天士善用古方，然师古而不泥古，有时只取其法，有时但求其意，其加减之妙，可意会也。寻思前人之踪迹，可见案语中引经据典，深达《经》旨。其在奇经用药方面以《内经》"四乌鲗骨一藘茹丸"及仲景之"当归生姜羊肉汤"为据，并受孙思邈、许叔微、张景岳等人启发。其络病治法亦取多家之长，如七疝之气实者多从子和；淋浊实证取朱南阳"以浊泄浊"之法，及参用濒湖疏泄厥阴、温通经隧之意；而用虫类搜剔法则效法于仲景之鳖甲煎丸。

二、奇络虚证之治，重视柔润通补

奇络气血由十二经气血满溢而充盈，脏腑功能盛衰是经络气血盛衰之源泉，故病在奇络，而治在脏腑。八脉多起于下焦，隶于肝肾，肝肾亏虚则八脉充养乏源，是奇络虚证之主因，尤以肝肾阴血亏损为主。经络气血又受后天脾胃水谷精微充养，故叶天士常从治肝、肾、脾、胃以治奇络病。但奇络病属经络病范畴，与脏腑病有别。虚者补之固为大法，然"补"非腻补所宜，滋腻之品有碍气机运化，不能通入奇经，须用通补之品。"通"者又须是柔润之剂，即非燥烈刚性之类如桂、附者，恐其更伤阴液。由阴损及阳，以阴虚为主，阳气浮越者，治从阴引阳；以阳虚为主，精无以生者，治从阳引阴。总以阳宜通、阴宜固为原则，以通阳摄阴、温补通纳为大法。

凡内损精血形气，奇脉纲维失护，当予味厚质静或血肉有情之品填实精髓。肝肾阴亏，肝阳易于上越，法当益阴潜阳，佐以凉肝坚阴，药用介类潜之，酸味收之，厚味填之，咸味下引，苦味坚阴。遗精滑泄，以补肾固精、升固八脉之气为要，若涩剂乏效，必以滑药引导，所谓滑涩兼施。男子淋浊，亦如女子崩漏带下，最易损人津液，而致奇络亏虚，当调理任督冲带，不宜宣利清解，徒伤正气阴液。男子内结七疝，属任脉为病，若属阴虚气坠或精血内损所致精空气结，则非张子和辛热疏泄通络法所宜，而需用精血有情之品涵养生气，以及辛润温补通络法治之。久痢阴阳两伤，治法不越通摄，兼以升固任督；痿证多因久病所致，《内经》有治痿独取阳明治则，而久病宜通任督，故治痿多从通补阳明合以温补通摄任督图治。

女子经带胎产蓐劳所致诸病，都是阴液气血亏损，与冲任督带更是息息相关。又因女子以肝为先天，冲脉隶于阳明，故月经失调，病在冲任，治重调肝，又须顾及脾胃。产后病主以温养气血，产后久损不复延为蓐劳，为真阴亏损，阴虚生热，治应温补气血，充养任督，兼除虚热。暴崩暴漏宜温宜补，因病在下焦，非归、芪、升、柴升举诸法所宜，须以固摄奇经之药，常用方如震灵丹；久崩久漏宜清宜通，因血去阴耗耳，当以养阴清热、通摄兼施。凡见冲气逆乱，均责之冲脉，多属肝肾阴损，阴不涵阳，而致冲脉夹肝风为逆，可见少腹气冲至心，但瘕不痕，头眩目花，耳内风雷等诸变证，非攻消温补能治，唯以滋阴涵冲，宁神静养。妇人带下之患，多见于奇经交病，关系肝、脾、肾三脏，肝火动则绵绵而来，脾肾虚而下滑不禁。带下之源，皆出阴分，色赤者兼虚兼火，色白者兼虚兼湿，急者当固涩禁止，年久不止者，补脾肾兼升提治之。阴、阳二维脉病亦由精血亏损所致，主营卫失调。阳维脉病则阳气卫外功能失调而苦寒热，治在通和营卫；阴维脉病则营血循行不畅而苦心痛，治在宣通营络；因精血不足充涵，维脉失护卫包举之能，则身体伛偻，下部足跗痿痹无力，治仍当温补充养，宣通脉络。跷脉病主不寐证，阳不交阴则夜寤不寐，治有益阴和阳、摄阳入阴、和胃化饮等。

三、强调久病入络，治络需分虚实

初病在经，久病入络，经主气，络主血，络病须治血。然血因气滞，气随血结，不通则痛，以辛、香、润、温之品疏理气机，通和血脉是大法。治络先分虚实：络虚邪乘，血不与邪气和则生胀痛，非偏寒偏热可治，当予补养气血，充养脉络；瘀浊阻络则为络实证，常法有辛润通络、辛香通络、辛温通络、虫类通络等。但因久病所致者，如女子经闭、男子瘕疝、疟母癥瘕等必多虚实夹杂，破气开结、虫类搜剔多耗气伤正，可于补剂中略加一二以扶正祛邪，宜制丸轻剂缓图。

四、重视脾胃功能，讲究通补治法

强调阳明是"中流砥柱"，阳明虚而中乏"坐镇之真气"，则有肝风、冲脉上逆莫制之机。冲脉隶于阳明，阳明空虚，血气无以汇聚冲脉则经少经闭，阳明失阖则漏下不止，故有治肝不应，则从阳明。脾胃为气血生化之源，用药投剂须先顾及胃口，如食少便溏，则非滋补肝肾之治所宜，务先使胃纳有加，再图攻补。脾阴宜固，胃腑宜通；脾升则健，胃降则和。故补阳明胃腑必以通降之品，如茯苓、半夏；补脾用人参、山药、莲肉等。

五、重视体质因素

少年精髓不充，形质羸弱，需填精固髓；凡中年以后，或久病体虚者，治法以润补为主；形瘦色苍者不宜辛热温补；女子首重调经，故有治脾胃不应者，治肝调经而病自去；室女不在温补之例；产后体虚必以温养气血为主，忌用燥热伤阴。情志为病者，还需以调适情志为根本，非药物能除根等。

六、重视因时制宜

治病须从岁气天和，如春木大旺，宜培养中宫，使中有砥柱，风阳则不得上越；长夏脾胃主令，晨进通阴理奇之剂，午进消暑益气，晚进补脾佐以疏胃之品；秋冬主收藏，可加补脾胃之品助胃纳，以增气血迎收藏；冬宜藏阳，宜用温补升阳等。

七、叶天士治奇络病用药特色

1. 用药重视性味　如用性温味辛通络，介类有情质重潜阳，咸味下引，酸味内收，淡渗通运，苦味坚阴等。

2. 奇络用药讲究柔、润、温、通　指用血肉有情或性质温和而质润兼能通达奇经之品。血肉有情之品与身之精血同气相求，非草木无情可比，用于精血亏损之奇络虚证最合。凡下焦所损,均为腥臭脂膏之类,海螵蛸、鲍鱼、淡菜、线鱼胶等亦因其同气相求,而更能取效。

3. 善用药对 叶天士善用古方,然通常效法其意,随证化裁,多取用药对。常见药对有如人参、紫河车用于产后温养气血;人参、茯苓用于通补阳明之虚;禹余粮、赤石脂固补阳明,用于阳明失阖之下血;鹿茸、人参用于升固督脉之气;鹿角霜、桂枝用于温通脉络;鹿茸、龟甲通补任督;杜仲、沙苑子强腰固带;川椒、小茴香辛温通阳,常于瘕泄及阳维脉虚用之;淡苁蓉、当归温润通补常用之;当归、桃仁辛润通络;黄柏、白薇用于阴虚阳浮,清热坚阴;薤白、两头尖常用于淋浊,以浊泄浊;川楝子、橘核、茴香常于男子瘕疝;南楂肉、茺蔚子、香附用于女子通经。其他常用药对如当归、生姜、羊肉;海螵蛸、茜草;女贞子、墨旱莲;人参、熟地;熟地、当归;延胡索、川楝子等。

4. 重视入八脉药 入督脉药有鹿茸、麋茸、鹿角片、鹿角霜、鹿角胶、牛羊猪骨髓等;入任脉药有龟甲、坎炁、紫河车等;入冲脉常用紫石英、当归、茺蔚子、香附等;入带脉者有杜仲、沙苑、五味子、芡实、海螵蛸、樗根皮等;入维脉常用鹿角霜、桂枝等。笔者认为入八脉药,并非定论,而是指药性有专长,如鹿茸、鹿角类能通阳升顶,与督脉之性合;龟甲能潜阳通阴,与任脉之性合;紫石英能温胞宫,镇冲逆,与冲脉之性合;杜仲、沙苑能强腰固带,与带脉之性合;紫河车直补胞宫;当归质润,能通和血脉,与八脉之性甚合;苁蓉质润,能通补肾之阴阳,用于奇经虚证甚合,小茴香辛润温通,故均为最常用之品。

八、叶天士治奇络病用方举例

笔者从叶天士治奇络病典型医案中总结出以下较能体现叶氏治奇络病制方用药特色的方药,列举如下。

(1)滋阴固本充养脉络方:生地、天冬、桂圆肉、枸杞子、阿胶、白芍、当归、茯神、枣仁、柏子仁、牡丹皮、稽豆衣。

(2)重镇实下方:牡蛎、龙骨、淡菜、阿胶、熟地、山茱萸、五味子、枸杞子。

(3)填精固髓方:牛骨髓、羊骨髓、猪骨髓、茯神、枸杞子、当归、湖莲、芡实。

(4)充络调经方:乌骨雄鸡胶、阿胶、龟胶、鹿角胶、当归身、生地、枸杞子、桂圆肉、芍药。

（5）通阳摄阴方：鹿角霜、肉苁蓉、沙苑子、当归、枸杞子、茯苓、五味子。

（6）震灵丹：禹粮石、赤石脂、紫石英、代赭石、乳香、没药、朱砂、五灵脂。

（7）通补中下二焦治痿方：鹿角霜、肉苁蓉、巴戟天、小茴香、姜汁制熟地、当归身、桑椹子、生茅术、茯苓、远志。

（8）理阳固冲方：人参、茯苓、熟附子、生艾叶、桂枝、炒大茴香、紫石英、生杜仲。

（9）补肾纳气方：人参、龟腹甲、坎炁、五味子、紫衣胡桃、黄柏、芡实、金樱子膏。

（10）温通太阳督脉方：鹿茸、当归、麝香、生川乌、雄羊肾制丸。

（11）补肾固精方：桑螵蛸、金樱子、覆盆子、芡实、湖莲、线鱼胶、鱼鳔胶。

（12）升固八脉涩精方：鹿茸、锁阳、杜仲、补骨脂、韭子、蛇床子、菟丝子、覆盆子、金樱子、炙甘草、茯苓、黄精、羊内肾、青盐共为丸。

（13）填补固涩方：麋茸、人参、黑于术、茯苓、湘莲、蕙茹、海螵蛸，以雀卵、河车膏为丸。

（14）升固任督方：人参、鹿茸、茴香、龟甲、菟丝子、当归身、生羊肾制丸，用鲍鱼汤送服。

（15）温养固冲方：人参、熟地炭、鲜河车膏、茯苓、炒枸杞子、北五味、沙苑子、紫石英。

（16）固崩方：人参、茯苓、海螵蛸、茜草、鲍鱼，加震灵丹冲服。

（17）止带方：杜仲、沙苑、桑螵蛸、海螵蛸、龙骨、五味子、芡实、莲肉、炒枸杞子、熟地炭、当归炭。

（18）清带方：柏子仁、生地、青蒿梗、黄芩、泽兰、樗根皮。

（19）温通营卫方：鹿角霜、当归、桂枝汤去芍药。

（20）治腿骨痿痹方：肉苁蓉、巴戟肉、虎胫骨、生精羊肉、当归、枸杞子、沙苑子、牛膝、川石斛。

（21）辛润通络方：旋覆花、青葱管、桃仁、柏子仁、当归、橘红。

（22）治疝瘕痛呕便秘方：炒桃仁、炒橘核、川楝子、炒延胡索、小茴香、青皮、韭白汁、两头尖。

（23）治寒疝筋缩腹痛方：川楝子、炙穿山甲、炮黑川乌、炒小茴香、橘核、乳香,用老韭白根汁泛丸。

（24）治少腹瘕聚经闭方：延胡索、川楝子、莪术、桃仁、山楂、生鳖甲、䗪虫、麝香。

（《中华中医药杂志》,2009 年第 24 卷第 1 期）

叶天士络病学说及其
在内伤杂病中的应用

苏州市中医医院　　葛惠男

清代名医叶天士为吴门医派的代表性人物,以创立温病学说而著称于世。与此同时,在内伤杂病领域,叶氏提出久病入络、久痛入络说,使络病学说趋于成熟,并广泛应用于内伤杂病临床。在其代表著作《临证指南医案》一书中,有中风、积聚、胸痹、痹、胃脘痛、诸痛等近 15 个病症及其中的近百个病案,述及络病学说的辨证和临床方药。这些宝贵的学术经验对于当今辨治疑难杂病具有指导意义。

一、叶天士对络病的认识

1. 络病学说与脏腑辨证的关系　张仲景所著《伤寒杂病论》为中医临床学的奠基之作,创立了系统的内伤杂病脏腑辨证体系。外邪由经络内传脏腑而发病,各种致病因素损伤不同的脏腑及其不同部位,发生脏腑病变,从而形成一系列表现为由脏腑、寒热、虚实、气血、阴阳不同变化组合而成的证候“集合”。张仲景对杂病的认识,深入到了脏腑层面。

叶天士在脏腑辨证的基础上,根据大量的临床观察认为,久病、久痛者,病变部位已到达脏腑更深入、更细微的“络脉”体系,引起络脉病变,从而使疾病迁延不愈,络病学说由此得以广泛应用。所以说,叶氏络病学说是在张仲景脏腑辨证"横向"思辨的基础之上进一步作"纵向"思辨的结果,是对脏腑辨证的深化和完善,从而使得中医学对杂病发病机制的认识有了质的飞跃,也可说是中医学从微观角度认识疾病的萌芽。

2. 络病的致病因素　叶天士认为寒、热、瘀、湿等可致络病。"腹痛"载有这样一个医案:"吴(五三),当脐微痛,手按则止。此络空冷乘,阳气久虚之质。"说明寒邪可以乘阳气久虚而造成的络虚状态乘虚而入,以致胃肠之络挛急而成腹痛。"胁痛"节也载有:"郭(三五),痛必右胁中有形攻心,呕吐清涎,周身寒凛,痛止寂然无踪。此乃寒入络脉,气乘填塞阻逆。"由此,寒邪入络可致络脉的瘀阻。"疮疡"节言:"吴(十八),脉不浮大,非关外风,初起右掌二指已不屈伸,头面身半以上常有疮疱之形。此乃阳明脉络内留湿热,若非疠气吸入,定然食物中毒。""中风"程案又载:"脉濡无热,厥后右肢偏痿,口喎舌歪,声音不出。此阴风湿晦中于脾络,加以寒滞汤药蔽其清阳,致清气无由展舒。"此两案分别由湿热和阴风湿邪中络所致。

在络病病因中,瘀血最为常见,叶天士在胃脘痛、腹痛、痹、积聚等病案中有较多的记载。血液瘀滞,最易壅塞络脉;络脉受损,不能正常运行气血,也容易产生瘀血,两者可以互为因果。如"胃脘痛"节云:"经几年宿病,病必在络。痛非虚证,因久延体质气馁,遇食物不适,或情怀郁勃,痰因气滞,气阻血瘀,诸脉逆乱……""潘,脉弦涩,经事不至,寒热,胃痛拒格,呕恶不纳。此因久病胃痛,瘀血积于胃络。""胃痛久而屡发,必有凝痰聚瘀。""胁痛"节又说:"汪(六八),嗔怒动肝,寒热旬日,左季胁痛,难以舒转。此络脉瘀痹……"等等。

络脉空虚就是导致络病的重要内因。"胃脘痛"节载:"七年前秋起胃痛若嘈,今春悲哀,先麻木头眩,痛发下部,膝胫冷三日。病属肝厥胃痛。述痛引背胁,是久病络脉空隙,厥阳热气因情志郁勃怫逆,气攻乘络。"又如"腹痛"节:"华,腹痛三年,时发时止,面色明亮,是饮邪,亦酒湿酿成。因怒左胁有形,痛绕腹中及胸背诸俞,乃络空,饮气逆攻入络。"等等。

3. 络病的病理机制　叶桂对内伤杂病病理机制及传变的认识较为全面和深刻,其关键的两点为"久病入络"和"久痛入络"。

"木乘土"节记载:"思初病在气,久必入血,以经脉主气,络脉主血也。此脏腑经络气血须分析辨明,投剂自可入彀。""积聚"节言:"是初为气结在经,久则血伤入络。""着而不移，是为阴邪聚络。""伏梁病在络，日后当血凝之虑，脉数左大，是其征也。""胃脘痛"节云："数年痛必入络，治在血中之气。""噎膈反胃"节言："积劳有年，阳气渐衰，浊凝瘀阻，脘中常痛，怕成噎膈便塞之证。"以上论述可以归纳为经主气，络主血；初病多为气病在经，久病则多为血病在络。因此，如在经之气病不解，在外邪及络虚的条件下，病变深入，由气及血，由经入络，以致络脉损伤，气血壅塞，遂成络病。可以说"久病入络"是叶天士络病学说的核心论点之一。

"诸痛"节说："积伤入络，气血皆瘀，则流行失司，所谓痛则不通也。""痛为脉络中气血不和，医当分经别络。肝肾下病，必留连及奇经八脉。""疮疡"节载："痛久，屈伸不得自如，经脉络脉呆钝，气痹血瘀……""癥瘕"节也言："久痛在络，营中之气结聚成瘕。始而夜发，继而昼夜俱痛，阴阳两伤。遍阅医药，未尝说及络病。""右胁攻痛作胀，应时而发，是浊阴气聚成瘕，络脉病也。""络血不注冲脉则经阻，气攻入络，聚而为瘕乃痛。"

络病气血皆瘀，不通则痛，所以"久痛入络"是叶天士络病学说又一核心论点。叶天士还告诫医生："故寒温消克，理气逐血，总之未能讲究络病工夫。""医不知络脉治法，所谓愈究愈穷矣。"

二、叶天士络病治法

基于叶氏对络病病因病机的认识，从大量的临床实践中，总结出络病的治疗方法，常用的有：辛香通络法、化瘀通络法、虫蚁搜络法、补虚通络法、降气通络法等。

1. 辛香通络法　叶天士认为，辛香之品可以通络，是治疗络病的大旨。辛香之品具有芳香走窜之性，唯有它们才能深入络脉，辛散痹窒之气血，使络脉恢复通畅。辛香通络法常用于治疗癥瘕、积聚及各种痛证，常用辛香品物有：桂枝、丁香、檀香、沉香、木香、薤白、细辛、降香、小茴香、白芥子等。

"疟"节载："金（十一），经年老疟，左胁已结疟母。邪已入络，与气血胶结成形，区区表里解散之药焉能得入络？通血脉，攻坚垒，佐以辛香，是络病大旨。"叶氏即用生牡蛎、归须、桃仁、桂枝、炒蜀漆、公丁香组方治之。"癥瘕"节言："瘕聚有形高突，痛在胃脘心下……此皆冲脉为病，络虚则胀，气阻则痛，非辛香何以入络,苦温可以通降。"叶氏用延胡索、川楝子、香附、郁金、茯苓、降香汁、茺蔚子、炒山楂、乌药等药为方治之。"胁痛"节又有:"王(二四),左前后胁板着,食后痛胀,今三年矣。久病在络,气血皆窒,当辛香缓通。"桃仁、归须、小茴、川楝子、半夏、生牡蛎、橘红、紫降香、白芥子,水泛丸治之。

2. 化瘀通络法 化瘀通络法是叶氏最常用的治疗方法,《临证指南医案》的许多病案中都有记载。叶氏针对不同疾病,选用不同的化瘀药物,常用的药物有:当归尾、桃仁、延胡索、茺蔚子、苏木、姜黄、新绛、蜀漆、泽兰、沉香、没药等。

如"诸痛"节载有:"久痛必入络,气血不行,发黄,非疸也。"注之为"血络瘀痹",以旋覆花、新绛、青葱、炒桃仁、当归尾组方治之。"积伤入络,气血皆瘀……久病当以缓攻,不致重损。桃仁、归须、降香、小茴、穿山甲、白蒺藜、片姜黄、煨木香。""由周身筋痛绕至腹中,遂不食不便。病久入络,不易除根。归身、川桂枝、茯苓、柏子仁、远志、青葱管。""胸痹"节:"某,痛久入血络,胸痹引痛,血络痹痛。炒桃仁、延胡索、川楝子、木防己、川桂皮、青葱管。""胁痛"节:"痛在胁肋……此非脏腑之病,乃由经脉继及络脉。大凡经主气,络主血,久病血瘀,瘀从便下,诸家不分经络,但忽寒忽热,宜乎无效。试服新绛一方小效,乃络方耳。"药用归须、炒桃仁、泽兰叶、柏子仁、香附汁、牡丹皮、穿山甲、乳香、没药等。

3. 虫蚁搜络法 用虫蚁等虫类药,叶氏由仲景方发展而来,所谓飞者升,走者降,可以搜剔络中之邪,深入病所,使痹窒瘀着之气血得以宣通。常用药有蜣螂虫、䗪虫、九香虫、地龙等。

"胃脘痛"节病案:"久有胃痛,更加劳力,致络中血瘀,经气逆,其患总在经脉中痹窒耳。医药或攻里,或攻表,置病不理,宜乎无效……用缓逐其瘀一法。"以蜣螂虫、䗪虫、五灵脂、桃仁、川桂枝尖、蜀漆,老韭根白捣汁泛丸。"积聚"节:"三年来右胸胁形高微突,初病胀痛无形,久则形坚似梗。是初为气结在经,久则血伤入络……故寒温消克,理气逐血,总之未能讲究络病功夫。考仲景于劳伤血痹法,其通络方法每取虫蚁迅速飞走诸灵,俾飞者升,走者降,血无凝着,气可宣通,与攻积除坚,徒入脏腑者有间。"药用蜣螂虫、䗪虫、当归须、桃仁、川郁金、川芎、生香附、煨木香、生牡蛎、夏枯草。

4. 补虚通络法　大凡言痛，多以"不通则痛，通则不痛"立论，活血化瘀立法。叶氏告诫临诊时"络虚则痛"并非少见，"夫痛则不通，通字须究气血阴阳，便是看诊要旨矣。"络虚一证甚广，叶氏还提出了"络虚则热""络虚气聚""络虚风动""络虚则痿"等观点。叶氏确立了此类疾病的诊治原则："大凡络虚，通补最宜。"常以人参补虚益气，鹿茸温补肾阳，麦冬滋阴生津，当归养血活血，以及血肉有情之品鹿角胶、紫河车、龟甲等益髓填精，适当佐以通络祛滞药物，补虚通络而无呆腻之虞。

"诸痛"庞案："络虚则痛有年，色脉衰夺，原非香蔻劫散可效。"叶氏以炒桃仁、青葱管、桂枝、生鹿角、归尾等旋覆花汤之变制治疗，"去覆花之咸降，加鹿角之上升。""痹"吴案："筋纵痛甚，邪留正痹，当此天暖，间用针刺以宣脉络，初补气血之中，必佐宣行通络之治。"以生黄芪、防风、桂枝、炒黑常山、归身、青菊叶汁组方。

"产后"朱案："产后冬月，右腿浮肿，按之自冷。若论败血，半年已成痈疡，针刺泄气，其痛反加。此乃冲任先虚，跷维脉不为用，温养下元，须通络脉，然取效甚迟，恪守可望却病。"药用苁蓉、鹿角霜、当归、肉桂、小茴香、牛膝、茯苓、鹿角胶溶酒、蜜丸为治。

当然，治络方法在临床上并不是单独使用的，而是根据辨证及病程长短、病情轻重，组合使用。综上所述，若入络浅，络病轻者，以辛香通络为主；入络深，络脉瘀阻明显者，当以化瘀通络为主；络病重且久，络中瘀着、痰凝不去，则需参以虫蚁搜络法。另有辛润通络法和降气通络法等，常相佐而用。

三、临证应用

络病在临床上异常多样，体现在：① 成因的多种多样，既有外感所获，也可因七情、内伤等致病。② 临床表现的繁杂，几乎涵盖了中医临床的各科疾病。③ 治疗方法的变通性，有广义的活血化瘀等通络方法，更有针对病因的祛邪通络法和扶正通络法等。叶天士络病理论的贡献在于总结归纳了络病的病机特点，发展了络病的治法和用药。

纵观《临证指南医案》所记载有关络病的医案，不难发现其中虽有新病、急病，但更多的是久病、疑难病。叶氏从细络、孙络等微观上认识疾病，无疑是对疾病诊治的创新，拓展了中医对内伤杂病的诊治思路。在叶天士络病理论的指导下，临床各科提高了疑难疾病的诊治效果。

笔者将络病理论应用于浅表性胃炎、消化性溃疡等"胃脘痛"疾病的诊治，以益气活血、化瘀通络为治，以黄芪建中汤合䗪虫、制地龙活血通络之剂化裁治疗，多获良效。特别是久病迁延不愈，或瘀血阻络，或痰湿滞中致胃络受损的患者，效果尤佳。

基本方：炙黄芪30g，炙甘草6g，铁树叶30g，桂枝10g，五灵脂10g，制乳香3g，炒白芍10g，生蒲黄10g，海螵蛸30g，延胡索20g，制地龙20g，䗪虫10g。方中以黄芪补益脾胃，益气生血，增强益气建中之力；白芍养血补血、缓急止痛；桂枝温通经脉、助阳化气；炙甘草甘温益气健脾，协同桂枝辛甘化阳，助芍药酸甘化阴；五灵脂、铁树叶、乳香、海螵蛸收敛止血、行气止痛；生蒲黄、延胡索活血散瘀、理气止痛；地龙通经活络、活血化瘀，䗪虫益气逐瘀消积、通经止痛，两药相配，相须相使，有通经达络、活血化瘀止痛之功效。诸药合用，共奏健脾和胃、辛香通络之功。

病案举例：刘某，女，31岁。2014年5月9日初诊。诉上腹痛反复发作10余年，四处求医，屡治不愈。近期胃镜复查提示：浅表性胃炎伴糜烂。刻下中脘疼痛，夜间明显，食欲正常，苔薄，脉细弦。诊为中虚血瘀，宜益气活血，辛香通络。

组方：炙黄芪30g，川桂枝10g，生白芍30g，炙甘草6g，五灵脂10g，生蒲黄10g，铁树叶30g，制乳香3g，海螵蛸30g，川楝子10g，延胡索20g，当归15g，橘核10g，焦六曲10g。

药后痛减，原方加减，续服2个月，症情时轻时重。7月18日复诊，痛虽减而未痊愈，考虑病久入络，非虫蚁之品搜络不能竟功，故加䗪虫10g、干地龙10g，2周后腹痛全消。

四、结　语

叶天士在《临证指南医案》中第一次全面总结和阐述了络病辨治特色，使中医在微观上认识疾病有了质的飞跃。久病入络、久痛入络学说及其证治方法是我们提高慢性病、疑难杂病临床疗效的有效方法,不仅在心脑血管疾病,在其他内伤杂病中也有重要的指导意义。

《南京中医药大学学报》,2016 年第 32 卷第 5 期)

叶天士络病学说在中风治疗中的体现

沙隆达集团公司职工医院　　万仁雄
湖北省中医药高等专科学校　　刘华新

叶天士,名桂,号香岩,我国温病学派第一人,其家族世代业医,14 岁丧父,从学于父之门人,由于聪慧过人,闻言即解,见出师上。闻人于医道有所擅长,辄师事之,10 年内竟师从 17 人。因而有穷究古训之基,博采众方之长,临证经验丰富,且于温病辨治上独树一帜,创立了卫气营血的辨证体系,使温热病的辨证从传统的六经辨证中脱颖而出,有了一整套独特理法方药的完整体系。他的学术成就还不仅限于此,在内伤杂病方面也做出了巨大的贡献。特别是在中风的辨治中,他根据《内经》"诸风掉眩,皆属于肝"的《经》旨,辨析了前人诸家之说,经过反复的临床实践,融会贯通,创立"阳化内风"的理论。他认为中风乃"身中阳气之变动,肝为风脏,因精血衰耗,水不涵木,木少滋荣,肝阳偏亢,内风时起"而导致内风动越的一种病象。根据肝为风木之脏而主筋,正如树干壮茂,必赖根系发达,方能水滋木荣,人身健柔,必得络脉畅通,癸水方能涵养乙木。一朝癸水不足,阴不濡筋,势必阳亢风动,风窜络窍,轻则肌肤不仁,肢体偏瘫,重则神识昏蒙,厥脱毙命。在治疗上,他提出了"缓肝之急以息风,滋肾之液以驱热"和"介以潜之、酸以收之、味厚以填之、虫蚁以通之"的用药原则。在辨证上他在秉承张仲景络病用药的基础上,发展了络病的治法及用药,提出了"络以辛为泄"的著名观点,创辛味通络大法治疗络病。具体而言,属实者有辛温通络、辛润通络、辛香通络、虫蚁通络;属虚者,提出"大凡络虚,通补最宜",又有辛甘通补与滋润通补。分析其药物运用，一方面是通络药物运用，即运用具有通络专长的药物，如辛味入络药、虫类入络药等；另一方面，注意在辨证论治的基础上配伍通络药，即通络治疗和其他治疗的组合。通观叶氏在中风病的治疗中，常用的治法有如下几种。

一、滋阴润络

肝为木脏，必得肾水之濡润，方能使木柔而达，一旦水不涵木，则阳亢风动，窜络闭窍，则中风之症作矣。通观叶氏之《临证指南医案》滋阴润络之法，比比皆是。如治一金姓患者"失血有年，阴气大伤，复遭忧悲悒郁，阳夹内风大冒，血舍自空，气乘于左，口歪肢麻，舌暗无声，足痿不耐行走，明明肝肾虚馁，阴气不主上承，重培其下，冀得风息，拟河间法：熟地、牛膝、萸肉、远志、杞子、川斛、茯神、淡苁蓉"。此案中提到拟河间法，刘氏曾论："平日衣服饮食，安处动止，精魂神志，性情好恶，不循其宜而失其常，久则气变兴衰而为病也。或心火暴甚，而肾水衰弱，不能制之，热气怫郁，心神昏冒，则筋骨不用，卒倒而无所知，是为僵仆也。甚则水化制火，热盛生涎，至极则死，微则发过如故，至微者则眩瞑而已，俗云'暗风'。由火甚则制金，不能平木，故风木甚也。"实际上其滋阴润络就是秉河间滋水涵木之法也。

二、辛润温通

有阳气不足之人，精血残惫，下元虚寒，络脉痹阻，肢体偏痱之人常用此法。辛味药辛香走窜，能行能散，行能通络。《素问·脏气法时论》说："辛以润之，开腠理，致津液，通气也。"辛味药为叶天士治疗络病的常用药，正如其所云"络以辛为泄""攻坚垒，佐以辛香，是络病大旨"。其中风治疗常以辛味药为主，或佐以辛味药。然辛味药大都香燥，有伤津耗液之弊，故常在方中辅以温润之品以兼制其燥。如治一张姓患者，"中风以后，肢麻言謇，足不能行，是肝风内动，肾精血惫，虚风动络，下寒，二便艰阻。凡肾虚忌燥，以辛润温药，苁蓉、枸杞、当归、柏子仁、牛膝、巴戟、川斛、小茴"。

三、宣窍通络

头为诸阳之会，清旷之所，若热阻胞络，神窍阻塞，气络不通，则神机不明，昏蒙痉厥，鼻息鼾声，喉如拽锯者，此为脑络不通也。叶氏认为："清络热必兼芳香开窍，以清神识。若重药攻邪，直通肠胃，与包络闭塞无干涉也。"故常用牛黄丸、至宝丹之类宣窍通络，"内之宣经络而疏通百节，外之行窍而直透肌肤。"如治沈姓患者，风中廉泉，舌肿喉痹，麻木厥昏。内风亦令阻窍，上则语言难出，下则二便皆不通调。考古人吕元膺每用芳香宣窍解毒，勿令壅塞致危也。至宝丹四丸，匀四服。

四、化湿通络

有因湿挟内风，湿土相招，困阻太阴脾络，口歪舌偏，声音不出者，常用通阳与利湿之法，以宣通络脉气机。如治程姓患者，"脉濡无热，厥后右肢偏痿，口㖞舌歪，声音不出，此阴风湿晦中于脾络，加以寒滞汤药蔽其清阳，致清气无由展舒，法宗古人星附六君子汤，仍能攻风祛痰，若曰风中廉泉，乃任脉为病，与太阴脾络有间矣。人参、茯苓、新会皮、香附汁、南星、竹节、白附子。"

五、益卫通络

肺司卫气，行于肌表，润泽肌肤，固护皮腠，抵御外邪。若卫阳不固，虚风中络，肢体偏废，汗出麻冷之人，常作此法。如："俞氏，寡居一十四载，独阴无阳，平昔操持，有劳无逸。当夏四月，阳气大泄主令，忽然右肢麻木，如堕不举，汗出麻冷，心中卒痛，而呵欠不已，大便不通。诊脉小弱，岂是外感，病象似乎痱中，其因在乎意伤忧愁则肢废也。攻风劫痰之治，非其所宜。大旨以固卫阳为主，而宣通脉络佐之。桂枝、附子、生黄芪、炒远志、片姜黄、羌活。"

六、化痰通络

痰为有形之实，可随无形气机而动，有形盛气衰之人，痰热动风，流窜脉络，舌蹇语强，肢体麻木，常用此法。如治陈姓患者，"脉左数，右弦缓，有年形盛气衰，冬春之交，真气不相维续，内风日炽。左肢麻木不仁，舌歪语蹇，此属中络。调理百日，戒酒肉，可望向愈。羚羊角、陈胆星、丹皮、橘红、连翘心、石菖蒲、钩藤、川斛。"

从诸多案例我们不难看出，叶天士在中风病证的治疗中，秉承并发展了张仲景关于中风浅深四个阶段的病机学说，在其"阳化内风"的理论指导下，以滋阴潜阳为主导，灵活运用了通养脉络的治法，使得许多窍闭肢废的患者沉疴再起，至今仍然不失为我们治疗中风病的有效借鉴。

叶天士从络病论治痹证研究

北京中医药大学　　李长香　程发峰　王雪茜　马重阳　朱文翔
　　　　　　　　　张晓瑜　穆　杰　杜　欣　王庆国

清代叶天士首提"络病"概念，总结出络病的特点主要是以疼痛为主，而痹证则是络病较典型的疾病之一。痹证是由于风、寒、湿、热等外邪侵袭人体，闭阻经络，气血运行不畅所致的以肌肉、筋骨、关节发生痛、麻木、重着、屈伸不利，甚至关节肿大灼热等为主要表现的疾病。络病发生机制不同，因此在络病的基础上，痹证病机亦有不同，既有外邪直中络脉而致痹，又有病邪久留正虚而入络致痹。因此络病分虚实，由风、寒、湿、热等外感六淫或瘀血、凝痰蕴结，脉络痹阻不通者当属实；因久病气虚血少，络脉空虚，脉道失养而为病者当属虚。并从络病的角度，以虚、实为纲，对痹证进行证型、治法、用药规律的总结，总结出较系统的诊疗方法。

一、络　实

对于络实者，叶天士在《临证指南医案》中指出："《经》以风、寒、湿三气合而为痹，然经年累月，外邪留着，气血皆伤，其他为败痰凝瘀，混处经络。"即痹证一方面如《内经》所言可因外感风、寒、湿三邪袭络，致经络中气血运行不畅，不通则痛而为痹。另一方面，亦可因外感邪气留着经络，经年累月，形成瘀血凝痰，使四肢关节失于荣养而为痹。此两者皆是络脉不虚，外邪或病理产物阻络而致痹证。因此实证包括风湿阻络、寒湿阻络、湿热阻络、痰瘀阻络四种证型。

1. 风湿阻络　外感风湿邪气入络在《临证指南医案·痹》中有两种体现，一是新病络实，风湿之邪气初入络，而导致经络阻遏诱发痹证。如"王案，努力经气受伤，客邪乘卫阳之疏而入，风湿阻遏经隧，为肿为痛，大汗连出，痛仍不止，而大便反滑。其湿邪无有不伤阳气者，固卫阳以却邪，古人正治，以湿家忌汗耳"；二则是久病络实，风湿之邪气留着络脉积久不除，成痰、瘀、热邪气阻络。"鲍案，风湿客邪留着经络，上下四肢流走而痛，邪行四犯，不拘一处，古称周痹。且数十年之久，岂区区汤散可效？凡新邪宜急散，宿邪宜缓攻，蜣螂虫、全蝎、地龙、穿山甲、蜂房、川乌、麝香、乳香，上药制末，以无灰酒煮黑大豆汁泛丸。""吴案，风湿化热，蒸于经络，周身痹痛，舌干咽燥，津液不得升降，营卫不肯宣通，怕延中痿，生石膏、杏仁、川桂枝、苡仁、木防己。"

上述案例皆突出风湿入络致痹的特点：关节肿痛，且疼痛游走不定，病及一个或多个关节，周身痹痛。针对不同致病的病因，风湿之邪初客经络者，以祛风除湿为主，加以"辛香通络"；风湿入络化热者，祛风除湿的同时，需配合清气分之热邪及"辛温通络"；风湿留着经络较久者，则以虫蚁"搜剔通络"为主。治疗以防风、羌活、独活、薏苡仁、海桐皮、木防己等祛风除湿药，片姜黄、桂枝木、川乌等辛温通络药，生石膏、杏仁等清气分之热邪药，蜣螂虫、全蝎、地龙、穿山甲、蜂房等搜剔通络之虫蚁，谨遵"络以通为用"的基本治疗原则。

2. 寒湿阻络　叶天士在《临证指南医案·痹》中对寒湿阻络导致的痹证，亦有自己的见解。认为机体外感寒湿邪气，导致络脉滞涩不通，不通则痛，进而使肌肉关节筋脉疼痛。"某案，左脉如刃，右脉缓涩，阴亏本质，暑热为疟，水谷湿气下坠，肢末遂成挛痹。今已便泻减食畏冷，阳明气衰极矣。当缓调，勿使成疾，生白术、狗脊、独活、茯苓、木防己、仙灵脾、防风、威灵仙。又湿痹络脉不通，用苦温渗湿小效，但汗出形寒泄泻，阳气大伤，难以湿甚生热例治。通阳宣行以通脉络，生气周流，亦却病之义也。生白术、附子、狗脊、苡仁、茯苓、萆薢"，"某案，寒湿滞于经络，身半以下筋骨不舒，二便不爽。蠲痛丹（延胡索、川楝子、茴香、白牵牛子、当归、高良姜、青皮、木香、乌药、全蝎）"。上述案例皆是寒湿阻络致痹，其临床特点为以肢体关节疼痛较剧，得热痛减，遇寒痛增，逆冷，恶寒无汗，二便不爽。治疗上应该散寒除湿，通络止痛。药用独活、茯苓、木防己、白术、防风、薏苡仁、萆薢、淫羊藿、威灵仙等以祛除湿邪，再加鹿角霜、附子、沙苑子、小茴香、当归、川桂枝、茯苓、乌药、高良姜等散寒兼"辛温通络"。

3. 湿热阻络 叶天士在《临证指南医案·痹》中，既继承《内经》对痹证的病因方面的认识，还进一步丰富了其内容，指出"从来痹证每以风、寒、湿三气杂感主治。召恙之不同，由乎暑喝外加之湿热，水谷内蕴之湿热，外来之邪着于经络，内受之邪着于腑络"。在《内经》所述风、寒、湿三气杂至而为痹的基础上，认为外来湿热之邪亦可留着于经络而致痹。如："沈案，从来痹证每以风、寒、湿三气杂感主治。召恙之不同，由乎暑喝外加之湿热，水谷内蕴之湿热，外来之邪着于经络，内受之邪着于腑络，故辛解汗出，热痛不减。余以急清阳明而致小愈，病中复反者，口鼻复吸暑热也。是病后宜薄味，使阳明气爽，斯清阳流行不息，肢节脉络舒通，而痹痿之根尽拔。至若温补而图速效，又非壮盛所宜。人参、茯苓、半夏、广皮、生于术、枳实、川连、泽泻。""石案，脉数右大，湿渐化热，灼及经络，气血交阻，而为痹痛。阳邪主动，自为游走，阳动化风，肉腠浮肿，俗谚称为'白虎历节'。川桂枝、木防己、杏仁、生石膏、花粉、郁金。""方案，左脉弦大，面赤痰多，大便不爽。此劳怒动肝，令阳气不交于阴，阳维、阳跷二脉无血营养，内风烁筋，胻腨痹痛。暮夜为甚者，厥阴旺时也。病在脉络。金斛、晚蚕沙、汉防己、黄柏、半夏、萆薢、大槟榔汁。又痛，右缓左痛，湿热未尽，液虚风动也。生地、阿胶、龟板、豆皮、茯苓、通草。""宋案，病者长夏霉天奔走，内踝重坠发斑……诊得右脉缓，左脉实。湿热混处血络之中，搜逐甚难……鹿角霜、生白术、桂枝、茯苓、抚芎、归须、白蒺藜、黄菊花。"此四则案例，皆是湿热入于络脉，致使络脉不通致痹。其中第二则案例皆是由湿化热，成湿热之候；第三则案例则是湿热损伤阴液，生痰生风；最后一则案例是病久湿热入于血络。对于湿热阻络所致的痹证，临床症见肢体关节疼痛，多兼发热、恶风、口渴等全身症状，脉滑数。治当清热祛湿，通络止痛。用药以白术、茯苓、半夏、防己、薏苡仁、晚蚕沙等祛除湿邪；用石膏、杏仁、滑石、黄柏、黄菊花、川黄连以清络中之热；再入桂枝、姜黄、当归须等辛温活血之品以通络。又根据其不同的临床表现，暑热伤气者，加人参以补气，且用枳实、陈皮兼顾阳明；阴虚风动者加金斛、阿胶、生地以滋阴清热；对于病久湿热入于血络者，则选用大量辛润活血通络之品，如川芎、当归须、鹿角霜等。

4. 痰瘀阻络　叶天士认为"久病入络""久痛入络"，久病则容易生痰瘀，在《临证指南医案·痹》和《临证指南医案·腰腿足痛》中有数例相关医案。如："张案，四肢经隧之中，遇天冷阴晦，疼痛拘挛。痈疽疡溃脓，其病不发，疡愈病复至，抑且时常衄衊。《经》以风、寒、湿三气合而为痹。然经年累月，外邪留着，气血皆伤，其化为败瘀凝痰，混处经络，盖有诸矣。倘失其治，年多气衰，延至废弃沉疴。当归须、干地龙、穿山甲、白芥子、小抚芎、生白蒺，酒、水各半法丸。""李案，积伤入络，气血皆瘀，则流行失司。所谓痛则不通也，久病当以缓攻，不致重损。桃仁、归须、降香末、小茴、穿山甲、白蒺藜、片姜黄、煨木香，韭白汁法丸。"以上两则案例皆是由痹证日久，痰瘀痹阻络脉，血行滞涩引起的。临床表现常见：肢体关节刺痛，关节肿胀，屈伸不利，脉涩。治疗当活血化瘀，搜剔通络。其中以当归、桃仁、片姜黄、川芎、降香末、煨木香等药物活血化瘀，以白芥子祛痰，以地龙、穿山甲虫类药物搜剔通络。对于血瘀不行，经久不愈者，叶天士擅用虫类祛瘀，因其认为："每取虫蚁迅速飞走诸灵，俾飞者升，走者降，血无凝着，气可宣通，搜剔经络之风湿痰瘀莫如虫类，藉虫蚁血中搜逐，以攻通邪结。"所以利用虫类药物走窜善行之性，搜剔络脉可获良效。

二、络　虚

叶天士认为"至虚之处，便是容邪之处""络虚留邪"。痹证邪侵日久，对于体虚或年老体弱者易损伤正气，引起络脉虚滞、失养。而病络虚，对络虚引起的痹证，叶氏承《素问·阴阳应象大论》："形不足者，温之以气，精不足者，补之以味。"主张"大凡络虚，通补最宜"。治以补益为主，扶助正气，驱邪外达,补益用益气补血、养阴润燥、荣养脉络之品,配伍通络的药物治疗。而体虚引起的络脉空虚,又分为阳虚、阴虚、气血不足、肝肾亏虚四种证型。

1. 阳虚 "唐案,右后胁痛连腰胯,发必恶寒逆冷,暖护良久乃温,此脉络中气血不行,遂至凝塞为痛,乃脉络之痹证,从阳维、阴维论病。鹿角霜、小茴香、当归、川桂枝、沙苑、茯苓。"(《临证指南医案·痹》)此则案例是由于络中阳虚,气血运行不畅,不通则痛而致痹。临证见肢体肿痛,恶寒,四肢逆冷,得热痛减。治以温阳祛寒,通络止痛。以鹿角霜、小茴香、桂枝、沙苑等药物温阳驱寒,而以当归、桂枝通络止痛,属"辛温通络"之范畴。

2. 阴虚 "沈案,用养肝血息风方,右指仍麻,行走则屈伸不舒,戌亥必心热烦蒸。想前法不效,杞、归辛温,阳动风亦动矣。议去辛用咸,若疑虑途次疟邪未尽,致脉络留滞,兼以通逐缓攻亦妙。熟地、龟胶、阿胶、秋石、天冬、麦冬、五味、茯神。蜜丸,晨服。桃仁、穿山甲、干地龙、抚芎、归须、丹皮、红花、沙苑。香附汁丸,夜服。"(《临证指南医案·痹》)此案例则是由于阴虚风动,络虚不荣而为痹。阴虚风动为叶天士的创新之处,临证表现为痹痛而麻,行走屈伸不舒。治当养阴润燥,荣养脉络,兼活血通络,使络脉濡润而不凝。常用甘寒、咸寒之品以滋养,如生地、阿胶、龟胶、天冬、麦冬、五味子;以桃仁、穿山甲、干地龙、川芎、当归须、牡丹皮、红花、沙苑活血通络。

3. 气血不足 叶天士认为络虚大多受气血影响,气血虚衰而使脉络失养。如:"俞案,肩胛连及臂指走痛而肿一年,乃肢痹也。络虚留邪,和正祛邪。黄芪、防风、海桐皮、生白术、归身、川羌活、片姜黄、白蒺藜。""痛起肩胛,渐入环跳髀膝。是为络虚。黄芪、于术、当归、茯苓、防己、防风根、姜黄、桑枝。""沈案,脉芤汗出,失血背痛。此为络虚。人参、当归、枣仁、白芍、炙草、茯神。"临证应多由气血虚弱引起痹痛的同时,并见正气不足的表现。治应益气补血,祛邪通络。以黄芪、白术、当归、茯苓、白芍、甘草、茯神、人参、枣仁等补气生血,而以羌活、防风、白蒺藜、防己、桑枝等祛除外邪,以片姜黄、当归等辛散横行通络。

4. 肝肾亏虚 在《临证指南医案·痹》篇、《临证指南医案·腰腿足痛》篇和《临证指南医案·肩臂背痛》篇中对于肝肾亏虚的案例亦有数例。如"长夏湿痹,经脉流行气钝,兼以下元脉络已虚,痿弱不能步趋,脊膂常似酸楚,大便或结或溏,都属肝肾、奇经为病。盖必佐宣通脉络为正治法,倘徒呆补,夏季后必滋湿扰,须为预理。肉苁蓉、小茴香、巴戟天、归身、远志、鹿角霜、桑椹子、生茅术、茯苓、熟地黄(姜汁制),另用金毛狗脊三斤,煎膏和丸。""朱案,脉细色夺,肝肾虚,腰痛。是络病治法。生羊内肾、当归、枸杞子、小茴、紫衣胡桃、茯神。""老年腰膝久痛,牵引少腹两足,不堪步履。奇经之脉隶于肝肾为多。鹿角霜、当归、肉苁蓉、薄桂、小茴、柏子仁。""汪案,脉涩,腰髀环跳悉痛,烦劳即发。下焦空虚,脉络不宣,所谓络虚则痛是也。归身、桂枝木、生杜仲、木防己、沙苑、牛膝、萆薢、小茴。""庄案,督虚背疼,脊高突。生毛鹿角、鹿角霜、枸杞子、归身、生杜仲、沙苑、茯苓、青盐。""张案,督虚,背痛遗泄。生毛鹿角、鹿角霜、生菟丝子、生杜仲、沙苑子、白龙骨。"此六则案例皆是下焦肝肾空虚,进而导致络脉空虚,不荣则痛。叶天士认为八脉隶属于肝肾,则肝肾亏虚,奇经八脉空虚不充。临证多见筋骨肌肉痛软无力,酸楚,乏力,不堪步履,腰脊伛偻不舒,关节变形,脉小、脉细等,以肝肾亏虚而致痹。治应补益肝肾、填补络道。治疗以熟地、肉苁蓉、杜仲、牛膝、紫衣胡桃、牛膝、桑椹、巴戟天、枸杞子、菟丝子等补肝肾、强筋骨;以鹿角霜、生羊内肾等血肉有情之品填补络道;再加以小茴香、桂枝、当归等辛温活血通络,使补而不滞。叶天士承《内经》对络病与痹证的理论知识,在诊治内伤杂病时,吸收《伤寒杂病论》的治疗经验,较全面认识痹证与络病的关系,且其云:"医者不知络病治法,所谓愈究愈穷矣。"因此创建较完善的络病之痹证的诊疗体系,对于痹证充分利用"络病"的诊疗原则。其用药规律及经验,不仅让后世医家对痹证与络病有了新的理论认识,在诊治方面也有重要的借鉴意义,可以有效地指导临床。

(《中华中医药杂志》,2016年第31卷第5期)

苏州新"吴门医派"以络从"湿"治痹探析

苏州市中医医院　　尤君怡　梁国强

传统医学对痹证的认识源远流长,痹证又称"痹症""痹病""风湿病"等。

具有"吴中医学甲天下"盛誉的吴门医派鼎盛时期的代表大医家叶天士，不但是清代著名的温病大家，还是一位治疗杂病的大家。他的门人收集其临证病案手笔，编辑成《临证指南医案》。书中对痹证详论治法，疗效卓著，颇多卓识定见，发前人未发。叶氏认为痹的病位在经络，如"风湿客邪，留于经络""风湿发热，萃于经脉"皆指出了风湿之邪致痹，所侵犯的病位是经络。对于病位之深浅，又有"初病湿热在经，久则瘀热入络"之说，并指出病位有在经在络之分。自 2013 年苏州市吴门医派研究院成立以来，依叶天士"久病入络，久痛入络"的络病理论为基，从吴地多"湿"邪的特点为源，对《临证指南医案》研讨，将"络病理论的基础与临床研究"和"湿邪致病学说"作为吴门医派今后中长期的两个研究方向。笔者就此探析了苏州新"吴门医派"从络治痹的"湿邪致病学说"渊源，详述如下。

一、吴门医派

"君到姑苏见，人家尽枕河"，苏州是我国在世界上久负盛名的历史文化名城之一，古称吴，简称为苏，又称姑苏、吴中、平江、吴门等。从公元前 514年，伍子胥"相土尝水、象天法地"筑城至今已有 2 500 多年的历史，这里一直文化昌盛，环境优雅，温暖湿润，经济繁荣，还有崇医的风俗，故有"鱼米之乡，人间天堂"的佳誉。富厚的吴文化底蕴，为吴中医学的形成提供了丰厚的文化积淀，也给吴中医学的发展加持了勃勃生机。苏州历代名医有记录的超过千家，以儒医、御医、世医居多，总结前人经验及个人行医心得的著述百部不止。清初叶天士《温热论》的问世，更确立和奠定了以苏州为中心的温病学派的学术地位，从而形成了"吴中多名医，吴医多著述，温病学说倡自吴医"三大精华特点，学术成就自成一家。以吴中地区为中心的江南成为华夏的医学中心，形成了颇负盛名的吴门医派，为祖国的传统中医药发展写下了浓重的一笔，影响海内外。13 世纪著名的《马可·波罗游记》中记述到"苏州城漂亮得惊人""有许多医术高明的医生，善于探出病根，对症下药"。可见"吴中医学甲天下"的盛誉并非枉担虚名，如果说丰富秀美的吴门文化是苏州科学艺术之源，那么悠久精湛的吴门医派则是其流之一。

二、叶天士之"络病理论"

吴门医派是中医学一个重要学术流派,起源于元末明初,发展于明代,鼎盛于清代,是吴中医学的精华所在。鼎盛时期的代表医家叶天士(1667—1746),名桂,号香岩,别号南阳先生,江苏吴县人(今属江苏省苏州市吴中区),居上津桥畔,故叶天士晚年又号上津老人,传世著作有《温热论》《临证指南医案》等。提到吴门医派第一个就会想到温病学说,首先温病学派将温病从伤寒中独立出来,纠正了前人的错误,补充了前人在理论上的空白,使温病的治疗摆脱了《伤寒论》的束缚,本身就是一种巨大的理论创新。其次形成时期,明末清初的代表医家吴有性(1582—1652),字又可,号淡斋,江苏吴县人(今属江苏省苏州市吴中区),传世著作《温疫论》,创造性地提出"戾气"通过口鼻侵犯人体,使人感染瘟疫,科学地预见了传染病的主要传播途径是从"口鼻而入",开我国传染病学研究之先河。再者,温病辨证论治的纲领卫气营血辨证补充了传统的"六经辨证"和"八纲辨证"的内容,为中医诊断学的发展做出了突出的贡献。温热大师叶天士不仅擅长治疗温病,还是一位治疗杂病的大家。关于络病理论:络脉是中医基础理论的组成部分,对其病变认识的络病理论初见于《内经》,张仲景在《伤寒杂病论》对其有了更为详尽的论述。真正在临床上将其作为准则应用的还是清代医家叶天士,他在《临证指南医案》中提出了"久病入络""久痛入络"等这样的千古名论,引领着络病的临床诊治。

传统中医所谓的络脉作为经络的组成部分在运行气血、络属脏腑等主要功能方面,与经脉有着共性,但络脉作为从经脉支横别出、逐层细化的网络,以及作为经脉的分支,具有布散、渗灌经脉气血到脏腑形体官窍及经络自身的作用。叶氏《临证指南医案》指出:"凡经脉直行,络脉横行,经气注络,络气还经,是其常度。"《素问·调经论》云:"人之所有者,血与气耳。"气与血是构成人体的基本物质,人体一旦发生病变,不是出于气就是出于血。故叶氏从气血辨证方面来说"经主气,络主血",络为聚血之所。经络为全身气血通道,气血为病往往都会影响到经络。络脉多深在脏腑组织之中,凡是发生于经络系统终末段、深入到脏腑机体四肢百骸的疾病,统属于"络病"。由于络脉特殊生理位置及作用，决定了络病病因、病机的繁杂，叶氏也多次强调说："在经多气病，在络多血病。""百日久恙，血络必伤。""久痛入络。""痛久入血络。"因此，"入络"是疾病发展、病情深重、病位深在之意，而且不但久病入络，新病势急危重者亦可入络，且络病有寒热虚实之分。

"久病入络、久痛入络"，叶氏医案中论曰："初病在经，久痛入络。以经主气，络主血，则可知其治气治血之当然也。凡气既久阻，血亦应病，循行之脉络自痹，而辛香理气，辛柔和血之法，实为对待必然之理。"由于疾病的失治、误治或病重缠绵而日久不愈，经气之伤渐入血络，络脉失和，血失通利，为痰为瘀，瘀痰并阻络道，而形成"久病入络"的病机。久病入络、久痛入络是疾病发展、病情深重的一般规律。病情深重且发展迅速的外感病可直接入络，在叶氏看来，络病不只是久病可致，即使新病亦可导致络病。无论新病、久病均可导致络中气血受伤而成络病，而络病一旦形成，其病势则或沉重或缠绵。络病有寒热虚实之别，络病的病因复杂，因体质差异或邪之性质不同而有寒热之别，且久病多瘀、多痰、多虚，其病机多为气滞、血瘀、痰阻。因此，络病的基本特点或为虚或为实，虚则络脉失养，实则阻滞不通，失养与瘀滞皆可致络病。然而疾病末期往往是因虚致实或因实致虚，虚实夹杂，如其所说"最虚之处，便是客邪之处"。络病并非单一的寒热虚实，久病络中气血虚，常导致邪气干络，致络病常呈寒热错杂、虚实互见。

三、以络从"湿"治痹

痹证又称"痹症""痹病""风湿病"等，主要是素体亏虚，风寒湿热等外邪乘虚侵入关节、经络、气血、肌肉，导致气血运行不畅，以肌肉、筋骨、关节发生酸痛、麻木，重者屈伸不利，甚至关节肿大灼热等为主要临床表现的病症。中医学经过几千年的发展进步，对于痹证的病因病机及论治已有深刻认识。早在《素问·痹论》就有"风、寒、湿三气杂至，合而为痹"的论述。可见风、寒、湿三邪的侵入人体乃是痹证发病的病因。《素问·痹论》曰："病久入深，营卫之行涩，经络失于疏故不通。"痹证的临床表现与现代医学中的全身性结缔组织病、类风湿关节炎、骨关节炎、感染性风湿病、代谢与内分泌疾病伴发的风湿性疾病相类似。由此可见，湿热骨痹在痹证中占有较大的比例，湿邪黏着，在致病的风、寒、暑、湿、燥、火这"六淫邪气"中,最怕湿邪。湿是最容易渗透的,湿邪从来不孤军奋战,总是要与别的邪气"捆绑",是现代人的一大克星,是绝大多数疑难杂症和慢性病的源头或帮凶。

《临证指南医案》中记载了叶氏治疗痹证的医案共 56 例,体现了其独具一格的治疗思想,对后世产了较大的影响。总之,叶天士将其独特的温病辨证、奇经辨证、久痛入络理论等综合运用于痹证的辨证治疗,不拘一格,或分或合,各有侧重,为后人展示了其治疗思想的原则性和灵活性,值得我们进一步深入研究。关于治络之法,亦是叶天士的独特治疗方法之一。叶氏对络的认识,遵《内经》"经络皆统血"之旨,认为络病为血分疾病的一部分,提出了"安血络"的治法;同时还认为络病多为邪深隐伏之病证,提出了治肝络、胃络、肺络等。关于络病的治法,叶氏有两个基本关于络病的治疗法则:一为络实证,叶氏认为:"积伤入络,气血皆瘀,则流行失司,所谓痛则不通也。久病当以缓攻,不致重损。"二为络虚证,叶氏提出"络虚则痛""通补最宜",用药当取"柔剂通药",如络虚寒则用"柔温辛补",络虚热则用"凉润辛补"。对临床更有指导意义的是叶天士将通络药物应用于具体病案中,形成了诸多的通络治法。人体不外气血,初病尚浅,病在气分,日子长久,诸邪必然入络,其中湿气攻入脾脏循行经络,顽固不堪。辨证骨痹,虚实两端。治法之中,风易驱,寒可散,热能清,唯湿难除,唯虚难补。《清代名医医案精华·叶天士医案》有述:"湿聚热蒸,蕴于经络,寒战热炽,骨骱烦疼,舌起灰滞之色,面目痿黄色,显然湿热为痹。"可见风寒湿痹临床固多,湿热痹证亦复不少。虽然《金匮要略》有"经热则痹,络热则痿"之说,但是叶氏则提出"湿盛生热,生痰,渐有痿痹之状",为何生热生痰便渐成痿?叶氏在《临证指南医案·吴案》"湿热"中指出"风湿化热,蒸于经络,周身痹痛,舌干咽燥,津液不得升降,营卫不肯宣通,怕延中痿"。可见叶天士对"湿邪"在痿痹证中的重视程度。

叶氏通络祛痹法机圆法活,特色鲜明,言简意赅,切中肯綮。以络从"湿"治邪痹典型的医案可见《临证指南医案·痹门·鲍案》辨述:"风湿客邪,留于经络,上下四肢流走而痛,邪气触犯,不拘一处,数十年周痹之病。"叶氏处方:蜣螂,全蝎,地龙,炒穿山甲,露蜂房,川乌,麝香,乳香(上药研细末,以无灰酒煮黑大豆汁泛丸服之)。此治痹之方"重"取虫类,意在"飞者行,走者降,灵动迅速,追拔沉混气血之邪""搜剔经隧之瘀,莫如虫类"。病久邪深入经络骨髓，气血凝滞不行，痰湿瘀胶固，经络闭塞不通，非草木之品所能宣达。原案谓："古称周痹，且数十年之久，岂区区汤散可效？凡新邪宜急散，宿邪宜缓攻。"此言疾病有新久，故用药有缓急之规律。药取虫蚁入络者，盖久病入络，非草木之品可以济，必虫蚁搜逐以为功，虫蚁之性虽峻，合丸缓攻，为峻药缓用之意。全蝎色青入肝，搜络定风，地龙咸寒入脾肾，清湿热痹痛，穿山甲宣通经络，蜂房以毒攻毒，上四味皆搜风行络之品。经络流行受阻而致痛，则用麝香搜剔幽隐之邪，乳香定诸经之痛，并以酒性之阳，"宿邪宜缓攻"，合黑豆入肾滋阴，又制虫类药之烈性，合用煮汁泛丸力缓，不致伤正损痹，则痛痹可缓缓而愈，可谓匠心独运。

叶氏通络祛痹法遵循经论但又不拘泥于经论，如《临证指南医案·痹·李案》中指出："此卫阳单薄，三气易袭，先用阳明流畅气血方。"完全遵循了《素问·痹论》提出的"风、寒、湿三气杂至，合而为痹也"和《内经》强调的"正气存内，邪不可干""邪之所凑，其气必虚"的痹证辨证。指出："此卫阳单薄，三气易袭，先用阳明流畅气血方。"亦是宣通气分，分利络中湿邪为主。但在《临证指南医案·痹·汪案》指出："医者但执风、寒、湿三邪合成为痹，不晓病随时变之理。羌、防、葛、根，再泄其阳，必致增剧矣。焉望痛缓，议用仲景木防己汤法。"亦是应用温清补利的合方，不但要化湿痰热结，还要兼补阳气虚弱。提出医者必须通晓"病随时变之理"，从络辨治痹证中，在施宣通清解之法的同时勿使伤阳。真可谓命之理微，医之理亦微；天下至变者病也，至精者医也。

叶氏通络祛痹法还有立意新颖的宣肺络祛湿调气之典案，如《临证指南医案·痹·某案》言："舌白，目彩油光，腰痹痛，湿邪内蕴，尚未外达，必分利湿为主。"叶氏组方：杏仁、苏梗、木防己、厚朴、茯苓皮、天花粉、晚蚕沙、茵陈蒿，宣朝百脉的肺络，以求改善气血痹阻不通。另一某案，"病后过食肥腻，气滞热郁，口腻粘连，指节常有痹痛"。叶氏指出当从气分宣通方清，组方：苏梗、杏仁、瓜蒌皮、郁金、半夏、橘红，亦是根据肺主宣泄，因体内潮湿，气血运行不畅而进行施治。又如《临证指南医案·痹·吴案》曰："风湿化热，蒸于经络，周身痹痛，舌咽燥不得升降，营卫不肯宣通，怕延中痿。"叶氏组方：生石膏、杏仁、川桂枝、薏苡仁、木防己。理法方药亦是如上。有文献报道叶氏的《临证指南医案》痹证篇用于宣肺络的中药杏仁达到19次之多，而具有除湿的中药薏苡仁、茯苓、木防己、海桐皮等出现频率也相当大。

从国内主要的文献期刊检索结果及书籍论著来看,关于吴门医派叶天士医家的可以说是非常浩瀚,更多的医者将叶氏的经验灵活地结合具体临床实践,都有所受益,并取得了一定实效。但是也认识到叶天士对中医学的贡献仍然未全面、系统地总结、挖掘,与对仲景经方理论的研究相比要薄弱得多。作为苏州吴门医派研究的工作者,不得不承认这方面不如其他学派传人研究得扎实和丰满,由此提示还需要进一步地努力哉!其中从不同的角度对痹证的整理和发掘论著、文献也是颇多,就总体而言,叶氏的论治思维、方药模式等都得到了一定的传承和发展。笔者以叶天士"久病入络,久痛入络"的络病理论为基础探讨吴门医派治疗痹证的"湿邪治病学说"特色。当下临床关于湿邪痹证的用药,多以除湿为佐使,而为君臣者少。故他邪既解,而湿留存,或伏着筋脉,或流注关节,候其时机。如邪再扰,遇寒从寒,遇热交结,遇湿则如胶得漆,以致其病反复发作,缠绵难愈。如湿邪留久,既可伤阳,又可阻滞气机,有碍气血周流,使气失之煦,血失之濡。当此之际,湿不除,则补难效。如病变部位长期失于温养,就会出现肌肉萎缩,关节变形,终成残疾。即可认为是"久病入络,久痛入络"的一种体现。辨证痹病之虚实,治法之中,风易驱,寒可散,热能清,唯湿难除,唯虚难补。由此提出治疗痹证,湿邪不除,非其他治的建议。对于经典的一些归纳整理愚见,定有不妥和错误之漏,是否妥当,敬请中医前辈及同道批评斧正。

四、苏州新"吴门医派"展望

纵观中医学发展史,学术流派层出不穷,但很少有流派像吴门医派这样,对社会和医学的发展具有深远影响。苏州市人民政府在 2013 年底在原苏州市中医药研究所的基础上成立了吴门医派研究的专门机构——苏州市吴门医派研究院,围绕"吴门医派"在理论、专病、专药、文化上的特色优势,开展多学科、多层次的科学和文化研究,建设集基础研究、应用基础研究、应用研究及开发研究为一体,产、学、研相结合,医、药相结合的国内一流的中医药研究创新平台,逐步形成"有理论、有人才、有专病、有专药、有成果"的新"吴门医派"中医药理论和文化体系,推陈出新,更好地为大众的健康服务。

　　苏州新"吴门医派"主要工作内容依托苏州市中医医院图书馆藏有近万册医书，在编写图书目录的基础上，整理出版相关著作。苏州市吴门医派研究院成立后，为了繁荣吴门医派学术研究，根据叶天士提出的"久病入络""久痛入络"等千古名论，以及吴地多暑湿，湿邪在苏州地区疾病的发生中有着重大意义两个方面，将"络病理论的基础与临床研究"和"湿邪致病学说"作为吴门医派今后中长期的两个研究方向。目的在于探究络病理论在临床各科实践中的具体应用以及湿邪在苏州地区疾病的发生中有着重大意义，彰显吴门医派络病理论对临床的指导意义，丰富络病理论临床运用的内涵。苏州市吴门医派研究院依托苏州市中医医院，秉承"两院一体"的总体思路，传承与研究并举、传统与现代相彰，多方位推动"吴门医派"学术思想和文化的继承与创新，促进苏州市中医药事业全面发展。为了更好地开展对"吴门医派"的深入研究，继承和发扬吴门医派学术特色和优势，苏州市中医药学会、苏州市吴门医派研究院吸收社会资金，共同发起设立"苏州市吴门医派研究专项科研基金"。

　　在中医的传承中，都认可"读经典、拜名师、做临床、求创新"是中医成才的必由之路。苏州新"吴门医派"对这四个方面认识：① 读经典：不仅读的是书内记录的经验和理论，更重要的是在其中学到中医的思维。基层中医院学习和应用中医经典，尤其是运用《伤寒杂病论》《金匮要略》的能力都处在低水平阶段，其根本原因是没能真正认识经方，没能认清仲景六经本意及掌握经方方证使用技巧。这与很多的中医者被过度的西医化影响有关，恢复和鼓励中医的整体观念和辨证施治的方法迫在眉睫。② 参名师：不是简单的跟着学，学的也不仅是经验，而是在跟名师的实践中参悟医理，以他人的实践验证自己的所学所悟，好比传统佛教所讲的"印证"达到"本性具足"，没有名师的印证怎么知道自己所学是否是真传，可否施诸患者之身，这也是中医治疗疾病慎之又慎的地方。目前苏州市中医医院实证研究探索性实施了"五位一体"的新时期吴门医派中医师传承模式。③ 勤临床：勤的不是积累经验，经验不可靠，但是经验功夫到了，悟性就提升了，功夫不到，则经典中的话一幕扫过，不知所云，无从体悟，不会有心得。功夫到了，则举手投足之间无非中医之道，功夫不足，则动辄得咎。这些中医思维无不在认知—学习—印证之中不断进行修正，不断得到提升，脚踏实地地走好每一步。④ 求创新：另外在中医科研方面也要避免为了出成果而出成果，为了写毕业论文或者发表文章而去做一些本不太熟悉的实验研究,这样会浪费国家很多的科研经费,如果科研的目的不纯,方向性不明确,科研的跟风气息严重,套用现代的一些药理实验方法,盲目地追求,这些不但不能算是创新,反而是阻碍了传统中医的创新与发展。必须继承中国古代思维方式的长处,克服其缺陷,借鉴近代科学逻辑思维方法的优点,积极引进现代系统科学思维方法,以促进中医学术的健康发展。

(《中华中医药学刊》,2019 年第 37 卷第 1 期)

浅谈叶天士久病入络理论在妇科肿瘤诊治中的运用

河北省直属机关第二门诊部　　　胡　静　王根民　唐晓亮

久病入络,又称病久入络,为叶天士所首倡,对指导中医妇科肿瘤诊断和治疗有很重要意义。现浅述久病入络理论在妇科肿瘤诊治中的运用。

一、渊源《内经》《难经》,创立久病入络理论

叶天士不但创立了温病学卫气营血辨证体系,促进了温病学的发展,而且善于博采众长,遵古不泥,在杂病辨治方面创立了胃阴学说、肝阳化风说、奇经辨治、久病入络及理虚大法等理论,积累了丰富的临证经验,为中医学术发展做出了巨大贡献。久病入络,其理论渊源源于《内经》《难经》,并受到了张仲景辨治疟母等痼疾的启发。叶天士所说的“络”指血络而言,久病入络是指某些慢性疾患迁延日久,病邪深入,血络受病。《难经·二十二难》指出:“气留而不行者,为气先病也;血壅而不濡者,故血后病也。”说明气病与血病原有一定的先后传变次第,叶天士在其临床实践中也发现了这一规律。认为“初病湿热在经,久则瘀热入血”“其初在经在气,其久在络在血”。

二、阐明久病入络病机，总结临床表现

疾病传变的一般规律是由气及血，由经至络。气与血、经与络之间的传变经过了一个较长的渐变过程。邪气一旦入络，就会形成"瘀"，即络脉瘀阻。一个"久"、一个"络"，准确地揭示了久病入络的病机特点。由其病机特点所决定，久病入络有其特殊的证候表现。其特征性证候是癥积有形，着而不移。叶天士指出："初病胀痛无形，久则形坚似梗，是初为气结在经，久则血伤入络。"邪入血络，瘀阻成形，故望之高突有形，触之着而不移，是为络病的显著特征。络病的另一个特征性证候是久痛。血络瘀阻不通，故尔作痛。然初作之痛未必就是络病，只是久延之痛才有可能是络病之痛。正如叶天士所说："久痛必入络。"络病之痛又有虚实之分，瘀实则痛而拒按，络虚则痛而喜按。叶天士所谓"络虚则痛""痛而重按少缓，是为络虚一则"。所谓络虚，并非指纯虚无邪，应当理解为虚中夹瘀，虚瘀兼夹。"凡久病，病必在络，络空必成胀满。"盖经脉纵行，络脉横行。络脉为连接经脉与脏腑、肌肉、器官左右、前后、内外之通路。经脉与络脉虽均为气血所充盈，而经脉以气为主，故能贯彻上下，统领全身气血之运行。络脉以血为主，故为器官、肌肉间营养传输之通路。一旦脏腑气血虚弱，则经脉必然空虚，然此时病尚在气分。若再发展累及络脉，则络脉之营血空乏，通路亦为之不畅。脏与脏之间，气血不周且渐次虚衰。腑与腑之间，传输失衡、气机不运则成胀满。气血不继则空虚处自虚，而郁滞处自郁滞。此时气病延及于血，甚者久郁化水，癥瘕、水臌等病由是而成矣。总之，叶天士认为络病传变由经到络，由气及血，虚实交结为病机，以胀、痛、水、实为临床表现，尤其妇科肿瘤常以此四症并见，值得临床观察和总结。

三、法宗攻补兼施，药用"辛香入络"之品

叶天士对于络病的治法取法于张仲景以鳖甲煎丸治疗疟母。"疟发既多，邪入于络。络属血分，汗下未能逐邪，仲景制鳖甲煎丸一法，搜剔络中伏留之邪，五六日必效。"疟疾失治，迁延日久，邪入血络，发为疟母，结于胁

下，仲景治以鳖甲煎丸，内有虫蚁类飞行走窜之品。叶天士于此而悟出络病治法。他说："考仲景于劳伤血痹诸病，其通络方法，每取虫蚁迅速飞走诸灵，俾飞者升，走者降，血无凝着，气可宣通，与攻积除坚，徒入脏腑者有间。"叶天士据此而制定了络病的治疗大法："通血脉，攻坚垒，佐以辛香行气，是络病大旨。""络虚则胀，气阻则痛者以辛香苦温入络通降。"通血脉，攻坚垒是治疗络病的主要方法。久病入络，虽说邪气痹阻络分为实，然病既久延，正气多已受伤，故治疗不可企求速效，当以丸剂缓攻为上。即叶天士所说"久病当以缓攻，不致重损"之义。攻补兼施是其治疗络病的思路和方法，值得借鉴。其用药与一般的活血化瘀药有所不同，需借助于虫蚁飞走之属，如水蛭、虻虫、䗪虫、穿山甲、蜂房、鳖甲、地龙、全蝎、蛴螬等。辛香行气也是治疗络病所不可或缺的。因为攻坚通脉之剂，"非辛香无以入络"。辛香之品，宣通气机，具有将诸药领入络中的作用，药如小茴香、青陈皮、韭白汁、川楝子、延胡索等。故治疗络病，选药常常以辛为用，如辛润之品当归须、桃仁、柏子仁等，具流通之性，善能入络通脉；辛温善散络中沉寒，如乌头、桂枝、吴茱萸、姜汁等；辛咸善入络软坚散结，如瓦楞子、牡蛎、鳖甲、全蝎等。

四、久病入络理论对诊治妇科肿瘤的启发

《血证论·阴阳水火气血论》中指出："气与水本属一家，活气即治水，治水即是治气。"气行则水行，气止则水止；水行则气行，水止则气止。气、血亦属一家，常相并称，且气、血、水都是人体中液的一部分，故血水同源是有理论根据的。临床上诸多水液代谢失常疾病从气、血、水论治，收效颇佳。妇科肿瘤符合叶天士认为络病传变由经到络，由气及血，虚实交结规律和以胀、痛、水、实为临床表现。这提示在临床上：① 妇科肿瘤依叶天士"不若有形无形之辨为明的也"，以有形无形定分类，以气血偏胜分阴阳；病位以在经在络为纲，涉及肝、脾、胃、奇经八脉，"治之之法，即从诸经"。② 对以胀满为主症和以水液代谢失常的妇科疾患要想到肿瘤可能性诊断。③ 血水同源，水液代谢失常的妇科肿瘤中医治疗要有从络治疗的意识。④ 妇科肿瘤治疗要以血水同源和久病入络理论为指导，疾病早期从经从气论治，后期从络从血着手。

⑤ 胀、痛和水、实可以作为妇科肿瘤中医判断虚实和病情轻重久暂的诊断指标以指导用药及预后。

（《河北中医》，2010 年第 32 卷第 7 期）

吴门医派络病学说在慢性肝病中的应用

江苏省苏州市木渎人民医院　　陈　超

吴门医派叶天士首创络病理论，"初为气结在经，久则血伤入络"之说广泛用之于临床，"治经千百，历有明验"。吴瑭认为"肝主血，络亦主血……肝郁久则血瘀，瘀者必通络"，提出"治肝必治络"的主张。吴门医派络病理论对后世临床实践，尤其是慢性病的临床诊治具有重要的指导意义，现浅析如下。

一、络病病机概要

络病，络脉病证之简称，是指各种因素导致络脉受阻，气血运行不畅所导致的一类病变。《灵枢·脉度》"经脉为里，支而横者为络"，指出了络脉的分布是以经脉为纪，支横别出，从大到小，呈网状广泛分布于脏腑组织之间，形成一个联络全身的网络系统。叶天士络病学说之络系《内经》"阴络"的进一步发挥，"阴络即脏腑隶下之络"，亦曰"脏络""腑络"，其细小纤微，纵横交错于脏腑。经脉之所以能"行血气，营阴阳""内灌脏腑，外濡腠理"，主要是通过络脉来实现的。由于络脉细小至微的解剖学特征，故极易阻滞，如浩渺江河，泥沙可下；涓涓细流，微尘亦塞。当六淫外邪内侵，七情劳倦过极，痰饮或瘀血内停，久病久痛，以及金刃跌仆均可导致络病的发生。

络病的病因、病机以虚、实夹杂为多，表现为三种形式：① 气滞血瘀、痰阻络脉。"气为血之帅""气行则血行",气郁、气虚,血行不畅,其在于经者多滞,在于络者多瘀;新病多滞,久病多瘀。"阳化气",气不化津,津液不布则为痰为饮。痰饮作为病理产物之一,无论有形、无形,均会影响气血之畅行,详言之,无形多伤气机而致郁,有形多伤血络而致瘀,且先瘀其络、后瘀其经,终致癥瘕积聚。② 络脉空虚和(或)经气不足。"络虚不容,邪更有时",络脉虚损是邪气内侵的条件,络气不足、邪气易凑,诸邪入络、留而不去者,每致络伤,常为痰凝、血瘀等因虚而致实。络脉既为经脉之分支,络血必赖经气之发动,"气行则血行",经气虚则络气虚,络气虚则留邪而易瘀。③ 络脉损伤。主要是由于外伤或体内痰瘀等病理因素,直接导致络脉损伤。

二、慢性肝病的病机特征

慢性肝病包括慢性肝炎、肝纤维化、肝硬化、脂肪肝、肝癌等一系列肝脏疾病,与中医的胁痛、黄疸、积证、痰饮(浊)、气满、肝癖、湿阻、癥瘕、鼓胀等病证相类似。其特点为:① 病程冗长,缠绵难愈,"久病入络"。叶天士明确指出:"久发频发之恙,必伤及络。""病久气血推行不利,血络之中,必有瘀凝,故致病气缠绵不去。""经年累月,外邪留着,气血皆伤……其化为败瘀凝痰,混处经络……多年气衰,延至废弃沉疴。"② 慢性肝病符合"久痛入络"的临床特征。慢性肝病因其病因的不同而复杂多样,但多有胁部胀痛、胁下结块、黄疸、满闷、呕血、便血、水肿、腹部膨隆、肌肤甲错或面目暗黑、青筋暴露或皮间有血缕赤痕、舌质紫暗或有瘀斑瘀点、脉沉涩(滑弦)等特点,其中久病、久痛、结块、出血紫黑、舌脉等主要证候符合瘀血证的表现。③ 生理特点与病理基础。慢性肝病的病位主要在中医的肝脏或和肝脏有关,肝藏血而为多血之脏,正如李东垣"血者,皆肝之所主,恶血必归于肝,不问何经之伤,必留胁下"之说;叶天士曰:"络乃聚血之所。"故多血者多络,多络者多血。"邪之所凑,其气必虚",正虚络脉失养,毒邪侵入肝络,伺机待发,日久营卫失调,气血津液生化不足,肝络益虚,毒邪深伏。邪毒、瘀血、痰浊、虚(损)之间相互影响,肝络遂成慢性肝病之病所。吴瑭认为"肝主血,络亦主血……肝郁久则血瘀,瘀者必通络",提出"治肝必治络"的主张。

三、叶天士治络诸法在慢性肝病中的应用

1. 辛润通络法 所谓"辛润通络"，即攻实不忘其虚，适用于气血不足、体虚络伤之证。其证可见胁下隐痛如刺，面色不华，爪甲不荣，精神倦怠，齿衄、肌衄（血色暗淡不鲜），女性经少经闭，舌质暗淡有紫气，脉细涩。辛味宣络，"有却病之能"。辛者，散也，疏肝理气之品味多辛香。慢性肝病既久，藏血之体受损，肝脏脉络不能充盈，运行艰涩，停蓄留滞，瘀血成矣。而单用辛药"无补虚之益"，故当辛行之中兼能润血，实乃补肝体而强肝用之意。叶天士用药多选用桃仁、当归、薤白、青葱管、旋覆花、柏子仁、新绛等以"通补脉络"。润通血络必须先补气血。补气非但可以生血，气血旺盛则血行得畅，而且养血之品多质厚而滋腻，有碍脾胃之运化、易于阻遏气机，补气有利于气机之发动。同时，养血必须健脾，因脾为气血生化之源，脾胃健则气血充，肝体亦得其所养。血气充盈，气机得畅，血络自和。

2. 凉血化络法 凉血化络法用于各种慢性肝病活动（发作）期的治疗。临床表现具有口干、口苦，胁肋、脘腹胀痛或刺痛，疲劳乏力，或低热，或衄血，或尿黄，或身目俱黄，黄腻苔，舌质偏红、暗红，或有瘀点瘀斑，脉弦细或数，甚至抽搐烦躁、神昏谵语等特点。慢性肝病"湿邪、火热、血瘀、疫毒"等病理因素是密不可分、相互孳生的病理关系，然其要者则是湿毒蕴结而致肝络瘀滞。朱丹溪谓"血受湿热，久必凝浊"，叶天士将湿热蕴结既久者归属于"络脉中凝瘀蕴热"。治疗可以外感温热病入营伤络辨治，即所谓"直须凉血散血"，如生地、牡丹皮、赤芍等品。动血、出疹、发斑，则是温邪入于血络的重要症状，而内闭神昏，亦为邪陷血络所致。叶天士"当清血络以防内闭，然必大用解毒，以驱其秽"，用药则无非牛黄丸、至宝丹、紫雪丹以及犀角、生地、玄参、金银花、连翘之类。总之，苦寒解毒、甘寒清热、苦燥化湿、辛散通络之品为其常用，但苦寒、甘寒须佐辛散，防"血得寒则凝"之弊，所谓"凡用清凉，须防冰伏"；苦燥、辛散须佐甘润，慎防伤阴动血，所谓"凡用苦辛，当防燥动"。

3. 虫蚁通络法 虫蚁通络法主要用于慢性肝炎、重度脂肪肝及其所导致的重度肝纤维化、肝硬化、肝脾肿大，肝内胆汁郁结症者。症见胁痛而不移、癥瘕、黄疸、痞块，或兼腹水、癌肿、舌紫脉涩等。传统认为，虫类药体阴用

阳,取类比象于肝而常用于肝络病。虫蚁峻烈之性远胜常规草木之品,升降攻逐而直捣络所。王旭高善治肝病,往往注意"参入搜络方法"。叶天士善用张仲景的鳖甲煎丸并评价其"取虫蚁有四:意谓飞者升,走者降,灵动迅速,追拔沉混气血之邪……"虫蚁峻烈之性远胜常规草木之品,欲其速而缓其用,故多用丸散。笔者认为,虫蚁通络必须与活血化瘀法联合使用才能使气动血活而散络之结。

4. 祛痰通络法 祛痰通络法适用于痰瘀阻滞肝络之证,慢性肝病中主要用于慢性肝炎,脂肪肝,肝内胆汁郁结症,以及肝纤维化、各期肝硬化而无大量腹水、消化道大出血、肝性脑病等严重并发症者。《关幼波临床经验选》指出:"痰阻血络,可以引起黄疸、癥积、痞块等多种病证。"慢性肝病最首发、最常见的是肝郁气滞、脾困湿阻。《读医随笔》曰:"肝气久郁,痰瘀阻络。"津、气、血均由脾胃化生,津血同源,痰瘀相关,痰瘀可互相转化。痰可因瘀而生,痰亦可化为瘀,如《赤水玄珠全集》指出:"津液者,血之余,行乎脉外,流遍一身,如天之清露,若血浊气滞,则凝聚为痰,痰乃津液之变,遍身上下,无处不到。"祛痰通络之治的重要性正如关幼波所云:"由于痰血互相胶固,痰阻血难行,血凝痰难化,所以,治痰必治血,血活则痰化,活血必治痰,痰化血易行。"关于温化痰饮与活血化瘀两法的联合应用,应根据痰、瘀的动因、先后、轻重、缓急规范、灵活用药,然二法均以行气温通为基础,即叶天士的辛温通络法的延伸应用。

5. 甘缓和络法 甘缓通络法用以治疗慢性肝病非活动期。肝木脾土,五行相克,张仲景有"见肝之病,知肝传脾,当先实脾"之论;同时,中焦营血亏虚不布诸经,每致络脉失养而致滞。脾胃为气血生化之源,营气之本,营气失养,旋转自钝,肝体失养。叶天士认为治当健运中焦,使营气充沛,帅血通络,提出了"甘缓理虚""和正祛邪"的治则。常用人参、黄芪、白术、炙甘草缓其中,当归、白芍、桂枝、姜黄和其络,尽得"益用甘味之药调之"之旨。当然,辛散之品必须加入,无辛香则不能入络。

6. 荣养络脉(补益奇经)法 荣养络脉法适用于慢性肝病以虚损为主的治疗。奇经八脉为经脉之海,是络脉气血灌注之源,故在着眼于对络脉攻逐辛通、柔润养血的同时,叶天士更加特别强调"参之奇经为治",多用归于肝肾的动物类补益药物。或甘润咸降(如龟甲、鳖甲、牡蛎等)而从乎下;或温润升滋(如鹿角、鹿角胶、肉苁蓉、沙苑子等)而达于络。这种基于络病特点的"升降阴阳""以情补情"法,视病情、病位、患者的身体素质等因素而个体化治疗,从更深层次对络病施予"通补""辛润""柔阳"等治法以治病求本,是化瘀通络的具体创新。

(《中医杂志》,2010 年第 51 卷第 8 期)

叶天士络病理论在儿科病证中应用

辽宁中医药大学　　　刘光华
辽宁中医药大学附属医院　　　吴振起

　　络脉具有运行营卫气血、输布津液等功能,是人体气血津液运行输布的枢纽。外感六淫、内伤七情、饮食劳倦等邪客络脉,均可影响络中气血津液的运行,引起气机郁滞、血行瘀阻、津凝痰结等病理变化而形成络病,可见于多种内科杂病和外感病过程中。络病理论萌芽于《内经》,发展于仲景。至清代,叶天士继承和发扬了前人的学术成就,总结并创立了络病理论。近年来,有关络病理论的研究取得了较大成果,并广泛应用于心脑血管疾病、糖尿病并发症及慢性肝病和肾病的诊治,取得了较好疗效。笔者观察,儿科某些病证与络病理论紧密相关,络病理论也可有效指导这些病证的诊断和治疗,现总结如下。

一、叶天士络病理论

　　1. 络病的理论渊源　《内经》之络,泛指各种络脉。如《灵枢·经脉》云:"经脉十二者,伏行分肉之间,深而不见……诸脉之浮而常见者,皆络脉也。"《灵枢·脉度》云:"经脉为里,支而横者为络。"可见,络脉所行有浅有深。《素问·调经论》云:"风雨之伤人也,先客于皮肤,传入于孙脉,孙脉满则传入于络脉,络脉满则传入于经脉。"奠定了络病的理论基础。

张仲景在《伤寒论》和《金匮要略》中论述肝着、中风、黄疸、水肿、痹证、虚劳等病证中某些证型与络脉瘀阻的病机有关。如《金匮要略·黄疸病脉证并治》说:"脾色必黄,瘀热以行。""瘀热"指湿热瘀阻于血分经脉和络脉之中。《金匮要略·疟病脉证并治》指出疟病日久不愈,邪气则会入络结为疟母。由此萌发了久病入络的思想。治疗上,仲景首创活血化瘀通络和虫蚁诸灵搜络法,创立旋覆花汤、大黄䗪虫丸、鳖甲煎丸及抵当汤等方,开辟了辛润通络、辛温通络及虫类通络之先河,给后世医家以巨大影响。

至清代,叶天士吸收前人的理论精华,并结合其临证经验,全面总结和发展了络病理论。叶天士之络病包括经络之络病、血络之病、脏腑内络之病;病程中有新病、急病,更有久病;有气病、血病,也有气病久而及血。"久病入络"则是一些疑难杂症的发展趋势。治疗上强调"络以辛为泄",注重"通络"之法,常用虫类搜络、藤类入络、辛香通络之药。

2. 络病的病机特点 叶天士云"初为气结在经,久则血伤入络",即"久病入络"理论。又云"经主气,络主血"。经病日久,可由气入血累及于络而致络病。气与血的关系十分密切,气为血帅,血的生成和运行均赖气的推动;血为气母,血能载气。两者在病理上亦相互影响,经所主之气病日久,气的功能失常,则会影响血的生成和运行而致血病。血病,则血之所主络亦病,而络病的病机就是络脉阻滞。叶天士所论络病亦包括外感时邪所致之新病入络。《临证指南医案·暑》:"某,初病伏暑,伤于气分。微热渴饮,邪犯肺也。失治邪张,逆走膻中……由气分之邪热,蔓延于血分矣……今则入于络,津液被劫,必渐昏寐,所谓内闭外脱。鲜生地、连翘、元参、犀角、石菖蒲、金银花。"此案所载即肺卫之邪逆传心包络之证,为邪张津劫、痰瘀热互结内闭之络病。

无论久病之络病,还是新病之络病,络中气、血、津运行失常而产生气滞、血瘀、津凝的病理变化是其共同病机,也成为多种病证"入络"阶段异病同治的病理基础。

3. 络病的治疗 络病易滞易瘀,故络病的治疗重在"通"。叶天士强调"络以辛为泄",其通络以辛味为主,有辛温通络、辛香通络、辛润通络诸法。常用药物如辛温通络之桂枝、细辛等,辛香通络之麝香、檀香、乳香、冰片等,辛润通络之当归尾、桃仁等。对病久之络脉瘀阻、瘕聚内结之证,每取飞升走

临床证治探讨

降之虫蚁灵动之物以入络搜邪，如穿山甲、蜣螂、䗪虫、地龙、全蝎、蜈蚣、僵蚕等。叶天士通络，还常用藤类药物，取象比类，以植物之藤络通人之脉络，如络石藤、忍冬藤、青风藤、鸡血藤等。辛味、虫类及藤类药多具有行气、化瘀、散结、祛风的作用。而络脉之滞，非只血瘀，另有津凝痰结，故通络之法尚有祛痰通络，用药多采用天竺黄、竹沥、白芥子、天南星、白附子、皂荚等。

外感温邪入络的治疗与杂病之通络法略有不同。温邪由气分深入血络，病理为"耗血动血"、瘀热阻络，其治则"直须凉血散血"，药用生地、牡丹皮、赤芍等清血络之热。血络热邪内陷包络之神昏重证，叶桂取"芳香入络法"，"大用解毒，以驱其秽"，清血络以防内闭，用药如牛黄丸、紫雪丹、至宝丹等，及犀角、生地、玄参、金银花、连翘之类。此则属清络，或称"祛邪通络"之法。

二、络病理论与儿科相关病证

小儿脏腑娇嫩，形气未充，邪气客络，犹易犯于肺络、脑络、心络、血络、肾络等，而见咳嗽、痰饮、惊、痫、厥、斑等疾病，络病气滞、血瘀、痰凝及瘀热阻络的病机广泛存在于上述病证中。

1. 肺络病　肺为华盖，其位最高，且为娇脏，外邪袭肺最易损伤肺络而形成肺络病。另外，肺系病证如咳嗽、哮、喘等迁延日久不愈，传入络中，也可形成肺络病。

肺主气，司呼吸，主宣发肃降，与气的生成和运行密切相关。肺朝百脉，通调水道，为水之上源，肺气的宣肃有助于推动津液和脉内血液向上、向外输布。肺络损伤，则肺的宣肃失职，气行不畅而气机郁滞，临床见咳嗽、喘等症状，这也是小儿多种肺系疾病的首发和主要临床表现。病久不愈，影响到津液和血液的循行，津凝成痰，留血为瘀，痰瘀滞络，是肺络病极期和后期的主要病理特点。《临证指南医案·咳嗽》云："延及百日，正气愈虚，浊更坚凝，逆走攻肺，上咳，气逆欲喘。"故临床见咳嗽加重、气逆作喘，更见胸闷、疼痛等症。因此，以咳喘为主要临床表现的小儿多种肺系疾病可从肺络病论治，初期重在理气通络，宣降肺气而止咳。叶天士对"肺气受病"证多用"轻浮肺药"前胡、杏仁、枳壳、桔梗等。极期和后期治在宣肺祛痰、活血祛瘀通络，多用紫菀、杏仁、蒌皮、郁金等。现代医家也采用二陈汤或涤痰汤祛痰通络；用川芎、当归、白芍、桃仁、郁金、丹参、地龙等活血祛瘀通络。

2. 心脑络病 心主神明，脑为元神之府。外邪内陷心包络，或挟瘀挟痰，致机窍失灵；或突受惊吓，气乱神迷；或跌仆损伤，伤及脑络；或久病及肾，肾精不足，髓海空虚，脑络失养，均可形成心脑络病。其临床表现以神志异常为主，于小儿多见惊、痫、厥等神经系统疾病。

惊，即惊风，以四肢强直抽搐为主要表现。厥，即昏厥，多呈突然发作，常伴有四肢厥冷。惊与厥在临证中多同时并见，在小儿多由高热导致。《临证指南医案》载："小儿仓猝骤然惊搐，古曰阳痫，从热疟治……邪热逼近膻中，络闭则危殆矣，此宣通乃一定之法。"可见叶天士认为惊厥由热闭心包络所致，宣通络闭是必用的治疗方法，用药多选冰片、麝香辛香通里窍之闭，另用芩、连、硝、黄苦寒直降、咸苦走下。叶天士宣通络闭尚有"芳香清透，宣通络中瘀痹"之法，如所载"膻中郁热心窍蒙"案，除用芳香开窍的石菖蒲、麝香、冰片外，还用郁金、丹参等活血化瘀通络之品。

痫，是一种发作性神志异常疾病，以猝然昏仆、不省人事、口吐涎沫、间作异声为主要临床表现。痫证的发生由惊恐，或饮食不节，或母腹中受惊，致脏气不平，触发积痰，厥气内风猝然暴逆而致。叶天士所载小儿痫证有"阳气怫郁，阻其灵窍"者。此"窍"若是心窍，则为心络病；为清窍，因阳气怫郁，厥逆上冲，攻犯清窍，则是脑络病。《医学纲目》指出："癫痫证者，痰气上逆也……痰气上逆则头气乱，脉道闭塞，孔窍不通。"所以祛痰通络是从脑络论治痫证的治法，药用半夏、陈皮、䗪虫等化痰祛瘀通络。

3. 血络病 叶天士的络病理论尚包括血络病。经主气，络主血，"入血就恐耗血动血"，血络病的病理是耗血动血并存，瘀血出血并见，临床特征性症状为皮肤斑疹或各窍道出血，多见于小儿紫癜或尿血等疾病。

紫癜的病因多与风、湿、热、毒相关，风热伤络、湿热入血或热毒炽盛，灼伤血络，迫血妄行，血溢脉外，渍于肌肉皮下则见斑疹；内迫胃肠，甚至伤及肾络，则见便血、尿血。叶天士于《温热论》指出热入血络的治疗"直须凉血散血"，用生地、牡丹皮、赤芍等药清热凉血、解毒散瘀。临证又因具体病因、证候的不同区别对待，如《临证指南医案·斑痧疹瘰》载严案"湿温杂受，身发斑疹，饮水渴不解……舌边赤，昏谵"，是湿温已入血络，治用"清疏血分轻剂以透斑，更参入芳香逐秽，以开内窍"，药用犀角、玄参、连翘、金银花、石菖蒲、雪白金汁、牛黄丸；而另一外寒内热，气分及血，龈肉紫而肌垒发疹者，治用辛寒清散，药取薄荷、连翘、石膏、淡竹叶、杏仁、桑白皮等。

络病理论近年广泛地运用于多种病证的诊治，并不断创新，赋予了更丰富的内涵，儿科许多慢性和反复发作性疾病均可以络病理论进行辨证论治。以上谨就代表性的几种病证作一阐发，络病理论在儿科更广范围的应用俟同道共同探索。

（《中国中西医结合儿科学》，2010 年第 2 卷第 6 期）

叶天士脾胃分治理论临床运用浅析

安徽中医药大学　　刘子号

叶天士著《温热论》,创温病卫气营血辨证体系。其弟子华岫云收集叶氏晚年医案,分门别类整理而得的《临证指南医案》,体现了叶天士在内伤杂病辨证施治方面的建树。对于脾胃病的认识与施治,针对东垣治疗脾胃病详于脾而略于胃的不足,叶天士主张养胃阴,首创"脾胃分治",提出"胃为阳明之土,非阴柔不肯协和"等一系列观点。其辨治脾胃之法,至今仍有重要学术价值,有效地指导着临床实践。笔者试就叶天士对脾胃疾病的病因病机、辨证施治、处方用药等分析如下。

一、辨证施治的原则

1. 首创脾胃分治　对脾胃疾病的认识,李东垣指出"内伤脾胃,百病由生",强调脾胃为元气之本,突出脾胃内伤的发病因素,在治疗上,重视升发脾胃之气。叶天士在东垣学说影响下,亦重视脾胃在人体中的作用,但是在汲取东垣学说的同时,他结合自己临床实践,首创脾胃分治的观点,认为脾胃虽同为中土,但胃属戊土,脾属己土,脏腑之体各殊,提出"胃喜润恶燥""脾喜刚燥""纳食主胃,运化主脾,脾宜升则健,胃宜降则和"。

2. 注重降胃和胃,重视顾护胃阴　东垣倡导脾气,脾阳是机体运化的动力,临证时注意健脾气,升脾阳。其所创方剂如补中益气汤、升阳益胃汤、清暑益气汤等亦被后世习用。在全面继承和发扬东垣补脾升阳之说的基础上,叶天士更注重降胃和胃,并善用甘润养胃药,重视顾护胃阴。正如其云:"阳土喜柔,偏恶刚燥,若四君、异功等竟是治脾之药。腑宜通即是补,胃气下行亦有效验。"

3. 通调脾胃肝胆,调畅气机升降　叶氏临床非常重视肝胃关系,他认为，人体气机升降的枢纽在于脾胃肝胆。脾升则健，胃降则和，然脾胃之升降又赖肝胆之疏宣升发。他指出："肝木宜疏，胃腑宜降；肝木横逆，胃土必伤，胃土久伤，肝木愈横；治胃必佐泄肝，泄肝必兼安胃，治肝不应，当取阳明。"而针对肝脾同病的施治，极力主张治胃佐泄肝，治肝可安胃，创立了苦辛酸甘、泄肝安胃法，通阳泄浊，制肝和胃法；辛开苦泄，清肝和胃法；咸苦甘润，柔肝养胃法；清热解郁，抑肝扶脾法；潜阳息风，化痰安胃法等肝胃同治之法，主张脾宜补，胃宜通，肝宜疏，脾药甘温，胃药凉润，肝药辛柔。

二、辨证施治的治疗大法

1. 濡养胃阴，温理胃阳，"养""通"结合 叶氏对胃阳、胃阴的不足提出了不同治法。他以辛温通阳为旨，立足于"通"，以通为补，用药常引柔用刚，即胃阳受伤用温通之剂，然刚药畏其劫阴，须少济以柔药。常用药有人参、半夏、益智仁、茯苓、广陈皮、淡附子、淡干姜、荷叶（蒂）、高良姜、草果、红豆蔻、甘松、粳米、木瓜等。例如《临证指南医案·脾胃》叶氏治疗"某（三二），脉濡自汗，口淡无味，胃阳惫矣"。处方：人参、淡附子、淡干姜、茯苓、南枣。本条病机为胃阳不足，叶氏选用淡附子、淡干姜，避姜、附虽助阳但却劫阴之嫌，着力于"淡"字，微温胃阳，通过临床选药达到刚药柔用这一目的；人参补中，茯苓渗湿以助脾胃运化；南枣顾护中州。纵观全方，用药偏温热却不失柔惠，体现叶氏"温""养"结合并重的思想。

对于胃阴虚，叶氏养胃阴的特点是贵在清、柔、润，并在一定程度上结合时令施治。他认为"胃为阳土，以阴为用，而阳土喜柔，偏恶刚燥"，并从《金匮要略》麦门冬汤化裁引申，以甘缓益胃中之阴。常用药有麦冬、火麻仁、生白芍、炙甘草、生扁豆、玉竹、川石斛、粳米、蔗浆、北沙参等。例如《临证指南医案·脾胃》叶氏治疗"王，数年病伤不复，不饥不纳，九窍不和，都属胃病。阳土喜柔，偏恶刚燥，若四君、异功等，竟是治脾之药。腑宜通即是补，甘濡润，胃气下行，即有效验"。处方：麦冬一钱，火麻仁一钱半（炒），水炙小甘草五分，生白芍二钱，临服入青甘蔗汁一杯。本案叶氏立足通腑，下行胃气，但非用厚朴、枳实等味厚之品，而是根据"胃为阳明之土，非阴柔不肯协和"，以甘润之法补胃阴，令胃本身的阴阳协和，以养为通，"养""通"结合，使功能自复。

2. 温运脾阳,敛养脾阴,运化为法　叶氏在治疗脾阳虚时,认为"脾阳宜动则运,温补极是,而守中及腻滞皆非""脾阳式微,不能运布气机,非温焉能宣达"。常用药有人参、生白术、附子、荜茇、半夏、茯苓、益智仁、干姜等,还常用半硫丸、附子理中汤。例如《临证指南医案·脾胃》叶氏治疗"周(四十),脉象滞涩,能食少运,便溏,当温通脾阳"。处方:生白术一钱半,茯苓三钱,益智仁一钱,淡附子一钱,干姜一钱,荜茇一钱。本条病机为脾阳不足失于运化,叶氏立法"温通脾阳",并选用淡附子、干姜温复脾阳;生白术、茯苓健脾益气,以助脾阳通运;益智仁、荜茇温中散寒、暖脾止泻,共奏温理脾阳以助运化之功。

而针对脾阴虚,叶氏认为"养中焦之营,甘以缓之",脾阴损伤,或脾阴脾阳两损之候,往往迁延日久,难期速愈,此时用药,刚柔两难措手。叶氏认为此类病症应"择其不腻滞者调之",选方常用当归建中汤。例如《临证指南医案·脾胃》叶氏治疗"宣(三五),痛而纳食稍安,病在脾络,因饥饿而得。当养中焦之营,甘以缓之,是其治法"。处方:当归建中汤。从本案可知,叶氏对于饮食不节而导致的脾之营阴损伤,脾络失荣,非用麦冬、沙参、石斛等滋腻之品峻补脾阴,而用当归建中汤,意在调和营卫,甘缓慢补,以敛养其营。

3. 脾胃肝胆并重,善用泻肝　叶氏十分重视脾胃与肝、脾、心、肾四脏相互促进,相互制约的内在联系。他认为肝与脾胃的关系最为突出,主张"治脾胃必先制肝"。叶氏对由肝病引起的脾胃病证的治疗探讨详细,定有"平肝和胃""泄木安土"等大法,常用乌梅、白芍、木瓜敛肝,桑叶、牡丹皮、钩藤清肝,黄连、川楝子泄肝,栀子、夏枯草泻肝。他还提出"肝病既久,脾胃必虚""木横土衰,培中可效"等脾胃肝胆并重的治疗思路。例如《临证指南医案·肿胀·肝郁犯胃挟湿》叶氏治疗"夏,夏四月,脾胃主气,嗔怒怫郁,无不动肝,肝木侮土,而脾胃受伤,郁久气不转舒,聚而为热,乃壮火害气,宜乎减食膜胀矣。当作木土之郁调治。桂、附助热,萸、地滋滞,郁热益深,是速增其病矣"。处方:钩藤、丹皮、黑山栀、川连、青皮子、紫厚朴、莱菔子、广皮白、薄荷梗。本条病机为嗔怒动肝,肝郁气滞,久而化为壮火,贼害脾胃生气,驯至膜胀减食。叶氏本着"治脾胃必先制肝"之原则,药用川连、栀子、牡丹皮、钩藤清泄肝火为主,配合厚朴燥湿,莱菔子消积,青皮、广皮调气,薄荷解郁,组成泄木安土之方,合乎其论。

4. 升降得宜,平调寒热、阴阳　脾胃互为表里,脏腑相连,湿土同气。阳旺之躯,湿邪多从阳化热,归于阳明,阳明阳土,易伤阴津,往往积热、化火;阴盛之体，湿邪多从阴化寒，聚于太阴，太阴阴土，每见寒凝、浊滞。《内经》认为"脾胃治中央，常以四时长四脏"，与其他脏腑功能活动密切相关。叶氏在继承前人经验的基础上，认为"夫脾胃为病，最详东垣""脾阳不主默运，胃腑不能宣达，疏脾降胃，令其升降为要"，在调理脾胃的时候注重调整脏腑气机，使"脾气升而健，胃气降而和"。在寒热夹杂之证的辨证施治时，叶氏善于用热复以寒，用寒复以热，运用寒热并调，调整阴阳的法则，达到"理偏就和"的效果。

三、结　语

脾胃为后天之本是中医学之要旨，医家经典著作《内经》《伤寒杂病论》中都有颇多论述。逮至后世，李东垣指出脾胃为气机升降枢纽，以升脾阳为其学术特色。而清代医学大家叶天士在充分学习和继承前人经验认识的基础上，结合自己多年的临床经验，对脾胃疾病的病因病机、辨证施治有自己独特的见解。他师古而不泥古，在肯定李东垣重视脾阳之健运的基础上，补东垣"详于脾，略于胃"之不足，首创脾胃分治的观点，临床用药脾胃并重，除重视脾胃阳气，注重升阳之外，尤其注重顾护脾胃之阴，创甘寒养阴、降胃和胃之"安胃法"，并且甘寒养阴与温通助阳并举。除此之外，叶天士重视肝胆脾胃为气机升降的枢纽，重视肝胆对脾胃的影响，临证选方用药，每多肝胆脾胃兼顾，创"泻肝法"以泻厥阴、和阳明。总而言之，叶天士对脾胃病的认识与辨证施治经验，对如今临床上诊治脾胃系统疾病有较大指导意义，值得进一步深入研究与思考。

（《中医药临床》，2015 年第 27 卷第 8 期）

叶天士调气机法治胃病浅探

浙江中医药大学　　孙文斌

气机运动形式多样，以升降出入为概括。诸病其实质无非是人体气机的异常变化,胃病亦然。中医之胃病,牵涉颇广,但总以纳差、不饥不化、呕吐、胃脘部胀痛不适等为主症,除胃自身的气机异常外,其病机又多涉及脾、肝等脏腑,治疗用方多有不同。叶天士为清代名医,除了在温病学上的高度成就外,其对于内伤杂病诊治的理法方药甚为后世医家所推崇。笔者平日精研叶氏医案,临床于此得益颇多,常叹服其临证善用调气机法以取佳效。

《素问·至真要大论》云:"五味阴阳之用何如……以所利而行之,调其气使其平也。"以药调之,使异常之气机变化复常,是叶氏治胃病的常用之法。在叶氏医案中,取药之性味使调气愈病的经义得以充分发挥,兹引其治胃病医案以浅探之。

一、甘温轻清,升举脾阳

脾胃皆为中土,太阴阳明互为表里,《素问·厥论》云"脾主为胃行其津液者也",故胃病常需治脾。脾主升清,以升为健。升举脾之清阳是李东垣最为擅长的,叶氏则发扬之。叶氏继承李氏之处,是用人参、白术、黄芪、甘草等甘温之品以补益中气,羌活、防风、升麻、柴胡等风药轻清以升举脾气,而其发扬之处则是治脾不忘肝胃,用药简而至精。另外,除脾气虚、清阳陷可致胃病外,湿、食皆可阻碍脾之清气的升举,而致胃失和降,故而叶氏也重视以枳壳、厚朴、神曲、麦芽等,祛除中土湿食之滞使气机流通而升降自复。

案 1

王,五十,素有痰饮,阳气已微,再加悒郁伤脾,脾胃运纳之阳愈惫,致食下不化,食已欲泻。夫脾胃为病,最详东垣,当升降法中求之。人参、白术,羌活,防风,生益智,广皮,炙草,木瓜。

按:此案患者,素疾加悒郁,脾胃俱伤,胃主受纳,胃病故食下不化;清升浊降功能失调故食已欲泻。用药以人参大补元气,白术健脾燥湿,炙甘草和中益气,皆味甘入脾经;羌活辛温升散,善行直上而升阳,防风辛散而入肝脾,可散肝郁,可升脾清;陈皮辛温略升,苦降居多,善消滞气,以助升降;益智仁温脾散寒开胃,辛升摄纳止泻;木瓜温可理脾和胃化湿,酸可入肝畅络敛津,故可疏肝而助脾升胃降,又可防辛燥伤及胃阴。此案诊治思路大体不脱李氏范畴,故而案中直言推崇东垣。参照东垣补气升阳常用之药,本案不用黄芪,是因有肝郁之故；不用柴胡、升麻，只用羌活、防风，是因患者痰湿阳虚之体，相对于柴、升之微寒，羌、防性温更有助于除湿助阳；欲泻故不用当归之滑润，而改木瓜养营除湿兼备，与防风相伍一散一敛，一升一降，肝脾气机可畅。叶氏用古方而不泥，药味精炼，于此案可见一斑。

二、甘凉滋濡，润降胃气

《素问·生气通天论》云："清阳为天，浊阴为地……清阳出上窍，浊阴出下窍。"但凡甘凉养阴之品，性多下行。叶氏认为胃腑以通为顺，阳土喜阴，沙参、麦冬、玉竹等甘凉滋濡皆能润胃而降，用之于阴伤之证，则胃气通降可复其常。

案 2

王，数年病伤不复，不饥不纳，九窍不和，都属胃病。阳土喜柔，偏恶刚燥，若四君、异功等，竟是治脾之药。腑宜通即是补，甘濡润，胃气下行，则有效验。麦冬一钱，火麻仁一钱半炒，水炙黑小甘草五分，生白芍二钱，临服入青甘蔗浆一杯。

按：此案患者久病，后天之本已伤，不饥不纳为受纳之腑失常。九窍虽各有所属，然《素问·五脏别论》曰："五脏六腑之气味，皆出于胃。"故胃病则脏腑气机都会被影响而九窍不和，其症状大概可见便秘、目耳口咽不适等。叶氏重视脾胃分治，认为脾阴胃阳，脾喜燥胃喜润，常以甘凉濡润之品以通降胃腑，反对脾胃不分而混治。

此案中，麦冬甘能生津，微苦微寒则其气下行，入阳明而滋阴降逆，可利咽通便，用为主药；火麻仁甘润滑利，下行而善除肠燥，大肠传输通畅则胃气可降；白芍苦而微寒性降，炒用可治下利，生用则反可利肠，与甘草相伍则收甲己化土、酸甘化阴之功；甘蔗汁甘而性寒，生津下气。诸药合而其势下行，津液复故胃气可降，受纳安则九窍自利。

三、辛温通阳，降补阳明

胃虽为戊土喜阴柔，但是饮食劳倦，亦多伤及胃阳。叶氏同样重视通降胃阳法，常以半夏、厚朴、陈皮等辛温下气之品以温通胃阳。除了通药，叶氏尚重视补益,多合以人参补气、益智仁温阳等,以通补为法。

案3

朱,痛固虚寒,吐痰泄气稍缓,当通阳明,勿杂多歧。人参,半夏,姜汁,淡附子,茯苓,淡干姜。

按:叶氏通补阳明法受仲景影响颇大,常取经方加减。本案为虚寒性胃脘痛,症当见腹痛喜按喜暖。吐痰泄气症状缓解,是挟痰饮,治以温通,降阳明而化痰饮,以仲景茯苓四逆汤去甘草合生姜半夏汤治之。方案中,人参大补元气,与辛热附子合则大补元阳;阴寒凝滞,不通则痛,寒重者常需用大辛大热、其性善行的附子,合干姜而温中力猛,合生姜而散寒效佳;半夏擅长降阳明之逆,配伍干姜则为半夏干姜散,配伍姜汁为生姜半夏汤,无非下气温中、散寒化饮而略有偏重;干姜可守可行,其性热可温中阳,可化痰饮,合半夏而通腑阳,伍附子可减毒增效;生姜汁辛散,可消浊阴之气,故善止呕消痰;四药辛而温热,可祛寒痛;茯苓合人参以补中土,其性淡渗,下行则腑气随降,利水故痰饮可消,阴浊去而阳气得旺。叶氏治胃寒,不用白术、甘草等入脾守中之药,认为其性滞有碍胃腑之通降。

相对于温通腑阳,叶氏更为重视胃阴,在运用通阳法时亦不忘护阴。如果胃腑之寒不甚,叶氏常不用附子等大热之药,而用益智仁、砂仁等相对平和之品;或者在用纯刚之药时,佐以木瓜等阴药,以防阳药过燥伤及胃阴。

四、辛酸泄肝,苦降抑木

肝木胃土,木亢乘土,土虚木乘,由于肝喜升、胃喜降的缘故,肝木更容易侵犯的是胃土,所以调治胃病中常需调肝。

叶氏调肝治胃,常用泄肝、平肝、柔肝等法,多用辛酸、苦降、濡润之品。肝为春脏,气宜条达,《素问·脏气法时论》云"肝欲散,急食辛以散之",所以叶氏调肝常用味辛之品,如桑叶、牡丹皮、吴茱萸等,取辛主开泄,有升、出之象,以收"发陈"之用。肝亢阳多升,气郁久化热,叶氏常以黄连、黄芩、川楝子等苦寒沉降之味以降火平木。酸可泄肝,叶氏又习用木瓜、乌梅、白芍等酸泄之品,以泄亢阳。肝体阴用阳,肝阴不足则肝阳易亢,故而叶氏还多取当归、柏子仁等药以养阴血柔肝木。另外,叶氏调肝法常合以通补胃腑法以实土抑木。

案4

王，五五，哕逆举发，汤食皆吐，病在胃之上脘，但不知起病之因由。据云左胁内结瘕聚。肝木侮胃，明系情怀忧劳，以致气郁结聚，久病至颇能安谷，非纯补可知。泄厥阴以舒其用，和阳明以利其腑，药取苦味之降，辛气宣通矣。川楝子皮，半夏，川连，姜汁，左牡蛎，淡吴萸。

按：此患者呕吐哕逆，皆因肝逆犯胃，致胃失和降。左胁瘕聚，为肝郁气滞所致，病属实，故而以辛泄苦降等味，以解郁降胃。川楝子苦寒入肝胃，可泄热疏肝降气；吴茱萸下气散郁温中，亦善治呕。此二味一苦寒泄肝热，一辛热散肝寒，合而厥阴可平。黄连苦寒入肝胃以降火逆，半夏性虽辛温，实为阳明降药，与姜汁合善能止呕；夏、姜、萸辛，楝、连苦，合则辛开苦降，痞结瘕聚可消；牡蛎咸寒沉降，可潜肝阳，助消痞积。

叶氏治疗肝郁犯胃者，不喜用香燥理气之品，认为此类药常伤阴耗气，反伤胃腑。在叶天士的临床治疗中，单调某脏腑气机以治胃病相对较少，更多的是肝胃并治，脾胃同调，甚而肝脾胃皆予顾及的医案。另外，胃在中焦，上焦气郁亦可涉及胃，故而叶氏尚有以杏仁、枇杷叶等宣肃肺脏以畅胃气而收效之佳案。胃为多气多血之腑，久病则血瘀致胃失和降，叶氏喜用桃仁、蒲黄等祛瘀甚或使用虫类药以通胃络而愈病。总之，胃腑以通为顺是叶氏治胃病大旨，取药之性味以调气机之升降出入是其具体手段。《灵枢·五味》曰："胃者，五脏六腑之海也，水谷皆入于胃，五脏六腑皆禀气于胃。"所以许多疾病与胃有关，治胃之法常可用于治疗其他疾病，在叶氏医案中颇为多见，值得进一步研究。

（《浙江中医药大学学报》，2014 年第 38 卷第 5 期）

叶天士养胃阴学说及临床运用

河南省开封市中医院　　蔡云海

金元时期李东垣著《脾胃论》，倡言"脾胃内伤，百病由生"，从而创立了脾胃学说,后代医家莫不遵从其说,调治脾胃病皆用东垣所创立的益气升阳之法。但东垣的益气升阳法只适合治疗脾失健运之证,而不适合胃阴虚之候。叶天士在继承东垣脾胃学说的基础之上,结合临床实际,创立了养胃阴学说,弥补了东垣脾胃学说的不足,丰富了脏腑学说。华岫云指出:"东垣之法,不过详于治脾,而略于治胃。"他在总结叶氏临床经验时对脾胃的生理功能以及脏腑的不同作用做了详细的阐述:"脾胃当分析而论,盖胃属戊土,脾属己土,戊阳己阴,阴阳之性有别也。脏宜藏,腑宜通,脏腑之体用各殊也。"脾胃之脏腑阴阳属性决定了脾胃生理特点的差异,即"纳食主胃,运化主脾。脾宜升则健,胃宜降则和"。因此,脾胃升降失调就成了脾胃病变的关键环节。所谓"脾胃之病,虚实寒热,宜燥宜润,故当详辨。其于升降二字,尤为紧要。盖脾气下陷固病,即使不陷,而但不健运,已病矣。胃气上逆固病,即不上逆,但不通降,亦病矣",脾胃病机特点的差异决定了其在治疗上绝不能混同。叶氏援引前贤脾胃异治的先例指出:"仲景急下存津,其治在胃;东垣大升阳气,其治在脾。"并根据"太阴湿土,得阳始运;阳明燥土,得阴自安"的原理,阐明"脾喜刚燥,胃喜柔润"的特点,从而创立了养胃阴学说,善用甘平或甘凉濡润以养胃阴,则津液来复,使胃得以通降。养胃阴学说丰富了中医内科的治疗方法,现将其临床运用总结如下。

一、甘凉濡润,清养胃阴

本法主要用甘平与甘凉之生津药物,治疗胃阴亏虚的病证。引起胃阴不足的原因,叶氏认为,主要有燥热、病伤不复、药动胃津等。症见不饥不纳,或知饥少纳,或食味不美,音低气馁,不渴,或烦渴思凉饮,口苦便艰,舌嫩少津,脉细略数等,以胃阴亏虚较甚、燥热未清为其特点。治宜甘凉濡润。甘凉可以解燥热,濡润可以养胃阴,从而达到清养胃阴的目的。津液来复,则胃的通降功能得以复常,所谓"胃宜降宜和",此是叶氏的一大发明。此法从《金匮要略》麦门冬汤发展而来,常用北沙参、麦冬、石斛、玉竹、天花粉、生甘草、蔗汁等甘凉濡润、养阴生津之品,而使胃阴顺降。配用粳米、糯米、南枣等甘平益胃、补益脾气之药,使脾胃升降复常,诸证皆愈。我在临床,常用该法治疗慢性萎缩性胃炎证属胃阴不足者,屡治不爽。

若胃气不顺,便艰便秘明显,叶氏则又每取脾约丸之半,用火麻仁、甜杏仁、生白芍、大麦仁等敛阴润肠之品,濡润肠道。不主张用攻下,因"腑宜通即是补",胃之阴液得以濡养,则胃气自然通顺。叶氏将此法称作"通法",这是他的用药擅长之一。

二、滋养胃阴,扶土抑木

本法用甘寒酸敛之药物治疗肝胃阴伤,木火升腾,风阳扰胃病证。症见胁痛,恶心,干呕善噫,气塞胀闷,心烦急躁,消渴口苦,头目眩晕,肢体麻木,咽干唇赤,舌绛或舌光剥,脉弦而数。临床除有肝胃阴液不足表现之外,尚有风阳上扰,横逆犯胃症状。对于这种中虚木贼之候,治疗较为棘手,疏肝理气则虑其辛燥伤阴,补中益胃则恐其壅逆呆滞。叶氏提出"用药忌刚用柔",主张在调养中焦的同时,必先抑肝,也就是养胃平肝法,因为"肝为刚脏,宜柔宜和,胃为阳土,宜凉宜润"。酸能制肝,敛阴生津,甘能令津还。叶氏常用阿胶、生地、白芍等以养肝柔肝,用石斛、沙参、麦冬、知母、粳米、秫米、茯苓、小麦、南枣等益胃养胃,用木瓜、乌梅、五味子、川楝子、桑叶、橘叶等,选择一二味以制肝木。如肝风内动,眩晕欲仆者,则加牡蛎、天麻等,以平风阳。

三、甘凉养胃,培土生金

本法用甘凉之药治疗肺胃阴伤病症,亦即是《内经》"虚则补其母"的方法。肺胃阴虚者,究其原委,叶氏认为,主要由阳盛之体,或患燥热之证,或病后伤及肺胃之阴,或误治伤津等,导致胃津日耗,不司供肺。肺胃阴虚,易生内热,故临床以胃阴亏虚和肺燥证为其证候特点。常见呛咳,舌咽干燥,喉间燥痒,咯痰不利,痰中带血丝,或气逆咯血,音低气短,口渴,思得凉饮,食不甘味,大便燥结,舌干唇红,舌红无苔,或有裂纹,脉细弱略数。此时治疗,叶氏认为应该遵循"甘凉养胃,上以供肺"的治疗原则,所谓"滋救胃液以供肺,唯甘寒为宜","先令其甘凉,令其胃喜,仿《经》义虚则补其母"。甘药胃喜,即可以培土,甘凉(寒)既可以养胃生津,又可以退燥热,是土旺生金也。当然,用于临床,尚要权衡是胃阴伤重还是肺燥甚,或以甘药为主,或以清养为主。胃阴虚甚者,侧重于甘药,常用沙参、麦冬、扁豆、茯神、粳米、南枣、糯稻根等;肺燥重者,侧重于清养,常用沙参、麦冬、石斛、玉竹、天花粉、蔗浆、梨肉、生甘草等。若两者证情相仿,则上述两类药物,又宜相权使用。若风温干肺化燥者,加桑叶、杏仁,辛甘凉润;如阴分不足,咳呛失血者,加鲜枇杷叶、杏仁、川贝母、白茅根,甘寒润降,以肃肺金;如咳而呕,胃咳者,用麦门冬汤加竹茹、枇杷叶,清凉降逆和胃。

四、清养胃阴,制阳止血

本法用甘寒之药填阴配阳以治疗胃阴亏虚,虚火妄动,灼伤血络的病证。血证以阴虚有热者,治疗最为棘手,决非一般止血剂所能奏效。叶氏治血证,别具匠心,用清养胃阴,制约阳动阳升之法,为治疗血证别开生面,常用于咯血、衄血等证属胃阴亏虚,络损血溢上窍者。其病因病机以内伤为多,缘由五味偏胜,阴虚阳亢,或烦劳过动其阳,络中血溢上窍,血去必阴伤生热,或胃阴亏虚,虚火妄动,灼伤血络。临床所见,既有胃阴亏虚,而见口干不欲饮,饥不欲食,舌光或有纹,无苔,或有低热;又有出血证,如咯血,或痰中带血丝,或衄血,量少色鲜红。久病失血者,伴有神倦食减,音低气短,或便溏,脉空大而弱等脾胃气虚表现。此时治疗,叶氏主张"胃药坐镇中宫为宜",以"静药可制阳光之动"。所谓坐镇中宫之胃药,叶氏多取甘寒之品,如北沙参、麦冬、玉竹、石斛等阴静之药,养胃阴,清虚热,制阳动。对病久失血、胃气不足者,则参以甘平或甘缓之品,如山药、生扁豆、茯神、糯稻根、粳米、南枣、炙甘草等,扶中益胃,择其一二味,或二三味,于清养胃阴剂中。这样,既养胃阴,又益胃气,有扶正而不温热、益阴又不凉滞的配伍特点。益胃养胃,阳生阴长,阴液得充,阴阳平衡,妄动之虚阳虚火自可敛降,出血之证亦可瘳矣。所谓"阳动失血,皆系阴亏,必久进填实脏阴,斯浮越自和"。笔者在临床将该法略事变化,用于支气管扩张咯血证属肺胃阴虚、阴虚火升的失血,每收良效。

叶氏继承了东垣脾胃学说,结合临床实际,创立了养胃阴学说,弥补了东垣脾胃学说的不足,丰富了脏腑学说,为临床提供了新的治疗手段。总结其临床应用有甘凉濡润,清养胃阴;滋养胃阴,扶土抑木;甘凉养胃,培土生金；清养胃阴，制阳止血四法，用之临床，确有良效，值得深入研究和推广。

（《光明中医》，2011年第26卷第6期）

论叶天士"益胃阴"之运用规律

湖北中医学院　　梅国强

叶天士于温热门中首揭"热邪不燥胃津，必耗肾液"之旨，于病程中，胃津肾液之多寡，刻刻留意体察，救胃救肾之治法，处处详明。试就其益胃阴之理，分述于后。

一、泄邪热之有余即益胃阴之不足

凡热邪炽盛，无有不伤津劫液者，故燥热与胃津势难两立。急泄邪热，便是存胃津。若表病失治，致舌苔"白干薄者，肺津伤也，加麦冬、花露、芦根汁等清轻之品，为上之上也"，其治法仍以辛凉为主。若见津伤，即舍辛凉而取甘寒之法，必遏伏外邪，入里就燥、伤津劫液。又有表病，而齿光燥如石者，似乎阳明热盛伤津，但若无燥热烦渴之象，而有"无汗恶寒"之形，乃"卫气偏胜也，辛凉泄卫，透汗为要"。此时，卫气壅盛于表，津液敷布不周，但得肾阳宣通，津液四布则齿变润矣。若一见齿燥而滥投滋腻，则可使热邪由肺卫顺传阳明而津伤立见。

由是观之，滋阴之法用之得当，则如旱天之甘霖，否则，反成伤阴之根由。阳明多气多血，故阳明热极有波及血分而发斑者。叶氏云："斑出而热不解者，胃津亡也，主以甘寒，重治则如玉女煎，轻则如梨皮蔗浆之类。"似乎本证甚轻，梨皮蔗浆，寻常饮料，亦可为功。其实斑出而热不解者，乃热毒鸱张，营血受劫，而其中胃热不休，胃津消亡，则多有未达者，故先生议论，非教人以区区甘寒之品,而疗发斑重证。究其治法,仍需大剂清热解毒、凉血化斑为主,兼以甘寒濡润,是保护胃津,以免内陷痉厥之忧。试观下文,与此对勘,不啻珠联璧合。斑出宜神情清爽,为外解里和之意。如斑出而神昏者,正不胜邪,内陷为患,或胃津内涸之故。又云:"斑色红者属胃热,紫者热极,黑者胃烂。"先生论斑,处处不离胃热、胃津,而论治只曰"依法治之"及"主以甘寒",而泄热毒炽盛,确保胃津之意,已跃然纸上矣。

前述胃阴损伤,乃病气使然,但亦有医药不当所致者,故叶氏于"存胃津"之外,复示"药劫胃阴"之诫,最能发人深省。如幼儿春温,医者不明苦味坚阴之理,而多用消滞,胃汁先涸,阴液劫尽者多矣。诸凡此类,叶氏案中,记载颇多。

二、救胃液之枯涸即所以祛邪热

温病之中,有胃津已涸,而余热未尽者,此时以胃阴不足为主,余热羁留为从。胃阴一时不复,则病邪一时不解,布救胃阴之枯涸,已成当务之急,与前述热邪炽盛之治法,虽属相反,而实相成。

救胃液之法,必曰甘寒,众口皆同,固然甘寒益胃,为叶氏所创。但若谓仅此而已,则不唯去道远矣,而且大失先生本意。先生曰:"救阴不在血,而在津与汗。"热病救胃阴之目的,在于生津养液,资助汗源,驱邪外出。反之,通过汗出之多少及其状态,可测邪热之盛衰及津液之枯荣。如阳明热病,蒸蒸汗出,则知燥热内盛,因燥热汗出而知津少,故欲救其津,必先止汗,欲止其汗,必先泄热,其意一也。另有气分热炽之后,胃汁大受戕残,而余热不休,故无汗而肌肤枯槁,则知无汗缘于津少,复因津少而无驱邪之力。此时欲却其邪,必先增液,唯使津充四布,方能汗出邪解,其意二也。是以前者但清其热,必热退汗止,后者但滋其液,必汗出热退,妙趣盎然,尽在叶氏言中。

祛邪首重益胃阴者,尚有下列情形:如邪郁肺卫,舌苔薄而干者,是邪虽去而津受伤也,苦重之药当禁,宜甘寒轻剂可也;有发白㾦为如水晶色者,是湿热伤肺,邪虽出而气液枯也,必得甘药补之;有热病舌绛而光亮者,胃阴亡也,急用甘凉濡润之品;有舌无苔而上如烟煤隐隐者,平时胃燥舌也,不可攻之,仍宜甘寒益胃。以上均属益胃阴便是祛热之明证。

三、泄湿浊之郁伏而寓益胃之意

湿热或湿热疫毒为患，以清热泄湿为第一要义，然则当热为湿遏时，或阻闭三焦，或郁伏膜原，透解不易，若至久延，多有里结胃肠化燥，而伤津劫液者。亦有湿热里结胃肠，虽不化燥，而熏蒸不已，煎熬津液，化浊酿毒，以致湿热秽浊与胃津不足并存者，故宣泄湿浊郁伏，即寓益胃之理。

如湿热疫证中，见"舌白如粉而滑，四边色红"，而憎寒壮热者，乃"温疫病初入膜原，未归胃腑"。此时热势虽重，但胃津不伤，故当抓住机宜，"急急透解"，用吴又可达原饮之类，多有效应，否则延挨失治。或投苦寒清热，必致疫邪愈伏愈深，更兼苦能化燥，则传陷最速。以其膜原近于胃口，故传陷则胃腑首当其冲，或闭结不解，而胃气败坏，或化燥劫液，而胃津断丧，或毒邪猖獗莫制，肆虐脏腑，威逼营血，无所不至，故曰"莫待传陷而入为险恶之病"。由是言之，急急透达膜原，是不益胃津，而胃津自存之意。

湿热证见白苔绛底者，乃湿遏热伏之重证。湿遏愈重，则热伏愈深，最防化燥伤津，故需泄湿透热，辛开苦降是投，湿开则热透，胃腑舒展，自能气化津生，阴阳以平。

若湿热郁于三焦久不解，亦可里结阳明，或腹胀痛而大便困难，或便溏不爽而腹痛有加，是湿热秽浊尽成积滞，归并胃肠，胃阴大受煎熬。此时用芳香苦辛，从外透解无望，淡渗利湿从下导水不能，只需放胆用下，切不可因湿温禁下，而踌躇不决。总之，湿温禁下，乃顾护脾家之阳气，而有时不得不下者，是欲存胃家之津液。

湿热证，"若齿垢如灰糕样者，胃气无权，津亡湿浊用事"，叶氏未言治法，但云多死。以理推之，及临床所见，当与补气生津、化湿导滞为治，所谓"滋燥兼行"，乃湿热证益胃阴之又一法门也。

四、清养胃阴以化肺热

"清养胃阴以化肺热"，追溯其源，不越土来生金之意。然则阴土阳土，寒证热证攸分。补己土之清阳，可疗肺中之寒逆，此东垣法也。益戊土之阴液，能解肺中之燥热,此叶氏法也。然具体运用之灵巧,未可不言。其一,风热犯肺伤津而咳嗽或咳血,并无痰湿相兼者,先生于甘寒之中必加桑叶、杏仁以宣肺散风。热邪较重者,选用栀子、黄芩,以为肺胃合治。其二,证如上述而兼湿阻肺气者,于甘寒之中加入芦根、滑石、薏苡仁以渗利之。其三,证如上述而兼痰热阻肺者,于甘寒之中选用浙贝母、陈皮、芦根、滑石之类。其四,风热咳嗽咳血之证,若胃中"津液久乏上供,腑中之气亦不通畅者,议养胃阴以杜阳逆,不得泛泛治咳",用药纯以甘寒,以《金匮》麦门冬汤为主方。即或因阴伤而外见寒热等证情,亦明言叮嘱"用药莫偏治寒热",并云"治嗽肺药,谅无益于病体","见咳治肺,生气日惫矣"。寥寥数语,说尽益胃救肺功夫。

五、清养胃阴以制木横

清养胃阴以制木横,其宗旨不过木土相乘意。叶氏立说,括而言之,曰清养胃阴以制木横,据病情偏重不同,又有养胃阴以制厥阴,及滋肝阴以充胃汁之别。

属前者,如"冲阳上逆……仍是阴弱,夫胃是阳土,以阴为用,木火无制,都系胃汁之枯"。其病证显然偏重在胃汁之枯,故益胃制肝,乃必然之治法,兹引一例以证之。"范,胁痛入脘,吐黄浊水液。因惊动肝,肝风振起犯胃,平昔液衰,难用刚燥。议养胃阴以息风方:人参、炒半夏、炒麦冬、茯神、广皮、炒香粳米。"

属后者,多为肝阳升动伤胃阴,如"卜姓,内风阳气鼓动变幻,皆有形无质,为用太过,前议咸苦入阴和阳,佐麦枣以和胃制肝获效。盖肝木肆横,胃土必伤,医治既僻,津血必枯。唇赤舌绛咽干,谷味即变酸腻,显是胃汁受劫,胃阴不复",投"生牡蛎、阿胶、细生地、小麦、炒麻仁、炒麦冬、炙甘草"。案中虽明点"显是胃汁受劫",然实由"肝木肆横"所致,故用方暗合滋肝阴以充胃汁之意。

上述二法,亦有结合使用或交替使用之时,所主病证,不尽相同。

结合使用者,大抵肝胃之阴液俱虚,而且胃关不开,难进谷食;或疟利伤阴之后,阳气冲逆,而胃不得苏醒;或胎产之人,痢久伤阴,虑其胎元不保等。治法虽肝胃同治,但非甘寒之中加入咸寒,而是取义甘酸,化生阴液,以平肝镇胃。如："蔡，恶进谷食，舌干龈胀，饥不知味，寤多寐少，皆由疟汗呕逆，都令诸阳交升，胃气不降，则不食。阳不得下潜则无寐。肝风内振，则火升心热，法当和胃阳，平肝气。肝平胃醒，必进谷能寝矣。知母、北沙参、麦冬、新会皮、乌梅、新谷露。"说明在某种特殊情况下，甘酸益胃仍属良法。

交替使用者，一般适于忧思郁结，久而化火，肝肾胃液俱亏，久延成劳，病情复杂而重者，治宜标本兼顾。如："尤氏，寡居烦劳……本虚在下，情怀抑郁，则五志之阳，上熏为咳，固非实火。但久郁必气结血涸，延成干血劳病，经候涩少愆期，已属明征，当培肝肾之阴以治本，清养肺胃气热以理标，刚热之补，畏其劫阴，非法也。"拟汤丸交替，汤方"生扁豆、北沙参、茯苓、炙草、南枣"，丸方"熟地、鹿角霜、当归、怀牛膝、云茯苓、紫石英、青盐。另熬生羊肉胶和丸，早服四钱，开水送服"。

六、甘凉益胃以制龙相之火

益胃用甘寒，滋肾用咸寒，先生已有定论。今言甘凉益胃以制龙相之火者，不过定法中之活法也。而活法之中，就大要而言，又有如下几种：其一，肾水素亏之人，其来也渐，欲其速复，诚非易事，而温邪上受，肺卫阴伤在急，故权宜益胃，再商其余。如："汤，二四岁，脉左坚数促，冬温咳嗽，是水亏热升，治不中窾，胃阴受伤，秽浊气味，直上咽喉，即清肺冀缓其嗽，亦致气泄，而嗽仍未罢。先议甘凉益胃阴以制龙相，胃阴自立，可商填下。"其二，有肝肾肺胃之阴液俱虚，阳气升腾，谓之脏阴失守，如："徐，脏阴失守，阳乃腾越，咳甚血来，皆属动象，静药颇合，屡施不应，乃上下交病，阳明络空，随阳气升降自由。先以柔剂填其胃阴，所谓执中者近之。金匮麦门冬汤去半夏加黄芪。"其三，老年元真虚惫，治节乖常，适逢燥气加临，肺肾重伤。古云上燥治肺，下燥治肾，不易之理也。然则遇此龙钟之体，治上治下，何所适从？故先生据前述之理，融会诸法，另立新规，汤剂与膏滋并进，早服与晚服异途。案中有丁姓者，年且六旬再三，"秋冬天气下降，上焦先受燥化，其咳证最多，屡进肺药无功。按《经》云，古人有年久嗽，都从脾肾子母相生主治。更有久嗽，气多发泄，亦必益气，甘补摄敛，实至理也。兹议摄纳下焦于早服，而纯甘清燥暮进，填实在下，清肃在上，凡药味苦辛宜忌，为伤胃耗气预防也。"

七、清润阳明以束骨而利机关

"凡阳明衰惫,气血不主濡养,而筋肉骨节酸麻疼痛者,从阳明立法,人多知之,不过多从温补着手。而先生深明甘温者,利气血之温养;甘寒者,利津液之濡润,而其治均在阳明之旨,故当夏令暴暖泄气,胃汁暗亏,筋骨不束,两足酸痛者,主用甘寒,仿金匮麦门冬汤为治。"或风温热灼之后,津液未复,阳明脉络不旺,骨酸背楚者,"治以和补",用"生黄芪、鲜生地、北沙参、麦冬、归身"之类。

八、益胃阴需看体质之宜忌

人有老壮妇孺,体有阴阳偏胜,病有新疾沉疴,故益胃阴需看体质之宜忌。如:"某妪……久热动风,津液日损,舌刺咳嗽,议甘药养胃阴,老年纳谷为实。"此案载中风门下,知患偏枯,而津液日损,论其治法,一般当从肝肾入手,奈何胃口不开,谷食难进,生气不振,纵有益肝肾之仙方,势难久延。故远咸寒之腻补,而就甘寒之清润,但得多进水谷,生气渐旺,方可与言治病耳。

乳幼之儿,尚未纳谷,胃气稚弱,但凡论治,勿损胃气为佳。况乎乳儿热袭肺卫者多见,其用药欲苦宜轻,或竟用甘寒,保胃津以化肺热。有陈姓孩半岁,"冬温入肺,胶痰化热,因未纳谷之身,不可重药消痰通利",而投"炒麦冬、桑叶、大沙参、甜杏仁、地骨皮",是其例也。

胎孕之身,固需重视肝肾及冲任督带诸脉,然阳明为水谷之海,亦需重视。盖初孕之时,常多恶阻,水谷难进;月份既高,则更赖阳明之水谷,化血养胎。如"谢,始而热入阴伤,少腹痛,溺不爽,秋暑再伤,霍乱继起,今不饥不食,全是胃病,况怀孕五月,胎气正吸脾胃真气,津液重伤,致令咳逆,人参、知母、炒麦冬、木瓜、莲子肉、茯神"为治。

九、益胃阴要察时令之以机宜

人处天地气交之中,应四时以生长化收藏。四时之中,人体色脉变化,无论生理病理方面，均有一定规律。至于病态，虽千差万别，但就总体而言，有因误治失治而伤及阳明胃津者，先生谓之"表里苦辛化燥，胃汁已伤"，法宜益胃阴，自在不言之中。夏暑发自阳明，更属显然。秋燥为患，谨防液干，若燥伤肺胃者，除甘寒而外，别无良策。冬宜收藏，顾护真元为要，若冬不藏精，当春阳发泄之时，易患温热，此证伤津最速，稍有延缓，或用药有偏，则胃汁先涸，阴伤严重者多，叶氏《三时伏气外感篇》言之详明。

至于杂病，一般于春夏阳气发泄之时，或长夏土气当旺之日，或秋燥降临之候，若疗宿疾者，亦应顾其胃阴。

（《江西中医药》，1982 年第 3 期）

叶天士养胃阴用药规律浅析

天津中医药大学　　刘华朋　王绪霖

叶天士汲取张仲景、李东垣学说并结合自己临床实践，认为脾与胃虽同属中土，但功能有异，喜恶不同，提出了"胃喜润恶燥"的观点，强调治胃不可单一采用温燥治脾之法。他补充了李东垣《脾胃论》详于脾而略于胃的不足，提出"胃为阳明之土，非阴柔不肯协和"，创立胃阴学说，倡导保护胃阴，应用甘平或甘凉濡润之品以濡养胃阴。叶天士辨治脾胃之法，至今仍有重要的学术价值，能有效地指导临床实践。我们将叶天士养胃阴用药规律浅析如下。

一、因时之异，因人制宜

人处于天地气交之中，应四时而生长化收藏。四时不应，则疾病生矣。《素问·阴阳应象大论》曰："冬伤于寒，春必病温；春伤于风，夏生飧泄；夏伤于暑，秋必痎疟；秋伤于湿，冬必咳嗽。"治疗时感病症，春夏易患温热，"热邪不燥胃津，必耗肾液"，故"留得一分津液，便有一分生机"，濡养胃津不仅可以治病还可以防病;秋燥易损伤肺胃之阴,法当甘平或甘凉以润之。王永才临床上善于应用益胃养阴法治疗以阴虚为主要病因的多种疾病,如慢性胃炎、胃肠神经症、消化不良、2型糖尿病、尿崩症及各种热性病后期。这些病症患者大都有口唇干燥、口渴欲饮、干呕呃逆、饮食减少、大便干结、小便短黄、舌红而干、脉细数等胃阴损耗表现。临床选用生地、麦冬、知母、石斛、天花粉、玉竹等益胃养阴药物加减应用,效果较好。尤其是用养胃益阴法治疗慢性胃炎伴口臭和儿童尿崩症,疗效显著。治疗宿疾杂病,因久病及肾,正如龚廷贤在《寿世保元·劳瘵》中所述"夫阴虚火动,劳瘵之疾,由相火上乘肺金而成之也。伤其精则阴虚而火动,耗其血则火亢而金亏"。然滋肾液,莫不先要充养胃阴,尤其在热病过程中,若胃热亢盛,或久羁不解,往往有伤及肾阴之虞,尤其是素体肾阴亏虚者,病变更易传至肾,此时多可在清泄阳明之热、滋养胃阴同时,酌加咸寒之品如生地、玄参、龟甲之类以顾护肾液,此即叶天士所说的"先安未受邪之地"。肾胃所主各有不同,肾藏先天之精,为先天之本,脾胃化生水谷精微,为后天之本。胃为水谷气血之海,主受纳腐熟水谷,依赖于肾阴肾阳的濡养和温煦。肾所藏的先天之精及其化生的元气,亦有赖于脾胃运化的水谷精微的不断充养和培育。

《灵枢·阴阳二十五人》指出:"火形之人……有气轻财,少信,多虑,见事明,好颜,急心,不寿暴死。"木火体质者,往往因五志过极,烦劳郁热,郁而化火,横逆犯胃,耗伤胃津;偏食燥热之品则使胃火炽盛灼伤胃阴,偏食肥甘厚腻之品则易化火伤阴;或久病体虚,特别是亡血证,耗损津液。年老者易纳谷为实,倘胃口不开,五味不入,纵再多方药,未必有效,此时倘以甘润之药养胃阴,健脾胃,使水谷得入,则营卫之气渐旺,其病可治也。叶天士在《幼科要略》中说"襁褓小儿,体属纯阳,所患热病最多",然"幼稚谷少胃薄,表里苦辛化燥,胃汁已伤。复用大黄大苦沉降丸药,致脾胃阳和伤极,陡变惊痫,莫救者多矣"。幼儿临证当慎用苦寒之品以防耗伤胃气,耗损胃阴。薛付春等应用沙参、麦冬、玉竹、天花粉、桑叶、生扁豆、生甘草等滋胃阴药物加减,治疗小儿咳嗽、腹泻、低热,效果明显。方中沙参、麦冬养阴清热润燥;玉竹、天花粉养阴生津;桑叶轻清宣透,疏邪布津,一可凉透燥热而外出,二可宣降肺气以布津,载轻清之药上行,三可凉肝以防肝火风阳之升动;生扁豆甘平和中,既鼓舞脾胃生津之源,又防止甘寒滋腻碍胃之弊;生甘草甘平和中,调和诸药以为使。全方药味轻灵简洁，既养阴清热，生津润燥，又无滋腻之弊，符合小儿生理病理特点，故临床效果显著。妇女妊娠者，"胎气正吸脾胃真气，津液重伤"，因胃虚呃逆，不思水谷，致阳明水谷之海无以充养，此时宜滋养胃津以使阳明生化有源。于春霞等认为因胃阴不足导致的呃逆，治宜益胃养阴止呃。药用沙参、麦冬、玉竹、生地、丁香、柿蒂、枇杷叶、甘草等，治疗后患者呃逆症状完全消失，随访 6 个月未复发。

二、因邪之异，生津益气

六淫之邪或时疫之毒侵入，往往由外入内，由表及里，日久则化热伤津，消烁阴液，故治疗中滋养阴液是一项重要法则。

叶天士在《临证指南医案》中治疗风温卫分证时明确提出宜使用辛凉轻剂，忌用辛温之品，如"风为天之阳气，温乃化热之邪，两阳熏灼，先伤上焦……当与辛凉轻剂，清解为先，大忌辛温消散，劫烁清津"。温病血分证由于热邪炽盛，易迫血妄行，继而耗伤阴血，治疗时应使用甘寒凉血之品，以清热保津兼养阴生津，"主以甘寒，重则如玉女煎，轻则如梨皮、蔗浆之类"。《临证指南医案》指出治疗风温咳嗽时应注意"风温客气，皆从火化，是清养胃阴，使津液得以上供，斯燥痒咳呛自缓，土旺生金，虚则补母，古有然矣"。徐珊等认为热证咳嗽者，迁延日久，易于灼伤肺津，形成肺阴亏虚证。阴津亏虚，肺脏失于濡养，又易于滋生内热，此证当以养阴清热、润肺止咳为法，方选沙参麦冬汤加减，药用沙参、麦冬、桑白皮、玉竹、天花粉、百部、芦根、地骨皮等。对于内伤客邪咳嗽，叶天士医案云："久患漏疡，阴不固摄，经营劳动，阳气再伤，冬月客邪致咳，都是本体先虚。春深入夏，天地气泄，身中无藏，日加委顿，理固当然。此岂治咳治血者？议补三阴脏阴方法。人参、熟地、麦冬、扁豆、茯神、白粳米。"方用茯神、扁豆、粳米甘淡养胃，麦冬、熟地滋养胃阴，人参益气补虚，治病求本。欧阳强波选用知母、麦冬、熟地、牛膝、玄参、白芍等养阴药物加减配伍治疗阴虚燥热咳嗽 80 例，结果发现这些药物配伍能明显改善阴虚燥热型咳嗽症状，特别是改善干咳症状尤为明显，较单纯使用祛痰止咳药物疗效更好，而且临床观察中未见毒副作用。

三、立法补阴，兼顾他脏

《素问·五脏别论》曰"胃者，水谷之海，六腑之大源也。五味入口，藏于胃以养五脏气"，胃阴不足，可导致其他脏腑之阴失去濡养，故养胃阴与其他脏腑密切相关。

1. 胃与肺 肺为娇脏，喜润恶燥，肺主气司呼吸，主宣发肃降，通调水道，故"肺为水之上源"。《素问·灵兰秘典论》云："肺者，相傅之官，治节出焉。"肺胃经气相通；肺属燥金，胃属燥土，同气相求；肺所主之皮毛与胃所主之肌肉为相邻之体。叶天士在《幼科要略》中云"大凡吸入之邪，首先犯肺，发热咳喘。口鼻均入之邪，先上继中，咳喘必兼呕逆、膜胀"。即肺阴损伤日久可耗伤胃阴，而养胃阴以消肺热，寓培土生金之意。如肺痿之病，系喘咳日久不愈，气火上逆，肺气受损，灼伤肺阴，日久累及胃阴受损。张仲景用麦门冬汤治之。叶天士师法张仲景，采用甘凉、辛甘寒、咸甘寒等品滋津液之法，创制"养胃汤"，用甘凉濡润之麦冬为君药，配以沙参、玉竹等品濡养胃阴以顺通降。《本草正义》记载麦冬"其味大甘，膏脂浓郁，故专补胃阴，滋津液，本是甘药补益之上品"。陈金生应用养阴清肺法治疗肺阴虚咳嗽60例，经过治疗后患者干咳、痰中带血丝、口干咽燥症状消失，口渴、潮热盗汗、手足心热、气短、眩晕等症状也明显好转。

2. 胃与脾 脾与胃，互为表里，共为后天之本，故在临床上两者往往相互影响。华岫云认为："东垣之法，不过详于治脾，而略于治胃耳，乃后人宗其意者，凡著书立说，竟将脾胃总论，即以治脾之药，笼统治胃，举世皆然。""脾阳不亏，胃有燥火，则当遵叶氏养胃阴之法。""凡遇禀质木火之体，患燥热之症，或病后热伤肺胃津液，以致虚痞不食，舌绛咽干，烦渴不寐，肌燥热，便不通爽，此九窍不和，都属胃病也……不过甘平，或甘凉濡润，以养胃阴，则津液来复，使之通降而已矣。"周丽平等认为在治疗慢性萎缩性胃炎时，对于患者中胃阴虚者多选用甘凉之药，具有润养功效，即保护、濡润食管、胃、肠黏膜，促进消化道腺体分泌，修复炎症、溃疡的病理变化，并可促使排便通畅。滋养胃腑药物常用百合、麦冬、沙参、石斛、玉竹、芦根等，也可选用太子参、山药以兼顾气阴，或以白芍、乌梅、甘草、山药、茯苓相伍，酸与甘合，酸甘化阴，和胃调脾。刘英鹰等选用百合、玄参、生地、麦冬、白芍等滋胃阴药物加减治疗阴虚引发的便秘患者 37 例,总有效率达 94.59％。

3. 胃与肝 叶天士认为"阳明胃土,独当木火之侵侮,所以制其冲逆之威也""胃土大虚,中无砥柱,俾厥阴风木之威横冲震荡""中流砥柱,斯肝木凝然,则知培植胃土乃治病法程"。故《医法心传》曰"木可克土,土亦可克木,脾土健旺则肝木自平也"。病理状态下,张仲景在《金匮要略》指出"见肝之病,知肝传脾,当先实脾……故实脾,则肝自愈"。叶天士亦认为"肝风内扰,阳明首当其冲""胃是阳土,以阴为用,木火无制,都系胃汁之枯",治疗"若肝阴胃汁已虚,木火炽盛,风阳扰胃,用药忌刚用柔,养肝则阿胶、生地、白芍、火麻仁、木瓜,养胃则人参、麦冬、知母、粳米、秫米等是也"。张增瑞认为,胃与肝不仅生理关系联系密切,病理上亦相互影响,肝胃不和病证要选用柔肝滋阴、益胃生津之法,调和肝胃。代表方为一贯煎合芍药甘草汤加减,药用沙参、麦冬、当归、白芍、甘草、川楝子、枸杞子、石斛、生地等。

4. 胃与肾 脾胃为后天之本,肾为先天之本,肾与脾胃相互资助,相互依存。然"温邪久羁中焦,阳明阳土,未有不克少阴癸水者""阳明大实不通,有消亡肾液之虞",故对肺胃肝肾之阴液俱虚者,叶天士主张"先以柔剂填其胃阴,所谓执中者近之",脾胃滋润,精微四布,诸脏得养,火自降矣。刘继高认为在肾小球疾病的发展过程中,阴虚是主要病因,肺胃阴不足,肺燥失润,气机升降失司,则致其宣降失常;阴不足,卫气不能正常宣发御邪于外,水液不能正常输布,又因阴虚易生内热,久则损及于肾,肾阴不足,更使水液运行失常,则出现水肿诸症。在治疗中不能但见火热而直用苦寒之品,有时非但不能取效,反徒伤正气,而用滋阴之法则可使虚火下降,潜阳于阴。临证时选用沙参、白芍、石斛、知母、麦冬、生地等加减对此类肾小球疾病进行治疗,效果显著。

四、因脏之异,顺胃之喜

《临证指南医案》曰:"所谓胃宜降则和者,非用辛开苦降,亦非苦寒下夺,以损胃气,不过甘平或甘凉濡润,以养胃阴,则津液来复,使之通降而已矣。"叶天士在创立甘凉濡润胃阴大法的同时,提出"胃以喜为补",吴鞠通亦云"复胃阴者,莫若甘寒"。对于胃津不足者,叶天士治以甘平,方用益胃汤、沙参麦冬汤等,常用药物如沙参、麦冬、玉竹、山药、石斛、天花粉、火麻仁、谷芽、粳米等;对于胃阴损耗严重者,治以甘寒,方用增液汤等,常用药物如玄参、麦冬、天冬、阿胶、鲜生地、芦根等。另叶天士养胃阴用药善取汁。据统计,叶天士曾采用包括麦冬、生地、桔梗、香附、紫苏梗、枳壳、柏子仁、杏仁、紫苏子、竹沥、瓜蒌、当归等药物加梨、姜、甘蔗绞汁入药,以药物汁液之柔润濡养胃阴。宋莹认为根据胃喜凉润、以通为用、得降则和的特点,治疗胃阴虚型慢性胃炎时应以通、和、降为用、为补,使之益胃而不呆滞,清热而不损胃气,选方用药须根据甘凉濡润、甘缓益胃、甘酸济阴、清养醒胃的不同区别用药。酸味药如白芍、乌梅、山楂等敛阴生津,敛肝和胃;甘寒药如生地、麦冬、知母等滋阴润燥,柔肝养胃;甘平药如沙参、玉竹、石斛等养胃生津。孔艳华选用玄参、白茅根、当归、白芍、甘草等药物配伍组成滋阴降胃汤,观察其治疗2型糖尿病胃轻瘫的效果。研究结果证实,滋阴降胃汤不仅能明显改善糖尿病胃轻瘫患者症状,缩小食管底部横截面积,增强胃部平滑肌收缩能力,且远期复发率低于单纯使用增加胃肠动力的西药,安全性也较好。

五、小　结

叶天士师法张仲景,博采李东垣脾胃学说,在脾胃疾病中重视滋养胃阴,形成了一种理法方药一线贯穿的完整理论,提出脾胃分治,创立胃阴学说,其养胃阴用药对后世医家影响深远,了解并掌握其养胃阴用药规律特点,于当今临床和科研仍有重要的参考价值和指导意义。

(《河北中医》,2017 年第 39 卷第 1 期)

浅谈叶天士治疗胃阳虚的经验

福建省建瓯县东沈中心卫生院　　郑益民

众所周知,清代名医叶天士首先明确提出养胃阴之法,使脾胃学说益臻完备。但胃和其他脏腑一样，自身亦有阴阳之分，因此叶氏亦十分重视胃阳的作用，对胃阳虚的调理具有丰富的经验。观《临证指南医案》，辨证属于胃阳虚的病例多于胃阴虚者，故其门人华岫云说："世人胃阳虚衰者居多。"又说："胃有寒湿，一脏一腑皆宜于温燥者，自当恪守东垣之法。若脾阳不亏，胃有燥火，则当遵叶氏养胃阴之法。"现以《临证指南医案》有关案例为依据，对叶氏治疗胃阳虚的经验作一初步探讨。

一、胃阳虚的病机

综合叶氏有关医案，胃阳虚的产生主要有如下因素：① 食伤脾胃、积滞久着或饥饱失常。② 寒凝胃阳。③ 阳微浊凝。④ 积劳伤阳，精气内损。⑤ 肝木犯胃，胃中阳伤。⑥ 苦寒多用，胃阳久伤。⑦ 过用消导、攻里、升表。⑧ 素体阳伤，胃阳式微。

一般说来，胃阳虚多由素禀不足，饮食劳倦所伤，或寒湿困遏，或治疗失当，致胃阳衰微、阴寒内盛，从而产生气滞、食积、饮停、浊聚、痰结、瘀阻等一系列病理现象。于是，升降失常，清浊相干，传化失司，则胃失通降矣。

二、胃阳虚的证治

胃阳虚的症状表现，在上可见噫嗳、吞酸、呃逆、恶心、呕吐、涌吐清涎白沫、口淡无味等；在中可见脘痛时作、脘痛如束、前后心冷，或痛而喜按，得温则减、暮夜为甚，并见脘痞、膜胀、饮谷不化、知饥恶食等；在下可见肠鸣、泄泻、便溏、大便不爽等。此外尚可有不渴饮、四肢不温等见症。舌苔多白或带腻，脉形多见小弱或兼涩、兼濡、兼沉或带弦。

治疗上要紧扣"阳微寒凝"这一主要病机，立足于温通胃阳，并视有无挟饮、挟湿、挟痰、挟瘀等而分别施治之。对胃阳虚较甚者用通补胃阳法，以大半夏汤合二陈汤去甘草为主，或合附子粳米汤，亦有用桂枝汤去芍加人参、茯苓，或六君子汤去术、草加益智、草果等，取辛甘温通之义。若寒滞较重者，则以温阳散寒通滞为主，方如附子理中汤、桂枝附子汤等加减；温阳蠲饮常用苓桂姜甘汤、小半夏加茯苓汤等化裁；化痰用二陈、《外台》茯苓饮等；降逆用旋覆代赭汤等,均不离温通之旨。

常用药物,益胃:人参、粳米、炒黄秫米、南枣等;和胃:半夏曲、半夏、茯苓、厚朴、陈皮、广橘白、姜汁等;暖胃:生益智仁、草果、荜茇、煨姜、吴茱萸、川椒、荜澄茄、良姜、桂枝等;温阳:淡附片、干姜、桂心等;理气:苏梗、香附、枳壳、砂仁、乌药、沉香汁等;泄肝:吴茱萸、桂枝、木瓜、白芍、川楝等;消导:山楂、麦芽、谷芽、神曲等;通络:桂枝、归须、延胡索、桃仁、蒲黄等。

病案举例

脾胃门·某案

胃阳受伤,腑病以通为补,与守中必致壅逆。

人参　粳米　益智仁　茯苓　广皮　炒荷叶

按:本例用参、苓、益智、陈皮益胃通阳,佐粳米和胃气益胃阴,尤妙在用轻清之荷叶升发胃中清阳,是通补胃阳的平剂。

痞门·汪案

脉沉,中脘不爽,肢冷。

人参七分　淡干姜一钱　炒半夏一钱半　川熟附七分　茯苓三钱　草果仁八分

按:本例为胃阳虚寒重症,除用参、夏、苓通补胃阳之外,尚用辛温的姜、附、草果以振奋胃阳,驱逐寒邪。

泄泻门·吴氏案

寒凝胃阳,腹痛泄泻。

草果　厚朴　茅术　广皮　吴萸　炒楂肉

按:本例案语与处方合参,除寒凝之外,尚有食滞,故用草果、吴萸暖胃散寒,平胃合山楂导滞。

脾胃门·钱案

壮年肌柔色黯,脉小濡涩,每食过不肯运化,食冷物脐上即痛。色脉参合病象,是胃阳不旺,浊阴易聚。医知腑阳宜通,自有效验。

良姜　草果　红豆蔻　厚朴　生香附　乌药

按:本例纯用温阳化浊理气之品,俾浊阴祛则阳气来复。

三、叶氏调理胃阳的特色

李东垣论治脾胃，主张益胃升阳，后世多以之为宗，叶氏论治胃阳虚证，与李氏比较，用温则同，但李氏偏于甘温升脾，而叶氏则以辛温通阳为主旨，立足于"通"，是其突出的治疗特色。

1. 远柔用刚 胃阳虚者必寒胜。寒为阴邪，每致凝痰聚瘀，饮浊弥留中脘，故大忌阴柔润腻之药，诚如叶氏所言："用药之理，远柔用刚。"必用辛温刚燥之品，温通流动气机，暖胃散寒，鼓舞胃阳，方能消除阴凝湿滞之患，恢复胃之活泼特性。叶氏温胃散寒喜用生益智、草果、煨姜、吴茱萸、桂枝、荜茇、川椒、良姜等味，对胃阳式微、阴寒湿浊内盛者，则动用干姜、附子、川草乌等大辛大热之刚药，但应中病即止，以免过用劫津伤阴。对胃阳虚不甚者，用辛温刚药的同时，宜酌情顾其胃阴。如叶氏治"木乘土门·徐氏案"，既用参、夏、苓、附子通补胃阳，又虑其刚药劫阴，佐以粳米以理胃阴，木瓜味酸以制肝，"兼和半夏、附子之刚愎"。叶氏虽强调远柔用刚以通阳，但又顾及阴阳之平衡，足见其制方之妙，匠心独运。

2. 以通为补 胃为传导之腑，以通为顺。胃阳虚则寒凝气滞，种种不通之象遂接踵而生。因此治疗胃阳虚需突出一"通"字，用药宜动不宜静。叶氏反复言明："胃属阳腑，以通为补。""腑病以通为补，与守中必致壅逆。"若胃中有寒兼有实滞者，应以温阳散寒导滞为先，不可误补。阳虚较甚，虚中有滞者，宜补虚行滞兼施，补应通补，守补则谬。如叶氏补虚用人参必配茯苓、半夏、陈皮等，尝谓："胃虚益气用人参，非半夏之辛，茯苓之淡，非通剂矣。"观叶氏治胃阳虚案例中，白术一味极少应用，甘草则几乎不用，而半夏、茯苓最为常用。细味其由，乃术、草有守中增满之嫌，无通阳之功；而通阳不和胃利湿，非其治也。

四、调理胃阳的重要意义

调理胃阳的意义主要有二：胃为阳明阳腑，在正常情况下，胃阳充足，才能奏其纳食传导之功。若胃阳衰微，犹灶中无火，则不能腐熟水谷及上输下传,故叶氏曰:"食谷不化,胃无火也。"而且,"胃阳不旺,浊阴易聚",则变生种种不通之象。此需调胃阳者一也。

脾为太阴湿土,因此需赖胃阳的生生之气鼓舞推动,清阳才得以上升。故叶氏曰:"太阴之土,得阳始运。"华岫云亦说:"脾易湿,必赖胃阳以运之。"叶氏这种观点源于《脾胃论》。李东垣在这部名著中指出:"脾为死阴,受胃之阳气乃能上升水谷之气于肺,上充皮毛,散于四脏。"临床上,胃阳虚每易导致脾阳虚,叶氏治疗胃阳虚往往即包括治脾阳在内,通补胃阳即所以调理脾阳,两者关系至为密切,故叶氏有"理中焦,健运二阳"之谓。此其二也。

(《北京中医杂志》,1985 年第 2 期)

叶天士辨治脾阴虚证特色初探

安徽中医药大学　　　余金犇　董昌武　高　兵

程　悦　余佳程

叶天士,号香岩,祖籍安徽歙县,行医于江苏。其父、曾祖父均为当地名医,叶氏幼时尚修进士科,其父去世后专心习医,活人无数,医德高尚,终成一代临床大家。后世弟子整理其学术,著有《温热论》《幼科要略》《临证指南医案》等。叶桂传承仲景脾胃思想,重视脾胃分治,结合自身长期临床实践,创立了胃阴辨证论治理论,在"脾阴虚证"辨证论治上独树一帜,现述如下。

一、尤重脾土,后天化生养五脏

脾胃者,仓廪之官,五味出焉,脾胃作为水谷精微的化生之源,被称为"后天之本",对于人的生长发育有着重要意义。在叶天士的治疗过程中,五脏中其余四脏皆从脾胃治疗。肝主升发与疏泄、脾主升清、胃主降浊,肝脾同处中焦,协作推动一身气机运行,故《临证指南医案》中肝系病有 28 则从脾胃论治；心主血，脾胃为气血生化之源，所以心系病中有 21 则从脾胃论治；肾脏是人体的"先天之本"，而脾胃是"后天之本"，后天有赖于先天的创生，而先天需要后天的补充，故肾系病中有 8 则从脾胃论治；肺为一身上下清气之枢纽，脾胃为表里精气生化之源，两者结合生成宗气积于胸中，宗气助呼吸，行血脉，故肺系病中有 47 则从脾胃论治。可见叶氏临证重视脾胃，注意维持脾土的功能，以助疾病的治疗和康复。

二、脾分阴阳，治宜建中州滋化源

五脏皆分阴阳，脾之阳是推动水谷运化，统摄周身的"气"；脾之阴为灌注濡养脏腑及周身，水谷所化生的阴液，故有"脾阴足，自然灌溉诸脏腑也"之论。脾阴虚是由于各种原因引起的阴液亏虚难以化生，继而机体功能受损的疾病。叶天士虽未直接提出"脾阴虚"三字，但是在其临证治疗时将脾胃阴阳分型，明确提出的有脾阳、胃阴、胃阳，且分型中理应包括脾阴。在《临证指南医案·不寐》"脾营虚，某四二……"中，此处脾营即代表脾阴之意，本案反映了叶天士在治疗脾胃阴亏时，不单重视胃阴一门，而是兼顾脾阴，辨证论治。仲景在作《伤寒论》之时着重解析太阳经病证，详述一经以示其法。叶氏不仅受仲景脾胃思想影响，其弟子门人整理编辑也效仿古制，详略得当，以示其法。

三、燥湿喜恶，脾胃相异勿同论

脾阴虚的典型表现为运化失常，不欲饮食，便秘，便溏或先坚后溏；濡养无权，面色无华而萎黄，形体消瘦，体无润泽，手指尖边角质化；阴液亏少，口唇干燥，渴却少饮，手足心热。舌象会出现舌红少津，舌苔少或剥落斑驳为主，脉则见以细数或弦数之象。叶天士治疗脾阴虚证时与胃阴虚相鉴别。脾阴虚与胃阴虚临床上常并见，但是脾阴虚和胃阴虚病机不同，治法有所差异。如《临证指南医案·胃阴虚不饥不纳》："王，数年病伤不复，不饥不纳，九窍不和，都属胃病。阳土喜柔，偏恶刚燥，若四君、异功等，竟是治脾之药。腑宜通即是补，甘濡润，胃气下行，则有效验。"叶氏调以火麻仁、生白芍、麦冬水、炙黑小甘草，临服前入青甘蔗浆一杯治之。其认为胃阴相对来说更偏重于津液，热病灼伤津液多致胃阴虚。胃阴虚会出现纳差纳呆，呃逆呕哕，胃脘灼痛或胸中灼热的表现，病位在胃，腑气以通为顺。麦冬、白芍滋阴润燥，青甘蔗浆轻灵易纳，叶氏用酸甘之法，凉润阳土，和柔刚脏，又能化生津液，濡润其燥。脾阴较为偏重于营血，具体表现为谷不运化，食欲不振，便秘消瘦，精神萎靡，病位在脾，以脾不健运为主，如上"治脾之药"多选用四君、异功等。脾阴以阴液为主，作为后天之本，相较于胃，与其他脏腑联系更为密切，常与其余脏腑阴液亏虚并见，如心脾阴虚，可见血虚，心神不宁，失眠烦躁；脾肺阴虚，可见干咳无痰，脾肾阴虚则见腰痛，头晕，耳鸣等。脾阴虚证较胃阴虚证病情更为严重，预后更差，故叶天士治疗脾阴虚用药更重，剂量更大。

四、重视营血，养血益气培脾阴

《临证指南医案·不寐·脾营虚》："某，四二，脉涩，不能充长肌肉，夜寐不适。脾营消索，无以灌溉故耳。"叶氏用归脾汤温之。脾阴虚的病因有四，直损脾阴、饮食伤脾、情志不调和久病体虚。案中未言外感，未夹肝郁证，叶氏考虑为患者久病体虚或饮食营养不足导致的阴液亏少。此案为心脾两虚之不寐证，治当用归脾汤方，案中所言脾营指的是脾所化营阴即脾阴之意。有医家认为脾阴虚是一种独立的阴液亏虚，单纯因为脾阴化生不足或消耗过度而导致。叶氏治疗脾阴虚时，注重营血，通过补益营血来固护脾阴。方用桂圆、当归此类滋补营血之品，加黄芪、白术气血同补，调护脾阴。《临证指南医案·嘈》第四则血虚，病机同为心脾俱虚。方用白芍、麦冬、天冬之属增益营血，甘淡平补，在增加脾之营阴的同时，不碍脾喜燥恶湿的生理特性。

五、脾阴难复，急用鲜汁佐膏方

《临证指南医案·烦劳阳亢肺胃津液枯》："王，五三，老年血气渐衰，必得数日大便通爽，然后脘中纳食无阻……议用丹溪法。麦冬汁、鲜生地汁等，浆水浸布纸，绞汁滤清，炖自然膏。"案中，患者53岁，《素问·上古天真论》曰："六八，阳气衰竭于上，面焦，发鬓颁白。"年老体衰气血津液枯竭，内火攻烁，上格之象欲出。因脾阴发生时往往牵连诸脏，病情严重，故叶氏治疗之时用药思量周全,通过鲜药绞汁取鲜品之轻灵,又熬膏重剂以滋补营阴,佐以膏方日常调养。本方中用黑芝麻、松子仁、生地养阴补血润燥,以苏子和苦杏仁宣降肺气。药方标本兼顾,先取鲜药直服的方法助患者阴液迅速恢复,后调膏方为气血津液补充提供来源。胃阴虚多外邪内扰而发急症,起病急但是治愈也相对较快。但是脾阴虚常与其他脏腑牵连,起病较缓,预后时间也较长。汤剂轻浮未能尽消虚损,所以取膏方质味凝厚之性,填益精血。

六、兼用古方,甘淡平补助脾阴

叶天士医案中可见"用景岳理阴煎""用缪仲淳法"等语,在熟悉前人的论治特色后,叶天士依循前方,效仿古法。在治疗脾胃阴虚病证时,叶天士所用的药物也体现了他对于脾阴虚证的治疗思想。理阴煎(炙甘草、熟地、当归、干姜、肉桂)与叶氏用于治疗脾胃之药如白芍、茯苓、山药、白扁豆、麦冬、沙参、玉竹、莲肉、木瓜等味,与缪氏治"脾阴不足"所用药物如石斛、白扁豆、莲肉、怀牛膝、木瓜、生白芍、茯苓、麦冬等药,性味相近,且皆有补阴不生滋腻,助阴同提脾气之用。使用甘淡平补的药味,一方面甘味入脾经滋助脾阴的化生,另一方面药味淡不致滋腻困脾。《幼科要略》吐泻篇数则,论治小儿脾胃受邪而导致的涌吐泄泻诸证,虽常从胃治但是幼子身体与成人有异,脏器更为娇弱,当其胃受邪而阴液被伤的时候,脾阴也会随之受到影响。所以虽胃以降为顺,但是用药却注重保护脾阴并防胃降太过。尽管主症未提及脾阴虚,但是方中多用白术、莲肉、黄芪、五味子等药固护脾阴,体现了叶氏"先安未受邪之处"的思想。

七、结　语

明清著名医家叶天士在学习和继承前人思想的基础上,结合自己丰富的临床经验,对脾胃病的病因病机、辨证施治提出了自己独特的见解。临床用药,脾胃并重,除重视脾胃阳气,注重升阳之外,尤其注重顾护脾胃之阴。叶氏的胃阴辨证论治理论为众人所熟知,叶氏脾阴学说也是他治疗脾胃病的重要组成。其治疗脾阴虚时注重营血对脾阴的影响,方选甘淡平补、不生滋腻的药物。总之,叶天士对脾阴虚证的认识与辨证施治经验,将会对如今临床上诊治脾胃系统疾病有一定的指导意义,值得我们进一步深入研究与思考。

（《中医药临床》,2019 年第 31 卷第 5 期）

叶天士对脾胃阴阳虚证的治疗特点

王正宇

叶天士对脾胃病的论述,多收载于门人及其后学所编辑的《临证指南医案》一书中。他说:"纳食主胃,运化主脾,脾宜升则健,胃宜降则和。""太阴湿土,得阳始运,阳明燥土,得阴自安,以脾喜刚燥,胃喜柔润也。仲景急下存津,其治在胃,东垣大升阳气,其治在脾。"从以上寥寥数语中可以看出,他对脾胃的不同生理功能、病变机制、治疗原则都作了精辟的阐发,并能根据自己的见解,具体运用于临床实践,创制了许多有效的良方,从而补充了东垣脾胃说的不足。脾胃分别论治用药实创始于叶氏。华岫云说:"脾胃之论,莫详于东垣,其所著补中益气、调中益气、升阳益胃等汤,诚补前人之未备。察其立方之意,因以内伤劳倦为主。又因脾乃太阴湿土,且世人胃阳衰者居多,故用参、芪以补中,二术以燥湿,升、柴升下陷之清阳,陈皮、木香理中宫之气滞,脾胃合治。若用之得宜,诚效如桴鼓。盖东垣之法,不过详于治脾,而略治胃耳。后人宗其意者,凡著书立说,竟将脾胃总论,即以治脾之药,笼统治胃,举世皆然。今观叶氏之书,始知脾胃当分析而论,盖胃属戊土,脾属己土,戊阳己阴,阴阳之性有别也。脏宜藏,腑宜通,脏腑之体用各殊也。"下面仅将其治脾胃阴虚阳虚之法予以分述。

一、叶氏治胃阴虚法

导致胃阴虚的原因,约有以下几种: ① 外感六淫侵入人体后,化热化燥,灼伤胃阴。② 禀质木火之体，又加情志过激，五志过极化火，耗伤阴液。③ 醇酒厚味或过食辛辣煎炒，日久损伤胃津。④ 温病末期或病后，热邪久居，耗伤津液。由于有以上致病因素，所以临床表现不可能完全系单纯阴虚，必有兼挟诸证，如挟食、挟积、挟瘀……或有伏热、外邪及兼挟其他脏腑之病证，故治疗时应视情况辨证论治。

胃的主要证候，一般都有不饥不纳，口干（或苦）舌燥，烦渴欲饮水浆，或兼见便秘，脉象或数或涩，或弦或劲，或濡而无力。

叶氏治疗本证，主要用甘寒润降，清养胃阴之法，适用于胃阴虚而津液枯竭之证。此证多由于温邪化燥，损伤胃阴所致。一般轻证多选用麦冬、玉竹、沙参、生扁豆、川斛、粳米等药组方即可，其中尤以麦冬为主药。重证可加蔗浆、梨汁、鲜生地、麦冬汁等。若伴有便秘，加松子仁汁、柏子仁汁、杏仁汁、苏子汁、白蜜等，兼热加地骨皮，兼暑湿热加知母，热多口渴加生石膏；兼痰加天花粉、川贝母；兼风温犯肺加桑叶。

对于胃阴虚而伴有气虚湿滞者，叶氏每以清养胃阴药中佐以芳香理气化滞药，谓之芳香清养法。此证多见于湿温病后期，或湿邪久羁后。症状以不饥少食，脉象虚涩，口淡、音低气馁，或伴有胸闷不畅之证者。常用药如鲜省头草、陈皮、川斛、大麦仁、荷叶、陈香豉、陈半夏、麦冬、粳米、檀香泥、人参等。

叶氏遇肝木克土，胃气上逆，出现不纳不饥等证者，每以甘寒清养胃阴及酸味泻肝药如木瓜、乌梅等合用，制成甘寒益胃生津与酸甘敛阴生津之复方，方中以麦冬、川斛、大麦仁安胃，木瓜、乌梅制肝，今人谓之酸甘滋补法。他认为肝气冲逆，阻胃之降，因此，凡醒胃必先治肝，故立安胃制肝一法。

以上叶氏治胃阴虚三法，是比较完整的一套治疗法则，对后世治疗温病及内伤杂病产生深远的影响，如《温病条辨》中的沙参麦冬汤、麦冬麻仁汤、玉竹麦门冬汤、增液汤等，都是在清养胃阴法的启示下创立的。

二、叶氏治胃阳虚法

导致胃阳虚的主要因素是湿邪侵扰，盖脾胃为后天之本，同居中焦，故湿邪侵入中焦，脾胃首当其冲，故叶氏说："湿盛则阳微也。"

胃阳虚的临床表现，一般有呕逆不食，食入不化，膈胀胸痛，形寒体倦，晨起吐痰,口淡无味,食冷胃痛,三四日一更衣,脉象有虚、缓、濡、弦、涩等。

叶氏治疗本证,主要用温通胃阳法。他特别强调通补,反对守补,提倡"腑病以通为补,与守中必致壅逆""六腑以通为用"。对选药组方做了具体说明:"阳明胃腑,通补为宜,刚药畏其劫阴,少济以柔药,法当如是。人参、姜半夏、茯苓、淡附子、白粳米、木瓜,胃虚益气而用人参,非半夏之辛,茯苓之淡,非通济矣。少少用附子以理胃阳,粳米以理胃阴,得通补两和阴阳之义。木瓜以酸救胃汁以制肝,兼和半夏、附子之刚慓,此大半夏与附子粳米汤之合方。"叶氏治胃阳虚之组方思想,于此可见一斑。

三、叶氏治脾阴虚法

导致脾阴虚的原因也有多种,由于脾胃互为表里,互相影响,胃阴虚每每导致脾阴虚。也就是说直接导致胃阴虚的原因,也是间接影响脾阴虚的原因,但却有偏上偏下之异。即如上焦肺津亏虚,心血耗伤,都直接影响到胃阴,故胃阴虚证多有心烦口渴;下焦肝肾精血亏损,多直接影响脾阴,故脾阴虚证多伴大便秘结,肌肉消瘦,皮肤粗糙,腰膝酸软乏力等证。

脾阴虚之临床表现,一般常与胃阴虚证同时出现,有不思饮食,口燥咽干,心烦口渴,大便干结,口舌糜烂,干呕呃逆,胃脘嘈杂或灼热疼痛,皮肤干燥,肌肉消瘦,软弱无力等证。

叶氏治疗本证,常用濡润脾阴法,组方选当归、火麻仁、柏子仁为主药,酌情加减。口渴心烦加麦冬、川斛;血枯便秘加桃仁、肉苁蓉、郁李仁、冬葵子;阴虚血热加鲜生地、阿胶等。

四、叶氏治脾阳虚法

导致脾阳虚的主要原因是湿困脾土,脾失其健运之功能。盖脾为湿土纯阴之脏,而湿为阴邪,最易伤人阳气,以致湿邪困脾,损伤脾阳,产生一系列阳虚症状。

脾阳虚的临床表现,除"在中则不运痞满,传下则洞泄腹痛"外,并有全身形寒怯冷症状。若因脾失健运,湿邪外溢,则可产生全身肿胀。所以有"诸湿肿满，皆属于脾"之说。

叶氏治疗本证，主要用温运脾阳法。其典型方用生白术、茯苓、益智仁、淡附子、干姜、荜茇等六味药物组成。腹胀甚加厚朴、陈皮以行气化湿；肢凉脉细加淡附片以温阳；湿盛苔腻加草果以燥湿化浊；虚甚加人参以补脾益气。综观叶氏用药特点，除调中补气，益营缓中的方剂外，很少用甘草，这是因为"湿得甘则壅，气因甘而滞"。

此外，叶氏治脾胃阳虚证，完全采用东垣成法，选升阳益胃汤加减，这里不再赘述。

总之，叶氏治疗脾胃病，除部分沿用东垣成法外，在多数情况下，都有他自己的新颖见解和独特治法。他处处注意一个"通"字，如治胃阴虚证，则强调六腑以通为补，以通为用，采用甘寒润柔以通降，滋脾阴则用甘温润通。温胃阳则每以人参配姜、附，必佐半夏之辛、茯苓之淡以通之；温脾阳则特别强调通补，以畅脾气，反对守补壅阻气机。将甘温补脾益气药分为通补、守补之说，当首倡于叶氏。故其最大的治疗特点，在于处处注意用通药通剂。从医学发展历史来看，东垣创立了内伤脾胃学说，补前人之不足，而叶氏倡导脾胃分治，发明了甘寒养胃等法，又补充了东垣的不足，发展了脾胃学说，时至今日，仍对临床有指导意义。

（《陕西中医》，1985 年第 6 卷第 2 期）

浅析叶天士从肺论治脾胃病经验

上海中医药大学　　彭君伟　周　帆　方　静　陈　江

叶天士不仅是温病学大家，而且在治疗内科杂病，尤其是脾胃病方面也卓有建树。其所治脾胃病之方法，灵活多变，善于从肺与脾胃共主水液运行和气机升降等方面辨治脾胃之病，每获良效。现世医家多强调"肺与大肠相表里"，在便秘治疗上有所发挥，实则脾胃诸病与肺亦多有联系也。笔者尝试在叶天士现存的古籍医案中总结其从肺论治脾胃病的思想和实践经验，以期能对临床辨治脾胃病提供有益的借鉴。

一、从肺论治脾胃病之理论溯源

脾胃之病从肺论治的思想源于《内经》，其中《灵枢·经脉》有云："肺手太阴之脉，起于中焦，下络大肠，还循胃口，上膈属肺。"《素问·平人气象论》有云："胃之大络，名曰虚里，贯膈络肺。"《素问·经脉别论》又云："饮入于胃，游溢精气，上输于脾。脾气散精，上归于肺，通调水道，下输膀胱。"《灵枢·营卫生会》亦云："中焦亦并胃中，出上焦之后，此所受气者，泌糟粕，蒸津液，化其精微，上注于肺脉……"说明肺与中焦脾胃既在结构上密切联系，构成了脏腑表里阴阳的络属关系，又在生理功能和病理变化上相互影响。脾胃在运化水谷精微和布散水液方面密切配合，相互为用：由胃初步消化的水饮食物经脾运化成水谷精微后上输于肺，再由肺布散全身，濡养机体。病理上脾胃运化失常可波及于肺，而肺脏宣肃失职亦可影响到脾胃。"脾生肉，肉生肺"，脾胃在五行中属土，肺属金，如用五行关系论之，两者存在母子相生的关系，可出现母病及子或子病及母的传变过程。此外肺居高位，主一身之气，肺气宣降正常，则脾胃受其治节而使受纳、运化功能正常，正如张介宾所言："肺之气，气调则营卫脏腑无所不治。"

二、肺主宣肃，调畅脾胃气机

叶天士提出"脾宜升则健，胃宜降则和""脾脏居中，为上下升降之枢纽"；又提出"肺主一身之气化也""上不行，下脘不通，周身气机皆阻……气舒则胃醒食进"等观点，明确指出了脾胃升降的特性和转运气机的重要作用，同时也强调肺主一身之气的主导地位和对脾胃功能的影响。肺居上焦，主司一身之气，具有宣发和肃降之性。脾气主升，将水谷精微输布心肺头目；胃气主降，将水谷下移于小肠而分清泌浊，并使糟粕得以下行。由此形成肺的宣发肃降与脾胃升降之间的生理和病理上的相关性。

1. 宣肺以助脾升清化湿 《灵枢·决气》云："上焦开发，宣五谷味，熏肤,充身,泽毛,若雾露之溉,是谓气。"《医学实在易》亦云:"凡脏腑经络之气,皆肺气所宣。"脾主升清,以升为健;肺主宣发,肺气可以将脾转输的津液及水谷精微向上升宣和向外布散。若肺气失宣,则脾升不健,清浊不分,导致水谷夹杂而下,可出现泄泻,甚至完谷不化等症状;脾气升举不能,还可出现胃下垂等气失固摄症状。叶天士认为脾胃为中焦气机升降的枢纽,脾气得升,胃气得降,如此才能"清阳出上窍,浊阴出下窍"。若因六淫侵袭肺卫,使肺失宣发,脾胃升降失司,通调水道和运化水谷之功能失常,则宜宣肺解表,芳香化湿。叶天士遵《太平惠民和剂局方》之参苓白术散,在健脾化湿方药中喜加桔梗、葛根、杏仁等宣肺升清之品,使清气得升,则浊阴自降,往往收到奇效。桔梗一味为妙用,因"桔梗入肺,能升能降,所以通天气于地道,而无痞塞之忧也"。

病案举例:"周,向年阴分伤及阳位,每有腹满便溏,长夏入秋,常有滞下。此中焦气分积弱,水谷之气易于聚湿。或口鼻触及秽邪,遂令脾胃不和。藿香梗、白蔻仁、橘红、桔梗、杏仁、郁金、降香、厚朴。"长夏入秋之季,湿邪为患最多。水湿困脾,则升清不能,湿邪阻肺,则宣发不行。两者相互作用致脾之清阳愈陷,更加清浊不分。便溏、滞下在夏秋之交常发便在预料之中。此案,叶天士同样于大队化湿理气药中参以桔梗、杏仁等宣肺之品,意在宣发肺气以助脾气升清。

2. 降肺以助胃腑通降 《灵枢·阴阳清浊》曰:"受谷者浊,浊者下走于胃。"叶桂在《临证指南医案·脾胃》中也强调:"疏脾降胃,令其升降为要。"胃主通降是降浊,经胃腐熟作用形成的食糜,必须下传小肠作进一步消化,再由大肠燥化后有节制地排出体外。肺主肃降,助胃使浊阴下降。肺肃降不能则可导致胃气上逆,出现胃脘胀闷、嗳气、恶心、呕吐等病证。

病案举例:"程,舌黄微渴,痰多咳逆,食下欲噎,病在肺胃。高年姑与清剂清降。鲜枇杷叶、杏仁、郁金、瓜蒌皮、山栀子、淡香豉。"此乃"肺胃气不降之证",肺气不降则咳逆痰多,肺气不降致胃气上逆,通降失职,故食下不顺,治以降肺清胃。故用枇杷叶、杏仁、瓜蒌皮肃降肺气;又因患者年高,不耐攻伐,虑苦寒伤及胃气,故用清轻之栀子、淡豆豉、郁金清热和胃。此中妙用正如叶天士门人姚亦陶评述时说道:"于上焦不舒者,既有枳、桔、杏、蒌开降,而又用栀、豉除热化腐,舒畅清阳之气,是又从古人有形至无形论内化出妙用。"

3. 开降肺气以助大肠传导　肺主一身之气,又与大肠相表里,肺主宣发,为全身输布津液,是大肠得以濡润的基础;肺主肃降,是大肠传导功能的动力。如肺气壅滞,则大肠传导迟缓,糟粕难以排出;肺脏水液不布,大肠失于濡润,则大便干结难行。正如叶天士所言:"《内经》谓肺主一身气化。天气降,斯云雾清,而诸窍皆为通利。"纵观《临证指南医案·肠痹》诸医案,叶天士喜用杏仁、枇杷叶、紫菀、桂枝等开降肺气之品,以求"上窍开泄,下焦自通"。

病案举例:"夏,二十,食下膜胀,旬日得一更衣。肠胃皆腑,以通为用。丹溪每治肠痹,必开肺气,谓表里相应治法。杏仁、紫菀、冬葵子、桑叶、土瓜蒌皮。"此乃"肺气不开降"之证。肺不开降,则气阻中焦,致食下膜胀;大肠传导无力,则便艰难下。治宜降肺为主,辅以润燥、理气之法。杏仁、紫菀,肃降肺气,助大肠传送糟粕;桑叶甘寒滋润肺津,使肺津得以下润大肠;冬葵子、杏仁又润肠通便,兼治其标;土瓜蒌皮利气宽胸,协调肺与大肠之气机,则膜胀自除。

三、补肺以滋养脾胃阴津

吴门医家缪希雍倡导脾阴学说,认为:胃主纳,脾主消,脾阴亏则不能消,胃气弱则不能纳。脾脏阴阳不可偏废,脾阴虚者,脾血暗耗,虚火上炎。叶天士则开创胃阴学说,认为"胃喜柔润""胃喜润恶燥"。胃为水谷之海,津液之源,胃阴虚则胃燥,致胃络不通,胃失通降。而肺主司呼吸,直接与外界相通,且外合皮毛并开窍于鼻。肺叶娇嫩,喜清润而恶干燥。临床上常见因外感燥邪或内伤火热,出现肺胃阴虚的证候,表现为干咳少痰、噎膈反胃、不饥、不食、胃脘灼痛嘈杂等症状。在具体用药上,叶天士善本喻嘉言之清燥救肺汤,多用桑叶、石膏、麦冬、甘草、枇杷叶等滋润肺津之品,俾肺津得复,布散有源,中焦阴津亦复。

病案举例:"马,六十,劳心劳力经营,向老自衰,平日服饵桂附生姜三十年,病食噎不下膈吐出。此在上焦之气不化,津液不注于下……肺津胃液皆夺,为上燥。仿嘉言清燥法。麦冬、麻仁、鲜生地、甜水梨、桑叶、石膏、生甘草。"此案乃"烦劳阳亢肺胃津液枯"之证。劳心劳力耗伤津血,又因平日久服辛燥之品，日久致肺胃阴津皆不足，故用大量增液润肺之品。肺津得充，胃阴亦复，噎膈反胃等中焦证候自除。

四、治肺以防邪传中焦脾胃

1. 从五行生克制化角度　肺脾为母子之脏，密切相关。脾胃提供精微物质滋养于肺，同时，脾胃虚弱时也要辅以补肺。因金气亏乏，虚不制木，每致肝木克伐中土，以致中焦脾胃益虚。叶天士在《临证指南医案》指出："人身左升属肝，右降属肺，当两和气血，使升降得宜。"肝升肺降，升降相宜，与中焦脾胃之升降共成斡旋之机，以维持全身气机条达。肺气不足，肝气便可趁虚横逆乘侮脾土，发为腹痛、呕吐、泄泻等病症。

病案举例："郭，五八，知饥能纳，忽有气冲，涎沫上涌，脘中格拒，不堪容物。《内经》谓：肝病吐涎沫。丹溪云：上升之气，自肝而出。木火上凌，柔金受克，呛咳日加。治以养金制木，使土宫无戕贼之害；滋水制火，令金脏得清化之权。此皆老年积劳致伤，岂攻病可效？ 苏子、麦冬、枇杷叶、杏仁、北沙参、桑叶、丹皮、降香、竹沥。"此案乃"肝火刑金"之证。"肝病必犯脾土，是侮其所胜也。"肝为将军之官，主疏泄，一有怫郁则肝气易横，肝阳易亢，故肝乘脾、犯胃时常有之。患者所得之病缘由老年积劳致伤，泻肝不宜。叶天士独辟蹊径，于大量补肺气、养肺阴药中以求肺强则制己所胜之木，则土宫不受木侮。如此，肝火自降，脾胃自安。此即"佐金平木"法在脾胃病中的具体应用。

2. 从温病学角度　叶天士继承了历代医家治疗温热病的学术经验，提出了以卫气营血为纲的证治体系。他认为："大凡看法，卫之后方言气，营之后方言血。"卫气营血标志着病邪的深浅、病势的缓急、传变的趋势等。"温邪上受，首先犯肺。""三焦不得从外解，必致成里结。里结于何？ 在阳明胃与肠也。"温邪袭肺，首见肺经病证，主要表现为发热、微恶寒、咳嗽、脉浮等；卫分不解，则渐次传入气分，出现腹满便结、胸脘痞闷、苔腻、脉沉实等中焦火热证候。按此之理，当于卫分见证时及时投以宣透卫分之药，以防向气分传变。具体用药上，在表用辛凉轻剂；挟风用薄荷、牛蒡之属；挟湿用芦根、滑石之流。这也是中医学"既病防变"的思想的体现。

五、结　语

肺胃同气相求，一荣共荣，一损俱损。临床上，呃逆、嗳气、呕吐、噎膈、便秘等病症均与肺密切相关。叶天士基于肺与中焦脾胃在生理和病理上的密切联系，对于脾胃之病，在常规辨证论治的同时，视具体情况，参以宣肺、降肺、润肺和治肺之法，屡试不爽。这也提示后人，脾胃病之治不必拘泥于脾胃本身，其余诸脏腑也可引起脾胃之病。正如叶天士所言："不必见病治病，印定医人眼目。"

Error（《环球中医药》，2018 年第 11 卷第 11 期）

叶天士《临证指南医案》夜补脾胃法探微

南京中医药大学　　陈　旭　陈仁寿　戴　慎

叶天士遵张仲景《伤寒论》六经"欲解时"思想，重视阴阳应时消长升降，疾病应时发展，从而因时用药，以求解机。《临证指南医案》记载了叶天士众多治验特点。在《临证指南医案》中明确注明择时用药条例共九十七案，其多设于痼疾沉疴。将其分早（朝、晨），午（昼、日中），暮夜（晚、夕、卧时）三时进行统计，其中暮夜医嘱用方占五十九案，案中所用成方诸如六君子丸、《外台》茯苓饮、虎潜丸、补心丹、归脾丸、异功散、参术膏、威喜丸、桑螵蛸散、妙香散、猪肚丸、资生丸、玉壶丹、禹余粮丸、白金丸、小温中丸、四神丸、针砂丸、参苓白术散、蒺藜丸、茶调散、益母丸、震灵丹等，再统合其自拟方药，发现其多呈现夜治脾胃的治验特点。

一、夜补脾胃法

1. 升阳健脾　《临证指南医案》载某案："入夏发泄主令，由下损以及中

Error临
床
证
治
探
讨

Error| 353 |

焦，减谷形衰，阴伤及阳……必须胃药，晚进参术膏。"方载人参、九蒸于术，其性甘温，主建中益气，培补中州。此案药少力专，立法典型。若兼气滞配伍陈皮、木香、砂仁等；兼痰湿配伍陈皮、半夏等；兼水湿配伍莲子、茯苓、泽泻等；兼阳虚配伍干姜、吴茱萸、附子等，成方如理中丸、六君子汤等。此法针对脾胃气血亏虚，其立法最广，又可再细化三法，涉及虚劳、泄泻、淋浊、遗精、水肿等病门。

（1）温中涩脱：《临证指南医案》载龚案"纳谷仍不易化，盖脾阳微，中焦聚湿则少运，肾阴衰，固摄失司为瘕泄。是中宜旋则运，下宜封乃藏……夕用四神丸"。入药吴茱萸、补骨脂、肉豆蔻、五味子、大枣，主温补脾肾，涩肠固脱。又如温热病席案，"辰刻诊脉濡小，形质大衰，舌边色淡，下利稀水……议用桃花汤……晚服照方加茯苓"。制方人参、赤石脂、炮姜、白粳米、茯苓等，主以益气健脾，涩肠止泻，成方如禹余粮丸、威喜丸等，效仿于此。又如产虚邹案，"产伤，阴先受损，继而损至奇经。前主温养柔补……漏经几一月，尤为急治，夜进《局方》震灵丹五十粒"。方主温脾肾之阳，固摄带脉之意。叶天士医案奇脉并治常见于晨时，原本补益脾胃以为培补后天气血生化之意，所以夜间治案中仅此一二病例，系急救之法。

（2）建中运湿：《临证指南医案》载某案"肾虚瘕泄，乃下焦不摄，纯刚恐伤阴液，以肾恶燥也……晚间米饮汤调服参苓白术散二钱"。制方人参、白术、白扁豆、陈皮、山药、薏苡仁、莲子、砂仁、桔梗、大枣等，主健脾渗湿止泻。成方诸如妙香散、桑螵蛸散、资生丸等。

（3）温阳利水：痰饮病王案"背寒喘咳，饮浊上泛，缘体中阳气少振，不耐风露所致……进通阳以治饮……夜真武丸"。制方白术、芍药、茯苓、附子、生姜等，主温补脾肾，利水通阳。

2. 健脾养营 叶天士对脾阴多有阐发，曰："脾为柔脏，体阴用阳。"《临证指南医案》按语："脾阴一虚，则胃家饮食游溢之精气全输于脾，不能稍留津液以自润，则胃过于燥而有火矣，故欲得食以自资……治当补脾阴，养营血，兼补胃阴，甘凉濡润，或稍佐微酸，此乃脾阴之虚而致胃家之燥也。"说明脾阴虚即营血之虚，其治法以益气养血为主，又可佐甘润养阴、酸敛扶正之品。

如王案痹证："中焦为营气之本，营气失养，转旋目钝……于暮夜进养营一帖。"制方人参、茯苓、桂枝、炙甘草、当归、炒白芍、南枣。方中人参、茯苓健脾益气养阴;桂枝辛温通脉,合当归、大枣宣补营血,合炙甘草辛甘化阳;白芍滋阴养血,合甘草酸甘化阴,合桂枝同调荣卫,诸药益气养营、滋阴通脉。其成方诸如归脾丸等,见于痹证、便血、吐血、虚劳等病。

3. 宣补胃阳　叶天士认为胃分阴阳再治,治胃须借鉴于治脾阳法,提倡"六腑以通为补",治胃阳之法制方宜"远柔用刚",且忌厚朴、枳实等泄气之品。

如陈案痰饮病,"脘通思食,能寐,昨宵已有渴欲饮水之状,考《金匮》云,渴者饮邪欲去也,当健补中阳,以资纳谷",夜服大半夏汤,制方人参、茯苓、半夏、姜汁。其以人参、茯苓建中益气,半夏辛温宣通合姜汁和胃降逆,诸药通补胃阳。其成方诸如半夏秫米汤、六君子汤等,其病机牵涉胃气虚弱、胃阳不足或痰食内停等因素,见于痰饮、不寐等病。

4. 濡养胃阴　叶天士认为胃汁亏损即胃阴耗伤,症见"知饥纳少"等,提倡甘药以养胃阴,认为甘凉濡润之品能补益胃中阴汁亏损。

如某妪中风病,"久热风动,津液日损,舌刺咳嗽,议以甘药养其胃阴,老年纳谷为宝",夜服制方生扁豆、麦冬、北沙参、天花粉、甘蔗浆、柿霜、白花百合、饴糖熬膏。方中麦冬、沙参、甘蔗浆滋阴益肺胃,清热生津;合百合、天花粉、柿霜培土生金,清阳明燥金之热;白扁豆甘平益气,燥湿醒脾以行胃之津液;饴糖益虚培土,柔补和中,诸药甘凉濡胃,滋阴生津。诸如咳嗽、中风、吐血等病门,立法皆通。

5. 补虚通络　脾胃络脉瘀阻,因宿邪留滞络脉,不通则痛;或久病正虚,气血运行无力,失于荣养,不荣则痛。常见于水肿、胃痛、胀满、痞块、积聚、疟母等病。

如毛案淋浊病,"脘腹中痛,得食则缓者,胃虚求助也……已属痹中根萌,养肝肾之液,以息虚风,补胃土以充络脉",制方以猪肚丸夜服法,补虚通络。又如泄泻门邹案,"湿伤泄泻,小便全少,腹满欲胀,舌白不饥,病在足太阴脾,宜温中佐以分利",制方以针砂丸,攻积利水、补虚通络。其病位皆涉及脾胃,治法攻补兼施,益气血以扶正,兼以通脉活血,破血除积。夜治络脉法,因针对寒、痰、湿、饮、血瘀、气滞不同,而"因其所得者而攻之"。

二、夜治脾胃杂病特点

叶天士论治脾胃大致以其脏腑特质，根据阴阳、升降、燥湿、刚柔之不同，分立治法。如《临证指南医案》曰："脾宜升则健，胃宜降则和，盖太阴湿土，得阳始运，阳明胃土，得阴自安。以脾喜刚燥，胃喜柔润也。仲景急下存津，其治在胃。东垣大升阳气，其治在脾。"其概要既有脾胃同治，又需分门别类，主张"脾阳、脾阴、胃阳、胃阴"治法求异之理。脾阳、脾气不足升阳益气，脾阴不足养阴益气；胃阳、胃气不足主以通为补，胃阴不足甘润养阴。

重视脾胃与其他四脏的关系。脾胃生化精血，灌溉其他四脏。叶天士根据气血阴阳生化、五行生克关系、脏腑气机升降等提出不同治法。如《临证指南医案》提出肝胃并治法，"肝病及胃，当苦辛泄降，少佐酸味"。又如脾肾治法，"大意下焦阴阳，宜潜宜固，中焦营卫，宜守宜行"。脾阳虚兼补肾阳，益火补土；气营不足，主以心脾并补；胃阴虚主益肺胃津液，培土生金，以制肝阳，如其言"肝阳升举，宜益胃阴以制伏"。

重视脾胃与奇脉的联系。叶天士认为，八脉隶于阳明之虚证。如《临证指南医案》曰："夫奇经，肝肾主司为多，而冲脉隶于阳明，阳明久虚，脉不固摄。"阳明之气坐守中州，生化气血，渗溉八脉。叶天士从脾胃与肝肾论治奇脉，治法不离"通阳摄阴，柔补奇经"，因其药性入脾味甘，而甘药柔和力缓，具有治阳明脉虚与柔补八脉的共性特点，故而并治无妨。

重视补虚通络。叶天士举"久痛入络"之说，案中常以"脾络""胃络"等命名，案中"积聚""肿胀""痞""胃脘痛"等病门皆有治络之法。络脉阻滞其病机关键多责血瘀，由气滞、寒湿、湿热、痰饮痹阻等因素引起，故而不通则痛；又或络脉空虚失养，所以不荣则痛。其治法不离"辛散通络""虫药搜剔"等，夜间治案又以益虚通络为法。其夜治案中不仅存在脾胃络脉病的治法，他脏病发于络脉的治案亦可得见，而通络逐邪也常见于择时夜间运用。

重视气味配伍。《素问·至真要大论》提出："辛甘发散为阳，酸苦涌泄为阴，咸味涌泄为阴，淡味渗泄为阳。"说明了五味药性特点。叶天士医案中灵活应用气味配伍，如辛味走散、甘味补益、甘淡渗湿、酸味降敛、苦味降泄坚阴、咸味下润软坚等论治杂症。《素问·脏气法时论》曰："脾欲缓，急食甘以缓之，用苦泻之，甘补之。"叶天士亦认为甘味入脾胃，如其主张"甘寒以养胃阴""甘温益气"等，故其夜治验方多可体现甘味用药最广的特点。

三、夜补脾胃意义探讨

理解叶天士重视夜治脾胃之要义，须鉴十二时辰阴阳消息的规律。《素问·金匮真言论》曰："合夜至鸡鸣，天之阴，阴中之阴也。"即指出暮夜之时，自然之阳气归藏地下，人体一身之阳归藏阴分，此时阴盛阳衰。《伤寒论》提出："太阴病欲解时，从亥至丑上。"亥时阴气最盛，此时阴极而阳生；子丑生一阳二阳，阳欲升则阴欲降，故有太阴湿土得阳始运之意。对于脾胃阳虚或气营不足之证，叶天士采用升阳宣补、益气养营等方法，其意义有两重，退则可提防阴邪内陷再伤三阴之脏，进则因势利导以助气血生化、阳气升宣，实为权宜之策。

若逢久病痼疾，营阴内耗，阳气偏亢，导致阳不入阴，阴不涵阳，则易发生阳火升泄妄动，如叶天士曰："夜坐不眠，身中阳气，亦为泄越。"又如："暮夜热炽，阴虚何疑。"以及："夜甚昼缓者，戌亥至阴，为肝旺时候。"首先，此时相火随肝气上逆，木旺乘土，火盛灼津，实无降敛之意。其次，脾胃为升降之枢，胃气本凉润则降，实为阳明燥土得阴自安之意。无论虚实病机所致胃气失和，中土不运，进而可发生阳明燥金逆气不降，厥阴风木亢盛失制，肺、肝、胃诸气反逆，故而相火升腾，元气浮越，此为"胃不和则卧不安"之意。故叶天士曰："肝阳升举，宜益胃阴以制伏。"夜治脾胃，立甘润濡胃、益气养阴、通阳泻浊等法，皆不离此。

《灵枢·顺气一日分为四时》曰："夫百病者，多以旦慧、昼安、夕加、夜甚。"此阴长阳消之道，邪进正退之理。又《素问·阴阳应象大论》曰："阳化气，阴成形。"阳气气化无力，则阴邪结聚成形。叶天士提出："临晚跗肿腹满，乃脾阳已困。"又曰："暮夜为甚者，厥阴旺时也，病在脉络。"时值暮夜，阳气渐消，阴邪类聚，如寒、痰、湿、饮、血瘀等稽留经脉隧道而阻滞气机，故叶天士逐邪亦常见于夜间，立法补虚通络、渗湿利水、清热化湿、祛风除痹等，常为扶正祛邪之法。

综上所述，叶天士夜补脾胃法根据一日四时之阴阳消长盈虚与气机升降变化规律，遵循《伤寒论》"六经欲解时"思想，可大致分为升阳健脾（温阳涩脱、建中运湿、温阳利水）、健脾养营、宣补胃阳、濡养胃阴、补虚通络等具体治法，体现了叶天士择时用药的一般规律。叶天士继承前人学术思想，主张"脾阳、脾阴、胃阳、胃阴"之脾胃分治理论，其发皇古义，创新而不离其宗，为后人所称道。

（《中医杂志》，2017 年第 58 卷第 1 期）

基于络病理论探析辛润通络法辨治便秘

河南中医药大学　　　周鹏飞
苏州市中医医院　　　乐音子　孙明明　颜　帅

便秘是以大便干燥、排出困难为主要症状的一类常见疾病。其形成原因繁多，病程较长，反复发作，并具有加重心脑血管疾病，增加肛门直肠部疾病的病情，诱发结肠炎、结肠癌等疾病的危害。流行病学统计调查显示，普通人群发生便秘的患病率为 5%～20%，且发病率随着年龄的增长而升高，年龄大于 60 岁的人群患病率可高达 22%，且女性高于男性。便秘的药物治疗以泻剂为主，长期服用会产生药物依赖性，引发结肠黑变病。非药物的治疗种类繁多，包括饮食调整、生物反馈、外科手术、骶神经皮电刺激、粪菌移植等。由于长期生活习惯的改变，饮食调整起效甚微；生物反馈和骶神经皮电刺激受患者耐受度和治疗次数的影响，临床收效不明显；外科手术适应证至今尚未达成共识，无论是开腹乃至腹腔镜的应用，仅仅改变其形态学，且术后并发症多，术后形成粘连导致便秘复发的可能性增大；粪菌移植过程制备繁琐，治疗时间以及长期应用的安全性尚不明确，且涉及伦理问题。近年来中医治疗便秘以其临床疗效显著而备受患者青睐，国内外多个数据库荟萃分析表明，中医药可改善患者排便困难等症状，从而提高患者生活质量。

吴门医派源远流长，是我国医学史上悠久精湛的中医学流派之一。叶桂则是明清吴门医派中最具有影响力的医家之一，他所提出的络病理论对后世产生了很大的影响。现将我们用络病学理论治疗便秘的经验进行总结,以冀为中医药防治便秘提出新的治法。

一、络病理论概述

经络循行于全身,是人体气血运行的通路,络属脏腑肢节,是沟通上下表里的通路,《内经》曰:"经脉为里,支而横着为络。"络脉是从经脉的横支分出,络属于脏腑肢节,分布于脏腑组织间,维持着人体功能正常运行。经脉与脉络共同调整着人体功能的平衡,发挥着行气血而营阴阳的重要作用。络脉细微地分布于人体内,横贯于各脏腑组织,温煦濡润五脏六腑,感应传导信息,调节人体的生理功能。络脉由经脉横支别出,网状分布,双向流通;络脉末端互相连通,调节气血的运行。络脉以通为顺,阻滞不通的病症是络病的特点。久病损伤阴络和血络,且病机复杂多变,虚实夹杂。总体说来,久病入络,络脉损伤为其特点,瘀阻不通为其病机,瘀阻后导致气血津液不能正常输布,导致气滞、津停,从而引起脏腑组织的相关性疾病。

《内经》为络病理论的建立奠定了基础,叶天士完善并发展了络病理论,形成了完整的理、法、方、药体系,使络病学说发展成中医辨证理论的重要学术思想。

二、大肠络与便秘

大肠络是络属六腑之大肠的细微络脉,大肠络沟通大肠与人体其他脏腑,共同调节着人体功能的平衡。就现代医学而言,大肠络泛指大肠组织周围中的血管、毛细血管、淋巴结以及末梢神经等。大肠络的作用是调节人体气血津液的运行与吸收,濡养周围组织,传化糟粕,进一步吸收经过小肠吸收并泌别清浊后的水谷残渣中的水分,形成粪便后排出体外。便秘的发生多与大肠络的病变有关。从络脉理论出发,大肠位于腹中,为六腑之一,上接回肠,下通肛门,大肠络分布于大肠组织中,为手阳明经脉的横支别出所形成。六腑以通为用,以降为顺,大肠主传导,且泻而不藏,属阳明经脉,为多气多血之经,易受外邪侵袭;邪犯肠络,则气机失调,功能失司,影响大肠主津液的功能，使津液输布异常，引起便秘等问题。叶天士提出"初气结在经，久则血伤入络"，久病入络、久瘀入络，络脉分支较细，分布较广，且络脉曲回较多，易滞易瘀。久病入络，久秘入络，慢性功能性便秘病程易反复，治疗较棘手，颇有久、瘀、顽、杂的特点，多因络脉阻滞不通引起，便秘迁延难治，反复发作，粪便长期残留在大肠内，大肠长期处于阻滞不通的状态，则大肠络不能正常发挥其功能，脉络不通则津液不得输布，气血津液不能正常运行。《素问·灵兰秘典论》曰："大肠者，传导之官，变化出焉。"长期便秘，大肠的传导功能紊乱，血瘀痰凝伏于肠络，引起大肠络功能失常。便秘与大肠络的关系体现了中医学的辨证论治观念，从整体与局部、宏观与微观研究络脉，对于把握疾病的本质规律有指导价值。

三、辛润通络

叶天士提出的络病学说包括一整套完善的络病学理、法、方、药体系，其中以辛润通络、辛温通络和辛香通络三法作为治疗大纲。通过文献分析发现，还有祛邪通络（化瘀通络、祛痰通络、祛风通络、祛寒通络、祛湿通络、理气通络、清热通络和解毒通络）和扶正通络（益气通络、养血通络、温阳通络和滋阴通络）。同时，还包括宣络、清络、透络、补络、摄络、固络、填络、镇络、和络、活络、搜络、攻络、升举、降逆、开太阳、阖阳明、托络、舒络等治疗方法。辛润通络法结合辛味药与润燥药，临床上常用来治疗便秘、胁痛、胃痛等疾病。叶天士认为，便秘日久，络脉不通，则影响肠道气血津液的运行，气不通则血不行，血不行则无法输布津液。因此，治疗便秘采用辛润通络法，由气入络，以血通行。《景岳全书·秘结》曰："非气血之亏，即津液之耗。"故在便秘的治疗上还应注重润燥而不滋腻气机，行气而不破气。

叶天士认为"非辛香无以入络"，临床上运用辛味药物治疗络脉病症，能行气生津，辛味药还能运脾健脾，脾健则为胃行其津液，津液行则肠络燥得解，由此便秘症状得以缓解。辛行气血，发表散毒通络；邪实阻滞则络脉不通，久则化燥伤阴。叶天士曰："区区表里解散之药，焉得入络通血脉，攻坚垒。佐以辛香，是络病大旨。"同时还提出，"宜通血络润补，勿投燥热劫液""忌投刚燥"等配合治疗便秘。

辛润通络法以当归、白术、火麻仁、桃仁、肉苁蓉为主。当归味辛、苦,性温,善走动而能润,养血行血,更能通络;白术味苦、甘,性温,健脾益气;火麻仁味甘,性平,能润能通;桃仁味苦、平,能润燥通络;肉苁蓉味甘、咸,性温,能润肠通便。"凉润辛补""柔温辛补"相配伍,且组方灵活巧妙,效果显著。辛润通络法治疗阴液亏损又兼络脉化热化燥的便秘病症更为适合。

查询近年来与运用辛润通络法治疗功能性便秘的相关文献发现,药物具体作用机制见表1。

表1　辛润通络法治疗功能性便秘药物性味、归经、功效及作用机制

药　物	性　味	归　经	功　效	作　用　机　制
当归	辛、苦、温	肝、心、脾经	补血,活血,润燥滑肠	调节小鼠 PLC‐IP3‐CaM 信号通路,影响结肠 AQPs 的表达,抑制结肠近端水分吸收,改善远端结肠黏液的分泌
白术	苦、甘、温	脾、胃经	健脾益气	改善结肠组织中 ICC 的形态,提高 ICC 的数量
火麻仁	甘、平	脾、胃、大肠经	润肠通便	刺激小鼠肠道黏膜分泌 SIgA,改善肠道菌群
桃仁	苦、平	心、肝、大肠经	活血祛瘀,润肠通便	含有棕榈酸、硬脂酸、油酸和亚油酸等高达 85%～93% 的不饱和脂肪酸,能很好地润滑肠道
肉苁蓉	甘、咸、温	肾、大肠经	补肾阳,益精血,润肠道	含有的总寡糖、去半乳糖总寡糖、半乳糖醇能增强肠蠕动,有效改善肠肌运动功能

四、验案举隅

患者,女,63 岁。

初诊(2016 年 10 月 30 日)

主诉:大便秘结反复发作 8 年余。大便 4～7 日一行,质硬呈羊屎状,色黑,排便时间稍长,伴肢倦懒言、轻度腹痛及腹胀,四肢不温,口干,舌质暗红、苔少津,脉弦涩。诊断:便秘。治以辛润通络法,方用通便汤加减。处方:

白术 30 g,当归 30 g,肉苁蓉 30 g,香附 10 g,桃仁 10 g,火麻仁 20 g,郁李

仁 20 g,茯苓 15 g,槟榔 15 g,枳实 15 g,生地 10 g,桔梗 10 g。

14 剂。水煎服,每日 1 剂,分早晚温服。并嘱患者多食蔬菜水果及果仁类食物。定时入厕排便,多行提肛动作,辅以摩腹。

二诊(2016 年 11 月 15 日)

药后大便一二日一行,质软,无明显堵塞感,口干、四肢不温较前明显好转,舌淡红、舌底脉络稍红。

上方去火麻仁、桔梗,继服 1 周,以巩固疗效。

三诊(2017 年 11 月 23 日)

诉大便为成形软便,每日一行,二诊方去郁李仁、桃仁,继服 7 剂。嘱患者,若大便顺畅,则两日服 1 剂,不可骤然停药。随访 1 个月,患者大便情况基本正常。

按:患者为老年女性,病程较长,久秘入络,血行不畅,又因老年机体衰弱,津液不足,水少舟停,大肠传导失司而致大便秘结。通便汤加减方有以下特色:选药温而不热,温以养气;润而不燥,润以养阴;下而不伤,下中有养;行而不急,行中有守。中医学认为,传导无力即是阳气亏虚、推动无力的表现,属于虚秘。方中白术性温,味甘健脾生津;茯苓健脾化湿,两者共为君药。大便干燥、便次减少归因于肠道失于阴血的濡养,大肠津亏,无水行舟,是阴血不足征象,亦属于虚秘范畴,故用当归补血润燥,润肠通便;肉苁蓉补肾益精,润肠通便;槟榔、枳实破气行滞,共为臣药。生地养阴润燥生津;香附、火麻仁、桃仁、郁李仁行气布津,滑肠通便;桔梗宣降肺气,"提壶揭盖",清阳升则浊阴自降,相辅相成,以助通便之效,是为佐药。全方辛润通络,用辛理气而不破气,用滑润燥而不滋腻气机,用宣通而不拔苗助长,疗效显著。

五、总　结

辛润通络法不仅用于便秘的治疗,更为其他内伤杂病的治疗(胃痛、胁痛、郁证等)提供了新思路和新方法。尽管诸多医家逐渐认可通络法,然而在其理论及临床应用方面尚需更全面、系统地研究。

其 他 证 治

试析叶天士甘寒养阴法

贵阳中医学院　　叶淑端

清代著名医家叶天士临证十分重视顾护阴液,强调"存津液为第一",善用甘寒濡润之品治疗津液不足或温病过程中热邪渐解,肺阴或胃阴或肺胃阴伤者,对此,不揣浅陋,探讨如下。

一、清燥润肺

叶天士在《温热论》中指出:"温邪上受,首先犯肺。"因"肺者五脏六腑之盖也",手太阴肺属燥金,温者火之气,火未有不克金者。温邪侵袭人体,叶氏云:"口鼻受气。"自上而下,鼻气通于肺。所以温病初起多始于手太阴肺。温为阳邪,阳盛则伤阴,若肺上之邪不解,势必内传入里耗伤肺津。如叶氏在《临证指南医案》(以下简称《指南》)中所述"温邪久延,津液受伤""风温干肺化燥""邪郁蒸化燥""邪烁肺阴""秋暑燥气上受,先干于肺""燥气上逼咳呛""邪干于肺系"等。若素禀体虚,尤其是阴虚体质,或久病、老年体虚、小儿体弱,病程中易耗伤津液表现为肺阴虚,叶氏将肺阴虚的临床表现阐述得较为详尽,如"舌咽干燥""喉痒咽痛""久咳咽痛""久咳声嘶""渴饮咳甚,大便不爽""长夜热灼""气逆嗽血""劳伤,血后咳,夜热食少",脉"右小数""脉细数"等。由于阴虚内热则见喉痒,咽痛;肺失清肃,燥伤肺金则咳嗽声嘶,咽燥咯血;津伤则大便不爽;阴虚则脉细数等。

肺阴虚之治,叶氏主以甘寒清燥润肺:"肺伤嗽甚,其血震动不息……甘寒是投。""秋燥,痰嗽气促,用清燥法。""阴亏,挟受温邪,咳嗽头胀,当以轻药。桑叶、杏仁、川贝、北沙参、生甘草、甜水梨皮。""燥气上逼咳呛,以甘寒治气分之燥。大沙参、桑叶、玉竹、石斛、甜梨皮。"叶氏常用沙参、麦冬、石斛、玉竹、生地、蔗浆、梨皮等甘寒之品生津润燥,使水盛则火自息,肺得清宁,其咳自已。

二、生津益胃

肺胃经气相通；肺属燥金，胃属燥土，同气相求；肺所主之皮毛与胃所主之肌肉为相邻之体。叶氏在《幼科要略》中云："先上继中。"肺阴伤可继发胃阴伤或肺胃阴伤。

叶天士云"风温客邪化热，劫烁胃津""气分之热稍平，日久胃津消乏""伏邪发热，乃胃津受伤所致""热久胃汁被劫""邪不消必耗胃津""药劫胃津""汗则耗气伤阴，胃汁大受劫烁""酒热戕胃"等。

胃阴虚证如叶氏云"知饥少纳，胃阴伤也""不饮不食，胃汁全亏""胃液枯槁，饮食哽噎""烦渴不寐，肌燥熇热，便不通爽""口糜气秽""舌绛而光亮""舌苔白厚而干燥者"等，均为胃阴不足甚而胃阴衰亡之证。

《指南》中云"阳明阳土得阴自安""胃喜柔润也""胃宜降则和"，用药"不过甘平，甘凉濡润以养胃阴，则津液来复，使之通降而已矣"。如："数年病伤不复，不饥不纳，九窍不和，都属胃病，阳土喜柔，偏恶刚燥……腑宜通即是补，甘濡润胃气下行则有效验。""胃虚少纳，土不生金，音低气馁，当与清补。麦冬、生扁豆、玉竹、生甘草、桑叶、大沙参。"正如叶氏在《幼科要略》中云："病减后余热，只甘寒清养胃阴足矣。"

三、滋养肺胃

叶氏《临证指南医案》中，肺阴虚与胃阴不足同见者多。如"久咳不已……犯胃扰肺""患燥热之症，或病后热伤肺胃津液""伏邪久咳，胃虚呕食，殆《内经》所谓胃咳之状耶"。《幼科要略》云"风温肺病，治在上焦……若杂入消导发散，不但与肺病无涉，劫尽胃津，肺乏津液上供"等，其表现为"咳嗽气塞痰多，久则食不甘，便燥结""劫烁胃津，喉间燥痒，呛咳""见红两年，冬日加嗽，入春声音渐嘶，喉舌干燥"。对肺胃阴虚，叶氏提出"以理肺养胃进以甘寒"。如"病后咳呛，当清养肺胃之阴。生扁豆、麦冬、玉竹、炒黄川贝、川斛、白粳米汤煎""入夏嗽缓，神倦食减，渴饮……法以甘缓，益胃中之阴，仿《金匮》麦门冬汤制膏"。叶氏还认为如"见咳治肺，生气日愈矣""若土虚而不生金,真气无所禀摄者",主张"当补养胃阴,虚则补母之治也"。如"风温客邪化热,劫烁胃津,喉间燥痒,呛咳,用清养胃阴,是土旺生金意,《金匮》麦门冬汤"。叶氏除用甘寒滋润之品外,还善用《金匮》麦门冬汤治疗肺胃阴虚。本方原为治疗肺痿主方,是由于胃虚有热,津液不足,病虽在肺,其源在胃。叶氏在《指南》中多处论及"补土生金""补母救子"之法,其用本方旨在滋润清养,使胃得以润,肺得以滋,诸证随之而愈。

叶天士以甘凉濡润之品滋养肺胃津液,此法又称"甘寒生津法",适用于热邪渐解,肺阴伤或胃阴伤或肺胃阴伤者。虽然肺阴伤与胃阴伤均有津伤的表现,但肺阴伤必有肺经见症,如干咳、气促、胸痛等,胃阴伤有胃经症状如不饥不食、便秘等,但由于肺胃生理功能及病机演变等特点,养肺阴与养胃阴有着内在的联系。叶氏甘寒滋润法对后世影响很大,吴鞠通、王孟英多师其法,如吴鞠通《温病条辨》中益胃汤、沙参麦门冬汤均源于叶氏医案,今仍广泛运用于临床,可见叶天士丰富的诊治及用药经验,确为后学之指南。

(《河北中医药学报》,1997 年第 12 卷第 2 期)

《临证指南医案》临证原则归要

南京中医药大学　　印　勇

《临证指南医案》(以下简称《指南》)系清代名医叶天士重要传世著作,在祖国传统医学史上具有重要地位。叶氏医术高超,精于治疗,其精思巧意在《指南》中得到了充分体现。因此,《指南》中临证原则的研究对于中医治则的进一步完善具有重要意义。笔者试将《指南》中的临证原则大体归纳如次。

一、治病以体质为先

《指南》卷四"呕吐门"中云:"凡论病,先论体质、形色、脉象,以病乃外加于身也。"卷十"幼科要略门"："诊之大法，先明体质强弱，肌色苍嫩。"是谓凡临证辨治，当以体质为先也。人有白黑不同，有高矮胖瘦之别，机体的体质也必然有差异。卷一"肝风门"中云"色苍形瘦，木火体质"；卷六"泄泻门"："肌肉丰盛，是水土禀质。"在中医理论体系中，机体体质的差异主要在于机体内部气血阴阳的偏盛偏衰，如卷二"咳嗽门"中云："色白肌柔，气分不足。"因此，同一疾病，在不同的机体中产生，由于体质的差异，其疾病的性质、证候、预后、转归等就必然有差异。在临证时，对于疾病的辨治，就应当充分注意个体体质的差异，在处方用药时更应顾及患者的体质。正如卷二"吐血门"中所云："瘦人之病，虑虚其阴。"卷四"呕吐门"："肥人之病，虑虚其阳。"

叶氏临证辨治，非常注重患者的体质。对于一些重病、久病及疑难杂病等，甚至不治其病，而是直接从调理患者体质入手，纠正患者的病理体质，而达到治愈疾病的目的。《灵枢》中有"阴阳二十五人"篇论人之体质，在"通天"篇中又谓当"视人五态乃治之"，由此可见"体质为先"原则对于临证辨治的重要意义。

二、治病以胃气为重

叶氏临证辨治，特别注重胃气。一方面，以胃气有无判断疾病预后。《指南》卷四"不食门"中云："有胃气则生，无胃气则死，此百病之大纲也。故诸病若能食者，势虽重而尚可挽救；不能食者，势虽轻而必致延剧。"胃气有无对于疾病的预后有着重要的意义，然而，并非所有不欲食者均无胃气，预后必死。故下文又谓"有当禁食与不当禁食之两途"，患者因伤寒、霍乱、瘟疫、外感六淫等，正在发作，邪正相争之时，"此虽禁其谷食，可也"。而对于其他情况不食者，一般当责之于胃气，为"不当禁食"，预后不佳。

另一方面，根据胃气强弱考虑疾病治疗方法、步骤及用药的选择等。在方法的选择上，卷二"吐血门"中云："久病以寝食为要，不必汲汲论病。"在治疗步骤的安排上，卷二"吐血门"中云："胃有不和，当先治胃也。"在用药的选择上，卷二"吐血门"中云："填养精血，务在有情，庶几不夺胃气。"卷七"痢门"："药味气劣，胃衰必恶。"是谓凡临证辨治，特别是对于重病、久病，必以胃气为重，必得胃气开醒，必不碍于胃气，方能从容论治。

脾胃为后天之本，气血生化之源，故"胃气如兵家之饷道，不容一刻稍缓也"（卷九"胎前门"）。临证辨治处处以胃气为重，处处顾护胃气，此原则为叶氏所重，亦为历代医家所重。

三、治病以运气为参

《内经》中有"天元纪""气交变"等七篇大论，对"运气"之理有详细的阐述，然而历代医家，特别是近现代医家对此原理在临床上的运用常常忽视。叶氏博学多识，在"运气"方面有很高的造诣，临证辨治中非常注重"运气"对人体生理、病理等的影响，也因此在临证时游刃有余，治病从容不迫。

人生于天地之间，与天地相应。"人在气交，法乎天地"（卷五"暑门"），天地的运行变化、寒暑交替等对人体有着相当的影响。在生理上，卷二"吐血门"中云："厥阴风木主令，春三月，木火司权，脾胃受戕，一定至理。"在病理上，卷一"虚劳门"中云："春病至夏，日渐形色消夺，是天地大气发泄，真气先伤，不主内守，为损怯之症。"因而在辨证上，卷一"肝风门"中云："交节病变，总是虚症。"在治疗的方法步骤上，卷一"中风门"中云："其深秋初冬调理大旨，以清上实下，则风息液润，不致中厥，至冬至一阳初复再议。"在用药上，卷一"虚劳门"中云："夏三月，必佐胃药。"卷九"调经门"："春深泄气之候，必佐益气之属。"于此足见叶氏对"运气"的注重。"运气"贯穿于叶氏临证辨治的始终。根据叶氏理论，春夏阳气升散，从肝而出，肝阳易亢，阴液易亏，治病当注意培植生生之气，勿耗其阴；秋冬阳气收藏，从肾而入，阴邪易泛，阳气易伤，治疗当注意顺其潜藏之势，勿扰其阳。此亦《内经》所谓"必先岁气，无伐天和"之意也。

在临证辨治中，考虑"运气"对人体的影响，注意"运气"的临床运用，即所谓"顺天之气"而治，是可以取得事半功倍的效果的。此亦为"天人相应"在临证辨治中的具体应用之一。诚望为医者于此三思！

四、治肝必理脾胃，治脾胃必调肝

人之所病，为七情、饮食所伤者最多，七情不节伤于肝，饮食失调伤于脾胃，故临证中肝与脾胃之病独多。另一方面，风为百病之长，善行而数变。风内应于肝，肝为刚脏，其性暴烈，冲逆横犯则诸脏皆伤，故古人有"肝为五脏之贼"之论。木乘土，脾胃尤受其害，而脾胃乃后天之本，气血生化之源，地位特殊，故叶氏临证辨治，特别注重肝与脾胃的调治。《指南》卷三"木乘土门"中云"肝为起病之源，胃为传病之所"，提示了肝与脾胃对于机体疾病的特殊意义。而对于肝与脾胃的辨治，叶氏可谓独具匠心。·

古人有云："医者善于调肝，乃善治百病。"在治肝时，叶氏力主兼以理脾胃，甚至先理脾胃，也因此在肝病的调治上高人一筹。叶氏在《指南》卷四"呕吐门"中云"五行之生克，木动则必犯土"，故"肝风内扰，阳明最当其冲犯……务以填实肠胃空隙，庶几内风可息"（卷一"肝风门"），治以"养胃阴以杜阳逆"。卷三"木乘土门"中又云："治肝不应，当取阳明，益阳明胃土，独当木火之侵侮，所以制其冲逆之威也，是病原治法大略。"于此足见叶氏治肝时对脾胃调理的重视。而在治脾胃时，卷三"木乘土门"中云："古人培土，必先制木。"又云："凡醒胃必先制肝。"是知叶氏治脾胃时必调肝也。

叶氏对肝与脾胃的辨治是《指南》中最精彩的部分之一，得到了徐灵胎很高的评价。徐氏在卷三"脾胃门"开篇即谓"此篇治法独得真传"。此外，卷六"三消门"中云："肝病治胃，是仲景法。"同卷"泄泻"门中又云："东垣云，治脾胃必先制肝。"是又可见叶氏"肝与脾胃同治互治"的原则是有渊源的。此原则对现代临床肝病及脾胃病等的辨治有着重要的指导价值。

五、瘀深以虫蚁通络，秽重以芳香开滞

叶氏最过人之处，莫过于"久病入络"的论治。《指南》卷四"积聚门"中云："初为气结在经，久则血伤入络。"卷五"痰饮门"："凡久恙必入络。"是谓凡病日久，病邪深入，藏匿于细微迂曲之络脉，与络中气血混结而难出，使疾病缠绵，积久难愈。此即后世医家所谓"久病入络"矣，其病难治，常法常药难以取效。然叶氏临证辨治，于此独辟蹊径，从络论治而获良效。

根据叶氏理论，久病入络之邪主要有瘀血和秽浊之邪两大类，对这两类留邪的辨治，有相联系的一面，又有不同的一面。首先，治络用药与一般祛邪用药不同，卷七"痉厥门"中云："重药攻邪，直走肠胃，与胞络结闭无干涉也。"治络之药，当用辛香走窜之品，一为虫蚁之药，一为芳香之药。卷八"心痛门"

中云："病在络脉,例用辛香。"卷七"痹门":"邪留经络,须以搜剔动药。"是谓络病必用辛香走窜之品也。其次,对于络中两类留邪的用药亦有讲究。一般来说,对于久病瘀血入络者,常用虫蚁通络,佐以辛香。卷四"积聚门"中云:"考仲景于劳伤血痹诸法,其通络方法,每取虫蚁迅速飞走诸灵,俾飞者升,走者降,血无凝著,气可宣通,与攻积除坚,徒入脏腑者有间。"卷七"痉厥门":"若非芳香清透,不能宣通络中瘀痹。"虫蚁之药,其性"蠕动"而"灵动迅速",能"松透病根","追拔沉混气血之邪……搜剔络中混处之邪"(卷六"疟门"),佐以辛香之药,两者"辛散横行,则络中无处不到矣"(卷八"诸痛门"),故可以祛除络中瘀血。但对于络中秽浊之邪,一般采取芳香逐秽之法,而不用虫蚁之药。《指南》中,叶氏对于芳香逐秽之法的运用发挥得可谓淋漓尽致,芳香逐秽之法被广泛而巧妙地运用于多种疾病"久病入络"的治疗,如卷八"腹痛门"中云:"秽浊阻遏中焦……当用芳香逐秽。"卷五"暑门"中云:"秽暑吸入,内结膜原……法宜芳香逐秽。"等。

"久病入络"是《指南》中最具有特色的理论之一,为后世医家广泛称道,对现代临床有着重要的指导意义,特别是在痹证、肿瘤等疾病的治疗方面,运用"久病入络"理论,常可取得很好的疗效。

此外,叶氏强调,临证治病脏腑可以互调,上下可以相治,要求医者曲运匠心,不可见病治病,印定眼目。而对于脏腑俱伤,上下交病,病情错综复杂之症,叶氏常从中焦论治,砥柱中流,斡旋一身气机,位中央而御四方,有"以不变应万变"之妙,常能取得很好的疗效,所谓"源源生化不息,何患乎病之不易医也"(卷二"吐血门")。此亦为叶氏过人之处。

古贤有云:"医者,意也。善于用意,即为良医。"中医临证,以意思维,法于自然,多因制宜,灵活而多变化,正如叶氏所云:"治病当活泼泼地,如盘走珠耳。"(卷十"幼科要略门")尽管如此,中医临证亦有一些基本的原则可以遵循。笔者仅就《指南》中的一些有特色的、整体性的临证原则作了大体归纳,其中"体质为先""胃气为重""运气为参"三大原则是叶氏临证辨治的三大基石,对"肝与脾胃"的调理是叶氏临证辨治的侧重所在,而"久病入络"的论治则是其最有特色之处。以上归纳,望能对中医治则的进一步完善有所裨益。

临床证治探讨

《临证指南医案》"木乘土门"特色探微

南京中医药大学　　　王　婧
江苏省昆山市中医院　　徐进康

　　《临证指南医案》共十卷，八十九门，各门多以症状命名，唯"木乘土门"以病机为名。华岫云注曰："余另分此一门者，因呕吐不食、胁胀脘痞等恙，恐医者但认为脾胃之病，不知实由肝邪所致，故特为揭出，以醒后人之耳目。"强调脾胃系统疾病除了需调理脾胃本身之外，更应考虑从肝论治，以期明疾病之源，去疾病之因。今特总结"木乘土门"的学术思想与用药特点，希望对临床诊治有所启发。

一、木盛土虚，明辨先后

　　1. 肝胆失和，脾胃首当其冲　　叶天士指出："肝为起病之源，胃为传病之所。"五行之木于脏腑为肝胆，五行之土于脏腑为脾胃，脾胃肝胆紧密相连，一脏不和，他脏皆乱。肝主疏泄，胆合于肝，助肝之疏泄，两者能调理全身气机，促进精血津液的运行与输布，进而维持人体生命活动的正常进行。木土相关，脾胃的运化与气机的升降也有赖于肝胆疏泄功能的正常发挥，肝胆疏泄失职，则脾胃首当其冲。如素体肝旺，或情志不调，致使肝气郁滞，进而横逆犯胃而出现"呕吐膈胀""胃脘痹痛""干呕味酸"等症；或胆腑郁热，克脾犯胃而致"中虚热灼""能食运迟，舌纹裂，不喜饮水""寝食不适"等症，即所谓"克脾者，少阳胆木"。

　　肝胆失和，当分气、火、风之不同，三者先后有别，宜细为辨别。初病在气，多为肝气郁结；气结郁久则郁而化热化火；火热煎灼阴津，阴虚阳亢则变化为风，或"阳气郁勃于中，变化内风"，或"肝胆内寄之相火，风木内震不息"而致生风。明确这一演变过程，对于从肝论治脾胃疾病更能从精细处入手用药，而后方可更好地指导临床工作。脾胃受冲，又有在脾在胃之不同，健脾安胃应各有侧重。仲景有"见肝之病，知肝传脾，当先实脾"之言，然此处之"脾"当统指脾胃，又据症状不同，而分"肝脾不调"与"肝胃不和"之证。须知"脾胃当分析而论"，不可"以治脾之药笼统治胃"。

　　2. 脾胃亏虚，肝胆乘虚而犯　　叶氏指出："肝胃相对，一胜必一负。"本气先怯而他气得以乘虚,若脾胃气虚,或胃阴不足,则肝木可乘虚而犯,出现"不思饮食""气冲欲呕,忽又如饥"等症状。正如吴谦《医宗金鉴》中论述:"肝木之所以郁,其说有二,一为土虚不能升木也,一为血少不能养肝也。盖肝为木气,全赖土以滋培,水以灌溉。若中土虚,则木不升而郁。阴血少,则肝不滋而枯。"叶氏亦有"胃为阳土,以阴为用,木火无制,都系胃汁之枯"之说。若脾胃受伤,升降失权,清阳不升,浊阴不降,亦可影响肝胆的疏泄之能,肝随脾升、胆随胃降的生理无以运转,则出现肝胆郁滞,气郁化火。

肝胆之木乘犯脾胃之土,应该首先辨别是木强乘土还是土虚木侮,然后才能明疾病之源、去疾病之因。治肝不应,当取阳明;治胃不效,思从肝治。正如徐景藩所说:肝与胃密切相关,木强可以乘土,土虚肝木易侮,肝强与胃弱的病因先后主次需加以明确而后治之。

二、调木治土,分清虚实

叶氏医案中治疗木乘土者,木盛则平肝、疏肝、泄肝、柔肝或泻胆;土虚则或健脾,或益胃,或平肝佐以益胃,或健脾兼以疏肝,治肝治胃、理脾理胆各有侧重,实则泻之,虚则补之,虚实相兼则补泻同用之。

1. 平泄肝木,安胃土 针对肝厥犯胃,而胃土不虚者,如症见胃脘痹痛、呕吐酸水、肌肤麻木等,则以疏肝、泄肝、平肝为法。若属肝郁,可"开怀谈笑解之",或宣通气分以疏肝解郁;若气郁化热,或"素体面长身瘦、气火独炽",则疏肝泄热、降气降火;若气郁于中,变化内风,见"乘胃为呕,攻邪为痛""眩晕不得卧"则潜阳以息风。张景岳云:"五脏之邪,皆通脾胃,如肝邪犯脾者,肝脾俱实,单平肝气可也。"若木盛土不虚,则以平泄肝木为主,肝气得疏,肝火(热)得泄,肝风得平,胃无邪犯,则土自安。

2. 滋阴柔肝,调体用 肝为刚脏,体阴而用阳,"肝病主治三法,无非治用治体",治用分气、分火、分风,前已详述,治体则以乌梅、木瓜、白芍等敛肝、养肝、柔肝。虽然肝为刚脏,以阳为用,但叶氏指出"冲阳上逆……都是阴弱""木火无制,都系胃汁之枯",说明肝用正常发挥需借肝体柔和,而肝胃阴虚可使肝火无制,故肝阳或肝火太过须用生地、火麻仁、天冬、麦冬、木瓜等滋养胃阴,通过滋养胃阴以制肝火。胃为阳明燥土,喜润恶燥,得阴始安,若胃阴不足,胃之虚火妄动，症见"如饥不能食"等，则用药宜远刚用柔，防止进一步耗灼津液。

3. 通补阳明，和厥阴 针对肝胃不和之胃弱肝强，除平肝以安胃外，还常常益胃以平肝。叶氏有"盖阳明胃土，独当木火之侵侮，故有治肝不应，当取阳明"之说。文中多以"通补阳明，和厥阴""理阳明以制厥阴"等见之。理阳明则分胃阴、胃阳与胃气的不同而分别治之。胃为阳明之土，以阴为用，叶氏称其"非阴柔不肯协和"，故胃阴不足见"冲阳上逆""烦不得安"等胃汁亏枯、木火无制之症，则补益胃阴，救胃汁之枯以制肝。胃的腐熟水谷功能归于胃阳，胃阳不足则"食谷不化"，或"至困莫苏，不烦不渴"，当通补胃阳，以助运化。胃脏属腑，其气以下行为顺，凡六腑以通为补，叶氏每治胃病尤其突出一个"通"字，必以通降胃气为法，选用苦降之品佐以辛味之药，两者相伍共行通补阳明以和厥阴之用。

4. 补益太阴，泄少阳 "克脾者少阳胆木"，脾主运化水谷，胆主藏泄精汁，胆气升降失调，胆汁疏泄不利，日久郁而化火而乘脾土，多有能食不运，便溏或不爽，脾虚水停，不喜饮水等症状。治疗皆应从"补太阴，泄少阳"入手。又有胆失疏泄，夹胆气上逆犯胃而症见"呕逆口苦"者。补脾者多以四君子汤为主，加入桑叶、牡丹皮，清泄少阳木火，其中桑叶主入气分；牡丹皮苦辛，专入血分。少佐白芍、木瓜敛肝，亦取酸苦泄热之效。如《张氏医通》所言："邪在胆经，木善上乘胃，吐则逆而胆汁上溢，所以呕苦也。"

三、用药精准，恰当其分

从木乘土一门可以看出，叶氏在调治木土方面用药精准，能够顺应脏腑生理特性，恢复脏腑生理功能，可谓"顺其性，养其真"。叶氏用药不但能够适当其处，而且能够恰当其分。

1. 辛苦酸甘共用 《素问·脏气法时论》曰："肝苦急，急食甘以缓之……肝欲散，急食辛以散之，用辛补之，酸泻之。"《金匮要略·脏腑经络先后病脉证》亦提出："夫肝之病，补用酸，助用焦苦，益用甘味之药以调之。"木盛乘土，治木则辛酸用之，治土则甘苦调之，木土同治则辛苦酸甘共用之。病在肝气，叶氏多以辛散之品助其疏泄，如川楝子、延胡索、青皮、香附等，稍佐酸味以制约辛燥，使肝气调达而不妄动，又以甘味之药如人参、茯苓、白术、甘草等调和脾胃,先安未受邪之地;病在肝热(火),则酸苦同用以泄热,又少佐微辛,常乌梅、川黄连、川楝子三药共处一方,认为"梅占先春,花发最早,得少阳生气,非酸敛之收药,得连楝苦寒,《内经》所谓酸苦泄热也";病在胃气,叶氏则苦辛同用,认为"苦与辛合,能降能通",常用川黄连、川楝子,为防辛散太过,又少佐酸味以敛之,如生白芍、乌梅、木瓜等,谓之"泄厥阴以舒其用,和阳明以利其腑";病在胃阴或病在肝阴,则以酸甘益阴,如生地、麦冬、乌梅、白芍、木瓜等,但嫌纯补易滞,又佐以辛味或淡味以流通之,正如叶氏解释云:"非半夏之辛,茯苓之淡,非通剂矣。"

2. 刚柔补泻同调 叶氏治木土不和之津液未亏者,选药多远柔用刚,旨在泻邪为主,泄肝如吴茱萸、川椒、桂枝之类,通胃如半夏、姜汁、姜附之属;如阴汁已虚,选药则忌刚用柔,旨在补正为先,养肝则用阿胶、生地、白芍、火麻仁、木瓜等,养胃则用人参、生地、麦冬、知母、粳米等;如虚实之象不显,则平治之,选药则刚柔共用、补泻同施,旨在两和肝胃、同调肝脾,如逍遥散、安胃丸、乌梅丸等。若需用补土,则必加泄木之品,如牡丹皮、桑叶、川楝子、延胡索等;需用平木,必增扶土之药,如人参、白术等。刚柔补泻同调则邪可去、正可复,而无泻邪伤正、补正助邪之弊。

3. 寒热气血并治 肝胃易热,脾虚易寒。叶氏认为"诸痛皆主寒客,久痛寒必化热",又"初病在气,久必入血"。因此,针对肝木乘土所致疼痛、久痛诸证,叶氏在调木治土的同时,常常根据久病寒热错杂、气血同病的特点,精选清热、散寒、调和气血之药加入方中。叶氏喜用川黄连清热,引用戴元礼之言解释曰:诸寒药皆凝涩,唯有黄连不凝涩;又多选用生姜、川椒、归须与之相伍以散寒凝,且川黄连味苦能降,得姜、椒、归须之辛,正合苦辛同用之意,以通降胃气。叶天士首次提出"久病入络"的学术观点,在《胃脘痛》篇也指出:"初病在经,久痛入络,以经主气,络主血……凡气既久阻,血亦应病,循行之脉络自痹,而辛香理气,辛柔和血之法,实为对待必然之理。"对于肝病入胃之久者,叶氏常常选用当归、延胡索、郁金、牡丹皮等血中气药或气中血药,散郁行涩,两和气血。

四、小 结

脾胃肝胆分属土木,虽木土性质各异,但生理上密切相关,病理上亦相互影响。中医辨证论治尤其重视整体观念，认为对于某一疾病的病理机制，不能单从局部去分析，而应从五脏的整体联系去认识。肝气犯胃、肝气乘脾或胆胃不和等就是这种整体联系的具体体现，正如清代沈金鳌在《杂病源流犀烛·胃病源流》中所言："胃痛，邪干胃脘病也……唯肝气相乘为尤甚，以木性暴，且正克也。"《难经》称之为"贼邪"，认为："脏气本已相制，而邪气挟其力而来，残削必甚。"木盛乘土临床最为常见，因此，华岫云在整理叶氏医案时独列出此篇，旨在"醒后人之耳目"。木乘土以病机作篇名是"授人以渔"之意，如见呕吐不食、食谷微满、胁胀脘痞、大便秘涩等症，从脾胃论治不应，不可但认脾胃之病，须知肝邪乘犯也能出现此类症状，需去病之因由方能解病。如脾胃不虚，单平肝气可解，如脾胃已虚，抑木又须扶土，木土同调方能去病。

当今社会，生活节奏快，工作压力大，情志因素致病已越来越受到人们的关注。中医认为肝主情志，情志不畅或情绪紧张除了能引起全身不适外，更多的则表现为脾胃系统症状。叶氏木乘土一门为临床治疗脾胃疾病提供了思路："治肝不应，当取阳明；治胃不效，思从肝治。"推而广之，不仅仅脾胃系统疾病可从肝胆论治，五行乘侮所致的疾病都可从五行相克规律来治疗，如培土制水、佐金平木、泻南补北等。锄强扶弱，而致中和，则疾病必愈。正如《医旨绪余》所说："人之养气践形而致中和者，医之道也。"

（《上海中医药杂志》，2016 年第 50 卷第 2 期）

《临证指南医案》"虚劳篇"
辨证论治特色管窥

上海中医药大学　　陈慧娟　朱凌凌　梁尚华

《临证指南医案》是清代医家叶天士的临证记录。《清史稿》评价叶天士曰："二百余年大江南北言医者莫不奉为宗师。"叶天士临床重视辨证施治，强调"病不辨则无以治，治不辨则无以痊"。"虚劳篇"是《临证指南医案》中较能反映叶天士辨证思想与特色的一篇,该篇收载 115 个病案,仔细研读这些医案,从中可窥叶天士辨治虚劳的特色。

一、叶天士对虚劳的认识

"虚劳篇"所载医案从主症看各有不同,或为咳嗽、潮热,或为乏力、便溏,或为汗出、月事不调等,可见虚劳本身并非严格意义上的某种病,而是基于机体虚损、气血阴阳不足、脏腑功能衰退的一系列病症的总称。叶天士将虚劳分为虚、损、劳三个层次,这三个层次是渐进式发展的,曰"久虚不复谓之损,损极不复谓之劳",说明虚劳程度与病程有关,提示早期治疗的重要性。叶桂还提出"治病易,治损难",说明虚劳较一般病症病程长,治疗棘手,难求速效。虚劳是许多复杂病症及慢性病的内在基础,透过这些病症,把握内在虚损的病理基础,从扶正入手调治,旨在恢复、激发患者自身功能以促进疾病好转、康复。

虚劳涉及脏腑众多,叶天士根据病变部位分为上、中、下三损。上损病在心肺,中损病在脾胃,下损病在肝肾。三损既可单独出现,也可两者兼见,甚至三损并存。对治疗上相抵牾者,如调治上损或下损有碍脾胃,叶天士主张以中损为先,注重顾护脾胃。叶天士有关虚劳的认识对理解虚劳病理及指导治疗均有启示。

二、"虚劳篇"辨证特色

叶天士在"虚劳篇"辨证中展现了不凡功力,善于运用多种方法指导辨证。兹分四个方面阐述。

1. 时间辨证　时间医学是中医学理论体系中一项重要内容,从《内经》始就强调时间对人体生理病理的影响。叶天士善于运用时间指导辨证。如程案:"今年厥阴司天,春分地气上升,人身阳气上举……阴衰于下,无以制伏……兹定咸味入阴,介类潜阳之法。"厥阴司天之年风木过旺,再加春分阳气升发,肝木偏旺,故根据发病时间判断病机属阴虚阳亢,施以滋阴潜阳之法。再如金案:"寤则心悸,步履如临险阻,子后冲气上逆。"《灵枢·顺气一日分为四时》提出:"朝则为春,日中为夏,日入为秋,夜半为冬。"将一日四时与四季相对。根据这一理论,夜半和冬均属肾的功能时区,该案子后冲气上逆,子后恰为肾所对应时区,结合步履不稳,冲气上逆,诊断为肾不纳气。

2. 体质辨证　体质是个体在生理、心理方面相对稳定的特质。体质与证关系密切,辨体质是辨证过程中的重要环节。叶天士非常重视辨体,在《临证指南医案》中多处提及木火体质、阴虚体质、阳虚体质、湿热体质等,并将辨体质寓于辨证过程中。如孙案:"形躯丰溢,脉来微小,乃阳气不足体质。"患者形体丰满,体脂松软,符合"肥人气虚,肥人阳虚"的辨识特点;脉来微小,提示阳气不足,故辨为阳气不足体质。

3. 凭脉辨证　脉诊是中医临床诊察手段之一,是辨证论治的重要凭据。"虚劳篇"明确记载脉象的医案占全部医案的五分之一,即便如此,仍能反映叶天士高超的脉诊技能及善于运用脉诊指导辨证。如沈案:"脉细涩,入尺泽。"从脉象言,细涩而长,细主阴亏,涩主精少,长脉多兼弦象,提示阳亢。据脉象推断,应为阴虚阳亢之证。结合患者口齿龈肿、形瘦,脉症相参,定为阴虚阳亢无疑,认为其"皆下焦之虚阳上越"。再如姚案"脉左细右空",症状"色夺神夭,声嘶、咳汗"。脉左细主阴虚,右空指右脉不充实,类于芤脉,脉形中空,力量不足。根据脉学理论,左脉候阴血,右脉候气,结合症状,应断为气阴不足。

4. 主症辨证　"抓主症"辨证方法出自《伤寒论》,叶天士善以主症判断疾病定位、定性。他使用主症辨证时常以《内经》《伤寒论》及后世理论为依据,显示出中医理论对临床强大的指导作用。如钱案:"热自左升,直至耳前后胀,视面色油亮,足心灼热,每午后入暮皆然。"主症为左侧身热,足心灼热,午后、傍晚较为明显;热感自左升腾至耳,则耳胀。从患者发热的症状及发热时间来看,初步判定为阴虚内热或阴虚火旺,面色油亮亦属阳越于上之象。至于"热自左升",《内经》提及"肝生于左,肺藏于右",意指肝气自左升发,肺气自右下降。后世医家对此多有发挥,如叶天士提出"人身左升属肝,右降属肺",认为躯体左侧属肝,故左侧偏身发生的病症多归属于肝。本案热自左升,可知病位在肝,耳为胆经所过,肝胆相为表里,热升至耳引致耳胀,亦支持病位在肝;足心为肾经所过,足心灼热亦提示病变在肾。结合诸症,该患病位肝肾,病机属阴虚内热,叶天士解释为"肝肾阴火乘窍"。

除上述辨证方法外,"虚劳篇"还用病因、年龄、婚育等指导辨证,辨证方法多元且灵活,值得借鉴。

三、"虚劳篇"论治特色

叶天士论治虚劳的思想与其对虚劳的认识遥相呼应,其治疗特色可总结为以下四个方面。

1. 重视治体,强调"王道" 虚劳是以机体虚损为基础的一系列病症的总称,欲解决此病症,关键在于治体,即通过扶正改善体质。叶天士虚劳案的治疗即体现了这一点,他很少针对某一症状用药,而是审机论治,注重扶正治体、治病求本。

叶天士扶正力主"王道"。"王道"即用药和缓,贵在调和,是和"霸道"用药峻猛相对而言的。叶天士用方药味少、分量轻,体现了"王道"治病的思想。他反对用药刚猛,认为"桂附刚愎,气质雄烈……脏体属阴,刚则愈劫脂矣"。主张以柔剂阳药温柔补阳,开后世之先河。从临床看,"王道"利于改善体质,但作用和缓,难见速效,功在日后。因此,叶天士说"王道无近功,多用自有益",告诫医者、病家勿执着追求于一时症状的缓解,应把治体放在首位。叶天士的思想对当今防治慢性病很有借鉴意义:慢性病迁延不愈,多有正气虚损的内在基础,治疗不应着眼于症状,而应王道缓图,以期改善体质,实现远期疗效。

2. 扶持后天,善用食疗 虚劳的病机相当复杂,常三损兼见或并存,治疗中难免出现互相矛盾的情况。如上损及中,既有咳嗽咽干,又有纳少便溏,为肺阴不足,脾气亏损。若偏于滋阴润肺,难免妨碍脾运。对此,叶天士主张中损为先,注重扶持后天脾胃,以利生化之源。如吴案,患者痰嗽、食减、腹胀、便溏,叶天士认为其治疗以"中宫后天为急,不必泥乎痰嗽"。此外,滋腻填下之品也易妨碍脾胃,当以调治脾胃为先。

对虚损难于恢复、药石无功者,叶天士主张"食物自适,即胃喜为补"。他擅用食疗治病,在"虚劳篇"中提到许多食物,如黄鳝、鱼鳔、海参、淡菜、南枣、甘蔗、人乳、牛乳、骨髓、猪脊筋、鸡子黄、羊腰子等,或配入方中,或单以食治,使食与药有机地融合。如钟案:"少年形色衰夺,见症已属劳怯,生旺之气已少,药难奏功,求医无益。"故以"鱼鳔、湖莲、秋石、芡实、金樱子"图之。再如周案:"脉神形色,是老年衰惫。"认为当以血气有情之属栽培生气,"每日不拘用人乳或牛乳约茶盏许,炖暖,入姜汁三分"。

3. 厚味填下，补益奇经 叶天士认为，草木无情之品补益精血力薄，曰："夫精血皆有形，以草木无情之物为补益，声气必不相应。"从《内经》"精不足者补之以味"出发，提出血肉有情之品补益下焦精血，认为其有"栽培身内之精血"之功，治疗下损常用紫河车、羊肉、羊腰、牛羊骨髓、海参等。叶天士还独创奇经辨证，每以血肉有情之品通补奇经。如王案，叶天士认为："此少年精气未旺，致奇脉纲维失护……当以血肉充养。"治以牛羊猪骨髓及湖莲、芡实之属。再如顾案："脊腰髀酸痛，髓空。"叶天士认为其为"督带诸脉不用，法当填髓充液"。

4. 剂型灵活，煎服得宜 "虚劳篇"除使用汤剂外，还更多使用丸剂和膏剂，这和叶天士"王道无近功，多用自有益"的观点相呼应。丸剂、膏剂便于久服，适用于病程较长，需要持久调理的虚劳患者。值得一提的是，叶天士制作丸剂突破了以水、蜜和丸之陈法，在赋形剂方面多有创新，如以黄鳝为丸、红枣肉为丸、山药浆为丸、山药粉为丸、河车胶为丸、猪脊髓为丸、枣艾汤泛丸等，可谓独出心裁。叶天士还非常重视煎服法，某些丸剂、膏剂，明确指出用淡盐汤或米饮汤送服，某些病机复杂者还采用早晚分服的办法，如早用补肾升阳的八味丸，晚服健脾的异功散或归脾丸。

综上所述《临证指南医案》"虚劳篇"的辨证施治体现了叶天士深厚的理论素养和临床造诣。研读医案，总结医家学术思想和辨证论治规律，是理论研究重要的切入点，是理论研究指导临床的有效途径。对临床工作者而言，借鉴名家思想和经验可使临床水平提高，达到事半功倍之效。

（《中医杂志》，2017年第58卷第9期）

《临证指南医案》降气法的应用特色浅析

浙江中医药大学附属第二医院　　谢　丹
浙江中医药大学附属第一医院　　王坤根

降气法是指具有降逆理气作用的一种治法，用以调畅气机、协调脏腑功能,适用于气之当降而不降、降之而不及甚或不降反升的病证。生铁落饮、泻心汤即是降气法应用的方剂。《圣济总录》把降气法分别列入各门病证中。《神农本草经疏》更是提出:"今当增入升降二剂,升降者,治法之大机也。"《临证指南医案》用药注重四气五味,在降气法的同时,兼顾气味配伍,特色鲜明、类而不同。本文将该书降气法的应用特色总结汇报如下,以飨同仁。

一、苦辛泄降法

《临证指南医案》论治中焦病变时特别强调厥阴肝经所起的作用,"盖肝为起病之源,胃为传病之所",适用于因肝气不舒,郁而化火、化热侵犯脾胃,引起的痞证、噎膈、反胃、噫嗳、呕吐等症。《景岳全书·痞满》曰:"怒气暴伤,肝气未平而痞。"肝气不畅的原因可为情志不遂、脾胃枢机不利。肝为刚脏,性喜条达,主疏泄,调畅全身气机,维持气血、水液正常运行,正所谓"血随气行,周流不停""气行水亦行"。调节精神情志,肝气升发,既不亢奋,也不抑郁,舒畅条达,则精神愉悦,心情舒畅,理智清朗,思维灵敏,气和志达,血气和平。肝之疏泄功能协调脾胃气机升降,胃气以降,受纳腐熟水谷以输送于脾,脾气以升,运化水谷精微以灌溉四旁。此外,胆汁的有节分泌排泄又能促进消化。故而保持全身气机疏通畅达,通而不滞,散而不郁,气血和调,经络通利。肝气不畅,疏泄失司,气血失其鼓舞,阻滞气机,升降有紊,水谷精微不达,是以嗳气痞脘、呕恶纳减等症自现。肝失疏泄亦致气滞血瘀,正如《丹溪心法》所言"气有余便是火",表现为口苦、眩晕、胁肋胀痛等症。《血证论·脏腑病机论》载:"木之性主乎疏泄。食气入胃,全赖肝木之气以疏泄之,则水谷乃化。设肝不能疏泄水谷,渗泄中满之证在所难免。"治疗上遵"凡醒胃必先制肝"之训,"辛以开之,苦以降之""苦能泄降",以苦辛配伍调畅全身气机,结合"胃主通降"之论,将辛开苦降法阐发为苦辛泄降法。药物多选用生姜、川连、郁金、半夏、栀子、枳实、川楝子、降香等性辛味苦之品,其中多数又有理气解郁之功,既能对症治之,又能理气疏肝,可谓一石二鸟。

书中病案一则如下:"张(五七),脉小弦,纳谷脘中哽噎。自述因乎抑郁强饮,则知木火犯土,胃气不得下行所致。议苦辛泄降法:黄连、郁金、香淡豆豉、竹茹、半夏、丹皮、山栀、生姜。"患者脉本弦又兼抑郁,肝木郁而化火,偏又纳谷强饮，正合"肝气一动……又或上犯胃土，气逆作呕"，故哽噎作，当有两胁胀痛不适。以"肝病易犯于胃，然则肝用宜泄，胃腑宜通"故，治以苦辛泄降。方中半夏、生姜、牡丹皮味辛而下气，《本草新编》谓"半夏……沉而降"，《药性论》谓其"止呕吐……下气"，生姜"下一切结气实"，饮食物向下传导为"通"；山栀、黄连、郁金味苦性寒以泄肝热，肝胃有通有泄，气则无以上犯。此类病案，《临证指南医案》多从肝论治，肝脾胃同调，临床上亦有以此为指导，从肝着手，以开郁化痰、降气和胃法治疗气郁痰阻型胃食管反流的报道。同时，药物治疗时也要注意情志疏导，治病求本。

二、酸苦清降法

肝为刚脏，体阴而用阳，所谓"体"，是指肝之本体，以血为体，所谓"用"，是指肝的功能、特性，以气为用。血属阴，故肝体为阴，肝主疏泄，主升、主动，性喜条达，内寄相火，故肝用为阳。有鉴于此，临床上对肝病"用药不宜刚而宜柔，不宜伐而宜和"，故常用滋养阴液益肝以抑制肝气肝阳之升动过度。胃居中焦，为六腑之一，主受纳、腐熟水谷，以降为顺，以通为用，生理上主通降，以降浊为本，性喜滋润而恶燥烈。胃之受纳腐熟，不仅赖于胃阳的蒸化，更需胃液的濡润，胃中津液充足，方能消化水谷，维持其通降下行之性。两者之性均喜滋润恶刚强，且两者常相互影响，相兼为病。若肝失疏泄，气机不畅，血行受阻而瘀，水津不布，成湿化痰而滞。时长日久，郁而化热，蒸腾阴液，损伤肝胃之阴，证见气滞血瘀兼肝胃阴虚；或素体丰腴，兼嗜厚味，脾胃不运，痰湿内阻，久而化火，暗耗阴分，表现为湿热兼阴虚之证；或缠绵病榻，正气本虚，复又外感，正虚邪盛，席卷脏腑，速而化火，焦灼阴液，可为标实本虚、虚实夹杂之证。此时可见呃逆时作、呕吐酸苦，或未化食物，吐后则舒，"水亏而目不明"，故可有头痛眼花，"诸风掉眩，皆属于肝"，亦当有眩晕失眠。因此，在治疗时当遵循"未病先防，既病防变"之训，在苦寒清肝之余不忘顾护肝胃阴液。治以酸苦降气法。《素问·至真要大论》云："木位之主，其泻以酸，其补以辛……土位之主，其泻以苦，其补以甘。""厥阴之胜，治以甘清，佐以苦辛，以酸泻之。"王师常言对肝犯胃之治法，当以泄肝安胃为纲领，用药以酸苦为主，以辛佐之。因酸能泄土中木乘，苦能降胃逆之气，辛则佐以通阳气，常选用乌梅、黄芩、生白芍、川连、干姜、川椒、川楝子等。

书中案例举隅："某，肝风犯胃，呕逆眩晕。苦降酸泄和阳，佐微辛以通胃：川连，黄芩，乌梅，白芍，半夏，姜汁。"肝主疏泄，主藏血，生理情况下，肝之体阴有赖阴精以涵，方能充盈，故肝之自身阴常不足而其用阳易亢，是以有"肝常有余"之说。肝属木，木克土，土虚木乘，肝阳常有余，阳盛则阴病，故常可引起肝胃阴液同亏。案中患者呕逆眩晕，乃肝气有余犯胃而致，从案中"苦降酸泄和阳，佐微辛以通胃"治法可推断，此案中除肝风犯胃之外，当有肝胃阴液亏损。故治疗时应肝胃同治。《经》言"高者抑之，下者举之，有余者损之，不足者与之"，是故方中以川连、黄芩苦寒之品损有余之肝气，清降肝热；又加入乌梅、白芍味酸入肝之品，以滋肝阴，制其亢阳；加姜汁以通阳和胃，半夏味苦性辛温，尤擅降逆和胃，为止呕要药，与姜汁合用，则呕逆可制。方中乌梅、白芍味酸入肝，《本草经解》谓乌梅"味酸，主下气……入足厥阴肝经，气味俱降"，《本草拾遗》亦言"止吐逆"，两者合用降气和胃止呕，取《伤寒论》乌梅丸之意。须注意，若本症继续发展可见痿证，治疗上可酌补阳明。

三、甘寒润降法

通读《临证指南医案》，叶氏强调重视脾胃、倡养胃阴，提出脾胃当分析而论，认为"脾宜升则健，胃宜降则和""胃为阳土，宜凉宜润""脾喜刚燥，胃喜柔润"，两者治疗上，有濡养脾阴温运脾阳、清养胃阴温通胃阳之分。胃气通降，则水谷精微能通降下行，饮食纳运机制正常，对脘痞呕恶、胀闷不饥等见症常溯源究根，病因病机条分缕析。若素体脾胃虚弱，胃阴已然不足；或因食饮不节，多食燥热辛辣之品，耗伤胃液，又兼脾胃虚弱，水谷不化，食滞胃脘，郁而化火，火灼阴液；或因积劳内伤日久、阴液暗耗，或禀质木火之体，患燥热之症，两热相凑，或热病后期，损伤肺胃津液；或因前药多用辛散温燥之品而不注意固护胃阴；或于春秋之季，风、燥盛行，阳邪伤阴太过；甚或肝阴胃汁枯槁，及烦劳阳亢，如此种种，用药忌刚用柔，当以甘寒润降法投之。华岫云在《临证指南医案·脾胃》按曰："所谓胃宜降则和者，非用辛开苦降，亦非苦寒下夺，以损胃气，不过甘平，或甘凉濡润，以养胃阴，则津液来复，使之通降而已矣。"于此，病情反复者，叶氏认为多有在之前治疗中使用过辛温理气、甘温补益之品,其香燥之性亦可损伤阴液。故其多用沙参、麦冬、枇杷叶等甘寒降逆之品,且喜用鲜药汁以濡润胃阴,保津存液,甘寒润降,以顺其性。

叶案一则如下:"王,数年病伤不复,不饥不纳,九窍不和,都属胃病。阳土喜柔,偏恶刚燥。若四君、异功等,竟是治脾之药。腑宜通即是补,甘凉濡润,胃气下行,则有效验。麦冬一钱,火麻仁一钱半,炒,水炙黑小甘草五分,生白芍二钱,临服入青甘蔗浆一杯。"六腑者,传化物而不藏,以通为用也,"胃气上逆故病,即不上逆但不通降,亦病矣",患者病伤数年,久病伤及胃阴,故有不饥不纳,累及各脏,九窍不和。前医处四君、异功,以治脾之药笼统治胃,且以上各药多为补益之品,香燥之性亦可伤阴,可谓雪上加霜。叶氏投之以甘凉濡润之品,"甘凉益胃阴以制龙相,胃阴自立",使胃气下行,恢复通降,当如桴鼓。方中麦冬甘寒、甘草甘平,两者合用清养胃阴,配白芍敛阴生津,甘蔗浆为汁鲜药物,以其滋养胃阴,取其润泽降气之义。临床上叶氏亦效东垣润下法的应用,以通幽法治胃阳燥结,增加胃中津液以濡润。

四、轻苦微辛法

肺居上焦,主气,司呼吸,吐故纳新,调节气的升降出入运动,主宣降,以清肃下降为顺。肺为清虚之体,且居高位,为诸脏之华盖,百脉之所朝,外合皮毛,开窍于鼻,与天气直接相通:六淫外邪侵犯人体,或他脏之寒热病变,亦常波及于肺,易于受邪,故叶氏云:"其性恶寒、恶热、恶燥、恶湿,最畏火、风。邪着则失其清肃之令,遂痹塞不通爽矣。"而温热之邪为阳邪,其性升腾向上,具有燔灼、炎上特性,蒸腾于内,最易迫津外泄,伤津耗气,常侵及肺脏。叶氏在《温热论》中指出"温邪上受,首先犯肺,逆传心包",温热之邪,侵袭人体,不论是从口鼻而入,还是侵犯皮毛,皆易于犯肺而致病,其又为娇脏,不耐寒热,故可见形寒身热、头胀咳嗽、声出不扬、懊侬胸痞、身痛发疹、脉寸口独大或左实大。吴鞠通《温热条辨》提出"治上焦如羽(非轻不举)",要求以轻清升浮之品为主,以非轻浮之品不能达到病所,不宜过用苦寒沉降之品,药物剂量也应轻巧,煎煮时间不宜过长。不谋而合,叶氏根据温热病的特点,提出了轻苦微辛法。温热病"温邪上受,首先犯肺",清肃必伤,当与"微辛微凉",开宣上焦,治则以"轻则治上"为主,用药则"不必过投沉降清散",强调"取微辛微苦之属","微苦微辛之属能开上痹","肺病,辛以散邪,佐微苦以降气为治"。《临证指南医案》中常以栀子豉汤为底,药用豆豉、栀子、橘红、枳壳、竹叶、杏仁等。

一案如下:"某,风温从上而入,风属阳,温化热,上焦近肺,肺气不得舒转,周行气阻,致身痛,脘闷不饥。宜微苦以清降,微辛以宣通。医谓六经,辄投羌、防,泄阳气,劫胃汁,温邪忌汗,何遽忘之? 杏仁、香豉、郁金、山栀、瓜蒌皮、蜜炒橘红。"风为天之阳气,温为化热之邪,两阳熏灼,先伤上焦,"温邪上受,首先犯肺,逆传心包",故有胸脘痞闷,身痛不饥。方中栀子味苦,能导心火以下行,其药体轻,又能寓宣于清,也就是说栀子既能清内热,还能解火郁。豆豉解表宣热,降利胃气。相比而言,方中栀子、郁金、杏仁主降,豆豉主宣,栀子、郁金降中有宣,豆豉宣中有降,得其阴阳寒热升降的作用,才能散郁开结。此外,栀子色红,豆豉色黑,取象比类,栀子导火以下行,豆豉引阴气以上升。瓜蒌取皮、蜜炒橘红为络、栀子体轻,均为轻灵之品,合其"治上焦如羽(非轻不举)"的用药原则,当合华岫云之评"一切药品总皆主乎轻浮,不用重浊气味,是所谓微辛以开之,微苦以降之,适有合乎轻清娇脏之治也"。叶氏精研温病,于风温化燥之证,亦不忘固护阴液。"辛以散邪,佐微苦以降气为治",其义甚广,凡能引起肺系实证的脏器病变,或肺系实证引起其他脏腑功能改变者,皆可用此法。

五、结　语

《临证指南医案》在降气法的运用上十分灵活,继承古法辛开苦降,又发挥发展为苦辛泄降法、酸苦清降法、甘寒润降、轻苦微辛法,使降气法从"方"跨越到"法"的范畴,丰富了降气法的内涵。此外,在性味配伍的同时,又善用各药用部分,心、叶、皮、浆、汁的应用各有偏善,为后学提供了丰富的用药经验。然而,临床中病证常繁复多变、杂糅交错、相兼为患,临证应用时需做到知常达变,融会贯通。此外,本法为泻法,中病可止,于虚体之人亦要注意扶正。

《临证指南医案》淋证辨治五法

广西中医学院第一附属医院　　谢丽萍　罗鸿宇

叶天士，清代杰出医学家，以温病著称于世，其治疗内、外、妇科杂证之功力，在《临证指南医案》一书足可见证。其辨证析病，圆机活变，选方用药，切中病机，精专而效如桴鼓。其对淋证辨治亦有独到之处。我们通过学习《临证指南医案·淋浊门》，在临床实践中运用书中诸方药，疗效显著。现重温并总结叶天士淋证辨治五法如下。

一、分利法

主治淋证湿热下注（即热淋证）者。症见：小便淋沥涩痛，尿道灼热，少腹拘急，或见口干口苦，或见寒热，苔黄腻，脉濡数等。方用：萆薢、淡竹叶、瞿麦、赤茯苓、木通、萹蓄。如溺痛偏甚者，去瞿麦、萹蓄，加茵陈、海金沙。分利之后，湿热大减，溺痛减轻，如见伤阴，则改养阴通腑之法，方药选用生地、阿胶、猪苓、泽泻、栀子、牡丹皮以善后。

二、养阴澄源法

主治素体阴虚兼湿热下注者，或淋证屡作，久用分利清热药见有伤阴者。症见：溺痛不甚，仅见小便短赤、频急、灼热感，或见腰膝酸软，口干，寐差多梦，遗精，舌淡红，脉细数，甚则见盗汗，午后潮热等。方用：六味地黄丸去山茱萸以养阴而治其本，加用车前子、牛膝、黄柏、萆薢清利下焦之热而澄其源。如伴遗精频作，茎中或阴道痛痒，下腹坚满者，又当辨为足太阴经病，缘由下焦先蕴湿热，热阻气郁，撑满于膀胱所致，治用养阴通腑以澄其源，方选仲景五苓散。

三、通阳法

主治下焦阳气不通（下焦阳不流行）所致之淋证。除见淋证主症外，以下腹胀甚，畏寒喜暖而拒按，尿短，排尿不畅，临厕努挣为主。方用：乌药、益智仁、远志、琥珀、萆薢、赤芍。方中乌药温阳通气，远志通窍，琥珀通淋。如《神农本草经》云："乌药气味辛、温，主膀胱肾间冷气攻冲背脊。""益智仁气味辛、温，主遗精虚漏，小便余沥。""琥珀气味甘、平，主通五淋。"诸药合用，使下焦阳气通达流行，则胀减溲畅而病愈。

四、清利火腑法

主治心火下移小肠（或热入膀胱）者。火腑乃小肠是也。症见：小溲血淋，淋沥涩痛，茎中尤痛，或见心烦口疮，口渴欲饮，舌尖红，苔黄，脉数或沉实。① 轻证：方选用导赤散，生地用细者，加瞿麦。② 重证："用药以苦先入心，而小肠火腑，非若苦不通也。"药用：黄柏、川黄连、生地、茯苓、茯神、丹参、桔梗、石菖蒲等，其中黄柏、川黄连味苦上入于心，下入小肠通其郁热，待心火之亢及小肠火热消减之后，再用轻证之法治之即可。③ 如偏重于淋浊，小肠热象不甚者，亦可用萆薢分清饮，加栀子以其苦寒清小肠之热，加牡丹皮祛火，猪苓、茯苓分利湿浊。如偏重于血淋，且尿痛轻，脉沉实或形色苍黑者，或用导赤散加知母、黄柏，或用芦荟、栀子、郁李仁、红花、当归、酒大黄、龙胆草、牡丹皮。其中芦荟、栀子、龙胆草、牡丹皮直泻心肝之实火，佐红花、当归、酒大黄活血祛瘀以推陈出新。

五、提壶揭盖法

主治气闭成淋者。上焦气闭引起下焦阻塞不通，小便短赤涩痛，或排尿困难，或尿闭，与下焦阳气不通之症状相似，但无下焦阳气不足之症。治当以提壶揭盖法。方用：紫菀、枇杷叶、杏仁、瓜蒌皮、降香、郁金、黑栀子。其中紫菀、枇杷叶、杏仁、瓜蒌皮宣肺理气，治水道之上源；降香、郁金通气开郁，水道之上源（肺、上焦）已通，则水道之下源（膀胱、下焦）自畅矣。

小结：历代医家对淋证的论述颇多，治法各异，但叶天士所立治淋五法中养阴澄源法、通阳法、提壶揭盖法较为独特。叶天士治淋辨理清晰，立法明确，切中病机，用药药味精专而药性平和，故疗效显著。在临床运用中如能辨证准确,按图索骥,定能收拔刺雪污之效。

(《河北中医》,2007年第29卷第8期)

《临证指南医案》目病治疗九法

江西中医学院　　洪　亮

《临证指南医案》为温病大师叶天士临床经验汇集,内容广博,涉及诸科。笔者兹就叶氏目病案例,细细剖析,以药测证,归纳为治疗九法,简述如下。

一、祛风清热

目为清窍,位居至高,风性轻扬,火性上炎,故凡六淫侵目,以风火为多。诸如风温上郁,燥热攻目,症见目赤肿痛,羞明眵泪,或兼见寒热头痛,脉浮数等,治宜祛风清热。叶氏药用桑叶、鲜菊叶、连翘、薄荷、黄芩、栀子等。并因人因时,随兼证不同,灵活配伍。案如:"某,风温上郁。目赤,脉左弦。当用辛以散之。"此为外感风热,内挟肝火。叶氏以桑叶、连翘疏风散热,以夏枯草、草决明清肝泄火,佐以赤芍凉肝散瘀,使风热散、肝火清而目病除。若属秋风化燥,上焦受邪病目,叶氏则伍以桑白皮、苦丁茶等清肺润燥;若属失血后复受燥热病目,则配以稽豆皮、绿豆皮益阴润燥。

二、清暑利湿

暑性炎热,湿性重浊,暑湿郁蒸,犯及于目。症见目赤昏花,热泪翳膜,胞睑湿烂,或兼见身热汗出,胸闷尿赤,脉濡等,治宜清暑利湿。叶氏药用桑叶、薏苡仁、通草、茯苓、绿豆皮等。案如:"席,用淡渗渐安,是暑入气阻,热蒸湿郁。"叶氏以桑叶、谷精草、望月砂散热退翳,以薏苡仁、通草、茯苓、绿豆皮清暑利湿,使暑解湿除,目病得愈。

三、清泄郁火

目为肝窍,肝为风木之脏,性喜条达而恶抑郁。若肝郁不舒,久而化火,郁火上冲,则目受其害。症见目赤胀痛,黑睛生翳,或兼见头痛闷胀,口苦心烦,脉弦数等,治宜清泄郁火。叶氏药用羚羊角、夏枯草、草决明、栀子皮、香附等。案如:"顾,五四,头额闷胀,目赤。"此为木火上郁,叶氏以羚羊角凉肝息风,以夏枯草、草决明、栀子皮、连翘清肝泄火,佐香附疏肝解郁,使木火得清,郁滞得泄。

四、淡渗利水

肺主通调水道,脾主运化水湿,肺通脾运,水湿得行,不致为病。若二脏失调,水湿内蕴,侵渍于目,则目病生焉。症见胞睑水肿,或兼见胸闷不饥,小便不利等,治宜通肺理脾,淡渗利水。叶氏药用五皮饮加味。案如:"某,八岁,目胞浮肿,不饥不运。"此属肺脾蕴湿,叶氏以桑白皮通降肺气,以茯苓皮、大腹皮、广皮、姜皮、薏苡仁等淡渗之品,助脾利水,使水去肿消。

五、疏肝和胃

肝主疏泄,调达气机;胃主纳降,磨化水谷。肝和则胃安,肝郁则胃病。肝胃不和,气机壅滞,纳化失常,病及于目。症见目赤翳障,兼见胃痛纳差,口苦脉弦等,治宜疏肝和胃。叶氏药用香附、夏枯草花、半夏曲、茯苓、橘红、石斛。案如:"江,脉数右大,郁久热生,目障心痛。"("心痛"当是胃痛)此为郁火犯胃,叶氏以香附疏理肝气,以夏枯草花清泄郁热,以半夏曲、茯苓、橘红和胃降逆,以石斛益胃养阴。诸药合用,使郁热得泄,中土得和,目病随之而解。

六、养血清热

目得血而能视,诸脉皆属于目。若血虚络空,邪热内乘,攻触脉络,则上犯于目。症见视物昏暗，目珠夜痛尤甚，或兼见心烦不寐，舌赤苔干，脉细数等，治宜养血清热。叶氏药用羚羊角、连翘、夏枯草、牡丹皮、桂枝、当归等。案如："王妪，高年目暗已久，血络空虚，气热乘其空隙，攻触脉络，液尽而痛，当夜而甚，乃热气由阴而上。"叶氏以羚羊角、连翘心、夏枯草、青菊叶、牡丹皮凉肝泄热逐其邪，以桂枝、当归养血通络补其虚。

七、柔肝健中

脾胃同居中州，纳运水谷，化生血气。血藏于肝而通于目，目得血濡而视物精明。若脾胃亏虚，纳运失职，血液化生不足，则肝失所藏，目失所濡；且肝为风木之脏，阴血不足，阳亢于上，则扰及目窍。症见目眩眦胀，胃中嘈杂，或兼见身倦纳少，脉弦细弱等，治宜柔肝健中。叶氏药用黄芪、当归、白芍、煨姜、南枣等。案如："某，三六，右目多泪，眦胀，心嘈杂。阳明空虚，肝阳上扰使然。"叶氏以黄芪、煨姜、南枣补益中土，以白芍、当归养血柔肝，佐以茯神养心安神，使中土健，化源足，肝血充，亢阳制。

八、滋阴潜阳

肝为刚脏，主风而善动。阴血充足，肝阳得以潜藏而不致妄动；若肝阴内亏，厥阴上越，则病及其窍。症见头晕目胀，视物昏朦，热泪翳膜，或兼见颜面烘热，心烦易怒，舌红苔少，脉弦细数等，治宜滋阴潜阳。叶氏药用石决明、桑叶、菊花、枸杞、何首乌、小胡麻等。案如："某，三六，脉涩细，左目痛，泪热翳膜。此肝阴内亏，厥阳上越所致。"叶氏以石决明平肝潜阳，以桑叶、菊花清肝明目，以枸杞子、小胡麻、制何首乌、稽豆皮滋养阴血。甚者，以熟地、桑椹子、青盐等滋补肾水，涵养肝木，使亏阴得补，亢阳得潜。

九、补益肝肾

肾主藏精，肝主藏血，精血充足，目得濡养，则能"视万物，别白黑，审短长"。若肝肾亏虚，精血不足，目失其养，则病从内生。症见视物昏花，冷泪长流,或兼见头晕耳鸣,腰膝酸痛,脉弦细等,治宜补益肝肾。叶氏药用何首乌、当归、枸杞子、桑椹子、沙苑子等。案如:"某,三六,脉涩,眦痛,右目当风泪多。当治肝肾。"叶氏以制何首乌、当归补养肝血,以枸杞子、桑椹子、沙苑子滋补肾阴,佐以茯神宁心定志。在运用本法时,叶氏随病之轻重及兼证不同,或以熟地、天冬填阴补肾;或以五味子、山茱萸敛阴缩瞳;或以菊花、谷精草清肝明目;或以山药、茯苓、神曲等健脾和胃,以防滋腻碍中。

综上所述,叶氏辨治目病,立足整体,兼及局部,审因论治,因证立法。叶氏用药精而不杂,别具一格。正如徐灵胎所评:"清淡和平,无苦寒温补等弊。"

(《陕西中医》,1987年第8卷第1期)

《临证指南医案》血证诊疗思路探讨

安徽中医药大学　　　张佳乐　朱长刚

《临证指南医案》(以下简称《医案》)为清代医家叶天士所撰,其立法精当,立论稳妥,用药简练,是后世医家临证立法组方的重要参考。其对于血证的论治,体现了叶天士的临证思路。在有关血证的诸多病案中,叶天士辨证精确,认为血证的病因病机多为脏腑气机失调,湿邪阻滞中焦、络脉失养、气滞血瘀所致。其组方、用药灵活,化裁经方,师古而不泥古,多运用小建中汤、旋覆花汤、麦门冬汤等方,且十分重视血证的预后调养,强调"恬淡无为,安神静养",或以"薄味静调,戒嗔怒"。笔者不揣浅陋,现将叶天士《医案》血证诊疗思路刍议如下。

一、脏腑内伤,疏腑养脏生血

叶天士认为,由内伤脏腑所致的血证多责之心、肝、脾三脏,病位多在胃与大肠，由肝木克土、脾不统血、大肠血热、心脾两虚等病因所致。《医案·便血》载："心病则火燃血沸……脾病必湿滑……肝病有风阳痛迫……大肠为燥腑，每多湿热风淫，如辛凉苦燥之治……胃为水谷之海，多气多血之乡，脏病腑病，无不兼之，宜补宜和，应寒应热，难以拘执而言。"故而治法大多从调和脏腑气机入手，笔者综合《医案》，认为叶氏从脏腑诊疗血证中体现了三大特色，即养心培营行血，调理脾胃生血，疏肝理气养血。

1. 养心培营行血　心行血，脾统血，心能推动血行，心血亏虚，心气不足，推动血行无力，则脾气不能摄血，叶氏云："若夫内因起见……劳形苦志而耗损心脾。"《灵枢·营卫生会》提出"营出于中焦"，因此，以甘温之剂补土养营，则营血生化、血气调和。如《医案·便血》载："上年夏季，络伤下血，是操持损营。治在心脾。"药方为归脾饴糖丸。该案中患者因前一年夏季劳伤心血，心在时合夏，故而心营不足而致营血亏虚。《名医别录》载："饴糖主补虚乏，止渴，去血。"笔者认为此方为归脾丸加饴糖，在归脾丸益气健脾、养血安神的基础上加饴糖一味药，助脾生血，助心行血，营养周身。

2. 调理脾胃生血　脾胃同属中焦，以膜相连，在饮食物的受纳、消化、吸收和输布过程中起主要作用。《诸病源候论·脾胃诸病候》载："脾者脏也，胃者腑也，脾胃二气相为表里，胃受谷而脾磨之，二气平调则谷化而能食。"《医案》载："纳食主胃，运化主脾。"《医案·吐血》载："虚损四五年，肛漏未愈，其咳嗽失血，正如《经》旨阴精不主上奉，阳气独自升降。奈何见血投凉，治嗽理肺，病加反复，胃困减食。夫精生于谷，中土运纳则二气常存。久病以寝食为要，不必汲汲论病。生黄芪、黄精、诃子肉、白及、薏苡仁、南枣。"此案中患者因失血数年，久病中气不足。叶氏认为俗医多以凉药止血，而不知恢复中焦受纳吸收之源才是诊治之要。因此，以生黄芪补气、健脾阳，黄精补脾阴，诃子酸涩养胃阴、恢复纳食，白及入胃经、止血，薏苡仁健脾、淡渗利湿，大枣补脾养胃。叶氏以补脾胃立法，纳可则气血生化有权。

3. 疏肝理气养血　《金匮要略》载："见肝之病，知肝传脾，当先实脾。"肝藏血，主疏泄，肝失疏泄而致脾不统血，因而便血。在《医案》中多处可见因肝气不疏而导致的肝木克土、肝胃不和的病案，叶氏亦多从疏肝理脾、调和肝胃立法，如诊治一患者："郁怒，肠红复来，木火乘腑络，腹中微痛，议与和阴。冬桑叶、丹皮、生白芍、黑山栀、广皮、干荷叶边、生谷芽。"此案中患者因肝气不疏致肝木犯脾。"郁怒，肠红复来"，提示为近血，法当养阴清热、健脾理气。以牡丹皮、栀子清肝热，桑叶、白芍养肝阴，陈皮、荷叶疏肝理脾，而加一味生谷芽，足以体现叶氏用药独到之处，不仅疏理肝气，亦可健脾开胃。

二、湿邪阻滞，除湿升阳健脾

湿为阴邪，易阻遏气机、袭阴位，损伤阳气，若湿邪流注下焦，则大便溏泄，或下利脓血，叶氏在《医案》中将因湿邪而致的便血分为外感暑湿、寒湿以及脾阳不升所致的内湿，叶氏多以健脾除湿立法，少佐收涩止血药。如叶氏治一患者："脉右数，形色苍黑，体质多热，复受长夏湿热内蒸，水谷气壅，血从便下。法以苦寒，佐以辛温。薄味经月，可冀病愈。茅术，川连，黄芩，厚朴，地榆，槐米。"患者因素体多热，又因长夏湿热内蒸，故叶氏以苦寒立法，用苦寒药以清热燥湿，少佐辛温药，如苍术、厚朴，在燥湿的同时，防止苦寒伤正。

在诊治湿遏脾阳所致的内湿便血时，叶氏多效仿李东垣，立升阳除湿之法，诊治一案："湿胜中虚，便红。焦术，炒当归，炒白芍，炙草，防风根，煨葛根，干荷叶。"此案中患者素体脾阳不足，健运失职，故而湿邪内生，脾阳日陷，叶氏以升阳除湿之法健脾升阳。此方仿李东垣升阳除湿汤，方中焦白术、炙甘草补气健脾，防风、葛根升阳除湿，炒当归养血而不滋腻，白芍酸敛肝血，荷叶除湿利水，亦可止血。在此案中，叶氏并未用到收涩止血药，只是取药物的炮制作用兼顾收敛。笔者认为，脾主统血、脾阳统摄无权是便血病机关键，此案用药多为健脾药，即恢复脾阳，便血得止。

三、血瘀在络，化瘀通络理气

《灵枢·百病始生》载："阴络伤则血内溢，血内溢则后血。"《医案》中提到"初病气结在经，久则血伤入络"，《医案》将络脉壅滞分为血络痹阻、奇脉内伤等多种证型，但除去兼证，笔者认为其基本病机是由于奇脉内伤而致怒劳动肝，导致血不循于常道而血瘀在络，叶氏每立化瘀通络法。如叶氏诊治一案："瘀血必结在络。络反肠胃而后乃下，此一定之理。平昔劳形奔驰，寒暄饥饱致伤。苟能安逸身心，瘀不复聚。不然，年余再瘀，不治。旋覆花，新绛，青葱,桃仁,当归须,柏子仁。"此案患者血瘀在络,内伤肠胃,叶氏以辛润通络法治之,用《金匮要略》旋覆花汤加味,以疏肝通络,化瘀行气。加桃仁、当归尾活血通络,柏子仁养血安神、交通心肾。

《医案》载:"坠堕之伤,由血瘀而泛,大抵先宜导下,后宜通补。"笔者分析叶氏瘀血入络医案,认为叶氏善用缪希雍"降气不必降火"之法,因气为血之帅,降气能够推动瘀血下行,因此,叶氏在方中常用紫苏子、降香、郁金等药。《医案·吐血》载:"交春分前五日,肝木升旺之候,涎血大吐,胸脘不爽。此久郁气火灼热,神志失守,遂多惊恐,络中之血随火升气逆而上。当先降其气,不宜苦寒碍阻。苏子,降香,丹参,楂肉,桃仁,郁金,茯苓,黑栀皮。"紫苏子、降香、郁金均为疏肝理气、调畅气机之药,气顺则瘀血自消,丹参、桃仁化瘀血,配合理气药,山楂、茯苓健脾和胃。此外,在方药中用清热药栀子,仅一味,合丹参诸药共奏清热养阴的作用。

四、调畅情志,养阴除热解郁

《医案·郁》载:"郁则气滞,其滞或在形躯,或在脏腑,必有不舒之现症。"认为郁证多为气机不顺,气滞血瘀,而叶氏在《医案》中关于郁证导致血证的医案,更多地强调妇人情志抑郁,情志不舒,郁而化火,如《医案》提到:"若郁勃日久而伤及肝阴,木火内燃阳络者,用柔肝育阴法,如阿胶、鸡黄、生地、麦冬、白芍、甘草之类也。"如叶氏诊治一抑郁失血妇人:"气塞失血,咳嗽心热,至暮寒热,不思纳谷。此抑郁内损,二阳病发心脾。若不情怀开爽,服药无益。阿胶,麦冬,茯神,白芍,北沙参,女贞子。"此案患者情志抑郁、饮食不安。《素问·阴阳别论》载:"二阳之病发心脾,有不得隐曲,女子不月。"提示心脾受困,精血无以化生而为虚劳内热,当养阴除热解郁,以阿胶滋阴补血,麦冬、北沙参清热养阴生津,女贞子滋肾阴,白芍敛肝阴。

叶氏在诊治血证中经常强调调畅患者情志,尤以肝气郁结,阴虚火旺,劳力所伤、阴阳气血两亏的患者为主。认为实证患者应调畅情志,以静心养神、恬淡虚无,使气血平和、血气不再上逆;而虚证患者则需缓慢调养,失血日久,则更不可劳累,需滋补气血、平心静气养神。血证愈后更应调畅情志、静心养神,方可防止气血上逆。

五、结　语

在《医案》血证病案的诊治中,叶天士重点从脏腑论治,强调心、肝、脾三脏在血证诊疗中的地位。同时,叶氏以升阳除湿法治湿阻中焦之证,将李东垣的脾胃学说运用到其中。而针对瘀血日久入络、血络痹阻之症,则立化瘀通络法,多以《金匮要略》旋覆花汤化裁治之。而对于气塞失血、情怀抑郁之症,叶氏多立养阴除热之法。

(《甘肃中医药大学学报》,2017 年第 34 卷第 4 期)

 # 《临证指南医案》治疸八法

天长县铜城医院　　雍履平

叶天士对于疸病的治疗足可开人心窦,以为后学津梁。现就《临证指南医案·疸》检录数案,归纳成八法,试析之。

一、宣腑湿热法

疸有阳黄、阴黄之异,病位有在脏在腑之分,虽病因皆以湿得之,但湿之转化具有双向性,一从火化为阳黄治在胃,一从寒水为阴黄治在脾,治脏治腑两者不容混淆。临床所见阳黄者多,治腑的方法也较纷繁,医者常用攻下,或者执一清利,每致阴阳两伤而变生他证,氏深明其理,提出:"当宣腑湿热,但不宜下。"如:

案 1

张,三二,述初病似疟,乃夏暑先伏,秋凉继受,因不慎食物,胃脘气滞生热,内蒸变现黄疸,乃五疸中之谷疸也。溺黄便秘,当宣腑湿热,但不宜下,恐犯太阴变胀。

绵茵陈　茯苓皮　白蔻仁　枳实皮　杏仁　桔梗　花粉

按：本案乃伏邪（夏暑先伏）新感（秋凉继受）合病，胃腑气滞热蒸型黄疸。伴有便秘，显属腑气不通，叶氏采取宣腑湿热法治之。选用茵陈以治通身发黄；茯苓皮利窍而除湿；白豆蔻温暖脾胃，宽膈进食；枳实皮除痞消食；杏仁宣肺利膈，润大肠气秘；桔梗开提气血，以助茵陈清热利湿之力；天花粉能除肠胃中痼热。其中杏仁、桔梗主宣主开，茵陈、天花粉、白豆蔻、枳实皮、茯苓皮主清主化，一宣一清，一开一化，极为合拍。腑宣湿去，邪去正安，黄疸自除。

二、两和脾胃法

脾气而左升，肝肾之气随之升，升则化为阳；胃气而右降，心肺之气随之降，降则化为阴。升降不息则阴阳交泰，人而无病矣。故脾胃之气，为其他四脏之气之枢纽，百病之权衡，生死之门户。脾胃一旦损伤，则升降功能失调，致使饮水不化则生湿，食谷不化则生热，湿热相蒸必成黄。其病湿热是标，脾胃是本，善治者，求本舍末也。叶氏议两和脾胃之方，正属此意。如：

案2

汪，三九，饮酒发黄，自属湿热，脉虚涩，腹鸣不和，病后形体瘦减，起居行动皆不久耐，全是阳气渐薄，兼之思虑劳烦致损，议两和脾胃之方。

戊己加当归　柴胡　煨姜　南枣

按：本案由于长期饮酒，胃腑壅滞，兼之劳心动脾，脾胃两伤。血少则脉涩，中寒则腹鸣，肝主筋，脾主肌肉，肝脾损伤，故形瘦乏力，证属标实本虚。若治热则畏伤阳，若治湿又恐损阴；扶阳则碍热，益血则恋湿。胃属阳土为戊，脾属阴土为己，唯有调和戊己二土，以戊己丸加味治之。脾宜升则健，胃以降则和。取黄连性寒味苦，气味俱厚，可升可降，升以悦脾，降以和胃；吴茱萸消宿酒；白芍同当归降而补血、同姜枣升而温经散湿；再以柴胡升散诸经血结气聚，引清气而行阳道，引胃气上行升腾而行春令，以疏肝疏土。诸药相伍，升降适宜，湿热自化，宿酒自消。

三、苦辛寒法

苦辛寒法,叶氏最为喜用。认为宣辛则通,微苦则降,辛热通阳,苦寒利膈,凡腑气壅遏,湿热滞塞,皆可辛苦开泄。如:

案3

张,脉沉,湿热在里,郁蒸发黄,中痞恶心,便结溺赤,三焦病也,苦辛寒主之。

杏仁　石膏　半夏　姜汁　山栀　黄柏　枳实汁

按:本案黄疸,虽为湿热郁蒸,但脏气尚未大伤,症见中痞恶心、便秘溺黄,乃三焦为病。三焦之病以通调宣化为宜,叶氏取辛以散在上之湿,杏仁、半夏、姜汁主之;苦以泄在下之湿,栀子、黄柏、枳实汁主之;寒以胜三焦之热,石膏为之。药伍契合,湿去热孤,疸症自除。

四、清利湿热法

清利湿热是治疗阳黄之正法。蒋式玉云:"阳黄之作,湿从火化,瘀热在里,胆热液泄,与胃之浊气共并,上不得越,下不得泄,熏蒸遏郁,侵于肺则身目俱黄,热流膀胱,溺色为之变赤,黄如橘子色,阳主明,治在胃。"(《临证指南医案·疸》)清利湿热法,正为此而设。如:

案4

黄,一身面目发黄,不饥溺赤,积素劳倦,再感温湿之气,误以风寒发散消导,湿甚生热,所以致黄。

连翘　山栀　通草　赤小豆　花粉　香豉

煎送保和丸三钱。

按:本案类似现代医学之黄疸型肝炎,中医辨证为湿热郁蒸,由于误治,脾胃受损,以致湿甚生热,热甚蒸黄。叶氏取连翘、栀子苦寒清热;通草、赤小豆淡味利湿。湿热得挫,坤静之体则有乾健之运,再以香豉调中下气,天花粉通行津液,气和津布,阳气斯充。少少煎送保和丸以振脾元,醒胃气,谷食昌,诸恙悉退。

五、疏利肝胆法

肝为将军之官，而胆附之。凡脏腑十二经之气化，皆必藉肝胆之气化以鼓舞之；凡病之气结、血凝、痰饮、食积，皆肝气之不舒所致也。调肝利胆，是叶氏治疸又一方法，如：

案5

刘，三九，心下痛年余屡发，痛缓能食，渐渐目黄溺赤，此络脉中凝瘀蕴热，与水谷之气交蒸所致。若攻下过急，必变胀满，此温燥须忌。议用河间金铃子散，合无择谷芽枳实小柴胡汤法。

金铃子　延胡　枳实　柴胡　半夏　黄芩　黑山栀　谷芽

按：本案与今之临床中的胆囊炎、胆石症类同，此辨为脉络瘀热。由于瘀热久留，壅滞经络不解，发为黄疸。痛则不通，乃瘀热所阻。肝主疏泄，疏肝而止痛；胆为中精之腑，利胆而去瘀热。本证既畏急攻，也忌温燥，唯以川楝子苦寒，疏肝理气，导热下行；枳实性寒味苦，气厚味薄，用以升清降浊，消食去湿热；半夏治心下急痛坚痞；柴胡为之使以疏肝；佐以黄芩治痰热以利胆；久痛入络有瘀，以栀子清胃脘血；延胡索通络散气，治心下痛（李时珍认为延胡索为活血化气第一品药）；再以谷芽下气和中，悦脾开胃。笔者谓此方为"叶氏利胆汤"，临床用于治疗慢性胆囊炎，效果确切。

六、苦辛渗利法

湿与热守，性黏腻胶结，最难速愈。若误下，胃气受损，湿热内陷血分，熏蒸瘀滞，便生肿胀。若治血有恐引贼入室，治湿又畏热邪鸱张，治热必致湿浊难消。在此进退两难之际，当取辛以散之、行之；苦以燥之、泻之；淡以泄之、利之。淡渗以导邪下行，辛以散湿，苦以泻热，湿热分解，则血凝难结。如：

案6

蒋，由黄疸变为肿胀，湿热何疑，法亦不为谬，据述些少小丸，谅非河间、子和方法，温下仅攻冷积，不能驱除湿热，仍议苦辛渗利，每三日兼进濬川丸六七十粒。

鸡肫皮　海金沙　厚朴　大腹皮　猪苓　通草

按：本案似现代医学之肝炎后早期肝硬化，证属湿热疸变肿胀。若"温下"，仅能攻逐"冷积"，"不能驱除湿热"。若骤补必留邪，胀满益甚。叶氏选用厚朴苦以泄满，温以散湿，并取其味辛，以散其滞气，气行则胀消；大腹皮外消皮肤中水气，内通大小肠水湿，且可健脾开胃调中；猪苓、通草主肿胀腹满，淡渗气升，能利二便，又可令人心宽下气；鸡肫皮除热消积；海金沙解热毒气，通利小肠；间或兼进少量濬川丸（大戟、芫花、沉香、檀香、南木香、槟榔、莪术、大腹皮、桑白皮、黑白牵牛），以运水湿化血瘀，消肿治胀。

七、养心悦脾法

黄疸后期，往往由实证变为虚证，其因有二：一是每每利湿伤心阴，久久清热伤脾阳（有时脾阴亦伤）；二是久病淹缠，患者心绪焦躁，招致心脾两伤。治当养心悦脾。如：

案7

张，三二，夏秋疸病，湿热气蒸而成，治法必用气分宣通自效。盖湿中生热，外干时令，内蕴水谷不化，黄乃脾胃之色，失治，则为肿胀。今调治日减，便通利、主腑已通，薄味自可全功。平昔攻苦，思必伤心，郁必伤脾，久坐必升太过，降不及，不与疸症同例。

归脾丸

按：本案与西医慢性肝炎形成的早期肝硬化相似，临床辨证为疸后郁损心脾。治之以薄味通腑，肿胀自减，湿热将除。今因"平昔攻苦"，思郁伤损心脾，故叶氏投以归脾丸，正合机宜（徐灵胎批之"不切"，殊欠妥当）。归脾丸中龙眼、当归、大枣补心；参、芪、术、苓、草补脾；远志能补肾通心，行心中血滞；木香之辛散，少量以畅气醒脾。使能速通脾气，以上行心阴。心阴得滋，则能下交于肾，脾阳得养，则能摄肾气归于心。五脏安和，气血周流，则康复无恙矣。

八、补脾益气法

本法多用于黄疸之变证。由于阳黄迁延失治或过用寒凉药而变成脾胃阳微、寒湿不化通常称为阴黄,蒋式玉云:"阴黄之作,湿从寒水,脾阳不能化热,胆液为湿所阻,渍于脾浸湿肌肉,溢于皮肤,色如熏黄,阴主晦,治在脾。"(《临证指南医案·疸》)治应以甘温补脾益气。

案 8

杨,七十,夏热泄气,脾液外越为黄,非湿热之疸,继而不欲食便溏,用大半夏汤通胃开饮,已得寝食,露降痰血,乃气泄不收,肃令浅,不必以少壮热症治,顺天之气,是老年调理法。

人参　炙草　生扁豆　山药　茯神　苡仁

按:本案虽"非湿热之疸",但因暑热伤气,暑必挟湿,"脾液外越",从而脾虚有湿亦难排除。经通胃开饮治疗后,寝食已得,咯血又起,显属母病及子。叶氏选用人参甘温益气;炙甘草和中;山药、扁豆补脾益肺;薏苡仁健脾益胃,亦系虚则补其母之义;更以茯神益心脾,补火生土。冀其中州得运,脾气固密,脾液自摄,其黄自退。

上述叶氏治疸八法,虽然难称全璧,但辨证用方尤当究心。后学倘能参悟其理,临证治疸自有成效。

(《安徽中医学院学报》,1987 年第 6 卷第 2 期)

《临证指南医案》中叶天士"调肝法"概要

中日友好医院　　　刘文静　白彦萍

一、叶天士调治肝病的学术特点

叶天士认为肝体阴而用阳。"体阴",一指肝为藏血之脏,血属阴;二指肝脏位居于下,故属阴。"用阳",一指肝性喜条达内寄相火,主升、主动;二指肝阳易亢,肝风易动,从而导致各种阳性症状,故用阳。鉴于肝脏体阴而用阳的生理特点,叶天士治肝病常区分体用。肝体不及者,宜柔之、养之、补之、益之;肝用太过者,宜平之、清之、潜之、镇之、抑之。临证运用须根据具体病情,或治体为主,或治用为先,或体用同治。

二、调肝方法

1. 基于"用阳"的调肝法

（1）条达肝气：盖肝主疏泄,喜条达而恶抑郁,对情志、气机、脏腑的气血功能都起着疏导、条畅的作用,若情志抑郁,肝失疏泄,则变生诸证。所以要想调理肝脏使其具有正常的生理功能,必须先条畅其气机。

观《临证指南医案》,会发现"郁不离肝"的思想,认为六郁之始为气郁,气郁之始为肝胆木郁,与赵献可的观点颇为相似。邵新甫在《临证指南医案》按语:"肝者将军之官,相火内寄,得真水以涵濡;真气以制伏,木火遂生生之机,若情志不舒则生郁,谋虑过度则自竭,斯罢极之本,从中变火,攻冲激烈,升之不息为风阳,抑而不透为郁气。脘胁胀闷,眩晕猝厥,呕逆淋闭,狂躁见红,由是来矣。古人虽分肝风、肝气、肝火之殊,其实同出一源。"此语精辟地总结了叶氏论肝郁之病机。

叶天士条达肝气的方法有疏肝理气法和疏肝通络法。疏肝理气法主治肝气自郁于本经,病在气分,尚未及血分。常用方剂有金铃子散、四逆散、逍遥散等;常用药物有青皮、香附、乌药、川芎、川楝子、延胡索等。肝气郁结者用此法不效时,其人不仅肝气郁结,更有络脉瘀阻,治疗除疏肝理气外,宜兼通血络,即用疏肝通络法治之,叶氏在变通运用仲景旋覆花汤基础上,创立了"辛润通络法"。如《临证指南医案·胁痛》沈案:"……渐及胁肋脘痛……久病已入血络……白旋覆花、新绛、青葱管、桃仁、当归须、柏子仁。"

（2）清泄肝火：肝为刚脏,肝之气郁易导致肝郁化火,临床表现出胁痛、口苦、眼干、头晕、嗳气吞酸等症状,所以在治疗上疏肝行气的同时也要注意清泄肝火。叶天士在清泄肝火方面常用柔肝解郁之法,其首先提出"肝为刚脏,非柔润不能调和",即疏肝泄火的同时注意养血柔肝,其中常用药物有白芍、生地、牡丹皮、阿胶之类;此外在清泄肝火时,叶天士善于配伍桑叶、菊花、夏枯草、连翘等轻清之品,在清肝泄火的同时,兼顾疏散肝气,使得肝气条达,肝火轻宣而解。其中,桑叶、牡丹皮这一药对,是叶天士甚是喜用之药,其认为桑叶可清气分之热,牡丹皮可清血分之热;桑叶配牡丹皮共奏气血两清之功。

叶天士在清泄肝火方面,为防生风之弊,会用羚羊角、钩藤类,如:"黄氏,肝胆风火上郁,头面清空之筋掣不和。治以清散。羚羊角、犀角、山栀、连翘、瓜蒌皮、荷叶梗、薄荷梗、青菊叶。"若怒动胆火,叶氏用夏枯草、栀子、桑叶、牡丹皮,如:"葛,嗔怒喧嚷,气火逆飞,致血痹咽痛,食物厌恶,耳前后绕肩闪刺。议解少阳。夏枯草,牡丹皮,桑叶,钩藤,山栀,地骨皮。"

（3）平肝息风:平肝息风包括平抑肝阳和息风止痉两方面。肝气、肝火、肝风三个常见证候,彼此关系密切,肝气郁滞可导致肝郁化火,最终导致肝风内动,当然肾阴不足、水不涵木也是另一重要病机。叶天士认为肝风为"身中阳气之动变",并创立了"阳化内风"说;并将眩晕、头胀耳鸣、心悸失眠、口眼歪斜、肢体麻木、偏瘫、肢体痿废、晕厥等隶属于肝风范畴。叶氏认为:"肝为风木之脏,体阴用阳,相火内寄,主动主升。而肝全赖肾水以涵之,血液以濡之,肺金肃降以平之,中宫土气以培之,则刚劲之质遂得以柔和条达。"

在治法上,叶天士创立"缓肝之急以息风,滋肾之液以驱热"的大法;方药上,叶氏注重"介以潜之,酸以收之,味厚以填之"。善用龟甲、鳖甲、熟地、阿胶等味厚之品填补下元;用五味子、乌梅等酸敛之品收敛肝阳亢盛之气;用牡蛎等介类潜阳,叶氏平肝潜阳喜用牡蛎,牡蛎不仅可以平肝潜阳,因其体沉味咸,故还可以入肾以滋肾水。如《临证指南医案》中"周,怒动肝风,筋胀胁板,喉痹。阿胶,天冬,柏子仁,牡蛎,小麦"。此外叶氏还用白蒺藜、羚羊角、天麻、石菖蒲、钩藤之类平肝息风。因肝风多夹痰火,故叶氏在平息肝风的同时颇重痰火的清泄,常用半夏白术天麻汤、天麻钩藤饮等,常用药物有半夏、白术、竹茹、茯苓、陈皮、胆南星、石菖蒲、羚羊角、犀角、牛黄、石膏、栀子等。

2. 基于"体阴"的调肝法　"肝为刚脏",肝的特性决定了肝阴易虚,肝阳易亢。而"肝肾同源",肾脏恶燥,肝肾非柔润不能调和也,柔润之剂"不致伤血,具有息风功能"。所以在治法上,叶天士不仅重视滋养肝阴,同时注意滋养肾中真阴,喜用"壮水之主,以制阳光"之法。在用药上,总是以至静用药,养肝阴常用生地、白芍,补肝虚常用当归、枸杞子,真阴虚常用熟地、何首乌、阿胶、龟甲、石斛、女贞子、墨旱莲。

如《临证指南医案》中"某,内风,乃身中阳气之动变,甘酸之属宜之。生地,阿胶,牡蛎,炙草,萸肉炭"。但因肝肾同源,故滋肝阴的同时叶氏也不忘滋其肾水以涵木,其常用石斛、墨旱莲、女贞子,重者用鳖甲、龟甲等血肉有情之品。又如"陆,四二,肝风阳气乘阳明之虚上冒,牙肉肿痛。议和阳息风。生地,阿胶,牡蛎,天冬,茯神,川斛,墨旱莲,女贞子""丁,四三,因萦思扰动五志之阳,阳化内风,变幻不已。夫阳动莫制,皆脏阴少藏,自觉上实下虚。法当介以潜之,酸以收之,味厚以填之。偏寒偏热,乌能治情志中病。熟地,萸肉,五味子,磁石,茯神,青盐,鳖甲胶,龟板胶,即溶胶为丸"。

三、对临床的指导意义

叶天士重视"肝体阴"之调理,认为"女子以肝为先天"。《妇人大全良方·产门难》也云:"肝之血必旺,自然灌溉胞胎,合肾水而并协养胎力。"现代中医学家秦伯未更明确指出:肝为女子之先天,指女子生殖系统,其病为不孕、小产,肯定了肝主生殖的功能。临床从肝论治滑胎、胎动不安乃至不孕症的报道,充分体现了这一理论的指导意义。

叶氏还强调肝性喜条达,内寄相火,主升、主动;肝阳易亢,肝风易动。针对肝脏此特点,后代张锡纯创制了镇肝息风汤,此方重用镇肝以治标,滋阴柔肝以治本,并配伍疏肝之品,标本兼顾,是镇肝息风法代表方,将滋养肝阴、条达肝气、镇肝息风巧妙地结合起来,充分体现了叶天士调理"肝用阳"的学术思想。

四、小　结

叶氏门人邵新甫在《临证指南医案·肝火》中谓:"盖因情志不舒则生郁……斯罢极之本,从中变火,攻冲激烈,升之不息为风阳,抑而不透为郁气……古人虽分肝风、肝气、肝火之殊,其实是同一源。"故实不能割裂而看之。肝"主疏泄,调畅气机",又"肝主藏血",气血本不可分,故在看待肝气、肝火、肝风、肝阴的问题上,也应综合而论,灵活对待,切不可片面而言。同时,在治疗肝脏疾患时,不能忽略其他脏器对其的影响和作用。人作为一个整体,肝、心、脾、肺、肾五脏关系十分密切,如"乙癸同源",肾与肝的关系十分密切;再如"金克木",临床也有因肺脏疾患而涉及肝脏的;"火为木之子",当肝火亢盛的时候,不要只一味清泄肝火,"实则泻其子",也可以从泻心火方面加以考虑；另外，脾和肝的关系亦甚为密切，《金匮要略》言"见肝之病，知肝传脾，当先实脾"，故临床应时刻顾护脾胃之气，以免肝气克伐脾土。总之，临床辨证应脉证合参，辨证施治。

（《北京中医药》，2017 年第 36 卷第 3 期）

从《未刻本叶氏医案》浅谈叶天士治咳经验

北京中医药大学　　刘柳青　刘　果

叶天士，为清代著名医家，不仅对温病学有巨大贡献，于内科杂病亦有颇高造诣。然其平生诊务繁忙，著作不多，《未刻本叶氏医案》系其门人周仲升侍诊时所录，被程门雪赞为"未经修饰"之"浑金璞玉"。其案虽简，所涉病种亦不多，然恰可窥见叶天士对某一病症的诊治经验。其中治咳逆医案数量甚多，且治法多端，故摘取其中数案加以分析，尝试总结叶天士辨证、制方思路，以冀对临床有所裨益。

一、阳虚咳嗽

阳虚咳嗽，主要指以下焦阳虚为总病机的咳嗽。下焦阳虚，温化无权，气化失司，水饮聚而成邪。水邪变动不拘，或停于体内而成鼓胀，或溢于肌肤而成水肿，或上泛凌心而有心悸，或上逆射肺而致咳嗽。而下焦阳衰时，虚阳浮越，可形成冲气上扰，使肺气宣降失常，亦可致咳。在《未刻本叶氏医案》中，上述两种情况俱可见到，虽均以下焦阳虚为基本病机，但治疗思路却有区别。

（一）阳虚水泛

案 1

阳伤饮逆，咳嗽腹膨。

真武汤

按：患者主要表现为咳嗽、气逆，腹部膨隆，为水饮停聚腹部、浊阴上泛致咳。结合用药,可以推测,饮邪泛溢缘于阳虚温化失司。《经》云:"饮入于胃,游溢精气,上输于脾,脾气散精,上归于肺,通调水道,下输膀胱……"故水饮为病,与脾、肺、膀胱关系密切,治疗需从此处着眼。

此案以仲景真武汤温阳利水,以炮附子振奋肾阳,助膀胱气化,生姜温散水气、温肺化饮,白术健脾燥湿,固中土而制饮邪,茯苓甘以健脾,淡以渗湿,借渗降之势平潜水饮逆气,芍药利小便、去水气,与茯苓相合,"收摄迷漫涣散之阴气,复归于下",则治水降逆之功毕矣。

柯琴论《少阴病篇》真武汤证曰:"为有水气,是立真武汤本意……实由坎中之无阳……法当壮元阳以消阴翳,逐留垢以清水源,因立此汤。"又论《太阳病篇》症见"心下悸、头眩、身𥆧动、振振欲擗地"而用真武汤之条文,曰:"坎阳外亡而肾水凌心耳……凡水从火发,肾火上炎,水邪因得上侵……"此论所言真武汤证之特点,与本案阳虚水泛、饮邪上逆之病机甚为契合。由此可见,对于此种咳嗽,可考虑使用真武汤温阳化饮,利水降逆。《未刻本叶氏医案》中另有咳喘一案"阳微阴浊泛逆",亦用真武汤,并点明病机为阳虚浊阴上泛,可为佐证。

(二)虚阳上冲

案2

嗽逆,冲气不纳,形浮。

茯苓 桂枝 北五味 炙甘草

按:患者主要表现为咳嗽、气逆,形体水肿,为水饮泛溢肌肤、气逆上冲致咳的症状。下焦阳虚,一则温化无权,不能制水;二则虚阳上越,形成冲气,挟水气上逆而致咳。故治疗此类咳嗽当降冲气、摄虚阳、制水饮。

此案用仲景桂苓五味甘草汤,方出《金匮要略·痰饮咳嗽病脉证并治》,本为体虚支饮咳嗽患者服小青龙汤后发生冲气而设。原文中,患者水饮为病故服用小青龙汤,但因体虚不耐辛散,出现"寸脉沉,尺脉微,手足厥逆,气从小腹上冲胸咽,其面翕热如醉状"等表现。寸沉为有水,尺微为下焦阳虚,阳虚四末不温故手足厥逆,虚阳上越,影响冲脉,故有逆气上冲之感及面热色红、虚阳浮越之象。此时虽有饮邪,因虚阳已动,亦不可再用辛散复扰冲脉、动其冲气,而应敛气平冲。故以茯苓淡渗利湿、引气下行;桂枝平冲降逆,二者共"伐肾邪""抑冲气使之下行";五味子敛肺止咳,收摄浮阳;甘草培土治水,"土厚则阴火自伏",则虚阳可降,冲气可平,肺气可收。诸药相合,治疗下焦阳虚、支饮上盛、冲气上逆之咳嗽。

叶天士运用桂苓五味甘草汤治疗虚阳上冲作咳非此一例，且能根据患者阳虚程度调整用药。另一案"脉细如丝，形神尫羸，嗽而气逆。下焦阳气颇衰，最虑喘脱。延至春和日暖，始可无虞"，则在此方基础上加制附子、胡桃肉。案中虽未明言水饮之象，然既用苓桂剂，推测当有饮邪为患，且此人下焦阳气甚衰，形体羸弱，阴阳俱虚，虚阳不仅上冲，更有外越而成喘脱之险，遂于桂苓五味甘草汤制水敛气平冲之余更加补肾助阳之力。制附子温肾助阳，破水饮浊邪结聚，直入下焦以助气化，益火之源而消阴翳；胡桃肉性温质润，培补右肾元阳，既可"通命门"，填下焦，引浮阳下纳，又能"化虚痰……暖水脏"而温散饮邪。诸药相合，则寒饮得化，虚阳得摄，冲气得平。

二、阴虚咳嗽

下焦阳气衰弱，摄纳无权，浊阴上泛，虚阳浮越，可以引起咳喘；若下焦阴精不足，涵阳无力，下焦阴火上冲，亦能引起嗽逆。

（一）肺肾阴虚

案 3

嗽而脉数，脏阴亏矣，金水同治。第参之色脉，恐延损怯。

熟地　甜北参　麦冬　茯神　川石斛　天冬

按：既言"脏阴亏矣"，必是有阴伤见证；数为热，当是肾水不足，虚热内生，上灼肺脏，而有咳嗽。日久则阴液渐耗而有伤及天年阴精之虞，故当金水同治，急用甘凉濡润之品以救脏阴。

方用熟地壮肾水，大补真阴不足；石斛"轻清和缓……能退火养阴除烦，清肺下气"，既有清润降气治咳之功，又有养胃清肺、培土生金之意；茯神益气健脾，宁心安神，既可斡旋中焦，调节气机以复肺气宣降，又可健运脾气以防阴药呆滞，而其甘淡性平，益气无动阳扰乱气机之忧，健脾无温燥耗伤阴液之弊，对于气机上逆、阴血耗伤的阴虚咳嗽患者，较其他健脾药更为合适；又以北沙参、麦冬养阴清肺、益胃生津、除烦清心；天冬在上可苦寒清降上逆之虚热，在下可甘寒滋养匮乏之肾水，兼顾阴虚与虚热。全方诸药相合，主以甘寒濡润之品养肺肾阴液，辅以苦寒清热降火，而不忘健运中焦以调气机，宁心安神以定神志。药味虽少，却兼顾各方。

熟地、石斛、茯神是叶天士常用配伍，多用于阴虚病症，根据具体情况的不同，配合使用的药物可有变动，但总不离甘寒养阴、甘苦寒清热除烦、甘淡平健脾之法，常用配伍药物有北沙参、麦冬、知母、天冬、穞豆皮、扁豆等。另有多则阴虚咳嗽医案，对"真元颇亏，内热咳呛""下虚气逆，作咳内热"的患者，用药均基本遵循这一思路。

(二) 肝肾不足

案 4

咳嗽失血，左脉弦数，少阴颇亏、厥阳不潜使然。

熟地　茯神　山药　牡蛎　川斛　湘莲

　　按：脉数为热，弦为肝阳上亢，又有少阴不足，故其病位在肺，根源在肾，又与肝相关。肺为娇脏，常为肝木所侮，木击金鸣，肝气上冲可致肺气上逆而咳；水不涵木，肝火上炎，又可木火刑金，灼伤肺阴，而致咯血。此种咳嗽，缘于肾水不足，一则水不生金而肺阴耗竭，二则水不涵木而肝阳不潜。因此，治疗时需补肾、润肺、平肝三法并举。

　　组方上，用熟地、石斛补肾水、养肺阴、清虚热；茯神、山药平补气阴；更加莲子甘平之品，兼有涩性，健脾固肾之余可"安靖上下君相火邪"，有和中而交通上下之功，以助摄虚火、降气逆；又有牡蛎"肝肾血分之药"，既有介类潜阳之功，又可"解喉痹咳嗽"。茯神、山药、石斛、莲子补益脾胃气阴，可培土生金而养肺；而"脾气散精，上归于肺"，脾胃健运则养阴之品无滋腻之弊则可入肺。山药、莲子、牡蛎俱有收敛涩精之功，与填补肾水之剂合用，使肾水真阴得以补益而无外泄之虞，生金涵木之功得以发挥。而茯神、莲子、牡蛎均可安神，叶天士尝有"久病以寝食为要，不必汲汲论病"之论，如此等阴分匮乏又见失血、虚阳扰动的患者，夜晚往往烦热难眠，夜寐愈差，阴精愈弱，其病愈重。若能以安神之品令其安然入睡，夜间精血方能自生，于其病亦有益处。重视安神助眠，乃叶天士治疗久病顽症的重要思路之一。

三、外感咳嗽

(一) 寒闭卫阳

案 5

卫阳怫郁，形冷咳嗽。

苦杏仁　大桂枝　生姜　炙甘草　天花粉　大枣

按：该患者外感寒邪，肌表阳气为寒邪所郁，故而怕冷、咳嗽。肺外合皮毛，寒邪束表，则肺气闭郁、宣降失常。肺为水之上源，又主一身之气，肺气不畅，则气滞水停，饮邪聚而成痰；肺气闭郁，日久化热，热可炼液为痰，又可灼伤津液。由于叶天士业医江南，此地常有湿热之邪，南人既多内湿为患，又因天气炎热而阴液不足、虚热内生。因此，外感寒邪之咳嗽常伴痰热，故治以辛温解表加清热化痰生津之法。

此方可看作由桂枝加厚朴杏子汤化裁而来。以桂枝温散肌表寒邪，杏仁宣肺止咳；因无喘憋胀满，故去厚朴下气除满之品；以清热生津排脓之天花粉代芍药，则是考虑到肺卫闭郁继发的痰热、津伤，症见有痰、口干者尤宜。

以桂枝汤加杏仁为基础进行加减可视为叶天士治疗感寒咳嗽之常法。在"形寒咳嗽脉小"案中也使用上述药物。《临证指南医案》咳嗽门中，证属感寒咳嗽者亦多用此法，并加以灵活化裁，如口渴加天花粉，痰湿为患加薏苡仁等。

（二）温邪作咳

案6

温邪侵于肺卫，作之咳嗽。

杏仁　桑叶　川贝母　花粉　黄芩　南沙参

案7

脉细涩，咳嗽三月不愈，温邪伏于肺卫使然，渐延阴损劳怯。

玉竹　桑叶　花粉　川贝　南参　梨肉

按：《未刻本叶氏医案》中有大量言及"温邪""温侵"的病例，用药虽不尽相同，其法却大致相通。由温邪导致的咳嗽情况复杂，有偏于温邪盛的，有偏于肺阴虚的，有偏于阴虚阳亢的，有偏于卫不固的，有偏于肺气逆的，有偏于肺体伤的，有集中在肺卫局部的，有涉及全身整体的。虽都是温邪侵袭肺卫，因素体禀赋不同，感邪轻重不同，病程长短不同，病情转归不同，就诊时的情况就会千变万化。如果不能准确把握患者刻下特点，一味辛凉解表、养阴润肺，恐怕会贻误时机。

两案在病程上即有长短的区别。案6"温邪侵于肺卫"，此时表邪为重，阴伤较轻，以桑叶、黄芩、天花粉疏散风热、清肺泄火；杏仁、南沙参清肺化痰、宣降肺气以止咳,南沙参、川贝清热化痰,与桑叶、天花粉同用又可生津养阴润肺。全方以散温邪、清肺热为主,兼以畅达气机,佐以益肺气、养肺体,攻补兼顾,又以祛邪为主。案7则阴虚之象明显,兼有余邪未尽,故弃前方黄芩之苦燥,加玉竹养阴兼以祛邪,仿古人葳蕤汤之意,并用梨肉清肺润燥,养阴化痰,使全方攻补兼施而偏于扶正,与患者久病阴虚、伏邪未净之病机正相契合。

由于温邪咳嗽病情表现多样,因此叶天士用方选药亦变化多端,但总是与患者病机紧密相扣。若温邪偏盛,邪气不解,束于肌表者,可用玉竹、桑叶、薄荷、连翘透邪于外,如"温邪咳嗽"案;邪伏深处、外达受阻者,药用射干、浙贝母、栀子清泻于里,如"温邪郁于肺卫,咳嗽音嘶"案;亦可两者结合,内清外透。祛邪时亦应配合杏仁、桔梗、南沙参等通利肺气之品,一可复肺气宣肃而止咳平喘;二可畅达气机以助祛邪。

阴伤甚者,可参考叶天士治秋燥之法。其中,桑叶、沙参、天花粉、玉竹四味运用最繁,川贝母、杏仁、甘草使用亦多,其他如蔗浆、梨汁、麦冬等生津药及连翘、绿豆皮之类,每相机参用一二味。除此以外,玄参、石斛亦可根据热盛伤阴程度斟酌使用。

其他随症加减。有痰者,养阴之余加入川贝母、天花粉、橘红、梨肉、南沙参等化痰之品;素来内热较盛、肝胆火旺,或见有少阳郁热之象如弦脉者,可加黄芩、青蒿;咽痛音嘶者,加射干、薄荷利咽。

除此以外,亦须虑及患者病史,如"温邪作咳形寒,曾失血,宜用轻药"案,患者虽有外邪束表恶寒之象,却有失血史,故不用辛散燥烈之品解除肌表闭郁,恐动其血,而仅以桑叶、橘红此等轻清透邪之品以防动血。一代大家叶天士辨证之细致、用药之精准、思虑之周全,于此可见一斑。

综上,从《未刻本叶氏医案》记载的咳嗽病案中,可以窥见叶天士治疗咳嗽的部分辨证思维和用药特点:① 下焦阳虚者,若有饮邪上泛,可用真武汤;若是虚阳冲气上逆,可用桂苓五味甘草汤,酌情加附子、胡桃肉。② 下焦阴虚者,常用熟地、石斛、茯神培补下焦、兼顾中焦,并不忘安心神、助睡眠以养精血;证属肺肾阴虚者,可加入清燥润肺之品;证属肝肾阴虚者,则加入养肝、平肝之物。③ 外感邪气者,若是寒邪束表,治以辛温解表合清热生津化痰之法,常用桂枝、生姜、杏仁、天花粉、甘草、大枣;若是温邪袭肺,则需辨明正邪偏盛，祛邪既可用疏散风热辛凉之品，也不避用清热泻火苦寒之物，扶正主以甘寒养阴，同时注意宣降肺气、畅通气机。把握病机细致而准确，遣药制方巧妙而周全，先贤临证心法，吾辈后学当仔细体会。

（《环球中医药》，2016 年第 9 卷第 2 期）

浅谈《三家医案合刻·叶天士医案》奇经为病理论

青岛市人民医院　　　刘孟宇
山东中医学院　　　　李　勇

《三家医案合刻·叶天士医案》（以下简称《叶案》）为清代吴子音纂成。书中病案虽不多，但"议论超迈，立法精到"，特别是关于奇经为病的理论，更有独特发挥，仅列陈管见。

一、久病虚损多责之奇经

《奇经八脉考》曰：十二经"流溢之气入于奇经，转相灌溉，内温脏腑，外濡腠理……盖正经犹夫沟渠，奇经犹夫湖泽。正经之脉隆盛则溢于奇经"。奇经之气由十二经经气而来，又涵养十二经，对人体阴阳气血起支配调节作用。久病之人，经气耗损，奇经无养，则脏腑不得温，腠理不得养，终成痿弱虚损之病。

《叶案》曰："下体痿躄，先有遗泄湿疡，频进渗利，阴阳更伤……"此案患者痿躄日久，经气日消，阴阳皆伤，湖干泽涸。任为阴脉之海，督为阳脉之海，任督统摄阴阳周流气血之功失职，终成精血受伤之证。又案："寝食如常，脉沉而缓，独两腿内外肉脱麻木，年逾五旬，阳脉渐衰，跷维不为用事，非三气杂感也。"盖阴维起于诸阴之会，阳维起于诸阳之会，阴阳维有维系阴阳之功。"阴阳不能自相维，则怅然失志，溶溶不能自收持。"阴跷为足少阴之别脉，阳跷为足太阳之别脉,阴阳跷有矫健之力。"阴跷为病,阳缓而阴急,阳跷为病,阴缓而阳急。"故跷维不能正常发挥作用便出现经脉不能流通自养而痿。

阴阳跷脉均上会于目,阴阳相交,阳入于阴,阴出于阳,"阳气盛则阳跷满,不得入于阴,阴虚,故目不瞑",阴阳跷脉与人的睡眠密切相关。《经》云:"阳气下入阴中,阴跷满乃得寐,谋虑不决,则火动阴伤,肝阳独行,乏阴和协而魂不藏,则寝不安。"痰浊可影响阳气,使阳不入于阴,阴跷空而致失眠。

咳嗽责之于肺,但内因咳嗽多由别经连及于肺,这时宜寻其根本,否则失其标本,徒治无益。肾为人之先天,内寓真阳,主封蛰。若肾封蛰失司,肾气不纳,气逆于上,可致肺咳。冲脉由前直起,病久冲脉无根气震,"阴乏上承,阳独自灼"则成难治之疾。"病久反复,精气损伤,遂成虚怯。"

二、女科病与奇经密切相关

奇经八脉似湖泊泥泽,为人体气血集留之所,特别是任、督、冲三脉,同起于胞中,在女科经、带、胎、产发病中具有重要地位。

冲任功能的正常发挥,是女子按月行经的基础。一旦冲任功能失常,就会发生月经病。若冲任不固,血行无制,遂成崩漏。《叶案》曰:"停经两月,恰值嗔怒,阳气升降失和,血随气行,冲任脉络不固,遂成崩漏。"经漏不止,冲任诸脉渐损,则成久病。"经漏百日,淋带不止,是冲、任、督、带、奇经诸脉不能固摄,病在下焦……"若冲任被束,经气不利,血不得行,则成经迟之疾。

《叶案》认为冲脉隶属阳明,女子50岁左右,阳明脉衰,冲脉失养而力怯,不能招集诸经之血按月行经,且脏阴渐损,累及八脉,成阴血内伤之病。至于室女停经,亦从奇经论治:"闺中室女,忽然神志时惑,遂月事不来……议上清心窍以通神,下调奇脉以通经。"叶天士用琥珀、丹参二味药,鲜石菖蒲捣汁泛丸,辰砂为衣,做成小丸,取酒服药而治愈。

产后疾病,多因产时气血俱损,经气不足,奇经怯弱而致。产育之病多虚证,是以"产后八脉皆空"之故。"阴亏阳炽,血不能荣养筋脉",出现汗出气泄,筋脉痛逆之病;产后痛及八脉,以肝病为多,冲气攻心上逆,则经水闭塞不来;产育过多,伤及冲任,下元失其固摄,冲气上逆,肝肾虚滑可致泄泻;若因小产,亦可使奇脉不固,下焦损伤而累及中焦,形成"经来甚多,经过带下,早晨大便溏滑，纳谷日少"之症；若情志不舒，可导致小产，"情志郁勃，气逆多升，络血上冒，连次小产，冲任已怯，心嘈震悸，目珠痛，头胀，肝胆厥阳动极，必须怀抱宽舒，可望病痊，否则遂成痼疾矣。"小产损伤，长期不复，肝肾阴液枯竭，奇经与诸络无血存留而成带下淋浊。

三、奇经理论在男科疾病中的应用

男子结疝多从冲任论治，冲气不降，任脉无能，导致气结为疝。若疝久不除，可渐致瘕聚，成为肠覃。"夫肠覃者，寒气客于大肠，与胃气相搏，大肠与肺表里传送，肺气寒则气凝不行，清气散而浊气结为瘕，迁延日久，如怀胎妊，按之坚，推之移，气病而血不病也。"

男子遗精，亦多奇经虚证。任脉、督脉分行人身之前后，通调濡养人身阴阳气血。若任督脉虚，就会出现"自觉热蒸、不梦自遗"之证。《临证指南医案》云："关元内空，冲脉失养，而震跃不息。此女子胞胎、男子聚精之会也。"冲任督一源三歧，冲脉失养气震则任督气弱，精关不固，导致遗精，久则致阴精内损。"今食减不纳，假寐片响，必烦惊惕，醒而汗。自述五心热炽，四肢骨节热痿如堕。明是阴精内枯，致阳不交阴，转枯转涸，自下及中至上。"

《叶案》还将督脉归属太阳脉络，督脉之气不得升，则出现溲溺淋闭之疾。"夫督脉部位隶于太阳脉络，气坠频溺，点滴不爽，分利清热愈痛。"

四、奇经为病的治疗

奇经为病多在下焦，与肝肾密切相关，病多虚损，以通摄失职为主。对奇经为病的治疗，总以温柔之剂为主，多取血肉有情之品，以温通诸脉，介用潜阳，咸味下引、酸味内收，以收摄奇经。

久病多阴阳失调，治疗多温通任督，通摄兼施，如鹿茸、当归、柏子仁、肉苁蓉、巴戟天等药。跷维不能用事之痿躄、失眠等证用温通药使脉络流畅，且跷维之脉阴阳相配，治疗时应益阴和阳，如天冬、麦冬、白芍、墨旱莲、补骨脂等合巴戟天、肉苁蓉、人参、远志诸药。

女科之病多责之冲、任、督、带诸脉。月经病多由冲任经气被他经之气约束而致,治宜调和气血、宣通奇脉,药用当归、芜蔚子、香附、小茴香之属。若冲脉上逆为病,佐平冲降逆之品如石决明、青盐、琥珀粉、磁石等。产后冲任多受损,下元不摄,冲气上逆而致诸症,应招纳下元散失之真气,固摄其经,如补骨脂、莲肉、熟地、覆盆子、芡实、五味子之类。带脉约束失职诸症,用调和经带之法,通下焦固摄之能,多用青盐、紫石英、禹余粮、当归等药。

男科之病又当分而治之。结疝多属冲任,同时应重疏肝,药用穿山甲、椒目、桂枝、小茴香、麝香等。遗精诸证多为任督两伤阴阳,重在固摄补虚,如桑螵蛸、龟甲、补骨脂、芡实、沙苑蒺藜、龙骨、金樱子等药。总之奇经为病的治疗宜分不同病证不同经脉施治。

(《山东中医学院学报》,1995 年第 19 卷第 6 期)

叶天士从奇经理论辨治癥瘕经验探析

浙江省中医院　　陈群伟

癥瘕是中医学中的一类病证概念,与"积聚"相类,常合并称之,通常指的是腹腔内包块。癥瘕积聚,尤其是其中的癥积,其临床特征与现代医学中的包括腹腔恶性肿瘤在内的腹腔结块性疾病非常相似。因此,认真学习中医古医籍中诊治癥瘕的相关经验对提高肿瘤的中医诊治水平具有积极意义。叶桂,字天士,清代杰出医学家,是奇经理论的主要倡导者和实践者,其精于临床,对癥瘕治疗具有丰富的经验,有大量医案流传。本文不揣浅陋,就叶氏从奇经论治癥瘕的经验作以探析。

一、癥瘕的病位与奇经理论

在癥瘕病位认识上,叶氏主要将其定位于冲任奇经,兼及肝肾、脾胃。《内经》云:"任脉为病,男子内结七疝,女子带下瘕聚。"此处《内经》所述"瘕"

实包含了"癥瘕"之意，张景岳在《景岳全书》中指出："瘕之病，即积聚之别名。《内经》止有积聚疝瘕，并无癥字之名，此后世之所增设者。"故可知《内经》将癥瘕归因于任脉为病。叶氏遵循《内经》之旨将癥瘕归因于任脉为病，其在《临证指南医案·产后》指出："任脉为病，女子带下，癥瘕积聚，腹中气上冲心。"同时，叶氏又认为："凡下焦多属血病，瘕属气聚，癥为血痹，病在冲脉。"冲脉为血海，而癥瘕多位于下焦，其中癥积多属血分疾病，女性尤为多见。故在《内经》将癥瘕归属于任脉为病的基础上，又认为癥瘕的发病与冲脉密切相关。另外，因"八脉隶乎肝肾，一身纲维""冲脉隶于阳明""肝肾内损，渐及奇经诸脉"，而且肝气郁滞或化火常乘及中土脾胃，故叶氏癥瘕辨治中常将奇经与肝肾脾胃联系起来协同调治。

二、癥瘕的病因病机与奇经理论

叶氏所载医案中癥瘕之病因，以情志因素最为常见。如《临证指南医案》载某案："脐下癥形渐大……气滞血瘀，皆因情志易郁，肝胆相火内灼，冲脉之血欲涸。"《临证指南医案》载缪案："此乃惊扰嗔怒，致动肝木，乘其中土，胃失和降，脉络逆并，痛势为甚。"又载某案："始于悒郁，病由肝失畅达，木必传土，胃气受侮，病久入络，气血兼有。"情志或郁或怒，气滞血瘀，或肝郁化火，导致冲任血海干涸或气血阻滞而成癥瘕。另外，"肝肾不足损及奇经，或久病或产后等多种因素损及，渐及奇经诸脉"，"肝血肾精受戕，致奇经八脉中乏运用之力"，"产后必病及八脉，即如少腹聚瘕"。从前所述癥瘕的病因病机不外乎情志或久病等因素导致奇经气血不畅，并兼有肝肾不足或脾胃受损。叶氏还在癥瘕辨治中将奇经理论与络病理论充分结合。在生理上，"经主气，络主血""络血注入冲脉"；在病理上，癥瘕"病久入络""久痛在络"。《临证指南医案》："夫曰结曰聚，皆奇经中不司宣畅流通之义。"因此，奇经络脉损伤，流通不畅，气血凝滞，是癥瘕的重要病机特征。

三、癥瘕的治疗与奇经理论

1. 癥瘕总治则 癥瘕的治疗"治之之法，即从诸经，再究其气血之偏胜，气虚则补中以行气,气滞则开郁以宣通,血衰则养营以通络,血瘀则入络以攻痹,此治癥瘕之大略"。此外叶氏门人龚商年在《临证指南医案》癥瘕卷后结语所述叶氏治疗癥瘕的总治则,也概述了"治癥瘕之要,用攻法宜缓宜曲,用补法忌涩忌呆"等治疗癥瘕的注意事项,然未详述具体治法及用药。通过详细分析叶氏各著作所载癥瘕医案及按语,从中可知叶氏除了以常规脏腑气血阴阳之辨用于癥瘕的治疗外,对奇经及络病的治法尤有发挥,让人耳目一新。

2. 癥瘕奇经辨治治法与选药 概而言之,叶氏用奇经理论辨治癥瘕,包括通补奇经法和奇经络病治法。两种治法其实并非泾渭分明,各医案合用为多,为分析便利才分而言之。

"奇经有损,必通补之。"叶氏癥瘕通补奇经法适用于奇经虚损为主而兼气血瘀阻者。通补奇经法即疏通奇经与补虚并用之法。叶氏治奇经虚证以补为主,以通为用。具体用药法则遵循治奇经"其虚者,必辛甘温补,佐以流行脉络,务在气血调和,病必痊愈"。常选鹿角(霜)、河车、阿胶、鳖甲等血肉有情之品填精补髓,配以当归、川芎、地黄等辛甘之品和营养血以润补奇经,佐以香附、桃仁、柏子仁、小茴香等行冲任诸脉经气之辛润通络药,合奏通补奇经之效。

叶氏癥瘕奇经络病治法以络病理论中的辛香通络、苦温通降法为主,与化瘀通络、虫蚁搜络、辛润通络、络虚通补等诸法相参而用。如"奇脉之结实者,古人必用苦辛和芳香,以通脉络","皆冲脉为病,络虚则胀,气阻则痛,非辛香何以入络,苦温可以通降","病在奇脉,以辛香治络"等。常用药包括青葱、麝香、香附、木香、姜汁、桂枝、小茴香、延胡索、青皮、艾叶等辛香苦温通络;当归、茺蔚子、桃仁、川芎、丹皮、泽兰等活血通络;蜣螂虫、䗪虫、穿山甲等搜剔通络;橘红、白芥子、茯苓等化痰通络,柏子仁、生地、当归、桃仁、降香、青葱等以辛润通络;人参、鹿角(霜)、鳖甲、阿胶、地黄、肉苁蓉、羊肉、河车等填精补髓,配以辛润之品通补奇经络脉。以上通络诸法所用药物中很多药本就是奇经要药,如香附、木香、小茴香、川芎、当归、鳖甲等俱入冲脉行气血、补冲脉,而鹿角(霜)属通督脉要药,鳖甲入任脉,同时行冲脉,与阿胶、羊肉等同为填精补髓之血肉有情之品。

3. 医案选析 《徐批叶天士晚年方案真本》和《眉寿堂方案选存》共同收录的钮姓妇人癥瘕案是比较能反映叶氏奇经理论的医案。案中载:"钮(吉安州，三十五岁），女科肝病最多，产后必病及八脉，即如少腹聚瘕，瘕气攻心下必呕吐，逆上则咽喉闭塞。经水年半不来，越日必有寒热。"从中可以看出，这是一产后妇女出现少腹癥瘕，伴有呕吐、咽喉闭塞、经水半年不来、越日必有寒热这些临床表现。"凡下焦血病为多，瘕属气结，癥为血痹，病在冲脉、阴维、阳维脉中混杂，医药焉得入奇经。"经水不来，少腹癥瘕属血病，病在冲脉。"阳维为病苦寒热，阴维为病苦心痛"，有寒热故病在阳维，攻心下呕吐故病在阴维。合而言之，该案钮姓妇人"病在冲脉、阴维、阳维脉中混杂"，并谓"医药焉得入奇经"，强调了奇经用药的重要性。治以"地鳖虫（一两）、延胡（一两）、山楂（一两）、桃仁（五钱）、莪术（五钱）、金铃子（五钱）、麝香（三钱）共为末，用青鳖甲五六两，去衣捣碎，用无灰酒煮汁一杯，和前药末为丸，每服二钱，益母草汤送下"。徐灵胎谓："癥为血痹，非攻不散。"方中药用地鳖虫（䗪虫）、延胡索、山楂、桃仁、莪术、川楝子、麝香、益母草辛香入络，行气活血散结，重用"行冲脉"之鳖甲，软坚散结以消癥积。

四、癥瘕奇经辨治注意事项

1. 丸药缓图 叶氏治癥瘕有别于他病之处还在于重视丸药的应用。"丸者，缓也。"癥瘕常不易骤愈，故以汤药缓急治标，丸药缓图消磨坚结、通补奇经。叶氏常用的入奇经代表性成药有葱白丸、乌鸡煎丸。葱白丸以阿胶、当归、川芎配以厚朴、葱白，入奇经辛甘温润通络；乌鸡煎丸以乌鸡血肉有情之品为君药，配以人参、黄芪、白术、芍药、地黄等补气养血填精，再以红花、莪术、延胡索、木香、琥珀等辛润温通行血，佐以肉豆蔻、草果等苦温散寒，共奏消癥散结之效。正如叶氏门人龚商年所谓："（治癥瘕）古方甚多，而葱白丸、乌鸡煎丸尤有神效。"具体用法以汤药配合丸药的模式最多见。如俞震在《古今医案按》载其亲见叶氏治产后妇人癥瘕，"产后着恼，左边小腹结一块，每发时，小腹胀痛，从下攻上，膈间乳上皆痛，饮食入胃即吐，遍医不效，先生用炒黑小茴香一钱、桂酒炒当归二钱、自制鹿角霜一钱五分、生楂肉三钱、川芎八分、菟丝子一钱五分，水送阿魏丸七分，八剂而愈，次用乌鸡煎丸原方半料，永不复发"。先以通补奇经法治产后奇经虚损兼肝郁气逆，标本同治缓其急，再以乌鸡煎丸缓图防复发。另外叶氏也常在汤药取效后，再根据病情现制丸药巩固治疗。如《临证指南医案》缪案先以"疏肝木生王土法",汤药缓其胃脘痛,再以桃仁、川芎、当归、小茴香等活血通络消癥药研末,青葱管取汁为丸,以消少腹之癥聚。还有对病证并不急迫者,不用汤药,而直接将处方制成丸药的,或者直接单用成药的。总之,叶氏习用丸药治疗癥瘕,随病证特点,灵活选用不同模式,非常值得借鉴。

2. 顾护胃气　叶氏治癥瘕常考虑到冲脉为阳明所主,与胃气升降关系密切,治疗宜顾护胃气。《临证指南医案》赵案:"凡经水之至,必由冲脉而始下,此脉胃经所管。医药消导寒凉,不能中病,反伤胃口,致冲脉上冲,犯胃为呕。"治疗以紫石英温冲降气镇逆为主,配以鹿角霜、肉苁蓉、当归、小茴香、杜仲、茯苓通补奇经。久病奇经虚损应以入奇经之血肉有情之品填精补髓,而不宜久服地黄、山茱萸等,恐其滋腻碍胃。如《叶天士医案精华》所述:"萸地滋滞,久服胃伤,食减呕逆,皆因浊味滞气而然……久病形销肉脱,议以精血有情,涵养生气。用鲜河车水煮捣烂入山药、建莲,丸如桐子大,清晨人参汤送下。"这些理念对我们治疗晚期肿瘤患者有恶病质表现者具有一定的借鉴意义。

五、结　语

叶氏对癥瘕奇经辨治有较多创见,是其奇经理论重要组成部分。他在秉承《经》旨的基础上将癥瘕病位定位于冲任奇经,兼及肝肾、脾胃。在癥瘕病因病机的认识上提出以情志因素导致冲任奇经气血痹阻为常见,久病损及奇经也可致癥瘕,尤其是创造性地将奇经理论与络病理论相结合,指明了奇经与络脉生理病理上的联系。治疗上除了常规疏肝解郁、通调气血等消癥散结之法外,常用通补奇经法和奇经络脉治法,而且重视与肝肾、脾胃脏腑的关系,指出奇经用药与常规正经用药的差异,特色鲜明。治疗上强调攻宜缓宜曲,补忌涩忌呆,喜以丸药缓图,时时顾护胃气。认真学习叶氏这些临床经验和奇经理论的精妙应用,对我们中医肿瘤临床实践具有重要借鉴意义。

(《江苏中医药》,2018年第50卷第12期)

浅析清代名医叶天士诊治胁痛的辨证论治特点

湖北中医药大学　　邓　舟　赵　青　黄育华

《临证指南医案》是记录叶天士临床经验的一本医案专著，全面地展现了叶氏在温热病证以及各科杂病方面的诊疗经验，用药精炼，切中病机，充分反映了叶天士的学术思想和诊疗经验。在此医案中，胁痛一病共有二十三案，虽然病例不多，但充分体现了叶天士诊治胁痛的辨证论治特点。本文将就《临证指南医案》中"胁痛"的医案来浅析叶天士诊治胁痛的辨证论治特点，冀以弘扬其学术思想和诊疗经验，传承仁术。

胁痛以胁肋部疼痛为主要特征。其痛或发于一侧，或同时发于两胁。疼痛性质可表现为胀痛、窜痛、刺痛、隐痛，多为拒按，间有喜按者。常反复发作，一般初起疼痛较重，久之则胁肋部隐痛时发。病变脏腑主要责之于肝胆，且与脾、胃、肾相关。病机转化较为复杂，既可由实转虚，又可由虚转实，而成虚实并见之证；既可气滞及血，又可血瘀阻气，以致气血同病。胁痛的基本病机为气滞、血瘀、湿热蕴结，致肝气疏泄不利，不通则痛，或肝阴不足，络脉失养，不荣则痛。叶氏认同此病机，并加上了自己的见解，将辨证络病的方法也应用其中，在继承前人经验的基础上，进行了创新与发展，采取辨虚实、辨脏腑、辨经络来论治。我们根据其治疗胁痛的医案，来探讨叶天士诊治胁痛的辨证论治特点，分述如下。

一、辨胁痛虚实

（一）实证

在《临证医案指南》记载的胁痛案例中，叶天士喜从虚实辨治胁痛。实证有血络瘀痹证、寒入络脉证、湿热壅滞证、气滞证。肝气郁结，不通则痛，则发两胁胀痛，叶氏用橘叶香附方等疏肝解郁，理气化痰来治疗气滞证；血瘀络脉，肝气不疏，血瘀气滞，则发两胁刺痛，痛有定处，固定不移，用桃仁牡蛎方、桃仁茴香方、桃仁柏子仁方等辛泄宣瘀，活血行气止痛来治疗血络瘀痹证；寒入络脉,肝络不舒,气机凝滞,运行不畅,不通则痛,遇寒加重,得温则减,用荜茇半夏方等辛香温通,温化寒饮来治疗寒入络脉证;湿热蕴结肝胆,肝胆功能失调,肝失疏泄,胆络不通,气机壅滞,则两胁疼痛,用小温中丸治疗湿热壅滞证。叶氏对久病实证主张用丸药攻邪,用旋覆花汤加减变治来治疗各种胁痛的实证。

1. 肝郁证　徐某案:劳怒动阳。左胁闪闪,腹中微满。诊脉弦搏,左甚。当先用苦辛。方用郁金、山栀、半夏曲、降香末、橘红、金石斛。肝喜调达而恶抑郁,怒伤肝,七情伤肝皆可导致肝气疏泄失常,气机失调,肝气郁结,气郁化火,故胁痛;肝气犯胃,故可出现腹中微满,此为气滞实证。方药中郁金、山栀、陈皮、降香行气解郁,皆可体现叶氏辨胁痛气滞实证的思想。

2. 湿热壅滞证　丁某案:由虚里痛起,左胁下坚满,胀及脐右,大便涩滞不爽。用缓攻方法。方药用小温中丸(白术、茯苓、陈皮、半夏、甘草、神曲、香附、苦参、黄连、针砂)。湿热蕴结肝胆,肝胆功能失调,肝失疏泄,胆络不通,气机壅滞,故左胁下坚满即胁痛;湿热蕴结大肠,大肠气机失调,故大便涩滞不爽。方药中二陈汤燥湿化痰、理气和中,白术益气健脾以防生痰之源,香附疏肝解郁、理气止痛,用苦参、黄连清热利湿。他对久病实证主张用丸药攻邪。上述选方用药皆可体现叶氏辨胁痛湿热壅滞实证的思想。

3. 寒入络脉证　郭某案:痛必右胁中有形攻心,呕吐清涎,周身寒凝,痛止寂然无踪。此乃寒入络脉,气乘填塞阻逆。以辛香温通法。药用荜茇、半夏、川楝子、延胡、吴萸、良姜、蒲黄、茯苓。寒邪凝滞,津液不化,凝聚痰湿故呕吐清涎;寒入络脉,肝络不舒,气机凝滞,运行不畅,故发胁痛,此为实寒侵入络脉而致的胁痛。叶氏善用辛香温通、温化寒饮的方法来治疗寒入络脉证,用荜茇半夏方等温通经络、散寒止痛、疏肝理气。

4. 血络瘀痹证　朱某案:肝络凝瘀。胁痛,须防动怒失血。旋覆花汤加归须、桃仁、柏仁。血瘀肝络,肝络循行于胁肋部,血瘀气滞,气滞又可加重血瘀,相互影响,故致肝络气机失调,失于调达,不通则痛,则发两胁刺痛;怒伤肝,怒则气上,血随气逆,肝气上逆则可导致出血。叶氏最推崇旋覆花汤加减来治疗血瘀络脉的胁痛,旋覆花汤辛泄宣瘀、活血行气止痛,加桃仁、柏子仁活血化瘀。上述选方用药皆体现叶氏辨胁痛血络瘀痹实证的思想。

(二) 虚证

叶氏治疗胁痛辨虚证分营络虚寒证、肝风入络证等。络脉营血亏虚,络脉失养,不荣则痛,加之寒邪入络,肝气凝滞,肝失疏泄,故胁肋隐痛,喜温喜按,用当归桂枝汤加肉桂温经散寒、和营补血、通络止痛来治疗营络虚寒证;肝肾同源,肝肾阴虚,络脉失养,不荣则痛,阴虚风动,肝风内动入络,故见手足瘛疭,头晕目眩等阴虚风动之证,兼见肝肾阴虚之证,如五心烦热、腰膝酸软、盗汗等症,叶氏用生地阿胶方补益肝肾、养阴息风补络来治疗肝风入络证。

1. 营络虚寒证　朱某案:五二,左乳旁痛绕腰腹,重按、得热少缓。此属阴络虚痛。十一年不愈,亦痼疾矣。方药用当归、肉桂、小茴、丁香皮、茯苓、淡干姜。每疼痛常发傍晚阳气渐衰之时,喜按喜暖,此营络虚寒,络脉营血亏虚,失于濡养,不荣则痛,加之寒邪入络,肝气凝滞,肝失疏泄,故发胁痛,辨证为胁痛虚证,营络虚寒证。治当温经散寒,和营补血。方用肉桂、小茴香、丁香、干姜温经散寒,疏肝理气,当归和营补血。

2. 肝风入络证　黄某案:左胁骨痛,易饥呕涎。肝风内动入络。方用生地、阿胶、生白芍、柏子仁、丹皮、泽兰。肝肾同源,肝肾阴虚,肝络失养,不荣则痛,故发胁痛;阴虚风动,肝风内动入络,故可见手足蠕动、头晕目眩等阴虚风动之证;肝肾阴虚,不能滋养胃阴,胃阴虚热,故易饥,但饥而不欲食;胃阴亏虚,故胃失和降,胃气上逆而致呕吐涎沫。辨证为胁痛虚证,肝风入络证,叶氏用生地阿胶方补益肝肾、养阴息风补络来治疗肝风入络证。

二、辨胁痛脏腑

叶天士提出胁痛主要责之于肝胆,与肺、胃、肾有关。根据其治疗胁痛的医案,多从肝气郁滞证、肝肾阴虚证、金不制木证、肝胃络虚证、胆络血滞证等证型来辨证论治。

1. 肝气郁滞证　肝主疏泄,肝喜条达而恶抑郁,肝气郁滞,肝气失于条达,疏泄无能,肝气机不畅,不通则痛,络脉闭塞而发两胁疼痛。《临证医案指南》中"胁胀夜甚,响动则降。七情致伤之病";"气热攻冲,扰脘入胁";"劳怒动阳……当先用苦辛"。皆体现叶氏辨证胁痛部位在肝,七情等因素导致肝气郁结,不通则痛。方药中多用香附、郁金等疏肝解郁,理气止痛。

2. 肝肾阴虚证　肝肾同源,肝肾阴液相互资生,肝阴充足,则下藏于肾,肾阴旺盛,则上滋肝木。肝肾阴虚,肝络失滋,肝经经气不利,则胁部隐痛,兼证肾阴虚五心烦热、口干等临床症状。沈某案,"暮夜五心热,嗌干,左胁痛,肝肾阴亏","暮夜五心热,嗌干",说明阴虚内热;"左胁痛",说明阴虚,肝络失滋,不荣则痛。叶氏明言辨证为肝肾阴亏,病位在肝肾,病性为阴亏。选用人参、生地、天冬、麦冬、柏子霜、生白芍,以滋阴补肾、柔肝止痛。

3. 金不制木证 肝从左而升,肺从右而降,肝喜条达而恶抑郁,肺喜宣发而主气机,故气的运行与肝肺的关系密切相关,肝最怕邪郁,郁则气滞,气机失于调达则胁痛,肝气升发太过,肝气上逆,金不制木则咳血。如汤某,十八,"气逆,咳血后,胁痛",叶氏辨证部位在肝肺,病机为"金不制木",治当疏肝解郁,降逆止咳,选用降香汁(八分冲)、川贝(一钱半)、鲜枇杷叶(三钱)、白蔻仁(五分)、杏仁(二钱)、橘红(一钱)。方中降香、白蔻仁、陈皮行肝气,疏肝解郁,使气逆得降;川贝、枇杷止咳化痰平喘,使肺气得疏,制约肝气不致升发太过。

4. 肝胃络虚证 肝主升,胃主降,肝木的条达与胃土的润降存在升降的平衡与协调。阳明胃是保障人体气血升降的重要络脉,阳明为五脏六腑之海,其健运通降对维持全身气血的运行以及络脉的充盈通畅具有至关重要的作用,肝气的疏泄条达对全身气机的运行也起着非常重要的作用。肝胃络虚,络脉不荣则痛,也可导致胁痛。《临证指南医案》中记载"肝胃络虚,心嘈如饥,左胁痛,便燥少血",叶氏辨证胁痛病位在肝胃,病性为络虚。胃热嘈杂,影响肝气的疏泄,故胁痛兼见胃热的表现。选用生地、天冬、枸杞、桂圆、桃仁、柏仁熬膏,加阿胶收。方中生地、天冬、枸杞、桂圆滋补肝胃之阴,滋养络脉而止胁痛;桃仁、柏仁润肠通便而治便燥;阿胶滋阴养血,充养阳明络脉,使阳明气血充实,气机条畅。

5. 胆络血滞证 《临证指南医案》中记载"胁下痛犯中焦,初起上吐下泻,春深寒热不止,病在少阳之络",叶氏辨证胁痛部位在少阳胆,胆经循行于两胁,胆络血瘀,不通则痛,少阳病证见寒热往来,胸胁苦满,默默不欲饮食,心烦喜呕,口苦咽干,目眩等症。治当和解少阳,活血化瘀。方药用青蒿根、归须、泽兰、丹皮、红花、郁金。方中青蒿清热除蒸,除少阳之热;归须、泽兰、丹皮、红花、郁金活血化瘀,行气止痛。

三、辨治络病的思想治疗胁痛

关于络病的形成过程，李景宏提出络病的形成分为两个阶段：第一阶段，初病在气，在经，属于气病、经病，与血与络无关。只有病久了，痛久了，才进入第二阶段，即久痛久病之后，才能"血伤入络"进入"络病"阶段。叶天士在《临证指南医案》中多有论及："初病在经，久病入络，以经主气，络主血。""初为气结在经，久则血伤入络，病久痛则入血络。""初病在气，久病及血。""初病在经在气，其久入络入血"。他在《临证指南医案》中说："初病两年，寝食如常，今年入夏甚。此非脏腑之病，乃由经脉继及络脉。大凡经主气，络主血。久病血瘀，瘀从便下。诸家不分经络，但恶寒恶热，宜乎无效。"在辨治络病时，初病在经在气，久病在络在血。胁痛初起病在气分，肝失疏泄，肝气失于调达，肝气郁闭则发胁痛，气机不畅，则肝区胀痛，痛无定处；久病入血，肝经气血郁滞，血瘀阻气，气滞血瘀，瘀血阻滞经脉，不通则痛则发胁痛，肝区痛有定处，痛如针刺。故叶氏用香附、郁金、降香等疏肝气，络脉得疏，通则不痛；用归须、炒桃仁、泽兰叶、柏子仁、香附汁、丹皮、穿山甲、乳香、没药来行络脉瘀血，通少阳、阳明之络，通则不痛。久病可入肝络，血瘀气滞，肝络气机运行不畅，肝失疏泄，可致胁痛，故也可用治疗络病的方法来治疗胁痛，他对久病入络也主张用丸药攻邪，这也是叶氏辨治胁痛的特点，给后人提供了很好的辨证胁痛的思想。

通过研读叶天士《临证指南医案》治疗胁痛的医案，发现叶天士在治疗胁痛时，主要辨虚实，辨脏腑，辨经络。在辨虚实时，实证有肝郁证、湿热壅滞证、寒入络脉证、血络瘀痹证；虚证分营络虚寒证、肝风入络证等。在辨脏腑时，主要辨病在肝胆，在胃络，在肾，在肺，辨肝气郁滞证、肝肾阴虚证、金不制木证、肝胃络虚证、胆络血滞证。在辨经络上提出久病入络，络病由经病而来，可以以辨治络病的思想治疗胁痛。在《临证指南医案》中，叶天士治疗胁痛的辨证论治的思想给后人留下了很大的影响，将叶氏的思想运用到临床实践当中也取得很好的临床疗效。叶氏的辨证论治的方剂和用药特点也值得我们进一步去探究和学习。

（《中西医结合肝病》，2019年第29卷第3期）

浅析叶天士治疗中风学术特色

郑州人民医院　　赵瑞霞
郑州大学第一附属医院　　杜延军

脑血管病已成为全世界公认的严重威胁人类生命和健康的三大疾病之一,具有高致残率和高致死率的特性。缺血性中风是当代社会危害人们身体健康的主要脑血管疾病,常伴随眩晕、言语不利、肢体麻木、偏瘫等症状,可反复发作或渐进加重,严重危害人们的身体健康和生存质量。其发病多由于脑血栓阻塞脑动脉引起局部脑组织缺血缺氧,引起脑细胞的损伤所致。中医药对于中风的预防和治疗具有显著的优势和疗效。中风又名卒中,因其发病急骤、变化迅速、病变多端,类似风性的善行数变,故得名。中风是危害人类健康的常见病,位列中医"风、痨、臌、膈"四大顽症之首。中医学对中风病因认识经历了外风到内风的过程,其病机不外乎风、火、痰、湿、瘀、毒、虚。叶天士是清代名医,他创立卫气营血理论治疗温病,是中医学的理论突破。其在《临证指南医案·中风》中58方,除去至宝丹及四张治疗其他病证的方子外,治疗中风方有52方,药物93余味,有兹探讨叶氏治疗中风思想。

一、重视肝肾阴虚,肝阳化风

《素问·至真要大论》曰:"诸风掉眩,皆属于肝。"叶天士遵《内经》病机之旨,重视肝肾阴虚,肝阳化风的病理机制。他在陈案中指出:"肝血肾液内枯,阳扰风旋乘窍。"肝为刚脏,体阴用阳,肝藏血,肝血不足,肝体不足,肝之用阳太亢化风。同时乙癸同源,肝血不足源于肾精不足,母病及子。用药上石斛、枸杞子分别出现15次、13次,出现次数分别位居第三位、第四位,而石斛、枸杞子都是滋补肝肾之阴之品。王旭高认为肝病发生的根本原因是阴虚阳亢,阳亢即指肝气、肝火、肝风为病,于阴虚中又分肝阴虚、肾阴虚与营阴亏虚。阳亢为病,或因情志所伤或因劳逸失常,始于肝气郁结,气郁化火,肝火亢盛,阳气升动无制,则肝风内动,故王氏称"(此)三者同出异名"。

二、重视阴阳辨证

《素问·阴阳应象大论》曰："阴阳者,天地之道也,万物之纲纪,变化之父母,生杀之本始,神明之府也,治病必求于本。"叶天士遵《内经》之旨,治病求之于阴阳之本,他提出"阴中阳虚""阴阳并虚"的中风病机,阴阳互根,阴损及阳,阳损及阴,肝肾阴虚日久,必然会损伤肝肾之阳,故用药上肉苁蓉出现 12 次,出现次数位居第五,同时用附子达 7 次之多。可见叶氏治疗中风时很重视阴阳的辨证关系。后世医家郑钦安重视扶阳,认为中风的原因专主先天真阳衰损,在此下手,兼看何部病情独现,用药即在攸分。现代医家唐农认为"阳衰在何处,风邪就即中何处",对中风的治疗,提出"治之但扶其真元,内外两邪皆能绝灭,是不治邪而实以治邪,未治风而实以祛风"。

三、重视扶土抑木

仲景在《金匮要略·脏腑经络先后病脉证》中指出："见肝之病,知肝传脾,当先实脾。"叶天士遵仲景之旨,在治疗中风时重视扶土抑木。如他在刘案中指出："神伤思虑则肉脱,意伤忧愁则肢废,皆痿象也。缘年高阳明脉虚,加以愁烦,则厥阴风动,木横土衰。培中可效。"叶氏认为肝阳暴张,则木横土衰,治疗上重视培中。党参、茯苓分别出现 18 次,并列位居第一位,脾胃健运则自能抑制肝木之横,再则脾胃为后天之本,气血生化有源,则肝肾精血自当充盛,且脾气散精,脾气旺则水饮四布,从根源上治疗痰湿。可见培中实为叶氏治疗中风第一要义。高利基于临床观察,发现脾胃脏腑功能受损与中风病的发生具有关联性。脾胃为后天之本,是人体气血生化之源,胃气是人类赖以生存之根本,人体精微物质的来源无不与后天脾之运化有关。脾失健运,胃纳不足,水谷精微不能转化为气血津液,气血不足,则脉络空虚,从而引起代谢紊乱,逐渐演变成为脑中风的危险因素。同时现代医学发现脑肠肽最初在胃肠道,但也发现存在于中枢神经系统内,而原来认为只存在于中枢神经系统的神经肽,也在消化道中被发现。因此有人推测:胃—肠—胰内分泌系统,通过脑肠肽影响脑肠轴,这很可能是中医认为脾胃与高级神经活动有关的物质基础。

四、风、痰、火为标

《素问·标本病传论》曰:"故知逆与从,正行无问,知标本者,万举万当,不知标本,是谓妄行。"又《素问·阴阳应象大论》曰:"治病必求于本。"叶天士遵从《内经》治疗原则,治病求本。他在钱氏案中指出:"滋阴息风,温柔药涵养肝肾。《经》言肝为刚脏,而肾脏恶燥,若攻风劫痰,舍本求末。"他在陈案中指出:"肝血肾液内枯,阳扰风旋乘窍,大忌风药寒凉。"叶氏认为风是肝阴虚,故肝阳化风、煽火,治风火只须养肝肾之阴,风火自退。痰乃木横土衰,脾失运化,只需培中。

五、重视运气致风

"天人相应"是中医学认识治疗疾病的重要思想。《素问·六节藏象论》指出:"故曰不知年之所加,气之盛衰,虚实之所起,不可以为工矣。"叶天士继承《内经》运气学理论,灵活运用于中风的治疗。他在某案中指出"今年风木司天,春夏阳升之候,兼因平昔怒劳忧思,以致五志火气并交于上,肝胆内风鼓动盘旋",可见他在治疗中风很重视五运六气致病。现代医家龙子弋等通过临床研究发现运气的气化作用对缺血性中风病的急性期症状及证候的发生率有一定的影响。

六、重视久病入络

叶天士创立治疗温病的卫气营血辨证理论,受此影响,他认为只要邪气久羁,必然伤及血络,"初病湿热在经,久则瘀热入络。其初在经在气,其久入络入血"。中风初起,病位表浅,多见于气分而在经;病久位深,多伤及血分而在络。据此疾病发展规律,叶氏提出久病酌情运用桃仁、当归尾、苏木、蒲黄、新绛、益母草等活血通经之品,尤强调络以辛为治,盖辛则通,使血络瘀滞得行,气机调畅,邪去正安。而通络之法,除选用活血药物之外,或配伍辛散温通香窜之品以宣通气机，或配伍虫蚁之类以搜剔络中之邪。王永炎提出中风病是多种内外病因不断积累和正衰积损的必然结果，并随着致病因素的不断积累，诸邪丛生，久积之邪，必化为毒；各种毒邪大量停留，滞于血脉、经络，碍于脑窍、心神，引起中风病的发生。在此基础上又提出毒损脑络论、毒损心络、毒损肾络、毒损肝络、毒损肺络，就是对叶天士久病入络思想的传承及发扬。

七、辨别内风、外风，重视内外合因

在唐宋以前，中医学对中风病因病机的阐发主要以"外风"学说为主，多以"内虚邪中"立论。金元时期，诸医家克服了以前对具体疾病病因病机探讨的不足，将理论与临床辩证地结合起来，以至于产生了诸家的学术争鸣。刘完素阐发火热病机，指出"心火暴甚"；李东垣重视脾胃中气，指出"本气自虚"；朱震亨强调湿热为病，指出"痰湿生热"；张从正探讨厥阴风木，指出"厥阴郁发"。诸家从不同的角度论述了中风病的病因病机。张景岳在前人的基础上，引申和发展了朱震亨、李东垣"非风"之思想，认为类中风证与外风无涉，遂创"非风"之说。叶天士在前人的基础上认为中风有真中、类中、中经络、中血脉、中脏腑之分。并认为真中之病，南方少而北方多。类中之症，有河间之因烦劳则五志过极，动火而卒中，皆因热甚生火；有东垣立论，因元气不足，则邪凑之，令人僵仆卒倒如风状，是因乎气虚；有丹溪湿生痰，痰生热，热生风，故主乎湿。叶天士认为内风乃身中阳气之变动，肝阳偏亢，内风时起。其实内风也属于类中。同时叶天士认为真中风虽风从外来，亦由内虚，而邪得以乘虚而入，重视内外合因。

八、息风九法，治病求本

治疗方法上，叶氏提出了滋阴息风、镇阳息风、和阳息风、缓肝息风、养血息风、介类潜阳、甘温益气、芳香开窍、辛凉清火等九种息风方法，并指出身中阳化内风，非发散可解，非沉寒可清。至于阳明脉衰，厥阴内风暗旋不息者，又当甘温益气，而攻病驱风，皆劫气伤阳，是为戒律。可见，叶氏对中风病的治疗，重视人体正气，认为养血、滋液、缓肝及甘温益气诸法，都在于培补人之正气,再用镇阳、和阳、潜阳以调和阳气之变动,从而达到息风的目的。正如华岫云认为:"滋液息风、濡养营络、补阴潜阳,如虎潜、固本、复脉之类是也;若阴阳并损,无阴则阳无以化,故以温柔濡润之通补,如地黄饮子、还少丹之类也;更有风木过动,中土受戕,不能御其所胜,如不寐不食,卫疏汗泄,饮食变痰,治以六君、玉屏风、茯苓饮、酸枣仁汤之属;或风阳上扰,痰火阻窍,神识不清,则有至宝丹芳香宣窍;或辛凉清上痰火,法虽未备,实是补前人之未及。"至于羌活、防风、全蝎、蜈蚣、地龙、钩藤等息风之品,反而少用。但对于身体缓纵不收、口开眼合、撒手遗尿、失音鼾睡、阴阳不交、暴脱纯虚者,急用大剂参附以回阳救逆固脱,恐刚药难受,必佐阴药;若风阳夹痰火壅塞以致营卫脉络失和,急则先用开窍,继则益气养血,佐以消痰清火、宣通经隧之药。并非一味滋补,这正体现了叶氏治病求本的思想。

九、发挥奇经治法用药

自张元素提出药物归经理论重视脏腑辨证以后,明清医家多有发挥,然多从五脏六腑十二经脉分析病证,对于奇经八脉很少论及。叶天士在《内经》理论指导下,结合前人经验,全面运用经络理论,将脏腑十二经与奇经八脉结合起来用于中风证治,补充前人治法之未备。叶天士指出:"医当分经别络,肝肾下病,必留连及奇经八脉,不知此旨,宜乎无功。"因而奇经为病,当与肝肾久损有关。而中风病理基础总属肝肾不足,见有中风奇经八脉失司不固病证,叶天士强调以调补肝肾为总的治法,但其用药又有特点。正如叶氏所说:"夫精血皆有形,以草本无情之物为补益,声气必不相应,桂附刚愎,气质雄烈,精血主藏,脏本属阴,刚则愈劫脂矣。余以柔剂阳药,通奇经不滞,且血肉有情,栽培身内之精血,但王道无近功,多用自有益。"所以叶氏或用龟甲、鳖甲、阿胶、淡菜等血肉有情之品补奇经之精血,或用鹿茸、鹿角胶、紫河车、龟板、肉苁蓉、羊肉等柔剂阳药以通奇经之阳。通补固涩,互相配合,灵活运用。中风后,人身气血逆乱,调节十二经脉气血,需要从调整奇经八脉入手,使其通过奇经八脉之统领、联络、调节、溢蓄之作用,调整人体十二经脉之气血平衡。王素愫等通过针刺奇经八脉治疗中风后吞咽困难,取得良好效果。

十、博采众家之长，治法灵活多变

叶天士治疗中风博采众家之长，尤其重视《内经》理论及张仲景、刘元素、朱丹溪、李东垣等医家治疗中风的经验，且治疗中风的方法灵活多变，不拘泥形式。又沈案载："更因冬暖失藏，入春地气升，肝木风动，遂令右上肢偏痿，舌本络强言蹇……议用仲景复脉法。"如金案云："失血有年，阴气久伤……明明肝肾虚馁，阴气不主上承。重培其下，冀得风息。议以河间法。"某妪案载："观河间内火召风之论，都以苦降辛泄，少佐微酸，最合《经》旨。"如曾案载："此未老欲衰，肾阴弱，收纳无权，肝阳炽，虚风蒙窍，乃上实下虚之象……虎潜去锁阳、知母，加大肉苁蓉，炼蜜丸。"乃宗朱丹溪之法。又云："东垣立论，因元气不足，则邪凑之，令人僵仆卒倒如风状，是因乎气虚。"

对于中风的认识，刘完素主心火内盛，李东垣认为正气自虚，朱丹溪则主张痰湿生热，张景岳治疗中风重视内伤积损，而叶天治疗中风则四者标本兼顾，重视肝肾阴虚之内伤积损，扶土抑木之正气自虚，同时兼顾风火痰之标，实四者之综合。同时叶氏治疗中风时还重视运气致病，治疗上重视久病入络，重视奇经，治法丰富，可见叶氏治疗中风之精妙。

（《中医学报》，2018 年第 33 卷第 2 期）

叶天士"和阳法"论治思路的相关研究概况

广西中医药大学　　史诚智　张倍齐　周　楠　蓝毓营

叶桂，字天士，号香岩，是清代温病学派的代表医家，因其医术高明，被时人誉为"天医星下凡"。叶天士先后拜名师多人，因其一生忙于临证诊务，无暇亲笔著述，但其门人、私淑者或其后裔所辑而成叶氏医案众多，现今学术界较为公认就有《临证指南医案》《种福堂公选医案》《叶氏医案存真》《未刻本叶天士医案》等。在叶天士的医学思想中,除了在温病学领域的巨大贡献之外,在内科杂病亦成就卓越,如"胃阴学说""理虚大法""络病理论""阳化内风说"等。在治疗杂病的过程当中,叶天士尤其注重纠正阴阳偏颇在疾病治疗中的作用,以治疗人身之阳气的异常变动为主要思路,通过"和"法调和阳气,使阴阳恢复平衡。

一、"和阳法"论治思路主要内容

1. 和肝之阴阳 李赛等认为,叶天士所论"肝体阴而用阳"是对肝脏生理功能和病理特点的高度概括。"体阴"一指肝脏位置属阴,二指肝藏血。"用阳"含义亦有二:一指肝主升、主动,二指肝阳易亢、肝风易动。"体阴"与"用阳"两者相互为用,生理状态下,肝藏血,血养肝,体得阴柔。肝能平和地发挥其条达舒畅的特性,在于肝得到了血的濡润,这是肝体阴而用阳的巧妙配合。病理状态下,肝的各种病症多是因为肝血不足而导致的肝阳亢奋无制,肝气升发过度的证候。在疾病的发生发展过程中,准确地把握"体阴"和"用阳"两者的关系,顺肝体阴柔之性,养肝阴以敛亢劲之肝阳,是叶天士以"和阳"思路论治肝阳上亢类疾病的理论基础。王新智对叶天士论治肝风内动进行了深入研究,认为叶氏"阳化内风"说是指"身中阳气动变"而导致的"内风动摇",是因肾阴不能滋养肝阳,阳气失所御制便亢而生风,所以肝风的发生不总在乎肝,也与他脏密切相关。耿来军等对叶天士调肝医案进行了总结归纳,认为叶氏所谓"甘缓以益肝"即指以甘缓养阴之药益肝体,使其调达和畅,以治肝体阴不足而横逆。

2. 和脾胃之阴阳 杨星哲对叶天士脾胃分治的理论进行了深入探讨,认为叶天士在李东垣脾胃学说的基础上,根据自己丰富的临床经验,提出了"胃喜润恶燥",创立了胃阴辨证论治理论,并以胃阴辨证论治理论为核心,提出了脾胃分治、胃分阴阳的观点,治疗时根据脾胃生理功能的不同辨证用药,在重视脾阳气升发的同时,也重视胃阳的温通,调节脾胃升降燥湿等病理变化,平衡脾胃阴阳,丰富和完善了中医脾胃理论,弥补了李东垣脾胃学说的不足,拓宽了后世医家治疗脾胃病和从脾胃论治各种疾病的临床思路。陈延在深入对比了李东垣的升脾阳法和叶天士的养胃阴法之后，认为李东垣在脾胃学说内容中，更多的是论述升发脾阳清气以养元气，重视脾阳为后天元阳之本内涵，而对脾阴和养胃阴较少论述，这样使其脾胃学说不够完善和全面。叶天士指出："脾喜刚燥，胃喜柔润。"治疗上应遵循"宜凉、宜润、宜降、宜通"法则，"存津液为第一要着"，创立甘凉濡润、酸甘养胃、甘缓益胃等法，补充了李东垣刚燥温升，健运脾阳的偏颇，完善了脾胃学说。吴春玲等认为叶氏在论治脾胃方面从其特性出发，不仅脾与胃区别而治，且细分阴阳论治。在治脾方面，脾喜刚燥，故治脾宜凉润脾阴，温运脾阳；在治胃方面，胃喜柔润，治多宜清养胃阴、温通胃阳。

3. 和三焦之阴阳　曹峰祥认为，叶天士的潜阳论治中所蕴含的三焦潜阳治法内容十分丰富，其主旨以重视三焦脏腑气化功用为特点，用药或从上焦太阴处入手，采用滋阴清热的治法，以清凉甘润降肃修复肺金治节；或从中宫后天入手，升养胃阴、摄纳上泛之浮火；或从下焦癸元入手，益肾填精、潜纳浮阳；或从中下二焦入手，脾肾双调，培补先后天，从阴引阳双调元气，摄纳上奔下窜之阴火。诸如此类治法，以恢复三焦脏腑气化和谐与机体的阴平阳秘为出发点，达到治疗人身阳气之变动的目的，极大地丰富了中医潜阳思想的内涵。王裕颐认为，叶氏治疗湿热病的主要方法是分消走泄。湿为有形之邪，湿热相合，热蒸湿动，就会弥散三焦，导致三焦气机不畅，气化不行。而分消是因势利导应用开上、畅中、渗下的方法祛除湿邪，通过祛湿使阳气通达。李杰等认为，叶氏在治疗湿温病时，辨证病位三焦后，还根据患者素体阴阳体质和传变特点辨别气分、血分。

二、"和阳法"论治思路的理论基础

叶天士使用"和阳法"治疗疾病的思路，主要以肝、脾、胃为治疗的切入点，但又不局限于此三脏疾病，而是以治疗人身阳气的异常变动为核心，涵盖多种疾病的多种证型，以及不同的辨证方法与用药特点的基本治疗思路。

1. 利小便以通阳　唐宇姣从诠释学的理解、解释和应用三个方面对叶天士所论"通阳不在温，而在利小便"进行了分析，认为此句的原始文本含义是，使机体阳气通达的方法不是补益阳气或者温补阳气，而是通利小便，用以治疗湿邪阻滞气机,湿邪化热,湿热混杂,热伏假寒,阴津和阳气两伤的病证,使用通利小便的手段达到疏通气机,恢复阳气运行的目的,体现了叶天士以治疗阳气异常变动为目的的核心思路。冯珂认为,"通阳不在温,而在利小便"的治疗范围已从单纯治疗湿温病,扩展到因饮停湿聚、痰凝瘀阻所致的阳气不通的内伤杂病等,对临床治疗研究起了不少积极作用。王玉生在总结了叶天士利水通阳以治疗湿温病的用药特点后,认为叶天士治疗湿温证不在于温化,而在于清利小便以通达阳气,是以通达阳气为治疗目的,不能理解为应用温性药以利小便。

2. 降胃土以通阳 基于叶天士"胃阴学说",何伟峰等对叶天士的"肝—胃"思想进行了探析,认为叶桂除了重视肝在"肝—胃"类疾病发病中的主导作用,也重视胃对肝的制约作用,认为胃土可震慑肝木的冲逆。谭蔡麟等认为,叶天士所论脾胃分治,认为脾与胃同属中焦,为一脏一腑,互为表里关系,揭示了脾胃病理表现之寒与热、虚与实的差别。叶氏根据"脾宜升则健,胃宜降则和"的脾胃分治理论,结合辛能通阳、淡能趋下的特点,配伍使用半夏、茯苓辛降性淡之药以通胃阳,和合胃阴胃阳,达到涤饮、泄浊、除痹、补虚等治疗的目的,用药时根据病证特点的不同,分为甘凉濡润通阳、辛热开浊通阳、温润柔剂通阳、淡渗利湿通阳等组方特点。杨豪杰等认为,茯苓是叶天士"通胃阳"学说中重要的一味药物,善通胃阳,引阳入阴。叶氏根据"脾宜升则健,胃宜降则和"的脾胃分治理论,结合辛能通阳、淡能趋下的特点,配伍使用半夏、茯苓辛降性淡之药以通胃阳,和合胃阴胃阳,达到涤饮、泄浊、除痹、补虚等治疗目的,用药时根据病证特点的不同,分为甘凉濡润通阳、辛热开浊通阳、温润柔剂通阳、淡渗利湿通阳等组方特点。

3. 补脾肾以扶阳 茅晓认为,扶阳是扶助补益人体阳气、纠正因阳气虚弱或阴寒内盛等所致病证的理念和治疗方法。曹峰祥等认为,叶天士扶阳治法包括了温润兼修,阴中求阳法;脾肾双调,动藏求阳法;温益中宫,后天求阳法三种。其中温润兼修,阴中求阳法是指根据阳化气,阴成形,阴阳互根互化的原理,在治疗阴阳两虚的疾病时,采用温剂生阳为主,重温润,防燥肾,重视阴中求阳,以期阳得阴助泉源无穷;脾肾双调,动藏求阳法是指脾肾两脏阳气互为相关,脾阳功用正常,阳动有度,可荫及肾阳补充,同样,肾阳功用正常,元阳蓄涵生旺,自可温煦脾阳,助脾功用,充分地认识到先后天的辨证关系,动静相求；温益中宫，后天求阳法是指重视温扶脾胃中焦阳气，以温润扶阳之法护及上下二焦，以收调养心营肺卫与先天元真之功。在用药中，汤辅康认为叶天士灵活掌握经方特点进行运用，将真武汤运用在温阳、通阳、益阳、护阳等方面，体现了叶天士"和阳"的思想。

4. 治三焦以潜阳　三焦是一身水液的通路，张天星认为，三焦行使着将水液从肺布达周身，并从周身下输膀胱的重要职责，可以说，三焦是周身水液的通路，一身肌腠的润养都仰赖于三焦的水道功能。李伟然等认为，叶天士在治疗湿邪致病的过程中，以三焦主气机的升降出入，司通调水道，三焦阻遏必致气机郁滞，水道不通，而出现湿邪致病的理论为基础，根据湿邪为病的临床表现，分为上焦、中焦、下焦，通过三焦辨证对湿病进行施治。宣发在上之肺阳，运化在中之脾阳，温煦在下之肾阳，即叶氏所云"启上闸，开支河，导水势下行之理"，使阳气得通而水湿自化。在治疗原则上，邱健认为叶天士在外感温热病第七条指出"再论气病有不传血分，而邪留三焦，亦如伤寒中少阳病也。彼则和解表里之半，此则分消上下之势，随证变化，如近时杏、朴、苓等类，或以温胆汤走泄"，是叶天士"和阳法"思路的重要应用之一。

5. 息风以平肝阳　叶天士所论风，是阳亢化风，亦名肝阳化风、阳化风动，是内伤杂病中最为常见的肝风病机，由肝肾阴液不足，水不涵木，肝阳无制，亢逆浮越所致。沈晓东等认为，中风病的发生并不简单是身中阳气之变动，而是深层次的阴阳、气血、营卫等诸多方面的不和所引发的阳气亢胜状态。何莉娜认为，叶桂以"阳化内风"理论为基础，在治疗上提倡育阴息风、平肝潜阳，用药时以"介以潜之，酸以收之，厚味以填之"为主要思路，使育阴息风、平肝潜阳成为治疗中风病的大法，并对后世张锡纯等人产生了深远的影响。

三、"和阳法"论治思路的临床应用

金诚报道应用叶天士养胃阴法治疗慢性萎缩性胃炎一例，用药黄芪、白芍、肉桂、大枣、饴糖、柴胡、葛根、白术、枳壳，取得了显著疗效。耿来军等报道运用叶天士柔肝体而养肝阴的思路，治疗肝郁化火、风阳内动的案例，用药以柏子仁、生地、阿胶、小麦、白芍为主,辅以菊花、栀子、牡丹皮、郁金,3剂而痊愈。郭全等按照"异病同治"的理论运用由丹参、潼白蒺藜为主要药物组成的活血潜阳方,治疗中风先兆证患者共60例,对照组使用阿司匹林片口服治疗,结果治疗组的总有效率为90%,对照组为70%。治疗组疗效优于对照组,两组差异有统计学意义($P<0.05$)。袁玉红应用益气镇阳的方法治疗中老年眩晕的临床对照试验,患者共43例,治疗组使用以黄芪、太子参、川芎、丹参、天麻、牛膝、益母草等药物组成的益气镇阳基本方,对照组给予口服盐酸氟桂利嗪胶囊、尼莫地平、复方丹参片常规治疗,结果治疗组总有效率为88.37%,对照组为67.50%。治疗组的治愈率和有效率均高于对照组,差异有统计学意义($P<0.05$)。袁静等报道在临床应用"和阳息风"法治疗30例小儿多发性抽动症的临床观察,对符合中西医诊断标准的多发性抽动症患儿,给予石菖蒲、陈皮、半夏、云茯苓、天麻、钩藤、桑叶、菊花等柔肝药物为主要组成的和阳息风方剂,取得显著疗效。季菲等报道运用滋阴和阳法治疗激素无效血小板减少性紫癜的临床研究,在32例符合纳入标准的患者中,以墨旱莲、卷柏、仙鹤草、萆薢、穿山龙、锁阳、生黄芪、女贞子、土大黄、淫羊藿、白芍、巴戟天、桂枝、当归组成基础方,按照患者的具体辨证进行加减化裁,两个疗程结束后总有效率达90.63%。

四、结　语

叶天士论治疾病时的"和阳"思路,是以人身阳气异常变动,阴阳失调的病机为基础,以调节阳气为目的,以阴柔敛降重镇类药物为用药特色,广泛应用于中风、温病、水肿、虚证等疾病的治疗中。在叶天士的现存著作中,未见有关"和阳法"的记载,在目前有关的文献研究中,亦未见对"和阳法"概念的明确提出。本文所论"和阳法"论治思路是基于叶天士通阳、扶阳、潜阳等理论进行的总结与阐发,将叶天士治疗人身之阳气异常变动的治法治则及方药进行整理,探索辨证及用药规律,以期为临床及教学提供一定参考。

叶天士"通痹治痿"思路在阳痿治疗中的运用

中国中医科学院　　赵家有　宋春生

《临证指南医案·痹》吴氏案中指出："风湿化热，蒸于经络，周身痹痛，舌干咽燥。津液不得升降，营卫不肯宣通，怕延中痿。"在杜三三案中，亦强调患者因"经脉受伤，阳气不为护持"出现"今痹痛全止，行走痿弱无力"。提示痿可由痹导致。笔者经梳理发现，《临证指南医案·痹》记载8首"因痹致痿"医案，《临证指南医案·痿》记载1则"因痹致痿"医案，合计9首"通痹治痿"医案。关于9首医案的治法，可概括为清热利湿、凉血活血、流畅阳明和温养通补四法，笔者运用以上通痹治痿四法治疗阳痿获得理想疗效，报告如下。

一、通痹治痿四法与运用

九首"通痹治痿"的医案中，一位患者（杜三三案）因"经脉受伤，阳气不为护持"出现"今痹痛全止，行走痿弱无力"。其余八位患者在疾病进展中均有热盛。可见热盛在"因痹致痿"病机转化具有关键作用，亦符合《素问·痿论》记载"凡痹之类，逢寒则急，逢热则纵"的疾病演变规律。通痹法贯穿"痹痿同治"始终，根据病证，选择温通法或清通法。

（一）清热利湿以通痹治痿

1. 医案索源　《临证指南医案·痿》吴二十案记载："雨湿泛潮外来，水谷聚湿内起，两因相凑，经脉为痹。始病继以疮痍，渐致痿软筋弛，气隧不用。湿虽阻气，而热蒸烁及筋骨，久延废弃有诸。"此案和上文引用的《临证指南医案·痹》吴氏案，两案患者均是湿痹蕴久化热，久成痹痿。两首案例采用的药物分别是：大豆黄卷、飞滑石、杏仁、通草、木防己和生石膏、杏仁、川桂枝、薏苡仁、木防己。

两患者方药均属于叶天士所谓"议用仲景木防己汤法"和"仿仲景木防己汤法"。此法和方药也可视为吴鞠通《温病条辨》中加减木防己汤（主治暑湿痹）的源头。此类痹痿患者，临证可采用清热利湿治之。

2. 临证举隅

案 1

患者某,男,37 岁。

初诊(2018 年 4 月 1 日)

主诉:痿而不举 1 年余。现病史 1 年前发生痿而不举,不能纳入阴道。双侧阴茎深动脉舒张期流速大于 5 cm/s。左侧 PSV 41 cm/s,EDV 7 cm/s,RI 0.84;右侧 PSV 33 cm/s,EDV 7 cm/s,RI 0.8。舌红苔黄,脉弦滑数。西医诊断:男性勃起功能障碍;中医诊断:阳痿,治以清热利湿。处方:

防己 10 g,苦杏仁 10 g,生石膏 10 g,生薏苡仁 30 g,瓜蒌皮 15 g,郁金 10 g,玄参 6 g,丹参 10 g。

14 剂,水煎服,每日 1 剂,早晚分服。

二诊(2018 年 4 月 15 日)

患者诉:与就诊前比较,勃起功能改善 50%,2 周内成功完成了两次性生活。效不更方,守方治疗。

按:《临证指南医案·痹》宋案记载"湿热混处血络之中,搜逐甚难。此由湿痹之症失治,延为痿废沉疴矣"。本篇亦记载:"初病湿热在经,久则瘀热入络。"所以清热利湿以通痹治痿法常需佐以凉血法或活血法。本案郁金、玄参和丹参即是此意。

(二)凉血活血以通痹治痿

1. 医案索源 《临证指南医案·痹》载:"某案,初病湿热在经,久则瘀热入络。脓痒日久未已,渐而筋骨疼痛。《金匮》云经热则痹,络热则痿。数年宿病,勿事速功。夜服蒺藜丸。午服:犀角,元参,连翘心,野赤豆皮,细生地,丹参,姜黄,桑枝。"

"某案,仲景以经热则痹,络热则痿,今痹痛多日,脉中筋急,热入阴分血中,致下焦为甚。所谓上焦属气,下焦属血耳。柏子仁,当归,丹皮,钩藤,川斛,沙苑。"

尽管不知蒺藜丸具体方药组成,从方名以蒺藜命名,结合其他药物,可知主要治法为疏肝柔肝,观两案患者用药,基本可以认为柔肝清热、凉血散瘀之法。

2. 临证举隅

案 2

患者某,男,38 岁。

初诊（2018 年 3 月 4 日）

主诉：举而不坚，坚而不久 6 个月。现病史：患者婚后 1 年，有规律性生活，6 个月前发生勃起硬度下降，中途疲软。易头晕和脚凉，两症常同时发生。舌红苔可，两关脉旺。西医诊断：男性勃起功能障碍；中医诊断：阳痿，治以凉血活血。处方：

蒺藜 30 g，羚羊角粉 0.6 g，牡丹皮 10 g，丹参 10 g，生地 10 g，玄参 10 g，桑枝 15 g，姜黄 6 g，连翘 10 g。

14 剂。水煎服，每日 1 剂，早晚分服。

二诊（2018 年 3 月 18 日）

患者诉脚凉和头晕基本痊愈。晨勃硬度增加，自觉效佳，但未尝试性生活。舌红苔可，脉两关旺。处方：

柴胡 10 g，白芍 10 g，枳实 10 g，炙甘草 6 g，牡丹皮 10 g，桑叶 10 g，紫草 20 g，陈皮 15 g。

14 剂。水煎服，每日 1 剂，早晚分服。

三诊（2018 年 4 月 1 日）

患者诉 2 周成功完成了 5 次性生活。

按：根据患者主诉和舌脉特点，本案可采用疏肝柔肝、凉血活血以通痹治痿，用药仿叶天士医案而来。桑枝、姜黄和连翘是清透郁热的常用“角药”。牡丹皮和桑叶是常用的清透胆腑郁热之对药。

（三）流畅阳明以通痹治痿

1. 医案索源 《临证指南医案·痹》指出：“宋案……考古圣治痿痹，独取阳明，唯通则留邪可拔耳。鹿角霜，生白术，桂枝，茯苓，川芎，归须，白蒺藜，黄菊花。”

“沈案……是病后宜薄味，使阳明气爽，斯清阳流行不息，肢节脉络舒通，而痹痿之根尽拔。至若温补而图速攻。又非壮盛所宜。人参，茯苓，半夏，广皮，生于术，枳实，川连，泽泻，竹沥，姜汁法丸。暮服蒺藜丸。”

“洪，四三，湿盛生热生痰，渐有痿痹之状。乃阳明经隧为壅……今有痛处，治在气分。生于术三钱，生黄芪三钱，片姜黄一钱，川羌活一钱，半夏一钱，防风五分，加桑枝五钱。”

叶天士在本篇李案中指出：“先用阳明流畅气血方。黄芪，生白术，汉防己,川独活,薏仁,茯苓。"可见流畅阳明主要药物为健脾药＋风药＋利湿药。以上痹痿同治3首医案均明确指出通阳明,均根据患者具体症状,采用流畅阳明气血方化裁而成。

2. 临证举隅

案3

患者某,男,39岁。

初诊(2018年3月4日)

主诉:痿而不举6个月。现病史:患者6个月前发生痿而不举,不能纳入阴道,无法进行性生活。近2个月无晨勃,无其他不适。舌淡胖,舌中苔白略厚,左脉弦数,右脉缓。西医诊断:男性勃起功能障碍;中医诊断:阳痿。治以流畅阳明。处方:

防己10 g,独活10 g,茯苓30 g,生薏苡仁30 g,生白术10 g,白蒺藜30 g,陈皮10 g,郁金10 g,神曲10 g。

14剂。水煎服,每日1剂,早晚分服。

二诊(2018年3月18日)

患者诉服药后有晨勃,2周共成功完成2次性生活。效佳,原方继服。

按:根据本案患者症状和舌脉特点,采用流畅阳明法无疑。陈皮、郁金和神曲是治疗肝郁胃滞的常用"角药"。

(四)温养通补以通痹治痿

1. 医案索源 《临证指南医案·痹》记载:杜案,该患者第三诊时"大凡邪中于经为痹,邪中于络为痿。今痹痛全止,行走无力。经脉受伤,阳气不为护持,法当温养通补。《经》旨春夏养阳,重在扶培生气耳。黄芪,茯苓,生白术,炙甘草,淡苁蓉,当归,牛膝,仙灵脾,虎骨胶,金毛狗脊,胶膏为丸。"

本患者首诊时未有阳虚病机,采用桂枝、杏仁、滑石、石膏、川草薢、汉防己、薏苡仁和通草治疗。二诊时,"周身汗出。阳泄已多,岂可再用苦辛以伤阳泄乎?《内经》以筋缓为阳明脉虚,当宗此旨。黄芪,防风,白术,茯苓,炙甘草,桂枝,当归,白芍,薏仁"。

与三诊比较,二诊时未明确患者"痹痛全止",故二诊,病机当为由痹向痿转化过程中,本篇记载"考古圣治痿痹,独取阳明",故二诊时以通补阳明法治之。三诊时,患者已"痹痛全止",痿由痹来,痹痿同治,以痿为主,仍有取阳明之法,所采取的方药仍保持了二诊时的黄芪、茯苓、生白术、当归和炙甘草。在《叶天士晚年方案真本》指出:"此痿症也……虑虚其阳,固护卫阳,仍有攻邪,仍有宣通之用。"可见治痿勿忘宣通治痹,故加入了治疗寒湿痹证的金毛狗脊。

2. 临证举隅

案 4

患者某,男,31 岁。

初诊(2017 年 12 月 17 日)

主诉:勃起不佳 3 个月。现病史:欲行房事时,勃起反应速度下降,不能很快勃起。性生活后或走路多或站久后睾丸隐痛。乏力,怕冷,手脚凉,自汗,牙齿脱落,现均是义齿。患者因睾丸扭转,已将左侧睾丸切除。舌淡苔可,脉细弱。西医诊断:男性勃起功能障碍;中医诊断:阳痿。治以温养通补,处方:

熟地 20 g,山药 15 g,山茱萸 10 g,牡丹皮 10 g,泽泻 10 g,茯苓 20 g,桂枝 3 g,肉桂 6 g,黑顺片 6 g(先煎),肉苁蓉 10 g,淫羊藿 10 g,狗脊 10 g。

14 剂。水煎服,每日 1 剂,早晚分服。

二诊(2017 年 12 月 14 日)

患者诉射精后阴囊隐痛减轻 30%,他症如前。继服 14 剂。

三诊(2018 年 1 月 21 日)

患者诉勃起功能改善。射精后无阴囊隐痛,走路多时阴囊隐痛减轻 50%,易乏力减轻 80%。

按:该案患者临床表现和病机与杜三三案较为相近,适合采用温养通补法治疗。以《金匮》肾气丸为主方,佐以杜三三案中肉苁蓉、淫羊藿、狗脊以通痹治痿。

二、小 结

通痹法是叶天士"痹痿同治"医案重要治法。临证时,根据患者病证,具体选择温通法或清通法。其中,通痹治痿四法并不是截然分开,根据患者病证常需相合运用。例如,若湿热侵袭血分,清热利湿法需佐以凉血活血法;运用流畅阳明法时,根据证候寒热,或与温养通补法相合,或佐以清热利湿法。

通痹治痿法不仅可以用于治疗阳痿,还可以用于治疗其他痿证,具有较为广阔的运用范围。此外,尚需开展相关临床和基础研究,以揭示其科学内涵和利于推广运用。

（《中华中医药杂志》,2018 年第 33 卷第 11 期）

叶天士《临证指南医案》下法应用浅探

云南中医学院　　马　骏　陈文慧

下法,最早源于《内经》。下法所体现出的基本含义包括"六腑以通为用""以降为和""以泻为补"等思想,叶天士《临证指南医案》充分继承发展和应用了这些理论。本文通过整理分析该医著中临床病症处方用药对下法的应用,总结归纳叶天士应用下法"相似功效"方剂的特点及其应用。

一、寒下法的应用

1. 更衣丸　叶天士《临证指南医案》4 次应用更衣丸。更衣丸由朱砂(五钱,研)、芦荟(七钱,研)组成,此方出自《先醒斋医学广笔记》,专通火腑之壅结。芦荟苦寒,归肝、大肠经,具有泻下、清肝、杀虫之效。叶氏应用此方的医案均具备实证特点,直取其效,达到通腑清热之功。

在卷四"便闭"吴妪一案及卷七"痿"廉三二案中,叶氏明确辨明为火腑不通之便闭证,故采用更衣丸治疗火腑壅结。

另在卷四"肺痹"唐氏一案,叶氏辨明为肺痹,肺与大肠相表里,先与肃降肺气,疏肝理气治疗,再与朱砂、芦荟通腑泻下,以通为用。

2. 龙荟丸、当归龙荟丸　《临证指南医案》中 10 次点明使用龙荟丸,应用于卷一肝风(风阳阻窍)、卷三淋浊(血淋)、卷六肝风(风火上郁)、卷七便血

（郁怒木火犯土）及痉厥（肝风、厥阴热邪、肝风烁阴）和癫痫（惊恐痰火升）中。甚至在卷十幼科要略痘（肝肾蕴毒闷症）中也化裁应用了龙荟丸。龙荟丸由龙胆、芦荟、大黄、青黛、栀子、当归、黄芩、木香组成。本方具有泻火通便的作用。叶氏在卷六肝火（风火上郁）之郑氏案及叶氏案均符合肝胆实火便秘之辨证，故用龙荟丸泻肝胆火旺之热以通便。而卷七癫痫陈氏案中有"古人集癫痫狂辨，以阳并于阴，阴并于阳，互异今以阳逆狂乱，非苦药之降，未能清爽其神识也"的论述，明确提出了龙荟丸与当归龙荟丸的不同。

3. 桃仁承气汤、牡丹皮大黄汤　《临证指南医案》中涉及桃仁承气汤的应用包括卷二吐血（血络阻痹、怒劳血痹）、卷四便闭（血结）、卷十幼科要略的疟等。张仲景《伤寒论》原方为桃仁（去皮尖）五十个，大黄四两，桂枝二两，甘草（炙）二两，芒硝二两。作汤剂，芒硝冲服，服后当微利，主治下焦蓄血证（热与血相搏结于下焦）。在卷十幼科要略疟中载"又夏月热久入血，最多蓄血一症，昏狂，看法以小便清长者，大便必黑为是，桃仁承气汤为要药"。在上述案中明确提出使用桃仁承气汤，其组方为"桃仁一钱、甘草一钱、芒硝二钱、大黄四钱"，他在仲景桃核承气汤的基础上化裁而制桃仁承气汤。叶天士未用辛温之桂枝，更加符合"热瘀在肝胃络间"及"热久入血"之蓄血证的治疗。

而在卷八疮疡（肠痈）某案中，患者出现壮热多日、少腹坚硬等证，叶氏辨明肠痈为病，仿孙真人用牡丹皮大黄汤治疗。孙思邈《千金》原方组成为：大黄四两，牡丹一两，桃仁五十个，瓜子半升，芒硝三合，别名瓜子汤。主治肠痈。清代张璐撰《千金方衍义》，论述："大黄下瘀血血闭；牡丹治瘀血留舍；芒硝治五脏积热，涤去蓄结，推陈致新之功，较大黄尤锐；桃仁治疝瘕邪气，下瘀血血闭之功，亦与大黄不异；甜瓜瓣，《别录》治腹内结聚，破溃脓血，专于开痰利气，为内痈脉迟紧未成脓之专药。"此案不仅体现出叶天士擅长治疗温病，从另一方面也体现出叶氏博览群书、善学他人之长，不仅在温病治疗中医术精湛，同时在其以外的内伤杂病治疗中也得心应手。

二、润下法的应用

1. 五仁丸　《临证指南医案》中在（血液枯燥）便闭中有某案，因该患者"高年下焦阴弱"，未用峻下法，而"拟五仁润燥，以代通幽，是王道之治"。

2. 通幽汤 叶天士在《临证指南医案》中非常推崇李东垣的通幽法。东垣《兰室秘藏》原方主治大便燥结，为润燥剂。在卷四"便闭"载李三六案，该患者久病体瘦、食少便闭，嗳气后自觉舒畅。叶天士仿东垣通幽意，用"当归、桃仁、红花、郁李仁、冬葵子、柏子霜、芦荟、松子肉，水熬膏，服五钱"治疗，在该医案中体现了"六腑通即为补"的治疗思想。

三、温下法的应用

大黄附子汤 大黄附子汤原方出自《金匮要略》，由大黄、附子、细辛组成。主治里寒积滞内结，阳气不运而致的便秘。叶天士在《临证指南医案》中加减应用大黄附子汤治疗痢证之阳虚气滞证，且明确阐明了治法治则。例如卷七痢（阳虚气滞）张五七案，患者脉沉伏，久痢绞痛，以温通方法用"熟附子、生茅术、生大黄、茯苓、厚朴、木香"治疗。在王六二案中，辨明患者为"阳不足之体"，患痢两月，阳虚者以温药通之治疗。在另一李氏案中更加详细记录了叶天士的辨治思想，文中从《内经》到仲景的治法一一陈述，体现了叶氏承古法而不拘泥于古法，有着独到的见解，为后世提供了治疗思路的借鉴。

四、逐水法的应用

1. 控涎丹 叶天士在《临证指南医案》卷八疝（久疝湿热郁）中应用了控涎丹的治疗。本方出自《三因极一病证方论》，又名妙应丸、子龙丸。组方为甘遂去心、大戟去皮、白芥子，各等分，上药为末，糊丸桐子大，食后临卧，淡姜汤下五至十丸。主治水饮内停证。该方由十枣汤去芫花、大枣，加白芥子而成。白芥子性辛温，善于治疗胸膈间皮里膜外之痰饮，与甘遂、大戟配伍，具有祛痰逐饮之功效。患者许某，久有疝症，10年来，凡大小便用力则右胸胁中自觉一股气坠，直走少腹，平素痰多，多食腥腻之后病情加重。叶氏辨明为湿热久壅隧中，应缓攻为宜，用"控涎丹"治疗。叶氏在本案中使用了原方，用丸剂治疗则药力较缓，主治痰涎水停于胸膈。

2. 浚川丸 在上一病案用控涎丹治疗后患者"又，脉沉，痰多，手胻赤疮，宿疝在下，右胁气坠少腹前，议控涎丹逐痹未应，想久聚湿热沉痼，非皮膜经脉之壅，竟通腑聚，然后再议。用浚川丸治疗"。该方由大戟、芫花（醋炒）、沉香、檀香、南木香、槟榔、蓬莪术、大腹皮（洗、焙干）、桑白皮（锉、炒）、黑白牵牛（晒、研，取生末）、巴豆（去壳、膜、心存油）组成。浚川丸在《证治准绳·幼科》卷七中载有理气消积、逐水退肿之功，主治水肿又单腹胀满，气促食减，遍身水肿。在这一病案中探讨的浚川丸使用于"久聚湿热沉痼中"。

综上，在此病案中叶氏提出了疝证水饮内停证的两种治疗方法：① 痰涎水停胸膈轻症用控涎丹。② 久聚湿热沉痼用浚川丸。为后世在逐水剂的应用启发了思路。

五、攻补兼施法的应用

玉烛散　攻补兼施剂适用于里实正虚而大便秘结之证。此证主要表现为腹满便秘而兼气血不足或阴津内竭者，只有攻补兼施、邪正兼顾，才能两全。《临证指南医案》中明确提出用张子和玉烛散治疗痉厥（膻中热郁心窍蒙）和仿张子和玉烛散意治疗胎前（殒胎不下）。张子和《儒门事亲》卷十二载该方，原方由当归、川芎、熟地、白芍、大黄、芒硝、甘草各等分组成，具有养血清热、泻积通便之功效。主治血虚发热，大便秘结；或妇女经候不通，腹胀作痛；或产后恶露不尽，脐腹疼痛；或胃热消渴，善食渐瘦，或背疮初发。《临证指南医案》卷七痉厥谢女案中："大便两旬不解，定是热结在血，仿古人厥应下之义，用张子和玉烛散。"本案符合血虚发热，妇女经候不通，大便秘结之症，用四物汤加调味承气汤攻补兼施，以达两全之效。同时，在该案中也提及要顾护阴液的治疗思想。

综上所述，叶天士《临证指南医案》中对使用下法的病证医案作了较为详细的记录和阐述。医著中所用的攻下法包括常用的寒下、润下、温下、逐水、攻补兼施等用法。其中治疗下焦蓄血证的桃仁承气汤用于治疗大便艰难，以及年老和产后血虚便秘的五仁丸、主治寒极里实证的大黄附子汤等是临床常用方剂，而更衣丸、芦荟丸、当归芦荟丸、玉烛散等现代临床应用不太广泛。

总之，在《临证指南医案》中不仅反映出叶天士对仲景、张子和、李东垣等前世医家下法思想的认真研究和继承，同时也体现了叶天士从临床出发，辨证论治的创新精神。叶天士的下法应用范围很广，对下法的应用辨证精准，根据病位、病性、病情轻重缓急的不同随证立法组方,在针对火腑壅结便闭、肝胆火旺实证时采用寒下法治疗,以通为用。针对年高阴虚者,注意顾护阴液。对阳虚患者,通下的同时予以扶阳。同时在久病体弱、血虚便闭病案中体现了以通为补的思想及辨证论治的使用攻补兼施、兼顾邪正的思想。体现了叶氏学习古方古法,但又不拘泥于古方古法,灵活多变,随机立法的特点。叶天士不仅是一位温病学家,而且在对内伤杂病的治疗方面也颇具特色。他将下法经方灵活辨证论治地应用于各科疾病的治疗思路值得后世学习。

（《云南中医学院学报》,2013 年第 36 卷第 3 期）

叶天士治疗不寐六法

北京中医药大学　　刘红喜
中国中医科学院西苑医院　　张允岭

不寐即失眠,是一种常见的生理心理疾患,而长期失眠又会给人的正常生活和工作带来严重的不利影响,我们应该重视它,积极寻求方法治愈它。虽然现代化学合成药物治疗失眠起效快,但往往长时间服用会产生严重的不良反应,因此从传统中医文化思维中寻求治疗不寐的思想或许会开启不一样的篇章,而清代名医叶天士精研经典,博才多识,辨证思维严谨,用药精当,治疗不寐疗效卓著,值得现代临床医师深入研究。故现将叶天士治疗不寐的思想分类浅析如下。

一、叶氏治疗不寐六法

1. 益肾水制心火　叶氏认为肾水不足,不能以承制心火,导致心火不受约束,向上向外发散,不能归位,以致心烦不寐,入睡困难,睡则烦躁不安,同时会伴随口干舌燥、头疼、舌尖红绛等症状。此种不寐,其病机归属于肾水肾阴不足,病位在肾兼夹在心,而心火的亢奋是其后续反应,所谓"知其要者,一言而终,不知其要者,流散无穷"。叶氏一言而终,直接以鲜生地、玄参、麦冬益养肾水为主药,再添以小剂量的绿豆衣、金银花、竹叶心清散浮乱之心火。其中玄参、绿豆衣既能补又能清,药性搭配巧妙,从而标本同治,疗效显著,如《临证指南医案·不寐》中的倪案:"多痛阳升,阴液无以上注,舌涸赤绛,烦不成寐。"

2. 疏解少阳郁火 叶氏认为足少阳胆经郁闭,火气不得透发,郁滞于体内,而郁火袭入营分血分,动扰心神,火郁生风,挟肝风内动,胆木克土,影响脾胃运化。所以少阳郁火导致不寐者,常常会伴随心烦、口苦、食欲不佳、肢体躁动不安、坐立不稳等,同时往往也会在胆经当令之时(23:00—01:00)不寐的症状会有所加剧。所以叶天士当机立断以牡丹皮清解营分血分之郁热,以桑叶透发少阳胆木,使之调达通畅,则郁火自散;以钩藤息木郁之风,使之风息火静;同时以半夏、茯苓、橘红建护中土,以防木郁克土,导致病情的进一步加重,此所谓符合见肝之病,知肝传脾,当先实脾的上工思想,对此不得不赞叹叶天士作为中医临床大家的博学多识,精研经典。此案例可见《临证指南医案·不寐》中的吴案:"少阳郁火,不寐,胆火。"

3. 滋养脾营之虚 叶氏认为脾虚失运,水谷精微不得充养气血,导致气血不得化生,营阴后继乏源,补充受阻,不能正常满足日常的心神入营。心神本应夜则入营,休养生息,但若脾虚营阴不足,外在白昼之阳气即五脏之外在功能表现无法内敛安静,导致外在亢奋,其实内在虚损,往往患者脉象为涩,往来不流利。此为营阴不足,脉道失充,气血运行迟缓,同时患者肌肉不丰、消瘦、饮食不佳,此乃脾主肌肉,脾虚失运,则肌肉不得充养,导致四肢乃至全身肌肉日渐消瘦。对此,叶天士选用归脾汤以健脾养营、安神入寐;以白术、陈皮健脾之运化,生化有源;以嫩黄芪、当归、炙甘草充养营血;以茯神、远志、酸枣仁、桂圆养心安神,至此脾健、心安、营充,则脾营之虚导致的不寐自然可以安然入睡。此案例可见《临证指南医案·不寐》中的某案:"脉涩,不能充长肌肉,夜寐不适,脾营消索,无以灌溉故耳,当用归脾汤意温之。"

4. 祛痰饮通中焦 叶氏认为中焦痰饮阻滞,导致上中下沟通障碍,所谓胃不和则卧不安,正如《灵枢·邪客》所言:"目不瞑……治之奈何?补其不足,泻其有余,调其虚实,以通其道,而去其邪,饮以半夏汤一剂,阴阳已通,其卧立至……此所谓决渎壅塞,经络大通,阴阳和得者也。"此时叶天士以温胆汤加减,化其痰饮,通其中焦,以半夏、竹茹、陈皮、茯苓、生姜祛痰除湿,佐以健脾固本,若脾气不足,可加人参以补足脾气治其根本。如《临证指南医案·不寐》中的赵案"呕吐眩晕,肝胃两经受病,阳气不交于阴,阳跷穴空,寐不肯寐。《灵枢》方半夏秫米汤主之,又接用人参温胆汤"。若其人痰实阻滞严重,水谷津液无法滋养,可加用滚痰丸急去其标,同时去除枳实以防耗气伤阴,佐以金斛以养阴液,如《临证指南医案·不寐》中的程案:"上昼气逆填脘,子夜寐不肯寐,乃阳气不降,议用温胆汤,温胆汤去枳实,加金斛、滚痰丸二钱五分。"若其人下焦本已亏虚,病程时长,可佐以八味丸平时缓缓滋补,标本同顾,如《临证指南医案·不寐》中的顾案"须鬓已苍,面色光亮,操心烦劳,阳上升动,痰饮亦将上溢。《灵枢》云:阳气下交入阴,阳跷脉满,令人得寐。今气越外泄,阳不入阴,勉饮酒醴,欲其神昏假寐,非调病之法程。凡中年以后,男子下元先损,早上宜用八味丸,暇时用半夏秫米汤"。

5. 补胆液制虚烦　叶氏认为,胆木所属的阴分不足,会致使其中的阳分亢进,而胆属肝木,易化风化火。因为厥阴之上,风气主之,少阳之上,火气主之,对此如果胆中阴液不足,会牵扯肝阳上扰,此时需补其不足,稍疏肝气正常运行生发。所以叶天士以酸枣仁、知母、炙甘草、小麦补养胆中阴液。其中知母可以消补同施,既可补其阴液,又可清除胆中虚火,再以茯神安受心神,小麦、川芎通调木系,从而使肝胆阴液有存,阴阳升降有序,自然不寐可解。此案例可见如《临证指南医案·不寐》中的某案:"肝阳不降,夜无寐,进酸枣仁汤,胆液亏,阳升虚烦。"另一方面,胆中阴液本身具有辅助胃肠道消化吸收的作用,所以当其不足时,木土则会同病。胆木阳气本身在其阴液的束缚下主降,若其阴液亏虚,则其胆阳上逆,从而影响胃主降逆,所以往往会导致胃受纳腐熟水谷不利,饮食水谷不得顺利消化,残存一部分化为痰湿水饮停于中焦,所以临床上有的失眠患者会出现呕痰、饮食不佳、入口欲吐、身体感觉困倦、脉象细数等症。此乃胆液耗损过度,急需补其本治其标,故叶天士选用酸枣仁汤,言简意赅地囊括了其机制,以酸枣仁、知母、炙甘草急补胆中阴液,以茯苓和胃下行,以川芎辛温调达肝木,从而胆足木调胃和,不寐自愈。此病案可见《临证指南医案·不寐》某案:"不寐六十日,温胆诸药不效,呕痰不适,明系阳升不降,用《金匮》酸枣仁汤。"陈案载:"阴精走泄,复因洞泄,重亡津液,致阳暴升,胃逆,食入欲呕,神识不静无寐,议酸枣仁汤。"某案载:"寐不成寐,食不甘味,尪羸,脉细数涩,阴液内耗,厥阳外越,化火化风,燔燥煽动,此属阴损,最不易治,故与仲景酸枣仁汤。"

6. 滋肝肾敛浮阳 叶氏认为肝肾阴液亏虚,水不涵木,阴虚阳亢,阳扰心神,从而导致不寐难以入睡,往往会伴随口干、盗汗、五心烦热、目涩、心烦、面颧红等肝肾阴虚的表现,此时宜滋补肾水,以阴涵阳,阴阳平和则无虚阳动扰不安。叶天士明晓其理,直接以龟甲、鹿角胶、熟地、山茱萸填补肝肾,可视其阴损及阳的程度,酌加鹿角胶、肉苁蓉以补肝肾之阳,同时以五味子收敛离阴之浮阳以归于受补之阴体,佐以黄柏以清虚坚肾,茯苓健运中焦,沟通上下,远志交通心肾,使阳能归阴。此案例可见《临证指南医案·不寐》中的田案:"脏液内耗,心腹灼热,阳气不交于阴,阳跷穴空,令人寤不能寐,《灵枢》有半夏秫米汤,但此病乃损及肝肾,欲求阳和,须介属之咸,佐以酸收甘缓,庶几近理,肝肾阴亏阳浮。又咸苦酸收已效,下焦液枯,须填实肝肾。"

二、小　结

叶天士治疗不寐不拘一格,辨证精微,其治疗不寐可益肾水制心火、疏解少阳郁火、滋养脾营之虚、祛痰饮通中焦、补胆液制虚烦、滋肝肾敛浮阳,视其具体辨证而定,可见治疗不寐需要辨证论治。叶天士治疗不寐六大法的辨证思维,值得当代医生学习和实践。

（《上海中医药杂志》,2018年第52卷第6期）

叶天士治疗头痛六法初探

浙江永康市第一人民医院　　　冯丹丹　吕宇克
浙江永康市中医院　　　朱杭溢

清代著名医家叶天士,辨证论治别具特色,尤其是头痛治案,治法多变,用药精简,切中病机,对现代临床颇具指导意义。现将叶天士治疗头痛六法初探如下。

一、轻清辛泄法

叶氏认为,头痛初起,正虚不甚者多见风火上郁之证,多由郁热所致,故用轻清辛泄法,药如桑叶、牡丹皮、菊花、蔓荆子、连翘、苦丁茶等。

案1

患者,高年气血皆虚,新凉上受,经脉不和,脑后筋掣牵痛,倏起倏静,乃阳风之邪,宜用清散轻剂。

给予荷叶边、苦丁茶、蔓荆子、菊花、连翘。

按:此患者感凉上受,郁而化火,风火上郁,蒙蔽清窍而见诸证。虽高年气血皆虚,病在初起,虚证不显,故仍用清散轻剂。药用辛泄苦降:蔓荆子、菊花、连翘,轻清解散,既除郁热,又解外感风邪;荷叶辛凉升脾,清解热邪而调运枢机;苦丁茶轻清凉泄,可解郁结之热。诸药合用而风火自平。

二、凉润柔肝法

叶天士所治头痛案中,木火上炎,肝阳上郁,肝风阻窍为最常见的病机。肝为风木,其体阴用阳,肝阴不足则肝阳易亢,上郁清窍而发为头痛之证,故用凉润柔肝法,药如生地、何首乌、柏子仁、稽豆衣、生白芍、枸杞子等。

案2

沈某,痛在头左脑后,厥阳风木上触。

给予细生地、生白芍、柏子仁、炒杞子、菊花、茯神。

按:此患者病因木火上炎,蒙蔽清窍而致头痛。生地甘寒,凉润柔肝;生白芍酸而微寒,敛营阴而平肝阳;柏子仁、枸杞子甘润滋液以柔肝;菊花清泄,可凉肝息风;茯神健脾安神。综观此案,寥寥数味而兼凉润柔肝、清散辛泄、调和肝脾之法,颇多精妙。

三、滋阴养血潜阳法

叶氏认为，阴虚无以制阳，则虚阳上越；血虚无以养肝，亦可肝阳化风上扰，故宜用镇摄益虚，滋补肝肾，和阳息风之品。药如龟甲、鳖甲、牡蛎等以重镇，熟地、阿胶、何首乌等厚重滋腻以益虚，山茱萸、北五味、白芍等以敛阴和阳。

案 3

朱某，头痛神烦，忽然而至，五行之速，莫如风火，然有虚实内外之因，非徒发散苦寒为事矣，如向有肝病，目疾丧明，是阴气久伤体质，今厥阴风木司天，春深发泄，阳气暴张，即外感而论，正《内经》冬不藏精，春必病温，育阴可使热清，大忌发散。盖阴根久伤，表之再伤，阳劫津液，仲景谓一逆尚引日，再逆促命期矣。余前主阿胶鸡子黄汤，佐地冬壮水，芍甘培土，亟和其厥阴冲逆之威，咸味入阴，甘缓其急，与《内经》肝病三法恰合。今已入夏三日，虚阳倏上，烦躁头痛，当大滋肾母以疏肝子，补胃阴以杜木火乘侮，旬日不致反复，经月可望全好，肝肾阴虚，风阳上升。

给予人参、熟地、天冬、麦冬、龟胶、阿胶、北五味、茯神。

按：此案分析详尽入微，患者阴虚不足以制阳，虚阳上扰而发头痛。药用人参以补脾胃气阴；熟地、龟胶、阿胶厚重滋腻以滋肾阴，且龟胶介类而具蛰伏之用；天冬、麦冬凉润壮水，以制阳光；北五味以敛阴和阳；茯神健脾安神，和人参以固中土。全方合用，阴藏阳制，痊愈可期。此案颇多可效法之处，如补养阴血，叶氏常用阿胶鸡子黄汤，复脉汤亦为其所习用。

四、温阳祛浊通络法

阳虚浊邪阻塞，气血痹阻，久病入络头痛，叶氏认为非一般草木之品所能起效，常用"虫蚁搜逐血络，宣通阳气为主"。

案 4

史某，头形象天，义不受浊，今久痛有高突之状，似属客邪蒙闭精华气血，然常饵桂、附、河车，亦未见其害，思身半以上属阳，而元首更为阳中之阳，大凡阳气先虚,清邪上入,气血瘀痹,其痛流连不息,法当宣通清阳,勿事表散,以艾焫按法灸治,是一理也。

熟半夏、北细辛、炮川乌、炙全蝎、姜汁。

又阳气为邪阻,清空机窍不宣,考《周礼》采毒药以攻病,藉虫蚁血中搜逐,以攻通邪结,乃古法,而医人忽略者,今痛滋脑后,心下呕逆,厥阴见症,久病延虚,攻邪须兼养正。给予川芎、当归、半夏、姜汁、炙全蝎、蜂房。

按:此案患者"阳气先虚,清邪上入,气血瘀痹",其阳虚有"常饵桂、附、河车,亦未见其害"为佐证,病久阳虚浊邪入络,气血为之瘀阻,气机不降而见心下呕逆,蒙蔽于上而见头痛流连不息。首诊偏于温通,半夏温化痰饮而兼降逆,姜汁温中和胃止逆,细辛、川乌温通止痛通络,全蝎入络搜逐以祛邪。二诊去辛温之细辛、川乌,加川芎、当归以活血养血,蜂房攻毒散结以加强搜邪之力。诸药合用可起温通阳气、活血通络、攻散邪结之效。此案治络之法乃叶氏用药一大特色。

五、清热祛暑利湿法

暑湿时令之邪,混于上窍,发为头痛者,叶氏认为常有津液凝滞之证,故除清热祛暑外,常合用通利之法。药用芦根、西瓜翠衣、绿豆皮、生甘草、滑石、荷梗、荷叶等。

案5

患者,暑风湿热,混于上窍,津液无以运行而凝滞,遂偏头痛,舌强干涸,治宜清散。

给予连翘、石膏、生甘草、滑石、蔓荆子、羚羊角、荷梗、桑叶。

以上案例均源自《临证指南医案》。

按:此案患者受暑湿之邪,混于上窍,津液为之凝滞,而见偏头痛,暑热伤津,筋脉失于濡养,而见舌强干涸。药用连翘、蔓荆子、羚羊角、桑叶以清热降火,疏散风热;生甘草、滑石、荷梗以祛暑利湿,通津液之凝滞。诸药合用而暑湿得解。

六、温中健脾止风法

叶氏认为,中州脾胃为气机升降之枢机,中州健运则气运调畅,阳气封固,外可固表,内可护阴而使其内守。如中州阳气失固,则肝阳更易化风内动,常见肢麻、肉䐃、烦热、头痛等肝胆内风之证,叶氏常用温中健脾止风之法。

案6　章某

形壮脉弦,肢麻,胸背气不和,头巅忽然刺痛,是情志内郁,气热烦蒸,肝胆木火变风,烁筋袭巅。若暴怒劳烦,有跌仆痱中之累。

给予人参、茯苓、真半曲、木瓜、刺蒺藜、新会皮(《叶天士晚年方案真本》)。

按:此案患者中州阳气不固,肝胆木火变风,虚阳上越而见诸证。药以人参大补元气,以助中州固护;茯苓、真半曲健脾利湿降逆;新会皮理气健脾,合用以助中州枢机得利;刺蒺藜、木瓜辛泄酸收,以助柔肝息风。

(《中国乡村医药》,2018年第25卷第13期)

叶天士虫药搜络"飞者升,地行者降"治法探析

成都中医药大学　　陈　旭　贾　波

清代医家叶天士首提"久病入络"学说,因善知"虫蚁迅速飞走诸灵"之性,从而提出该类虫药"血中搜逐,攻通散结",可治络病。叶天士创卫气营血辨证,推崇药性气味升降,曰"凡虫蚁皆攻,无血者走气,有血者走血,飞者升,地行者降",强调必须悉知病性与药性,才能辨证与用药准确无误。同时临证善用虫药,在其《临证指南医案》痹证、头痛、心痛、疮疡、痘科、痉痉厥等病门

中所列用法均有体现。以下仅就其升、降、走气、走血等虫药配伍治法通过举案释法展开探讨。

一、飞者升

言及虫药升性者，如《内经》曰"辛甘发散为阳"，张元素曰"风性升"，所言药性意义相近。叶天士医案所用虫药中，药性辛散走窜者为升，走肺经阳脏者为升，善走头颅、上肢、上躯、肌表者为升，用药如蝉蜕、僵蚕、全蝎、蜈蚣等能通络祛风解痉者为升。叶天士认为，无血者走气，因气属无形者为阳，故清者走气亦多升。

络脉病见邪犯上焦、头面肌表等症，多见表证、外证、阳证；病因病机多以风邪主导，夹湿、夹寒、夹火、夹毒、夹瘀。因久病失治，正气不能驱邪外出，故而络脉留瘀，因此，常需配合扶正之品兼以急散之。叶天士常以虫药配伍补气、养血、散寒、清热、祛风、除湿、活血、宣滞等药物；法从高者越之、陷下者提之、寒者温之、热者清之、滞者行之，虚补实泻以达治疗目的。

1. 辛甘化风，升阳托毒，和营疏络　疮疡门，王案："脉来濡浮，久疮变幻未罢，是卫阳疏豁……初受客邪不解。混处气血，浸淫仅在阳分，肌腠之患，议升举一法。"制方：人参、黄芪、川芎、当归、防风、僵蚕、蝉蜕、炙甘草、生姜、大枣。方以僵蚕、蝉蜕祛风通络散邪，升而走表；防风以助祛风除湿；人参、炙甘草、黄芪、生姜补气升阳托毒；当归、川芎、大枣和营祛风，血行风灭。叶天士提出"天虫乃疏表风药"，此案以风热乘袭肌表、气血郁遏为标，正气不能托毒外达为本，故僵蚕、蝉蜕轻清宣浮，偏于走肌表，能祛风通络、解毒散邪，配甘温益气、养血活血之品，能升宣托毒、和营祛风。

2. 辛温散寒，宣阳通滞，活络止痛　头痛门，史案："久痛有高突之状。似属客邪蒙闭精华气血……气血瘀痹，其痛流连不息，法当宣通清阳。"制方：熟半夏、北细辛、炮川乌、炙全蝎、姜汁。方以全蝎辛温走窜，善搜风攻络止痛；半夏辛开能散结化痰；细辛辛温能散寒通窍化饮；川乌辛温能温经散寒除湿；姜汁辛温能助阳走散化饮。上四味主开散凝滞于经络之中的寒湿痰浊邪气。此案中寒湿痰瘀，凝滞清窍脉络，病在气分，故以全蝎善攻窜经络、祛风痰、能走头面为用，配辛温散寒通滞之品，以达到散寒宣阳通络的目的。

3. 辛凉疏风,苦寒燥湿,降浊通络 疮疡门,邹案:"痰因于湿,久而变热,壅于经隧,变现疮疾疥癣,已酿风湿之毒……搜逐难驱,四肢为甚,姑从阳明升降法。"制方:连翘、赤芍、僵蚕、白鲜皮、防风、升麻、滑石、酒浸大黄。方以僵蚕清热通络、疏风化痰,行于皮表;配白鲜皮、防风祛风除湿;连翘清热解毒疗疮;赤芍、酒大黄清热凉血活血;升麻、滑石、酒大黄清热解毒,升清降浊。案中阳明湿热夹毒遏于肌肤,故用僵蚕疏通肌表气血郁热,兼能解毒祛风,配伍清热活血、除湿降浊,以达到通络的目的。

4. 辛温甘淡,化痰息风,通络止痉 痫痉厥门,唐案:"面青脉濡,神呆……痫证,四肢皆震,口吐涎沫,此阴风已入脾络矣。"制方:人参、白术、蜈蚣、全蝎、姜汁炒南星、姜汁炒白附。方中蜈蚣、全蝎息风通络止痉,善行走窜,上行脑窍;姜南星、姜白附化痰止痉;人参、白术健脾益气,安中焦以防痰浊又生。痫病本风阳痰浊,流窜经络,阳盛风动,浊邪蒙神窍而发。方以蜈蚣、全蝎相须为伍,意在息风止痉,升行上巅顶以通脑络,配伍健脾化痰之品是标本并治之法。

二、地行者降

虫药降性者,如《内经》曰"咸味涌泄为阴",又如张元素曰"寒沉藏",其意义相仿。叶天士所用虫药中,药性咸寒沉者多降,走肾经阴脏者为降,走下肢、下躯、胸腹部、里者为降,如䗪虫、地龙、蜣螂等多能破血逐瘀、削坚散结为降。叶天士认为,有血者走血,因血属有形者为阴,故浊者走血多降。

络脉病见邪滞下焦或胸腹、下肢等症,多见里证、阴证;病因病机多由寒湿为主导,常夹瘀、夹痰、夹水、夹滞,以本虚标实为多。正气羸弱、邪气盘踞,久病络瘀。针对其虚实夹杂的病机特点,叶天士提出"宿邪宜缓攻",多以丸散制剂,药常配伍软坚、散结、辛通、散寒、活血、祛风、除湿、化痰、补益气血等品;法从结者散之、坚者削之、其下者引而竭之、寒者温之、劳者温之、滞者行之,虚补实泻等攻补兼施,以达到祛瘀生新的目的,如鳖甲煎丸、抵当丸等。

1. 咸寒削坚,辛润活血,通络散结 胃脘痛门,秦案:"久有胃痛,更加劳力，致络中血瘀，经气逆，其患总在络脉中痹窒耳，医药或攻里。"制方：蜣螂虫、䗪虫、五灵脂、桃仁、川桂枝尖、蜀漆、韭根汁泛丸。方以蜣螂、䗪虫为伍，咸寒软坚，破血逐瘀，通络止痛；五灵脂、桃仁气辛质润，活血定痛；蜀漆、薤白汁辛温通阳，祛痰散结；桂枝辛温通络，降逆平冲以通经气，降逆气。案中久病胃痛，胃络凝瘀，痛有定处是血块结聚之象，且胃腑喜润恶燥不可滥用辛燥，故以蜣螂、䗪虫咸寒为伍能破血消癥，配伍辛润活血是治法之要。

2. 咸寒削坚，辛香理气，活血通络 积聚门，王案："初病胀痛无形，久则形坚似梗，是初为气结在经，久则血伤入络……理气逐血……走者降血无凝着……气可宣通，攻积除坚。"制方：蜣螂虫、䗪虫、当归须、桃仁、川郁金、川芎、生香附、煨木香、生牡蛎、夏枯草，大酒曲末糊丸，酒送。方中蜣螂、䗪虫破血逐瘀，善走降入血能化积块；桃仁、当归辛润活血，川芎、郁金、香附、木香辛香通络，辛开散结；牡蛎、夏枯草软坚散结，更有酒助宣行气血。本案久病入络，瘀血凝着为积，故以蜣螂、䗪虫走血破血、攻积除坚，配伍大量辛香、辛润之品气行则血行、宣通除滞以增通络之功。

3. 咸味走降，辛温通络，活血祛风 腰腿足痛门，朱案："痛着右腿身前，肌肉不肿，必在筋骨，且入夜分势笃，邪留于阴，间有偏坠，治从肝经。"制方：杜仲、当归须、穿山甲、小茴香、北细辛、干地龙。方以地龙、穿山甲药性咸寒，活血攻风通络，善于下行；小茴香、细辛辛温散寒除湿，理气宣滞；当归、杜仲温阳行血，宣中有补。本案寒湿侵犯肝经，沉着下肢，致脉络阻痹不通。故地龙、穿山甲善下行者，能搜风通络、行下半身经血，配伍大量辛温活血之品，共奏温阳通络之功。

4. 择时用药，朝补络、夜攻络 痹门，沈案："用养肝血息风方，右指仍麻，行走则屈伸不舒……去辛用咸……疟邪未尽，致脉络留滞，兼以通逐缓攻亦妙。"制方：熟地黄、龟甲胶、阿胶、秋石、天冬、麦冬、五味、茯神，蜜丸晨服；桃仁、穿山甲、干地龙、川芎、当归、牡丹皮、红花、沙苑，香附汁丸夜服。本案因"肝阴虚疟邪入血络"，更忌用辛温，恐助热生风，故说前法"杞归辛温不效，去辛用咸"。又因脉中少血最忌动血伤血，故先施补血行血、后行通络活血。同时还因白昼属"天之阳"，气血外达归走阳脏，正气起能抗邪，且阳盛能生血运血，故日间以厚味质重之品填精养血，以实脉络、助正御邪；夜晚属"天之阴"，气血内敛归走阴脏，阳消阴盛，邪滞脉络阻碍经血运行，故此时以咸寒辛润之品，以达活血通络、祛瘀生新之目的。案中忌辛散耗气，继而选地龙、穿山甲皆咸寒走血之品，善走里走阴脏入肝，能活血搜风通络。

三、辛咸并进，升降相因，攻散通络

痹门，鲍案："风湿客邪，留于经络，上下四肢流走而痛……古称周痹。"制方：蜣螂虫、全蝎、地龙、穿山甲、露蜂房、川乌、麝香、乳香制末，以无灰酒煮黑大豆汁泛丸。方以全蝎味辛、露蜂房甘平，宣散通络、攻毒散结、搜风活血行于上身；蜣螂、穿山甲、地龙咸沉破血、活血搜风攻络行于下身；川乌、麝香、乳香辛温散寒、行气走窜，使气行血行；大豆汁甘润缓急、调和药性而作丸衣。大队宣行气血，行窜全身，因体虚不耐攻伐，故以丸剂缓攻为用。本案称"周痹"，是风、寒、湿杂合而至，风为阳邪，寒湿为阴邪，导致上下身气血痹阻，久病络瘀。案中选全蝎、露蜂房、蜣螂虫、地龙、穿山甲攻通四肢上下一身之气血，攻散留阻于络脉的邪气。

四、小　结

叶天士《临证指南医案》中运用虫药的案例虽占不到一成，但其首创"络脉病说"，所提出的"虫药搜络"之法很有特色。在临证中，叶天士善施虫药，章法有度，配伍严谨。叶天士强调虫药具有"飞升走降"之性，其不单是以象比类、化物圆物的笼统说法，更反映出其对药性、病位、病机、治法的高度认识与总结。

因当今临床诊疗常有络脉病患者，其病机病候较为棘手，本文求古鉴今，通过探究叶天士医案，将其治法展开细论，以升降统纲、以性味释义、以方释法，从而执繁化简，以兹拓宽思路，提高疗效。

叶天士辨治郁证研究

沈阳市安宁医院　　陈之杨

叶天士少承家学,精于内、外、妇、儿诸科,对针灸、推拿、祝由亦有涉猎。令人遗憾的是,他一生忙于诊务,无暇著述,现存除《温热论》为短篇医论之外,仅有《临证指南医案》《未刻本叶氏医案》等医案合集,及先生自选前人名医的医论合集若干。虽然留存下来的资料稍欠完备、不够系统,但其中仍然可以一窥叶天士一代名医的风采。

笔者素喜叶天士的理法方药,时时捧读,现谨将叶天士辨治郁证的思想及方药整理并发挥,与诸君分享。

一、辨治思想脉络

1. 叶天士所理解的郁证　叶天士并未留下自身关于郁证的成篇论述,但是在他手选的医论集《叶选医衡》当中,选取了一篇作者为沈明生的《五郁六郁解》,可以认为叶天士是赞同前贤的相关论点的。这篇文章中,开篇"夫郁者,闭结凝滞瘀蓄抑遏之总名"即一语道破,叶天士所定义的郁证是广义郁证,即一种凝滞闭塞的病机。这种广义郁证,包括单纯的躯体疾病,也包括情志相关的变证。这和《医经溯洄集·五郁论》中的"郁者,滞而不通之意。或因所乘而为郁,或不因所乘而本气自郁,皆郁也。至于七情,除喜则气舒畅外,其忧思悲怒,皆能令人郁结"一说可以相互参照理解。由此推论,伤寒可以有郁证,温病可以有郁证,暑湿可以有郁证,各脏均能有郁证,忧思悲怒等情志不畅一样可以有郁证。在古代朴素的唯物辩证观里,情志相关的郁证被打散归入五脏辨证,属于五郁之中,故该篇文章仍以"五郁""六郁"作为提纲论述。这里的五郁出自《内经》的"六元正纪大论"一篇,指木、火、土、金、水。六郁出自《丹溪心法》,指气、血、湿、火、痰、食。在治则方面,五郁继承了"六元正纪大论"中的"木郁达之,火郁发之,土郁夺之,金郁泄之,水郁折之",六郁则以越鞠丸等方为基本方个体化辨证施治。

2. 现代中医所理解的郁证　据目前《中医内科学》官方定义,郁证是由于情志不舒、气机郁滞所致，以心情抑郁、情绪不宁，胸部满闷、胸胁胀痛，或易怒易哭，或咽中如有异物梗塞等为主要表现的一类病证。这个定义我们可以称之为狭义定义，严格来讲相当于重新划分了一个新的名叫"郁证"的病种，和古时的郁证区别很大。从与古代病名的对应关系来看，狭义定义包括了一部分广义郁证、古籍中的部分脏躁病、大部分梅核气病、部分较轻的癫病。

3. 西医的相关病名　西医定义中与之类似的疾病，一般认为包括抑郁症/抑郁障碍（双相情感障碍也在内）和焦虑症/焦虑障碍，病情轻重不等，从医学范畴内的精神疾病到心理学范畴内的神经症、心理问题都笼括在内。这一范畴相对中医而言，是非常局限的，比现代中医所划的郁证范围还要小很多。

4. 笔者关于定义的发挥

（1）定义的图形关系　见图1和图2。

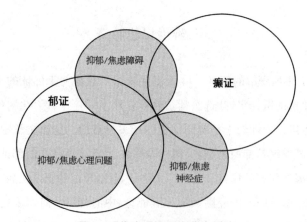

图1　现代中医和西医病名对应

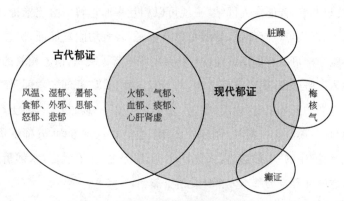

图2　古代中西和现代中医病名对应

（2）关于五运六气对郁证的影响：值得注意的是，叶天士在病案相关的论述中，非常重视五运六气的相关理论。在载于《内经》的五运六气理论中，每一甲子有 60 年，每年有六气运行，如 2017 年为丁酉年，则是阳明燥金在天，中为少角木运不及，少阴君火在泉。那么我们可以得知，2017 年的初气、二气受燥金影响，导致人体木郁；三气、四气木旺，导致土郁；五气、六气君火主事，导致金郁。也就是说，每年受气候运行关系，人群会对应出现相关的脏腑气机运行问题，这一影响是中国国境之内（即古九州）均有的，属于群体性病机。而同时，由于秋收冬藏的季节特性，抑郁相关的疾病在秋冬季，即每年的下半段会有加重的表现，也是不难理解的。叶天士在多则病案里即有记载当年的五运六气导致了患者出现了何种郁证，尤其重视气候在泉为何的这一点，非常值得我们重视。

（3）躯体疾病和情志的相互关系：《景岳全书·郁证》云"凡五气之郁则诸病皆有，此因病而郁也。至若情志之郁，则总由乎心，此因郁而病也"。就临床而言，常见西医明确诊断为抑郁/焦虑症的患者，伴有各种躯体症状的表现；而重病、久病的患者，也常有一定的抑郁/焦虑情绪。此两者相互影响，即《慎斋遗书》所言："病于神者，不能无害乎形；病于形者，不能无害乎神。"对于以情志疾病为主诉的患者，不应忽略其躯体诱因；对于以躯体症状为主诉的患者，更应关切其心理健康。中医的优势在于，部分西医通过现代高科技手段无法准确诊断的功能性疾病，多有情志致病因素，我们可以根据患者主诉及脉象舌象的变化，予以准确的中医病机诊断并给予治疗。例如"思则气结"，患者久受思虑之苦，有胃胀、胸闷等见证，可见面色滞着、苔白脉弦，而心电图、心脏彩超、胃镜等一系列检查并没有发现异常。这时，我们通过中医的辨证论治，可以明确诊断为由情志因素所引发的躯体症状，辨证为气滞相关，选用逍遥散、越鞠丸一类的方剂治疗，并根据思与脾相关这一治则加入调治脾经的药物，即可得到很好的疗效。在此基础上，对这些临床以躯体症状为主的患者，结合心理治疗施治，则效果更为理想。

二、病案统计分类

1.《临证指南医案》中各郁证统计　笔者共收录《临证指南医案》中医案 244 则，标准如下：① 医案中明确出现"郁"字。② "郁"字具体指代患者病情病机,而非引用医典和展开讨论。出现如"郁冒"病名,为另一疾病,未予收录。③ 部分病情较复杂可能有异议的,结合笔者理解收录。如《临证指南医案·目门》中江氏医案,描述为"脉数右大,郁久热生,目障心痛",虽然有"热"字样,但此热为郁所化热,导致郁的病因不明,所以,该则收入原因不明类。又如《临证指南医案·痹门》中某氏病案,描述为"病后过食肥腻,气滞热郁,口腻黏涎,指节常有痹痛",虽然有"气""热"字样,但阅读理解可知此病由食积而起,阻气化热,所以把该则收入食郁类。余例仿此。各郁证医案统计结果见表2、表3所示。

表 2　《临证指南医案》郁证分类表

大　类	小　类	数　目	总　计	百分比(%)
	木	22		
	火(相火)	17		
五郁	土	4	50	20.4
	金	2		
	水(寒)	5		
	气	31		
	血	20		
躯体　六郁	湿	26	120	49.1
	痰	5		
	食(酒)	8		
	热	30		
	风温	12		
外邪	暑	7	26	10.7
	邪	7		
	悲(忧)	14		
情志	思	19	74	30.3
	怒	19		
	情志	22		
成因不详		16	16	6.6

表 3 《临证指南医案》郁证相兼情况表

大　类	小　类	数　目	合　计
躯体＋躯体	木土兼见	3	29
	木火兼见	2	
	气血兼见	11	
	湿热兼见	5	
	痰气兼见	1	
	气热兼见	5	
	寒湿兼见	2	
情志＋情志	忧思兼见	2	4
	忧怒兼见	1	
	思怒兼见	1	
	怒湿兼见	1	
躯体＋情志	肝脾气血情兼见	1	3
	肝脾气血怒兼见	1	

2.《临证指南医案》表格相关说明及讨论

（1）关于五郁：《内经》所言五郁为木、火、土、金、水五郁，一般认为是指对应肝、心、脾、肺、肾五脏。但笔者在病案收集整理时发现，心和肾两脏郁证在两辑病案里均未见记载。这时笔者有所领悟，结合《内经》所言，心在志为喜，肾在志为恐，此两志一过极为涣散，一过极为混乱，两者皆难有郁。那火郁和水郁又对应什么呢？

首先讨论火郁。心为君火，君火无邪，那相火呢？笔者由此查阅手少阳三焦和足少阳胆经的相火郁证，结果所见病案颇多，仅次于肝木所郁，故笔者以相火郁证作为火郁代表纳入讨论。

水郁除有认为对应肾的论点外，还有认为是对应水饮的。笔者采纳了后者的观点，并把寒郁也归入此范畴内——寒在五气内本就对应于水，而且就《内经》"水郁折之"的观点来看，寒郁的治则也是符合的。

（2）关于六郁：六郁中的热郁与前火郁不同，单纯指热这一病机所引起的郁证。六郁中以气郁、热郁数量最多，应与诸郁多碍气，碍气多化火有关，不排除有其他未记载的病机因素作用（不过这一统计误差几乎是不可避免的）。偶见因酒致郁，归入食郁门。

（3）关于情志致郁：《景岳全书·郁证》中对于情志致郁的分类是"一曰怒郁，二曰思郁，三曰忧郁"，就所见叶氏病案所提及的具体情志，完全符合这一分类范畴。有见志为悲的，因悲、忧两种情志在《内经》中均归于肺，故合并统计。其他只言情志所致，未明言具体种类的，统一归入情志类。

（4）关于兼见：纵观兼见统计情况，除怒湿兼见一则外，均为关联因素。其中尤以气血兼见为多，因气郁则血瘀，血郁则气滞，两者关系极为紧密之故。

（5）讨论：就大类而言，可以发现所占比例最高的为六郁一类，占总数的49.1%，这证明了影响辨证施治的首要因素为病理因素。情志因素在此之后以30.3%列第二位，可证情志因素和广义郁证之间的联系较目前普遍观点所认为的更为紧密，其对郁证的形成有决定性影响，更是情志因素可引发躯体病变的有力佐证。三种致郁情志数量大体相当，相兼情况亦是相差不多，说明在怒、忧、思均可致郁的基础上，发病率也很接近，这对目前西医诊断中的抑郁症病因分类也是有益的指导。五郁见证总数占20.4%，以木火为主，土金水较少。首先，我们不应无视木火之郁发病率远高于另外三者的事实，因肝胆这一对脏腑，本来就有升降全身气机的作用，一者人身有郁，肝胆首当其冲，两者气机升降阻隔引起的症状，非常贴合广义郁证的病机。反观土郁，于疾病归类多体现为痞满、腹泻或便秘、腹痛甚至噎膈，仅用"郁"来描述定义的只是少数病例。金郁引发的咳嗽、哮喘、肺胀及水郁引发的水饮、癃闭、关格等大体类此。此外，兼见中的肝脾气血情志兼见和肝脾气血怒兼见两例是叶天士描述非常具体的两个病案，病机多，构成复杂，但内里逻辑清楚，归类有条理，将不同病机混杂出现、先后顺序不明的病案分析得很透彻，可以作为后学典范。

3.《未刻本叶氏医案》中各郁证统计　《未刻本叶氏医案》为叶天士门人所传，记录人似为叶天士本人，但此书相对《临证指南医案》有诸多不足：记录病症、方剂均非常简略；所记病例集中于夏秋之际，时气病多，应为同一年的病案；抄录讹误甚多，且为原本直接刊印，未经整理注解等。但这些瑕疵不能泯灭本书的研究价值，就笔者所集录相关郁证病案来看，诊治思路和《临证指南医案》一脉相承,颇有呼应之处。笔者共收录《未刻本叶氏医案》84 则,标准与前大致相同。医案统计结果见表 4 和表 5 所示。

4.《未刻本叶氏医案》表格相关说明及讨论 因该书成于某年的夏秋之际,故病案集中暑邪致郁,湿邪致郁,湿热兼见的比例明显增高。同时,由于记载简练,对发病过程描述欠详,引发疾病的情志因素多半略去,导致情志相关的郁证比例减少。

5. 两书综合讨论及检验 两本著作的原因不详类郁证分别占总数的 6.6% 和 7.1%,则以上结果基本可信,可以体现叶天士所处医案的郁证病因分布。然后以大类为分组,对两本著作的病机大类分布进行秩和检验,得到 $Z=-1.809$, $P=0.07$,两组之间的病机分布无明显差异,即叶天士的精选医案集《临证指南医案》和阶段性全选医案集《未刻本叶氏医案》两书的郁证病机分布大体相同,这无疑可以体现叶天士诊治过程的严谨统一性,证明两书有着紧密的内在联系,对相关的医学文献研究有着重要的意义。

表 4 《未刻本叶氏医案》郁证分类表

大 类	小 类	数 目	总 计	百分比(%)
躯体	五郁 木	12	19	22.6
	火(相火)	2		
	土	0		
	金	3		
	水(寒)	2		
	六郁 气	12	42	50.0
	血	2		
	湿	15		
	痰	2		
	食(酒)	0		
	热	11		
	外邪 风温	6	20	23.8
	暑	11		
	邪	3		

续　表

大　类	小　类	数　目	总　计	百分比（%）
情志	悲（忧）	1	5	5.9
	思	1		
	怒	1		
	情志	2		
成因不详			6	6	7.1

表 5　《未刻本叶氏医案》郁证相兼情况表

大　类	小　类	数　目	合　计
躯体＋躯体	木火兼见	2	9
	气血兼见	2	
	湿热兼见	4	
	气热兼见	1	

三、情志因素相关郁证的选方用药研究

以躯体症状为主要表现的郁证辨证论治，可以查阅现行诊疗标准各病种相关证型，本文不再赘述。而以情志病因相关的治疗，目前教材仍处于空白阶段，故笔者尝试予以补充说明。以下涉及方药，均出自两书的情志大类中，共 75 则。

1. 立足本病，辨证施治　叶天士在郁证相关疾病的治疗方面，均以所见疾病主病主症为主。如心阳不振的不寐病，选用妙香散；营卫不和的咳血病，选用清营汤；瘀血为主的肛瘘病，选用旋覆花汤等。在已经明确了解疾病发生有情志因素参与的情形下，叶天士没有盲目使用首乌藤、合欢皮乃至柴胡、香附一类药物，而是根据目前的疾病辨证选药用方，可谓得到了辨证论治的精髓。如果讨论时割离患者的躯体本病，只单纯研究情志用方，那么显而易见无法得到正确的结论。目前，由于躯体疾病引发抑郁症的患者非常多见，这一类患者偶尔会以抑郁相关为主诉就诊，我们在诊治患者时更应关切其躯

体本病,究竟为何病,为何证,应当如何论治,而非用一张柴胡疏肝散或是越鞠丸之类的方子包打天下,这才是正确的诊治态度。

2. 善补对应脏腑之阴　叶天士受朱丹溪的理法方药影响很深,喜用滋阴,善用滋阴,在郁证治疗中亦多见使用。笔者认为,滋阴对于情志相关的郁证是极其重要的治疗手段,刘完素有言"五志过极,皆能化火",无论喜怒忧思悲恐,过度之后必有化火转归,火证焉有不伤阴者?叶天士于朱姓医案中写明:"《内经》以五志过极皆火,但非六气外来,芩连之属不能制伏。"外邪所致火疾,宜用黄芩、黄连苦寒直折;而情志自生之火,当用润济有情之品。滋阴药物种类众多,叶天士在具体应用中,更是依据患者的所患情志种类不同,以对应脏气选择用药:如悲忧所致,可选桑叶、沙参、天冬等肺经药;愁思所致,可选大枣、石膏、麦冬等脾胃药;忿怒所致,可选山栀、丹皮、白芍等肝经药。而当疾病进一步发展之后,会波及肾阴,病案中即选取熟地、山茱萸、五味子、川斛、牛膝等品以为滋补。情志医案共75则,其中重用滋阴法的有22则,占总数的29.3%。反观当前郁证相关的临床文献,极少有研究滋阴一法的,希望各位专家可以对阴虚这一病机在郁证中发挥的作用给予更多重视。

3. 宁心为主,概治五志　《灵枢·口问》云:"心者,五脏六腑之主也……故悲哀愁忧则心动,心动则五脏六腑皆摇。"《类经》进一步阐述了这个观点:"忧动于心则肺应,思动于心则脾应,怒动于心则肝应,恐动于心则肾应,此所以五志随心所使也。"凡五志所生,皆出于心,心静不妄动则五志虚扰不生,避免疾病的形成。同样的,从反方向入手,以宁心为治则治疗五志疾病,也是有意义且效果明显的。经过对所有情志相关医案的统计之后,出现频率最高的药物是茯苓/茯神这一药物,共出现48次,占所有病种医案的64%,频率排第二的陈皮仅出现20次。除辛开苦降类方、部分滋阴类方及个别特殊病种选方之外,几乎所有方剂都有茯苓/茯神,是为叶天士论治郁证的明显共性之一,而该味药物最显著的功效即为宁心安神。

4. 辛开苦降,通畅气机　在《临证指南医案·郁门》的卷尾语中,主编华岫云如此写道:"先生用药大旨每以苦辛凉润宣通,不投燥热敛涩呆补,此其治疗之大法也。"辛开苦降作为叶天士的代表治法之一,多用于中焦肝胃诸证。在情志相关郁证的治疗中,采用辛开苦降法的共有16则,占总数的21.3%。选药以半夏、黄连、姜汁的铁三角为主,随证各有加减,如肝木侮土加川楝子、吴茱萸，胃气不运加杏仁、陈皮，肝火犯胃加竹茹、栀子等。

5. 重视应用心理治疗　叶天士并不是古代医家里对心理治疗首开先河之人，但他对心理治疗的重视程度在医家中可谓名列前茅。在情志相关郁证医案中，我们常常见到如下陈述"当怡情善调""若不情怀开爽，服药无益""开怀安养为宜，勿徒恃药"……品其大意，心理治疗不仅是药物治疗的补充，更是可占据主导地位或者作为决定性因素的重要治疗手段。如在《临证指南医案·调经门》中的顾氏以悲忧致病医案中，即参照了《素问·阴阳应象大论》中的"西方生燥，在志为忧，忧伤肺，喜胜忧"一则，运用五志相胜，以怡悦法治之。

四、结　语

叶天士在立足广义郁证的基础上，将病因病机与见症紧密结合，详述理法方药，为后学之圭臬。其在论治情志相关郁证中运用的滋阴法和辛开苦降法，也可以弥补当前文献研究的不足。综上，笔者的研究仅是抛砖引玉，临床验证和进一步发挥等静待诸君。

疾病诊治应用

临床中证候与疾病是相互包含的共同体。证候是疾病本质的反映，常由一种或多种病机要素构成；疾病（病名）是从总的方面反映人体功能或病理状态的诊断学概念（也可表述成一种症状群），在其演化发展的过程中会表现为一种或若干种相应的证候。辨证与辨病同为中医诊治疾病的手段，两者相互结合方能正确地认识疾病的本质内涵，进行有的放矢的治疗。如果说本书"临床证治探讨"章节偏重于疾病证候的证治内容，而"疾病诊治应用"章节则主要概述叶氏对各种疾病（病名）的诊治医案以及方药应用的总结，阐述叶氏具体的疾病诊治方案规律。

虽然中医学的疾病名称尚有一部分没有完全同临床症状分离开来，在症状与病名之间有较多的交叉或重叠，但以症状作为病名诊断，基本抓住了疾病的主要表现，亦能体现疾病的整体状态。例如中医"胁痛"一病，就是以胁肋部疼痛为主要症状表现的临床常见疾病，其痛或发于一侧，或同时发于两胁，相当于现代医学的肝胆系统疾病。《临证指南医案》中胁痛一病共有23案，病机转化较为复杂，既可由实转虚，又可由虚转实，而成虚实并见之证；既可气滞及血，又可血瘀阻气，以致气血同病。归纳其要点：叶氏采取辨虚实、辨脏腑并结合络病理论，实者祛邪，虚者补虚通络；在肝者疏肝解郁、理气止痛；在胆者和解少阳，活血化瘀；在肝肾者滋阴补肾、柔肝止痛；在肝肺者疏肝解郁、止咳化痰；在肝胃者柔肝养胃、和营通络。"谨守病机，各司其属"，选方择药而治。

叶天士言"人身不过阴阳二气，偏则病，离则不治矣"，所谓"阴阳既造其偏以致病"，"攻病必藉药气之偏"，以偏治偏，选方择药当以补偏救弊、和协阴阳为原则。然每药皆有其四气五味，辨病须"究病之阴阳"，用药当"分药之气味"，叶氏认为"阳伤取药之气，阴伤取药之味"，所用药物贵生化克制之理，即实则攻病驱邪以泄其有余，虚则依于五行相生以补其不足，是为至理。

疾 病 诊 治

《临证指南医案》辨治胁痛医案浅析

成都中医药大学附属医院　　李　力
成都中医药大学　　　　王振兴　王一童　王　飞

　　《临证指南医案》是清代名医叶天士的临床实录,内容涵盖内、外、妇、儿各科,所载医案立法丝丝入扣,用药切中病机,是学界公认的能够反映叶天士学术思想和诊疗经验的著作,对临床诊疗有极高的参考价值。其中胁痛一节共23案,虽数量不多,但叶氏对胁痛的辨治不仅继承了前人的经验,还将辨治络病的方法应用其中,较为全面地展现了叶氏诊疗胁痛的思路和方法。《临证指南医案》所载胁痛,大致可分为气机郁滞、痰饮流注、肝络虚损、络脉瘀痹四大类,现据此分而述之。

一、气机郁滞,辛散解郁

　　《临证指南医案》中气机郁滞所致的胁痛,或因七情过极,郁滞气机;或因寒邪入络,凝滞气机。七情过极者,多因"劳怒"致伤肝气,气机郁滞引发胁痛。《灵枢·经脉》:"肝足厥阴之脉……属肝,络胆,上贯膈,布胁肋。"胁肋为肝脉循行之处,肝络不和可导致胁痛。《三因方》认为"神静则宁,情动则乱,故有喜、怒、忧、思、悲、恐、惊,七者不同,各随其本脏所生所伤而为病……虽七诊自殊,无逾于气。"《杂病源流犀烛》:"气郁,由大怒气逆,或谋虑不决,皆令肝火动甚,以致胠胁肋痛。"故肝者将军之官,喜条达而恶抑郁,其脉布于胁肋,故暴怒忧思等情志过极,皆可致肝气郁滞,引起胁痛。此类胁痛以"胁胀""左胁闪闪,腹中微满"等胀痛为主。叶氏依据《内经》"肝欲散,急食辛以散之",用辛散理肝法,选用橘叶、半夏、香附等药物为主,辛散怫郁之气机。若气郁胁痛而兼夹热邪者,多由"郁则气滞,气滞久则必化热",在辛散理肝的基础上酌加川连、夏枯草等寒凉之品清解郁热。

寒性凝滞，寒邪侵入胁肋络脉，导致"气乘填塞阻逆"，肝络气机郁滞发为胁痛。本证以"呕吐清涎，周身寒凛"等为特征。针对寒入络脉而致气滞这一病机，叶氏提出辛香温通法，选用荜茇、半夏、川楝、吴茱萸、高良姜、延胡索、蒲黄等药物，其中荜茇、半夏、吴茱萸、高良姜辛香走窜，入络散寒。又由于"络主血"，故寒入络脉者，叶氏更加入延胡索、蒲黄以理气活血，增强整体辛香散寒、通络脉之力，使郁滞的气机恢复通畅，通则不痛。

二、痰饮流注，温化痰饮

痰饮内生，流注于胁肋，阻滞胁肋气血运行，不通则痛。《金匮要略》中即已指出："饮后水流在胁下，咳唾引痛，谓之悬饮。"《医宗金鉴》将其阐释为"即今之胁下有水气，停饮胁痛病也"。后世医家对痰饮流注胁肋所致胁痛也多有论述，如《寿世保元》："或痰积流注于胁，与血相抟，皆能为痛。"叶氏在医案中将其病机描述为"痰饮搏击"，明确指出胁痛可因痰饮流注胁下导致。

叶氏治疗此类胁痛，选用二陈汤作为基础方，并加用白芥子、刺蒺藜、钩藤。对痰饮病的治则，《金匮要略》即指出"以温药和之"。元代名医朱丹溪以善治痰饮病著称，《丹溪心法》中指出二陈汤"一身之痰都治管"，并认为"痰在胁下，非白芥子不能达"。叶天士继承了这些经典论述，治疗痰饮流注所致的胁痛时，使用二陈汤温化痰饮，并加入专治胁下痰饮的白芥子，用药堪称精准。同时选用刺蒺藜、钩藤，两者均入肝经，功能疏肝平肝。痰饮流注虽是引发胁痛的主要原因，但胁痛病变脏腑总属于肝，痰饮停滞胁下，阻碍肝气疏泄。故在温化痰饮的基础方内加入疏肝理气之品，使得因痰饮而郁滞的气机流转通畅。

三、肝络虚损，通补理虚

肝络虚损可分为虚寒、虚热两端。胁痛属营络虚寒者，多因厥阴络脉失于阳气温煦，不荣而痛。临床见症往往有"食入则安""重按得热稍缓"以及"每痛发，必由下午黄昏，当阳气渐衰而来"等特征。针对肝络虚寒者，虽属虚损，但参、术等补方"未能治及络病"，故叶氏主张"温通营分"，用辛温通络法，以当归桂枝汤之属为主方，具体用药以当归、肉桂、炙甘草、干姜、大枣、茯苓为主，其中肉桂、干姜辛温，旨在温通扶阳，配以炙甘草、大枣、茯苓之甘味补虚，以达辛甘化阳之效。选用同样具有辛甘之味的当归，温润通络，寓通于补。如营络虚寒而气机凝滞较甚者，叶氏加用小茴香、丁香等辛温之品，增强辛温通络之力。

胁痛属营络虚热者，多由"久痛津液致伤""络虚则热"。临床见症多以"嗌干、舌燥、心悸""易饥""便燥""便难"乃至"液亏风动"等为特征。叶氏认为《内经》治疗肝病不越三法，即"辛散以理肝，酸泄以润肝，甘缓以益肝"，故针对胁痛属营络虚热者，应予甘缓理虚。又由于久病多兼血瘀，故叶天士提出了"大凡络虚，最宜通补"，用甘缓通补之法，以"炙甘草汤去姜、桂"为基础方，配伍活血化瘀之品，常用药有人参、生地、阿胶、麻子仁、柏子仁、麦冬、天冬、桃仁、丹皮、泽兰等。清代名医王子接认为"炙甘草汤，仲景治心悸，王焘治肺痿，孙思邈治虚劳，三者皆是津涸燥淫之证"，故叶氏选用炙甘草汤去除辛温的姜、桂，专用甘缓柔润之品益肝。此外，叶氏认为"大凡经主气，络主血，久病血瘀"，故每每从桃仁、牡丹皮、泽兰等活血化瘀药中选用一二，与甘缓柔润之品共成能补、能润、能通的甘缓通补之剂，使养阴而不腻滞，通利而不伤正。

四、络脉瘀痹，辛泄宣瘀

叶氏认为："所云初病在经，久痛入络，以经主气，络主血，则可知其治气治血之当然也，凡气既久阻，血亦应病，循行之脉络自痹。"故叶氏提出"久病血瘀"。胁痛日久者，往往由于邪气入络，致络脉瘀痹，不通则痛。其临床见症多以胁肋"难以舒转""板着""进食痛加"等为特征。

叶天士在应对病属络脉瘀痹胁痛者，主张"辛泄宣瘀"，以辛润通络法为主，根据瘀痹情况及兼夹症状配合辛散理气、咸寒散结。《金匮要略》中"肝着"之证，仲景主以旋覆花汤，借其宣散痹着之气血，叶氏辛润通络法即脱胎于此。同时，叶氏认为"肝为刚脏，必柔以济之，自臻效验""辛香刚燥，绝不可用"，故其以旋覆花汤为基础，加入桃仁、当归须、柏子仁等柔润活血之品，作为辛润通络的基础方。若患者"久病在络，气血皆窒"，则以辛味之品如小茴香、半夏、降香等配合桃仁、当归须柔润活血，以期辛泄郁滞之气，柔润入络化瘀。若瘀痹日久，胁痛而渐成痞积、肝着，则在辛润通络和辛散理气的基础上，更增入牡蛎，咸寒散结，以疏肝通络，散结消积。若"寒热不止"者，叶氏认为"病在少阳之络"，于柔润活血方中加入青蒿，以宣透少阳之邪。

五、结　语

《临证指南医案》中胁痛大致可分为气、虚、痰、瘀四大类，其属气机郁滞者，主以辛散理肝；痰饮流注者，主以温化痰饮；肝络虚损者，主以通补理虚；络脉瘀痹者，主以辛泄宣瘀。同时，辛味通络法贯穿始终，使理气活血而不伤正，甘缓补虚而不腻滞，成为叶氏辨治胁痛的特色。总之，这些辨治方法不仅吸取了前人的经验，还将络病学说运用于胁痛的证治，为后世医家临证治疗胁痛提供了新的思路和方法，有较大的借鉴价值。

（《江苏中医药》，2017 年第 49 卷第 3 期）

《临证指南医案》疮疡辨治特色浅析

天津中医药大学　　颉龙飞　徐竞一　付姝菲

疮疡是各种致病因素侵袭人体后引起的体表化脓性疾病的总称，包括急性和慢性两大类，中医内治以消、托、补为总则。本文通过对叶天士《临证指南医案·疮疡篇》中 44 则医案进行分析，探究叶氏对疮疡疾病的辨治思路，总结其用药特点，以便更好地应用于临床实践。

一、《临证指南医案·疮疡篇》用药规律分析

本文将《临证指南医案·疮疡篇》44 则医案用药进行频次统计，分析总结叶氏对疮疡的辨治用药特色，使用频次在 5 次以上的药味如表 6 所示。

表 6 《临证指南医案·疮疡篇》用药频次统计

药 物	频 次	药 物	频 次	药 物	频 次
丹皮	12	连翘	8	郁金	6
当归	11	金银花	8	白芍	6
甘草	11	生地	8	香附	6
人参	9	茯苓	8	犀角	5
夏枯草	9	栀子	7	陈皮	5

由药物使用频次分析可见,应用频次最高的为活血药:牡丹皮、当归。牡丹皮凉血活血能清瘀热,当归养血活血,性温可防气血凝滞,体现出叶氏治疗疮疡重视调畅血行;其次是甘草、人参,体现了叶氏在治疗疮疡疾患中重视养护胃气,扶助正气。除此之外,叶氏还善用夏枯草以散结开郁治瘰疬痰核;用连翘、金银花等疮家圣药,以清热解毒、消痈散结;生地、犀角(今用水牛角代替)等凉血;香附、陈皮等调理气机以助肿毒消散。针对不同类型的疮疡,叶氏具体辨治方法如下。

二、新发疮疡,重视病因,针对治疗

叶氏对于新发疮疡的治疗常从诱发原因入手,因风湿热等外因引起的以祛散外邪为主,因饮食等不内外因诱发者从阳明论治。

1. 因于外邪侵袭者,辛凉清解邪热为主　疮疡发于外者,多由外来邪毒侵袭,导致局部气血壅滞而发,叶氏对此以祛除邪热为主。本文摘取了《临证指南医案·疮疡篇》中的 3 则外邪侵袭所致疮疡案分析其用药特色,如表 7 所示。

表 7 《临证指南医案·疮疡篇》3 则由外邪侵袭所致疮疡案

患 者	原 文	用 药
金	头巅热疖,未能泄邪,此身热,皆成脓之象。辛凉兼理气血可愈	连翘、金银花、青菊叶、犀角、牡丹皮、玄参、生甘草
某	风热毒闭,项后肿	连翘、竹叶、牛蒡、滑石、芦根、马勃、薄荷叶、黑山栀、川贝母、生甘草

续　表

患　者	原　文	用　药
陈	脉左数实,血络有热。暑风湿气外加,遂发疹块,壅肿瘙痒,是属暑疡	连翘、金银花、滑石、杏仁、寒水石、晚蚕沙、黄柏、防己

表7中的3则医案均为外邪侵袭所致,观其处方用药,多以辛凉清解之品为主,如金银花、连翘等疮疡圣药,再结合其病情加减用药。如血分热甚者佐以犀角、玄参之属;项肿胀者佐以川贝母、马勃等清痰热消肿之品;兼湿者加用黄柏、防己等以祛湿。

2. 因于饮食不洁(节)者,法从阳明升降　叶氏认为饮食不洁(节)多导致阳明脉络聚留湿邪,久则生热,湿热壅阻于脉络会导致疮疡类疾病的发生,对此叶氏多从阳明论治,升降并用。故本文摘取了2则此类医案以分析其用药特色,见表8。

表8　《临证指南医案·疮疡篇》2则从阳明辨治疮疡案

患　者	原　文	用　药
吴	脉不浮大,非关外风……头面身半以上常有疮疱之形,此乃阳明脉络内留湿热,若非疠气吸入,定然食物中毒	连翘、酒煨大黄、赤芍、荆芥、犀角、片姜黄
邹	痰因于湿,久而变热,壅于经隧,变现疮疾疥癣,已酿风湿之毒,混在气血之中,邪正混处,搜逐难驱,四肢为甚。姑从阳明升降法	连翘、酒浸大黄、赤芍、防风、升麻、白僵蚕、白鲜皮、滑石

表8中两案均为新发疮疡,叶氏通过审其无外邪侵袭又头面四肢为重,且有湿邪浸淫之表现,判断其病机为阳明脉络留滞湿热。对此叶氏多从阳明升降法治疗:以连翘、酒制大黄、赤芍等清阳明气血分热毒,因其有湿热胶结的病机存在,故在清热之品中稍佐以荆芥、防风、白僵蚕等辛味药取其宣散之性以更好地散其壅热,亦可防止寒凉凝滞气机。

综上所述,叶氏对于新发疮疡的治疗,重在审查病因,给邪以出路。从外发者,宣清其外邪;从阳明而发者,清解阳明湿热。此外叶氏亦重视胃气对疾病的影响,在医案中亦多次强调清热不可妄用苦寒败坏胃气,如"第谷食尚未安适,犹是苦劣多进之故""清解苦寒,究竟斫伐生阳""服疡科寒凝之药,以致气冲作胀""疮疡服凉药,阳伤气阻,脘闷不运"。以防伤敌一千,自损八百,导致胃气已败,疮疡迁延不愈甚至产生变证,此亦叶氏用大黄酒制的原因之一。

三、血热久疮,凉血养血善用膏丸缓图其功

临床中不乏因血热导致久疮不愈的患者,《临证指南医案·疮疡篇》中载有3则血热久疮不愈的医案,如表9所示。

表9 《临证指南医案·疮疡篇》3则因血热导致久疮不愈案

患 者	原 文	用 药	剂 型
秦	久热疮痍五六年,环口燥裂,溺涩茎痛	鲜生地、熟何首乌、牡丹皮、丹参、茺蔚子、金银花、地丁、紫草	膏剂
张	初因呕吐是肝胃不和致病,然久病必入血络,热则久疮不愈矣。夫木火皆令燥液……	生何首乌、三角胡麻、冬桑叶、杏仁、郁金、佩兰叶、茯苓、薏苡仁	膏剂
杨	身瘦久疮,血分有热。精通之年,最宜安养。脉象非有病	细生地、生何首乌、三角胡麻、牡丹皮、地骨皮、金银花、生白芍、生甘草	蜜丸

表9中的3位患者均病久疮不愈,叶氏将其辨为血分有热,治疗以凉血养血为基本大法,结合兼证加减用药。其中叶氏善用生地、何首乌凉血养血,根据兼证或佐用三角胡麻(茺蔚子)、牡丹皮等以活血,或佐以茯苓、薏苡仁等以祛湿邪。除此之外,叶氏对于此类久疮患者,常采取膏剂或丸剂,王道缓图。

四、疮疡变证,着眼气(阳)血,随证施治

对于变证的治疗,仲圣在《伤寒论》中言"随证治之",疮疡疾患若由于机体环境发生不利变化,常易发生疡毒内陷或欲陷,或伤口久不愈合等变证,若

不及时辨证施治以纠正偏颇,常常预后不良,甚至危及生命。故本文选取叶氏治疗此类变证的医案,以分析叶氏对此的治疗观念,见表10。

表10 《临证指南医案·疮疡篇》3则疮疡变证医案

患 者	原 文	用 药
某	疮疡服凉药,阳伤气阻,脘闷不运,腹膨,最怕疡毒内闭,急宜通阳	厚朴、广陈皮、姜皮、茯苓皮、连皮、杏仁、桂枝木、泽泻、大腹皮
顾	脉微小,溃疡半月,余肿未消,脓水清稀……议甘温胃受,培植其本,冀陷者复振。余非疡医,按色脉以推其理耳	人参、甘草、白术、干姜、桂枝
某	脓血去多,痛犹未息,胃伤、不嗜谷、口无味。左关尺细弱无力,正虚之着。据理进药,仍宜补托	人参、熟地、玉竹、柏子仁、归身、丹参、茯神、枣仁、远志

表10中,某案,患者因过服寒凉导致中焦阳伤,不能外托疡毒而趋于内闭,症见脘闷腹膨,叶氏着眼于中焦气机,法用通阳,以恢复中阳旋转之机。而顾案较某案更甚,脉证合参,叶氏将其判断为阳弱疡毒内陷,故用加桂理中汤以振奋中阳,使陷者复。而某案因脓血过度消耗气血,根据色脉,顺其势而补其气血以托补。

总之,叶氏对于疮疡变证的治疗遵循"随证治之",尤重中焦阳气(胃气)的状态。陷者辛甘温以复其阳,阳足则能托毒外出;阳气不甚受伤而气机受阻者,以辛温通利之品宣通中焦气机;正虚气血损耗过多者,补气血为主。充分体现了中医辨证施治的魅力所在。

五、瘰疬痰核,视病情缓急调整药物比例

颈项、乳房部位为少阳经络循行所过,在此篇中叶氏指出"此经络气血皆薄",因此一有情怀失畅易于郁滞。叶氏对于颈项、乳房部位瘰疬、瘿、痰核等病,常从肝胆论治,将其辨为肝木气郁、痰瘀阻滞,用药亦不外疏肝解郁、消痰散结两大类。除此之外,叶氏对于该病的治疗还重视病情的缓急以决定处方中药物的比例,如表11所示。

表 11 　《临证指南医案·疮疡篇》2 则瘰疬痰核案

患　者	原　文	用　药
陈	躁急善怒，气火结瘿，烁筋为痛。热郁化风，气阻痹塞，则腹鸣脘胀。苟非开怀欢畅，不能向安	夏枯草、山栀、土贝母、瓜蒌皮、郁金、白芥子、海藻、昆布
沈	肝气郁遏，宿痞乳痈	夏枯草、黑山栀、川楝子、薄荷梗、牡丹皮、瓜蒌实、青橘叶、香附汁

分析表 11，我们可以看出，陈姓患者病情较急骤，"急则治其标"，处方以消痰散结清火之品为主，疏肝解郁之品为辅；沈姓患者病情较缓，"缓则治其本"，故处方以宣通肝经气血药物为主，而佐以一味瓜蒌实以祛痰。也反映出叶氏对此类病证的认识：急者以清除病理产物去其标为主（标祛仍需调畅情志以治本），缓者因患者不适感较轻，故以疏调肝经气血缓治为主，也为我们临床治疗乳腺疾患提供了进退之剂。

综上所述，叶氏虽非疡医，但通过对《临证指南医案·疮疡篇》中所载医案的分析，可以看出其对疮疡的治疗理念已较为系统完备，从新发疮疡的辛凉祛邪、升降阳明到疮疡变证的随证施治，血热久疮的养血凉血，再到瘰疬、痰核的疏肝解郁、消痰散结，丰富了疮疡的内治之法，体现了叶氏对疮疡疾病的辨治和用药特色，值得我们进一步学习。

（《江苏中医药》，2019 年第 51 卷第 1 期）

《临证指南医案》反酸辨治特色

天津中医药大学第一附属医院　　裴世其
天津中医药大学　　付姝菲

　　《临证指南医案》是记录清代著名医家叶天士临床经验的医案专著。叶天士，为温病四大家之一。他不仅擅长治疗温病，而且擅长治疗内伤杂病。《临证指南医案》惜墨如金却征引广博，寥寥数语即能形象生动地叙述证候，且用药精当，具有较高的临床指导价值，不仅展现了其在温热时证、各科杂病方面的诊疗经验，也充分反映了其融汇古今、独创新说的学术特点，对中医学的发展产生了较大的影响，是中医工作者进行教学、科研、临床诊疗必读的中医古籍之一。

反酸作为内科疾病常见的伴发症状之一，临床表现为酸性胃液反流至口腔或仅反入咽喉，自觉酸水上泛的一种症状，现代医学称之为胃食管反流，不仅影响患者生存质量，日久不治还可增加食管癌的发病概率。现代医学认为，反酸是人体抗反流机制减弱（如贲门部肌肉松弛）导致的酸性胃液上泛，治疗主要以抑制胃酸分泌为主，其中质子泵抑制剂是临床一线治疗药物，如雷贝拉唑、奥美拉唑等，但这类药物长期使用容易出现恶心、腹泻、胀气等多种不良反应，且病情容易反复。本文就《临证指南医案》中所有包含"反酸"症状的医案进行整理总结，旨在探究《临证指南医案》辨治反酸的特色，为临床治疗提供参考。

一、医案资料整理分析

以"酸"为检索词，于《临证指南医案》中检出120则条文，排除与反酸无关的内容，得到32则医案。本文对此32则医案进行整理分析，总结叶天士对于反酸的临证经验。

1.《临证指南医案》中包含反酸症状的医案于各篇章分布情况 将检索到的医案按其所在篇章分类，统计反酸症状在每个篇章出现的频次，观察这一症状在《临证指南医案》各篇章中的分布情况。《临证指南医案》中涉及反酸的32则医案分布于21篇中，其中反酸症状频次出现较高的篇章分别是呕吐、木乘土、泄泻、湿、痰饮、疟、疝；呕吐篇记载反酸医案最多，共5则；属中焦脾胃病证出现反酸症状的共有6个篇章（呕吐、木乘土、泄泻、胃脘痛、脾胃、噎膈反胃），包含13则医案，占比40.6%（13/32）。见表12。

表12 《临证指南医案》中包含反酸症状的医案于各篇章分布情况

篇 名	频 次	篇 名	频 次	篇 名	频 次
呕吐	5	咳嗽	1	暑	1
木乘土	3	吐血	1	痢	1

篇　名	频　次	篇　名	频　次	篇　名	频　次
泄泻	2	胃脘痛	1	痉厥	1
湿	2	脾胃	1	遗精	1
痰饮	2	噎膈反胃	1	疮疡	1
疟	2	肿胀	1	胎前	1
疝	2	胸痹	1	产后	1

2. 《临证指南医案》反酸病因病机分布情况　将此 32 则医案,按病因病机分类并统计其出现的频次,反酸的病因病机属虚实夹杂,与肝胃(脾)关系最为密切,以脾胃虚弱、肝胃不和为主,此外还受痰湿阻滞、有形邪气的影响。见表 13。

表 13　《临证指南医案》反酸病因病机分布情况

脾胃虚弱	频　次	肝胃不和	频　次	其　他	频　次
胃阳虚	12	肝郁犯胃	9	痰湿阻滞	3
胃阴虚	2	肝胃虚弱	2	有形邪气积滞	1
胃虚气逆	2	肝胃湿阻	1		

3. 《临证指南医案》治疗反酸用药频次≥3 次的药物分析　统计此 32 则医案用药,频次≥3 次的共有 27 味。见表 14。

表 14　《临证指南医案》治疗反酸用药频次≥3 次的药物分析

药　物	频　次	药　物	频　次	药　物	频　次
茯苓	25	桂枝	7	麦冬	3
半夏	24	花椒	6	五味子	3
人参	19	乌梅	5	厚朴	3
陈皮	16	附子	5	益智仁	3
生姜	12	白芍	5	粳米	3
干姜	12	甘草	4	肉桂	3
黄连	9	当归	4	川楝子	3
枳实	8	吴茱萸	4	杏仁	3
白术	8	栀子	4	竹茹	3

从高频使用的药物来看，颇具"六君"加味之意。叶天士有言："胃虚益气而用人参，非半夏之辛、茯苓之淡，非通剂矣。"反酸以脾胃虚弱为基本病机，脾胃虚弱则不能运化水湿痰浊，故治疗上，在补益脾胃之气的同时，还应温化痰湿、行气降逆，方中人参、茯苓、白术、甘草健脾益气，以恢复中焦斡旋之功；半夏、陈皮燥湿化痰，以降逆行气止呕。另外，脾胃虚弱日久多见寒热错杂，用药也应寒温并用，故用以苦寒下气（黄连）、温中助阳（干姜、花椒）、酸柔敛阴（乌梅、白芍）之品；再者，根据兼证，又以养阴生津、降逆止呕、行气解郁之药相伍，审因论治。

二、辨治特点分析

《临证指南医案》对反酸的辨治可谓详尽，不仅记录了脾胃疾病常见反酸的治疗规律，还详细地记录了伴随其他疾病而发生反酸症状的治疗经过，对于全面具体地研究反酸的辨治规律有非常重要的意义。从《临证指南医案》所载病案分析来看，脾胃虚弱是反酸的根本原因，肝胃不和是反酸的常见原因。脾胃虚弱、脾失健运则中焦斡旋失司，气机不畅则变生痰湿，进一步阻碍气机升降。六腑以通为顺，以降为和，气机壅塞不降则胃气上逆，因而反酸，而在此基础上肝木乘土、有形邪气的阻滞也会导致脾胃气机升降失常造成反酸。叶天士认为，治疗反酸全在健运脾胃，调和肝胃，继而辨其病因之主次先后，随证治之。

1. 脾胃虚弱 脾胃虚弱属胃阴虚者则用生地、麦冬、桃仁、茯苓滋阴润燥；阴虚有热加桑叶、牡丹皮，叶天士言："桑叶轻清，清泄少阳之气热，丹皮苦辛，清泄肝胆之血热。"属胃阳虚者，轻则六君子汤加干姜，重则大建中汤加附子、吴茱萸温阳健脾。叶天士言："但中阳虚而肝木不甚亢者，专理胃阳。"临床中对于反酸的治疗，常有医者认为，实热多于虚寒，而叶天士则主张"不必因寒热而攻邪"，需透过现象看本质，"色脉合参"，方能辨证准确。另外，属胃虚气逆者偏于气虚则用六君子汤健运脾胃、益气化痰；偏于气逆则用旋覆代赭汤加茯苓、粳米健脾益气、降逆化痰。现代临床试验也证实，旋覆代赭汤治疗胃虚气逆之反酸效果显著。

2. 肝胃不和

（1）肝郁犯胃：肝郁犯胃者以六君子汤健脾益气化痰，轻则加白芍、乌梅，酸甘化阴以柔肝，重则加黄连、栀子苦寒降火以泻肝。叶天士言："治肝不应，当取阳明，盖阳明胃土，独当木火之侵侮，所以制其冲逆之威也。"可见，叶天士治疗肝郁犯脾胃时更侧重于健运脾胃、扶助正气。

（2）肝胃湿阻：肝胃湿阻者药用二陈汤加川楝子、小茴香、苍术、通草理气化痰、燥湿利水；属肝胃湿阻、寒热错杂者则取乌梅丸，药用乌梅、半夏、干姜、桂枝、吴茱萸、川花椒、川黄连、茯苓、白芍肝胃并重、寒热同调、温脾柔肝、祛邪扶正。

肝胃湿阻证属肝郁脾虚，脾胃阳虚则水谷不化，气滞湿阻，治疗当以健脾化湿、疏肝理气。若肝郁化火，横逆犯胃则致上热，土虚木乘则致下寒，即厥阴上热下寒之证，方取乌梅丸，效如桴鼓。现代临床研究也证实，乌梅丸治疗证属寒热错杂之难治性胃食管反流病疗效显著。

3. 其他

（1）痰湿阻滞：叶天士治疗痰湿阻滞者以小半夏加茯苓汤和胃降逆、化痰逐饮。小半夏汤出自《金匮要略》，其化痰降逆之力尤甚，用于治疗心下有支饮，而古籍中心下常代指胃脘，故后世多用小半夏汤治疗痰饮阻滞导致的呕吐、反酸等。

（2）有形邪气积滞：脾胃虚弱日久，水湿痰浊停聚胶凝，是谓有形邪气，治疗此证则须"通阳彻饮"，药用二陈汤加枳实、桂枝、干姜，通阳导滞，健脾化痰，"六腑以通为用，胃气以降为和"，治疗此类有形邪气阻滞的胃食管反流病须以通为主。

三、结　语

反酸的根本原因是脾胃虚弱，《景岳全书·明集·杂证谟·吞酸》云："人之饮食在胃，唯速化为贵，若胃中阳气不衰而健运如常，何酸之有？"可见，胃中阳气不足与反酸的发生密切相关。肝木乘土导致的反酸也多伴有脾胃虚弱，如《金匮要略·脏腑经络先后病脉证》云："见肝之病，知肝传脾，当先实脾。"《临证指南医案》曰："肝胃相对，一胜必一负。"痰湿和有形邪气阻滞引发反酸，《脾胃论·胃虚元气不足诸病所生论》有言："邪之大者，莫若中风，风者，百病之长，善行而数变，虽然，无虚邪，则风雨寒不能独伤人。"身为百病之长的风邪，若无正气虚弱的契机尚不可独伤人，而痰湿与有形邪气也必然是乘脾胃虚弱之机才可诱发反酸。此外，脾胃一旦虚弱，运化无权，后天失养，牵及其他脏腑，如《脾胃论·胃虚脏腑经络皆无所受气而俱病论》所言"胃气一虚，脾无所禀受，则四脏经络皆病"，更会加速疾病的进程。

反酸作为临床常见症状之一，不单纯见于脾胃疾病，诸多疾病均会影响脾胃功能，诱发反酸。如《临证指南医案·痉厥》云："王，肢厥，恶心，吞酸，胸满，大便不通有六日。川连、干姜、人参、枳实、陈皮、半夏、茯苓。"肢厥，病由中阳不足，水谷不能运化，渐变酸浊，而"脾以升为健，胃以降为和"，大便不通，胃气不降，因而上逆，恶心吞酸，药用半夏、茯苓、人参化痰健脾，枳实、陈皮行气导滞，川黄连、干姜寒热并用，开痞通阳。

反酸的辨治，有因热反酸、因寒反酸、寒热错杂反酸之说。历代医家对反酸的寒热归属各有主张，以为热者，禀《内经》病机十九条："诸呕吐酸，暴注下迫，皆属于热。"而以为寒者，如巢元方《诸病源候论》云："噫醋者，由上焦有停痰，脾胃有宿冷，故不能消谷，谷不消则胀满而气逆，所以好噫而吞酸，气息醋臭。"叶天士则秉承巢元方脾胃虚弱、痰湿阻滞而致反酸的观点，主以六君子汤健运脾胃、化痰行气；辅以白芍、乌梅柔肝解郁；黄连、栀子苦寒降火，皆临证有验。宋宁等通过采集 80 例难治性胃食管反流病病例，聚类分析得出胃食管反流病分为胃虚气逆证、肝胃郁热证、气郁痰阻证和瘀血阻络证，其中以胃虚气逆证为主，此研究与《临证指南医案》中反酸证的主要病机为脾胃虚弱互为佐证。现今社会亚健康人群和老年人群数量日益增长，饮食多油腻，工作压力大，运动量不足，患者脾胃虚弱者居多，而叶天士倡导的健运脾胃，调和肝胃之法在治疗反酸方面就具有重要的临床指导意义。

（《河南中医》，2019 年第 39 卷第 8 期）

《临证指南医案》汗证诊疗思路探析

江西中医药大学　　郭艳红
江西中医药大学附属医院　　陈宝国

　　汗出为临床常见的症状之一，汗液是由水谷精微所化生的津液，通过人体阳气的蒸发作用，从腠理毛窍排泄而出所成，《素问·评热病论》曰："人所以汗出者，皆生于谷，谷生于精。"吴鞠通也指出："汗也者，合阳气阴精蒸化而出者也。"正常人在外界温度升高、精神紧张、食用辛辣食物或运动后出汗属于正常生理现象，临床汗证则表现为全身或局部异常出汗。叶氏治疗的汗证医案很多，散见于中风、汗、疟、木乘土、产后等篇章中，现基于《临证指南医案》中汗证病案的分析，探析叶天士辨治汗证的思路。

一、汗证病因病机

关于汗出的机制，最早可见于《素问·阴阳别论》之"阳加于阴谓之汗"。其含义主要有两个方面：一是汗为阴液，靠阳气的蒸腾与宣发，阳加于阴则汗出；二是脉来为阳，脉去为阴，阳加于阴即来者盛，去者衰，指脉象与汗出的关系。叶天士在《临证指南医案·汗》中也指出："《经》云阳之汗以天地之雨名之，又云阳加于阴谓之汗。由是推之，是阳热加于阴，津散于外而为汗也。"故阴阳失调是汗出的根本原因，阴阳的失调包括脏腑、经络、气血等相互关系的失调，以及表里出入、上下升降等气机运动的失常。比如肺气不足、脾胃虚弱、下焦阳虚都可致卫气不足，使营卫不和而自汗；肝木犯胃，肝阳上亢，胃阳损伤，致津液随阳气外泄为汗；久病损伤络脉，络脉不通，阴阳不和而汗出；久病重病或失血后气血虚损，营卫兼虚则可见汗出伴身痛；阴虚内热或邪热内蕴可迫津外泄为汗；素体阳虚或阳气不藏，不能卫外，使津液失于固护而汗出等。总之，汗出不离阴阳失调，且以虚证为多，叶氏辨治汗证不拘于常规的固表止汗，而是以补为主，以和为用，并且重视患者自身体质与外界气候的影响。

二、汗证治法方药

1. 补气固表法　中风门周某案："大寒土旺节候，中年劳倦，阳气不藏，内风动越，令人麻痹，肉瞤心悸，汗泄烦躁。乃里虚欲暴中之象，议用封固护阳为主，无暇论及痰饮他歧。人参，黄芪，附子，熟术。"

按：案中为阳虚表疏，叶氏治以封固护阳，固表止汗。药用人参味甘性温，元素言其"气味俱薄，浮而升，阳中之阳也"，时珍言其"治男妇一切虚证，发热自汗，劳倦内伤，中风中暑"。阳气不藏，肺卫不固，用人参一味甘温补肺中元气，肺气旺则四脏之气皆旺；黄芪味甘性温，主补肺，能实卫敛汗，其性温能升阳，且味轻，故专于气分而达表，以上两味合用可补元阳，充腠理，正合叶天士"封固护阳"之义。附子大辛大热，助阳散寒，为回阳救逆第一品药，阳气不足，大汗、中风等症，必仗此大气大力之品方可挽回，且附子可助参、芪之功。熟术味甘、微苦，性温，有止汗之功，且合人参内补中气，与叶氏所说"阳虚自汗，治宜补气以卫外"相合。四药合用，正对阳虚卫疏的病机，服之肺气得补，卫表得固，阳气内藏，则汗自止。

叶氏提及阳虚汗出时有"卫阳式微使然""此阳气大伤，卫不拥护""盖阳虚之体，为多湿多痰，肌疏汗淋"等描述，治法以补气固表为原则，常用黄芪、白术补气固表，附子温阳；脾阳虚者加炙甘草、煨姜、南枣；若阳气大伤，加人参大补元气；气虚表弱者用玉屏风散益气固表止汗；阳虚失护导致的心悸汗出则用真武汤温肾助阳。

2. 甘温建中法　产后门冯某案："产后两月，汗出身痛。归芪建中汤。"

按：此案为营卫兼虚，气血两亏，叶氏谓"当建立中气，以维营卫"。用归芪建中汤温中补虚，调和气血。当归味甘而重，故专能补血，为补血第一药，其气轻而辛，故又能行血，用之可补血和营，并防血滞，《本草纲目》言其："凡气血昏乱者，服之即定。可以补虚，备产后要药也。"黄芪既善达表而实卫气，又能行三焦而内补中气，与当归同用，则能补气而生血，以助营卫之气。饴糖之甘能补脾之不足，益脾气而善补脾阴，脾健则营血得以化生；芍药苦、酸、微寒，可养血敛阴、缓急止痛，桂枝辛、甘、温，可温阳散寒，两药一散一收，可调和阴阳；炙甘草甘温益气，可助当归、饴糖补虚，又合桂枝辛甘化阳以养阳气，合芍药酸甘化阴以和营；生姜温胃，大枣补脾，两药相合可升中焦升发之气以调和营卫。诸药合用，甘温益脾，中气得建，气血自生，则营卫自和，疾病乃愈。

汗证的病案多处有营卫虚损而汗出的描述，如"良由劳伤营卫所致""病在营卫""郁损营阴""营络虚寒""营卫兼虚"等，治以甘温建中法为主。邵新甫评《临证指南医案·虚劳》说："大凡因烦劳伤气者，先生用治上治中，所以有甘凉补肺胃之清津，柔剂养心脾之营液，或甘温气味建立中宫，不使二气日偏,营卫得循行之义。"叶氏常用黄芪建中汤益气建中,形瘦食减者加人参、五味子,或用小建中汤加人参。

3. 育阴清热法 疟门郑某案:"自来阴虚有遗泄,疟邪更伤其阴,寐多盗汗,身动气促,总是根本积弱,不主敛摄。此养阴一定成法。熟地,生白芍,五味,炒山药,茯神,芡实,湖莲肉。"

按:此案为阴虚热伏血分,治以育阴以清其热。患者本为阴虚体质,遗泄损阴,疟热再伤其阴,阴虚生内热,热迫津泄为汗。药用熟地味甘性微温,为补肾阴之要药,肾为先天之本,患者"根本积弱",故叶氏用熟地滋补肾阴,兼补肝血,肾水与肝血充足则遗泄自止;生白芍苦、酸、微寒,用之养血敛阴以止汗;五味子甘、酸、温,《名医别录》言其"养五脏,除热,生阴中肌",专补肾脏,兼补五脏,用之固精止汗,并除虚热;山药甘、温、平,入脾、肺、肾经,平补三焦,《本草求真》言其"入补脾肺药以炒黄用",用以补脾之不足,且益肺生津;茯神甘、淡、平,其体沉重,其性温补,重可去怯,补可去弱,用之补心以治心虚气短;芡实、湖莲肉性平味甘涩,取两药涩性以固精,兼可补肾,且莲肉有养心安神之功效。诸药合用,能补阴液之不足,则内热可去,盗汗自止。

阴虚可致汗出过多,也可致汗出过少,例如叶氏记载同是疟门中某氏"疟已半年,今但微热无汗,身弱自乳,血去伤阴",患者疟已半年,疟邪伤阴,体质虚弱,但并未断乳,人乳乃阴血所化,自乳则更伤阴血,内里阴虚至极,虽热却无余液以为汗,故"但微热无汗",治疗上叶氏仍是治以育阴清热,同时嘱咐患者断乳。叶氏治疗阴虚所致的汗出多用甘味药,取"甘以缓热,充养五液"之意,津亏甚者加新鲜汁液育阴止汗,加强养阴作用。

4. 和阳益胃法 木乘土门朱氏案:"上冬用温通奇经,带止经转,两月间纳谷神安。今二月初二日偶涉嗔忿,即麻痹、干呕、耳聋,随即昏迷如厥。诊脉寸强尺弱,食减少,口味淡,微汗。此厥阴之阳化风,乘阳明上犯,蒙昧清空。法当和阳益胃治之。人参,茯苓,炒半夏,生白芍,乌梅,小川连,淡生姜,广白皮。"

按:此案为土虚木乘,胃腑以通为补,叶氏主之以大半夏汤。胃不受纳,脾不运化,则患者食少味淡,药用人参味甘性温,补虚益胃,扶脾胃之正气,恢复脾胃的运化功能;茯苓性味甘淡,《药性论》言其"开胃,止呕逆,善安心神",用之补中健脾以开胃,且患者涉嗔忿,用之有宁心安神之功;半夏味辛性温,用之大和胃气，降逆止呕，且其辛可散逆气结气，得黄连之苦，苦辛相合，能降能通；白芍酸寒，时珍言"白芍药益脾，能于土中泻木"；热壅于上，生姜辛温，黄连苦寒，两药合用可泻其热，茯苓甘淡也可渗其热，且生姜为止呕圣药；桑白皮甘寒性降，孟诜言其"下一切风气水气"，用之也可泻上焦之热；乌梅味酸入肝，用之柔肝、养肝，得黄连之苦寒，酸苦泄热。诸药合用，刚柔并济，泄厥阴以舒其用，通阳明以利其腑，则肝风息而汗止。

肝风、肝气、肝火偏胜皆可乘土而导致异常汗出，邵新甫评《临证指南医案·肝火》说："古人虽分肝风、肝气、肝火之殊，其实是同一源。"盖肝为起病之源，胃为传病之所，而汗则是病之体现。华岫云评《临证·木乘土》说："若肝阴胃阴未亏，肝阳亢逆犯胃，先生立法用药则远柔用刚。若肝阴胃汁已虚，木火炽盛，风阳扰胃，用药忌刚用柔。至于平治之法，则刚柔寒热兼用，如乌梅丸、安胃丸、逍遥散。"叶天士治疗肝木犯胃导致的汗出立法同此。除和阳益胃法外，痰动风生者用辛甘化风法；胃阳大伤，邪陷厥阴者用安胃泄肝法。

5. 通摄络脉法 产后门孔氏案："形畏寒凛凛，忽然轰热，腰膝坠胀，带下汗出。由半产下焦之损，致八脉失其拥护，少腹不和，通摄络脉治之。鹿角霜，炒当归，杜仲，菟丝子，小茴香，桂枝。"

按：此案为奇脉阳虚不固，叶氏以通摄络脉治之。半产损伤下焦，阳气大虚，形寒畏冷，药用鹿角霜咸温，温通督脉，补肾助阳；忽然轰热，带下汗出可知阴血不足，虚热上扰为患，炒当归破恶血，养新血，且叶氏谓"带脉为病，用当归以为宣补"；杜仲味甘性温，《神农本草经》谓其"主治腰膝痛，补中，益精气，坚筋骨，除阴下痒湿"。腰膝坠胀，带下汗出，用杜仲一味有补肝肾、强筋骨之功，复有止带之效；菟丝子甘辛微温，禀性中和，既可补阳，又可益阴，具有温而不燥、补而不滞的特点，合杜仲一起滋补肝肾、固精止带；小茴香味辛性温，为温中快气之药，与当归同用可温经活血散寒，治疗少腹不和；桂枝辛甘性温，能温经散寒，通行血脉，且善宣阳气于卫分，有助卫实表之功，表实则汗可止。诸药合用，通阳摄阴以实奇脉，络脉流通则病自去。

对于络脉病变导致的汗出，叶氏指出："故奇脉之结实者，古人必用苦辛和芳香，以通络脉，其虚者必辛甘温补，佐以流行络脉，务在气血调和，病必全愈。"治法视脉络的虚实而或通或补,总以络脉流通为大法。

三、汗证治疗思路

1. 以补为主,以和为要 因虚致汗者,以补为主。汗证属虚者多,《临证指南医案》中记载了阴虚、阳虚、内伤劳损、阴精不足、络虚等不同虚损病因导致的汗出,治疗以补为大法,重在补气与育阴。邹滋九评《临证指南医案·汗》云:"阳虚自汗,治宜补气以卫外;阴虚盗汗,治当补阴以营内。"叶氏治阳虚汗出多进补气药并配伍温阳药,有"甘温益气"之意,重在补气;治阴虚汗出多进补阴药并配伍补气药、补血药,重在育阴。邵新甫谓"久虚不复谓之损,损极不复谓之劳",对于虚损患者,叶氏宗《内经》之"形不足者,温之以气;精不足者,补之以味",喜进甘温之品,重在补中;精亏甚者用血肉有情之品充养身中形质,用药至静至纯,以保养为要旨,重在填精,若阴精不足有虚火上炎,仍以填髓充液为治,不必见热投凉。对于络虚汗出,则多用通补脉络法,叶天士谓:"大凡络虚,通补最宜。"多进补阳药、补血药,通八脉以和补。且"凡汗证未有不由心肾虚而得之者",心之阳虚、肾之阴虚都易致汗出,因此叶氏在治疗汗证时还注意顾护心之阳气与肾之阴液,苦辛之品少进。

因实致汗者,以和为要。除因虚汗出者,《临证指南医案》中还记载有肝阳上亢、暑热内闭、脏躁伤阴、气逆冲胸等实证汗出,因汗出耗气伤津,虽有实邪,不可妄攻,治疗以和为大法。由肝风内动、肝阳上亢所致者,治以和阳息风,用柔缓之法,补阴药配伍补血药,滋阴以和阳,养血以柔肝,阳和风息则汗止。暑热内闭者,叶氏用和表里法,清热药配伍少许解表药,暑热一去,则汗自止。脏躁伤阴者,虽见寒热汗出,叶氏谓"不可纯以外邪论",治以和营卫调中,用甘缓之法,补血药配合收涩药,敛阴和营,营卫调和则汗止。气逆冲胸者,乃厥阴肝脏因惊气逆,体健者可用重镇酸敛法,医案中患者为产后恶露未清,重镇酸敛暂忌,叶氏用和血调血法,活血药与理气药同用,再佐温里药,气血调和则汗止。尚有虚实夹杂而致,或因他症失调,蔓延而致者,叶氏"随其势而调之",仍是多用补法与和法。

2. 审症求因,因人制宜 叶氏认为"见病治病,谅无裨益",其治疗汗证并非见汗止汗，而是见证能求证之所以然，灵活施治，对于体质，叶氏认为"平素体质，不可不论""诊之大法，先明体质"，可见其对体质的重视。例如治疗吴某"近日天未寒冷，病虚气不收藏，所感之邪谓冬温。自述夜寐深更，絷絷有汗"，在叶天士诊治前曾在其他医者处求诊过，叶氏评论："参、苓益气，薄荷、桔梗、杏仁泄气，已属背谬，加补骨脂温涩肾脏，尤不通之极。"并指出："稚年阴不充，阳易泄，论体质可却病。"患者年方十五，阴阳未充，感受冬温，耗伤阴液，前医治不得法，叶氏云"弱质不敢开泄，援引轻扬肃上"，根据患者的体质，用甘寒轻上法，方用桑叶、大沙参、玉竹、薏苡仁、生甘草。又如治万氏"右腰牵绊，足痿，五更盗汗即醒，自述书斋坐卧受湿"，叶氏指出此非湿邪致病，"若六淫致病，新邪自解"，经过验色脉推病，认为"是先天禀赋原怯，未经充旺，肝血肾精受伐，致奇经八脉中运用乏力，乃筋骨间病，内应精血之损伤也"，方中有鹿茸及生雄羊内肾两枚，用血肉有情之品补益精血，正应叶氏所说"夫精血皆有形，以草木无情之物为补益，声气必不相应"。

3. 重视节候，因时制宜 观《临证指南医案》之医案，多有提及节候，叶氏重视季节与气候的变化对人体的影响，并据此调整治法方药。人体随季节、气候而变化，比如反映在脉象上的春弦、夏洪、秋毛、冬石。对汗证来说，首先不同节候的阳气变化对其有一定的影响，叶氏在汗证的医案中也常有提及，比如周某"大寒土旺节候，阳气不藏，汗泄烦躁"，俞氏"当夏四月，阳气大泄主令，汗出麻冷"，患者此时处于阳气外泄的节候，叶氏指出"忌投风药，宜以固卫益气"；其次气候变化影响人的食欲，进而影响立法选方，如王某"春半寐则盗汗，当春阳发泄，胃口弱极，六黄苦味未宜"，当归六黄汤本为治疗阴虚盗汗的良方，但正处春季，春阳发泄，肝阳犯胃，食欲不振，当归六黄汤偏苦燥，易伐胃伤阴，因此叶氏指出"六黄苦味未宜，用酸甘化阴法"；再次季节的变化会使疾病加重或复发，应注重预防与调护，如徐某"冬春寐有盗汗，难藏易泄，入夏当防病发"，夏季阳气易泄，易耗伤气阴，因此入夏当谨防疾病复发，叶氏嘱咐"诸凡节劳安逸，经年可望安康"。

《临证指南医案》痹病辨治特点试析

南京军区总医院　　　徐子涵　蔡　辉

　　叶天士是清代温病大家,创立了诸多重要的辨治理法,予后世颇多启迪。他一生勤于诊务,留世著作多为其门人整理辑录,其中以《临证指南医案》(以下简称《医案》)最具代表性。《医案》中"痹"篇载医案 82 则,对痹病病因病机、治则治法及遣方用药论述较为详尽,是叶天士治痹医案的重要篇章。本文试图通过对《临证指南医案·痹》中医案进行归纳分析,发现其在痹病辨治上多有创见及独到经验,"辨寒热虚实、辨卫气营血、辨在经在络、辨奇经八脉"多法相参,以"通法"治痹的思想贯穿始终,现细述如下。

一、辨寒热虚实

　　痹病初始,风寒湿热之邪杂至,非偏受一气足以致之也,故叶天士辨治初痹首以寒热为纲,再辨风寒湿热之邪气偏盛,治法为"虽汗不解,贵乎宣通",是因"唯通则留邪可拔耳"。痹病属风湿者宜用辛温宣通,属寒湿者宜通阳散寒,属湿热者宜宣通清解,属痰阻者宜化痰通络,属虚痹者宜以通补治之。

　　1. 风湿证　风湿证痹病为临床中常见证型,风、湿多为痹病的致病因素,故痹病在现代医学中又称"风湿病"。《医案》指出:"风湿阻遏经隧,为肿为痛。"常因"濒海飓风潮湿,着于经脉之中",致"风湿客邪留于经络",气血不通,不通则痛。风湿痹证有疼痛游走不定、病及一个或多个关节、肢节沉重疼痛等风湿阻络的特点。叶天士认为"邪入经隧,虽汗不解,贵乎宣通",然风湿侵袭,湿邪无不伤阳气者,久伏湿邪,阳气伤损,邪之所凑,其气必虚,故治宜固卫阳以却邪,壮其气以托邪,兼宣通经脉。方药以玉屏风散(黄芪、白术、防风)益气固表,桂枝、当归宣通气血,海桐皮、羌活、独活等祛风通络。

　　2. 寒湿证　《医案》指出:"骨骱走注行痛,身体重着不能转舒,此为湿痹。"此类证型多因寒湿滞于经络,症见肢末挛痹,痛久流及肢节骨骱,屈曲之所皆肿赤,汗出形寒泄泻,肌腠麻痹,足膝为甚,左脉如刀,右脉缓涩。叶天士以为阴亏本质,阳气被阴湿所遏,阳明气衰,治当"通阳宣行以通脉络,生气周流"，用药如白术、防风、茯苓、附子、狗脊、防己、独活等温养通补、散寒除痹。

3. 湿热证 从来痹证每以风、寒、湿三气杂感主治，若"经月来外邪已变火化"，仍以"辛解汗出"之法，必热痛不减。风湿化热、寒湿变热、湿盛生热生痰，灼及经络，气血交阻而为湿热痹，症见肌肿而痛，周身痹痛，畏热，左脉弦大，面赤痰多，大便不爽，目彩油光，舌干咽燥。暑湿伤气或脾失健运郁结于内，致湿热入络而成痹，热伤津液、津液不足将导致营卫不通，迁延日久则成为痿证。故叶天士指出治应"宣通清解"，兼以顾护津液，仿张仲景木防己汤。药用石膏、防己、滑石清热利湿，桂枝、杏仁宣通经络；湿热未尽、液虚动风者加生地、阿胶、龟甲等补血养阴；"阳动化风，肉膜浮肿"俗称白虎历节者，用桂枝白虎汤加减，药如桂枝、防己、杏仁、生石膏、天花粉、郁金；历节后期症见"肌肤甲错发痒，腹微满，大便不通"者，为"热未尽去，阴已先虚"，用火麻仁、生地、石斛、牡丹皮、寒水石、钩藤等清热养阴通络。

4. 肝肾亏虚证 叶天士在《临证指南医案·腰腿足痛》中指出："脉细色夺，肝肾虚，腰痛……老年腰膝久痛，牵引少腹两足，不堪步履。奇经之脉隶于肝肾为多。"久痹正虚，穷及肝肾，见足膝肿痛久不止，屈伸不舒，戌亥必心热烦蒸，治以祛风湿、补肝肾、强筋骨，用药如虎骨、牛膝、草薢、狗脊、淫羊藿等。

5. 气血亏虚证 气血亏虚型痹病，叶天士云："痹痛在下，重着不移……左脉搏数，经月遗泄三四，痛处无形……脉右大，阳明空，气短，闪烁欲痛。"此为精血虚、气虚的表现，治以人参、黄芪、白术益气，当归、枸杞、鹿角胶、肉苁蓉等补血，防风、羌活祛风通络。亦可佐以艾灸，温通血脉以助药力直达病所。若"益气颇安，知身半以上痹痛，乃阳不足"，药加桂枝、白芍宣通温阳。

6. 痰阻经络证 痰瘀既是痹病的致病因素，又是其病理产物。叶天士指出："经以风、寒、湿三气合而为痹，然经年累月，外邪留着，气血皆伤，其化为败瘀凝痰，混处经络，盖有诸矣。"其遇天冷阴晦疼痛拘挛，痛疽疡溃脓，其病不发，疡愈病复至，抑且时常觥衄。为痰瘀阻络之象，治以化痰散瘀、利气除痹，用药如当归、地龙、穿山甲、白芥子、川芎、白蒺藜等。

二、辨卫气营血

叶天士创立卫气营血辨证，是温病学派的奠基者和集成者。《温热论》是其口传心授经验心得,由后世门人整理,但传本不一。温病四大家之一王孟英代表著作《温热经纬·外感温热》的原文即据于此:"大凡看法,卫之后方可言气,营之后方可言血。在卫汗之可也,到气才可清气,入营犹可透热转气,如犀角、元参、羚羊角等,入血就恐耗血动血,直须凉血散血,加生地、丹皮、阿胶、赤芍等物。"揭示了外感温热病传变的一般规律和治则。叶天士不但将这一理论应用于对温热病的诊治,而且应用于杂病论治之中,在痹病的辨治中亦可见其卫气营血思想。从气分治还是从血分治,一可看病程是新病还是久病,"初病气结在经,久则血伤入络";二可看病位在上在下,将卫气营血和三焦理论相结合,提出"上焦属气,下焦属血",即上焦疾病多从气分治,下焦疾病则多从血分治。

1. 邪在卫分　叶天士指出,痹证若因"经气受伤,客邪乘卫阳之疏而入",可致"风湿阻遏经隧,为肿为痛,大汗连出,痛乃不止,而大便反滑"。又云:"冬月温舒,阳气疏豁,风邪由风池、风府留及四末,而为痹证,忽上忽下,以风为阳,阳主动也。"此为卫阳疏、风邪入络,强调其治应"固卫阳以却邪",在于宣通经脉,用药如桂枝、防己、白术、防风、姜黄、海桐皮等辛解宣通。

2. 邪在气分　风湿久则化热,湿盛生热生痰,症见周身四肢疹发,肢末皆肿强,遇冷饮凉即病,目黄舌肿,脉沉,辛解汗出而热痛不减,叶天士以为此因暑湿外侵加之阳明湿热内蕴,邪在气分,治在气分,当"急清阳明,宣通清解",常用药物如石膏、防己、杏仁、川连、半夏、陈皮、茯苓等。叶天士指出:"是病后宜薄味,使阳明气爽,斯清阳流行不息,肢节脉络舒通,而痹痿之根尽拔。"张元素《医学起源·用药备旨》中云:"味之薄者,阴中之阳,味薄则通,酸、苦、咸、平是也。"味薄者如防风、桔梗、羌活、独活之属,其旨在乎宣通。病后过食肥腻,气滞热郁,口腻黏涎,指节常有痹痛,当从气分宣通方法,方用苏梗、杏仁、瓜蒌皮、郁金、半夏曲、橘红。

3. 邪在营分　痹者若热入营分,可见骱骨尚有微疼,脉沉小数,叶天士指出此为营中留热,当宣通经络,佐清营热,药用生地、当归、牡丹皮、钩藤、白蒺藜、姜黄等。然而"热未尽去,阴已先虚",他尤其强调顾护阴液、滋养营阴以治"营虚"。何以养营?又云:"大凡药耳,先由中宫以布诸经。中焦为营气之本,营气失养,转旋自钝。"故用药如人参、当归、白芍、生地、石斛、炙甘草、南枣等调理中焦以养营阴。治疗营分证除清营热、养营阴之外,还可以使用宣散透泄之品，使营分热邪透出气分外解，即"入营犹可透热转气"，其"透"又有疏通血脉、宣畅气机之意，亦通其以通治痹之理也。

4. 邪在血分　叶天士云："热入阴分血中，致下焦为甚，所谓上焦属气，下焦属血耳。"症见痹痛多日，脉中筋急，内踝重坠发斑，下焦痛起，继而筋掣，及于腰窝左臂，证属热入下焦血分。到血分证阶段营阴津液已大为耗伤，加之热毒入血，煎炼营血，使血液黏稠，运行涩滞，瘀血而生，凝滞脉络，成痹成痿，久则湿热在血络，更须凉血散血。用药以犀角、生地、牡丹皮、连翘心、赤豆皮清热凉血解毒，丹参、姜黄、桑枝活血化瘀通络，当归、柏子仁、石斛滋阴补血，佐以地龙、穿山甲等虫蚁之属攻剔痼结之瘀滞。

三、辨在经在络

经络辨治是叶天士临证辨治思想的一大特色，《金匮要略》云："经热则痹，络热则痿。"《医案》"痹"篇中亦多次提及，在此基础上叶天士认为"初病气结在经，久则血伤入络"，提出"久病入络"学说及其相关络病理论，将络病学发展推向成熟。《医案》中云"风湿客邪留于经络"，可见新病病位在经络，又有"初病湿热在经，久则瘀热入络"之说，指出病位在经在络之分，其病邪的传变由经脉继及络脉，在病位上由浅入深。又云"邪中于经为痹，邪中于络为痿"，可见病邪在经在络亦有轻重之别。病邪在经贵乎宣通，病邪在络当以治络。叶天士提出"络以通为用"的治疗原则，以治络法治痹，亦是其治痹特色，然皆不外乎辛温通络、虫蚁通络、活血通络三法，以为"络以辛为泄"，故用药多以辛温，药如桂枝、小茴香、当归（须）、姜黄、鹿角霜等。叶天士亦推崇张仲景虫蚁搜剔通络法，久痹入络，病位深痼，非草木之品可达，提出"邪留经络，须以搜剔动药"，施以川乌头、全蝎、地龙、穿山甲等虫蚁之属。虽虫蚁之品善能搜剔经络之邪，叶天士喜用之但也慎用之，他提出"新邪宜急散，宿邪宜缓攻"，对于久痹体虚患者宜用缓攻通络之法，不主张急攻、峻攻，特别是对有形积聚已成者"更非峻攻可拔"。

四、辨奇经八脉

叶天士在秉承前人奇经理论的基础上，结合自身丰富的临床治验，对奇经辨证有所突破与发挥,提出"肝肾内损,渐及奇经诸脉""肝肾下病,必留连及奇经八脉"等观点,根据各自生理病理特点,总结出奇经治法用药规律。后世龚商年在《临证指南医案·产后门》按语中说:"唯先生于奇经之法,条分缕析,尽得其精微。"在痹病辨治中,叶天士亦重视从奇经辨治,拔除留邪。《临证指南医案·痹》中"宋某案"中述,患者长夏霉天奔走,内踝重坠发斑,下焦痛起,继而筋挛,及于腰窝左臂,右脉缓,左脉实,叶天士认为因其"下焦奇脉不流行,内踝重着,阴维受邪,久必化热",当以"宣通营络、参之奇经"为治。他指出前人"只知治肝治肾,不知有治八脉之妙",认为"肝肾下病,必留连奇经八脉,不知此旨宜乎无功",可见治疗奇经病证有别于治疗肝肾病证,所以在治疗时往往不用草木之属,认为"草木药饵,总属无情,不能治精血之惫",多重用血肉有情之品,即"填精血务在有情""后人不晓八脉之理,但指其虚,刚如桂附,柔如地味,皆非奇经治法"。此案中用鹿茸、鹿角胶、鹿角霜、人参温养奇脉之阳,用阿胶、生地、龟甲、蜂蜜柔养奇脉之阴,用枸杞、肉苁蓉、杜仲、虎骨之类通补任督,使肝肾受荫,经脉舒缓,痛随通除。

五、结　语

痹病是临床常见病症,多由风寒湿热等外邪侵袭人体、闭阻经络、气血运行不畅所致。《素问·痹论》云:"风、寒、湿三气杂至,合而为痹也。其风胜者为行痹,寒气胜者为痛痹,湿气胜者为着痹也。"自《内经》以来,历代医家对痹病辨治不断阐述发展,但皆辨以风、寒、湿三气,治法不外乎祛风、散寒、除湿、通络。而清代医家叶天士师古而不泥古,在痹病辨治上继承创新,在辨寒热虚实的基础上,结合"卫气营血辨证"理论、"久病入络"学说及奇经辨治,遣方用药颇具特色。叶天士提出"凡病宜通"的治疗思想,以"通"为其治疗要旨,病在经者,贵乎宣通,病在络者,以通为用。并多法相参以辨证施治,对"通法"多加演绎,初痹宣通以桂枝、黄芪、白术、防风等辛温之品急散新邪;湿痹通阳以桂枝、木防己、茯苓、泽泻等宣行渗利、通阳利湿;虚痹通补以鹿茸、鹿角霜、阿胶、龟甲、虎骨等血肉有情之品以治奇经;久痹通络以蜣螂虫、全蝎、地龙、穿山甲、蜂房等虫蚁之属搜风剔络。叶天士以通法治痹,正如虞抟《医学正传》所言:"但通之之法,各有不同。调气以和血,调血以和气,通也;下逆者使之上升，中结者使之旁达，亦通也；虚者助之以通，寒者温之以通，无非通之之法也。"领会"通"之要义，随证治之，灵活变通，方能奏效。

（《中国中医基础医学杂志》，2017 年第 23 卷第 3 期）

《临证指南医案》论痿证之成因与奇脉诊治

苏州市中医医院/苏州市吴门医派研究院　　欧阳八四　葛惠男

　　痿证包括现代医学多种疾病，如失神经肌萎缩、多发性神经炎、重症肌无力等。《内经》首次阐述了痿证病因病机及分类诊治等概念，后世医家多有发挥。尤其"治痿独取阳明"为治痿奠定了基本方法，强调阳明经脉是痿证发病中的重要环节。清代吴门著名医家叶天士《临证指南医案》专设治痿篇章，服膺先贤对痿证的论述，又不乏独到认识，如痿证"奇脉少气"之成因和从奇脉入手论治痿证。笔者试就此作一阐述。

一、痿之成因

　　1. 肺热叶焦　《素问·痿论》有论五脏气热致痿者，其中以肺热叶焦冠其首，"肺热叶焦，则皮毛虚弱急薄，着则生痿躄也"。肺朝百脉而布水精，肺热致使津液失其输布，久则五脏失其濡养，痿病成矣。叶氏谓："五心热炽，四肢骨节热痿如堕，明是阴精内枯，致阳不交阴，转枯转涸。"故《临证指南医案·痿》篇首即论肺热叶焦致痿者，"有年偏痿，目瘦色苍，脉数"为痿之证候。其门人邹时乘述之"肺热干痿，则清肃之令不行，水精四布失度""津亡而气竭也""肺不但不能自滋其干，亦不能内洒陈于六腑，外输精于皮毛也"。

　　2. 湿热内淫　《素问·痿论》言："有渐于湿，以水为事，若有所留；居处相湿，肌肉濡渍，痹而不仁，发为肉痿。"又《素问·生气通天论》载："因于湿，首如裹,湿热不攘,大筋䎱短,小筋弛长,䎱短为拘,弛长为痿。"叶氏谓:"雨湿泛潮外来,水谷聚湿内起,两因相凑,经脉为痹,始病继以疮痍,渐致痿软筋弛,气隧不用。"然"湿虽阻气,而热蒸烁及筋骨,久延废弃有诸",言及湿邪致病,化热后易蒸烁筋骨,而成痿成痹。

3. 阳明络空(衰) 《素问·痿论》云:"阳明者,五脏六腑之海,主润宗筋,宗筋主束骨而利机关也。"只有阳明脉盛,气血才可源源不断供给脏腑,十二经筋才能禀脏腑气血发挥"束骨利机关"的作用;反之,阳明脉空,则"宗筋纵",肢体痿软不用。因此,叶氏谓:"阳明脉络空乏,不司束筋骨以流利机关,肩痛肢麻头目如蒙,行动痿弱无力。"诸多四肢痿废,不得转动,指节亦不能屈曲等皆因"阳明脉衰所致"。

4. 久食甘肥 膏粱肥厚太过易酿内湿内热,湿邪遏阳,热邪伤津,皆可致痿。正如《医经原旨》所言:"凡治消瘅、仆击、偏枯、痿、厥、气满发逆、肥贵人,则膏粱之疾也。"叶氏言"平日善啖酒醴甘肥,此酿成湿火,蕴结下焦",当见"少腹气胀上冲,两足沉重,艰于步履,腿股皮中甚热"。

5. 肝肾亏虚 肝主筋,肾主骨,肝肾精血充盛,则筋骨强健;肝肾精血亏虚,则筋骨失养。故《素问·痿论》有言:"思想无穷,所愿不得,意淫于外,入房太甚,宗筋弛纵,发为筋痿。""恐惧而不解则伤精,精伤则骨酸痿厥,精时自下。"叶氏认为"痿躄在下,肝肾病多""下元络脉已虚,痿弱不耐,步趋常似酸楚,大便或结或溏,都属肝肾为病"。

6. 奇脉少气 叶氏言"八脉隶乎肝肾",强调了奇经八脉与肝肾的密切关系。叶氏认为"奇经肝肾主司为多""肝肾精气受戕,致奇经八脉中乏运用之力""下元亏损,必累八脉"。肝肾同源,奇脉溢蓄其精血,肝肾奇脉互为影响。肝肾亏虚,奇脉少气,下元不固,易致痿病。因此,"阳脉渐衰,跷维不为用事""冲脉虚寒,浮火上升""肾虚收纳少权,督脉不司约束""精血内怯,奇脉中少气"等均易成痿证。

二、痿证从奇脉诊治

1. 奇脉病变当以奇脉辨治 叶氏强调痿证成因繁多,但正虚是其本质,或因久病成虚,或因新病伤正,终成正虚或虚实夹杂之候,其中肝肾虚损占其多数。八脉隶乎肝肾,肝肾多虚证,久则常累及奇脉。此时若以奇脉论治,"升固八脉之气",自当事半功倍。对"凡八脉奇经,医每弃置不论"现象,如湿热下注后败精成瘀,叶氏谓"医者但知八正厘清,以湿热治,亦有地黄汤益阴泻阳,总不能走入奇经",自然临诊就无法取得理想的效果。《临证指南医案·淋浊》载有两则医案:"顾,二四,败精宿于精关,宿腐因溺强出,新者又瘀在里,经年累月,精与血并皆枯槁,势必竭绝成劳不治,医药当以任督冲带调理。""夏,六三,案牍神耗,过动天君,阳燧直升直降,水火不交,阴精变为腐浊,精浊与便浊异路,故宣利清解无功。数月久延,其病伤已在任督。"对此,叶氏并非见病治病,而以鹿茸、茴香、补骨脂、枸杞子等温通奇脉之气,"欲涵阴精不漏",通摄兼施,可谓蹊径独辟。

2. 久病宜通任督　奇经八脉纵横交错于十二经脉之间,对十二经脉之气血起着渗灌溢蓄等调节作用。作为十二经脉的补充,任督二脉为其首。督行身后,总督诸阳脉,为"阳脉之海";任行身前,总任诸阴,其脉气与手足三阴经相通,为"阴脉之海"。督脉主病治在少阴,任脉主病治在厥阴,其原因在于任督与肝肾之间的密切关联性。肝肾为至阴之脏,主藏精血功能赖于气血阴阳的生成、转运、储藏,以及任督之脉对其的溢蓄作用。久病肝肾亏虚,则奇脉不固,"八脉不司维续,护卫包举,下部无力,有形精血不得充涵筋骨"。如此互为影响,终成痼疾。

痿证病程大多日久,历经气虚血少,累及下元,肝之固藏、肾之摄纳为之失司,叶氏主张"久病宜通任督,通摄兼施"。如《临证指南医案·痿》载有一案:"吴,三九,下焦痿躄,先有遗泄湿疡,频进渗利,阴阳更伤。虽有参、芪、术养脾肺以益气,未能救下。即如畏冷阳微,几日饭后吐食,乃胃阳顿衰,应乎外卫失职。但下焦之病,多属精血受伤,两投柔剂温通之补。"

通为温通之义,对元气大亏之疾,叶氏认为"非峻补难挽"。通常以鹿茸、鹿角霜、鹿角胶为通督脉之主药,因"鹿性阳,入督脉""鹿茸自督脉以煦提,非比姜、附但走气分之刚暴,驱邪益虚,却在营分""鹿茸壮督脉之阳,鹿霜通督脉之气,鹿胶补肾脉之血"。又以龟甲为固护任脉之主药,因"龟体阴,走任脉",并参合金刚丸为治。金刚丸由萆薢、杜仲、肉苁蓉、菟丝子组成,诸药多入肝肾及任督之经,既有利湿去浊作用,又能补肝肾、强筋骨,正合痿证之治。

3. 通阳摄阴为痿证奇脉诊治之要　叶天士对奇经病变明确提出:"奇经

为病，通因一法，为古圣贤之定例。"奇经病虽多虚证，但并非皆用补虚一法即可完全收效。所谓"通因"，指的是顺其病因而采用流通气血、通经达络的方法，强调在补虚同时采用通达经络之法，方可补而不滞。这体现的是中医审证求因、辨证施治的基本原则。

《素问·痿论》有奇经八脉在痿证发生中的作用论述，"冲脉者，经脉之海也，主渗灌溪谷，与阳明合于宗筋，阳明总宗筋之会，会于气街，而阳明为之长，皆属于带脉，而络于督脉。故阳明虚则宗筋纵，带脉不引，故足痿不用也"。叶氏结合奇经病的诊治原则，认为通阳摄阴为治疗痿证累及奇脉的首要大法。所谓"邪风入络而成痿者，以填补精髓为主""冲任虚寒而成痿者，通阳摄阴，兼实奇脉为主""肾督胃阳皆虚者，两固中下为主""温通太阳督脉"等即为此类治法。

当然，通阳摄阴并非痿证之专用，在调经、虚劳等兼有奇经病变者，叶氏也常以此法。如《临证指南医案·调经》载"费，经水紫黑，来时嘈杂，脉络收引而痛，经过带下不断，形瘦日减，脉来右大左弱，上部火升，下焦冷彻骨中，阴阳乖违，焉得孕育，阅医都以补血涩剂，宜乎鲜效，议通阳摄阴法"。《临证指南医案·虚劳》有"施，冲气贯胁上咽，形体日渐枯槁，此劳伤肝肾，而成损怯。由乎精气不生，厥气上逆耳。议以通阳摄阴，冀其渐引渐收，非见病治病之方法矣"。

三、医案举例

"李氏，右肢跗足无力如痿，交子夜痰多呛嗽，带下且频。是冲脉虚寒，浮火上升，非治嗽清热。夫冲为血海，隶于阳明，女科八脉，奇经最要。《内经》论之，女子五七年岁，阳明日衰。今天癸将绝年岁，脉络少气，非见病治病肤浅之见，愚意通阳摄阴以实奇脉，不必缕治。薛氏加减八味丸二两，匀七服，盐汤送下。"（《临证指南医案·痿》）

按：本案为右下肢无力之痿证，兼有夜间多嗽、带下频频，辨之为冲脉虚寒证。此时咳嗽非肺病，乃"虚阳上冒，肝肾根蒂不牢。冲脉震动，则诸脉俱逆，阳泄为汗耳。此咳嗽乃下焦阴不上承，非肺病也。急当收摄固纳"。关于冲脉为病，《内经》以男子内结七疝、女子带下瘕聚为论，叶氏言"冲脉动，则诸脉交动""厥逆之气,由肝入胃。冲脉不和,则经水不调""冲脉空乏,而风阳交动,厥之暴至之因由也""冲脉隶于肝肾,二脏失藏,冲气怫乱,其脉由至阴而上,故多冷耳"。可见,冲脉为病有虚有逆等区别,本案以冲脉虚寒立论。

本案患者乃天癸将绝之年岁,脉络少气,八脉空虚,冲脉虚寒,久而瘀浊,影响脏腑奇脉之功能发挥,由之成痿成蹙,治当通阳摄阴,以冀阴阳调和。本案体现了叶氏通阳摄阴之法。通阳者,温通流畅奇脉之阳气;摄阴者,摄纳固摄下元之精血。立法虽致力于冲任督带及跷维诸脉,脏腑则以肝肾为落脚点。一般来说,男子中年以后,阴精渐损,阳气易浮越,多以柔剂之鹿角胶、鹿角霜、熟地等从阴引阳;女子经漏产育,下元虚损,色夺气短,多以鹿角霜、肉苁蓉、杜仲等从阳引阴。由此,"通纳八脉,收拾散越之阴阳"。本案叶氏以薛氏加减八味丸通阳摄阴,也正是体现了叶氏以奇脉诊治痿证的独到之处。

四、结　语

《内经》以降至明清时期,痿证的诊治已相对成熟。叶天士《临证指南医案》梳理了痿证发生的原因,着力于"奇脉少气"。在清肺热、治阳明、补肝肾等常用方法上,另辟从奇脉诊治痿证。"冲任虚寒而成痿者,通阳摄阴,兼实奇脉为主""精血内夺,奇脉少气而成痿者,以填补精髓为主",拓展了中医治痿的思路与方法,诚属对中医治痿的一大贡献。正如邹滋九所言:"先生立法精详,真可垂诸不朽矣。"

（《中国中医药信息杂志》,2017 年第 24 卷第 5 期）

《临证指南医案》调经特点浅析

四川重庆第二卫校　　陈　琮　胡晓红

月经不调是妇科临床常见疾病,它不但直接影响妇女的身体健康,而且还可影响其生育功能,导致不孕。因此,治疗月经不调,受到历代中医医家的高度重视。清代著名医家叶天士,临证经验十分丰富,其《临证指南医案》(以下简称《指南》)记载了数十例月经不调医案。笔者反复阅读之后,颇受启发,试浅析于下。

一、谨察病机,明辨病源

历代中医名家,无不于临证之时反复推测、细心审察患者所患何病,病源何在,其病机演变如何,以及气候、居处、情志、体质对疾病的影响等,然后据证施方用药,故常可拯疑难之疴,收桴鼓之效。《指南》所载调经诸案,充分体现了叶氏极为重视月经不调的病因病机。案中详细记载了叶氏审证求因的过程,且对病因病机分析入微,说理透彻,对月经不调的辨治,具有重要的指导意义。

《指南》调经诸案,叶氏追溯病因,分析病机甚详。如朱案,患者经事愆期,膂脊常痛,寒热并作而无汗,入暮病剧,天晓安然。叶氏分析指出:"《经》云,'阳维为病,苦寒热'。缘上年冰雪甚少,冬失其藏,春半渐湿,地气升泄,以肝肾血液久亏之质,春升力浅。"诊断为血海渐涸,久延虚怯,肝肾至阴损伤,八脉不为约束之证。再如周案,患者月经先后不定,经前腹痛,饮食大减,病起于初夏,入秋下焦常冷,腹鸣,大便忽泻忽结。叶氏究脉察色之后认为,其病因病机是居室郁怒,肝气偏横,胃先受戕。由于奇经冲、任、跷、维诸脉,皆肝胃属隶,故又影响脉中之血不循序流行,气血日加阻痹。叶氏还进一步指出,若上述病证失治,必致造成结、瘕、聚、疝、痞之累。又如王案,患者居经三月,伴痞闷膨胀,又无妊脉发现。叶氏细询之后,知为劳碌致病,因而断为必属脾胃阳伤,中气虚馁,冲脉乏血贮注之证。

上述三案,叶氏分别从气候、情志、劳碌等方面追溯了致病原因,分析了病机演变,推断了疾病进一步发展可能出现的结果。欲学习叶氏的调经方法,首先要把握这一谨察病机、明辨病源的临证思想,才能获得其调经方法的精髓。

二、治肝理气血,取法"逍遥"

《指南》调经数十案中,从肝调治的案例达十余例之多,占 20％有余,居各种治法的首位。同时，叶氏在理论上明确提出："女子以肝为先天也。"说明肝与月经有着密不可分的关系，叶氏这一理论提出之后，即得到了当时医界的普遍认同，并且代代相传，至今仍有效地指导着妇科临床。

月经与气血同样关系密切，《圣济总录》指出："翍妇人纯阴，以血为本，以气为用，在上为乳饮，在下为月事，养之得道，则营血流行而不乖，调之失理，则气血愆期而不应。"由于肝既藏血，又主调节气机，所以肝与气血、月经就形成了一个以肝为核心的有机的整体，叶氏从其丰富的临证经验中总结升华出"女子以肝为先天"的理论，实质上就是对肝与气血、月经之间的密切生理、病理关系的高度概括。基于肝与气血、月经的关系，若月经失调，就应考虑肝与气血的功能是否正常。若属肝与气血功能失常而致月经不调，则应治肝理气血，使其恢复常度。《局方》逍遥散具有舒肝理气和血的良好功效，所以叶氏常常用之加减化裁治疗月经不调。他在《指南·调经》中指出："《局方》逍遥散，固女科圣药，大意重在肝脾二经，因郁致损，木土交伤，气血痹阻，和气血之中，佐柴胡微升，以引少阳生气，上中二焦之郁勃，可使条畅。"

叶氏临证运用逍遥散调经，常减去方中的白术、甘草，加用山楂、香附子、郁金等药。这样加减的目的是"不欲其守中，务在宣通气血耳"。叶氏认识到月经不调的病因病机是多方面的，逍遥散也不适用所有证候。但他根据"女子以肝为先天"的理论和"宣通气血"的指导思想，不胶柱于逍遥散成方，而是取其意，师其法，常于其他治法的方剂中加用一两味如山楂、香附子、茺蔚子、小茴香、郁金、川芎、当归等疏肝理气和血药物。其中尤以山楂、香附子、茺蔚子的使用频率最高。《指南》调经案例 50 余个，使用以上三药的病例达 20 余个，占案例的 40%。

三、培土补气血，取法"建中"

脾胃为气血生化之源，气血是产生月经的重要物质基础。脾胃健旺，摄纳运化正常，则气血充沛。冲任充盛，月经的生成及经量才能正常。秦天一在按语中指出："然血气之化，由于水谷，水谷盛，则血气亦盛；水谷衰，则血气亦衰。是水谷之海，又在阳明，可见冲脉之血，又总由阳明水谷所化。"上述理论，阐明了脾胃与气血、冲任月经的相互关系。当脾胃虚弱，化源不足时，则气血冲任亏虚，必然导致月经量少，经期延后，甚至经闭等证。对于此类证候，叶氏常常取法仲景建中汤加减治疗。如孙案，患者经期延迟，并伴腹痛。叶氏诊后认为是奇脉下损所致，治疗先用当归建中汤以培中土，补气血，使气血充沛之后，再调治奇经八脉。此案虽寥寥数语，却体现叶氏遵从《内经》"治病从本"的指导思想。因为只有通过培补中焦脾胃，才能使气血冲任充盈，从而使月经得以恢复正常。同时，叶氏还在案中指明了奇脉下损而经迟的治疗步骤，应是先培补脾胃气血，再调治奇脉。

叶氏应用建中汤治疗脾胃气血虚弱所致的经少、经迟、经闭等病患，除有上述主症外，还常伴有腹痛、食少、便溏、久嗽、汗出、形冷、面色无华、脉弱或细等症。如王案，患者面色㿠白，脉来细促，久嗽不已，减食腹痛，便溏，经闭半载。叶氏诊后认为："此三焦脏真皆损，干血劳怯之病，极难调治。"并在案中批评说："俗医见嗽见热，多投清肺寒凉，生气断尽，何以挽回？"因而用当归建中汤去姜之辛燥，以培补生气，滋养营血。再如某案，患者经闭不行，发热汗出，久嗽形冷，减食过半，脉弱无力。叶氏诊断为内损成劳，大忌寒凉清热治嗽，治与建中法。并谓："冀得加谷经行，犹可调摄。"

叶氏调经运用建中法并不拘于建中汤一方，而是根据患者的具体情况，或用建中汤，或用四君子汤，或用归脾汤，总以培中土、补气血为宗旨。

四、善用动物药，调补奇经

奇经八脉，尤其是冲、任二脉对于妇女的生理、病理具有非常重要的意义。妇女的经、孕、产、乳，无不关系冲、任二脉。故《灵枢·海论》说"冲为血海""任主胞胎"。清代名医徐灵胎更明确指出："凡治妇人，必先明冲任之脉……此皆血之所从生，而胎之所由系，明于冲任之故则本源洞悉，而后其所生之病，千条万绪，已可知其所从起。"

叶氏深谙此理，常从奇经调治月经。其所用方药之中，善于选用能入奇经之药和血肉有情之品。如鹿角霜、生鹿角、紫石英、肉桂、河车胶等，为其常用。尤其是不育妇女的治疗，叶氏更注意从冲任着手调治。如朱案，患者经水一月两至，或几月不来，五年来未曾孕育，下焦肢体常冷。叶氏认为系由冲任脉损，无有贮蓄所致，以暖益肾肝主之。投用人参、河车胶、熟地、肉桂、归身、白芍、川芎、香附、茯神、艾炭、小茴、紫石英,同时加服益母膏丸。考其方中所用药物,除有暖益肾肝的作用之外,同时多种药物也能入于奇经而起滋养调补作用,如方中紫石英性温质重,近贤张锡纯认为能引诸药直达冲中,而温暖之。再如程案,患者三十七岁,十三年不孕育,自述经期延迟,每于经期前三日,周身筋骨牵掣酸楚,不得舒展。叶氏诊后认为:"凡女人月水,诸络之血,必汇集血海而下,血海者,即冲脉也,男子藏精,女子系胞。不孕,经不调,冲脉之病也……究竟全是产后不复之虚损。"以养血柔肝,补益冲任为治。投用河车胶、生地、枸杞、沙苑、生杜仲、白薇、山楂、黄柏、白花益母草。方中河车胶血肉有情之品,有良好的补虚效果,《本草拾遗》谓:"主血气羸瘦,妇人劳损。"现代研究证实,紫河车中含有多种激素,用于治疗子宫发育不全、子宫萎缩、子宫肌炎、功能性无月经、子宫出血等,均有显著疗效。用之为主药,再配以其他药物,故能收到倍于一般植物药的疗效。

叶氏治疗月经不调除上述奇经损伤,需直接用血肉有情之品调补奇经外,也常于滋阴助阳、益气补血方中加用血肉有情之品,以增强疗效。《指南》调经案例 50 余方中,有 10 余方均选用了血肉有情的动物药。可见叶氏对调补奇经的重视以及善于灵活运用动物药的丰富经验。

综上所述,《指南》治疗月经不调,是在明确病因,把握病机,准确辨证的基础上,施以适当的治疗方法,或以调肝为主,或以培土为主,或以调补奇经为主,或此法中兼用彼法,或彼法中兼用此法,再加灵活用药,总以切合病因病机为原则。

(《四川中医》,1996 年第 14 卷第 9 期)

《临证指南医案》消渴辨治浅析

安徽省霍山县中医院　　王学函

消渴之名首见于《内经》,《灵枢·五变》:"五脏皆柔弱者,善病消瘅。"《素问·奇病论》:"此肥美之所发也,此人必数食甘美而多肥也,肥者令人内热,甘者令人中满,其气上溢,转为消渴。"此后历代医家皆有发挥。至清代,叶天士《临证指南医案》对消渴的病因病机,治疗法则及遣方用药多有创见,现归纳分析如下。

一、提出消瘅为消渴前期病变

叶氏认为长期饮食不节,过食肥甘,可化燥耗津,转为消渴。"口甘一症,《内经》谓之脾瘅,此甘,非甘美之甘,瘅即热之谓也。""脾瘅症,《经》言数食甘肥所致。盖甘性缓,肥性腻,使脾气遏郁,致有口甘内热中满之患……此症久延,即化燥热,转为消渴。"

二、十分重视精神因素对消渴病的作用

叶氏认为情志因素在消渴病的发病机制上有着重要作用,如过度劳累,精神压抑,工作压力过大等皆可导致消渴病的发生。《临证指南医案·三消》:"肌肉瘦减,善饥渴饮,此久久烦劳,壮盛不觉,体衰病发,皆内因之症。""经营无不劳心,心阳过动,而肾阴暗耗,液枯,阳愈燔灼,凡入火之物,必消烁干枯,是能食而肌肉消瘦。"

三、提出阴亏阳亢的消渴病机

叶氏提出阴亏阳亢乃消渴主要病机,同时兼顾次要病机。他认为"三消一症,虽有上、中、下之分,其实不越阴亏阳亢,津涸热淫而已",提出消渴病机特点在于阴虚热淫。燥热盛则阴愈虚,阴愈虚则燥热愈盛。病变的脏腑着重在于肺、胃、肾,而以肾为关键。如《临证指南医案·三消》:"渴饮频饥,溲溺浑浊,此属肾消。阴精内耗,阳气上燔,舌碎绛赤,乃阴不上承,非客热宜此,乃脏阴无存……"同时认为在阴亏阳亢的基础上,易兼夹他因,"肝风厥阳,上冲眩晕,犯胃为消",指出为肝肾阴亏,肝阳上亢,逆气犯胃而致消渴。

四、辨证准确,施治精当

叶氏在辨证上,处处以阴亏阳亢为本,同时兼顾上、中、下三消的不同。"如病在中上者,膈膜之地,而成燎原之场,即用景岳之玉女煎,六味之加二冬、龟甲、旱莲,一以清阳明之热,以滋少阴,一以救心肺之阴,而下顾真液。如元阳变动而为消烁者,即用河间之甘露饮,生津清热,润燥养阴,甘缓和中是也。至于壮水以制阳光,则有六味之补三阴,而加车前、牛膝,导引肝肾。"

五、用药精妙,暗合现代药理

叶氏在用药上喜用生地、生石膏、山药、知母、麦冬等,如《临证指南医案·三消》:"能食善饥,渴饮,日加瘦瘦,心境愁郁,内火自燃,乃消症大病。生地、麦冬、生石膏、生甘草、知母、生白芍。"根据现代药理研究,生地、生石膏、山药、知母、麦冬均有降糖作用。生地味甘性凉,有滋阴清热、养阴生津之功,药理研究发现怀庆地黄提取物对大鼠及小鼠的四氧嘧啶性糖尿病有降血糖作用。石膏味甘辛大寒,有清热泻火、除烦止渴之功。《珍珠囊》:"止阳明头痛,止消渴。"现代药理证实白虎加人参汤有明显降糖作用,方中仅人参、知母单用时,有降糖作用,但人参配伍石膏或知母配伍石膏时,降糖作用大增。山药味甘性平,有益气滋阴、补脾肺肾之功,临床上多以本品大量水煎代茶饮,有明确降糖效果。山药的根托中分离到六种降血糖多糖,对正常小鼠均有降糖活性。知母味苦,性寒,有清热泻火,滋阴润燥之功。《神农本草经》:"主消渴热中。"其水浸提取物能降低正常兔血糖水平,对四氧嘧啶糖尿病兔作用更明显。麦冬甘微寒,有润肺养阴、益胃生津、清心除烦之功。《本草拾遗》:"去心热,止烦渴。"

六、结　语

综上所述,叶天士《临证指南医案》提出饮食不节、情志失调均可导致消渴病,治疗上始终把握阴亏阳亢之纲,兼顾不同兼证而辨证施治。用药精当,颇合现代药理研究结果。以上充分体现了叶氏精深的学术见解和高超的辨证论治水平,均值得我们深入学习。

(《中医药临床杂志》,2012年第24卷第2期)

学习叶天士医案用"泻肝安胃"法治疗糖尿病泄泻附验案四则

北京朝阳区三间房社区卫生服务中心　　刘京本
北京中医药大学　　杨九天

糖尿病是一种与遗传因素有关又与多种环境因素相关联的全身性慢性内分泌代谢疾病,是由于体内胰岛素的绝对或相对不足而引起糖、脂肪、蛋白质的代谢紊乱。其主要特点是高血糖和尿糖,临床常表现为多饮、多尿、多食及疲乏、消瘦等,该病病程绵长,调治失宜容易并发多种急性合并症以及慢性神经和血管合并症。作为糖尿病的常见并发症之一,糖尿病泄泻主要由糖尿病患者自主神经病变累及自身消化系统所致。有资料显示糖尿病泄泻发生率为15.6%～20.0%,其严重影响糖尿病患者的日常生活质量,并给患者带来生活和工作上的心理压力。

一、糖尿病泄泻的诊断特点和西医
对于糖尿病泄泻的临床治疗

糖尿病泄泻是一种顽固性腹泻,主要患病人群多是40岁以上的中老年人,症状通常表现为半稀便或稀水样便,严重者呈水样,严重者一日多达5～10次,且一般不会产生明显腹痛症状,泄泻常为间歇性,有时会与便秘交替出现,但一般来说泄泻的严重程度要较其他泄泻病的症状为轻。但也必须防止如果糖尿病患者泄泻频繁,可导致水电解质平衡失调,出现低钾、低钠、低蛋白血症等,有些患者易出现低血糖反应,甚至可诱发糖尿病酮症酸中毒等急症。

西医治疗糖尿病泄泻首先要把患者的血糖控制在正常的范围内,这是根本。西药基本对症治疗,多采用盐酸洛哌丁胺、蒙脱石散及盐酸黄连素片等止泻药物;双歧杆菌活性制剂等调节肠道菌群药物以及维生素 B_{12} 及甲钴胺等营养神经药物。对于糖尿病泄泻合并高血压的患者,有学者提出使用钙通道阻抗剂既可止泻又可降压;基层常规治疗多选用口服整肠生等调节双歧杆菌的药物。然而以上治疗方法停药后又会迅速复发,临床效果均不理想。

二、中医对于糖尿病认识和对糖尿病 泄泻的临床治疗

中医古籍中虽然未记载糖尿病一词,但关于消渴病的记载与现代糖尿病病因及中后期临床表现基本吻合。消渴最早见于《素问·奇病论》,其言:“帝曰,有病口甘者,病名为何？何以得之？岐伯曰：此五气之溢也,名曰脾瘅。夫五味入口,藏于胃,脾为之行其精气,津液在脾,故令人口甘也。此肥美之所发也,此人必数食甘美而多肥也。肥者令人内热,甘者令人中满,故其气上溢,转为消渴。治之以兰,除陈气也。”岐伯指出消渴由脾瘅转化而来,以及患者发病原因,临床表现和治疗药物。

《河间六书》中提出三消论:“若饮水多而小便多者,名曰消渴。若饮食多而不甚饥,小便数而渐瘦者,名曰消中。若渴而饮水不绝,腿消瘦而小便有脂液者,名曰肾消。”从古籍论述来看,消渴患者临床多表现为肥胖而渐瘦、中满、嗳气、多饮、多食、多尿等症状。这与现代糖尿病患者临床表现极为相似。所以古人对于“消渴病”的论述即为今之糖尿病;故糖尿病泄泻应归于中医消渴病伴发泄泻范畴之内。应为古人“泄泻”“濡泄”“飧泄”“溏泄”等病名。

《素问·阴阳应象大论》有“湿盛则濡泄”,指湿盛伤脾的泄泻;《素问·脏气法时论》曰:“脾病者,身重,善饥,肉痿,足不收,行善瘛,脚下痛,虚则腹满肠鸣,飧泄,食不化。”指脾不健运,消化不良,临床表现出的一系列包括大便泄泻清稀,并有不消化的食物残渣的症状。《景岳全书·泄泻》曰:“泄泻之本,无不由于脾胃。”《医方集解》云:“久泻皆由肾命火衰,不能责脾胃。”脾失

健运,故不思饮食,食不消化。故当代医家认为消渴病伴发泄泻患者多为长期饮食不节,饥饱失调,或劳倦内伤,或久病体虚,使胃肠功能减弱,不能运化水谷,聚水为湿,积谷为滞,遂成泄泻。消渴日久,阴阳两虚,病久归肾。临床治疗上也将健脾益气、补益肾阳贯穿始终。对于脾胃气虚型糖尿病泄泻,治以健脾益气,升阳止泻,方用补中益气汤,人参健脾丸,以及自拟方健脾止泻化毒汤;对于脾胃湿滞型,则以健脾渗湿止泻为主,方用参苓白术丸、七味白术散;对于脾肾阳虚型,治以温肾健脾,方用四神丸、附子理中汤;近年来也有学者报道用藿香正气滴丸治疗糖尿病泄泻,且有效率90%以上;也有用外治法治疗脾肾阳虚型泄泻的报道;其他如养阴益气法等不一一累述。

这些方法临床有一定疗效,亦存在一定的局限性。

三、"泄肝安胃"法治疗糖尿病泄泻的理论与实践

1. 病因病机　阅读古籍与临床实践发现糖尿病泄泻不仅责之脾肾,亦与肝密不可分。明代吴崑《医方考》云:"泻责之脾,痛责之肝,肝责之实,脾责之虚,脾虚肝实,故令痛泻。"肝属木,脾(胃)属土,木能克土。而土得木而达之,所以正常时木能疏土,病变时肝旺则木盛,横克中土,胃气上逆,脾湿下注,呕恶泄泻。因此,脾肾亏虚可致泄泻;肾阳虚,命门火衰可致泄泻;肝旺克脾土亦会导致泄泻。又陈无择在《三因极一病证方论·泄泻叙论》中提出:"喜则散,怒则激,忧则聚,惊则动,脏气隔绝,精神夺散,以致溏泄。"此明确阐明了情志失调亦可引起泄泻。《景岳全书·泄泻》曰:"凡遇怒气便作泄泻者,必先以怒时夹食,致伤脾胃,故但有所犯,随触而发,此肝脾二脏之病也。盖以肝木克土,脾气受伤而然。"此进一步说明了情绪导致肝木克脾土而致泄泻。

2型糖尿病作为身心疾病,很多患者的发病与生活节奏的加快、焦虑、工作压力增大所导致的情绪紧张,情志不畅密切相关,然而情志不畅亦可导致肝气郁滞化火,从而横克脾土引发泄泻。

2. 临床治疗　针对肝木横克脾土导致糖尿病患者泄泻的临床现状,考查《素问·脏气法时论》云:"肝苦急,急食甘以缓之;肝欲散,急食辛以散之,以辛补之,以酸泄之。"此处明确指出当以酸性之品泄肝。根据《素问·脏气

法时论》的药性理论,研究叶天士《临证医案指南·泄泻》中治疗泄泻。

(1)张妪:腹鸣膜胀,清晨瘕泄。先以息风安脾胃方,人参,茯苓,木瓜,炒乌梅,炒菟丝子。又泄肝醒胃方,吴茱萸,生白芍,炒乌梅,人参,茯苓。这里叶氏用了"息风安脾胃""泄肝醒胃"的说法。

(2)朱案:消渴干呕,口吐清涎,舌光赤,泄泻,热病四十日不愈,热邪入阴。厥阳犯胃,吞酸不思食。久延为病伤成劳。川黄连,乌梅,黄芩,白芍,人参,诃子皮。这里叶氏治的是消渴病合并泄泻,即今日之糖尿病泄泻。

(3)某:腹鸣晨泄,巅眩脘痹,形质似属阳不足。诊脉小弦,非二神、四神温固之症。盖阳明胃土已虚,厥阴肝风振动内起,久病而为飧泄。用甘以理脾,酸以制肝。人参,茯苓,炙草,广皮,乌梅,木瓜。此案叶氏更详细地记录了诊疗思路,酸以泄肝,乌梅,木瓜,白芍,诃子之属;甘以安脾胃,人参,茯苓,炙甘草,陈皮等。

3. 案例 4 则

案 1　单纯泄泻案(兼肾阳虚)

患者,男,55 岁。

初诊(2017 年 4 月 11 日)

2 型糖尿病病史 9 年,规律服用降糖药物,空腹血糖控制在 6～7 mmol/L。反复腹泻 3 个月,每日 3～4 次,多则每日 6～7 次,粪便稀薄,多次查大便常规、大便培养、肠镜,均为阴性。曾服肠泰合剂等药未见明显好转。平时口苦心烦,面黄,舌淡红,苔薄白,脉弦。辨证为肝旺脾虚,治以泄肝安胃。处方:

党参 12 g,茯苓 12 g,黄芩炭 10 g,炙甘草 8 g,炒白芍 12 g,木瓜 10 g,乌梅 20 g。

7 剂。水煎服。7 剂后大便次数明显减少,仍觉便稀,守方去黄芩炭,改菟丝子 12 g,继服 14 剂后,便质正常,每日 1 次。后随访至年底,大便均正常。

案 2　泄泻伴呕吐案(兼阴虚)

患者,女,58 岁。

初诊(2017 年 10 月 23 日)

2 型糖尿病 10 年,规律服药,血糖控制平稳,上周出现呕吐腹泻,每日大便 3～4 次,小腹隐痛,呕吐时作时止,食不慎则大便溏。今餐后血糖

9.4 mmol/L,全身乏力,潮热盗汗,遇热颈汗出,伴口渴,时而急怒,时舌体轻痛。舌红,苔黄干,脉沉。辨证:心肝火旺,中土不足,兼阴虚。处方:

炒白芍 12 g,麦冬 10 g,木瓜 10 g,炒扁豆 12 g,炒山药 20 g,制鳖甲 10 g(先下),制龟甲 10 g(先下)。

14 剂。水煎服。药后大便每日 1～2 次,未再呕吐。

案3　泄泻伴腹胀案(寒热错杂)

患者,男,66 岁。

初诊(2018 年 1 月 12 日)

2 型糖尿病 15 年,现注射胰岛素,血糖控制平稳,腹胀腹泻 3 个月,每日大便 5～6 次,小腹胀满难忍,大便溏软,每日 5 次左右,排出不畅。急躁易怒,头汗出,下肢畏寒。舌淡红,苔黄,脉弦尺弱。平素饮酒。辨证:肝火旺,脾气虚,上热下寒。处方(取乌梅丸意):

党参 12 g,茯苓 10 g,炒扁豆 12 g,乌梅 20 g,木瓜 10 g,黄连 5 g,桂枝 5 g,黑顺片 5 g(先下),干姜 3 g。

14 剂。水煎服。药后每日大便 1 次,成型,腹胀逐渐消失。

案4　泄泻伴胁痛案(兼肝阴虚)

患者,女,64 岁。

初诊(2018 年 9 月 25 日)

2 型糖尿病伴胆囊炎 8 年,遇冷腹泻,每日大便 4～5 次,溏泄不成型,右胁下胀痛,轻恶心,反酸,纳少,咽不爽,有痰,双足畏热,舌暗红,苔黄干腻小裂纹,脉弦细。今日餐前血糖:6.1 mmol/L。辨证:肝阴不足,中阳亏虚。处方:

桂枝 6 g,天花粉 15 g,金钱草 20 g,瓜蒌皮 15 g,竹茹 6 g,炒白芍 12 g,炒扁豆 15 g,炒山药 30 g,乌梅 15 g。

14 剂。水煎服用,药后大便每日 1 次,成形。仍纳少,加党参 12 g,继服14 剂。纳转佳。随方加减调理 2 个月胆囊炎未再发作。

按:患者素体肝旺脾虚,治疗以泄肝安胃为主,其中党参甘温,健脾助运;茯苓甘淡利湿;炙甘草补脾益气,三药合用亦有四物之意,亦有白扁豆、炒山药和中化湿,共治土虚,脾胃不虚,则肝木虽强,亦无乘脾之患。炒白芍酸敛柔肝;木瓜性温味酸,和胃化湿;乌梅酸涩肠治久泻。参、苓、草与芍、瓜、梅合用,使脾得健运,肝得疏泄。且有芩、连燥湿泻热,菟丝子、黑顺片温补肾阳。鳖甲、龟甲滋阴潜阳。诸药相伍,使肝能疏泄,而脾胃气机升降协调,水液运化正常而泻自止。

四、小 结

糖尿病虽然与患者暴饮暴食,运动量少等不良习惯密切相关,但其作为身心疾病,亦与现代人生活节奏加快,精神压力较大,从而导致肝气郁结,肝火炽盛密不可分。古人认为,消渴先发生于上焦,日久祸及中焦,耗伤脾胃之阴,阴损及阳,脾气亦虚,清气不升,水湿内停,加之肝气横逆,肝木克脾土,则下趋于肠而导致腹胀和泄泻。"泄肝安胃"法通过调节肝胃关系从而治疗糖尿病泄泻,此法为糖尿病泄泻的治疗提供了新的思路。

(《糖尿病新世界》,2019 年第 12 期)

《临证指南医案》脱肛病辨治探析

南京中医药大学　　　　崔现超　缪雅秋　杨文倩
　　　　　　　　　　　郁 懿　李华转　张燕宾
丰县中医医院　　　尹基龙
南京中医药大学附属南京中医院　　　章 蓓

清代医家叶天士的《临证指南医案》展示了叶氏的诊疗经验和思路方法,具有鲜明的学术特色,成就不限于温病范围,于内、外、妇、儿各科均有很深的造诣,对后世医家产生深远影响。脱肛篇是叶氏在诊治外科病中代表性医案之一,叶氏汲取先贤医家学术经验,又结合具体临床实践,创立新说。脱肛篇虽收录寥寥六个医案,却言简意赅,处方中肯,辨证细细,通过个案的剖析,有助于了解其辨证用药治疗脱肛的奥秘。

一、脱肛概述

脱肛，又称直肠脱垂，主要是指直肠黏膜或直肠全层脱垂，少数可发生部分乙状结肠脱垂。隋代《诸病源候论·脱肛候》记载："脱肛者，肛门脱出也。"《难经》记载："病之虚实，入者为实，出者为虚。"叶天士在《临证指南医案》脱肛篇中指出，脱肛的致病原因有感受湿邪、饮食所伤、劳倦伤脾、久病年老等。感受湿邪，湿热下注肠腑，湿热伤气，气陷托举无力而致肠管脱出；饮食所伤、劳倦伤脾，导致脾虚，中气下陷，不能固摄；久病之后，肾阳损伤，或年老体衰，阳气不足，命门火衰，而为脱肛，正如《景岳全书》记载："肾为胃之关，开窍于二阴，所以二便之开闭，皆肾脏之所主，今肾中阳气不足，则命门火衰。"

二、辨证要点

中医辨证，要在正确思维方法的指导下，对诊法所收集的病情资料进行分析、综合，以认识病证当前阶段的病位、病因、病性等。在长期的医疗实践中，中医学对辨证的认识不断发展、深化，创立了多种辨证方法。在《临证指南医案》脱肛篇中，叶天士进行多方位的辨证，如辨虚实、辨脏腑、辨脉象等，探其要妙，为脱肛的辨治提供依据。

1. 辨虚实　虚实辨证是辨别邪正盛衰的纲领。《素问·通评虚实论》记载："邪气盛则实，精气夺则虚。"《景岳全书·传忠录》曰："虚实者，有余不足。"实指邪气盛，虚指正气不足。叶氏指出脱肛乃脾、肾虚所致，或为实邪所侵，故辨证时需辨明标本虚实。本虚者，应辨明气血阴阳；标实者，应辨明湿、热、火等诸邪。本虚主要以年老久病，面色萎黄，神疲乏力，下腹疼痛，大便带血为特征，标实常因感受湿热邪气而发病。临床上本病以虚证为主，兼有实邪。

2. 辨脏腑　脏腑辨证，是根据脏腑的生理、病理，对疾病证候归纳，来探究病机，判断病变的部位、性质、正邪盛衰情况等的一种辨证方法，是中医诊断的基础，是辨证体系中的重要组成部分之一。叶氏认为脱肛病位在大肠，但与脾、胃、肾等相关。如"某，便后少腹痛……肾虚不摄"，直接指出此患者病在肾；如孙案"都因饮食重伤脾胃，气下陷为脱肛"，明确指明病在脾胃。脾胃为仓廪之官，胃为水谷之府，饮食不当导致脾胃气虚，肠腑下陷脱出。

3. 辨脉象 脉诊为中医四诊之一，脉象受到气血脏腑、血脉运行的影响。叶天士凭借脉象变化，结合临证表现，判断疾病的病位、邪正盛衰及疾病的预后，从而指导用药。如翁案，"按脉濡弱"，濡脉浮细无力而软，主虚证、湿困；弱脉沉细无力而软，主阳气虚衰、气血俱虚。据脉象推测，应为湿困气虚之象，结合症状"溲溺后阴囊筋牵着于肛"，虽然足厥阴肝经循行绕会阴部，但是切诊其脉濡弱，病位不在肝，绝对不能用疏泄之法治疗，应该用升举之法。再如吴案，"诊脉尺中下垂"，症状见"脱肛漏血，遇劳即发"，左、右尺脉分候的脏腑同为肾，"尺脉中下垂"，说明尺脉无力无根，则肾气衰，结合症状，应为肾虚之象。

三、特色论治

叶天士在总结前人治疗脱肛经验的基础上，形成"升举、固摄、益气"三法，即升举下垂脏器，固摄阴液，补益脾气等，演绎为以下三个方面。

1. 甘药培中，健脾益气，治在中焦 叶天士重视脾胃，脾为后天之本，上下交病，治在中焦。脱肛者，以护养脾胃为关键。对于饮食伤及脾的中损病症，他推荐《内经》甘药理虚的治疗法则。《脱肛篇》记载："面色萎黄，腹痛下血，都因饮食重伤脾胃，气下陷为脱肛。经月不愈，正气已虚。"药用"人参、川连、炒归身、炒白芍、炙草、广皮、石莲肉、乌梅"。此案中患者因过食伤脾，气下陷坠，脾主升清，脾虚则清阳不升，中气下陷，故见"脱肛"；脾主统血，脾虚则血随气陷导致"下血"；法当甘温益气，少佐酸苦之品，使中焦土旺。《医宗金鉴》云"人参补里气，炙草补中气"，人参为君，大补元气，炙甘草补脾和中；臣药炒白芍养血敛阴，当归身以补血，"血为气之宅"，血能载气，而补血又能生气养气；广陈皮理气和胃，使诸药补而不滞；石莲肉味甘而涩，甘可补脾，涩能止泻；少佐乌梅酸涩入大肠经，涩肠固脱，川黄连味苦，苦可燥脾土。诸药合用，甘温益气，厚补脾胃。

2. 血肉填下，温肾助阳，兼理奇脉 叶氏在治疗脱肛时，喜用血肉有情之品，温振肾阳。肾为五脏阴阳之本，肾主纳气，又为"封藏之本"，开窍于二阴。肾阳具有温煦、推动等功能,维持人体各项生理活动。叶氏诊治一王姓患者:"(六二)阳气下陷,肾真不摄,肛坠气泄如风。向老下元阳惫,非升柴能举其陷。"药用"人参、鹿茸、补骨脂、炒大茴香、茯苓,调入阳起石三分"。此证患者年老肾阳衰惫,肾气下陷,固摄失权,导致肛门脱出。叶氏认为用升麻、柴胡不能升举其陷,因为《本草纲目》云:"升麻引阳明清气上行,柴胡引少阳清气上行。"并非有补肾升阳之功。药用人参大补元气,又能补益肾气,鹿茸、阳起石温肾壮阳,补骨脂善补肾助阳,茯苓健脾渗湿,大茴香暖脾肾以散寒。诸药合用,肾脾兼治,命门火旺则脏腑功能恢复,大肠得固摄。

叶氏继承并发展《内经》奇经八脉理论,并在临证治疗上对奇经辨证和用药规律进行探索。奇经八脉中的督脉、任脉、冲脉皆起于胞中,同出会阴,且"经脉所过,主治所及",故治疗脱肛可从奇脉角度入手。"以血肉充血,取其通补奇经",常用药如鹿角胶、鹿角霜等血肉有情之品。如吴案"脱肛漏血,遇劳即发。病经十六载,色萎黄,背脊痛。"药用"斑龙丸加五味子",斑龙丸以鹿角胶、鹿角霜通补肾脉,"鹿性阳,入督脉""鹿茸壮督脉之阳、鹿角霜通督脉之气、鹿胶补肾脉之血",合熟地补肾血;菟丝子、补骨脂补肾阳;五味子助其涩肠摄阴;白茯苓健脾渗湿,以安中焦脾土。诸药合用,升阳兼理奇脉。

3. 炒炭收涩,固摄肾气,收敛阴液　叶氏常用炒炭的中药增强固摄肾气之力。肾气足,气化正常,则二阴运行。肾虚,则封藏固摄失常。叶氏诊治一患者"便后少腹痛,肛坠,溺则便滑。肾虚不摄",药用"熟地炭、五味、黄肉炭、茯苓、炒远志、炒菟丝子"。此案患者肾气不足,下元不固,大肠失于固摄,则大便滑脱。以熟地炭、黄肉炭为君能补益肝肾,增强收敛,固摄肾气;配伍炒菟丝子、炒远志通肾气,五味子味酸助其涩肠,茯苓健脾渗湿止泻。在此案中诸药合用,治以固摄肾气、补肾涩肠。

同时,中药经炒炭炮制也可以增强收敛摄阴之功。脱肛篇中一则医案示:"某,肛坠尻痛。利多伤阴。"患者肛门下坠脱出,臀部疼痛,下利多伤阴液,药用"熟地炭、五味、茯神、炒山药、炒楂肉、炒菟丝子,煎送禹粮石脂丸"。熟地炭一方面补肝肾之阴,另一方面可固摄体内阴液,防止继续丢失;山药、山楂肉、菟丝子经炒制后也可收敛阴液,以达止泻的功用;赤石脂与禹余粮相须而用,均入于胃肠,长于涩肠止泻摄阴。

四、结　语

　　《临证指南医案》是研究叶天士学术思想的珍贵参考资料，叶氏治疗脱肛病证不乏独到之处，除强调运用多种辨证方法外，治在中焦、升阳摄阴、兼理奇脉等治法亦颇为可取，形成甘温培中、血肉填下、炒炭收涩等独到用药规律，治疗上有了较大发展，其实用价值亦为现代临床所证实。

（《江苏中医药》，2019 年第 51 卷第 4 期）

《临证指南医案》泄泻辨治特色探析

浙江省宁波市中医院　　孙常波　王建康
浙江省宁波市第二医院　　蒋雪定
浙江中医药大学　　徐　程

　　泄泻是一种常见病，主要表现为大便次数增多、粪质溏薄，甚至泻出如水，包括现代医学中的慢性结肠炎、溃疡性结肠炎、腹泻型肠易激综合征等多种疾病。因其病程缠绵，治疗颇为棘手。《临证指南医案》成书于 1764 年，为叶天士门人华岫云据叶氏临证医案整理编撰而成，书中汇集了泄泻的医案 75 例，对泄泻的病因病机、治疗法则及遣方用药有独到的见解。本文拟就叶氏辨治泄泻的特色作一整理探讨如下。

一、病因首重湿邪，治疗祛湿为先

　　湿为阴邪，有内外之分。外湿内侵，易于犯脾；内湿之生，多因脾失健运。脾被湿困，易致运化失司，清气下泄而致泄泻。叶氏认为脾喜燥恶湿，湿易犯脾致泻。病因有"长夏湿热，食物失调"，或"长夏湿胜为泻"，或"暑湿内侵"，或"湿热内淫"，或"口腹不慎，湿热内起"，或"湿胜热郁"，或"酒湿内聚痰饮，余湿下注五泄"，或"雨湿凉气，乘于脾胃"，或"寒湿腹痛，恶心泄泻"，或"湿郁脾阳""阳伤湿聚"，或"阳衰寒湿沍凝"。其立论源于《素问·阴阳应象大论》"湿胜则濡泻"，《难经》中有"五泄"的记载，凸显"泻多湿成"的学术观点。因此祛湿贯穿治疗的始终。

治疗上，叶氏常根据寒湿、湿热、暑湿分而论治。每用茯苓、猪苓、泽泻等淡渗利湿药和藿香、扁豆、砂仁、木瓜等芳香化湿药为基本药物，并随证加减。根据《临证指南医案·泄泻》94 首方剂统计分析，茯苓、猪苓、泽泻、白术等祛湿药的运用居首位，其中茯苓运用最多。

1. 寒湿泄泻 诊见大便清稀，完谷不化，腹痛肠鸣，脘闷食少，舌苔白腻，舌质淡，脉濡细等。叶氏常用茯苓、泽泻等淡渗利湿，白术、厚朴、广陈皮、藿香梗、煨木香等燥湿止泻。若寒邪偏重，诊见形寒肢冷，腹痛腹泻肠鸣甚者，用肉桂、草果散寒化湿；若表邪明显，诊见恶寒发热，加桂枝、生姜解表散寒；若腹胀纳差，加炒山楂、生谷芽消食除胀；若子夜瘕泄，昼午自止，叶氏认为是"阳衰寒湿沍凝，腑阳不运，每泻则胀减，宜通不宜涩"，用白术、茯苓健脾化湿，木香、厚朴、广皮理气化湿，制川乌温运脾阳；若湿郁脾阳甚者，诊见腹满困重，泻下频多，用四苓散淡渗利湿，加厚朴、陈皮行气宽中，健脾化湿。

2. 湿热泄泻 诊见痛泻不爽，泻物臭秽，腹痛，小便短赤，舌苔黄腻，舌质红，脉滑。叶氏每用芩芍汤为基本方，方中黄芩清热燥湿，加广陈皮、厚朴、藿香等理气化湿，茯苓、猪苓、泽泻等淡渗利湿，白芍柔肝止痛。若"久泻兼发疮痍""苦寒必佐风药"，用黄连、黄柏苦寒燥湿，羌活、防风、升麻、柴胡等升阳化湿，因风能胜湿；若"寒湿已成热郁"，用生白术、茯苓、陈皮、厚朴、泽泻理气利湿，用茵陈清热化湿。

3. 暑湿泄泻 病多发夏秋季节，诊见上咳痰，下洞泄，口干舌燥，小水短赤，舌苔白腻偏黄，舌质红，脉濡数等。叶氏用藿香正气散加减。若秋暑秽浊，加砂仁、扁豆、降香、白豆蔻芳香化湿；若胃中不和，加麦芽、山楂消食和胃；若上焦气滞，肺失宣肃，加杏仁、桔梗以开肺；若热甚伤津，喜冷饮，用石膏、黄芩清热燥湿。

二、病本以脾为主，兼顾肝肾

从脏腑辨证来说，叶氏多从脾、肝、肾三脏辨治，尤以脾虚为本立论，又兼顾肝肾。

1. 从脾论治 脾主运化，胃主受纳，脾气上升则行运化之职，胃气下降则可受纳水谷，进而腐熟消化。如脾胃运化失健，水谷不能腐熟、清浊不分而下泄。《素问·藏气法时论》："脾病者……虚则腹满肠鸣，飧泄，食不化。"《景岳全书·泄泻》："泄泻之本，无不由脾胃。"叶氏秉承此旨，认为"纳食主胃，运化主脾，脾宜升则健，胃宜降则和""脾脏宜补则健，胃腑宜疏自清"。叶氏擅长以补脾气、温脾阳、调脾胃三种方法论治脾虚型泄泻。验之临床，收效甚速。

（1）脾气虚：诊见大便溏薄，肠鸣腹胀，纳食减少，懒言气短，四肢乏力，舌苔白，舌质淡，脉细弱等。叶氏常用香砂异功散补脾益气止泻。如暑伤泄泻，气短少续，腹中不和，先清暑和胃，预防滞下。清暑和胃用厚朴、陈皮理气宽中，茯苓、泽泻淡渗利湿，炒扁豆、砂仁芳香化湿，木瓜酸以制肝，炒山楂消食和胃以求健脾和胃之效。若泄泻之后，腹膨减食，加生谷芽、砂仁、扁豆开胃醒脾。

（2）脾阳虚：诊见大便溏泄，中脘觉冷，纳少腹胀，四肢不温，舌苔白腻，舌质淡，脉沉细等。对于脾阳虚所致的泄泻，叶氏常用扶阳法，药如附子、肉桂、干姜、益智仁、人参、茯苓、白术等。叶氏说："阳不运行，湿多成五泄。"若阳伤湿聚，便溏足肿，用桂枝通阳，白术健脾，木防己、茯苓、泽泻利水消肿；若晨泄肢肿，阳虚畏寒，恶心吞酸，用附子、干姜、胡芦巴、荜茇扶阳散寒，脾肾同治；若大便溏泄不爽，神乏疲倦，用益智仁、姜灰温运脾阳，生谷芽消食和胃，陈皮、茯苓行气健脾。

（3）脾胃不和：诊见晨泄难忍，易饥善食，恶心纳差，舌苔白腻，舌质淡，脉细弱等。叶氏用健脾升清，和胃降浊为法。药如炮附子、炮姜灰等温脾扶土，配用炒当归、炒白芍养阴和胃，调理阴阳，用煨葛根、煨升麻升清止泻。体现叶氏"脾宜升则健，胃宜降则和"之意。

2. 从肝论治 肝主疏泄，分泌胆汁，输入肠胃，以助脾胃消化；脾主升清，又必须赖少阳春升之气的升发。若肝主疏泄功能失常，犯及脾土，导致脾主运化功能失调，升清降浊失职则发生泄泻。叶氏认为"胃为阳土，肝属阴木,腑宜通,肝宜柔宜凉"。治疗上叶氏常用泄肝和中法,提出"治脾胃必先制肝""甘以理脾,酸以制肝"的观点。

(1)土虚木乘:诊见大便溏泄,腹痛隐隐,肠鸣纳差,巅眩脘痞,头痛胁痛,舌苔白,舌质淡红,脉弦细等。叶氏用健脾制肝法,在补益脾胃(四君子汤去白术)的基础上常配用乌梅、木瓜、白芍等酸性药物制肝。若经月食减泄泻,下焦无力,用异功散加木瓜、益智仁;若腹鸣腹泻,清晨瘕泄,用四君子汤去白术,甘以理脾,加木瓜、乌梅、菟丝子,或加吴茱萸、乌梅、白芍,酸以制肝。

(2)肝热犯脾:诊见腹痛腹泻,泻后痛减,口苦而黏,肛门灼热,性情急躁,舌苔黄,舌质红,脉弦滑等。此为肝郁日久化热,犯脾伤胃泄泻。对于此证,叶氏采用清肝运脾法,用川连、黄芩苦以泄肝之用,乌梅、白芍养肝之体以恢复肝体阴而用阳的生理状态,用半夏、枳实苦辛运脾和胃。若木郁乘土,伴有脘胀入胁,加用柴胡、青皮疏肝理气,白芍、桑叶、牡丹皮疏肝泄热。

3. 从肾论治 肾为先天之本,脾为后天之本。脾之健运,有赖于肾阳的温煦;肾阳又需脾阳运化水谷之精微以作其旺盛之源。两者互相促进,相辅相成。如泄泻日久,脾胃阳虚,水谷精微输布失常,则病及于肾,导致肾阳虚衰致泻,亦有劳损伤肾。肾阳亏虚,不能温煦脾阳而致腹泻。因而叶氏提出"肾阳自下蒸涵,脾阳始得运变""久泻无有不伤肾""久泻必从脾肾主治""中宜旋则运,下宜封乃藏"的观点。

脾肾阳虚临床常见晨泄,或五更泻,或久泻,下部冷,纳少腹胀,食入尤甚,舌苔白滑,舌质淡胖,脉沉细无力等症。叶氏常用温肾固涩法,药如菟丝子、覆盆子、益智仁、巴戟天、芡实、补骨脂、鹿角霜等柔润平和补肾之品,既能温阳,又不伤阴;配伍人参、茯苓、山药、芡实、炙甘草健脾补气。若酒湿内困,用黑地黄丸;若久病大虚,脾肾瘕泄,用干姜、附子、肉桂等补火助阳。但辛温大热之品,容易耗气伤阴,叶氏所说"纯刚恐伤阴液",不适合久泻阴阳两虚之证;若"下元气少固摄,晨泄",早用四神丸,晚服理中去白术、甘草,加益智仁、木瓜、砂仁。叶氏早用四神丸,晚用治中法,比纯用温肾固涩之品高出一筹;若久泻滑脱不禁者,加禹余粮石、五味子、诃子皮、赤石脂等涩肠止泻之品。

此外,叶氏十分重视胃阴治疗和保护。如腹泻量少,纳减咽干、入夜咽干、咽干不喜汤饮,叶氏用酸甘化阴法,药用白芍、木瓜伍人参、甘草、陈仓米,佐以诃子、赤石脂涩肠止泻。若阴伤久泻加清芳之荷叶,升发脾胃清气,避用柴胡、升麻升清，以防升散太过而再伤胃阴。

三、结　语

叶氏在泄泻的辨证中，认为湿邪和脾虚是泄泻的主要病因和根本病理，同时非常注重肝、肾与泄泻的关系。其辨治体系可分为从湿论治和从脏腑论治两大体系。从湿论治，包括寒湿泄泻、湿热泄泻、暑湿泄泻；从脏腑论治，分为脾气虚、脾阳虚、脾胃不和、土虚木乘、肝热犯脾、脾肾阳虚等证型。叶氏在《临证指南医案》中提出了"脾脏宜补则健，胃腑宜疏自清""苦寒必佐风药""治胃必佐泻肝""甘以理脾，酸以制肝""久泻无有不伤肾""久泻必从脾肾主治""中宜旋则运，下宜封乃藏""肾阳自下蒸涵，脾阳始得运变"等治法治则，形成鲜明的叶氏特色，对临床仍具有指导意义，值得深入研究。

（《浙江中医杂志》，2016 年第 51 卷第 1 期）

《临证指南医案》便血证治探微

安徽中医药大学　　　张佳乐　牛淑平

清代著名医家叶天士，医术精湛，博采众方，不仅在外感温热病上有卓越的贡献，提出卫气营血辨证的概念，而且在内伤杂病的治疗方面也有独到的见解。总结和分析叶氏的学术特色，不仅能够丰富中医理论，而且对于指导中医临床实践也有积极的作用。笔者不揣浅陋，特将叶氏在《临证指南医案》（以下简称《医案》）中便血证诊治思路分析如下。

一、详审病因病机，谨察理法方药

《医案·便血》载："便血一症，古有肠风、脏毒、脉痔之分，其见不外乎风淫肠胃、湿热伤脾二意，不若《内经》谓阴络受伤及结阴之旨为精切。仲景之先便后血、先血后便之文，尤简括也。"叶氏上承先贤各家，阐述病因病机，在《医案》第七卷便血一门中将便血的 51 则医案分列在 21 条病因病机下进行论述，其中一半以上均为内伤脏腑，但叶氏临证谨审病机，将感受湿邪和络脉壅滞而致的便血论述在内，以调理脏腑气机为主要治法，辅以驱散湿邪和通调络脉。同时，将其胃阴学说和"久病入络"学说融入便血的诊治中，临证用药紧扣病因病机，用药遵古法，但师古不泥，紧扣病因。

二、内伤脏腑，疏腑养脏为宜

内伤脏腑所致的大便下血多责之肝、脾、肾三脏，病位多在胃与大肠，由肝木克土、脾不统血、大肠血热、脾肾两虚等病因所致。《医案·便血》载："脾病必湿滑，宜燥宜升……肝病有风阳痛迫，宜柔宜泄……肾病见形销腰折，宜补宜填……大肠为燥腑，每多湿热风淫，如辛凉苦燥之治……胃为水谷之海，多气多血之乡，脏病腑病，无不兼之，宜补宜和，应寒应热，难以拘执而言。"故而治法大多从调和脏腑气机入手，笔者综合《医案》，认为叶氏对于从脏腑论治便血中体现了三大特色，即疏肝理气调血、调理脾胃生血、补肾固精摄血。

1. 疏肝理气调血　《金匮要略》载："见肝之病，知肝传脾，当先实脾。"肝藏血，主疏泄，肝失疏泄而致脾不统血，因而便血，在《医案》中多处可见因肝气不疏而导致的肝木克土的病案，叶氏亦多从疏肝理脾、调和肝脾立法。如诊治一患者："凡有痔疾，最多下血。今因嗔怒，先腹满，随泻血，向来粪前，近日便后，是风木郁于土中。气滞为膨，气走为泻。议理中阳，泄木佐之。"药用"人参、附子、炮姜、茅术、厚朴、地榆、升麻（醋炒）、柴胡（醋炒）"。此案中患者因肝气郁结致肝木犯脾，便血"向来粪前，近日便后"，提示为远血，法当疏肝理气、升阳健脾，以人参、附子、炮姜、苍术补气升阳、暖脾止泻、温中散寒，厚朴消痞除胀，地榆收湿止血，升麻、柴胡醋炒之后疏肝解郁、升阳举陷。用炮姜减干姜辛辣之性，增其温阳之功，因脘腹胀满故而去炙甘草，加厚朴。

2. 调理脾胃生血　脾胃同属中焦，以膜相连，在饮食物的受纳、消化，及谷气的吸收、输布等过程中起主要作用。《诸病源候论·脾胃诸病候》载："脾者脏也，胃者腑也，脾胃二气相为表里，胃受谷而脾磨之，二气平调则谷化而能食。"《医案》载："纳食主胃，运化主脾。"叶氏诊治一吴姓患者案云："中满过于消克，便血，食入易滞，是脾胃病。血统于脾，脾健自能统摄。归脾汤嫌其守，疏腑养脏相宜。"药用"九蒸白术、南山楂、茯苓、广皮、谷芽、麦芽、姜、枣，汤法"。此案中患者因脾胃气滞而致脾气不健，血液统摄无权、生化无力之征，叶氏立"疏腑养脏"之法，以山楂、陈皮、谷麦芽健胃消积导滞，而以白术、茯苓健脾益气，为脾胃同调之法。笔者认为，《医案》所言"归脾汤"是在气滞愈后，养血安营之法。叶氏以健脾消积立法是前法，而以归脾汤调养脾土是血证愈后之法。案中虽未提及，但后学应灵活运用。

3. 补肾固精摄血 肾为先天之本，肾精化生肾气，肾气即是元气，是生命活动的原动力。元气盛则脾气足，运化水谷精微，不断输送至肾，充养先天之精使之生化不息。叶氏诊治一杨姓患者："中年形劳气馁，阴中之阳不足，且便血已多，以温养固下。男子有年，下先虚也。"药用"人参、茯苓、归身、淡苁蓉、补骨脂、巴戟、炒远志，生精羊肉熬膏丸"。此证属肾阳不足，患者素体虚劳，加失血日久，肾中阴精亏虚、阳精不足；叶氏以补肾固精立法，药用人参、当归补气生血，茯苓健脾利湿，肉苁蓉、巴戟天补充肾中之真阳，补骨脂补肾固精摄血，用远志交通心肾、填补肾阴，精羊肉熬膏，适宜患者体质，因"有形之血不能速生"，故需缓慢填补肾中精血。此法以补血为主，仅用补骨脂一味兼顾固摄肾精，防止固摄太过，精血化生不利，后学不可不察。

三、感受湿邪，化湿升阳为主

湿为阴邪，易阻遏气机、损伤阳气，其性重浊、黏滞，且湿邪有下趋之势，易袭阴位，若湿邪流注下焦，则小便不利、大便溏泄，或下利脓血，叶氏在《医案》中将因湿邪而致的便血分为湿热、阳虚寒湿、湿遏脾阳、中虚湿下陷四类。即外感暑湿、寒湿，以及脾阳不升所致的内湿，叶氏多以健脾除湿立法，少佐收涩止血药。如叶氏诊治一外感湿邪的患者："脉右数，形色苍黑，体质多热，复受长夏湿热内蒸，水谷气壅，血从便下。法以苦寒，佐以辛温。薄味经月，可冀病愈。"药用"茅术、川连、黄芩、厚朴、地榆、槐米"。患者因素体多热，又因长夏湿热内蒸，故叶氏以苦寒立法，用苦寒药以清热利湿，少佐辛温，如苍术、厚朴，在燥湿的同时，防止苦寒伤正。

在诊治湿遏脾阳所致的内湿便血时，叶氏多效仿李东垣，立升阳除湿之法。如诊治一程姓案："食入不化，饮酒厚味即泻，而肠血未已。盖阳微健运失职，酒食气蒸，湿聚阳郁，脾伤清阳日陷矣，议用东垣升阳法。"药用"人参、茅术、广皮、炙草、生益智、防风、炒升麻"。此案中患者素体脾阳不足、健运失职，再加酒食气蒸、湿自内生、脾阳日陷；叶氏以升阳除湿之法健脾升阳，方中人参、苍术健脾补气，陈皮燥湿行气，防风、升麻除湿升阳，配伍益智仁温阳暖脾止泻，炙甘草温中补土，调和诸药。在此案中，叶氏并未用到收涩止血药，笔者认为，脾主统血，脾阳统摄无权是病机的关键，此案用药多为健脾利湿药，即恢复脾阳，便血得止。

四、络脉壅滞，化瘀通络为要

《灵枢·百病始生》载："阴络伤则血内溢，血内溢则后血。"《医案》中提到"初病气结在经，久则血伤入络"，由于奇脉内伤，劳力伤络、血瘀在络而致血不循于常道，叶氏每以化瘀通络法治之。如叶氏诊治一计姓患者："瘀血必结在络。络反肠胃而后乃下，此一定之理。平昔劳形奔驰，寒暄饥饱致伤。苟能安逸身心，瘀不复聚。不然，年余再瘀，不治。"药用"旋覆花、新绛、青葱、桃仁、当归须、柏子仁"。此案患者血瘀在络，内伤肠胃，叶氏以辛润通络法治之，用《金匮要略》旋覆花汤加味，以疏肝通络、化瘀行气，加桃仁、当归尾活血通络，柏子仁养血安神、交通心肾。

五、总　结

纵观《医案》，叶氏在便血证病案的诊治中，认为血证多因内伤脏腑所致，从肝、脾、肾三脏着手调治，同时感受湿邪和瘀血阻络亦可致病。叶氏立健脾化湿、活血通络之法，临证多有疗效。叶氏上承《内经》，并结合各家理法化裁古方，将《金匮要略》中的旋覆花汤运用到瘀血所致的便血证之后，临证较少用到凉血止血药，而是抓住血证的本质，即气血失调这一关系，通过调节气机、通畅血脉，从源头解决问题。因此，笔者认为，叶氏临证圆机活法，师古不泥，其对于便血证论治的思想值得后世认真思考；同时，叶氏的血证证治,体现其临证不拘古方、圆机活法之处,故系统研究叶氏血证诊疗思路,不仅为解决中医临床出现的血证疾病提供方法,更有利于弘扬中医学。

（《上海中医药大学学报》,2017 年第 31 卷第 3 期）

浅析《临证指南医案》痢疾论治

暨南大学　　　钱国强　陈孝银

《临证指南医案》作为专业的中医学典籍为大家所了解,其中对痢疾的病因病机及治疗,痢疾的分型都有极为详细的论述,指出"治痢大法,无过通涩二义"。其辨证灵活合理,处方严谨,用药得当,对痢疾的治疗体现了中医学辨证论治、治病求本、因人制宜的思想,对于痢疾的辨证施治有很高参考价值,特做初步分析。

一、暑湿内侵

叶氏认为痢疾的病因,主要是暑湿,其次则是风淫、火迫、寒侵等。暑邪有阴暑、阳暑之分。阴暑由于患者的阳气先虚,加上贪凉饮冷,更加损伤阳气,治疗上应偏重于温补;阳暑由于暑天伏热,阻气化浊,治疗上偏重于清泄热邪。叶天士认为暑必夹湿,伤在气分,古代称之为"滞下",此"滞"字,不是饮食停滞,而是暑湿内侵,腑中运化被阻遏而成滞,消导、升举、温补,会使暑邪没有出路,所以不是恰当的治法。其案例如:沈,三焦皆受邪蒸,上下混如两截,迁延成休息痢疾,治以并调寒热、消痞和胃,方用泻心汤加减(干姜、生姜、川连、黄芩、人参、枳实);卢,微呕,不饥不寐,大便欲解不通,是九窍六腑不和,皆是痢症湿热,夏令伏邪,但以攻消,大伤胃气,治以消痞散结和胃,用黄连干姜方(人参、吴茱萸、炒川芎、淡干姜、茯苓、川楝子、白芍);陈,泻痢两月,肢体水肿,胸脘痞闷,纳谷恶心,每痢必先腹痛,是夏秋暑热,郁滞于中,虚体夹邪,焉有补涩可去邪扶正之理(人参、茯苓、川连、淡干姜、生白芍、枳实)。徐灵胎认为如有暑邪,干姜断不可用,但以上三方均于方中加用干姜,笔者认为叶氏可能取其补虚通阳和胃之用;某女,暑湿内伏,三焦气机不主宣达,症见渴不多饮、不饥恶心、下利红白积滞、小溲不利,治以气血分理、分消暑湿,方用滑石、通草、猪苓、茯苓皮、藿香、厚朴、白豆蔻、新会皮,全方有辛淡渗湿、芳香宣气之功。

二、湿(热)内侵

叶氏认为痢疾皆起于夏初,由于湿热郁蒸,以致水谷运化受阻,湿热之邪蒸灼气血使之变得黏腻,出现痛痢、痢后不爽。湿热之邪导致痢疾的病因总归在于湿热之邪蕴于中焦,阻滞气机,阻闭气道(侵于膜原),或酒客留湿。

有湿热之气蕴于中焦:湿热之气阻隔于肠胃,阻滞气机,症见下利不爽,治以清热疏导气机,方用黄芩芍药方清热导滞、和血调气利湿;若阻闭气道,症见腹痛下利、目眦黄、舌光不渴,治以清里泄热,方用黄芩秦皮方;若侵于膜原,症见上热下冷、大便不爽、面垢舌白,用黄芩槟榔方;有水谷气蒸湿热,郁于肠胃,清浊交混,而致渴不欲饮、心腹热、利下黏腻不爽、肛门坠胀、头空痛、两颊发赤,治以苦寒泄热、辛香流气、渗泄利湿,用黄连秦皮方清热燥湿止泻;有阳气素虚、湿热蕴于内,致中焦痞结,症见自利不爽、神识昏乱,方用半夏泻心汤加枳实。

酒客平素留湿,湿胜内蕴,肠胃不适,凝聚中焦,症见饮水腹中辘辘、自利稀水,治以苦味坚阴、芳香理脾,方用生茅术、炒黄柏、炒地榆、猪苓、泽泻;酒客若久蕴湿热,痢脓自利,未能泄邪,肠胃气壅,利频不爽,症见大便泄泻、胁上发痛、腹形胀满,治以分消以去湿热,不可攻劫太过,以防伤于脾胃,用丹溪小温中丸;酒客十年久痢,属湿滞肠中者,须用风药之辛、佐以苦味,以胜湿逐热,方用茵陈、白芷、秦皮、茯苓、黄柏、藿香。

湿郁脾胃之阳,气滞里急,症见脉缓、脐上痛、便稀溺短,治以利湿分消,方用五苓散加陈皮、厚朴、滑石、炒山楂。

三、邪陷厥少

对于此类病症，叶氏认为：寒热互伤所致下利脓血，腹痛呕恶，治以平调寒热、缓急止痛，用黄芩干姜方；湿热之邪伏于厥阴所致发热经旬不解、发热自利、神识不清，治以清热缓急祛湿，方用加味白头翁汤；厥阴下利，疼痛缓解，下利变稀，属血虚有风，治以柔肝通腹、和血息风，用生地银花方；痢疾重症因于内虚邪陷，症见协热自利、脉左小右大，病旬日不解，治用白头翁方加黄芩、白芍；肠胃湿热化而见协热下利黏腻血水，治以秦皮、白头翁、茯苓、泽泻、金银花、益元散清热化湿兼补益。

四、血 痢

叶氏对血痢的治疗以"行血则便脓自愈，调气则后重自除"为原则，对于各种分型加以对应治疗：气陷门户不藏所致痢血、昼痢夜止、肛门欲坠，治以补气和血升举，方用归芍六君子汤加减；血痢半载、少腹痛，用六味地黄丸加炒山楂、炒延胡索，补肾活血止痛；湿热滞于肠胃，症见血积痛痢、秋半不减、久延面色消夺、右脉搏大，痢症大忌，通下积聚、兼以和血（炒大黄、川连、黄芩、丹皮、肉桂、归身、白芍、生甘草），方中芩、连、大黄宣通驱热，加生甘草甘缓，以防其损伤正气；下利带瘀血、肛中气坠、腹不痛，治以止血活血，方用炒黑樗根皮、生茅术、生黄柏、炒楂肉、炒黑地榆。

五、虚证致痢

1. 阳虚（气滞） 气弱肠滞，症见久痢腹痛、畏寒少食；平素阳气不足之体，患痢两月，脾胃滞壅更加呕恶、肛肠结闭。叶天士认为此两种病症同属于阳虚证，当以温药通之，治以温通疏导泻下，用大黄附子厚朴汤加生茅术，方中附子温通中阳，大黄、厚朴、木香导气泻下。此温、下药物共用，阻滞仍不通者，属于腑阳微弱，治痢疾之法不外乎通涩两法，故用当归、肉桂、茯苓、厚朴、山楂、生麦芽通塞共用；有滞于中必先痛后下，阳气闭塞，积聚留着，叶天士认为治疗用宣通之法有效,用补益之法则会使疾病加剧,因为六腑以通为用,用温通泄下药物显效。肠胃留滞,都因为阳气运化功能受到影响,可再辅以理气药物。脾为柔脏,只有刚药可以宣阳驱浊,必温其阳,佐以导气逐滞,故在此类证治之中附子与大黄并用,取其温通之用,并用厚朴、木香理气导滞。中焦之阳得到恢复,水谷之湿健运,可以起到很好的治疗作用。

2. 肾虚(不固) 久痢必伤肾,夏秋痢疾是湿热伤气、脾胃气滞,后重里急不爽,叶天士认为:古方用香连丸,取其清里热,必佐理气,谓气行斯湿热积聚无容留,知母、生地滋阴除热,治阴分阳亢之火,与痢门湿热大异,桂、附热燥,又致肛坠、痛如刀割。补中益气,东垣成法,仅仅升举下焦清阳,未能直透肠中,再用大黄重药,兼知母、生地等味,更令伤及下焦,日久必致伤肾,导致小腹痛坠,忌生冷,显然已经伤到下焦,对于此种情况需要升阳与治下焦同时进行。案例如:范,泻痢起于长夏,为时令湿热,病经两旬不减,重阴无阳,漏厄不已,下焦冷,此皆阴阳二气微绝,单纯治痢疾会使痢疾更加严重,肾虚所致痢疾,尚需治病求本,从疾病的根本病因出发,叶天士用人参、鹿茸、黑当归、生杜仲、生沙苑、茯苓,以肝肾阴阳同补,可以收到标本兼治的效果。叶天士对于久痢所致诸虚也进行了辨证论治:夏秋湿热证患者很多,初痢不痛,并非湿热,色滞者,肠中陈腐,痛而痢,痢后复痛,按之痛减属虚。久痢治肾,但治疗时不能过于滋腻,用苓姜术归汤;痢久必伤肾阴,八脉不固,肠腻自滑而下,只用健脾之法无用,因为病的根本不在中焦纳谷运迟,而是下焦肾阳虚衰,治以三神丸。同为肛门下坠,叶氏同病不同治:痢久肛门下坠,属下焦肾虚,失于摄纳,治脾胃药物无效,方用熟地炭、炒归身、赤石脂、五味子、炒楂肉补肾摄纳;独见后重下坠,此为气陷门户不藏,胃弱内风乘袭,方用人参、当归、白芍、炙甘草、升麻、荷叶升举清阳。

3. 阴虚 叶天士对于久痢耗伤阴液的治疗也很灵活:泻痢日久必阴损液耗,症见口渴、微咳,非实火客邪,用酸甘化阴之法,方用人参乌梅方;若痢久阴液消亡,无以上承,而见唇燥舌干,过用阴柔滋腻之剂又会导致胃关不和,脾胃运化失职,需选用不腻滞的药物调之,于人参乌梅方中加炒白芍、炒麦冬、茯神以缓急滋阴和胃;痢伤阴液,症见下利腹痛、舌干、肛坠,方用理阴煎加减(熟地炭、炒归身、炒白芍、炒楂肉、茯苓、炙甘草);阴液枯涸,症见小水不通、胃气上逆、厌食欲呕,治疗以中下二焦为主,于前方加附子、五味子、炮姜以补阳增液,去当归、楂肉等伤阴耗液之品;暑邪炽烈,变为下利,胃津被劫,阴液大耗,症见面垢舌燥、肌肤甲错、左胁动气,热病液涸,急以救阴为务。叶氏认为,热病液涸,急以救阴为务,苟胃关得苏,渐以冀安,否则犯俞氏所指客邪内陷、液枯致危之诫。选方复脉汤去姜、桂、麻,合酸甘化阴之人参、生地、乌梅、炙甘草、麦冬、木瓜急以救阴,兼顾和胃。

六、其 他

气衰热伏、腹痛下利、脘中痞闷、不欲纳食,叶氏认为此属于疟变痢,治以清理湿热开痞,兼以扶正,方用淡黄芩、川连、人参、生白芍、干姜、枳实。初起无寒热,即泻痢、呕恶不食,乃噤口痢重病,叶氏认为,暑邪自口鼻吸气而入,与水谷交混,蒸变湿热,酿为积滞脓血,肠胃气滞,下利不爽,遂致里急后重,初起时用木香、黄连苦辛,理气、导湿、清热比较合适;因为劳碌之人,身体素质差,中气易伤。若长期用此类药物,药味气劣,导致胃气更伤,久痢久泻的患者,当务之急是能进食,叶氏认为此类病症的治法为上脘宜通其清阳,下焦当固摄其滑脱,用参苓白术散。

《临证指南医案》便秘证治探要

山西运城地区中医院 南晋生

叶天士以善治温病瞩目于世,但对内科杂证的辨治亦能博采众长,发扬创新,兹就《临证指南医案》中便秘的辨治特点,略述管见。

一、热结便秘,治从肝肠,善用芦荟

热结便秘,历代医家多循仲景之法,方用承气辈之属,而叶氏却另辟蹊径,少用大黄,多选芦荟,方用更衣丸(朱砂五钱,芦荟七钱,酒少许和丸)。如某案:"脉动数,舌干白,不欲饮水,交夏脐下左右攻痛,服米饮痛缓,逾时复痛,六七日大便不通。小便甚少,部位在小肠,屈曲有阻乃痛,未便骤认虫病。凡六腑宜通,通则不痛,以更衣丸二钱,专通火腑之壅结,一服。"再如某案"阳气郁勃,腑失传导,纳食中痞,大便结燥,调理少进酒肉坚凝,以宣通肠胃中郁热可效",药用"川连、芦荟、莱菔子、炒山楂、广皮、川楝子、山栀、厚朴(姜汁炒)、青皮"。如此用药,案中有七处可稽。便秘之病,位虽在大肠,但临证表现却首见脐腹两侧胀痛,以"经络"化分,又属肝经循行部位,故热结便秘,叶氏首选芦荟。芦荟大苦大寒,归经肝、胃、大肠,因气味稍秽恶,众医多畏其损脾败胃,但若用量适当,配伍恰妥,不仅用后热清腑通,且有健胃作用,现代药理研究亦提示其能促进胃液分泌,对肠有刺激性泻下作用,况更衣丸是以酒制丸,并以好酒送服,而酒性辛温,一则能除芦荟大苦大寒伤胃之弊,二则味辛行气,既调达肝气,又助通腑。倘若热结气滞较甚,可灵活化裁,以丸改汤,据证增损,以增强"宣通肠胃中郁热"之功。临证时,为避芦荟味苦气秽之弊,常研末装入胶囊与汤剂配服。

二、气郁便秘,治从肝胃,方取丹溪

朱丹溪治杂病以理气为首,临床效著。叶氏博采众长,深得其要,对气郁便秘,治从肝胃,方用丹溪小温中丸(由苍术、川芎、香附、神曲、醋炒针砂糊丸),不通便而便自通。如某案:"江,脾宜升则健,胃宜降则和,盖太阴之土,得阳始运,阳明之土,得阴自安,以脾喜刚燥,胃喜柔润。仲景急下存津,治在胃也,东垣大升阳气,治在脾也,今能食不运,医宗悉指脾弱是病,但诊脉较诸冬春,盛大兼弦,据经论病,独大独小,斯为病脉,脾脏属阴,胃腑属阳,脉见弦大,非脏阴见病之象。久病少餐,犹勉强支撑,兼以大便窒塞,泄气不爽,坐谈片刻,嗳气频频。平素痔疮肠红,未向安适,此脉症,全是胃气不降,肠中不通,腑失传导变化之司。古人云,九窍不和,都属胃病,六腑为病,以通为补,经年调摄,不越参苓桂附,而毫乏应效,不必再进汤药,议仿丹溪小温中丸。"再如某案:"高,多郁多怒,诸气皆痹,肠胃不司流通,攻触有形,乃肝胆厥逆之气,木必犯土,呕逆恶心,致纳食日减,勉进水谷,小肠屈曲不司变化,为二便不爽。所谓不足之中而兼有余。医勿夯视。"丹溪小温中丸,功可疏肝理气、清热除湿、消食和胃，原治积聚及湿热黄疸轻症，叶氏用治便秘，亦收良效，充分体现了其师古而不泥古的治学精神。

三、湿热便秘，治从肺肠，宣通为要

湿热便秘，临床治疗颇感棘手，若遵"治湿不利小便，非其治也"之则，又恐出现"利小便而实大便"之果，再或用苦寒通腑之剂而图一时之快，但黏腻湿邪又难以速除，屡用又易损胃。对此，叶氏常采用宣通之法，治从肺肠，下病上取。如某案"金，湿热在经，医不对症，遂令一身气阻，邪势散漫，壅肿赤块，初因湿热为泄泻，今则窍闭，致二便不通，但理肺气，邪可宣通"，方药用"苇茎汤去瓜瓣加滑石、通草、西瓜翠衣"。类案三则，不再例举。肺主宣发，为水之上源，又与大肠相表里，肺气宣肃有节，则水道通调，大肠之气易下。苇茎汤为治肺痈之名方，历代袭用，可谓专病专方，但叶氏不受其束，古方新用，移治便秘，异病同治，其对前贤经验发扬创新精神可见一斑。

四、阳升风秘，治从肝肾，顾及胃腑

肝胃阴虚，风阳自生，下焦液枯，肠燥便秘，治当滋水涵木，增液行舟，无可非议，但叶氏强调"肝风木横，胃土必衰"，临证宜顾及胃腑，药用"尤非呆滞"。如某案"潘，肝血肾液久伤，阳不潜伏，频年不愈，伤延胃腑，由阴干及乎阳，越人且畏，凡肝体刚，肾恶燥，问大便五六日未更衣，小溲时间淋浊，尤非呆滞补涩所宜"，药用"炒杞子、沙苑、天冬、桂酒拌白芍、茯苓、猪脊筋"。方中猪脊筋、天冬滋补肝肾之阴，但略显厚腻，故配桂酒拌白芍，一则以白芍益阴柔肝，二则借辛温之酒性，以防甘寒腻胃滞膈；枸杞子本为平补阴血之品，再经炒用，其滋腻之性更减；沙苑子平补肝肾，但具收涩之性，与病机治法不符，故配以茯苓渗利下行以除其弊，药味虽少，但配伍精当。

五、久病便秘，治重于血，法宗东垣

便秘则腑气不通，日久则气结血瘀，叶氏每遇此证，常效仿东垣，采用通幽之法,其中久病体弱者,制以丸膏,峻药缓用,似慢而快。如某案"王,月来便难溺涩,是下焦幽门气钝血燥,意东垣通幽意",药用"苁蓉一两,细生地二钱,当归一钱半,郁李仁二钱,柏子霜一钱半,牛膝二钱"。再如某案"李,脉小弱,形瘦肠风已久。年来食少便难,得嗳噫、泄气,自觉爽释,夫六腑通即为补,仿东垣通幽意",药用"当归、桃仁、红花、郁李仁、冬葵子、柏子霜、芦荟、松子肉。水熬膏服五钱"。

浅析叶天士《临证指南医案·腹痛》

成都中医药大学　　席　婷　柴少竹　淡丽娟　冯全生

清代名医叶天士融汇古今,临床经验颇丰且疗效显著,《临证指南医案》系其门人收集整理而成,华岫云赞其"无一字虚伪,乃能征信后人",为学术界所推崇。笔者通过研读《临证医案指南·腹痛》,就其病因病机、辨证施治及用药特色稍作粗浅探析,供临床参考。

一、病因病机

腹痛发生原因众多,叶氏门人邵新甫在《临证指南医案·腹痛》评语中将其分为有形之因及无形之因两类。有形之因包括食滞、蓄血、湿浊、寄生虫感染、疝气、癥瘕等阻滞于腹部;无形之因涉及外感六淫、痧秽,情志不舒所致的气郁,郁而发热所致的火郁,寒邪侵袭所致的寒凝经脉,阳气亏虚所致中虚脏寒等。病机可分为不通则痛、不荣则痛。有形之因及无形之因的气郁、火郁、寒凝等实证导致腹部气血循行不畅,可归为不通则痛。阳虚、营阴亏虚等令腹部经络失于气血的温煦濡养,属不荣则痛。腹痛急发,痛势剧烈,多属实证;腹痛慢性发作,痛势隐隐,得温、得按则减,多属虚证。

疾病诊治应用

525

叶氏继承《素问·五脏别论》"五脏者,藏精气而不泄也,故满而不能实。六腑者,传化物而不藏,故实而不能满也"的思想,认为五脏须"满而不实",方可藏精气而不泄,有相生相克之关联,而六腑须泻而不藏,才能保持"实而不满"的生理状态,故而脏、腑之病应区别辨治。叶氏进一步吸收李东垣学术思想指出"太阴湿土,得阳始运;阳明阳土,得阴自安。以脾喜刚燥,胃喜柔润也",提出脾、胃分治。叶氏认为腹痛病位在脏者,多为肝、脾、肾所致,在腑者肠、胃为先。肝主一身之气机,肝气郁滞,郁而乘土,发为腹痛;肾乃一身阴阳之根本,肾阳虚,则温煦中焦力减,虚寒作痛;脾虚则温运乏力,水谷精微滞留,中焦失于温煦,发为腹痛。病位之于胃或肠,胃与肠应一虚一实,虚实交替,诚如《素问·五脏别论》:"水谷入口,则胃实而肠虚;食下,则肠实而胃虚,故曰实而不满,满而不实也。"此即"实而不满",若同时满,则浊气壅滞胃肠而发为腹痛。

二、辨证论治

叶氏诊治腹痛,在继承《内经》《伤寒论》的基础上,又有所发挥。其用法选方机圆灵活,对指导临床有重要价值。叶氏认为诊治腹痛应辨有形之因、无形之因,结合八纲、脏腑辨证,据此分而治之。治疗上总秉持以"通"法为要,通法内涵广泛,叶氏曰"夫痛则不通,通字须究气血阴阳,便是看诊要旨矣",气血阴阳寒热虚实之调和顺达,均为通法。诚如高世栻《医学真传·心腹痛》所言:"通之之法,各有不同。调气以和血,调血以和气,通也;下逆者使之上行,中结者使之旁达,亦通也;虚者助之使通,寒者温之使通,无非通之之法也。若必以下泄为通,则妄矣!"如消食通滞、行气通滞、升阳散郁、温阳通滞、活血祛瘀等均可归属通法。若为虚证也应通补兼施,使补而不滞,通而不散。《临证指南医案·腹痛》所载病案十五则,大致可分为以下五种证型。

1. 气机郁滞,辛温通达 《临证指南医案·腹痛》所载医案中,气机郁滞所致腹痛者达五则,或因情志过极致肝气郁结,或因秽浊阻遏上中二焦令气机不宣,或因腑气不通,浊气不降。

（1）情志过极者,多因恼怒伤肝,气机郁滞,叶氏承仲景之说,知肝病易横犯脾胃,指出"肝木肆横,胃土必伤""肝为起病之源,胃为传病之所"。《素问·脏气法时论》云"肝欲散，急食辛以散之"。叶氏提出肝为刚脏，体阴用阳，采用辛散理肝法，选用肝脾同调之逍遥散，方中柴胡、薄荷疏肝气，散郁结，制约肝用太过，干姜温热通络止痛，当归补血，滋养肝体，且血随气行，气郁则血停，当归可活血化瘀而止痛，白芍敛营柔肝止痛，茯苓建中益气，气滞易引起水湿停滞，茯苓可导湿邪从小便而去，去滋腻碍气的白术加疏肝解郁之香附、郁金。叶氏继承《素问·脏气法时论》中"肝苦急，急食甘以缓之"的观点，以甘味之茯苓、当归缓肝用太过。

（2）秽浊阻遏上中二焦气机者，多伴呕吐，当芳香逐秽，宣气兼以疏泄。叶氏常选用栀子豉汤开宣气机，透达郁热，白豆蔻辛温化湿行气，温中止呕，半夏、厚朴、陈皮、杏仁、苏梗、桔梗以宣通、条达上中二焦之气机。若兼气郁损伤脾阳，可加生姜温通脾阳，草果辛温宣散郁闭，行气温经而止痛，苏梗辛温理气宽中止痛。因气郁日久，久病入络，可加金铃子散行气活血。故秽浊之气阻遏气机，总以宣散透达秽邪为宜，兼畅达气机，腹痛自止。

（3）腑气不通，浊气不降所致腹痛，叶氏认为宜暖下通消，疏补醒中。通补阳明是其重要的学术思想之一。叶氏强调，通补阳明之"通"勿拘泥于峻下攻积，顺达胃气是也；"补"宜补中寓通，指出"胃阳受伤，腑病以通为补，与守中必致壅逆""所谓胃宜降则和者，非用辛开苦降，亦非苦寒下夺，以损胃气，不过平甘，或甘凉濡润，以养胃阴，则津液来复，使之通降而已矣"。今胃气不通致腹痛，宜通降胃气，若兼虚证，应通补兼施，辛而不燥，润而不腻，以半夏、茯苓之于人参举例"胃虚益气而用人参，非半夏之辛，茯苓之淡，非通剂矣"。用药方面，腑气不通所致腹痛，叶氏常用禹余粮丸暖下通消，若药后腹胀缓，二便通，则腑气得通。但若腹部扁仄，腑阳之气未振，宜疏补醒中，可用生白术健脾通便，茯苓协白术健脾，又可淡渗通阳。厚朴、半夏通降腑气，陈皮健脾理气，益智仁温运脾阳，姜汁辛散浊阴。若胃阴不足，可酌加麦冬、生地、白芍、石斛等，因胃阴足，则腑自降是也。

2. 寒邪内阻，温通散寒　寒邪内阻，气血凝滞，发为腹痛，可伴得冷痛甚。叶氏认为此乃寒邪凝滞，阳气不通所致，应温通散寒。以桂枝、小茴香、艾叶辛散温通，温经散寒，青皮性峻烈，行气力猛，破气散结而止痛。茯苓健脾补中。若寒邪久未得散，引起阳气积衰，可选用附子、吴茱萸、高良姜等加强辛热通阳之功。用药辛以理气血，温热以散寒滞。

3. 中虚脏寒，温中补虚　　阳气亏虚，温运无力，气血失于温煦，发为腹痛。叶氏强调，既阳气已亏，不可因通而再破泄真气。"吴案，五三，当脐微痛，手按则止。"叶氏认为是阳气久虚之质，宜温中补虚，补中寓通，处苓桂术甘汤加减，方中茯苓淡渗通阳、建中益气，炒白术与茯苓共奏建中益气之效，加煨姜暖脾散寒，和中温阳，肉桂易桂枝，补火助阳、温经通脉、散寒止痛，黄宫绣《本草求真·补剂》言肉桂"大补命门相火，益阳治阴。凡沉寒痼冷……腹中冷痛……因寒因滞而得者，用此治无不效"，实为中虚脏寒腹痛之良药。叶氏擅用肉桂、桂枝，在本篇 15 则病案中，使用肉桂 3 次，桂枝 4 次。中脏虚寒，失于温煦，气血循行乏力所致腹痛，可用肉桂，无阳气亏虚，气滞、血凝等则可用桂枝。叶氏认为"脾阳式微，不能运布气机，非温通焉能宣达"，以脾阳亏虚为主者，可加益智仁温通脾阳，兼具沉降之力。陈皮辛温健脾益气，理中焦之气，肾阳亏虚为主者，可酌加附子补火助阳。若兼营血亏虚，可酌加白芍、当归养血活血，大枣补脾生血。

4. 络脉瘀痹，辛香通络　　络脉瘀痹，血败瘀留所致腹痛，脉来沉而结涩，可伴大便色黑。叶氏认为，凡痛证，初病在经，久病在络，因经主气，络主血，故络脉瘀痹，当以治血活血为先。叶氏认为此证禁用攻下，因"病在脉络，为之辛香以开通""非辛香无以入络"，确立了"辛香通络"的治疗大法，多采用辛散活血之药，所谓通则不痛也。常用桃红四物汤加减，酌加薤白通阳散结，桂枝温经通络。叶氏提出"俾飞者升，走者降，血无凝着，气可宣通，搜剔经络之风湿痰瘀莫如虫类"，若为宿痼宿疾，难以治愈，可加穿山甲、水蛭、全蝎、蜈蚣等虫类药搜剔通络。若为气郁血滞，酌加辛散顺气之香附、木香、枳实等。

5. 饮邪入络，辛通化饮　　脉络空虚，饮邪逆攻入络，可有面色明亮，食辛热痛止之症。叶氏认为"唯气辛辣可解，论药味必首推气味"，强调用辛热之药方可通络化饮。华案乃饮邪入络所致腹痛，叶氏采用辛温之桂枝温经通络，天南星辛温燥湿，牡蛎通络散结，橘核理气散结，川楝子行气止痛。全方辛以行气散结，温以燥湿化饮，使饮邪消，腹痛止。

三、讨　论

叶氏辨治腹痛注重区分病因，邵新甫在评语中将其分为有形之因、无形之因,以腹痛之因指导腹痛之治疗大法,结合八纲、脏腑辨证。治法总以"通"法为要,但"通"绝不仅仅是峻下攻击、行气导滞,而是从八纲各方面俱可言"通"。叶氏擅用辛温之药辛散通达,温阳化气,所谓通则不痛,纵是虚痛,亦补中寓通。其"通补阳明"的理论在本篇中有良好体现,盖通阳则浊阴不聚,守补恐中焦易钝。叶氏继承仲景之处方简洁,择药精确,本篇15则病案,药味均在四至八味间。当然,叶天士治疗腹痛还有很多精妙特色值得吾辈钻研学习。本文仅从《临证指南医案·腹痛》,略述一二,与同道探讨。

(《世界最新医学信息文摘》,2019 年第 19 卷第 26 期)

《临证指南医案·虚劳》辨治解析与应用

北京市和平里医院　　张　颖
中国中医科学院　　赵家有

虚劳是以脏腑亏虚,气血阴阳虚衰,久虚不复成劳为主要病机,以五脏虚证为主要临床表现的多种慢性虚弱证候的总称,由烦劳伤气,纵欲伤精,他症失调,蔓延而致。《临证指南医案·虚劳》共载虚劳案例 112 首,加复诊 11 案,共计 123 首医案,案例精当,内容翔实,体现了叶天士诊治虚劳的丰富学术思想。笔者通过学习《临证指南医案·虚劳》,并将其治法理论验之临床,收获满意疗效,总结如下。

一、四方面解析《临证指南医案·虚劳》

脾胃为后天之本,气血生化之源。"二气交伤,然后天为急"和"上下交损,当治其中"集中体现了叶天士辨治虚劳时重视脾胃。早晚分别服用不同药物,既有效专力宏之利,又避免了治疗复杂病机处方杂乱无章之弊。叶天士采取调营卫之法,治疗阴阳两虚,可谓避重就轻,亦是重视脾胃的体现。养生调摄须贯穿虚劳病治疗始终。

1. 重视脾胃　《素问·灵兰秘典论》记载:"脾胃者,仓廪之官,五味出焉。"脾主运化,化生气血,温煦濡养全身。李中梓在《医宗必读》中更鲜明指出:"一有此身,必资谷气,谷气入于胃,洒陈于六腑而气至,和调于五脏而血生,而人资以为生者也,故曰后天本在脾。"

叶天士临证治疗虚劳,尤重后天之本,提出了先后天"二气交伤,然后天为急"和"上下交损,当治其中"等观点。

在本篇王二四案中,叶天士引秦越人语"自下焦损伤,过中焦则难治。知有形精血难复,急培无形之气为旨",是上述观点的体现。本篇第一首案例王二二中记载:"今纳谷如昔,当以血肉充养。"叶天士在第一首案例即告诫同道采用血肉有情之品治疗虚劳时,前提是纳谷如昔,即损伤未过中焦。虚劳篇接近一半案例均采用补益中焦治法,这些案例大多记载患者具有食少便溏,解析叶天士医案则知:凡是损伤"过中焦"(常表现为食少便溏),均首先采用补益中焦。

例如:① 许十九案,善嗳,食减无味,大便溏泻,四君子汤加桑叶、炒丹皮。② 吴三六案,虚损,至食减腹痛便溏。中宫后天为急,异功散去术,加炒白芍、煨益智仁。③ 仲案,久嗽神衰肉消,是因劳倦内伤……食物从此顿减。用建中法,黄芪建中汤去姜。④ 某案,入夏发泄主令,由下损以及中焦,减谷形衰……古人减食久虚,必须胃药。诸多案例不再一一列举。叶天士强调胃属阳土,阳明燥土得阴自安,喜润宜通;脾属阴土,太阴湿土得阳则运,喜燥宜藏。须牢记叶天士脾胃分治理念。

邵新甫在本篇附论中指出:"《金匮》遵之而立建中汤,急建其中气,俾饮食增而津血旺,以致充血生精而复其真元之不足,但用稼穑作甘之本味,而酸辛咸苦在所不用,盖舍此别无良法可医。"亦强调了叶天士补益中焦治疗虚劳的特色及重要意义。

2. 分时服药　清代唐甄所著《潜书·居心》中记载:"天地之气有叔季,故其生人也有厚薄。"中医认识和辨治疾病时非常重视环境对人体的影响,体现了"天人合一"思想。时间对诊治疾病的影响是其中一个方面,古人对此早有论述,《灵枢·顺气一日分为四时》云:"夫百病者,多以旦慧,昼安,夕加,夜甚。"明代杨灜州提出补肾药应在早晨服用。均体现了中医学"因时制宜"。

叶天士在治疗虚劳时,常采用早晚分时服药法。

(1) 晨服温肾阳药,晚服补脾气药:早晨服八味丸、青囊斑龙丸等温肾阳药,晚服异功散、归脾丸等补脾气药,此法适用于肾阳亏虚,火不温土,中焦虚损之病机。例如:① 某案,阴阳二气不振……夏季早服青囊斑龙丸(鹿茸、鹿角胶、鹿角霜、赤白茯苓、熟地、苁蓉、补骨脂、五味子),晚服归脾去木香,加枸杞子。② 时二十案,脉细属脏阴之损,平素畏寒怯冷,少年阳气未得充长……今谷减形瘦。早服加减八味丸,晚服异功散。本案也体现了损"过中焦"当先补益中焦。

(2) 晨服补肾阴潜阳,晚服滋心阴清解:晨服六味加减补肾阴潜阳,晚服补心丹滋心阴清解,此法适用于肾阴亏虚,水不济火,心火偏亢之病机。例如,吴二八案,早用六味减牡丹皮、泽泻,加阿胶、秋石、龟胶、牡蛎、湖莲肉之属以入下,介类以潜阳滋填涩固,却是至静阴药,卧时量进补心丹,宁神解热,俾上下得交,经年可冀有成。

3. 阴病及阳　虚劳医案中,大多以肾阴精亏虚为主,遵"精不足者补之以味",常采用血肉有情之品补益精血。阴虚日久,阴病及阳。其病机有二:其一,阴虚阳亢,此占据大部分阴病及阳医案,采取血肉有情佐以介类以潜阳治之;其二,阴虚病久,致使阴阳两虚,对于此类患者,叶天士采用的治法如下。

(1) 调和营卫法:此法为治疗阴病及阳,阴阳两虚的常用之法。例如,某案,由阴损及阳,寒热互起,当调营卫,参芪建中汤去姜、糖。调和营卫亦是叶天士治疗阳虚的常法。例如,① 汪案,脉左小右虚,背微寒,肢微冷……当建立中气,以维营卫。② 陆案,劳伤阳气……唯以和补,使营卫之行。

(2) 分时服药法:王三十案,阳虚背寒肢冷,阴虚火升烦惊……早用薛氏八味丸,晚归脾去芪、木香。某案,入夏发泄主令,由下损以及中焦,减谷形衰,阴伤及阳,畏冷至下……晚进参术膏,早用封固佐升阳法。概括讲,早上服用温补肾阳药,晚上服用补益中焦药。《灵枢·营卫生会》记载:"营出于中焦,卫出于下焦。"又有脾主营,胃主卫之说。所以分时服药法的本质仍是调和营卫。

4. 养生调摄　叶天士重视养生调摄在治疗虚劳时的重要作用。对于阴精亏虚或阴虚阳亢的患者,养生方法如下。

（1）调节情志：《素问·举痛论》记载"怒则气上"。阴精亏虚或阴虚阳亢的患者怒则动阳助热，加重疾病。"虚劳篇"王十二案记载："阴未充长，阳未和谐，凡过动烦怒等因，阳骤升巅为痛。"吴二八案记载："但养育阴气，贵乎宁静。夫思烦嗔怒，诵读吟咏，皆是动阳助热。"

（2）节制房事："虚劳篇"马案记载"阴精走泄于下……宜远房帷，独居静室"。房事需消耗肾精，肾属水，肾精亏虚，水不涵木，则阴虚阳亢更甚，故治疗的同时，需节制房事。

（3）宜静少读：《素问·生气通天论》记载"阳气者，烦劳则张""动则气耗"，故肾阴亏虚的虚劳患者身心宜静，以护阳气。"虚劳篇"记载："施三二案，阴水内亏……年岁已过三旬，苟能静养百天，可以充旺。""蒋三五案，必静养经年，阴阳自交，病可全去。""某二一案，诵读身静心动，最易耗气损营。""吕案，冲年久坐诵读，五志之阳多升，咽干内热，真阴未能自旺本宫。所以虚劳患者宜静少读。"

总之，养生调摄目的是达到充养阴精，潜藏阳气。

二、临床应用体会

案 1　虚劳脾肾两虚案

患者某，男，28 岁。

初诊（2014 年 3 月 10 日）

腰酸 6 个月。疲劳喜卧，两鬓头发早白，急躁易怒，饥饿时急迫欲食。舌淡齿痕，左脉沉弦，右脉沉弱。中医诊断：虚劳，肾阴亏虚。治以滋补肾阴。

方选六味地黄丸，每次 15 粒（3 g），每日 2 次。

二诊（2014 年 3 月 18 日）

服用 7 日后，诸症未减，反增眼睑跳动，晨起两小腿肚酸沉，舌苔黄厚。此时查阅《临证指南医案·虚劳》方知损"过中焦"应首先采用补益中焦。患者舌淡齿痕，右脉沉弱，是脾虚明证。采用六味地黄丸补肾阴，有碍中焦运化，酿生湿邪，引动肝风，反增晨起两小腿肚酸沉，眼睑跳动，舌苔黄厚。根据《临证指南医案·虚劳》中许十九案记载"太阴脾脏日削，自然少阳胆木来侮"的论述，调整治疗方案。中医诊断：虚劳，脾肾两虚，肝郁湿阻。治以健脾补

肾,疏肝化湿。方以异功散合四逆散加味。处方:

党参10 g,白术10 g,茯苓20 g,陈皮6 g,柴胡6 g,枳实6 g,白芍6 g,五味子6 g,菟丝子15 g,炙甘草6 g。

7剂,水煎,每日1剂,早晚各服1次。

三诊(2014年3月25日)

服药后眼睑跳动和晨起两小腿肚酸沉已愈,舌苔黄厚已消。效不更方。

原方继服7剂。

2014年4月2日,患者诉急躁易怒和疲劳感减轻,以往大便不规律,有时3日不排便,有时早晨排便,有时晚上排便。服药期间,均是每日晨起排便1次。

按:该案患者初诊时拒服汤药,根据腰酸,疲劳喜卧,两鬓头发早白,急躁易怒,选取六味地黄丸以滋水涵木,暂未考虑脾虚之症,属误治。记录于此,供同道借鉴,这首医案亦反映读书的重要性。复诊后,根据叶天士治疗虚劳思路,调整治疗方案,采取健脾疏肝,少佐补肾填精而取效。

案2 虚劳血虚肝郁案

患者某,女,28岁。

初诊(2014年2月20日)

患者小产后颈项酸痛3个月。口渴,晚上严重,1个月。经期小腹刺痛,经量少,颜色暗,血块多。多梦,自怀孕起至今常做噩梦;心慌,盗汗,目干1个月,风吹流泪;便秘,3日排便1次,手热腿凉,腰痛。自诉服补气血药后,出现脑侧部痛,耳鸣。舌淡,右脉沉弱,中取左关脉较寸尺有力。中医诊断:虚劳,血虚肝郁。治以滋补肝血,疏肝理气。方以四物汤加味。处方:

熟地15 g,当归10 g,川芎6 g,赤芍10 g,山茱萸6 g,茯苓15 g,五味子6 g,青皮6 g,菊花6 g,陈皮6 g。

7剂。水煎服,每日1剂。服7剂后,诸症均减,噩梦减少。继服7剂后复诊,患者诉颈项酸痛已无,只觉得有点沉紧。噩梦继续减少,但乱梦如前。月经量增加,颜色鲜红,无血块,排便正常,目干盗汗已愈,心慌减轻,紧张时仍会出现,腰痛减轻。

按:患者肝血亏虚,肝阳偏亢,前医纯补气血,致使阳气更亢,故出现脑侧部痛,耳鸣。叶天士治疗虚劳常采用血肉有情之品补肾填精,滋补肾阴常采用六味中的熟地和山药,却舍"三补"中的山茱萸。例如,① 陈二一案(熟地、山药、建莲、茯苓、猪脊筋）。② 钱案（人参、河车、熟地、五味子、莲肉、山药、茯苓）。③ 施三二案（熟地、天冬、川斛、茯神、远志、山药、建莲、芡实、秋石）。但是，仅有的应用熟地和山茱萸的几首案例有其共性：金某案……多梦纷纭，皆阳神浮越（熟地、淡菜、阿胶、山茱萸、小麦、龙骨、牡蛎）；吴十八案……有虚怯根萌（知柏六味去牡丹皮、泽泻，加龟甲、天冬、猪脊髓丸）；钱五十案……试以安寝，竟夜乃安（熟地、龟甲、山茱萸、五味子、茯苓、磁石、黄柏、知母）。以上三则医案的共性病机均是阴虚阳亢，且均有多梦胆怯的症状。患者产后血虚夹瘀，寐差梦多，处方中山茱萸、茯苓和五味子即是仿照以上案例而来，三药与四物汤配伍，既补肝血，使肝阳潜藏，不致出现前医治疗时脑侧部痛、耳鸣的症状，又可治疗患者噩梦。青皮、陈皮理气，菊花反佐，以防温补生热。方证相应，诸症均减。

叶天士《临证指南医案》肿胀病案浅析

北京中医药大学　　杜　欣　李长香　张晓瑜　马重阳
　　　　　　　　　　穆　杰　程发峰　王雪茜

　　肿胀证常责之于肺、脾、肾三脏。肿源于水液代谢失常，胀则与气机不畅有关。肿出自《素问·水热穴论》："至阴勇而劳甚，则肾汗出，肾汗出逢于风，内不得入于脏腑，外不得越于皮肤，客于玄府，行于皮里，传为胕肿，本之于肾，名曰风水。"指出了水肿是由于感受外邪，过度劳累引起的。关于病变部位，《素问·水热穴论》："肾者，至阴也；至阴者，盛水也。肺者，太阴也；少阴者，冬脉也。故其本在肾，其末在肺，皆积水也。"突出了肺肾在水肿发病中的作用。此外，《素问·生气通天论》曰："因于气，为肿，四维相代，阳气乃竭。"《素问·至真要大论》认为诸湿肿满，皆属于脾。突出了脾在治理与湿有关病症的重要作用。《景岳全书》提出了"水肿，其本在肾，其制在脾，其末在肺"的观点,治疗水肿应从肺、脾、肾三脏入手。

由此可见,肿胀与肺、脾、肾的关系尤为密切。因此,治法上应温补脾肾之阳,开达肺气,兼通三焦气机,使气行水行,三焦通利。

一、叶天士治疗肿胀的特色

1. 从温补脾胃之阳来论治 叶天士提出"食谷不化,胃火衰也""阳腑之阳非通不阖,胃中阳伤,法当温阳""脾阳式微,不能运布气机,非温焉能宣达",脾胃阳虚,会导致食谷不运,气机升降失调,导致膜胀。叶氏主张胃阳虚证,皆非此属。故不可以芪术壅塞,升柴提拔,更不能以硝黄峻下,麦斛滋柔。对胃的治疗,叶氏尤重通降亦复其生理功能。《景岳全书·气分肿胀论治》曰:"脾胃虚寒,中气不健,而三焦胀满者,是为气虚中满。其为证也,必多吞酸嗳腐,恶食恶寒,或常为溏泄,而别无火证火脉者,必属脏寒,此所谓脏寒生满病也,唯宜温补。"胃主受纳,腐熟水谷,胃宜降则和,脾主运化,脾宜升则健,脾阳虚衰,运化水谷不利,会出现食谷不运,膜胀呕恶,呕吐涎沫,大便不爽,腹胀,痞满,肢木不仁等症状。《脉经》云:"胃中寒则胀满。脾为阴中之至阴,故《经》曰:太阴所至为蓄满。大抵脾湿有余,无阳不能施化,如土之久于雨水,则为泥矣,岂能生化万物,必待和风暖日,湿去阳生,自然生长也。故凡若此者,宜以辛热药治之。"《素问·厥论》云"脾主为胃行其津液者也",故胃病常需治脾。以辛温通阳为主,立足于通,温药劫阴,加以少许柔药。多用干姜、吴茱萸、益智仁、附子、人参、草豆蔻、椒目温中阳,厚朴、杏仁、陈皮调理气机,茯苓、猪苓、泽泻淡渗利湿,常用方有补中益气汤、五味异功散、干姜荜茇方、大半夏汤、大建中汤、人参益智仁方等。例如,肿胀病案中,某人,食谷不运,膜胀呕恶,大便不爽,脉弦色黄,此胃阳式微,升降失司使然。法当温通阳气。用药:吴茱萸八分,半夏三钱,荜茇一钱,淡干姜一钱,生姜汁五分,陈皮一钱半。用吴茱萸、荜茇、淡干姜来温胃阳,用半夏、生姜汁来止呕,用陈皮来调理气机,达到降逆和胃的效果。

2. 从健脾化湿来论治 《景岳全书·肿胀》:"有气湿而胀者,曰诸湿肿满,皆属于脾也。有气虚而胀者,元气虚也,曰足太阴虚则臌胀也。有气实而胀者,邪气实也,曰肾气实则胀,曰脾气实则腹胀,曰胃气实则胀也。"胀分虚实,治胀从脾胃肾入手。湿困脾胃,宜出现泻痢,吐酸,跗肿腹满,大便溏泄,用人参、茯苓来健胃化湿,白术、苍术、草果、草豆蔻来温中燥湿,用猪苓、茯苓、泽泻来淡渗利湿,用槟榔汁、陈皮、厚朴来调理气机。常用人参黄连方、牡蛎泽泻散、杏仁滑石方。例如,医案中某人,躬耕南亩,曝于烈日,渍于水土,暑湿内蒸为泻痢,邪去正伤,临晚跗肿腹满。乃脾阳已困,清气不司运行,浊阴渐尔窃据。《内经》病机:诸湿肿满,皆属于脾。方药:生白术、草豆蔻、茯苓、厚朴、附子、泽泻。此人因为感受暑湿之邪,伤了脾之阳气,导致泻痢,腹满等症,所以用附子温脾阳,生白术、草豆蔻健运脾胃,泽泻淡渗利湿,厚朴理气,使脾阳健运,清气上升,浊气下降,泻痢、腹满等症消除。

3. 从温补肾阳来论治 《素问·水热穴论》曰:"肾者,胃之关也。关门不利,故聚水而从其类也。上下溢于皮肤,故为跗肿。跗肿者,聚水而生病也。"突出了肾在治疗水肿中的作用。肾阳不足,则不能腐熟水谷,上则食入不化,下则大便不藏,从而症见胀满,肌腠麻木,肢如寒凛微热,谷食不纳,肠鸣,嗳呕溏泄,脉虚涩弱等症。肾脏病变水肿多是全身水肿,尿少,腰以下更甚,按之凹陷不起,伴肾虚之症,水肿病到此期,多属于正虚邪实之候,预后不良。治宜温补肾阳。宜用附子、椒目、菟丝子、吴茱萸、胡芦巴温补肾阳,用肾气丸温肾阳,五苓散温阳化气利水,禹余粮丸暖水脏以通阳气。例如医案"马某,三六,暮食不化,黎明瘕泄,乃内伤单胀之症",脾肾之阳积弱,据理当用肾气丸。

4. 从疏肝和胃来论治 肝主疏泄,协助脾胃运化,《素问·宝命全形论》曰"土得木而达"。张锡纯在《医学中衷参西录》中说:"人之元气,根基于肾,萌芽于肝,脾土之运化水谷,全赖肝木之气升发疏泄而后才能运化畅达健运。"肝气失和,脾主运化,胃主受纳功能失调,阳明胃逆,厥阴来犯,就会出现呃逆,膜胀,腹满重坠,肠鸣矢气,胃脘心下痛等病症。《难经·七十七难》:"肝病当传之于脾,故先实其脾气。"应该先健运脾胃,来防止病情的传变。《素问·至真要大论》亦曰:"厥阴之胜,耳鸣头眩,愦愦欲呕,胃膈如寒……胃脘当心而痛,上支两胁……甚则呕吐,膈咽不通。"这是典型的肝木乘土。常有舌黄、脉弦之症。常用香附、炒麦芽、吴茱萸、陈皮、青皮、白芍、川楝子、枳壳来疏肝,用半夏、生姜、山楂、紫苏梗、木瓜来和胃。夹有湿热的用小温中丸来清湿热,用四逆散来疏肝健脾,左金丸清肝泻火,降逆止呕,金铃子散疏肝泄热,活血止痛,戊己丸疏肝理脾,清热和胃。如医案朱某,阳明胃逆,厥阴来犯。叶天士重视肝与胃之间的关系，提出了"凡醒胃必先制肝""肝病及胃，当苦辛泄降，少佐酸味"的理论。注重肝胃相关理论，"肝为起病之源，胃为传病之所""治肝不应，当取阳明""首宜理阳明以制厥阴，勿多歧也"。叶天士运用酸苦泄热法来治疗肝胃不和。叶氏认为"胃被肝乘，法当补胃，但胃属腑阳，凡六腑以通为补，黄连味苦能降"，议以温胆加黄连方。方药：半夏、茯苓、橘红、枳实、竹茹、川黄连、生白芍。用黄连来清热和胃，半夏、竹茹化痰和胃，止呕除烦，陈皮、枳实调理气机，兼以化痰，茯苓健脾，杜绝生痰之源。

5. 从疏通三焦论治 《医学正传》中东垣曰："宜以辛散之，以苦泻之，以淡渗利之，使上下分消其湿，正所谓开鬼门、洁净府。开鬼门者，谓发汗也；洁净府者，利小便也。"《类经》所言："上焦不治，则水泛高源；中焦不治，则水留中脘；下焦不治，则水乱二便。"因此，叶天士在运用通阳祛湿法的实践中，运用了三焦分消走泄的治法。三焦不通，脘腹胀满，二便不通，呼吸不利，舌绛口渴，用紫菀、杏仁开肺气，用小温中丸泄肝和胃，再用四逆散通达阳气。医案中："吴某，平昔湿痰阻气为喘，兹因过食停滞，阴脏之阳不运，阳腑之气不通，二便不爽，跗肿腹满，诊脉沉弦，犹是水寒痰滞，阻遏气分。上下皆不通调，当从三焦分治。顷见案头一方，用菟丝子升少阴，吴茱萸泄厥阴，不知作何解释，不敢附和，仍用河间分消定议。"本病的病机是湿壅三焦，肺气不降。方药：大杏仁、莱菔子、猪苓、泽泻、葶苈子、厚朴、桑白皮、陈皮、细木通。用大杏仁、莱菔子、葶苈子、厚朴降肺气，用茯苓、猪苓来淡渗利湿，用木通通利三焦，用陈皮调理三焦的气机，气行则水行，腹满减，三焦通。

6. 从开肺气来论治 《素问·经脉别论》曰："饮入于胃，游溢精气，上输于脾，脾气散精，上归于肺，通调水道，下输膀胱，水精四布，五经并行。"从中可以见到，肺有通调水道，下输膀胱的作用，肺为水之上源，肺与脾肾三焦膀胱等脏器分司水液代谢，维持水道的通调。如果肺的宣发、肃降功能和通调水道的功能失调，就会影响水液的输布排泄，进而导致喘，二便不通，肿胀，脘痹腹胀。治疗应先宣发肺气。例如，医案中"某人，暴肿气急，小溲涩少。此外邪壅肺，气分不通。治当从风水皮水，宣其经隧，以能食能寝为佳，勿得诛伐无过之地。方药：前胡、炙蜜麻黄、牛蒡子、姜皮、紫菀、杏仁、茯苓皮、陈皮"。用前胡、炙蜜麻黄、杏仁、牛蒡子、紫菀、陈皮开肺气，用姜皮、茯苓皮利水消肿，这是"提壶揭盖法"的运用，用宣肺或升提的方法通利小便。

二、小　结

从叶天士治疗肿胀病可以看出,叶天士非常重视保护脾胃,固护阳气,补阳时会用一些清润的药物。肿胀病病机复杂,关乎肺脾肝肾,这些脏腑都与气机运行,水液代谢密切相关。以扶正为先,再祛邪,纵观肿胀病案,多用四苓散健脾利水,五苓散温阳化气利水,用禹余粮丸培土制水,暖肾泄浊,小温中丸来清理湿热,泄肝通胃。用四逆散、逍遥丸来疏肝理气,用肾气丸来温补肾阳,正气得复,邪气自除。注重保护胃气,以"补土通阳,健运中焦"为法,经常使用人参、茯苓、生姜、白术等健脾胃,使用大半夏汤养胃气。"脾宜升则健,胃宜降则和",以通为补,注重调理气机,注重固护脾胃的阳气,少用寒凉的药物,在温脾胃的同时,注重温润为主,药物燥性小,保护了胃阴。注重使用药汁,针对"胃喜柔润"的特性,在汤药中用生姜汁治疗胃阳虚,在丸药中使用姜汁治疗多痰,用槟榔汁治疗食后腹胀,用香附汁治疗少腹坠胀,用薤白汁加姜汁治疗胸痹胀满,用猪胆汁治疗气逆腹痛。注重小量久服,缓补缓攻。叶天士受李东垣"补土派"学术思想的影响,注重保护脾胃之气,使气血生化有源。药量多数为一到五钱,小者几分。对现代慢性虚损病的治疗具有借鉴作用。

叶天士的经方使用简洁,特别注意各脏腑之间的关系,从整体把握,治疗气病水病都与肺脾肝肾关系密切,抓重点,用经方,注重不同时间的用药,早晚服不同药物治疗,为后世治病开辟新的用药方法。

（《长春中医药大学学报》,2017 年第 33 卷第 4 期）

《临证指南医案》胸痹浅析

常熟市新区医院　　张丽雯

《临证指南医案》是清代医学大家叶天士临证诊疗经验集萃,由其门人华岫云经数年随见随录采辑而成。全书共十一卷，以疾病为纲分为八十九门，涵盖内、外、妇、儿、五官各科。其立论精当、立法稳妥、用药简练，具有极高的临床研究价值。《临证指南医案》胸痹一门列医案 15 则，其所载症状、立法遣方、按语评说等均反映了叶氏对于胸痹一证的临床诊疗思路。本文将叶氏在胸痹方面的辨治经验总结如下。

一、传承仲景，注重温通

程门雪曰："天士用方，遍采诸家之长，不偏不倚，而于仲师圣法，用之尤熟。"汉代张仲景于《金匮要略·胸痹心痛短气病脉证并治》中首次明确指出胸痹的病机，曰："夫脉当取太过不及，阳微阴弦，即胸痹而痛，所以然者，责其极虚也。今阳微知在上焦，所以胸痹、心痛者，以其阴弦故也。"由此可见，阳微阴弦是仲景诊断胸痹以脉测证之关键所在。阳微者，是为正虚；阴弦者，是为邪盛。然论脉者，寸口为阳，尺中为阴。阳微者，即寸口脉微弱，寸脉主上焦，寸脉微即上焦阳气虚弱；阴弦者，即尺脉弦，指下焦阴寒气盛。故仲景认为胸痹之病机可以概括为上焦阳虚，下焦阴邪内盛，以致阴寒之邪上乘阳位，致胸阳痹阻而引起胸痛等症状。在治疗方面，仲景多注重温通，以辛滑微通其阳。张六萍等对《临证指南医案》胸痹的用药规律进行研究，发现《临证指南医案》对胸痹的认识和治疗与《金匮要略》是一脉相承的，用药功效的选择上多以通阳化气、行气止痛为主。

叶氏认为"中阳困顿，浊阴凝洭"，症见"胃痛彻背，午后为甚，不嗜饮食"，甚则"呼吸不通，捶背稍缓"，责之阳伤、清阳失展，温通阳气，在所必施，用药主以辛滑。即认为素体心阳不振，阴寒之邪乘虚侵袭，致胸阳失展，心脉痹阻。正如《医门法律》所说："胸痹心痛，然总因阳虚，故阴得乘之。"叶氏用方宗仲景法，多以瓜蒌薤白桂枝汤、瓜蒌薤白白酒汤、瓜蒌薤白半夏汤等温通心阳。

《临证指南医案》载："王某胸前附骨板痛，呼吸不通，病来迅速，莫晓其因，议从仲景胸痹症，乃清阳失展，主以辛滑。以薤白、川桂枝尖、半夏、生姜，加白酒一杯同煎。"叶氏察其主症为胸痛彻背，兼见呼吸不通，治疗方面除应用宣痹通阳法以外，亦考虑到有气逆上冲之象，临证加减治之。用药以薤白温通心阳、散结止痛；桂枝、生姜性辛温，与薤白合用，加强温通之功，且桂枝亦可平冲降逆；半夏主降逆化痰；加白酒同煎，能加强薤白的作用，共同达到宣痹通阳之功。

二、痰涎为患，涌吐宣肺

胸痹患者系胸中阳气不振，致阴寒痰湿内生，痹阻胸阳，气滞不行，不通则痛，出现胸痛等症。此外，肺为娇脏，易感寒邪，入里化湿炼痰，发为胸痹。

1. 涌吐痰涎 《素问·阴阳应象大论》曰："其高者，因而越之。"指病位在上的有形实邪，可因势利导，通过涌吐升散法向上泄越邪气。张仲景创制瓜蒂散治疗结胸证，言："胸中痞硬，气上冲喉咽，不得息者，此为胸有寒当吐之，宜瓜蒂散。"隋代巢元方用吐法治疗"伤寒心痞候"，张子和更主张"凡上行者，皆吐法也"。叶氏在《临证指南医案》中指出胸痹者，症见"痞胀格拒，在脘膈上部，病患述气壅，自左觉热"，为痰湿邪毒停聚在胸膈之上，应遵"患在上者宜吐之"的原则，用仲景三物白散涌吐寒饮痰浊。另考虑涌痰法易伤胃气，胃气虚则更易生痰，需细察患者体质及病情，中病即止，不必尽剂。叶氏嘱"药为细末服，吐后，服凉水即止之"。

2. 理气宣肺 胸痹虽病位在心，但与肺亦相关。肺与心同居上焦。五脏之中肺位最高，为脏之长，心之盖，故又称"华盖"。心主血，全身血脉皆由心所主司；肺主气，血液的运行必须依赖于肺气的推动作用。《素问·经脉别论》曰："饮入于胃，游溢精气，上输于脾，脾气散精，上归于肺，通调水道，下输膀胱，水精四布，五经并行。"肺主一身之气，心主血脉，气为血之帅，血为气之母。若肺气虚则血行无力，心血瘀阻不通，不通则痛；另一方面，肺通调水道的功能失司，致水液运行失常，聚而成痰，痰湿、水饮之邪影响心血的运行，血行不通则心痛。故叶氏治疗胸痹亦从肺论治。叶案中载"肺卫窒痹，胸膈痹痛，咳呛痰黏，苦辛开郁为主"。肺主宣发肃降，若肺之宣降功能失常，则易生痰，痰气交阻于胸中，易致胸痹。且嘱"当戒腥膻"，乃因饮食厚腻易酿生痰湿，加重病情。另载"气阻胸痛"，即肺主气功能失常，气滞运行不畅，致胸痹心痛。治宜宣肺理气化痰，药用枇杷叶、半夏、杏仁、桔梗、橘红、姜汁等。

三、兼顾脾胃，升降之枢

叶案云："脉沉，短气咳甚，呕吐饮食，便溏泻，乃寒湿郁痹，胸痹如闷，无非清阳少旋，寒湿郁痹。小半夏汤加姜汁。"此病案即是寒湿郁痹，殃及三焦所致。寒湿郁于上焦胸膈，则脉沉、气短咳甚、胸痹如闷；寒湿留于中焦心下，则呕吐饮食；寒湿走于下焦肠间，则便溏泻。由此可见病不止于上焦胸膈，而又以上焦胸膈之病为主。叶氏将其归为胸痹，一因其具备胸痹之主症，且病情较重，已达"如闷"的程度；二是病本在上，由上焦波及中、下二焦所致。治用小半夏汤加姜汁，其原因为此虽三焦俱受病，总由寒湿为灾，故以燥湿散寒为急务。然病本在上，为何不重点治上，而用"呕家圣药"半夏汤以治中？盖中焦为便易行，无毒副作用，疗效显著。且《素问·刺禁论》云："肝生于左，肺藏于右，心部于表，肾治于里，脾为之使，胃为之市。"即描述了肝、心、肾、肺位于四旁，脾胃斡旋气机居中，五脏气机上下升降、内外出入均赖脾胃气机转枢而构成五脏气机协调的基本模式。《医门棒喝》言："升降之机者，在于脾土之健运。"另脾胃受纳运化水谷，为气血生化之源，且居人体中央，连通上下，灌溉四旁，是生命活动即气机运转的"枢轴"，在协调五脏功能活动中起着重要的中轴转输作用。五脏气机协调通畅，升降出入正常，则人体健康，若运转失调便出现病症。故叶氏在治疗胸痹时亦重视脾胃，治病求本，疗效显著。

四、久病入络，通脉活血

叶天士在《临证指南医案》中指出："医不明治络之法，则愈治愈穷矣。"提出了"络病"这一概念，其中大量医案均与"络"有关，并记载了许多关于络病的辨证论治之法。络病是指邪入十五别络、孙络、浮络、血络等而发生的病变，是以络脉阻滞为主要特征的一类疾病。叶氏言："初为气结在经，久则血伤入络。""百日久恙，血络必伤。"从而提出了"久病入络"的观点。叶氏认为"病久入络，不易除根"，宗《内经》"疏其血气，令其条达"之意，以"通络"作为治疗总原则。用药方面，叶氏注重应用辛味通络药，认为络以辛为泄,辛能行、能散、能通,正是"区区表里解散之药,焉得入络通血脉,攻坚垒,佐以辛香,是络病大旨"。叶案记载"痛久入血络,胸痹引痛",认为胸痹迁延不愈,气滞、痰阻日久,入血入络,使血行失畅,脉络不利,而致气血瘀滞,或痰瘀交阻,中阳不运,心血瘀阻,络脉不通。对于血络痹痛者,叶氏治以辛温活血通络法,药用炒桃仁、延胡索、川楝子、木防己、川桂枝、青葱管。其中桃仁、延胡索、川楝子一方面可散寒邪,另一方面能通血瘀,共达温通化瘀之效;桂枝不仅可走窜通络,还具有引经报使之用,可引诸药以达络病之所,并助活血通络药祛瘀生新。由此可见,对于胸痹病程较久者,叶氏认为久病可导致络中气、血受伤而成络病,治疗注重活血通络,血行流畅,病可痊愈。

五、情志因素,兼为诱因

叶氏在治疗胸痹方面亦注重情志的影响。叶案载"胸痹因怒而致,痰气凝结",药用"土瓜蒌、半夏、薤白、桂枝、茯苓、生姜"。根据五行理论,肝在志为怒。其人忿怒,肝失条达疏泄,气行不畅,内生痰湿,痹阻胸阳,发为胸痹。现代临床研究同样发现,在冠状动脉粥样硬化性心脏病(简称"冠心病")患者中,情绪问题如抑郁、焦虑、愤怒与反复发作的心肌梗死、心绞痛及其病死率的增高密切相关。由此可见,胸痹治疗亦需注重患者情志变化。用药方面,叶氏常选用瓜蒌、半夏、薤白等宽胸化痰,以展气化。

六、总　结

叶氏对胸痹的认识、治疗是在前人理论基础上的创新与发展,胸痹一门中反复论说胸中阳气不振的关键病机,传承仲景之法,温通其阳,药多选用辛苦、甘温之品,并注意兼顾肺胃,关注病程、情志变化。这反映了叶氏临证论治紧扣病机而不忘他证,专法专方而不泥定见,用药平淡简易而疗效卓著的学术特点。

从《临证指南医案》肺痹与肠痹证治探讨"肺与大肠相表里"

北京中医药大学　　莫芳芳　王柳青　高思华　李鸿涛

肺痹、肠痹均属于脏腑痹。在《内经》中列有《痹论》专篇讨论痹病，所谓"风、寒、湿三气杂至，合而为痹也"。清代医家叶天士对脏腑痹脉因证治均有所发挥，在《临证指南医案》中专列肺痹门、肠痹门，其中记录肺痹医案 15 则、肠痹医案 8 则。

一、症状表现分析

1. 肺痹　《临证指南医案》中共载肺痹医案 15 则，共 19 诊，其中四则医案有复诊记录。15 则医案中有 11 则可见肺部症状表现的描述，其中咳嗽、咳痰、寒热、胸痞等轻症表现 6 则，喘急、鼻窍干燥、呼吸不爽、声音不出等急重症表现 5 则；其余 4 则肺痹医案中，有 2 则医案无症状记录，1 则医案未见肺与大肠症状，仅有嗳气、肌肉着席而痛等描述，1 则医案仅有"大便七八日不通"的大肠症状，而无肺部见症。虽然有的医案中未见肺部症状的记录，甚至未载任何症状表现，但根据医案全文记载和病机分析，以及治法用药，可反推出在 15 则医案中，应该全部存在肺部症状。

另外，在肺痹医案中，有 3 则首诊时出现大便异常的大肠症状，有 1 则在复诊时出现大便不爽。第四则医案，首诊未见大肠症状，复诊时出现"大便不爽"，分析为"余热壅于气分"。第二、第七则医案，在喘急危证下，出现"二便少""二便不利"。第十五则医案，在失血呕逆之后，出现"大便七八日不通"，认为此乃"怒劳致气分逆乱"。可见，肺痹出现大肠症状并非都在疾病初起即有表现，往往在疾病发展过程中，肺气闭阻达到一定程度，导致大肠腑气不通，通降功能障碍，才会表现出大便异常。因此，肺痹兼见大肠症状的医案记录虽为少数，19 诊中仅 4 诊，但这并不能说明大肠症状在肺痹疾病中是偶然症状，肺痹很可能会在其疾病发展过程中出现大便异常等相关的大肠见症，导致肺病及肠。

2. 肠痹　《临证指南医案》中共载肠痹医案 8 则，共 13 诊，其中 5 则医案有复诊记录。7 则医案有"大便不通"等大肠症状，仅 1 则医案未明确记录任何症状表现，但根据"湿结在气，二阳之痹，丹溪每治在肺，肺气化，则便自通"，可推断出患者应该也存在"大便不通"的表现。华玉堂在本章末指出"肠痹本与便闭同类"，只是"盖肠痹之便闭，较之燥屎坚结，欲便不通者稍缓"。可见，叶氏所论之肠痹主症必有大便不通。

在肠痹医案中，仅有一则医案述有"肺痹，鼻渊，胸满"的肺部见症，其他均未见表述。从 5 则复诊医案来看，仍未见明显的肺部症状，反而都是以大肠症状仍在而复诊改方。但是，从叶氏对肠痹治法的论述，每多"开降上焦肺气"而论，肠痹多是"肺气不开降"所致。"肺气不开降"是因，肠痹是果，那么，肺部症状应该在大肠症状之前出现。一般来讲，肺脏功能异常，会出现相应的症状表现。也可能与其他症状相比较，肺部症状较轻微，而被患者或医案记录者所忽视。因此，单就"肠痹"一病而论，肠病及肺不是必然，肠痹并不一定导致更明显的肺部症状出现，但在肠痹发生前，也许会有轻微抑或短暂的肺部见症。

总之，仅从肺痹和肠痹医案的症状表现来看，在肺痹的疾病发展过程中，往往会出现大肠症状，导致肺病及肠。而在肠痹的疾病发展过程中，并不一定会导致明显的肺部症状，肠病及肺也非必然。但是，从肠痹的发生来看，也许肠痹本就是肺病及肠的一种表现形式，这可能与肺主气的生理功能有关，肺痹和肠痹本就是气机闭阻所致。

二、病因病机分析

叶氏所言肺痹与肠痹，其病因病机已不再限于《内经》所谓"风、寒、湿三气杂至，合而为痹也"，而是基于《内经》思路并有所发展，重新阐释了肺痹与肠痹的病因病机。

在病因认识上，对于肺痹病因，叶氏认为外感与内伤均可致痹。一方面，他认为六淫皆可成痹，即肺"又为娇脏，不耐邪侵，凡六淫之气，一有所着，即能致病。其性恶寒恶热、恶燥恶湿，最畏火风，邪着则失其清肃之令，遂痹塞不通爽矣"。另一方面，叶氏还将情志、饮食、劳倦等内伤所致肺气逆乱的疾病归于内伤肺痹,如"曹氏,肺痹……得之忧愁思虑……""唐……此怒劳致气分逆乱,从肺痹主治"。对于肠痹病因虽论述不多,也不过"湿结在气"或"内伤食物"的外感与内伤两类。

在病机认识上,叶氏阐述肺痹与肠痹病机时,抓住"痹者闭也",认为肺痹乃脏腑气机阻滞、肺气闭阻不通。而肠痹亦是大肠气滞,多从肺不开降论治。由此可见,肺痹与肠痹病机均是气机闭阻,而肺又为一身气之主,故肺气闭阻为最根本。这也是肺痹多见大肠症状,而肠痹却要从肺论治之原因。

三、治法方药分析

1. 肺痹　统计分析叶氏治疗肺痹的用药情况,其中杏仁用到最多,其次为枇杷叶、桔梗、栀子,再次为紫菀、郁金、瓜蒌皮。杏仁主入肺经,味苦能降,降肺气之中兼有宣肺之功;桔梗辛散苦泄,开宣肺气;枇杷叶味苦性寒,清降肺气;栀子多与淡豆豉配伍,清降辛开,宣通肺气;紫菀辛苦,长于润肺下气;瓜蒌皮微辛,宽胸开肺;郁金微辛,开郁散痹。可见,叶氏治疗肺痹选药多微苦微辛,微辛开达,微苦宣降,苦辛相合,通而兼润,通降相佐,且药性轻缓,轻扬入肺。因为叶氏认为"清邪在上,必用轻清气药,如苦寒治中下,上结更闭",所以他提出"治肺痹以轻开上",以微苦微辛、开降肺气为其治肺痹之基本原则。

对于肺痹治疗,叶氏还善用成方,如苇茎汤、葶苈大枣泻肺汤。第二则医案"某,肺痹,卧则喘急,痛映二胁,舌色白,二便少",叶氏运用苇茎汤"清调兼泄,肺气降则百脉和,诸窍通利"。第十二则医案"朱,鼻窍干焦,喘急腹满,声音不出,急病险笃者",叶氏取法《金匮要略》,运用葶苈大枣合苇茎汤,苇茎汤"两通太阴气血颇验",加用葶苈大枣泻肺汤"急急泻肺,开其闭塞"。可见,叶氏治疗肺痹时选方用药灵活,既有随证选药组方,又有直接取用古方者,但基本不离"开闭塞、降肺气"之原则。

2. 肠痹　分析叶氏治疗肠痹用药,其中杏仁、瓜蒌皮 8 则医案中均用到。其次为紫菀、郁金、淡豆豉、栀子,用到 6 次。再次为枇杷叶、桔梗,用到 3 次。可见,叶氏治疗肠痹时,以"开肺气"为治疗大法,且用药简约,选药基本与治肺痹相同,均是宣降肺气之品,而无苦寒泻下之硝黄类药物。因为叶氏认为肠痹是"肺气不开降",故"每治在肺",所谓"丹溪每治肠痹,必开肺气,谓表里相应治法"，在下之腑病乃气机不利而致大便闭结，肺与大肠相表里，故可宣降肺气来治疗，华玉堂在文末阐明："故先生但开降上焦肺气，上窍开泄，下窍自通矣。"

总之，叶氏无论治疗肺痹，还是肠痹，都以通降肺气为最基本原则，且基本用药相同，均有杏仁、瓜蒌皮、紫菀、郁金、淡豆豉、栀子、枇杷叶、桔梗。肠痹用药较简单、集中，药味基本在六到八味之间，且多为基本药。肺痹由于内容涵盖广，疾病表现可涉及肺、肝、胃、大肠、小肠、膀胱等多脏腑，故治疗时需根据兼夹证候之不同以及病症之轻重缓急，给予随证加减。因此，肺痹用药较复杂、分散，随证加减所涉及的药味也较多。

四、结　语

从《临证指南医案》所载肺痹与肠痹医案的症状表现分析，肺痹之肺部症状明显，且在疾病发展过程中会出现大肠症状；而肠痹之大肠症状明显，却未必会出现明显的肺部症状。从病因病机分析，外感与内伤均可致痹，肺气闭阻是肺痹与肠痹的根本病机。从治法方药分析，肺痹与肠痹均从开降肺气着手，均选择微苦微辛、通降肺气之方药。因此，仅就叶天士《临证指南医案》中肺痹门与肠痹门而论，可得出：肺病及肠者多，而肠病及肺者少；肠病多治肺，而肺病未必都治肠。这两点结论与大部分古籍医案中记载的"肺热移肠"的脏病及腑观点一致，而与现代研究"腑病传脏为多，脏病传腑较少"，以及治疗注重"肺病治肠法"，或"脏病治腑法"，或"通腑护脏法"的观点不甚相符。

在应用"肺与大肠相表里"理论阐释相关疾病病机与治疗时，存在古今认识及临床应用的差异，综合以上内容分析其原因可能在于：① 肺痹和肠痹病机在于脏腑气机的闭阻。《内经》有"诸气膹郁，皆属于肺"，肺的最主要生理功能之一就是宣降气机。因此，肺失宣降必会影响周身气机，当然大肠气机亦包括其中，必然会有肺病及肠，治疗也要从调畅肺气宣降入手。② 现代诸多学者注重研究腑病及脏、脏病治腑，而忽视脏病及腑、腑病治脏，主要是基于对哮喘和便秘的研究。他们发现，痞满燥实的便秘往往会引起患者喘急，导致肠病及肺；大肠为传导之官，主要生理功能就是传导糟粕。因此，采用硝黄峻泻之品，以清除体内有形实邪可达平喘之目的。

综上所述,"肺与大肠相表里"所论肺与大肠之间的关系是相互的,不仅存在肠病及肺、肺病治肠,亦存在肺病及肠、肠病治肺,且并不存在情况的多寡问题,只是肺与大肠所主不同,在不同疾病不同证型中,会有所侧重而已。此外,肺病未必都会及肠,肠病也未必都会及肺,肺病与肠病之间互相影响的情况是存在一定发生条件的。肺病治肺、肠病治肠仍然是肺病和肠病治疗的基本原则,肺病治肠、肠病治肺不是在所有肺病和肠病中都适用,不可以偏概全。

（《北京中医药大学学报》,2012 年第 35 卷第 1 期）

基于叶天士静养医案谈晚期
恶性肿瘤的治疗

新乐市中医医院　　赵瑞占　吴　娟　邹翠双

《临证指南医案》系清代名医叶天士原著,全书共 10 卷,收载医案 2 576 则,是一部影响较大的中医医案专著,以内科杂病为主,医案言简意赅,对后世启迪颇多,于学术多有所体悟。其充分反映了叶天士勤求古训,独创新说的学术特点,对中医内科病学、温病学等临床学科的发展产生了深远的影响。其中关于静养治疗疾病的医案散见在噎膈、反胃、咳嗽、吐血、咳血、虚劳诸多病症中。这些病症多为慢性、消耗性疾病,此时人体正气已极度虚弱,甚者不能服药,这些医案与现代晚期恶性肿瘤非常相似。故通过分析、归纳、概括叶氏静养治疗疾病的典型医案,可以得到对晚期恶性肿瘤治疗的几点启示。

一、静养为晚期恶性肿瘤治疗的重要方法

《道德经》曰:"夫物芸芸,各归其根,归根曰静,静曰复命,复命曰常,知常曰明。不知常,妄作凶。"静:静养、慢下来;复:回去、还原、重来。尽力使心灵虚静,生活清静,万物就会蓬勃生长,即世界万物只有平静下来、慢下来,才

能延续生命、延年益寿。一代名医叶天士也十分重视静养在治疗疾病方面的作用，其静养治疗疾病的医案散见在噎膈、反胃、咳嗽、吐血、咳血、虚劳诸多病症中。如《临证指南医案》虚劳医案："脉尺垂少藏，唾痰灰黑。阴水内亏，阳火来乘，皆损怯之萌，可冀胃旺加餐耳。年岁已过三旬，苟能静养百天，可以充旺。"咳嗽医案："脉左尺坚，久咳失音，入夏见红，天明咳甚，而纳谷减损。此劳损之症，急宜静养者。"吐血医案："脉数左坚，当夏四月，阳气方张，陡然嗔怒，肝阳勃升，络血上涌，虽得血止，而咳逆欲呕，眠卧不得敧左。此肝阳左升太过，木失水涵，阴亏则生热，是皆本体阴阳迭偏，非客邪实火可清可降之比。最宜恬淡无为，安静幽闲，经年不反，可望转偏就和。但图药治，难减损怯矣。"上述三则医案，皆为慢性、消耗性疾病，与现代晚期恶性肿瘤十分相符，此时人体正气亏损严重，阴阳失偏，叶氏认为只有让人体平静下来、慢下来，人体处于恬淡无为状态，正气可望充旺，阴阳转偏就和。

晚期恶性肿瘤临床常见表现为不欲食、气短乏力、腹泻、便秘、发热、五心烦热、胸腹胀满疼痛、咳喘，甚者吐血、便血、卧床不起等。多数患者会出现精神紧张，表现为精神抑郁，有烦躁、恐惧、多愁善感等。晚期恶性肿瘤给患者身体和精神带来了极大的痛苦。晚期恶性肿瘤患者多体质虚弱，阴阳失调，气血严重亏损，病情危重。肿瘤是一个慢性病，晚期恶性肿瘤患者带瘤生存，提高生活质量，生存时间延长，目前来说是一个终极目标，为当今国际肿瘤界人士共识，而中医药对晚期恶性肿瘤的治疗特点和优势正体现在这一方面。中医学认为恶性肿瘤多为人体正气亏损后，外来之邪内侵，导致人体脏腑功能失调，出现血脉瘀阻、痰湿浊毒内蕴等病理变化。中医药在治疗恶性肿瘤中有一定的优势，可以减轻患者痛苦，改善患者症状，从而提高患者的生活质量，是必不可少的治疗方法。笔者通过分析、整理、归纳《临证指南医案》中有关静养治疗疾病的医案，认为人体处于静态的生命中，可蓄积生命活动所需能量，使正气充旺，可恢复机体阴阳平衡状态。生命的静态是为了蓄积能量和调整生命状态。静养能使生命处于恬淡无为、处于静态，可以延长生命。静养心神，保持淡泊宁静的心理状态，则会精气日渐充盛，形体随之健壮。晚期恶性肿瘤患者自身调节能力极差，人体正气极度虚弱，甚者不能服药，此时患者精神紧张、烦躁、易怒、恐惧，精神抑郁，如指导患者安心静养，往往可以带病延年，提高生活质量。故静养为晚期恶性肿瘤重要的治疗方法。

二、药所不及,静养延年

列举《临证指南医案》中噎膈、反胃、吐血、虚劳等有关"药物不能愈是病,唯静养延年"典型医案 5 则,以了解叶氏静养对这些疾病治疗的认识。

案 1

两关脉缓涩,食入气阻,吐涎稍通,前以吐过瘀浊胶黏。此皆久积劳倦,阳气不主旋运,为噎膈反胃之症。此病最多反复,必须身心安逸,方可却病,徒药无益耳。

案 2

腑阳不通降,浊壅为反胃,累遭病反。老年难以恢复,自能潜心安养,望其悠久而已,药不能愈是病矣。

案 3

脉细形羸,血后久咳不已,复加喘促。缘内损不肯充复,所投药饵,肺药理嗽居多。当此天令收肃,根蒂力怯,无以摄纳,阴乏恋阳,多升少降,静坐勉可支撑,身动勃勃气泛。所纳食物仅得其悍气,未能充养精神矣。是本身精气暗损为病,非草木功涤可却。山林寂静,兼用元功,经年按法,使阴阳渐交而生生自振。徒求诸医药,恐未必有当。

案 4

阴虚血后痰嗽。必胃强加谷者,阴药可以效灵,形羸食少,滋腻久用,必更反胃。静养望其渐复。

案 5

脉左甚倍右,病君相上亢莫制,都因操持劳思所伤。若不山林静养,日药不能却病。

从上述 5 则医案可以看出,药物不能治疗的疾病都为慢性、消耗性疾病。这些疾病往往拒药,药物不能调动机体的正气以恢复人体内在阴阳平衡。人体正气为祛除疾病的主要手段,正气强弱往往与疾病发生发展有密切关系。患病是因为感触邪气,打破了体内阴阳平衡,但人体正气有自动调节功能,使其体内阴阳恢复平衡,故有些疾病不治而愈,如感冒之类疾病。但有时感触邪气太重,有时自身调节能力降低,人体正气无法使其体内阴阳恢复平衡,那就需要靠药来发挥作用，以纠正阴阳失调的病理现象，使人体在最大程度上恢复到阴阳平衡的正常状态。中药能治疗各种疾病，主要依靠中药所具有的四气五味、升降沉浮等特性，调动人体的正气，增强人体的自身免疫力和抵抗力，以恢复人体内在阴阳平衡，从而间接地发挥治病作用。噎膈、反胃、吐血、虚劳等慢性、消耗性疾病，相当于现代医学的消化道晚期恶性肿瘤，患者常常不能进食，恶心、呕吐，腹痛、腹泻，咳血、吐血，烦躁焦虑，恐惧不安；自身调节能力极差，人体正气极度虚弱，已不能服药，故这类疾病往往是药物所不及的，需要静养延年。人体处于身心安逸、恬淡虚无、内守清静的状态下，能调整生命状态和蓄积生命活动所需能量，使身体获得恢复。生命的静态也可称之为生命的再生；静中蕴藏着无穷的力量，孕育着新的生命，只有保持虚静无为的心态，方能摒除一切杂念，抵抗各种诱惑，使心灵安静，意志平和，心旷神清，精气饱满，形强体壮，快乐安康，尽享天年。因此在某些晚期恶性肿瘤中，药所不及时，只有静养才能延长生命，提高生活质量。

三、静养待机，适时用药

晚期恶性肿瘤患者多已正气内虚严重，有部分患者已不能耐受药物，此时静养十分必要，待人体正气慢慢恢复，参合天时，再及时用药，可谓治疗晚期恶性肿瘤的有效方法。中医治病十分重视人体正气的状况，正气充足，往往疾病就预后良好。若人体正气不足，疾病治疗需要调养很长的一段时间后才可能康复。中医认为，气是维持人体生命活动的基本物质。正气在疾病发生发展中起到决定性作用；疾病预后转归，多取决于机体正气的强弱。若正气充足，脏腑气血调和，则疾病预后转归良好。若正气不足，多有神疲无力、气喘心悸、形寒肢冷、二便不调、胸脘痞满疼痛，甚者出现咯血、呕血、头晕昏厥等。正气不足，往往外易感风、寒、暑、湿、燥、火六淫之邪气；内易受七情、劳倦所伤，往往疾病纷纷而来。故治疗疾病，安心静养，保养正气很重要。但凡治大病定要静养，有助于正气的恢复，疾病易于康复。叶天士在此方面，有丰富的临床经验，其十分注重让患者安心静养，待人体正气恢复，天时成熟，再适时用药，这样往往可以收到良好的效果。如《临证指南医案》吐血医案一："咯血数发，是阳气过动，诊脉已非实热。夏至一阴来复，预宜静养，迎其生气,秋分后再议。"吐血医案二:"脉左小数,右弦,食减不饥,易于伤风,大便结燥,冬春已见血症。夫胃阳外应卫气,九窍不和,都属胃病,由冬失藏聚,发生气少,遇长夏热蒸,真气渐困故也。急宜绝欲静养,至秋分再议。"医案一,患者吐血,呛血数发,人体阳气过动,此时非人体阳气过旺,而为频繁吐血后阴液大失,阴阳失衡,阳气相对亢奋,此时用药天时不利,用药效果不佳,需要静养,待"夏至一阴来复",生气旺盛,秋分后天时已阳气下降,此时治疗,往往事半功倍。医案二,患者冬春患吐血,吐血后阴精亏损,脾胃大伤,饮食不佳,大便干燥,九窍不和,冬季失藏聚,人体正气不足,再加之长夏天阳过旺,此时治疗不合时机,故需要静养,待正气渐旺,再用药效果更好。故晚期恶性肿瘤患者,安心静养待人体正气恢复,天时成熟,再适时用药,往往可以收到良好的效果。

四、结　语

目前虽然恶性肿瘤治疗水平大大提高,但晚期恶性肿瘤治疗仍很困难,给患者和家属带来极大的痛苦,给社会带来沉重的负担,故在延长患者生存期的前提下,提高患者生活质量,是治疗的主要目标。笔者通过整理、分析、归纳叶氏《临证指南医案》静养治疗疾病的医案,对晚期恶性肿瘤治疗有几点启示:静养为晚期恶性肿瘤治疗的重要方法;药所不及时,只有静养才能延长生命,提高生活质量;目前不能耐受药物的患者,安心静养待人体正气恢复,天时成熟,再适时用药,往往可以收到良好的效果。

(《中医药导报》,2019 年第 25 卷第 11 期)

叶天士《临证指南医案》奇经病诊治探析

苏州市中医医院/苏州市吴门医派研究院　　欧阳八四　葛惠男

叶天士对医学的创新性贡献是多方面的,温病学说中卫气营血辨证是其代表，叶氏"久病入络"以及"养胃阴"等观点同样彪炳千秋。《临证指南医案》（以下简称《医案》）是叶天士门人根据叶氏诊病留下的医案整理而成，至今仍有极高的临床使用价值。其中关于奇经八脉之变的论述自成体系，不仅阐述了奇经八脉与肝肾、脾胃之间的密切关系，更为重要的是明示了奇经病多虚证、奇经病"通因"的诊治原则，特别是女性的经带胎产与奇经密不可分。所谓"奇经八脉为产后第一要领"（以下叶天士之言均引自于《临证指南医案》，北京科学技术出版社，2014 年出版）。现就《医案》中叶天士关于奇经病的诊治作一探讨。

一、奇经病诊治"通因"为要

叶天士对于奇经病变明确提出："奇经为病，通因一法，为古圣贤之定例。"疾病的发生、发展皆有其因和具体临床表现，奇经病变也不例外。奇经病虽多虚证，也不是皆用补虚一法即可完全取效的。如叶天士在诊治一"奇脉虚空，腰背脊膂牵掣似坠"病例时，告诫医者"医人不晓八脉之理，但指其虚，刚如桂附，柔如地味，皆非奇经治法"。奇经之虚不同于十二经之虚，更何况奇经之疾也有虚实之分。

所谓"通因"指的是顺其病因采用流通气血、通经达络的方法，强调在补虚的同时采用通达经络的方法，方可补而不滞，体现的是中医审证求因、辨证施治的基本原则。"奇经之结实者，古人必用苦辛和芳香以通脉络；其虚者，必辛甘温补，佐以流行脉络。务在气血调和，病必痊愈。"因此叶氏对"产后体虚，兼瘀而痛"之候，当"益体攻病"，可谓是叶氏对"通因"治法的最好诠释。叶氏推崇许叔微创制的"苦辛偶方"交加散诊治奇经疾病，取生地养血润燥，配生姜辛润流通，寓补于通，通补兼施。

在具体应用"通因"治法时，叶氏又有通阳摄阴、通补奇经、温通补下等不同方法，试结合叶氏医案说明之。

案 1

"施，冲气贯胁上咽，形体日渐枯槁，此劳伤肝肾，而成损怯。由乎精气不生，厥气上逆耳。议以通阳摄阴，冀其渐引渐收，非见病治病之方法矣。"叶氏以苁蓉、熟地、五味子、枸杞、柏子霜、茯苓、桑椹子、砂仁、青盐，以及羊肉胶丸主治。

按：本案因之于劳伤肝肾，阴精不足无以制约阳气，气逆循冲脉而上。冲脉者，起于气冲，夹脐而上，出于咽喉，故有冲气上逆至咽之证候。日久阴阳皆损，形体日渐枯槁，终成损怯。所谓"阴亏本象，下愈虚则上愈实"。本病起于阴虚，叶氏以熟地、五味子、桑椹子、柏子霜等养阴敛阴，以羊肉胶丸温阳通阳，青盐味咸走肾，渐引渐收，以使阴阳渐复。类似医案还有："唐，三四，脉左沉小，右弦，两足腰膝酸软无力，舌本肿胀，剂颈轰然蒸热，痰涎涌出味咸。此肾虚收纳少权，督脉不司约束，阴火上泛，内风齐煽，久延痿厥沉疴。病根在下，通奇脉以收拾散越之阴阳为法。虎潜去知、柏、归，加枸杞、青盐，羊肉胶丸。"

案 2

"某，产后十年有余，病发必头垂脊痛，椎尻气坠，心痛冷汗。此督任气乖，跷维皆不用。是五液全涸，草木药饵，总属无情，不能治精血之惫，故无效，当以血肉充养，取其通补奇经。鹿茸、鹿角霜、鹿角胶、当归、茯苓、杞子、柏子仁、沙苑、生杜仲、川断。"

按：本案因于生产，或失于调养，或因于外感，累及督任两脉，致患者十余年病发头垂脊痛、腰脊坠沉、心痛冷汗等症。所谓"八脉隶乎肝肾"，督任病损渐及下元肝肾，升固八脉之气即为其首要。虽是阳虚为首要，叶氏却不以附桂之刚烈阳药为方，而以血肉有情之品鹿茸、鹿角霜、鹿角胶壮督脉之阴阳，从阳引阴；枸杞子、沙苑、生杜仲、川断等温润补肾；柏子仁安神养心；茯苓健脾养胃以助生化。观叶氏医案，男子中年以后，阴精渐损，阳气易浮越，多以柔剂之鹿角胶、鹿角霜、熟地等从阴引阳；女子经漏产育，下元虚损，色夺气短，多以鹿角霜、苁蓉、杜仲等从阳引阴。

案 3

"邹，二八，产后成劳损，先伤下焦血分，寒热数发不止，奇经八脉俱伤。欲呕不饥，肝肾及胃，有形凝瘕，议柔剂温通补下。人参、当归（小茴香拌炒）、茯苓、沙苑、淡苁蓉、杞子、鹿角霜、生紫石英。"

按：本案产后劳损，寒热数发不止，伤及下焦血分，奇经八脉亦为之受损。此等病因病机颇与另一案例相似，"张氏，勉强攻胎，气血受伤，而为寒热，经脉乏气，而为身痛。乃奇经冲任受病，而阳维脉不用事也。《内经》以阳维为病苦寒热"。叶氏以人参补气升阳，甘温除热；沙苑、淡苁蓉、枸杞子等温养肝肾及任督之脉；当归养血通络，经小茴香拌炒后更有温血的作用；鹿角霜温通督脉之气；紫石英入奇经而暖宫镇冲，疗血海虚寒。诸药殊途同归，从阳引阴，入奇经缓图阴阳平复。

见病治病非叶氏所冀，辨证求因才是治病之根本。如一周姓女子，"十七，室女经水不调，先后非一，来期必先腹痛，较平日为重，饮食大减。始于初夏，入秋下焦常冷，腹鸣，忽泻忽结。究脉察色，是居室易于郁怒，肝气偏横，胃先受戕，而奇经冲任跷维诸脉皆肝肾属隶，脉不循序流行，气血日加阻痹，失注必结瘕聚、疝瘕之累"。叶氏以"南山楂、生香附、延胡、当归、青皮、三棱、莪术、牛膝、川楝子、泽兰、肉桂、炒小茴、葱白汁丸"为方，包含行气顺经、攻积逐瘀之意，既可顺肝胃逆乱之气，又可化奇脉瘀滞之积，以防瘕、疝聚之疾形成。其门人龚商年赞服："医者唯辨乎脉候，以明内外之因，审乎阴阳，以别虚实之异，病根透彻，而施治自效，慎毋以逐瘀为了事，亦毋以温补为守经。"门人邹滋九评价叶氏治病方略，认为"先生立法精详，真可垂诸不朽矣"，并非过誉。

二、奇经病用药特色

叶天士对奇经病的用药颇具特色，主要在于他发挥了奇经辨证及奇经药物归经的理论。唐代孙思邈首创奇经辨证，叶天士受其启发，认为"冲脉奇经在下焦，须固摄奇脉之药，乃能按经循络耳"。除了在与奇经密切关联的妇科经带胎产等疾病上强调奇经辨证外，在虚劳、痿痹、疟、痢、郁、疝、便血、淋浊、遗精等杂病中也广泛应用，提出了"久遗八脉皆伤""气血郁痹，久乃化热，女科八脉失调""下焦奇脉不流行，内踝重着，阴维受邪，久必化热""久漏奇脉少固"等观点，形成了充养奇经、通阳摄阴、通补奇经等治法。

《医案》"淋带"门叶天士治一患者，"淋带瘕泄，奇脉虚空，腰背脊膂牵掣似坠，而热气反升于上，从左而起"，叶氏认为"淋带瘕泄，诸液耗，必阴伤，此参附姜桂，劫阴不效，而胶地阴柔，亦不能效"，以震灵丹取效。龚商年评价："唯先生于奇经之法，条分缕析，尽得其精微，如冲脉为病，用紫石英以为镇逆，任脉为病，用龟板以为静摄，督脉为病，用鹿角以为温煦，带脉为病，用当归以为宣补,凡用奇经之药,无不如芥投针。"另一门人秦天一则叹服:"观叶先生案,奇经八脉固属扼要。"

以下就叶天士奇经病用药特色做一分类析要:

1. 督脉 督行身后,总督诸阳脉,为"阳脉之海",《灵枢》有督脉"实则脊强,虚则头重"之说。督脉主病治在少阴,叶氏认为"久病宜通任督,通摄兼施"。龚商年在补记叶氏医案时说:"若肾气上逆,则督虚为主病,宜用奇经之药以峻补真阳。"对于元气大亏之疾,叶氏也认为"非峻补难挽"。通常叶氏以鹿茸、鹿角霜、鹿角胶为其主药,言"鹿性阳,入督脉","鹿茸自督脉以煦提,非比姜附但走气分之刚暴,驱邪益虚,却在营分","鹿茸壮督脉之阳,鹿霜通督脉之气,鹿胶补肾脉之血",其他如紫河车、韭菜子、菟丝子、补骨脂、枸杞子、肉桂、黄芪,以及羊肉、羊肾、羊骨髓、猪骨髓、牛骨髓等。

2. 任脉 任行身前,总任诸阴,其脉气与手足三阴经相通,为"阴脉之海",《灵枢》有任脉"实则腹皮痛,虚则痒搔"之说。任脉主病治在厥阴,叶氏言任脉"失其担任,冲阳上冲莫制,皆肾精肝血不主内守,阳翔为血溢,阳坠为阴遗……《经》言精不足者补之以味,药味宜取质静填补,重者归下"。通常叶氏以龟甲为其主药,言"龟体阴,走任脉",其他如阿胶、熟地、鳖甲、紫河车、麦冬、覆盆子、玄参、沙苑子,以及鱼胶、淡菜、乌骨鸡等。

3. 冲脉 冲行身之中,贯串全身,其脉为总领诸经气血之要冲,有"十二经之海""血海"之称。《素问》言:"太冲脉盛,月事以时下。""太冲脉衰少,天癸竭,地道不通。"冲脉之疾多与妇科疾病相关。"病在冲脉,从厥阴、阳明两治"为叶氏对冲脉疾病诊治的高度概括。通常叶氏以紫石英为其主药,言"石英收镇冲脉",其他如五味子、沙苑子、熟地、代赭石、山药、肉苁蓉、附子、枸杞子、香附、吴茱萸、当归、杜仲、巴戟天、紫河车、鳖甲、丹参、白芍、木香等。

4. 带脉 带行腰腹,状如束带,主约束诸经。《难经》言"带之为病,腹满、腰溶溶若坐水中"。带脉不和常见妇女月事不调及赤白带下等疾病,叶氏谓:"阴精下损,虚火上炎,脊腰髀酸痛,髓空,斯督带诸脉不用。"通常叶氏以震灵丹、当归为其主治,言"脉隧气散不摄,阴药沉降,徒扰其滑耳,必引之收之固之,震灵丹意,通则达下,涩则固下,唯其不受偏寒偏热,是法效灵矣","带脉为病,用当归以为宣补"。震灵丹由禹粮石、赤石脂、紫石英、代赭石、乳香、没药、朱砂、五灵脂组成。其他如山茱萸、湖莲、芡实、补骨脂、海螵蛸、熟地、牡蛎、龙骨、艾叶等。

5. 跷脉 包括阳跷、阴跷两脉。阳跷、阴跷为足太阳、足少阴之支脉，具有交通一身阴阳之气，调节肢体运动的功能。《难经》言"阴跷为病，阳缓而阴急；阳跷为病，阴缓而阳急"，其治在肝肾。叶氏言"阳跷脉满，令人得寐"，"阳气不入跷穴，夜寤不寐"。通常叶氏以桂枝黄连汤为法，参以厥阴引经诊治跷脉之疾，常用药物为熟地、桂枝、五味、远志、龟胶、白芍、淮小麦、茯苓、山茱萸、黄柏、川连等。

6. 维脉 包括阳维和阴维两脉。阳维联络各阳经，阴维联络各阴经，起到"溢蓄"气血的作用。《难经》言"阳维、阴维者，维络于身，溢蓄不能环流灌溉诸经者也"，"阳维为病苦寒热，阴维为病苦心痛"。叶氏言"维者，一身之刚维也"，"阳维脉衰，不司维续，护卫包举，下部无力，有形精血，不得充涵筋骨矣，且下元之损，必累八脉，此医药徒补无用"，"阴维受邪，久必化热烁血"。通常叶氏以当归、桂枝、黄芪、巴戟天、鹿茸、杞子、茯苓等药物入阳维脉，以龟甲、鳖甲、麦冬、山茱萸、沙苑子、五味子、覆盆子等药物入阴维脉。

三、结　语

奇经八脉主要的功能在于调节十二经及脏腑之气血，因而奇经病变多虚证，或表现为以虚证为主的虚实夹杂证。奇经之间在生理功能上联系紧密，在病理表现上相互影响。正如《医案》崩漏门中所说："经漏三年……其不致崩决淋漓者，任脉为之担任，带脉为之约束，刚维跷脉之拥护，督脉以总督其统摄。"其病变可以单病，更多的时候是两条以上的交病。奇经八脉与肝肾及脾胃的关系极为密切，肝肾精血的充沛、脾胃功能的旺盛是奇经发挥其溢蓄气血作用的基础。奇经病的治法以"通因"为要，历代医家虽然积累了丰富的经验，也创立了奇经辨证用药的诸多方法，但在奇经病用药方面叶天士有其独到之处，每以一味主药统领各奇经病诊治，尤其是以血肉有情之品调补奇经之阴阳，可谓提纲挈领，多为后世医家遵从。

叶天士《临证指南医案》论治耳聋医案探析

辽宁中医药大学　　姚鹏宇
中国中医科学院　　赵家有

　　叶天士为我国清代杰出的医学家,是温病学派的奠基人之一。叶氏不仅在温病领域贡献卓著,在多种内科杂病的研究方面,更是成就斐然。《临证指南医案》载有叶氏治疗耳聋医案共 30 例,散见于中风、肝风、木乘土、吐蛔、喘、温热、暑、湿、痰饮、便血、痉厥、胎前、产后、热入血室、耳各篇,是研究叶氏治疗耳聋病学术思想的重要资料。

　　耳聋指不同程度的听力减退,既是多种疾病的一个症状,又可作为独立的疾病。现代医学认为当听觉系统中的传音或(和)感音部分或(和)听神经或(和)其各级中枢发生病变,听功能出现障碍时,发生不同程度的听力下降,习惯称耳聋。根据耳聋发病的时间长短以及病因病理等不同,在中医古籍中又有暴聋、猝聋、厥聋、久聋、渐聋等不同名称。临床上常伴耳鸣症状,《杂病源流犀烛》云"耳鸣者,聋之渐也"。叶天士云"头为诸阳之首,耳目口鼻皆系清空之窍",明确了耳为清空之窍的生理特点,窍属清空,恶阻厌浊,最喜通畅,"耳目诸窍之阻,皆清阳不司转旋之机""清阳阻痹,九窍不利",明确了耳科疾病的病理特点为耳窍不通,清阳不运,统论耳疾特点。

一、对耳聋病因病机的认识

　　叶氏于耳聋辨析分虚实,识久暴,明标本。外感风温侵袭耳窍,邪阻窍闭;湿热蒙蔽,"因于湿首如裹",耳窍灵机失用;暑邪为病,暑性升散,易犯头目,暑邪闭窍,耳失聪,又分暑湿、暑热两途,暑致耳聋又多与湿热相类。叶氏遵《内经》意言"胆脉络耳",肝胆郁火,上犯于耳,动而鸣响,郁而失聪。耳属肾窍,肾病为患最多,心寄窍于此,心肾亏虚,则耳窍失养。然叶案虽论其理,少有验案,唯肝肾亏虚,阴不上承,龙相不宁,阳夹内风,肝风内动,上侮清空,论之最多。惊恐伤肾,猝受噪音刺激,惊恐为病,亦致耳聋,叶氏有"因大声喊叫,致右耳失聪"医案。阳明亏虚,厥阴之阳化风,乘阳明上犯,蒙昧耳窍,此土虚木乘之类。外因之为病,多属实证,暴疾,内因为病,多为虚证,久病而成。然观叶氏之案,其于耳聋最为强调下虚上实之病机。张景岳曾言"耳聋证总由气闭不通耳",其病在头部耳窍,清阳之位,实为耳窍不达,灵机失用,当属实。然耳为肾窍,先有肝肾亏虚为本,或内外合邪,或水不涵木,风火内动,或药误"辛甘助上",最易发为耳聋,故曰上实下虚。

二、耳聋病的分型

1. 湿热蒙窍 暑邪与湿热为病多有相类,其病机同属湿热蒙窍,《临证指南医案·暑》载"湿乃重浊之邪,热为熏蒸之气,热处湿中,蒸淫之气,上迫清窍,耳为失聪,不与少阳耳聋同例",《临证指南医案·耳》载"暑邪窍闭,耳失聪",耳为清空之窍,湿热为患,上阻清窍,经络之气不能通达于耳,则耳聋失聪,其临床表现多兼有眩晕、昏沉、头胀、口疮、鼻衄、咳嗽、少痰难咯及二便不调等症。

2. 风温侵袭 风温袭窍一证,叶氏论之最少,《临证指南医案·产后》载"春夏阳升,风温乘虚上受,清窍不利,耳失聪",《临证指南医案·耳》云"火风侵袭,耳聋",此为"头为诸阳之会",风温属阳邪,同气相求,邪气侵袭,耳窍不利。另有风温为病,日久劫伤阴液,导致阴虚风动,上扰耳窍,发为聋病。其症兼有咳嗽、头痛、发热等外感表现。

3. 肝胆郁热 叶氏云"胆脉络耳",厥阴、少阳循行过耳,肝胆多相合为病而致耳聋。《临证指南医案·耳》云"因大声喊叫,致右耳失聪,想外触惊气,内应肝胆,胆脉络耳,震动其火风之威,亦能郁而阻窍",此即肝胆郁热,肝胆气郁,上阻清窍,则耳窍失聪,其症多兼胁痛、咳嗽等。

4. 虚而动风 耳属五官七窍之一,位居头,肝阳化风,易于上袭头面,清空诸窍得内风所侮,则窍失灵机。内风上扰,气郁化火生风,虽皆病于肝,然肝脏病机复杂,华岫云言之"肝为风木之脏,因有相火内寄,体阴用阳,其性刚,主动主升,全赖肾水以涵之,血液以濡之,肺金清肃下降之令以平之,中宫敦阜之土气以培之"。虚而动风其起因包括肝虚肝风动、肾虚肝风动、阳明虚厥阴风动三大类。《临证指南医案·痉厥》云"面青白,入夜颧颊渐赤,耳聋……此厥阴肝脏液枯风旋,势成痉厥危症",肝阴亏虚,阴不涵阳,则风动上扰,此肝虚动风;乙癸同源,肝肾子母联系,肝赖肾以涵养,母病及子,龙相不宁,上扰耳窍,阻塞失运。《临证指南医案·痰饮》云"向有耳聋鸣响,是水亏木火蒙窍";《临证指南医案·便血》云"耳聋胁痛,木失水涵养,以致上泛";《临证指南医案·中风》云"两耳失聪,肾窍失司,显然虚象,凡肾液亏耗,肝风鸱张……内风暗袭,多有痱中之累""肾阴弱,收纳无权;肝阳炽,虚风蒙窍,乃上实下虚之象";《临证指南医案·肝风》云"久病耳聋……是阴不上承,阳挟内风,得以上侮清空诸窍",多兼有肾虚证候,另这一证型具有季节性发病的特点,易受感运气而动;《临证指南医案·肝风》云"凡春交,地中阳气升举,虚人气动随升……耳失聪"。阳明虚而致厥阴风动,为叶氏之创新,实为土虚木乘之意,木能克土,土虚则木气更盛,肝风游行于上,则耳聋。《临证指南医案·产后》云"阳明津枯,不上供肺,不下滋肠,风阳游行,面肿耳聋";《临证指南医案·木乘土》云"偶涉嗔忿,即麻痹干呕耳聋……此厥阴之阳化风,乘阳明上犯,蒙昧清空",此证多以脾胃亏虚在先为本,厥阴化风为标。

三、治则治法

耳聋以耳窍阻塞、气机不畅为主要病机,上实下虚为其病理特点,故以开窍之法宣通以治标证疗耳聋,以清上实下为法培补肝脾肾、息风通窍。《临证指南医案》载"耳聋之法多端,然大段不过清上镇下二条"。然此为法之大意,又有镇摄、清泄、理气等法,皆为耳聋所适。

1. 清上实下　肾居下,主收纳,肾虚则肝木失养,阴不涵阳,阳亢化风,故曰"凡肾液虚耗,肝风鸱张"。叶氏针对耳聋"虚风蒙窍,上实下虚"的病机特点提出"质厚填阴,甘味息风"的清上实下法。清上实下治法分为两途:一为以厚味质厚之品,填补肝肾,阴液得养则风息,根据"肝为刚脏,肾脏恶燥"的生理特点,遵"大凡肝肾宜润宜凉,龙相宁则水源生""肝为刚脏,参入白芍、乌梅,以柔之也"之旨,提出"滋液息风,温柔药涵养肝肾",此法用药以"镇阳填阴,味厚质静之药"为主,填补肝肾,肝肾得实,则风息火伏,故云"上实下虚,以致耳聋鸣响,治下之法,壮水源以息内风为主"。一为甘味培补中宫,中土实则风息、水源生,即"上下交病,治在中焦"之意。《临证指南医案·吐血》

载补阳明息厥阴内风治法，"宜培养中宫，中有砥柱，风阳不得上越"，风阳动越，因于下变动于上，治中则上下兼理。"上下交病，当治其中"，既强调了整体观，又强调了中焦脾胃之重要性。

2. 轻宣开窍 七窍正常生理功能的发挥依赖于正常生理结构的存在，而"窍通"这一生理状态保证了鼻嗅、耳听、目视、口纳等正常作用。耳聋为病，耳窍阻塞是其基本病机，必兼以通耳窍之法。叶氏云"清阳阻痹，九窍不利，首方宣解气血，继方芳香开窍"，宣解气血即是通窍，芳香亦是通窍。通窍用药多选轻品，以上至病位，如石菖蒲、柴胡等品，多属风药一途。然叶氏有云"大凡体质素虚，驱邪及半，必兼护养元气"，故此法多兼补养，不可久施。针对窍居于上，重则过其病所，叶氏用药多以轻灵为主。药量轻灵，是叶天士学派的处方特点之一。叶天士的医案中，处方药量较轻，以轻灵见长。一般汤剂每味药在 3～10 g，而药味则非常精简，每个处方大多仅有 6～8 味药。另叶天士论病注重气味，于邪蒙于窍，多用芳香之品。芳香性味每多与辛味合用，具有辛香流动气机，以增强辟邪逐秽之功。针对湿邪蒙窍病机，单纯轻宣之法有所不备，常佐以分消走泄法。分消走泄法是叶天士《温热论》中治疗湿热病的主要方法。分消是因势利导应用开上、畅中、渗下的方法祛除湿邪，通过祛湿使阳气通达；走泄是指用行气之品，宣通气机，使气行湿去。叶氏耳聋医案虽无明言分消走泄，其治法应用却已散见于中。《临证指南医案·暑》云"湿乃重浊之邪，热为熏蒸之气。热处湿中，蒸淫之气，上迫清窍，耳为失聪。不与少阳耳聋同例……苟非慎重，鲜克有济。议三焦厘清治"。

3. 镇摄之法 《临证指南医案》云"受风热火郁之邪，与水衰火实、肾虚气厥者，皆能失聪。故先生治法，不越乎通阳镇阴、益肾补心清胆等法"，益肾、通阳之法，前已详论。镇摄治法每多与滋阴潜阳相混淆。须知两者异同，同者皆以降火潜阳治疗耳聋，异者滋阴潜阳一补法和阴阳为用是治本也，镇摄者为治标之法，两者多相合而用，曰"填阴重镇"。"镇摄"一词于《临证指南医案》共见 17 次，散见于各篇，主要针对"阳动气升""内风上腾""客气上逆"病机的呃逆、咳嗽、耳聋、耳鸣等病。

4. 清泄胆热 叶氏云"胆络脉附于耳……邪干窍闭治在胆，此乃定例也"，少阳郁热为耳聋常见证型，"胆脉络耳，震动其火风之威，亦能郁而阻窍"，法当清泄胆热。清泄胆热，分气分血分两途。《临证指南医案·木乘土》

华岫云言"则必加泄肝之品,用桑叶、丹皮者。先生云,桑叶轻清,清泄少阳之气热;丹皮苦辛,清泄肝胆之血热"。薄荷、青蒿、菊花、桑叶、黄芩皆为清少阳气热者;生地、牡丹皮、羚角、连翘则清肝胆血热者。

5. 清心凉营 "心寄窍于耳""心主血脉",邪入营血分而致耳聋多从心论治。耳聋从心论治分为两途,一为热入营血,耳窍失聪,法当清热凉血,仿叶氏治营血分法,选药如竹叶、滑石、生地、赤芍、牡丹皮、犀角等。如《临证指南医案·温热》云"近日冬温,引动宿病"而致耳聋者,则议清胞络之热。一为血脉瘀阻,耳窍闭塞,法当活血化瘀,选药如丹参、牡丹皮、郁金等。《临证指南医案·暑》有"清阳阻痹,九窍不利。首方宣解气血,继方芳香通窍",立宣解气血治法。"透热转气"中,"透热"本是针对营分而言,"转气"针对气分而言,是使已入营分的热邪投转到病位较浅的气分而解的方法。实际在营血分热阶段皆可使用本法,寻求透达邪气于外的可能,热入营血而致耳聋者亦有施用本法,酌加竹叶、青蒿、薄荷等品。

四、方 药

叶天士临证所择方药,或以古法成方变通施用,或以经验所得自拟新方,皆是据病辨证而用,药合病机,方切证情。

1. 经方

(1)大半夏汤:在阐明脾胃分别论治的基础上,叶天士提出通补胃腑的理论。对于胃阳虚证,叶氏主用大半夏汤化裁以通补胃阳,从而创立了通补胃阳的理论。该方为胃反而立,"胃腑以通为补,故主之以大半夏汤",叶氏以大半夏汤为通畅胃腑之气,和阳益胃之法,以大半夏汤治疗"厥阴之阳化风,乘阳明上犯,蒙昧清空"之耳聋。然此方专于理胃,当"少佐姜连以泻心""参入白芍、乌梅"以柔肝,兼顾肝脏,求培土抑木之意。

(2)甘麦大枣汤:此方为汤疗妇人脏躁而设,在《临证指南医案》一书,郁证、痉厥、痿证、月经不调等病均有应用该方验案,叶天士根据甘以缓之的大法,大大开阔了甘麦大枣汤的应用视野。《临证指南医案·痉厥》中有"厥阴肝脏液涸风旋"耳聋,遵《内经》"肝苦急,急食甘以缓之"之理,甘味息风为法,以甘麦大枣汤治之,虑其阴液亏虚,酌加阿胶等品滋阴养液,降火息风。

（3）炙甘草汤：该方以益气滋阴、通阳复脉为法，治疗心悸、肺痿属阴阳俱虚型。叶氏运用此方，喜以拆方为法，择阴阳，分气血，据病而删繁就简，补偏救弊。据统计，叶天士应用炙甘草汤八十二则医案，发现叶天士应用炙甘草汤以"邪少虚多，阴虚为主"为用方特点，以炙甘草、生地、麦冬、阿胶等药为基本组成。《临证指南医案·胎前》云"怀妊五月得热病，久伤阴液，身中阳气，有升无降，耳窍失聪"，以炙甘草汤根据邪少许多、阴虚为主的病机特点去姜、桂阳药，加滋阴之品，以生津液，降逆气。

2. 时方

（1）地黄饮子：该方为刘河间所创，载于《黄帝素问宣明论方》，主治瘖痱，肾虚弱厥逆，语声不出，足废不用。"肾窍失司，显然虚象。凡肾液虚耗，肝风鸥张……内风暗袭。多有痱中之累"，故"滋液息风，温柔药涵养肝肾"，以地黄饮子加减变化以调阴阳，填下清上。上盛下虚是临床疑难病症，上有邪气郁滞，古人在治疗下虚证时，常以味厚质重之滋填药物作加减变化，以适应病机，称为浊药轻投，地黄饮子立方之初即遵此法，叶氏应用亦是如此。

（2）虎潜丸：朱丹溪创立虎潜丸。《丹溪心法》载"虎潜丸，治痿，与补肾丸同"，针对耳聋"肾阴弱，收纳无权，肝阳炽，虚风蒙窍，乃上实下虚之象"，以"质厚填阴，甘味息风"，运用虎潜丸去锁阳之温燥，加知母、肉苁蓉、枸杞子温柔阴药滋养肝肾，填充下元。据统计，枸杞子、肉苁蓉为主的补肾益精药组是叶氏在治疗中风时最为常用的高频组合。

（3）磁石六味丸：六味地黄丸出自钱乙《小儿药证直诀》，叶氏于此方临床应用颇多，《临证指南医案》中六味地黄丸及类方案例共27例，其中耳聋2例。磁石六味专为肾虚耳聋而设。叶氏谓此方"纯阴静药""滋柔腻药"，针对"下虚上实，清窍不主流畅"的病理特点，"唯固补下焦，使阴火得以潜伏"，针对耳聋辨病加味，以磁石重镇摄纳，名磁石六味丸。且叶氏遵"肾开窍于耳，心寄窍于耳"生理特点，常加龟甲、远志药对，滋阴潜阳，宁心安神，交通心肾；或加五味子补肾宁心。

3. 自拟方

（1）解散郁火方：叶氏针对耳聋病特点，明确提出"清少阳郁热"治法，"治在少阳"，并强调"邪干窍闭治在胆"的治疗原则，多用薄荷、连翘、黄芩、黑栀子、夏枯草、羚羊角、苦丁茶、青蒿等清泄少阳郁火，散邪透热开窍。以羚角、栀子、苦丁茶、夏枯草为基础,加减变化即为叶氏清解少阳郁热之方,热重者酌加黄芩、黄连、石膏、滑石、贝母,以清退胆热;郁重者,加荷叶、菊叶、薄荷、连翘以解散热邪。

(2)熟地沉香方:熟地沉香方以熟地、麦冬、龟甲、牡蛎、白芍、五味子、建莲、磁石、茯神、沉香、朱砂等药组成。是方以熟地、麦冬、龟甲、白芍、五味子滋补肾阴;牡蛎、磁石平肝潜阳;建莲、茯神、朱砂安神;沉香疏肝降逆,全方补益心肾,平肝降逆,从心、肝、肾三脏着眼,徐灵胎评为"方极清和可喜"。

五、结　语

叶天士诊疗耳聋医案,散见于《临证指南医案》各篇,其以经典理论为基础,论述病机分辨证型,参合经方、时方、验方,据病立法,依法定方,灵机变化。其论理阐病立法组方,颇具慧眼,启迪后人。

(《中国中医急症》,2018 年第 27 卷第 12 期)

《临证指南医案》眼病辨治浅析

屯溪市中医院　　来雅庭

《临证指南医案》目门医案共有 23 则,体现了清代著名温病学家叶天士对眼病辨治的特色,本文试作浅析。

一、治外障用卫气营血辨证

《内经》说:"伤于风者,上先受之。"《审视瑶函》曰:"目为窍至高,火性向上,最易从窍出。"外感六淫中,眼最易受风火二邪侵袭,且风火俱为阳邪,性多温热,故临床表现类似外感温热病的证候,患眼红赤肿胀,疼痛流泪,及全身热象。卫气营血辨证，不仅是对热性外眼病进行辨证治疗的一种方法，而且还能反映出热性外眼病发展的不同阶段，用以区别病情之轻重。因此，叶氏治外障眼病多崇卫气营血辨证。临床常见的天行赤眼、天行赤眼暴翳、暴风客热、聚星障等外障眼病，都符合卫气营血证候的传变规律。

《温热论》曰："肺主气属卫。"故白睛病变当属卫分之热，治之理当辛凉解表散邪为要。如叶氏在辨治天行赤眼数案中，有某案"风温上郁，目赤，脉左弦，当用辛以散之"。又治鲍氏一案"秋风化燥，上焦受邪，目赤珠痛"，用桑叶、连翘、青菊叶、薄荷辛凉散邪为治，另佐夏枯草、草决明、黄芩等泻火明目之品，意在防其外热内传气分。叶氏还认识到，天行赤眼等病，倘若卫分不解，便可传入气分。如某案"头面风肿，目起星，是气中热"，又陆妪案"郁勃气火，翳遮目睛"，是"气热乘其空隙"。再汪案"目痛偏左，翳膜红丝，诊脉左弦涩，由肝胆气热所致"。药多选用夏枯草、谷精草、黑栀子、连翘、羚羊角等清热泻火之品，以除气分之热，使其热邪从气分而解。对于白睛的抱轮红赤、血翳包睛，及黑睛深层（角膜基质层）的病变，叶氏认为是热入营血，或为热结血瘀之象。如治某聚星障重症，选用小生地、牡丹皮、羚羊角、赤芍等清热凉血之剂，夏枯草、栀子、草决明泻火明目，熔泻火凉血之品为一炉，气营两治。由此可见，叶氏论治外障眼病与论治外感热病，虽治法方药不同，但其辨治思想是相一致的。

二、论黑睛目翳重退翳主以辛散

自刘河间提出"目昧不明，目赤肿痛，翳膜眦疡，皆为热也"之后，"翳自热生"之说便运然而生，医家便主张"先退热后退翳"。如《眼科纂要》曰："至若退翳之法，如风热正盛，则以祛风清热为主，略加退翳药。"殊不知，翳因寒凉而冰伏，邪退尽之日，亦即翳膜形成之时，若再专事退翳，未免已晚。叶氏则不拘此说，十分重视治目翳使用退翳药，主张除邪退翳并进，并根据各阶段、各证候，灵活选用。如风热在卫分时之目翳，常用菊花、桑叶、谷精草、蔓荆子、薄荷等轻宣入肝之品，取其该类药辛散之性，以除风热退翳膜。对由木火上郁，或热结血瘀的气、营分之目翳，除选择性地使用菊花、木贼草等辛散药外，多善于用羚羊角、草决明、夏枯草、石决明、夜明砂等以平肝泻火，凉血散瘀,退翳明目。叶氏特别重视谷精草、夜明砂两味退翳良药,前者偏于辛散除风热补肝,后者偏重清肝热散瘀血,对眼病不仅能用于外障,而且也用于内障,常成药对用之,各案中每能见到,并常与治内障的调气血补肝肾之黄芪、生地、枸杞子、山茱萸、桑椹子、五味子、山药等配伍。

三、疗内障善调气血而兼顾肝肾

《内经》曰:"气脱者,目不明。"又曰:"目得血而能视。"肝开窍于目,瞳神在脏属肾。因此,内障眼病与气血、肝肾密切相关,且以气血不足及肝肾亏损为常见。叶氏认为治疗内障眼病应以调补气血、肝肾为大法。如治祝案"当夏形懒,不耐大气发泄,入冬两目无光,精气无收藏",指出"凡五脏精华,皆聚于目,失藏失聚,内乏生真,不独一脏之损",认为当以养营汤加减,补益气血为治。叶氏常用嫩黄芪、当归、白芍、何首乌等,调补气血。如在辨治某案"瞳神散大,左偏头痛,先损左目,是焦烦郁勃,阳升化风,劫伤血液使然,法当兼补肝肾"。故用熟地、山药、山茱萸、枸杞子类药物为主,以养血补肝肾。由于肝藏血,肝得血能视,故养血便存补肝之意,而肝肾又属同源。由此可见,叶氏治内障虚证,不仅重视调理气血,且兼顾肝肾。这种探本求源、察病所的治病思想,实为可取。

(《安徽中医学院学报》,1987 年第 6 卷第 4 期)

叶天士医案选读

——清代名医医案选读之二

南京中医药大学　　黄　煌

叶天士(1666—1745),清代苏州名医,世操医业。叶氏幼承庭训,初习儿科,后学业日进,便专于内科。他辨证精细、制方遣药灵动活泼,对后世影响很大,有"叶派"之称。生平忙于诊务,传世之作仅《外感温热论》及后人整理的《临证指南医案》《未刻本叶氏医案》等。

叶案案语夹叙夹议为多,下笔自然,文字流畅,其中颇多警句要言,如"暑必挟湿""久病入络""胃以喜为补"等。亦有寥寥数语,仅记其主要脉证者,这些大多为门诊方案。

叶氏医案的处方用药特点如下。

一、重视调治形体,善用甘药

叶氏尝谓:"凡论病先论体质、形色、脉象,以病乃外加于身也。"(《临证指南医案》呕吐门蔡妪案)所谓体质,叶氏主要指体内阴阳气血的盛衰状况。甘药,即补益药。从医案可见,叶氏治疗内伤杂病屡用甘药,或甘寒养育肺胃之阴,或甘酸化阴息风,或辛甘化阳息风,或辛甘理阳,或甘温建中,或甘咸益肾填精,无论息风、清热、祛寒、降火,皆能从调和体内阴阳气血的状态入手。

二、立法重在气味

"论药必首推气味"(《临证指南医案》腹痛门华案),创有辛甘理阳、甘酸济阴、甘寒濡润、酸苦泄热、甘缓补虚、辛润通络、苦辛通降、辛酸泄浊诸法。

三、善用食物中药

粳米、元米、大枣、山药、白扁豆、莲子、大麦仁、梨、甘蔗、蜜等甘平气清,开胃悦脾,久服无弊,对久痛胃弱之体尤为合适。羊肉、猪牛羊骨髓、淡菜、海参、乌骨鸡、鸡子黄、人乳、牛乳、黄鳝、牛肉、猪肚等,或养血填精,或补益气血,或健脾养胃,均为叶氏所常用。

四、处方小

据统计,《临证指南医案》全书叶氏共配制 3 002 方,用药 20 021 味次,平

均每方仅 6.67 味药,方以 6 味者居多,共 1 209 方(40.27%),其次为 8 味,共
560 方(18.65%),用药达 10 味及 10 味以上者不过 174 方(5.79%)。程门雪
指出《未刻本叶氏医案》中"方多偶,用奇者十之一二耳。六味最多,多者八
味,十味、十二味不甚多见也"。

《临证指南医案》各门之中,中风、脾胃、痰饮、温热、痹、痞、虚劳、郁、儿科
等医案最有特色。中风病以辛凉甘寒为本,佐以驱风益血之药,变化较多。
脾胃调治发明养胃阴法,案中多名言至论。痰饮诸案悉依仲景,最有卓识,严
谨规矩,可师可法。温热诸法独辟蹊径,为大家手笔。至于幼科,本为家传,
论理切当,方药平正而能变化,清代名医徐灵胎亦赞不绝口。然而,叶案于妇
科、外科、五官诸专科缺乏专长,尤少外治。一些医案以鲍鱼、海参、黄鳝等入
煎,有猎奇之嫌。某些医案灵动有余,严谨不足,失之浮泛,此为不足。前人
评论叶氏对《伤寒论》缺乏深研,陈修园说叶氏"不用仲景正法,故于《伤寒论》
一部未得师授,议论甚觉隔靴"。徐灵胎说叶氏"不长于伤寒"。评论虽有过
激,但读案者能先将《伤寒论》学好学透,使根底扎实,则看叶案自能择善
而从。

医案来源:《临证指南医案》,上海科学技术出版社,1959。

案 1

陈,温邪逆传膻中,热痰蔽阻空窍,所进寒凉消导,徒攻肠胃,毫无一效。
痰乃热熏津液所化,膻中乃空灵之所,是用药之最难。至宝丹芳香,通其神明
之窍,以驱热痰之结极是。但稚年受温邪,是易阴亏津耗,必兼滋清以理久伏
温邪为正。

犀角,鲜生地,元参,连翘心,丹皮,石菖蒲,化服至宝丹。

提要:本案为小儿温病神昏案。温病神昏用至宝丹,是叶氏治温病的特
色。本案案语精辟,多为经验之谈。温病神志昏迷,叶天士采用具有犀角、麝
香等动物药以及矿物药的至宝丹、紫雪丹等芳香开窍的成药,促进大脑功能
的恢复,这是一大贡献。

温病出现昏迷是病势发展不顺的表现,故谓逆传。膻中为五脏心的替
身。昏迷多为热痰蒙蔽空窍。所谓寒凉消导,即为大黄、芒硝之类的泻下剂。
处方为犀角地黄汤去赤芍,加玄参、连翘、石菖蒲。

辨证:从叶天士反对用攻下药物来看,患者不具备大黄证。热痰之结,

主要表现为神志昏迷。

论治：犀角目前已经不能使用，可以用水牛角代替，并加大生地、连翘的用量，也可以起到清心凉血的效果。本案的汤剂，现代可用于出血性疾病，如血小板减少、血友病等。但方中连翘的量宜大，可达 30 g，生地可用至 60 g，还可以加阿胶。至宝丹可以用于脑血管疾病以及各种疾病引起的昏迷，如肝昏迷。

附：至宝丹，犀角、朱砂、琥珀、玳瑁、牛黄、麝香、安息香。

案 2

胡，五六，阳明脉络已空，厥阴阳气易逆。风胜为肿，热久为燥，面热，喉舌干涸，心中填塞，无非阳化内风，胃受冲侮，不饥不纳矣。有年久延，颇虑痱中。

羚羊角，连翘，丹皮，黑山栀，青菊叶，元参，花粉，天麻。

提要：案语首述病机，继论病因，再叙症状，"无非阳化内风……"进一步强调该病为肝阳肝风冲逆犯胃所致。最后推测预后，案语简明，论理清晰。治法以凉肝息风清热为主。

辨证：主要症状为面部烘热，红肿，咽喉干渴，胸闷，食欲不振。均属于风热证。以方测证，患者当有烦躁、失眠等症状，舌质红，脉弦而滑。

论治：阳化内风，是叶天士治疗中风病的学说之一。他认为中风病不是外风内袭，而是由于体内阳气的变动所致，是肝阳升动化成的内风，所谓阳化内风。其治疗方法也主要着眼于调节体内五脏的阴阳平衡，尤其是应用养肝柔肝、清热散风的药物。本案方用羚羊角、天麻凉肝息风为主；连翘、山栀、牡丹皮、青菊叶清泄风热；玄参、天花粉育阴。药虽仅 8 味，但味味着实切病，为中风证治之正法。徐灵胎对此颇有好评，谓"此方清和可用"。如加上黄芩可能更好。本方可以用于治疗高血压、更年期综合征、神经症、偏头痛、癫痫等疾病见有舌红、烦躁、头痛头昏者。

案 3

江，积瘀在络，动络血逆。今年六月初，时令暴热，热气吸入，首先犯肺，气热血涌，强降其血，血药皆属呆滞，而清空热气，仍蒙闭于头髓空灵之所。诸窍痹塞，鼻窒息肉，出纳之气，都从口出，显然肺气郁蒸，致脑髓热蒸，脂液自下。古称烁物消物莫如火，但清寒直泄中下，清空之病仍然。议以气分轻扬，无取外散，专事内通，医工遇此法则，每每忽而失察。

连翘，牛蒡子，通草，桑叶，鲜荷叶汁，青菊花叶，临服，入生石膏末，煎一沸。

提要：本案为上焦风热鼻窒鼻息肉案。此案病机分析透彻，案语流畅，理法方药相扣甚紧。徐灵胎十分推重此案，谓"此等医案可传矣"。

辨证：鼻窒息肉，有寒热虚实之辨。本案辨为风热的要点在于：有出血史，鼻腔有分泌物比较黏稠（脂液）。以方测证，患者尚有烦热口渴以及舌红等症。

论治：本病由肺热郁蒸而成，方以辛凉散肺家风热，特别是石膏末清气分热之力尤胜。连翘清风热，牛蒡子通鼻窍。均为方中的主药。本方可以用于上呼吸道感染、急性鼻炎、鼻衄等，可加山栀、黄芩。如为鼻息肉，则以手术治疗为好。

案 4

朱，初因面肿，邪干阳位，气壅不通。二便皆少，桂附不应，即与导滞。滞属有质，湿热无形，入肺为喘，乘脾为胀，六腑开合皆废，便不通爽，溺短浑浊，时或点滴。视其舌绛口渴，腑病背胀，脏病腹满，更兼倚倒左右，肿胀随着处为甚。其湿热布散三焦，明眼难以决胜矣。《经》云：从上之下者治其上，又云从上之下，而甚于下者，必先治其上，而后治其下。此症逆乱纷更，全无头绪，皆不辨有形无形之误。姑以清肃上焦为先。

飞滑石一钱半，大杏仁（去皮尖）十粒，生苡仁三钱，白通草一钱，鲜枇杷叶（刷净毛去筋，手内揉软）三钱，茯苓皮三钱，淡豆豉一钱半，黑山栀壳一钱，急火煎五分服。

原按：此手太阴肺经药也。肺气窒塞，当降不降，杏仁微苦则能降，滑石甘凉渗湿解热，苡仁、通草淡而渗气分，枇杷叶辛凉能开肺气，茯苓用皮，谓诸皮皆凉，栀、豉宣其陈腐郁结。凡此气味俱薄，为上焦药，仿徐之才轻可去实之义。

提要：本案为栀豉汤加味治疗湿热肿胀案。患者表现为全身水肿，小便短少，腹胀满，曾服用附子、肉桂等温阳药无效。本案的病情比较复杂，但叶氏从舌绛口渴、溺短浑浊、便不通爽等症状上，认定为湿热布散三焦。而因有全身水肿及气喘等，故定位在肺，用栀豉汤清胸膈郁热为主，并配以杏仁、薏苡仁开肺利湿,滑石、通草、茯苓利水。徐灵胎按:"喘胀此方甚合,足见心思灵巧,如此等治法真可编入医案。"

辨证:本病以水肿为主,为何不辨为脾虚?关键在于小便黄短而且混浊,舌质红绛,口渴。这是内有湿热的重要指征。

论治:叶天士所处的苏南,为水网地带,湿热病较多。他在湿热病的治疗方面也有相当丰富的经验。不过本案症重药轻,不知疗效如何。加连翘、麻黄、石膏似乎更为合乎病情。本方可用于夏秋季的感冒发热、咳嗽以及急性肾炎等病症。

案5

程,五七,昔肥今瘦,为饮,仲景云脉沉而弦是为饮家。男子向老,下元先亏,气不收摄,则痰饮上泛,饮与气涌,斯为咳矣。今医见嗽,辄以清肺降气消痰,久而不效,更与滋阴,不明痰饮皆属浊阴之化,滋则堆砌助浊滞气。试述着枕咳呛一端,知身体卧着,上气不下,必下冲上逆,其痰饮伏于至阴之界,肾脏络病无疑。形寒畏风,阳气微弱,而藩篱疏撤,仲景有要言不烦曰:饮邪必用温药和之,更分外饮治脾,内饮治肾。不读圣经,焉知此理?

桂苓甘味汤,熟附都气加胡桃。

提要:本案为中年男子咳喘案。患者咳喘气急不能平卧,痰多清稀,畏寒恶风,曾服用清热化痰滋阴剂无效。叶桂改为桂苓五味甘草汤配合都气丸加附子、胡桃,以温肾化饮。本案阐述了痰饮咳喘诊断治疗的大法,案语流畅,是训导初学者的佳案。徐灵胎按:"明达之论,不愧为名家矣。"

辨证:昔肥今瘦为饮,提示瘦人多有饮。仲景云脉沉而弦是为饮家,则瘦人脉沉多有饮。推测患者比较瘦。也就是说,如果患者肥胖,虽有咳喘不可用上方。

论治:桂苓甘味汤应名桂苓五味甘草汤,为仲景治疗咳逆上气的效方,都气丸为六味地黄丸加五味子,此案又加熟附子、胡桃,是一张温肾化饮的好方,如痰白清稀者,加细辛、干姜更好。本方对于慢性气管炎、肺气肿等有效。

案6

万,二七,诊脉数,左略大,右腰牵绊,足痿,五更盗汗即醒,有梦情欲则遗,自病半年,脊椎六七节骨形凸出,自述书斋坐卧受湿。若六淫致病,新邪自解。验色脉推病,是先天禀赋原怯,未经充旺,肝血肾精受戕,致奇经八脉中乏运用之力，乃筋骨间病，内应精血之损伤也。

人参一钱，鹿茸二钱，杞子炒黑三钱，当归一钱，舶茴香炒黑一钱，紫衣胡桃二枚，生雄羊内肾二枚。

夫精血皆有形，以草木无情之物为补益，声气必不相应，桂附刚愎，气质雄烈，精血主脏，脏体属阴，刚则愈劫脂矣。至于丹溪虎潜法，潜阳坚阴，用知柏苦寒沉着，未通奇脉，余以柔剂阳药，通奇脉不滞，且血肉有情，栽培身内之精血，但王道无近功，多用自有益。

提要：患者为青年男子，形体瘦弱，平时经常坐卧书房，缺乏运动，因两足痿软无力，梦遗盗汗，背脊骨变形半年而来叶天士处求诊，诊得脉数。叶天士诊断为虚劳，肝肾精血损伤。处方为叶天士特有的温理奇阳方。

辨证：奇经病，多与肝肾有关。所不同的，是有督脉或任脉的病症，如脊椎病变、生殖系统功能低下、运动系统病变、血液系统病变等。多与筋、骨、精、血有关。患者大多瘦弱，所谓先天禀赋原怯；女性则多发育不良，孕育不能。

论治：叶天士强调奇经病的治疗必须使用动物药，也就是所谓的血肉有情之品。具体来说，为鹿茸、鹿角、鹿角胶、鹿角霜、羊肉、牛肉、牛乳、人乳以及动物的骨髓、肌腱、肾脏、睾丸等。并配合人参、当归、枸杞子、锁阳、巴戟天、胡桃、韭菜子等药物。对于属于阴血虚的奇经病，则选用龟甲、淡菜、阿胶、紫河车以及生地、麦冬等养阴药。运用动物药治疗慢性虚损性疾病，是叶天士治疗内伤病的经验之一。这是他吸收民间食疗经验，结合中医经络理论而发明的一种方法。应该说，该方法比较适合他那个时代和吴中地区生活特点。目前这张方剂可以用于再生障碍性贫血、老年体弱、老年性脑萎缩、脑垂体功能低下、骨质疏松、不孕、男子精子活力下降等。

案 7

王，数年病伤不复，不饥不纳，九窍不和，都属胃病。阳土喜柔偏恶刚燥，若四君异功等，竟是治脾之药。腑宜通即是补。甘濡润，胃气下行，则有效验。

麦冬一钱，火麻仁一钱半炒，水炙黑小甘草五分，生白芍二钱，临服入青甘蔗浆一杯。

提要：患者患有慢性疾病，目前主要症状为便秘、食欲不振。先前的医生大多从脾虚论治,与四君子汤、异功散等服用,但效果不显著。叶天士认为此病为胃阴虚,处方为芍药甘草汤加味。案语首先扼要记叙病史及症状,并作出诊断,然后就胃腑的生理特性、治疗原则作出议论。徐灵胎曾评此案"方极灵妙"。

辨证:从"九窍不和"一句推测,患者当有口干燥、目干涩、便燥结等症状。胃阴虚证是叶天士首先概括的。该证多见于发热性疾病的后期、慢性消耗性疾病以及年老体弱者。其主要临床表现为食欲不振、大便秘结以及消瘦,舌质可见少苔或者光红。

论治:脾胃病的治疗,李东垣主张补中升阳。脾胃分治,始于叶天士。叶天士认为脾主升,胃主降,升脾药多温燥,降胃药多凉润。所以,治法以甘寒濡润以复津液,为叶氏养胃阴之主法。用药以麦冬养胃为主,佐芍药、甘草酸甘化阴,火麻仁润燥通便,甘蔗有"天生复脉汤"之称,用于胃燥津伤之证尤为适宜。但方中用量似乎太小,应当适当加大,如麦冬可以用至 30 g,生白芍的用量也应该在 20～30 g。本方药味甘酸,比较可口,可用于羸瘦之人的慢性肝病、心脏病、肿瘤、肺结核、肌肉萎缩、老人口腔干燥症等慢性疾病以改善体质,也可用于小儿盗汗、多动、便秘、厌食以及营养不良的调理。临床应用还可以加北沙参。如果咽喉不利、呕吐,可以加少量半夏。

案 8

秦,久有胃痛,更加劳力,致络中血瘀。经气逆,其患总在络脉中痹窒耳。医药或攻里,或攻表,置病不理,宜乎无效。形瘦清减,用缓逐其瘀一法。

蜣螂虫(炙)一两,䗪虫(炙)一两,五灵脂(炒)一两,桃仁二两,川桂枝尖生五钱,蜀漆(炒黑)三钱,用老韭根白捣汁泛丸,每服二钱,滚水下。

提要:患者为形体消瘦的体力劳动者,有胃痛多年,曾经服用过多种药物均无效。叶天士认为是络中血瘀。处方为其特有的由虫类药组成的活血化瘀方。

辨证:患者形瘦,胃痛经久不愈,可能伴有反胃、呕吐诸胃气上逆之症。因使用桃仁、䗪虫等活血药,推测患者当有胃痛固定不移、舌瘦而暗、脉涩、面色暗黑少华、肌肤甲错等症。叶天士主张经络分治。经主气,络主血,凡是初病在经在气,久病入络入血,由此提出了"久病入络"的学说。凡是疼痛性疾病,只要经久不愈者,均可考虑有血瘀在络的可能。

论治:叶天士治疗络病的特点,一是采用昆虫类药物,如䗪虫、蜣螂虫、地龙、九香虫等,二是采用丸剂。他认为络病的治疗不可急攻,只可缓图,所谓"缓逐其瘀"，丸药便于经常服用，同时，虫类药中所含的某些生物活性物质在丸剂中可能更易发挥效用。所以，使用丸药比较合适。目前使用本方可以采用粉末装胶囊口服的办法。本案的处方，可用于肝脾肿大、肠粘连、肠结核、胃肠神经症、慢性盆腔炎以及皮肤病等。

案9

刘，三八，《周礼》采毒药以供医事，盖因顽钝沉痼，着于躯壳，非脏腑虚损，故必以有毒攻拔，使邪不留存、凝着气血，乃效。既效矣，《经》云大毒治病，十去其五。当此只宜爱护身体，勿劳情志，便是全功道理。愚人必曰以药除根，不知天地之气，有胜有复，人身亦然。谷食养生可御一生，药饵偏胜岂可久服？不观方士炼服金石丹药，疽发而死者比比。

何首乌，黑芝麻，桑枝，桂枝，汤泛丸。

提要：从"顽钝沉痼，着于躯壳"以及用药来推测，患者为骨关节疼痛性疾病，而且已经较长时间服用有毒药物。叶天士不主张继续使用有毒药物，在医案中发表了自己对该疾病的认识以及治疗思想。此案可当作医论看。

论治：本案反映了叶天士的治疗思想。第一，骨关节疼痛必定需要使用峻猛的甚至带有一定毒性的药物以迅速解散邪气。第二，大毒治病，十去其五，一旦有效以后，就应该及时停药，以防止药物的毒副反应发生。第三，药物不能除病根，养生当以饮食调养以及调摄情志。此外，本案处方采用桂枝汤加上养血祛风的何首乌、黑芝麻、桑枝，以调和营卫，并且为丸缓图，显然是平稳的善后方法。目前可以借用于老年性骨关节病的治疗。

（《江苏中医药》，2005年第26卷第5期）

叶天士治鼻病医案浅析

南京中医药大学　　郭士杰　杨　进

叶桂，字天士，号香岩，江苏吴县人（今属江苏省苏州市吴中区），清代著

疾病诊治应用

名临床医家，14 岁立志习医，孜孜不倦，精研岐黄之术，据说 10 年间从师 17 人，勤学好悟，常能青出于蓝而胜于蓝。叶天士不仅妙术仁心，且为学严谨，敢于担当，他认为"医可为而不可为，必天资敏悟，又读万卷书，而后可以借术济世，不然鲜有不杀人者，是以药饵为刀刃也。吾死，子孙慎毋轻言医"。其治病更是师古而不泥古，辨证细致入微，遣方灵活变通。他认为若鼻渊证鼻塞不利，或流清涕，或浊涕不止者，又称为"脑漏"，选用辛、散、凉、泄之法，或用补精填髓、滋阴清热为主。

一、辛散升阳

叶天士治疗鼻塞不闻、清涕由口呛出患者，认为是因外寒侵袭头面，气窒使然。如鲍案，17 岁，两三年鼻塞不闻，清涕由口呛出而气窒仍然。在治疗上主张用辛散如苍耳子散辛香开达，宣通清阳；若邪郁既久，气血失其流畅，阳气不司流行，必郁而成热，选用白芷解表透窍；苦丁茶、荷叶辛香疏散，健脾升阳；蔓荆子、连翘心散风清热，利头目；飞滑石发表利窍。叶天士认为："大凡头面诸窍，皆清阳交会通行之所，就外邪来乘，亦必雾露无质清邪。邪郁既久，气血失其流畅，阳气不司流行，必郁而成热证。"据《本草纲目》云："滑石利窍，不独小便也。上能利毛腠之窍，下能利精溺之窍。盖甘淡之味，先入于胃，渗走经络，游溢精气，上输于肺，下输膀胱。肺主皮毛，为水之上源。膀胱司津液，气化则能出。故滑石上能发表，下利水道，为荡热燥湿之剂。"细推案中用方思想，诸药协同取轻可去实之意，则外邪得解，清阳得升，鼻塞得通。正如《灵枢·邪气脏腑病形》曰："十二经脉，三百六十五络，其血气皆上于面而走空窍……其宗气上出于鼻而为臭。"《难经·四十七难》曰："人头者，诸阳之会也。"

二、甘润化痰

叶天士治疗痰热壅肺患者，不仅用药简约精当且注重服药方法，以使药效直达病所。如毛案，14 岁，热壅，肺气失降，鼻柱窒痹。知母、水梨肉、川贝母，水熬膏。此案患者当表现为燥咳、鼻塞不通为病。叶天士处方以二母散为基础,加水梨肉,服法上采用3味药并水熬膏,取膏之口味甜美、滋润补益,立意在于润肺、化痰、止咳,以恢复肺气正常宣发升降功能。如《灵枢·脉度》曰:"肺气通于鼻,肺和则鼻能知臭香矣。"

三、辛凉散郁

结合季节时令,根据患者体质变化,叶天士治疗鼻病又有因时因人制宜之不同。如沈氏案载,素有痰火气逆,春令地中阳升,木火化风,上引巅顶,脑热由清窍以泄越。耳鸣、鼻渊甚于左者,春应肝胆,气火自左而升也,宜清热散郁、辛凉达于头而主治。

一诊:药用羚羊角、黑山栀、苦丁茶、青菊叶、飞滑石、夏枯草花。时值春季肝胆当令,阳气升发,加之患者平素痰火偏盛,二火并发致耳鸣、鼻渊。如《素问·气厥论》曰:"胆移热于脑,则辛颏鼻渊,鼻渊者,浊涕下不止也。"陈士铎认为:"胆属阳,而头亦属阳,胆移热而上走于头,脑在头之中,无可藏热之处,故遇穴而即入。"叶天士选羚羊角、黑山栀清泄肝火,苦丁茶、青菊叶、飞滑石、夏枯草花疏散风热、清利头目,以达到辛凉散郁之目的。处方上既清泄痰火又兼顾护清阳,使痰火得降而郁闭得开,可谓深思熟虑,匠心独运。

二诊:平素性情急躁,阳动太过,气火上升,郁于隧窍,由春深病加失其条达之性。《经》言春气病在头也。考五行六气迅速变化,莫若火风。脑热暗泄而为鼻渊,隧道失和结成瘰核。夫东垣升阳散火,丹溪总治诸郁,咸取苦心为法。连翘心、土贝母、海藻、昆布、黑山栀、川芎、小生香附、郁金、羚羊角、夏枯草、干荷叶边。生研末,青菊叶汁泛丸,苦丁茶煎汤送二钱五分。案中叶天士深刻认识到欲正本清源、根治痼疾,然药乃片时之效,欲得久安,以怡悦心志为要旨耳。因此,临床上对待肝火偏旺之人,怡情养性、恬淡虚无也是预防鼻渊进一步加重不可忽视的因素。

由以上可知,叶天士在治疗鼻塞不利或浊涕不止,不外乎寒宜辛散,热宜清泄。若平素性格急躁、肝火偏旺患者还应以调情志为法。正如张景岳所说:"故《经》曰心肺有病而鼻为之不利也。然其经络所至,专属阳明,自山根以上则连太阳、督脉,以通于脑,故此数经之病,皆能及之。然总治鼻病无他也,非风寒外感则内火上炎耳。外感者,治宜辛散,内热者,治宜辛凉,知斯二者,则治鼻大纲尽乎是矣。"

四、咸降滋填

然而叶天士治疗鼻病除寒宜辛散、热宜清泄外,又有独到的认识。如杨案给予咸降滋填,鼻渊止,得寐,用虎潜丸法减当归、陈皮,加天冬、淡菜、胶脊筋丸。此条医案虽简明扼要,然治法却颇有深见。叶天士熟谙《经》旨,认为邪热久居于脑,暗泄太过,并脑髓而尽出。治法谨遵《灵枢·经脉》:"人始生,先成精,精成而脑髓生。"故填补肝肾而益精,兼以滋阴清热。案中虎潜丸法用黄柏、知母滋阴清热;天冬补肺以生水;熟地、白芍、龟甲益精填髓、大补真阴;虎骨、锁阳、胶脊筋等强筋壮骨;取淡菜之补肝肾、益精血;全方以咸降滋填,炼药为丸者,力图久病缓图,固本培元。正如《医宗金鉴·删补名医方论》曰:"肾者,主蛰,封藏之本,精之处也。盖肾为坚脏,多虚少实,因肝木为子,偏喜疏泄母气。厥阴之火一动,精即随之外溢。黄柏以其味性苦寒,苦能坚肾,肾职得坚则阴水不虞其泛溢;寒能清肃,则龙火不至于奋扬。"叶天士在此案的治疗上能够拨云见日、详考经典、审因论治,是难能可贵的。但这并非标新立异、无源可究,相反是有源有据、一脉相承的。如《素问·解精微论》曰:"泣涕者脑也,脑者阴也,髓者骨之充也,故脑渗为涕。"再如《灵枢·海论》又曰:"脑为髓之海……髓海有余,则轻劲多力,自过其度;髓海不足,则脑转耳鸣,胫酸眩冒,目无所见,懈怠安卧。"治疗上张景岳认为:"鼻渊证,总由太阳、督脉之火,甚者上连于脑而津津不已,故又名为脑漏。此证多因酒醴肥甘,或久用热物,或火由寒郁,以致湿热上熏,津汁溶溢而下,离经腐败,有作臭者,有大臭不堪闻者,河间用防风通圣散一两,加薄荷、黄连各二钱以治之。古法有用苍耳散治之者,然以余之见,谓此炎上之火,而治兼辛散,有所不宜,故多不见效,莫若但清阴火而兼以滋阴,久之自宁。"

五、甘温益精

叶天士认为,鼻渊久病应当滋补阴精而非再用辛散耗伤正气之药。如汪案:"形瘦尖长,禀乎木火。阴精不足,脑髓不固,鼻渊淋下,并不腥秽。暖天稍止,遇冷更甚,其为虚证,显然明白。医者愈以风寒中脑主治,发散渗泄,愈耗正气,岂但欲愈,劳怯是忧。用天真丸。人参、黄芪、白术、山药、苁蓉、当归、天冬、羊肉。"治疗上叶天士宗《素问·阴阳应象大论》曰:"形不足者,温之以气;精不足者,补之以味。"故处方选人参、黄芪、白术、山药、苁蓉甘温益气,羊肉、当归补精养血,另用天冬滋肾以生水兼降虚火。全方选药多甘平之性,具有补而不腻、滋中带清之效。

叶天士治疗鼻塞不利、鼻流清涕,初以辛散、开上宣郁为法;若鼻渊已成,浊涕不止或邪热壅肺,肺气失于肃降者,则以辛凉泄热为法;若痰火上扰清阳者,则以苦寒清火、消痰散郁为法;若病久虚火内动、脑髓亏虚者,则以滋养填精、清热为主;若遇体质偏适、情志失调者,还应怡悦心志、节欲守精等。纵观《临证指南医案》中鼻病医案可知,叶天士对中医经典理论驾驭之娴熟、造诣之深,不仅启迪后学、发人深省,且常令人叹为观止,值得临床学习。

(《中国中医药图书情报杂志》,2017 年第 23 卷第 5 期)

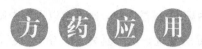

叶天士论治咳嗽用药规律

苏州市中医医院　　李文怡

　　明清温病学大家叶天士是吴门医派极具代表性的杰出医家，一代温病大家。他不仅在温病治疗上极具成就，对内、儿、妇、外杂病的论治也颇多建树。在其《临证指南医案·咳嗽》中记载有 142 例咳嗽论治医案，叶氏继承了前人治疗咳嗽大法，并多有创新与发挥。文章择取了叶氏治疗咳嗽的 142 个医案，从用药规律着手对其治疗咳嗽的学术思想和特色作一学习探微。

一、"咳嗽"的病因、病机与证型

　　《临证指南医案》记载"咳嗽"医案 142 例。按外感咳嗽与内伤咳嗽分：外感咳嗽 49 例；内伤咳嗽 93 例，外感又分风、寒、湿、热、温、暑、燥之邪；内伤咳嗽主要包括肝火犯肺、肺胃阴虚、肺脾气虚、肺肾两虚。《临证指南医案》云"咳嗽"病证"咳为气逆，嗽为有痰，内伤外感之因甚多""确不离乎肺脏之患也"。可见叶氏辨治咳嗽，注重在"肺"，认为中医虽有"五脏六腑皆令人咳"，但总不离"肺脏之患"。分析叶氏治疗咳嗽的医案，从叶氏治疗咳嗽方药中，以方测证，可归纳出主要的咳嗽证型有：外感风寒证，外感风热证，风燥侵肺证，暑温犯肺证，湿热困肺证，肝火灼肺证，肺胃阴虚证，肺脾气虚证，肺肾亏虚证。

二、"咳嗽"的治法、治则

　　《临证指南医案·咳嗽》中特别强调以"审证求因"为基本准则，针对不同病因的咳嗽使用不同的治法。从叶氏论治咳嗽的医案医论中，可以概括叶氏治疗咳嗽的主要治法有辛温解肌法，辛凉解表法，清燥养阴法，清暑润肺法，清热利湿法，清金制木法，养阴生津法，培土生金法，双补肺肾法。结合方药分析，具体如下所述。

三、叶氏论治"咳嗽"方药分析

在《临证指南医案》中，记载叶氏治疗"咳嗽"142案例，其中外感咳嗽约有49例，内伤咳嗽93例，所涉经典方剂主要有桂枝汤（《伤寒论》方：桂枝、芍药、生姜、甘草、大枣）、麻杏石甘汤（《伤寒论》方：麻黄、杏仁、石膏、甘草）、杏苏散（《温病条辨》：杏仁、苏叶、苏梗、半夏、茯苓、前胡、橘皮、大枣、生姜、枳壳、甘草）、麦门冬汤（《金匮要略》方：麦冬、半夏、人参、甘草、大枣）、桑杏汤（《温病条辨》：桑叶、杏仁、沙参、浙贝母、甘草、淡豆豉、栀子）、小青龙汤（《伤寒论》方：麻黄、桂枝、白芍、干姜、细辛、五味子、生甘草、半夏）、沙参麦冬汤（《温病条辨》方：沙参、玉竹、生甘草、冬桑叶、麦冬、扁豆、天花粉）、肾气丸（《金匮要略》方：熟地、山茱萸、山药、牡丹皮、茯苓、泽泻、附子、桂枝）、四君子汤（《太平惠民和剂局方》方：人参、白术、茯苓、甘草）等。治疗142例咳嗽所用中药156味，用药频次最多的为甘草（77方），其次为杏仁（56方）、南北沙参（50方）、麦冬（35方）。具体见表15。

表15　叶氏治疗咳嗽药物频次统计

药　物	频　次	药　物	频　次	药　物	频　次
甘草	77	桑叶	27	黄芪	14
杏仁	56	芍药	26	天花粉	13
沙参	50	贝母	23	五味子	13
麦冬	35	生姜	19	橘红	12
人参	32	熟地	18	连翘	12
大枣	31	玉竹	17	牡丹皮	12
茯苓	31	扁豆	16	山茱萸	12
桂枝	29	山药	16	饴糖	12
薏苡仁	27	茯神	15	桔梗	11

续　表

药　物	频　次	药　物	频　次	药　物	频　次
石膏	11	冬桑叶	7	枇杷叶	5
滑石	11	阿胶	7	糯稻根	5
半夏	11	附子	7	芡实	5
粳米	11	陈皮	7	麻黄	4
甘蔗浆	11	薄荷	6	生地黄	4
南枣肉	11	瓜蒌皮	6	郁金	4
泽泻	10	地骨皮	6	鸡子白	4
白术	10	甜水梨皮	6	胡桃肉	4
石斛	9	芦根	6	湖莲	3
通草	8	竹叶	6	绿豆皮	3
栀子	8	冬瓜仁	5	当归	3
苏梗	7	知母	5		
桑白皮	7	马兜铃	5		

以上64味中药为叶氏治疗咳嗽常用药物。除此之外桃仁、射干、黄芩、苏子、火麻仁、淡豆豉、马勃、玄参、黄蜡、人乳粉、沉香、车前子、建莲、天冬、鸡子黄、女贞子、黄连出现在二方。

四、叶氏论治"咳嗽"学术特色

1. 叶氏擅用杏仁治疗咳嗽　叶天士治疗咳嗽常常喜用杏仁，特别是治疗外感咳嗽经常以杏仁为基本配伍用药，因而形成了许多杏仁配伍药对，获得较好疗效。杏仁配伍的药对主要见表16。

表16　杏仁配伍的药对

药物配伍	功　　效	运用证型	运用频次（方）
桂枝＋杏仁	解肌宣肺	风寒咳嗽	5
麻黄＋杏仁	散寒肃肺	风寒咳嗽	4
贝母＋杏仁	润肺肃肺	燥热咳嗽	4
连翘＋杏仁	清肺肃肺	风热咳嗽	4
桑叶＋杏仁	清肺肃肺	暑热咳嗽 燥热咳嗽	19
薄荷＋杏仁	散热宣肺	风、燥、暑热咳嗽	5

药物配伍	功　　效	运用证型	运用频次（方）
苏梗＋杏仁			7
桔梗＋杏仁			3

　　杏仁性苦、微温，归肺、大肠经，主要功效为宣肺解表散邪，行气利水，降逆平喘，化湿止咳。在叶天士治疗外感咳嗽的病案中，无论是外感风寒、外感风热、外感风温或者是风燥咳嗽、湿热咳嗽及暑湿暑热咳嗽中均出现。风寒咳嗽治以桂枝、麻黄辛温散寒，配伍杏仁肃肺降气止咳；风温咳嗽以薄荷、苏梗等"辛甘凉润"药物清疏上焦风热，轻扬升浮配以杏仁肃降肺气，一升一降最宜宣肺祛邪；风燥咳嗽叶氏以润燥为主配以甘寒、益气养阴之药物，以桑叶清肺润燥，贝母止咳化痰，桔梗敛肺降气，沙参养阴清热佐以杏仁可宣泄肺气，兼润太阴，解除上焦燥热；暑温咳嗽以益元散、六一散为主方清暑益气配合杏仁宣降肺气。

　　2. 叶氏治疗内伤咳嗽注重湿邪　叶氏云："吾吴湿邪害人最广。""酒客里湿素盛，外邪入里，里湿为合。"吴地因气候环境湿热之邪较甚，湿热之邪以脾胃为病变中心，脾胃为生痰之源，脾胃不和，痰气上逆，肺失肃降而咳。脾失健运者易感受湿热之邪，同时长期咳嗽肺气亏虚又反过来影响脾胃运化功能。叶天士在治疗咳嗽时非常重视湿热之邪为患所致的种种病证，在咳嗽药物频次上可以看出针对"湿郁温邪，阻遏肺气"所致肺气不利，气逆不降的咳嗽，治疗上大量运用贝母、薏苡仁、杏仁、茯苓、滑石等清热化湿药物。

　　3. 叶氏擅用培土生金法治疗咳嗽　叶氏在辨治慢性咳嗽时十分重视脾胃，对于脾胃气虚，脾阳不足而致的咳嗽，常用培土生金法，大量运用健脾益气与温补脾阳之方药如异功散加味（9 方）及黄芪建中汤、小建中汤加味（14 方）。叶天士以健脾益气，温补脾阳，行气除滞，健脾补母，佐以化湿祛痰药物使得脾得健运，水谷精微得以转输，则痰液无从而生，咳嗽自愈。

　　4. 叶氏治疗久咳善用养肺胃阴液　《临证指南医案·咳嗽》中大量运用了沙参、麦冬、玉竹、扁豆、天花粉等养阴药物。叶氏认为咳嗽后期，长期久咳，肺虚及母，咳嗽后期常常伴有胃阴亏虚。对于胃阴亏虚，津液不足者，叶氏常常用甘凉养阴之方药，以《金匮》麦门冬方及沙参麦冬汤为主并佐以天花粉、玉竹、石斛、鸡子白等养阴清肺之药，特别对于胃阴亏虚，自创和胃养阴清热法。同时因"肺主呼吸，肾主纳气""肺为气之主，肾为气之根"，金水互生。肺病日久必然影响到肾，所谓"五脏之伤，穷必及肾"，咳嗽一证也不例外。同时，肾精不足，水不生金，又使咳嗽迁延反复，久治不愈，因此叶天士对于一些慢性咳嗽后期常常运用六味地黄丸、都气丸加味（11 方），佐以紫河车、人乳粉、胡桃肉等填补肾精，肺肾双补。

五、结　语

通过对叶氏《临证指南医案》"咳嗽"医案的学习、研究，我们可以对叶氏治疗"咳嗽"的学术思想、辨治方法等有初步的了解，并且对当今的中医咳嗽特别是慢性咳嗽临床治疗有很大的启迪，特别是叶氏治疗咳嗽医案中涉及肺、脾、肝、肾、胃等多脏器，对于各个不同的病机，强调治本而很少使用专业治疗咳嗽的"镇咳药"。叶氏特别善于化裁古方，对于经方如桂枝汤、麦门冬汤、肾气丸、建中汤、异功散等加减运用师古而不泥古。在治疗咳嗽的方药中善用杏仁，重视对肺气的宣发肃降，重视脾肾及胃阴。

（《吉林中医药》，2018 年第 38 卷第 8 期）

《未刻本叶氏医案》女科用药特色分析

浙江中医药大学附属广兴医院　　史佳妮
杭州市中医院　　赵宏利

《未刻本叶氏医案》是清代著名医家叶天士的门人跟师侍诊时，叶氏临证遣方用药的实录，是一本未经修饰之"浑金璞玉"。叶天士不仅精通于内科杂病,在妇科杂症治疗上也有奇效。兹就其医案中对女科疾病的用药特色进行探讨,加以笔者跟师临证的心得体会,冀对临床有所裨益。

一、通补奇经

叶天士在继承前人思想的基础上,提出了奇经之说。在治疗月经病时,也多从奇经入手。有"背痛形凛,经阻带多,法宜温养奇经""悲哀太过,心脾交伤,奇经遂尔失护"等,而从"奇经"论治之法则,叶氏也在其著作中强调"奇经为病,通因一法,为古圣贤之定例"。通者,通其脉络,脉络通则气血调和。奇经用药,叶氏之前未论述临床如何具体应用,更无相应方药。而叶天士则填补了这一项空缺,常以熟地、鹿角胶(霜)、人参、沙苑子、紫石英、当归、杜仲、巴戟天、桑椹、枸杞子、黄牛角鳃、血余胶、阿胶、酸枣仁等用之。叶氏认为,草木药饵,总属无情,不能治精血之惫,当以血肉有情之品充养通补奇经。其中,叶氏还盛赞紫石英有"镇固冲脉,兼以包固大气之散越"的作用。

笔者在临证跟师之时,也有较深体会,赵宏利主任中医师擅用经方,常用中医药治疗不孕不育症。其在"通补奇经"思想的启发下,创立厚胞汤,其组成为:当归、川牛膝、鹿角片、龟甲、阿胶珠、菟丝子各 12 g,泽兰 10 g,王不留行、卷柏各 15 g。常用于治疗清宫术后患者奇经亏损,子宫内膜菲薄,月经不调,旨在补中寓通,通补结合。鹿角胶、阿胶等血肉有情之品可温煦扶赢;王不留行、泽兰、卷柏活血通经;当归气辛味甘性动,补中有行,行中助补;川牛膝通利泄降,破血下行;王不留行乃阳明冲任之要药,能走血分,活血通经。几味药相辅相成,动静结合,疏通奇经瘀滞,同时可防血肉有情之品过于滋腻而阻滞奇经八脉的气血运行。在对既有月经病又有备孕要求的患者遣方用药时,赵宏利在其经前用药多予一味紫石英,意在温肾暖宫,促进排卵。正如叶氏在《临证指南医案》中所云:"奇经为病,通因一法,为古圣贤之定例。"

二、活用经方

1. 运用原方 基于对仲景原方的深刻理解,叶氏于经方的使用可谓十分灵活。其治疗月经病,曾直接使用仲景原方如旋覆花汤、黄芪当归汤、济生肾气丸（仲景原方为肾气丸，叶氏则引用为济生肾气丸，此乃肾气丸加牛膝、车前子而成，取其温肾化气，利水消肿之意）、炙甘草汤、小建中汤等，涉及的月经病种有月经不调、干血痨、女科咳嗽、经阻咳呕、闭经等。如原案："此非肺邪，乃下焦阳气浇漓，浊阴僭逆，为之浮肿咳嗽也，女科致此，当以阴中求阳，济生肾气丸。"肾气丸乃仲景治疗妇人转胞之小便不通，脐下急迫。妇人转胞，乃"胞系了戾"，膀胱之系缭绕不顺，肾气难举，膀胱气化不行所致。仲景用方以振奋肾阳，蒸化水气。叶氏在此分析女科咳嗽与肺邪无关，而是"下焦阳气浇漓"，水气不化，浊阴僭逆，而成水肿咳嗽并见之象。虽二病症状不同，但其病机相似，可见叶氏用经方体会之深，应用之广。

2. 化裁经方　除直接运用原方进行治疗外，叶氏常根据病情对仲景方进行灵活化裁。他一改以往医家注释《伤寒杂病论》的研究方法，从临床实践出发，独辟蹊径地研究如何运用经方的理法方药主旨指导临床各科辨证论治，随即变通化裁经方使之灵活运用于治疗各类疾病。如原案："嗽逆呕逆不得卧。《经》谓嗽而呕者属胃咳也。此由嗽伤阳明之气，厥阴肝邪顺乘使然。凡女科杂症，偏于肝者居半。即如是病，经一阻则遂剧矣。非泛泛咳嗽之比。人参、茯苓、旋覆花、代赭石、白芍、南枣。"旋覆花汤是仲景治疗肝着胸胁痞闷不舒，"其人常欲蹈其胸上"而创立的。其病机为肝经气血瘀滞，着而不行，故用旋覆花汤下气通络，活血化瘀，通阳散结。叶氏则用此方去葱，以白芍代新绛，再加人参、茯苓、代赭石、南枣（南枣乃浙江义乌地区所盛产，《本经逢原》载："古方中用大枣，皆是红枣，取生能散表也。黑枣助湿中火，损齿生虫，入药非宜。入补脾药，宜用南枣，取甘能生津也。"叶天士乃温病学家，且其祖籍为江浙一带，此处可推断其意为用南枣而非大枣）治经阻咳呕。

虽二证不同，叶氏认为"女科杂症，偏于肝者居半"，顺其肝气，通其肝络，则气血得通。叶氏以白芍代新绛，偏益肝之阴血，平抑肝阳；代赭石重镇降逆，平肝潜阳；人参补气生津养血；茯苓利水渗湿，健脾宁心；南枣健脾补血。从此案看出，叶氏对仲景方的理法方药有极高的造诣，并在应用经方时加减运用十分灵活，正如程门雪所言"一味之换，深意存焉"。

笔者在跟师学习中，对经方的使用也有所体会。赵宏利曾用奔豚汤原方治疗患者"自觉胃脘热气上冲"；用柴胡龙骨牡蛎汤治疗患者月经延长至经漏、失眠、睡前身痒等。经方的使用当是"有是证，用是方"，虽临床与经方原文之症常无法达到完全一样,但仔细辨析,在辨证时有其共通之处。

三、组方精炼轻灵,选药温通柔润

叶氏调经用药虽平淡却颇有巧思。用药广博,并不局限于几味调经止带常用之品。在短短几十则女科医案之中,所用药物竟超过八十味。这与叶氏"剂之寒温视乎病……病有见证,有变证,必胸有成竹,乃可施之以方"的学术思想是一脉相承的。叶氏选药虽然广博,但组方却以精细著称,其习用偶方,案中用药六味者最多,也有八味、十味者,十二味以上较为少见。叶氏组方活泼轻灵,其配合之妙,加减化裁之美,达到了炉火纯青的地步。制方选药,因证而异,证变则方药随之而变。每一方案,皆经得起反复推敲。如原案:"产后营虚寒侵,身痛形凛。当归桂枝汤加茯苓。"当归桂枝汤由桂枝汤加当归而成,产妇产后营血亏虚,当归长于补血,可谓补血之圣药,且在补血的同时又能行血,因此,当归可有补血活血、调经止痛之功。茯苓性味平和,可健脾化饮,行水利湿,对于产妇长期卧床,水道通调不利,气血不行所致的"身痛形凛"有良效。正如华岫云所谓:"案中评证,方中议药,咸合于理,据理设施,自必有当。"

四、病案举例

陈某。

初诊(2016 年 10 月 18 日)

主诉:拟二胎。现病史剖宫产后 9 年,试孕 3 年未孕,内膜薄。产育史:足 1-早 0-流 2-存 1,14 岁初潮,月经周期 30～40 日,每次持续 7 日。每次经量少,有血块,经前有乳房胀痛不适,无痛经。末次月经 2016 年 10 月 13 日,经前乳胀。平素不耐寒热,纳欠佳,易惊醒,便偏干,牙龈易水肿,易口糜,体倦,时心慌胸闷。小腹偶下坠感,少腹扯痛。舌淡红苔腻,脉略滑弦细。诊断为"经迟",治法:和解少阳,镇惊安神。予柴胡龙骨牡蛎汤加减。处方:

柴胡、白芍各 12 g,黄芩、桂枝、炙甘草各 6 g,制半夏 9 g,党参、茯苓、龙骨、牡蛎各 15 g。

12 剂。

二诊（2016 年 10 月 30 日）

近期无腹痛胸闷，自觉阴内子宫处略麻，无下坠感。舌淡红略暗苔腻，脉略滑弦。前方柴胡减至 10 g，加寄生汤，处方：

柴胡 10 g，白芍 12 g，制半夏 9 g，党参、茯苓、柏子仁、续断、菟丝子、桑寄生、龙骨、牡蛎各 15 g，黄芩、桂枝、炙甘草各 6 g。

14 剂。

三诊（2016 年 11 月 14 日）

查人绒毛膜促性腺激素（HCG）：131 IU/L。

四诊（2016 年 11 月 30 日）

经阴道 B 超检查提示：胚芽 3 mm。近期多梦眠差，易惊，恶心，偶感隐隐腰酸，大便 2 日 1 次，余尚安。舌淡红略暗，苔白略腻，脉略滑缓略细。

二诊方去柴胡、黄芩，加肉苁蓉 10 g。

14 剂。嘱随诊。

按：柴胡龙骨牡蛎汤原为《伤寒论》中治疗"伤寒八九日，下之，胸满烦惊，小便不利，谵语，一身尽重，不可转侧"。柴胡可除烦满，又可升阳，茯苓、牡蛎行津液，利小便，黄芩一味和解清热，党参、甘草助阳明之神明，所以愈心慌胸闷也；龙骨、牡蛎入阴摄神，可镇东方甲木之魂，以镇心惊；制半夏（半夏、生姜）启少阳三焦之枢机，桂枝一味助行阳气。全方借少阳枢机转出于太阳，兹收安内攘外之功矣。寄生汤为赵宏利所创，由桑寄生、肉苁蓉、锁阳、菟丝子等组成，其中桑寄生、肉苁蓉、锁阳、菟丝子四味药皆有"寄生"之形，犹胎儿寄生于母体，且四味药皆有补肝肾、益精血、安胎之功，故取其意。患者怀孕后，处方加四味"寄生"之药，即在安前诸症基础上固胎元，加减经方，灵活化裁。

五、结　语

《未刻本叶氏医案》反映了叶天士在治疗女科疾病时从通补奇经入手，活用经方，组方精炼轻灵，选药温通柔润的特点。叶天士的女科用药特色和临床经验，值得我们学习和思考，传承和发扬。

《临证指南医案》治疗痛证的辨证用药规律与特色

浙江中医药大学　　朱春青
浙江省中医院　　史亦谦

一、头　痛

《临证指南医案》中头痛治案共 18 个，其中处方 17 首，叶天士治疗头痛根据病因可分为外感头痛与内伤头痛两部分。

1. 外感头痛　最常见于温病卫分、气分证，风热之邪夹火熏灼清窍，或感暑湿风热混于上窍，当用辛凉清解之法，治以清散轻剂。《温热论》言："务在先安未受邪之地。"叶天士常用杏仁、薄荷、桑叶、菊花、蔓荆子行辛散之汗法，同时常伍石膏、山栀、夏枯草、苦丁茶、黄芩、连翘、荷叶苦寒之品清热泻火，防邪入气分；若体虚或久病入络者，则需伍玄参、牡丹皮清透之品以防邪入营血分。

案 1

胡，六三，脉左弦数，右偏头痛，左齿痛。

方药：连翘、薄荷、羚羊角、夏枯草花、黑栀皮、鲜菊叶、苦丁茶、干荷叶边。

按：此案中脉弦主痛证，数为风热之邪亢盛，头部两侧、左齿均归少阳肝胆经，提示外邪已有入里之势，以辛凉清解法治之。方中菊叶、薄荷辛散表邪，配伍连翘、夏枯草、黄芩、苦丁茶、荷叶、栀子清解风热，防邪入气分，佐羚羊角平肝息风、透气分热。本案体现了叶天士治温病注重"安未受邪之地"，同时对卫气营血不同阶段分别用汗、清、透、凉四法治疗的特点。

2. 内伤头痛　此证虚实夹杂为多，虚为阴血不足，实有兼阳明偏热、阳化内风，故有"温燥绝不相安"之说。恐温燥辛散之品，一则易损伤肝体之阴血，二则易助阳化风。治疗上主张从肝论治，法以镇肝益虚息风，常用羚羊角平抑肝阳，菊花疏散风热，牡蛎咸润潜阳，全蝎息风止痉，配伍生地、麦冬、天冬、枸杞子、北沙参等甘寒之品入营分益肝阴，伍当归、芍药、何首乌、阿胶甘补之品入血分补肝血。

案 2

叶妪，临晚头痛，火升心嘈，风阳上冒，防厥。

方药：细生地、阿胶、牡蛎、茯神、麦冬、生白芍。

按：此案中临晚为人体阳气渐衰、阴气渐盛之时，然患者阴液已亏无以制肝阳，风阳上聚头巅，气逆欲厥；肝木横扰，胃受戕贼，郁热内扰，故心中嘈杂，以镇肝潜阳、养阴补血为法。方中牡蛎咸润潜阳，生地、麦冬配伍白芍酸甘养阴，阿胶、茯神甘平补血安神。本案体现了叶天士治疗内伤头痛从肝论治的特色，肝体肝阴虚而肝气肝阳亢，故当在镇肝潜阳的同时治以甘缓益肝。

二、胃脘痛、胁痛、腹痛

《临证指南医案》中胃脘痛、胁痛、腹痛治案共96个，其中处方103首，观其中治案多从肝论治。肝体阴用阳，体阴者以血为体，故肝阴、肝血常不足；用阳者以气为用，故肝气、肝阳常有余。肝气过亢，气机疏泄不畅则感气郁痹痛；肝气乘脾，横逆犯胃，损伤太阴则见营虚疼痛，或兼见痰浊湿困；肝火耗伤肝阴，渐及肾阴，阴虚风动而痛；至久病入络、气滞血瘀则见络虚痹痛。由此可分为肝郁气滞、阳虚痰浊、肝肾阴虚、血络瘀痹四个证型，以"辛散以理肝，酸泄以体肝，甘缓以益肝"为治则治法。其中"酸泄"中"泄"字乃正用为补、反用为泄之义。

1. 肝郁气滞　肝木侵犯胃土，肝气横逆，致阳明经脉失和，气机逆乱，胀痛不休，属气分证。治以辛温苦泄，多以金铃子散加味。若兼有虚寒加干姜、桂枝；欲呕佐淡吴萸、生姜、高良姜；肝阳亢盛佐牡蛎、钩藤；肝郁化火佐黄连、黑山栀；气逆积滞佐杏仁、厚朴、枳实、枇杷叶；经行不畅佐乌药、蒲黄等。

案 3

严，二十，胃痛半年，干呕。

方药：川楝子、延胡、半夏、茯苓、山栀、生香附。

按：此案中胃痛干呕为厥阴顺乘阳明，胃气挟浊气上逆，法当辛温疏肝、苦寒泄火。方中川楝子苦寒疏泄肝热，延胡索辛温活血止痛，香附、半夏辛苦疏肝理气，茯苓甘淡利水渗湿，山栀苦寒泻火除烦，共奏"通则不痛"之效。

2. 阳虚痰浊　主要有以下三种分型：一是阳虚者，脾失健运、胃失温养而隐痛，兼见水谷运化受阻，叶天士指出"通补为宜，守补为谬"，故用辛药通之，治在气分,大半夏汤加味主之。二是阳微者,脾肾二阳俱虚,不能温煦四肢,脉络牵掣不和,宜急护其阳,桂枝附子汤加味主之;中焦阳虚运化不足,胃肠失于濡养,营络虚则痛。张景岳曰:"善补阳者,必欲阴中求阳,则阳得阴助而生化无穷;善补阴者,必欲阳中求阴,则阴得阳升而泉源不竭。"治宜辛甘化阳,用药如煨姜、枣肉、炙甘草者益脾生津。三是阴浊凝滞者,治以辛润苦滑,开通胸阳,开痰涤浊,瓜蒌薤白半夏汤加味主之。若兼见气滞,佐香附、青皮、小茴香;胁痛甚,佐川楝子、延胡索、蒺藜、绛香;虚寒冷痛,佐淡吴萸、荜茇、高良姜、草果、肉桂;秽浊,佐藿香、厚朴、橘红、广陈皮;痰浊蒙闭,佐鲜竹沥、贝母、胆南星、白芥子。

案 4

姚,胃痛久而屡发,必有凝痰聚瘀。今纳物呕吐甚多,味带酸苦,脉得左大右小。

方药:鲜薤白、瓜蒌实、熟半夏、茯苓、川桂枝、生姜汁。

按:此案中胃痛久则中阳损伤,脾阳渐虚为湿所困,又见呕吐酸苦,可知中焦必有秽浊痰凝阻碍气机,治以辛滑通阳。方中薤白味辛体滑,辛则通,滑则降,瓜蒌苦润豁痰,半夏辛温燥湿健脾,茯苓甘平淡渗利湿,桂枝辛甘轻扬不急下走,姜汁生用去秽污。

3. 肝肾阴虚 主要见于胁痛久病或劳伤和常食辛燥者,耗伤肝肾阴血,肝脉失于濡养致隐隐作痛。治用甘药以温柔通补、甘缓理虚,药用人参、生地、天冬、麦冬、白芍、柏子仁、枣仁、当归、桂圆等。

案 5

沈某,暮夜五心热,嗌干,左胁痛,肝肾阴亏。

方药:人参、生地、天冬、麦冬、柏子霜、生白芍。

按:此案中暮夜五心烦热、嗌干、胁痛多见于肝肾阴亏、阴血亏虚、阳气偏亢,故见阴虚生热之象,以甘润缓补之。方中人参、生地、天冬、麦冬、柏子霜、生白芍甘缓益气养阴,同时顾护脾胃阴液。

4. 血络瘀痹 久病痹痛,瘀血积滞,病必在络,治在血分,用辛通瘀滞法,方用旋覆花汤加归尾、桃仁、柏子仁。若病久伤阳常伍鹿角霜、肉桂、淡苁蓉;劳怒致伤,佐川楝子、炒延胡索;痛甚佐失笑散;兼有痰浊佐琥珀、郁金;血热妄行佐泽兰等。

案 6

沈,二一,初起形寒寒热,渐及胁肋脘痛,进食痛加,大便燥结。久病已入血络,兼之神怯瘦损,辛香刚燥绝不可用。

方药:白旋覆花、新绛、青葱管、桃仁、归须、柏子仁。

按:此案中初起形寒寒热为表邪初中,传入气分,肝胆气郁,见胁肋脘痛,气滞日久,血瘀内结,则进食痛加,治以辛通瘀滞。方中旋覆花咸温下气通络,新绛辛温活血化瘀,葱管辛滑通阳散结,归须、桃仁辛润通络祛瘀,柏子仁辛甘润燥下瘀。

三、肩臂背痛、腰腿足痛

《临证指南医案》中肩臂背痛、腰腿足痛治案共 30 个,其中处方 27 首,治疗以辛温通补脉络为主。肩臂痛之肝阴血虚者多配伍柔药如地、味等;腰腿足痛之下焦湿郁证多配伍利湿药;背痛以及腰腿足痛之肝肾亏虚证,用鹿角霜、虎胫骨等入督脉,杜仲、沙苑等入带脉,当归通和八脉,并多用虫类等血肉有情之品走窜通络,体现了叶天士运用奇经辨证治疗奇络病的用药特色。

1. 肩臂痛 虚证为多,病因多为阳明气衰,厥阴风动或肝血虚风动,盖"风"者指疼痛呈游走性。阳明经主肌肉,其经脉多血多气,现阳明脉衰、营卫行涩、脉络失养、不荣则痛。方以黄芪桂枝五物汤加味通补卫阳,伍菊花、夏枯草、蒺藜、天麻之品平抑肝阳,伍防己、海桐皮、桑枝、五加皮之品祛风湿通络,佐何首乌、枸杞子之柔药温养肝肾。

2. 背痛 《临证指南医案》言:"凡冲气攻痛,从背而上者,系督脉主病,治在少阴。从腹而上者,治在厥阴,系冲任主病,或填补阳明,此治病之宗旨也。"故病因有二,一则督脉不摄,腰重溺频或遗泄,多用入督脉药如生毛鹿角、鹿角霜、鹿角胶者温肾阳,并配伍入带脉药如杜仲、沙苑、五味子温补肝肾;二则肝浊逆攻,则选乌梅丸加味清上温下、寒热并治。

3. 腰腿足痛 病因分为下焦湿郁、肝肾亏虚 2 型。下焦湿郁者,药用独活、防己、蚕沙、松节、威灵仙、五加皮、桑寄生、狗脊之品辛温入肝肾祛风湿;若兼热象常伍石膏、寒水石清热利湿,牛膝引火下行;兼脾虚常伍薏苡仁、滑石、萆薢、茯苓皮甘淡渗湿,草果、厚朴辛温燥湿。肝肾亏虚者多以补益类药为主,如鹿角霜、虎胫骨、生羊内肾等血肉有情之品入督脉温养肝肾,配伍菟丝子、沙苑子、生杜仲、枸杞子甘温补肾固精,佐附子、桂枝、细辛、小茴香、吴茱萸温通阳气止痛,穿山甲、地龙等虫类药走窜活血消癥止痛等。

四、痛证引经药

　　叶天士治疗痛证多加入引经药达到直达病所之验效。太阳头痛用羌活,阳明头痛用白芷、蔓荆子、葛根,少阳头痛用柴胡、川芎,厥阴头痛用吴茱萸,少阴头痛用细辛。眼痛用夏枯草、菊花,齿痛用苦丁茶、石膏,咽痛用薄荷、牛蒡子、桔梗。肝郁者,胃痛用金铃子散,胁痛用香附、青皮,腹痛血滞用失笑散、小茴香、乌药。病位如心痛者用桂枝、薤白,上肢痛者用桂枝、桑枝、羌活,下肢痛者用牛膝、独活等。

五、结　语

　　叶天士创立卫气营血辨证,不仅适用于温病,在痛证治疗过程中也有体现。治头痛病、外感头痛遵循汗、清、透、凉四法治疗温病卫气营血的四个不同阶段,并注重"安未受邪之地";内伤头痛,在镇肝潜阳的同时治以甘缓以益肝。治胃脘痛、胁痛、腹痛病,以"辛散以理肝,酸泄以体肝,甘缓以益肝"为治则。治肩臂四肢痹病,以辛温通补脉络为主,背痛病则运用奇经辨证的特色来治疗。此外,叶天士治络病多选用虫类等血肉有情之品,合桃仁、大黄、乳香、没药等共奏逐瘀之效。

（《中国中医基础医学杂志》,2015 年第 21 卷第 3 期）

《临证指南医案》用药法度初探

上海中医学院　　周珮青

　　清代名医叶天士为后世留下的多种"医案"珍本,看似平淡无奇,却含蓄深微,足以启迪后人,仅《临证指南医案》(上海人民出版社,1959 年 2 月第 1 版,下简称《医案》)一书而言,在近 3 000 则病案中蕴藏着极为丰富的临床经验。现就其治病用药法度之一端,略述管见。

一、苦辛凉润,轻药治上

叶氏用药注重四气五味。治疗外感热病初期,病变部位在上焦者常以"苦辛凉润、轻药治上"为其用药大法。叶氏云:"上焦药气味宜以轻。肺之气,皮毛属肺之合,外邪宜辛胜,里甚宜苦胜。"从药性四气而论,热病用凉润为其正治,轻药入体,趋向升浮,善走上焦,驱邪外出,此乃轻可去实之法。五味之辛有发散、宣肺、行气之功;五味之苦有清热、通泄之用。故在治疗上焦病时,叶氏常喜用杏仁、薄荷、桑叶、香豉、连翘、浙贝母、苏梗、牛蒡子、桑白皮、枇杷叶等。

二、苦辛酸甘,淡渗治中

叶氏论中焦脾胃病变时特别强调厥阴肝经所起的作用,这可从脾胃、木乘土、噎膈反胃、噫嗳、呕吐、不食等门的医案中看出。叶氏认为"盖肝为起病之源,胃为传病之所",明确指出脾胃所居之中焦,发生病变每每与肝密切相关,治疗时极力主张"凡醒胃必先制肝"的原则。投药气味常选苦辛酸甘寒、淡渗为用。因苦能降胃逆之气,辛能醒脾升清,酸能泄土中木乘。而"若胃津受劫,理当忌苦,用甘阴柔润降才可协和"。如湿滞中焦脾胃受困者,叶氏不用清热香燥之药,而常予淡渗利湿之品。叶氏云"淡渗宣窍,俾秽湿浊气,由此可以分消"。徐灵胎评"治湿不用燥热之品,皆以芳香淡渗之药,疏肺气而和膀胱,此为良法"。叶氏治中焦病变常用山栀、黄连、姜汁、干姜、枳实、知母,乌梅、木瓜、川楝子、牡丹皮、麦冬、半夏、石膏、杏仁、白豆蔻、薏苡仁、竹叶、芦根、白通草、飞滑石等。

三、温润咸寒,味厚治下

叶氏治下焦病变,主张温而润,这也是他的独到之处。叶氏认为"肝为刚脏,非柔润不能调和也""肾虚忌燥,以辛润温药",且肝肾之中同寄龙雷之火,故在补益下焦虚损时,叶氏十分慎用刚燥之品,而喜用温润,即使对有暴脱之虑的中风危急重症,于大剂参附以回阳救逆之际,还恐其纯刚难受,也必佐阴药。叶氏教诲"桂附刚愎,气质雄烈,精血主脏,脏体属阴,刚则愈劫阴矣",寥寥数语,含义深邃。药味之用,常取咸寒,咸味入阴走肾,可泄下焦之热。治疗虚劳之病,宜选多汁味厚血肉有情之品。由于"精血皆有形,以草木无情之物为补益,声气必不相应",所以"以柔剂阳药,通奇脉不滞",以"血肉有情,栽培身内之精血"。他认为:"但王道无近功,多用自有益。"其常用下焦病证的药物有:熟地、枸杞、五味子、生地、何首乌、石斛、山茱萸、山药、生白芍、沙苑、肉苁蓉、巴戟、补骨脂、菟丝子、杜仲、知母、黄柏、牛骨髓、羊骨髓、猪骨髓、鹿角胶、生虎胫骨、生雄羊内肾、龟腹甲心等。

四、邪犯心包,擅用药芯

　　叶氏治病不但善用药物四气五味,而且善用各药用部分。温毒热病,来势凶猛,传变多端,治疗不当或不及,心神易被燔炽热邪所蒙蔽。在生死危笃之时,叶氏常采用玄参、竹叶、连翘等药芯,来养阴清热、凉血清营,使邪透毒解,开其心窍。此可从温热、痉厥等门中看出。其用药之法别出机杼,实是启人思路,值得临床借鉴。吴鞠通在《温病条辨》中为"太阴温病神昏谵语"所制清宫汤,可谓是师受叶氏用药经验的范例了。

五、保津存液,喜取药汁

　　温为阳邪,必化燥伤阴。历代温病学家一致主张养阴救津的治疗原则,叶氏更提出"热邪不消,必耗胃津肾液"之论。根据温病传变的规律,胃津的消耗必先有肾液的枯涸,叶氏特别强调"救阴必持胃液"。在风温、温热、暑等门中都有运用药汁来救胃津欲保肾液的验案。除温热病外,对肺胃津枯、肝阴胃汁亏少、阳明汁枯等的内伤杂病,叶氏也同样主张用甘寒、甘凉、多汁、多液之品来濡润胃阴,保津存液。例如噎膈反胃门王案,老年血气渐衰,必得数日大便通爽,然后脘中纳食无阻,此胃汁渐枯……麦冬汁、鲜生地汁、柏子仁汁、甜杏仁汁、黑芝麻汁、杜苏子汁、松子仁浆。对劳损多年肉消脂涸，吸气喘促等症的五液俱竭患者，常采用人乳汁治之。此外，叶氏在开肺理气之际也常用枳壳汁、桔梗汁、芦根汁、郁金汁；在失血伴胁胀咽干等症时又用藕汁、降香汁、韭白汁；对冬月失音至夏不愈的患者给服芦根汁、莱菔汁，以容易吸收的药汁来滋养肺阴，生津润喉。另在辛温宣通脾胃之阳时又擅用姜汁调服他药，或和合为丸。

六、开痹调气，常投药皮

凡五气之郁，则诸病皆生；若情志之郁，此郁而病也。叶氏医案八卷众多病案的病因病机，提及"郁"的竟多达半数以上，郁则气机痹结，故叶氏治病十分重视斡旋体内气机升降，用药以通为旨。常投药皮，来开痹调气以解郁。因诸皮皆通，均属动药。叶氏又云"诸皮皆凉"，故又能解郁结之热。叶氏最常用的是瓜蒌皮，其次是枳实皮、茯苓皮、大腹皮、栀子皮、生姜皮等。

七、精于用药，讲究炮制

叶氏常用不同辅料加工的药物，使其适应治疗需要。在胃脘痛门中，对胃痛伴舌白而干呕等症选用熟半夏时常以醋炒，既用酸泄降肝气之余，又有辛以通补脾胃之气。读咳嗽门尤案，患者因情怀抑郁，延成干血劳病而上熏为咳。叶氏妙用醋煅水飞紫石英一味，一以温肺暖宫治标，二入肝解郁治本。叶氏对熟地一味之炮制更是别具一格。在中风病出现麻木偏着右肢，厥阴之阳挟风纠扰，真气不主藏聚，则下肢无力行动的病案中，为加强熟地的效力，炮制成九制熟地——先用水煮半日，徐加醇酒砂仁再煮一日，晒干再蒸，如法9次；在阴虚有热的精浊痔血案中，熟地则用水制；在肝肾阴虚有湿热的痿证中，欲宣通脉络，取姜汁之辛来制熟地；而在当培补肝肾之阴，兼清肺胃气热的咳嗽病案中，为防熟地滋腻碍胃之弊，又取砂仁末给予拌炒。同一熟地，四种炮制，其治疗方法之精微，可见一斑。此外，麦冬用米炒、怀山药用乳蒸、枳实用麸炒等各种不同炮制方法，实是不胜枚举，真可谓是"用药有法，法中有法"。

八、据病酌情，择时用药

一日分四时，朝则为春，日中为夏，日落为秋，夜半为冬。朝则人气始生，病气衰，故旦慧；日中人气长，长则胜邪，故安；夕则人气始衰，邪气始生，故加；夜半人气入脏，邪气独居于身，故甚也（《内经》）。人体生理、病理活动与昼夜周期变化有着密切关系。叶氏对内伤病治疗用药时，非常重视昼夜周期交替对疾病盛衰的影响，在医案中有大量根据病情而选择服药时间的案例。在肿胀、吐血、淋浊、遗精、虚劳、中风等门中均可看出，在温补肾阳、滋养肾阴、补益肾气、温肾利水、摄纳下焦之时，进服药物时间常定于早晨。如服薛氏八味丸、加减八味丸、都气丸淡盐汤下等。平旦阴尽而阳受气，早晨是人体内肾上腺皮质激素分泌值的最高峰，此时服药或可借人体阳气之旺、激素水平较高来增强药物入肾之力、补肾之功，从而提高疗效。而在用滋养脾胃、涤痰化饮、敛心宁神之药时，常嘱晚进。如服异功散，用益中消暑方、天王补心丹、《外台》茯苓丸等。另外，昼服五苓散、暮进纯甘清燥等均为不同时间服药的例子。这些据情择时服药的例子，对于日益被人们所重视的时间治疗学的深入研究，确是一份宝贵的遗产。

（《上海中医药杂志》，1987 年第 4 期）

《临证指南医案》用药剂型统计

北京中医学院　　曾大方

《临证指南医案》一书，是清代医家叶天士临证经验的汇集，反映了叶氏自出机杼的遣药立方规律。该书共收列 3 137 诊病案，处方 3 137 张，除成药处方 171 张外，由叶氏选药配制共 3 002 方，其中：

一、汤　剂

在 3 002 方中，煎药取汤而服用的有 2 735 方。然细究之，叶氏在汤剂的煎法上亦多有讲究。如煎药之用水，叶氏据不同病症，除分别采用淡水、河水、秋露水、泉水，或甘蔗汁代水煎药外，亦有不少方采用中药汤代水煎药。计有：糯米汤 12 方，紫石英汤 5 方，益母草汤 3 方，通草汤、海金沙汤各 2 方，糯稻根须汤、秋石汤、蚕沙汤、通草海金沙汤、甘草汤、川石斛汤、茅根笋尖汤、银花地丁汤、银花汤、生鳖甲汤、炒黄米汤各 1 方。煎药方法既有直接水煎，又有以药汁共和或入乳隔汤炖温之法。煎药时间及火力，亦各有不同，如对小产后延成蓐劳，予以肝胃两和方时紫石英先煎二十滚；以气味俱薄之药清肃上焦时，诸药急火煎五分服；若以清疏血分轻剂透斑，参入芳香逐秽开窍之药治疗湿温入血之症，则明示药仅煎至六分后和入金汁。最值得玩味的是，《指南》中有 2 方采用了分煎并服法，其将参、附、姜三味另煎，连、芩、夏、枳以滚水煎三十沸，和入前三味药汁服。本法源于《伤寒论》附子泻心汤法，但与仲景以麻沸汤渍药又略有异，药物亦殊。尤在泾曾评论此法"寒热异其气，生熟异其性，药虽同行，其功各奏"。叶氏在《指南》中妙用此法，实是对仲景寒热共用，补泻并进，两不相悖原则的极好发挥。

二、丸　剂

叶氏谓"久恙非汤药可投，缓调须用丸药"。《指南》共有 235 方系以药制丸，或用于体虚，或因病逾数日不愈，而用丸药久进常投以渐图；或于非剧药不治者，虑其峻烈伤正，以丸剂取缓攻之意。前者如遗精门，共开列 48 方，其中13 方制丸；虚劳门，共处方 118 方，其中 22 方制丸。后者如积聚门，仅列 11方，而其中就有 4 方制丸。制丸之方，随赋形剂之不同，可归纳为如下几类。

1. 血肉有情之品　共 41 方。其中羊肉胶 13 方，猪脊髓 8 方，雄羊肾 3方，河车胶、鳖甲胶各 2 方，龟甲胶、黄鳝、鲲鱼胶、鹿筋胶、淡菜胶、鲍鱼汁、雀卵、猪肠各 1 方。此外亦有阿胶、河车胶、山药捣丸，海参、淡菜胶、川斛膏及虎骨胶、金毛狗脊膏制丸，各 1 方。以血肉有情之品为赋形剂制丸，占各类丸药之首,意在填精补髓,温养八脉,补虚疗损。如卷一虚劳门,有 22 方制丸,而本类独达 10 方,此即叶氏所谓:"填精血务在有情。"

2. 蜜　此为赋形剂中最常用者,《指南》中共 44 方,其中一方为蜜加枣肉捣丸。

3. 药汁　即以药取汁作为辅料泛丸,共 41 方。计有姜竹沥汁 9 方,姜汁 8 方,生香附汁、葱白汁各 4 方,韭根汁、竹沥汁各 3 方,韭白汁、青果汁各 2 方,薤白姜汁、鲜荷叶汁、荆沥姜汁、蒜汁、青菊叶汁、香附姜汁各 1 方。上述药物,多系多纤维及黏性较强之品,故不易研末和泛丸,叶氏独取其汁作为赋形剂,法虽平凡,实寓至理。

4. 中药汤　共 33 方。计有姜枣汤 7 方,红枣蕲艾汤 3 方,桂圆肉汤 2 方,干荷叶汤、椒目汤、油松节酒水各半汤、淡豆豉汤、桃仁承气汤、淡姜汤、苦丁茶汤、炒楂炭汤、金石斛汤、煨姜南枣汤、无灰酒煮黑大豆汤、桑叶桂枝汤、赤豆皮汤、黑大豆炒赤淋酒汤、青橘叶汤、南枣肉汤、桑枝菊花汤、稽豆皮谷精珠汤、青苎汤、稽豆皮汤各 1 方。以药汤为赋形剂泛丸,减少了服量,且易于吞服。

5. 膏　共 27 方。叶氏选为赋形剂的药膏,多具有补肝肾养血活血之功,以之泛丸,加强了药效。计有金樱膏 13 方,益母膏 6 方,金毛狗脊膏 2 方,墨旱莲膏、桑枝膏、乌骨鸡膏、黄菊花膏以及金樱膏加蜜、青蒿汁童便醇酒熬膏加蜜各 1 方。

6. 水　共 23 方。其中 1 方为酒水各半泛丸。

7. 粉　共 9 方。其中山药粉(浆)8 方,建莲粉 1 方。

8. 果实肉　共 6 方。其中红枣肉 4 方,乌梅肉,阿胶芡实莲肉各 1 方。

此外,还有以黄菊花,建莲山药芡实、神曲浆、大酒曲末及蒸饼为丸者 11 方。凡此种种,可以看出叶氏对于泛丸的赋形剂是十分重视和讲究的。

三、膏　剂

共 25 方。叶氏认为:"病根在下深远,汤剂轻浮,焉能填隙,改汤为膏,取药力味重以填实之。"故对阴亏精涸,下元虚损之症常以药制膏使用。然与众不同之处在于,25 方中仅 3 方明示加蜜或饴糖浓煎成膏,其余或选梨汁、天花粉、蔗浆等汁稠味厚之品,或取何首乌、黄精、熟地等黏腻之性;或从龟甲、阿胶、猪(羊)脊髓等有情之属，以水煎熬成自然膏服用。至于肝胃络虚，便燥少血之症则明示熬膏加阿胶收，以助养血补血之力；而于虚火灼液成痰，清窍为蒙之症，则专注以柿霜收，此即《本草汇言》所谓："柿霜，清上焦虚火之药也。如病久畏药味者，用此可作药中果珍。"于此，足见叶氏临证选药，颇有深意。

四、酒浸剂

古称酒醴，后称为药酒，多用于体虚补养、风湿疼痛及跌打扭伤等症。《指南》全书 3 方，一方用于治疗痹证，另两方则分见于卷四便闭门和卷八疮疡门，实为别出心裁。对于大便秘涩日久，服用咸苦之品仍不效者，以"黄酒烧酒各半浸(药)七日"治之，此因"经年不拔，区区汤液焉能通逐。议以大苦寒坚阴燥湿方法，参以酒醴引导"；若属疮愈有泡，面及肢体掌指屈伸皆痛者，则用"无灰酒十斛浸"药，意在"清脉络壅热，藉酒力以引导，通复营卫"。

五、散 剂

共 2 方，一方仿参苓白术散之意，一方以巴豆之类取吐治疗脘膈痞胀。

此外，饼剂在书中亦可见及。尚有一案以指甲末温汤调灌，另以苏合香擦牙，这种疗法，现多不采用。

(《浙江中医学院学报》，1986 年第 2 期)

《临证指南医案》丸剂膏剂与服药法探析

北京中医药大学　　王 烁　赵雪琪　杨云祯

陈琳雯　赵岩松

《临证指南医案》一书，是清代医家叶天士临证实践的汇集，反映了叶天士的遣药立方规律。该书共收列 3 137 诊病案,处方 3 137 张,除成药处方 171 张外,由叶氏选药配制共 3 002 方。叶天士治病,不仅辨证准确,用药灵活,其对药物投递方式及服用方法的选择也不可小觑。他常于不起眼处用思精微,如:对于慢性病不用一方统领,而是早晚异治,协同用药,并擅用丸剂、膏剂起沉疴。另外,叶天士在绝大多数处方后都附有多种特殊的药物服用方法,尤以送服法、服药时间、煎药用水这三方面特点最为突出。笔者试从叶天士《临证指南医案》中对丸剂、膏剂及服药法的运用略作探讨。

一、丸剂及其赋形剂

丸剂是指将一种或多种中药粉末与赋形剂混合或包裹制成的球形或椭圆形的内服固体剂型。叶天士在《临证指南医案》中应用丸剂总计 269 剂,如滋肾丸、济生丸、青囊斑龙丸等。对于何种患者、何种病症选取丸剂给药,叶天士遵古为法,主要体现在以下两个方面:其一,有形积滞常用丸剂。此乃仿洁古东垣法。叶天士云:"洁古东垣,于内伤夹滞,每制丸剂以缓治,取义乎渣质有形,与汤饮异歧。"不同于汤剂的去滓再服,丸剂往往是将药物粉碎成末后黏合成丸,保留了药物残渣。故以有形渣质之丸,治有形积滞之证,取同气相应之义。在痞门宋案中,叶天士以栀子豉汤法解其无形郁热,以白金丸祛其有形之痰。并云"一汤一丸,以有形无形各异也",可为佐证。其二,慢性久病常用丸剂。叶天士认为:"久必入血,汤药焉能取效,宜用缓法,以疏通其络。"汤剂荡涤肠腑,其药液不在胃中久留,故难渗入血络而祛宿邪。而丸剂崩解缓慢,作用持久,可徐缓而治之。

赋形剂是药材成丸的必要成分,按《临证指南医案》中赋形剂的选用,丸剂可分为 3 种:一是赋形剂本身即为丸剂处方药物组成之一;二是处方药物组成以外,另加的辅助材料;三是前两者的结合。如开篇中风门钱氏医案,处方为制何首乌、枸杞子、当归身、怀牛膝、明天麻、三角胡麻、黄甘菊、川石斛、小黑豆皮。在制丸之前,先将处方中的黄甘菊、川石斛和黑豆皮煎汁作膏,加入蜂蜜后与其他药物合研作丸。叶天士对丸剂的运用,在赋形剂的选择上,种类十分丰富,按其物理性状的不同,可分为以下几类。

1. 液体赋形剂

（1）鲜汁：是指将新鲜的药物捣烂或研磨后，滤清所得的自然汁。此种赋形剂制备简便，具有药鲜汁醇、气味俱存的特点。且能湿润药料，诱发药物黏性，便于丸剂成型。叶天士在临证过程中，根据不同的处方要求，采用姜汁、竹沥汁、青果汁、韭白汁、薤白汁、青葱管汁、生香附汁、青葱白汁、韭根汁、蒜汁、青菊叶汁等多种鲜汁制丸。

（2）煎汁：即将一种或数种药材以水或其他溶剂煎煮，滤去药渣后所得的液体制剂。对于一些药力薄弱、性状不宜磨碎成粉的药材，叶天士常取其煎汁以黏合药粉而成丸剂。这样，既能溶出药物有效成分，又便于丸剂的制备。

2. 半流体赋形剂

（1）蜂蜜：蜂蜜具有良好的黏性和矫味作用，为运用最广泛的一种赋形剂。因蜂蜜含有大量的还原糖，故能防止药材有效成分的氧化变质。书中398 例丸剂中，共有 49 例为蜜丸。但是，需要指出的是，蜂蜜需要经过一定的炼制工序，去掉多余的水分及杂质，才能成为黏合性和防腐力俱佳的赋形剂，而书中仅有 2 例医案使用的蜂蜜为经过加工的蜜即"炼蜜"。

（2）煎膏：即将药材水煎，浓缩成稠浸膏，以此作黏合剂制丸。此种制法使得丸剂疗效高、体积小、吸收快，初步实现了存其精华、去其糟粕的原则。根据不同的处方要求，叶天士采用生精羊肉膏、金毛狗脊膏、金樱膏、旱莲草膏、桑枝膏、益母膏、乌骨鸡膏、黄菊花膏、青蒿汁童便醇酒熬膏、川斛膏作黏合剂制丸。

（3）浆：是指将药物洗净后，切断、搅拌成浆状物，以此黏合药末作丸。此种赋形剂在叶案中并不常用，有山药浆和神曲浆两类。

3. 半固体和固体赋形剂

动物胶：是指用动物的皮、骨、甲、角等加水反复煎熬，浓缩后制成的胶状物。此种赋形剂黏合力较强。对于虚损性病症，叶天士认为"精血皆有形，以草木无情之物为补益，声气必不相应"。故常用血肉有情之品如羊肉胶、阿胶、虎骨胶、鳖甲胶、龟甲胶、麋角胶、河车胶、海参胶、鳇鱼胶、鹿筋胶、淡菜胶为赋形剂制丸。

叶天士对于制丸的赋形剂是十分重视和讲究的。根据不同的处方要求，灵活选择赋形剂制丸，一方面使其具备有黏合丸型的能力，一方面还能发挥一定的疗效作用。

二、膏　剂

膏剂是一种将药物用水煎煮,去滓后浓缩加蜂蜜或糖制成的稠厚半流体状制剂。"膏方者,盖煎熬药汁成脂溢而所以营养五脏六腑之枯燥虚弱者。"言其补益滋养之效。《临证指南医案》中,叶天士共用膏剂 32 例。其膏方运用的学术思想主要体现在以下四方面。

1. 补益虚羸　叶天士用膏方处,虚损性病证十之八九。"汤剂轻浮,焉能填隙,改汤为膏,取药力味重以填实之。"可见精血已伤,其"隙"已成。欲补精血,需用质味凝厚之膏剂填之。

2. 注重脾胃　对于病情特殊的患者,叶天士并非一味填补,而是注重脾胃后天之气,先以他药开路再议。遗精门华姓患者,初诊时即予参术膏,却因蛮补之故致神伤散越,其效不佳。叶天士反思"后天生气不醒,浓厚填补,于理难进",后予人乳及生脉四君子汤醒脾胃之气后再议。

3. 辨证施药　细观其膏方配方,并非补药堆砌。遗精门中吴姓患者,因脏阴精之亏,而致阳浮头痛,兼有遗精。叶天士认为:"下虚上实,纯以补涩,决不应病。"在其膏方处方中,除了龟甲、熟地、女贞子等补益性药物,更加入咸温之物秋石以滋阴降火,甘淡之品茯苓以淡渗通阳,可谓"通摄两用"。秦伯未尝谓:"膏方非单纯补剂,乃包含救偏却病之义。"叶天士深谙此道。

4. 缓治久服　叶氏认为:"从来精血有形,药饵焉能骤然充长。"补精血犹如"填隙",非一日之功,宜多服久进,则难成易亏之阴可望渐充。

三、送服法

《临证指南医案》中,用于送服丸剂和膏剂的媒介多种多样,包括:滚水、参汤、淡盐汤、淡姜汤、米饮汤、沉香汁冲开水、秋石汤、椒梅汤、苦丁茶煎汤、竹叶汤、陈酒、暖酒、无灰酒、竹叶灯心汤、艾枣汤、红枣汤,多达十余种。以"药"送药,其作用不外乎两方面:

1. 作药引　可见于秋石化水送服、淡盐汤送服等。遗精门中华案,叶天士予五味子、芡实、山药、山茱萸等药合研做蜜丸以固涩下焦，又思："想精关已滑，必用滑药引导，同气相求，古法有诸。"故以咸温之滑药秋石化水送服以引导诸药。该服药方法体现了其论治遗精"滑涩互施"的治疗特色。

2. 增药效　见于米饮汤送服、酒送服、椒梅汤送服、参汤送服。对于脾胃虚弱患者，叶天士多嘱以米饮汤送服以固护胃气。这样，既可减轻药物对胃肠的不良刺激，又可增强脾胃功能，有利于正气恢复。对于癥瘕积聚的患者，叶天士常用酒送服以行药势、通血脉。此类案例见于胸痹、痹、积聚、疝这四门中。更有用椒梅汤送服安胃丸以抑木扶土者，用参汤送服补益性膏丸以急固其气者，皆为增进药物疗效所设。

四、服药时间

叶天士不仅依据时令的变化调整处方，还在药物的服用时间上作了一定的要求。主要概括为以下两个方面。

1. 早补肾、晚补脾　《临证指南医案》中，提及早晨服药的医案共有77案，其中使用成方约有35处，为地黄饮子、青囊斑龙丸、八味丸、都气丸、六味丸等补肾药物；提及晚上服药的医案共46案，其中多为补脾胃的成方。这种分时间用药法，虽然明代薛立斋已有提倡，但叶天士在临床中应用灵活，更为实用。

2. 午服利尿药　肿胀门中某案，复诊3次皆用牡蛎泽泻散加减，方后注明"午服"或"午后食远服"。叶天士说："太阳司开，阳明司阖，浊阴弥散，通腑即是通阳。"午时左右阳气旺盛，为阳中之阳，此时投以通阳渗利之剂，能使腑气开阖有权，利尿效果更佳。

五、煎药用水

叶天士不仅在剂型选择、送服法、服药时间方面精益求精，对煎药用水也颇为重视。除最常用的水煎，还有金银花汤煎、炒黄米汤煎、河水煎、海金沙汤煎、紫石英煎汤、通草煎汤代水、蚕沙汤煎药、加白酒同煎、益母草汤代水。叶天士根据不同的病证特点，选择不同的煎药用水以增加药力，提高药效。

如益母草汤代水,取其行血养血之功而调女科胎产诸病;加白酒同煎,取其味辛性温而除胸痹清阳失展诸证。

六、小　结

叶天士灵活地运用丸剂和膏剂的特点、煎服用"水"的功效、时间医学的规律,根据不同的病证要求,制定有助于药效增强的药物剂型及煎服方法,故而能取得良好的治疗效果。

当今诸多临床工作者,侧重于药物选择,简单煎服,而未能对药物剂型、药物煎服、药后调养的方法方式引起足够的重视,这在一定程度上影响了药物疗效的发挥。在临证中,根据病情、患者体质而变换剂型及服药方法,是提高临床疗效的重要一环。丸剂具备释药缓慢、药物有效利用率高、作用持久等诸多优点,适于慢性病的调理。膏剂传统立意在于平调、缓图、长效,类于"润物无声",对亚健康者、慢性病患者、老年人、女性人群、儿童、疾病康复期患者、性功能减退者皆可运用。在治疗疾病的过程中要汲取叶天士之精华,正确运用其剂型选择及服药方法,做到不舍一"环",方能提高临床疗效。

(《天津中医药》,2017 年第 34 卷第 3 期)

叶天士药用芳香性味理论探析

山东中医药大学　　郭永胜　张思超

凡具有芳香气味的中药统称为芳香药,古代医家常称之为"芳草""香木"等。芳香性味理论是指认识和探讨芳香气味功用,并以指导运用具有芳香气味的药物于临证的理论。叶天士继承先贤医家对于芳香性味的认识,如治湿热证仿刘河间取辛香苦降气寒法,疗疝气仿张子和辛香泄气法,遵喻嘉言治疗温热病参入芳香逐秽以开内窍,用吕元膺芳香宣窍解毒法以治中风等。其论病疗疾重视芳香性味理论的运用，并结合其个人体悟，将芳香性味与传统四气五味理论结合，拓展芳香性味运用范围及其运用规律，形成了颇具特色的芳香性味辨证体系，而当前尚未有系统论述叶天士芳香性味理论，故本文作以阐述（文中叶天士论述均选自《叶天士医学全书》）。

一、叶天士对于芳香性味功用认识

1. 芳香逐秽辟邪　外感湿邪、湿热、暑湿或夹有秽浊之邪，多首选芳香以逐秽辟邪，以佩兰、藿香、白豆蔻最为常用。其中佩兰气香味辛性凉，辛散逐秽，具有醒脾气、涤甘肥、逐秽邪之功，又常配伍厚朴、陈皮、草果，若夹有湿热秽气阻窍者，参用郁金、菖蒲汁、檀香汁等。

至于具体病案运用，叶氏认为暑湿热皆是一股邪气，若吸入暑湿秽浊之气，首当以芳香逐秽；若秽浊湿疫与气血胶固于心络者，法当芳香辟邪参以解毒以防湿秽蒙闭；若湿热秽气阻窍者，则清热开窍必佐芳香以逐秽。疫为秽浊之气，若秽浊不正之气弥漫，必用芳香以开其蒙闭之秽浊，以其袭芬芳之气而重涤秽浊；而口鼻吸受时序雨潮之湿，或秋暑秽浊之邪气由吸而入，致使秽浊不正异气缠染者，当以芳香辟秽开气，淡渗利湿。而芳香性味本身就有逐秽辟邪之能，辛香更能流动气机，以增强逐秽之功。叶氏总结刘河间治疗湿热，惯用辛香以祛秽；若湿浊内蒸，瘀热发黄，三焦壅遏，浊气弥漫者，用辛香逐秽宣通法。

至于他病而见舌色绛而上有黏腻似苔非苔者，此为挟有秽浊之气，急加芳香逐之。内伤湿邪夹有外感湿浊者，必用芳香，如酒客中虚聚湿，口鼻吸受秽浊不正之气，治以芳香；阳气微弱，浊阴类聚，口鼻受污浊异气，用芳香辟秽以治其标。若内伤病中夹有秽浊者，亦用芳香以逐秽，如秽浊阻遏中焦，致使气机不宣而腹痛脘痹者，当用芳香逐秽兼以疏泄；腹痛出现痧秽之候，以芳香解之。

而根据地区时节气候特点，叶氏提出预先施用芳香之品辟秽以"治未病"。如遇天气郁怫泛潮，常以鲜佩兰叶泡汤，取其芳香不燥，不为秽浊所犯，以免夏秋时令之病；南方湿热，天暖气蒸，最有中痧痞胀诸疾，未受病前，即饮芳香正气之属，以毋令邪入为第一义。

2. 芳香通窍开闭　湿热秽浊、暑热之邪等均可蒙蔽或闭阻心包络而使神明失用,芳香可通其窍络,舒其结闭,以逐秽宣窍。叶氏或以牛黄丸芳香开闭以逐秽邪,或用紫雪丹芳香走窜,勿使里邪结闭,若逆传膻中者,清解之中必佐芳香宣窍逐秽,如至宝丹。至于具体用药,因麝香、冰片可辛香通里窍之闭,较为常用,或配伍石菖蒲、郁金、牛黄等。而牛黄丸、紫雪丹、至宝丹皆能芳香逐秽开窍,可用于窍蒙神昏、秽浊阻闭者;热入厥阴、邪毒深陷者,多用紫雪丹芳香搜逐以开深伏锢闭之热结;秽浊阻塞多用至宝丹,并可逐暑邪;牛黄丸佐以淡渗,亦可分消秽湿浊气。

至于其具体证治,叶氏认为若吸入温邪,入于胞络而致气血交阻者,当以芳香逐秽利窍;热壅膻中以致心窍受蒙者,则以芳香清透宣通络中瘀痹;痘证闷症,毒火深伏,气血壅遏者,需藉芳香搜逐以使蕴伏之毒透发。而温热秽浊填塞内窍,须以芳香宣窍,佐牛黄、金箔深入脏络以搜锢闭之邪;吸受秽浊而神识昏迷者,当以芳香通神,淡渗宣窍,俾秽湿浊气由此分消。阴伤于下而热蒸膻中者,救阴之剂不能透膈以滋下,先用清心牛黄丸芳香清燥以开其结;病久阴液内耗而阳津外伤,清窍俱被浊气蒙蔽,用《局方》至宝丹,藉其芳香以护阳逐邪。而不仅上述外感病邪致病可用芳香开窍,即使内生秽浊等邪气导致神昏窍闭者,亦可使用芳香开窍通神。如风中廉泉,内风亦令阻窍,用芳香宣窍解毒,勿令壅塞致危。

3. 辛香流气　辛香走泄,流动气机,可疏泄肝气。辛温芳香,可开气舒郁,肝脏之气独郁不宣者,辛香专治于气;血痹络逆失和者,辛香专理其血。而疝病属肝,叶氏治疗肝气疝瘕,多仿张子和辛香流气治法,认为"七疝治法,最详子和,其旨辛香以泄肝,得气疏泄而病缓矣"。又辛香开气之属,可以醒阳,可以宣浊,若水谷湿热郁蒸于肠胃,法当苦寒泄热,辛香流气,渗泄利湿;若寒湿积聚,必用辛温香窜之气,如丁香、肉桂或用麝香。其用药治疗疝证常选小茴香,以其辛温芳香,并入肝经,时或佐入青木香、青皮;若为湿热内阻者,苦寒泄热时佐用郁金或加白豆蔻、槐米等。

4. 芳香醒中　脾喜芳香,香能醒脾,芳香健脾悦胃。若清阳不主运通,需益气佐以芳香醒中;胃伤已极,久乏谷气致使津液不复,气机郁闷者,先议芳香轻清,兼以谷气开醒上中。芳香不仅可醒脾理气化湿,亦可逐中焦湿浊秽气,如平昔酒客湿胜内蕴,当以苦味坚阴,芳香理脾;湿热气聚与谷气相搏所致脾瘅者,当用省头草芳香辛散以逐之。而芳香醒脾,辛香理气化浊,辛香不仅可促进脾气健运功能,还可助于祛除困脾之水气痰饮、寒湿秽浊。若太阴脾阳为寒痰浊气凝遏者,治用芳香辛温;湿邪内伏,足太阴之气不运者,法当分利佐辛香以默运坤阳;外因六气未去,流连脾胃内伤者,法当辛香调气醒中,以使阳气流行而湿郁可去。其常用药物有白豆蔻、益智仁、苍术、藿香,时或配伍草果、陈皮、厚朴、木香等味,以辛香调气醒中,使阳气流行而湿郁可去。

5. 芳香轻扬 上焦如雾,若其为湿浊蒙蔽,则非轻扬芳香之气不能开之。如湿热秽浊结于头部,则用清窍治宜轻可去实之法,选芳香气味,使胃无所苦而壅遏得宣。而湿邪着体,驱之宜轻缓,若湿邪滞留致使经络阻痹者,不宜用重药,宜进气分轻清之药,选用芳香轻剂。其中选药有佩兰叶、荷叶、金银花等以清香透化湿浊,或香橼露、玫瑰露、金银花露等芳香轻清以流气开郁。

6. 芳香入络 络有经络之络脉与心包络之别,叶氏治疗时均用芳香入络法,在上述芳香通窍开闭中即为心包络。至于病久入于血脉之络,芳香可入络搜邪,如邪与气血交凝,则成疟母,病在络脉,治宜宣通佐芳香,药如青皮、草果、香附汁等;病邪深伏络脉,着于筋骨,治宜虫蚁佐芳香,如以麝香直攻筋骨。

而辛香走窜,可宣通经隧壅结气分之湿。叶氏认为络脉为病,非辛香不能开郁;浊结有形,非辛香无以入络。如邪气入络,与气血胶结成形而为疟母者,宗络病治疗大旨,攻坚垒佐以辛香;脏寒生满病,治需暖水脏之阳,培火生土,议用幽香通其下焦经脉法;而脾厥心痛,病在络脉,例用辛香。至于寒入络脉气滞,当以辛香温通法;病在奇脉,则用鹿角霜、桂枝、小茴香等以辛香治络;脉络为病,则用降香、郁金等以辛香开郁;下焦寒湿流经,宜用细辛、独活等以辛香通其经腑之郁。

7. 其他性用 另外,辛香配伍尚有开表、通窍之功,如伏暑新凉外束,治以辛香开表,选药藿香、香薷;凡热邪塞窍,神迷昏聩者,选用牛黄丸、至宝丹、紫雪丹,以辛香通里窍之闭。除上述辛香配伍外,尚有辛香与苦味合用。若与苦温配伍则增进气机流动之能,并有入络通降之功。如邪流于阴,病位深及筋骨之腰痛,用归须、地龙、山甲、细辛以辛香苦温入络搜邪;病入奇脉之结实者,仿古人必用苦辛芳香以通脉络;气血凝络,脘痛经阻致使冲脉为病,治用辛香苦温入络通降法。若与苦寒相伍,则可泄热并防辛香燥烈,如水谷湿热郁于肠胃者,法当苦寒泄热,苦辛香流气。

二、叶天士芳香性味配伍运用禁忌

1. 香气燥烈,阴血不足忌用 香气燥烈动气,易伤津耗液,故阴血不足者忌用芳香药物,热胜液伤者用之则助其燥热。叶氏屡称"凡血液枯槁,大忌香燥",认为素体偏于阴血虚不足者,需察其体质,如瘦人脉数弦,易怒而气火逆行,勿投香燥;老人脂液日枯,血枯则便艰,如用辛香温燥,愈进必凶。而对于用药治疗后导致阴血不足者,需要转方。如周行脉痹,而脉转劲,舌干赤者,不可再用辛香燥药;数年久病,而兼形瘦液枯者,不可再用香燥劫夺;久病已入血络,兼有神怯瘦损者,辛香刚燥,决不可用。

凡辛香取气皆刚燥,而肝性刚,肝阴血不足而肝气横逆者,忌用辛香。如木火皆令液燥而致肝胃不和,若进辛香刚燥,则病愈剧;两关脉弦长,五火燔燎,而肝阳胃阳尤甚者,食辛香厚味即病至。有故病未已而夹有肝气横逆者,不可因故病而仍用芳香,如疟邪夹怫郁嗔怒,致厥阴肝气横逆者,禁用香燥破血;若仅谓痰火,用辛香燥剂,劫痰利气宣窍,厥阳不宁。总之,无论素体或因久病或因药误导致阴血不足者,以及肝气横逆妄动者,均禁辛香配伍之法,忌用芳香药物。

2. 辛香泄气,劳损虚证勿投 辛香走窜,运用芳香、辛香治病正是依靠其辛香流动气机之性,有却病之能,但辛温香窜,破泄真气,无补虚之益,正气稍有不足者慎用,劳损虚证忌用。叶天士谓"香燥泄气""虚质不可专以辛香",大凡香气如烟云,先升后降,诸香皆泄气,沉香入少阴肾,疏泄肾气,尤为劳怯忌用。至于络虚而气逆紊乱者,忌进辛香破气;病久中气衰弱,脾胃不胜克伐,禁用辛香气燥。而治疝多用辛香流气,但走泄气胜,可致阳伤,壮年可用,若形脉已衰,当以虚论;如老年下元已亏,固真理阳犹恐不及,不可再用辛香治疝。

三、叶天士芳香性味配伍运用变通

辛香之品性多偏于温燥,对于阴伤血少者用之亦慎。但有些病证非用芳香、辛香不能解，当需据病证之缓急、察正气之虚实而变通运用。或补虚之中兼以辛香流气，如痘证血虚气滞者，在补血之中佐以辛香，以使血虚得充而气滞得解；或通过配伍寒凉、养阴药物以制其过于燥烈、气窜之性，如清心牛黄丸芳香清燥、紫雪丹芳香清透；或佐入酸柔之品以佐制辛香刚燥，如四神丸中佐入五味子。

另外，叶氏挖掘并擅于运用芳香柔润之品，如柏子仁、当归等，既有芳香滑润、养血理燥之能，又可与其他辛香药物配伍，以佐制辛香燥烈之性。如怀妊患有时症者，需辛香温柔之品，用枸杞、柏仁、当归佐以小茴香；而治疗疝证，虚体不可专以辛香，需配伍有情温通以培生气，用大茴香与鹿茸、当归合用；若脾阳不振而肾阴未复者，需在润剂之中佐以辛香，以肉苁蓉、柏子仁、当归与小茴香、肉桂合用；络病而便难液涸者，须忌香燥，而以青葱管与当归须、柏子仁相伍；疝证而血络已伤者，辛香助燥气胜之品宜缓用，则以当归须、柏子仁配伍小茴香；久病在络，气血皆窒者，当以辛香缓通，以桃仁、当归配伍小茴香、降香等。

（《中医药信息》，2018 年第 35 卷第 2 期）

浅论叶天士对甘味药的临床应用

江苏省无锡市第二中医医院　　顾　晔　赵建辉　钟　玲

清代医家叶天士是著名的温病学家，后世医家多认为其用药偏寒凉苦辛，但其对于甘味药的应用亦有独到之处。纵观《临证指南医案》（以下简称《指南》）所载 2 576 案，其中并不乏叶氏对甘味药的运用。

一、甘味药的作用

《神农本草经》指出"药有酸苦甘辛咸五味，又有寒热温凉四气"。气味作为药物的偏性之一，治疗疾病的过程就是以药物的气味之偏来纠正人体阴阳气化的盛衰。而叶氏在药物的气味配伍方面，承继《内经》《神农本草经》《伤寒杂病论》，并博采刘河间、张凤逵等诸家之长，对于药物的气味理论推崇备至。如曾仿《内经》五脏气味苦欲补泻理论，"肝苦急，急食甘以缓之"；并曾于《指南》中云："论药，必首推气味。""黄帝论病，本乎四气，其论药方，推气味。"药各有气味之偏才有合群之妙用。其中以甘味而论，甘味药能补、能缓、能和，有补虚、和中、缓急、调和药性之用。

二、甘味药的配伍应用

1. 甘辛以化阳理中 叶氏博采众长，对于治疗内损疾患常效法李东垣，重视升脾胃之阳气，如遇劳伤阳气，清阳凋丧之虚劳病，闪气疼痛，脘中痞结，无攻痛成法，唯以和补，故叶氏以"辛甘化阳，制大建中汤"。再如劳疟之病，"夏月阳气发泄，仍然劳苦经营，以致再来不愈"，叶氏用甘平之人参、炙甘草、南枣，伍以甘辛之当归、肉桂，辛味之蜀漆、生姜，盖因"辛甘理阳为正"之故。

2. 甘辛以和营止痛 厥心痛为五脏之气厥而入心包络，叶氏运用甘味药治疗此症，亦有心得，如朱姓一例，患心痛之症，重按痛势稍缓者，一派苦辛燥劫心营之象，断其为急心痛，予甘平之人参、炙甘草缓急和中，桂枝之甘辛温暖而不伤阴，辛味之椒佐以味甘之白蜜，盖因其心营受伤，攻劫难施，故辛甘化阳以和心营、行气止痛。

3. 甘辛以平肝息风 叶氏治肝病不越三法，辛散以理肝，酸泄以润肝，甘缓以益肝。如见中阳化风，内风上扰清空之肝风病，症见"头眩耳鸣，目珠痛"，非发散可解，非沉寒可清，叶氏用甘平之枸杞，配以甘温之桂圆肉、甘辛之当归身以涵肝肾、以濡心脾，取甘味至甘之炙甘草充养阳明以培土，菊之微辛，炒炭而成苦味，木生火也，益以女贞子之甘凉，诸药缓肝之急以化风，滋肾之液以祛热，盖因"辛甘化风以补肝"之用意。

再如肝阴久耗，内风日旋，厥阳无一息之宁，痛掣之势已极者，叶氏诊为头风，汤散不可解，予加减复脉汤，配以阿胶、鸡子黄之甘平柔婉以辛甘息风和阳。盖情志不畅则生郁，肝为罴极之本，从中生火，攻冲激烈，升之不熄为风阳，抑而不透则为郁，唯以甘化风，以甘泄木，散郁宜辛，两和肝之阴阳之故。

另如液耗便艰之便闭病，当知虽肾司二便，但肝却主疏泄，故叶氏进辛甘法，方用枸杞子、柏子仁、当归身、茯苓、沙苑子及炒山楂，乃"血燥生风，养血润燥、辛甘息风"之意。

4. 甘酸以化阴增液　酸甘化阴，滋养胃阴以制肝阳，此法实乃叶氏治胃的一大成就。如潘姓患者，症见入夜咽干欲呕，食纳腹痛即泻，叶氏认为其胃口大伤，阴火内风劫烁津液，当以肝胃同治，用酸甘化阴方（人参、白芍、诃子皮、炙甘草、陈仓米）益阴和阳。

甘酸相伍，酸收甘缓，还可用于治疗阴虚盗汗之病。如春半寐则盗汗者，当春阳发泄，胃口弱极，叶氏诊为阴虚，六黄苦味未宜，故用甘酸化阴法，予以甘平之人参、炙甘草、石莲肉、茯苓，配以酸温之五味子。甘酸济阴，亦可用于治疗阳动津烁的消渴、眩晕等病。

5. 甘酸以固涩止遗　《素问》言"甘缓、酸收"，故便血、二便失禁者，叶氏治之常以甘酸配合，收敛固涩，而不耗散气血津液。如便血一症，《内经》谓其阴络受伤及结阴之故，阴络即脏腑隶下之络，结阴乃阴不随阳之征。蔡姓一例，脉濡小，食少气衰，春季便血，大便时结时溏，叶氏诊为便血，思春夏阳升，阴弱少摄，李东垣益气属脾胃之阳，恐其阴液更损，故以甘酸固湿，阖阳明为法，予以甘平之人参、粳米，伍以甘酸之赤石脂、酸平之乌梅、酸温之木瓜、涩平之禹粮石。

再如久泄久痢、脱肛、遗精之肾阴阳两虚，叶氏治以甘酸温涩为法。如孙姓患者，面色萎黄，腹痛下血，经月不愈，叶氏诊为脱肛，因饮食重伤脾胃，肾气失摄下陷为脱肛，宜甘温益气、少佐酸苦，故予以甘平之人参、炙甘草、石莲肉补中益气，甘辛之当归身温肾阳，酸温之炒白芍、黄连佐以酸平之乌梅收敛固涩。盖由精伤及阳气者，法当甘以缓之，酸以补之，叶氏治之亦常用甘酸温涩之三神丸（五味子、补骨脂、肉豆蔻）。

6. 甘咸以清热凉血　《素问·宣明五气》有"咸走血"之说，肾属水，咸入肾，心属火而主血，咸走血即以水胜火之意。甘味药性柔和，咸味如玄参、犀角，均走血分，甘咸配伍，共奏清热凉血之效却不过于寒凉。如陈姓患者，常有衄血，今夏忽起神识如呆，诊脉直上鱼际，叶氏诊为衄血，断其肝胆火升、心营郁热，叶氏认为衄之为病，皆由乎火，耗及木火之营，肝脏厥阳化火内风内灼者,当以甘咸柔婉,故用甘寒之生地配以咸寒之犀角、玄参、知母,佐以苦微寒之连翘、丹参清热凉血。

7. 甘咸以益阴和阳 甘味药多能壮水益阴,重镇安神药多重,重能沉降,能平肝和阳,且多为介类,大多味咸,咸能入阴,两者相伍,甘咸柔婉以益阴和阳。如朱姓一例,头痛神烦,忽然而至,患者向有肝病,目疾丧明,叶氏诊为肝肾阴虚、风阳上升之肝火病,断其阴气久伤体质,予以阿胶鸡子黄汤,配甘味以人参、茯苓、生地、麦冬壮水,白芍、甘草培土,亟和其厥阳冲逆之威,佐以咸味之龟胶,咸味入阴,甘缓其急。

8. 甘寒以滋养胃阴 胃喜润恶燥,以降为和。叶氏治胃,以甘味益胃,宜用甘寒养胃阴。如王姓患者,数年病伤不复,不饥不纳,九窍不和,都属胃病。叶氏思阳土喜柔,偏恶刚燥,若四君、异功等,竟是治脾之药,腑宜通即是补,甘寒濡润,使胃气下行,亦以甘寒清补胃阴,故予甘寒之麦冬,甘平之火麻仁、炙甘草,酸寒之白芍,临服入甘寒之青甘蔗浆一杯,药下则有效验。此患九窍不和,都属胃病也,胃降则和,不必非用辛开苦降之法,亦非苦寒下夺,不过甘寒以养胃阴,则津液来复,使之通降而已矣。

9. 甘寒以生津息风 叶氏认为内风乃身中阳气之变动,肝为风脏,因精血衰耗,水不涵木,木少滋荣,则肝阳偏亢,内风时起。叶氏以甘寒药,治以滋液息风,濡养营络,补阴潜阳,正合《经》云"风淫于内,治以甘寒",实补前人之未及。如某妪,中风后诸恙向安,春三月,阳气正升,肝木主乎气候,肝为风脏,亦属于阳,两阳相合,内风夹阳动旋,脂液暗耗而麻痹不已。叶氏投以甘寒之剂,甘寒之天冬、麦冬、沙参、芦根、鲜竹沥、甘蔗浆,甘凉之柿霜,甘淡之甜水梨生津息风,配以甘平之天麻、辛苦之白蒺藜祛风止痉,盖因痰壅无形之火,火灼有形之痰,甘寒生津,痰火风兼治矣。

10. 甘寒以清肃肺金 肺为娇脏,不耐寒热,易被邪侵而发病,主宣发肃降,性喜清肃,其气以下降为顺。叶氏理肺多用甘寒肃降,如春温嗽痰、咳呛失血者,断其阴分自不足以致吐血,不可概以辛散,当以甘寒润降,以肃肺金,予其甘平之杏仁,甘寒之沙参、川贝、甘蔗浆,配以甘淡之甜水梨,苦微寒之枇杷叶。

11. 甘苦以育阴清热 风温者,乃冬伤于寒,春必病温,重在冬不藏精也。盖劳烦多欲之人,阴精久耗,入春则里气大泄,木火内燃,强阳无制,必可见壮热烦冤、口干舌燥之候，叶氏主治以存津液为第一。如某，温邪化热，肺痹喘急，消渴胸满，便溺不爽，叶氏诊为温热，投以甘味之生地、麦冬、阿胶、天花粉，苦寒之黄芩，咸寒之知母。盖温病，实证未剧，不可下，小便不利者，唯以甘苦相伍，合化气阴以清热之故。

12. 甘温以培中理虚 劳伤者，叶氏必投甘温，乃《内经》言"劳者温之，损者益之"之故。甘补药者，气温煦，味甘甜也，以甘温厚味养其阳。如劳倦受损、初病在脾胃之肿胀者，诊脉右大而缓，左如小数促，冬季寒热身痛，汗出即解，自劳役饥饱嗔怒之后，病势日加，面浮足肿，呼吸皆喘，目泪鼻衄，卧着气冲欲起，食纳留中不运。时序交夏，脾胃主候，睹色脉情形，叶氏诊中满胀病，断其劳伤致损，病位在中焦之脾胃。李东垣云："胃为卫之本，脾乃营之源。"叶氏思脾胃受病，营卫二气昼夜循环失度，为寒为热，故此患始见寒热身痛。因而叶氏投以甘温之建中汤加减，令脾胃清阳自立，中原砥定，无事更迁，其方如下：厚朴、杏仁、人参、茯苓、生姜、蜜枣。厚朴、杏仁乃能降其气，其中人参、茯苓、生姜、蜜枣，甘温相伍，取其建胃中之清阳而和营卫之意也。

13. 甘凉以泄热润燥 咳嗽者，咳为气逆，嗽为有痰，内伤外感之因甚多，但多不离乎肺，叶氏治肺，若因于火者，即温热之邪，亦以甘凉为主；若土虚而不生金，真气无所凛摄者，亦法当甘凉。如宋姓一例，脉右浮数，风温干肺化燥，喉间痒，咳不爽，叶氏用甘凉润剂，投以甘凉之桑叶、玉竹、沙参、生甘草，佐以甘平之甜杏仁，盖不必过投沉降清散，以甘凉泄热润燥之故。

历来咽喉汤方，皆用辛散咸软、祛风痰、解热毒为主，如玄参升麻汤等，皆急于治标而缓于治本。叶氏则不同，对于阴火上结而为咽痛者，每效法张仲景，多用甘草、桔梗，以生甘草甘凉泄热润燥，功在缓肾急而救阴液，佐以桔梗开提足少阴之热邪。

14. 甘缓以缓急和中 吐血症，病因不外乎二，外因者，阳邪居多；内因者，不出乎嗔怒郁勃、劳心苦志及恣情纵欲。叶氏用甘味治吐血，常以甘缓以制其急。如万姓者，脉数左坚，当夏四月，阳气方张，陡然嗔怒，肝阳勃升，络血上涌，虽得血止而咳逆欲呕，眠卧不得倚，叶氏认为此肝阳左升太过，木失水涵，阴亏则生热，是皆本体阴阳迭偏，非客邪实火可清可降之比。《内经》云："胃咳之状，咳逆而呕，木犯胃土贯膈，即至冲咽入肺，肺衰木反刑金。"故叶氏从《内经》之言,投以甘缓之品：麦冬、糯稻根、茯神、甘草、南枣、女贞子。

15. 甘平以健脾和中　平素虚劳内损之咳血症治以甘药者常见,但酒客者却鲜见。《指南》中却有酒客一例,饮酒少谷,酒后咳血,就医被误投寒凉,日就败坏,叶氏观其静坐稍舒,烦言咳急,平素嗜酒少食,中气先虚,酒力温散助热,络血随热气以上沸,投以寒凉,血止后顿然食减脘痞,显是中气已败坏,清阳已伤,断其当以调中为急。虽酒客忌甘,然救其苦寒药伤,勿拘此例,叶氏予甘平之南枣健脾和中,加戊己丸去术。

综上所述,叶天士对于甘味药的运用实在是驾轻就熟,与后世医家对其用药多苦寒的成见不同,叶天士用药轻灵、精简,药性平和,制方最重气味,对于甘味药的运用颇多,如以甘味药作为疗损、理虚、缓急的用药法则,其中可见甘温最多,其次甘平、甘寒、甘凉等。因此,笔者将其研究总结,望能提高临床对于甘味药的认识及运用效率。

（《中华中医药杂志》,2019 年第 34 卷第 8 期）

浅析《临证指南医案》角药配伍应用

福建中医药大学　　吴清梅　鲁玉辉

角药是在中医基础理论的指导下,三味药配成一组,如三足鼎立,互为犄角。这种配伍,相较“药对”,作用复杂。“角药”一词,并非简单的药物堆积,虽未见诸中医典籍,但历代医生却广泛而长期地运用此药物配伍规律实践着,如临床中常用的“三仙”“三黄”“三仁”“三子”“三石”等诸药,对临证有重要指导价值。临床运用角药最早的是张仲景的《伤寒论》,蕴涵于小青龙汤中的“干姜、细辛、五味子”,开了角药之先河。小青龙汤治疗外有表寒而内有痰喘之证,而“姜、辛、味”为方中温肺化饮、止咳平喘之主药。《伤寒杂病论》中蕴含大量独立成方或作为方剂组成的角药,如附子、干姜、甘草组成的四逆汤,黄连、半夏、瓜蒌组成的小陷胸汤,大黄、芒硝、甘草组成的调胃承气汤,大黄、厚朴、枳实组成的小承气汤，茵陈、栀子、大黄组成的茵陈蒿汤，作为五苓散中利水渗湿主药的茯苓、猪苓、泽泻，真武汤中温阳利水主药的附子、茯苓、白芍，小柴胡汤中和解少阳主药的柴胡、黄芩、半夏，补益脾胃剂中常用的人参、甘草、大枣等，不胜枚举。再如，李东垣补中益气汤中含有两组角药，黄芪、升麻、柴胡为升阳举陷、甘温除大热主药；黄芪、人参、炙甘草为益元气、除烦热主药。角药介于中药与方剂之间，在方剂中可起主要作用或辅助作用，亦可独立成方，可获得减毒增效的效果。本文拟就叶天士的治疗温病学术思想对《临证指南医案》（下文简称《临证》）中角药的配伍应用简要分析如下。

一、祛　邪

1. 清热以治温热　羚羊角、玄参、连翘三药合用，清热散热、凉血解毒，及时截断扭转邪气传变，见于《临证·中风》陈案、《临证·郁》某案、《临证·眩晕》王六三案等处。叶天士《温热论》云：“入营犹可透热转气，如犀角、玄参、羚羊等物。”薛生白在《湿热病篇》有云：“湿热证，壮热口渴，舌黄或焦红，发痉，神昏谵语或笑，邪灼心包，营血已耗，宜犀角、羚羊角、连翘、生地、玄参、钩藤、银花露、鲜菖蒲、至宝丹等味。”犀角、生地、金银花合用，可滋阴清热、凉血解毒，见于《临证·暑》顾十三案、《临证·疫》朱案、《临证·衄》某案等处。王孟英《温热经纬》中，以犀角、生地、金银花为主要药物的神犀丹，全方方药与《临证》医案用药基本一致，用以治疗温热、暑疫诸病。

2. 祛湿以治湿温　藿香梗、厚朴、陈皮，三药合用共奏芳香化浊、行气化湿之功，见于《临证·痞》某案、《临证·便闭》汪案、《临证·湿》某二二案等处，出自《太平惠民和剂局方》藿香正气散，主治外感风寒，内伤湿滞证。《温病条辨》中五个加减正气散之主药，为治疗湿温之常用方。茯苓、厚朴、泽泻三药合用利水渗湿除满之力佳，出自《临证·肿胀》某案、《临证·积聚》某案、《临证·便闭》汪案等处，可见于《温病条辨》多个方中，如四苓加厚朴秦皮汤、四苓加木瓜厚朴草果汤、四苓合芩芍汤、草果茵陈汤等。杏仁、白豆蔻、滑石三药合用，见于《临证·湿》冯三一案、王二十案、《临证·疟》曹案等处。《温病条辨》三仁汤，以白豆蔻芳香化浊，杏仁降肺气，滑石滑窍、利小便兼清热，使湿从小便出，用以治疗湿温初起及暑温夹湿，邪在气分。“唯以三仁汤轻开上焦肺气,盖肺主一身之气,气化则湿亦化也。"另,滑石、杏仁、厚朴三者合用,较杏仁、白豆蔻、滑石,侧重于温燥,宣畅气机,见于《临证·暑》周二三案、程四二案、《临证·湿》吴五五案等处。《温病条辨》三仁汤中阐述:"湿温较诸温,病势虽缓而实重,上焦最少,病势不甚显张,中焦病最多,详见中焦篇,以湿为阴邪故也,当于中焦求之。"

3. 寒温并用祛湿热 黄连、半夏、姜汁三药合用,苦辛通降、清上温下、清热化痰散痞,见于《临证·木乘土》周五九案、《临证·痞》刘案、《临证·呕吐》某案等处。王孟英《随息居重订霍乱论》连朴饮,全方包括制厚朴、川黄连(姜汁炒)、制半夏等药物,主治湿热霍乱。赵绍琴《温病纵横》评论连朴饮"为燥湿清热之良方"。而半夏、竹沥、姜汁三者合用,则化痰开窍止呕,见于《临证·肝风》汪案、《临证·暑》龚六十案、《临证·郁》朱案等处,可追寻至《万氏济世良方》卷一,全方由陈皮、半夏、茯苓、甘草、白术、人参、竹沥、姜汁组成,主治半身不遂,属气虚挟痰者。《症因脉治》竹沥二陈汤方由熟半夏、白茯苓、广陈皮、甘草、竹沥组成,主治中风,中脘停痰,"寒,加生姜"。

二、重视顾阴

1. 甘寒养阴 沙参、麦冬、生扁豆三者相伍,共奏清热养阴、消暑益气生津之功,见于《临证·咳嗽》吴案、张十七案、《临证·脾胃》某案等处。《温病条辨》以沙参、麦冬、生扁豆为主药立沙参麦冬汤,用以治疗"燥伤肺胃阴分,或热或咳者"。另有,沙参、麦冬、玉竹三药皆为甘凉濡润之品,合用以清养肺胃、生津润燥,见于《临证·咳嗽》戎案、《临证·风温》马三五案、《临证·癥瘕疹瘰》某案等处。吴鞠通受其启发,《温病条辨》创益胃汤、沙参麦冬汤、玉竹麦冬汤,用以治疗各类胃阴亏损证。

人参、天冬、生地三药合用,有培土生金、金生水之妙,补益气阴、滋肺益肾,见于《临证·虚劳》徐四一案、徐案、《临证·暑》金案等处。吴鞠通《温病条辨》以干地黄易生地,配伍天冬、人参,创三才汤,两复阴阳,而偏于复阴为多者。生地、阿胶、麦冬三者合用共奏养阴液、生阴血、润燥的作用,见于《临证·吐血》马五六案、某女案,《临证·燥》张案等处,出自《伤寒论》炙甘草汤,吴鞠通在《温病条辨》中又加以发挥,创加减复脉汤辈。《临证·肝风》王五十案、曹三二案,《临证·便闭》顾妪案等多处亦可见生地、阿胶、天冬三者合用,共奏养阴液、生阴血、润燥的作用。叶天士《温热论·论舌绛》有云:"其有虽绛而不鲜,干枯而痿者,此肾阴涸,急以阿胶、鸡子黄、地黄、天冬等救之,缓则恐涸极而无救也。"天冬归肺、肾经,而麦冬归肺、心、胃经,故所养脏腑有所区别。如此细微之区别应用,可见叶天士用药之考究。

生地、阿胶、鸡子黄三药合用,养阴效佳,见于《临证·虚劳》黄二六案、《临证·失音》孙二一案、《临证·痉厥》史案等处。俞根初《重订通俗伤寒论》中以此三药,配伍白芍、钩藤、石决明等立阿胶鸡子黄汤,滋阴养血、柔肝息风,主治邪热久羁,灼烁阴血,虚风内动证。何廉臣《湿温时疫治疗法》引沈樾亭方阿胶鸡子黄汤,以生地、阿胶、鸡子黄,配伍牡蛎、白芍、女贞子等,滋阴液以镇肝阳,主急性时疫。

2. 咸寒滋阴 《温热论》:"若斑出热不解者,胃津亡也,主以甘寒……或其人肾水素亏,病虽未及下焦,每多先自徨,此必验之于舌,如甘寒之中加入咸寒,务在先安未受邪之地,恐其陷入易易耳。"叶天士用甘寒以生胃津,用咸寒以滋肾液。生地、麦冬、玄参合用,清热养阴、润肠通便,见于叶氏《临证·中风》丁案、《临证·暑》程四二案、《临证·吐血》罗十九案等处。后世吴鞠通受其启发,《温病条辨》创立增液汤,用以治疗阳明温病不大便之阴亏液涸之半虚半实证,"三者合用,作增水行舟之计"。

3. 酸甘化阴 生地、麦冬、白芍三药合用,滋阴柔肝,出自《临证·肝风》某妪案、张案,《临证·木乘土》胡氏案等处,多处见于吴鞠通《温病条辨》加减复脉汤辈,常以干地黄易生地。吴鞠通《温病条辨》加减复脉汤辈中亦有生地、阿胶、白芍三药合用,共奏养阴清热、补血之效,多处出现于《临证·噎膈反胃》苏五四案、《临证·温热》关案、《临证·吐血》叶案等处。另有阿胶、鸡子黄、白芍三药合用,奏以养阴息风之功,见于《临证·温热》张案、《临证·痉厥》余案、《临证·调经》张十七案等处。《温病条辨》以此三药配伍黄连、黄芩,立黄连阿胶汤,主治"少阴温病,真阴欲竭,壮火复炽,心中烦,不得卧者"。

熟地、五味子、山茱萸三者合用,滋肾涩精,见于《临证·虚劳》蒋三五案、《临证·喘》徐四二案、翁四二案等处,首见于明初《普济方》山茱萸丸,治"肾脏风冷气,腿膝无力,小便数利"。再如芡实、五味子、莲子三者合用,共奏健脾止泻、益肾固精之效,见于《临证·虚劳》李二九案,《临证·遗精》许十九案、李二五案等处。《温病条辨》见双补汤,"芡实、莲子甘温而淡者补脾渗湿","五味酸甘微辛者,升补肾脏阴中之阳,而兼能益精气安五脏者也";专翕大生膏以大队血肉之品,伍上三味,主治"燥久伤及肝肾之阴,上盛下虚,昼凉夜热,或干咳,或不咳,甚则痉厥者"。

三、久病入络,以通为用

1. 养阴通络　熟地、枸杞子、牛膝,三者合用,滋补肝肾阴、养血活血,见于《临证·虚劳》某案、《临证·吐血》某案、《临证·遗精》陆二一案等处。三药合用,见于南宋洪遵所撰《洪氏集验方》中的西川罗赤脚仙还少丹,"大补心肾脾胃,一切虚损,神志俱耗,筋力顿衰,腰脚沉重,肢体倦怠,血气羸乏,小便昏浊"。名医罗元恺以上三药,配伍炮天雄、菟丝子、淫羊藿等,撰温肾益精汤,平补阴阳、温肾益肝、填精育嗣。朱明达所立之还少丹,以熟地、牛膝、枸杞子三药,配伍巴戟天、肉苁蓉、杜仲等大队补肾药物,温肾壮阳、滋肾填精、固肾安神,用以治疗男性不育症。

2. 温阳通络　肉苁蓉、枸杞子、当归三药相伍,以滋养肝肾、养血行血,见于《临证·吐血》何案、《临证·淋浊》张案、《临证·呕吐》曹四三案等处。名医汤承祖以上三药,配伍熟地、黄芪、补骨脂等药物组成的强阳丸,主治已婚、未婚之阳痿病,以及肾阳虚滑精、漏精、早泄等症。李培生的十子育麟汤,以此三药配伍覆盆子、桑椹子、菟丝子等药物,主治阴阳两虚或阴虚、阳虚交错出现的不育症患者,屡用屡验,疗效显著。赵锡武之加味天雄散以此三药配伍附子、巴戟天、淫羊藿等药物,主治阳痿早泄,精子不足的男性不育症。

桃仁、当归、桂枝三药合用,共奏温通经脉、活血化瘀之功,见于《临证·胃脘痛》高案、《临证·胁痛》凌案、《临证·诸痛》庞四八案等处。清光绪甲午年间《医学摘粹》有桂枝当归桃仁汤,全方包括桂枝、芍药、当归、桃仁、茯苓等,治疗妇人经脉闭结、经血凝滞而不行。

3. 散寒化饮通络　桂枝、半夏、茯苓三者合用,共奏温阳通脉、化痰散结之效,见于《临证·痰饮》叶四十案、杨案、《临证·疟》某四三案等处,《圣济总录》之茯苓桂枝汤,全方为赤茯苓、桂枝、半夏、甘草,主治伤寒发汗后引饮过多、心下悸动。

4. 芳香开窍通络 瓜蒌皮、香豉、郁金三药合用,共奏解表透热、宣肺化痰之功,见于《临证·痞》张案、《临证·噎膈反胃》程案、《临证·呕吐》曹四五案等处。《温病条辨》有三香汤,以上三药配伍桔梗、黑山栀、降香末等,治疗"湿热受自口鼻,由募原直走中道,不饥不食,机窍不灵"。石菖蒲、远志、茯神三者合用,可安神定志,见于《临证·肝风》曹案、《临证·郁》陆二六案、《临证·脱》陈案等处,明代《古今医鉴》中有聪明汤,由白茯神、远志肉(甘草水泡)、石菖蒲组成,主治健忘。

5. 苦寒兼宣通 薄荷、连翘、杏仁三药相伍,疏散上焦风热、宣肺利气,见于《临证·斑痧疹瘰》严案、《临证·温热》谢案、《临证·咳嗽》夏五二案等处。《温病条辨》以薄荷、连翘、杏仁配伍桑叶、菊花等组成辛凉轻剂桑菊饮方,用以治疗"太阴风温,但咳,身不甚热,微渴者"。金银花、连翘、淡竹叶三者合用共奏轻宣透表、清热解毒之功,见于《临证·温热》包案、《临证·暑》杨二八案、《临证·产后》项案等处。吴鞠通受启发创立银翘散,用以治疗"太阴风温之但热不恶寒而渴者"。另有金银花、连翘、金汁三者合用,芳香败毒、微苦以降、辛凉清热,见于《临证·温热》张案、《临证·湿》周案、《临证·疫》朱案等处。《本草名著集成》:"金汁得土气最久,大解热毒。"《温病条辨》三石汤方,在上三味药配伍飞滑石、生石膏、寒水石等药物,主治"暑温蔓延三焦,舌滑微黄,邪在气分者"。

四、结　语

叶天士关于角药的配伍应用不仅充分体现了其独特的辨治思想,也反映了其善用古方、巧妙灵活的组方用药思想,在对角药应用与发展做出了较大贡献的同时,也对后世温病学的形成及发展产生了重大的影响。

(《北京中医药大学学报》,2016 年第 39 卷第 10 期)

从《临证指南医案》探讨叶天士运用桂枝去芍药汤规律

陕西省中医医院肺病科　　张军城　李耀辉

在《伤寒论》中，桂枝去芍药汤主要用于"太阳病，下之后，脉促胸满者"，治疗胸阳不振引起的胸满。叶天士对该方的应用有所扩展，在《临证指南医案》中涉及咳嗽、疟、胃脘痛、痞证、胃痛、腹痛、虚劳、痰饮、调经等多种病症。探讨叶氏对桂枝去芍药汤的加减变化运用规律，显然对临床具有一定的借鉴意义。

一、加杏仁降肺气治疗风寒咳嗽

桂枝去芍药汤由桂枝、生姜、大枣、甘草等药味组成，属于辛温之品，有解表散寒的作用。《临证指南医案》中运用桂枝去芍药汤治疗外感咳嗽时常加杏仁，如在"咳嗽"门中的"某（四四），寒热咳嗽，当以辛温治之，桂枝汤去芍加杏仁"。对风寒咳嗽用桂枝去芍药汤，减少了芍药的收敛之性，有利于辛温解表散寒，加一味杏仁可达到宣肃肺气、止咳嗽的功效。

二、加杏仁、薏苡仁利湿浊治疗风湿咳嗽

《金匮要略》中提到："若治风湿者，发其汗，但微微似欲出汗者，风湿俱去也。"叶氏在《临证指南医案》中继承了医圣发汗祛湿的思路，如在"咳嗽"门"某（五三），寒伤卫阳，咳痰。（寒）川桂枝五分，杏仁三钱，苡仁三钱，炙草四分，生姜一钱，大枣二枚"。寒邪伤阳，水湿内停，聚湿成痰，这是一例风寒咳嗽兼有湿浊的病例，叶氏仍以辛散温通的桂枝去芍药汤解表散寒，同时加杏仁、薏苡仁宣肺气、畅气化，以达到气化则湿化的效果。此处用桂枝去芍药汤加杏仁、薏苡仁，构成新的一个方剂即"桂杏苡甘汤"，这与仲景治疗风湿所致"病者一身尽痛，日晡所剧者"的麻杏薏甘汤有异曲同工之妙。

三、加茯苓利小便温通中焦阳气

张仲景运用桂枝去芍药汤治疗"下之后，脉促胸满者"意在通胸阳，即温通上焦阳气。叶天士运用该方温通中焦阳气，并认为去掉芍药是因为其属于"柔阴之药，反碍阳气之旋运"，这也是对医圣"通阳"思路的继承和发展。在"痞证"门有一病例，"沈（二四），精气内损，是皆脏病。萸地甘酸，未为背谬，缘清阳先伤于上，柔阴之药，反碍阳气之旋运。食减中痞，显然明白，病人食姜稍舒者，得辛以助阳之用也。至于黄芪、麦冬、枣仁，更蒙上焦，斯为背谬。姑议辛甘理阳可效。（中阳不运）桂枝汤去芍加茯苓。"这个病例是清阳伤于上，误用阴柔药物阻遏气机，导致中阳不运引起的胃脘痞塞不通，用桂枝去芍药汤辛甘化温通中焦阳气，妙在加一味茯苓，含有"通阳不在温，而在利小便"的含义。

四、加当归养血以和营卫

叶天士用桂枝去芍药汤加当归和营卫的意义在于当归替换芍药，一方面同样可以达到补益营血的作用，与桂枝相伍，有营卫同调的效果；另一方面当归属于温润之品，有温通经络和散寒的功效，与桂枝相伍尤其适用于营分受寒，正所谓"血气者，喜温而恶寒，寒则涩不能流，温则消而去之"，而芍药的寒凉阴柔收敛之性反而有碍气机的流通。如在"胃脘痛"门有一病例："某（女）形寒脘痛，得食甚，手按少缓，非有余客邪病，拟进和营卫法。归桂枝去芍加茯苓。"这个病例显然是虚寒胃痛，宜用辛甘温之品，当归配桂枝去芍药汤正好可以和营卫、补益中焦、温经散寒。

叶氏除了用当归代替芍药外，还用肉桂代替桂枝，生姜换成炮姜，均是为了加强散寒温通之性。如"袁（四五），当脐腹痛，发于冬季，春深渐愈。病发嗳气，过饥劳动亦发。宜温通营分主治。（营分虚寒）当归，炙草，肉桂，茯苓，炮姜，南枣"。

五、加茯苓、杏仁、薏苡仁渗湿邪以化水饮

"病痰饮者，当以温药和之"，叶天士在治疗痰饮病时除了苓桂术甘汤外，还用桂枝去芍药汤加茯苓、杏仁、薏苡仁化裁施治。如"痰饮"门一病例"某（七一），高年久嗽，脉象弦大，寤不成寐，乃阳气微漓，浊饮上泛。仲景云，进温药和之。（脾胃阳虚饮逆咳呕）杏仁（三钱），茯苓（三钱），川桂枝（一钱），生姜（一钱），苡仁（三钱），炙草（四分），大枣（二枚）"。这个病例病机在于"阳气微漓，浊饮上泛"，属于寒饮伏肺引起的慢性咳嗽，叶氏所用药物是桂枝去芍药汤加茯苓、杏仁、薏苡仁。这个组方与刘渡舟的"苓桂杏苡汤"组方相似，刘渡舟常用该方治疗"水心病"引起的心悸气短、咳嗽多痰、头重如裹、胸满痞塞、小便不利等，也是对医圣和温病大师治疗痰饮学术经验的继承与发展。

另外，叶氏还用桂枝去芍药汤加茯苓、半夏治疗痰饮。在"痰饮"门，"吴（氏）脉弦，背中冷，左偏微痛，食少欲呕，四肢牵强。此饮邪内结，议通阳气。桂枝，茯苓，半夏，姜汁，炙草，大枣"，这是个中焦寒饮引起的"背中寒、食少欲呕"的病例，叶氏用桂枝去芍药汤加茯苓、半夏形成苓桂枣甘汤与小半夏汤（半夏、生姜）的合方，刘渡舟创制的"苓桂二陈汤"（苓桂术甘汤加半夏、陈皮），似乎受到了叶氏此医案的启示。

六、加当归、茯苓、鹿角通补奇经

《金匮要略》治疗血痹虚劳的方剂以黄芪桂枝五物汤、黄芪建中汤为常用，都不去芍药。叶天士在治疗血痹虚劳的病例时多次用桂枝去芍药汤加当归、茯苓、鹿角化裁施治，这里桂枝起的是"温通经络"的作用，加当归、鹿角可以"辛润通络、通补奇经"。如在"调经"门有一病例，"董，脉数色夺，久嗽经闭，寒从背起，热过无汗，此非疟邪，由乎阴阳并损，营卫循行失其常度。《经》云：阳维为病，苦寒热矣，证属血痹成劳为难治，痹阻气分，务宜宣通。（血痹成劳）生鹿角、川桂枝木、当归、茯苓、炙草、姜、枣，另回生丹二服。"这是个久病虚损成劳病例，属于奇经病变，而对于奇经病，医者多"只知治肝治肾，不知有治八脉之妙"。这个病例所用药物生鹿角、当归、桂枝、生姜都属于辛温通

补之品,符合叶氏治疗奇经病所强调的"其虚者,必辛苦温补,佐以流行脉络。务在气血调和,病必痊愈"。

七、去掉桂枝加白术补中焦益营卫

对于体质大亏、药物难以耐受的久病虚弱患者,在调和营卫时,叶氏常用桂枝去芍药汤再去掉辛温的桂枝,而仅选用姜、枣、草等性味平和之品以培补后天之气。如"杨(三二),知饥减食,外寒忽然,久病行走喘促,坐卧稍安,此劳伤不复。议从中以益营卫。九蒸冬术,炙甘草,煨姜,南枣"。这是一例虚劳重症患者,叶氏用姜、枣、草加白术"甘温补中"益营卫以达到"保胃气"的效果,该组方可以看成桂枝去芍药汤再去桂枝而成。

桂枝去芍药汤的主药是桂枝,《本经疏证》记载,桂枝"其用之之道有六:曰和营,曰通阳,曰利水,曰下气,曰行瘀,曰补中"。以上医案中,叶氏用桂枝去芍药汤加当归以和营、行瘀、补中,加茯苓、杏仁、薏苡仁利水湿、通阳。这些都是对前人经验的继承。而用桂枝去芍药汤加当归、鹿角可通补奇经治疗血痹虚劳则是叶氏"奇经与络病"理论的具体运用。

《临证指南医案》中柴胡运用规律及特色分析

上海中医药大学　　袁　敏　何新慧　孔祥亮

小柴胡汤是《伤寒论》中治疗少阳病的主方之一,在温病学派形成之前医家对小柴胡汤治疗少阳病以及小柴胡汤中的主药柴胡无太多异议。柴胡在《神农本草经》中原名记为"茈胡",属于中品药物,"味苦,平。主心腹肠胃中结气,饮食积聚;寒热邪气;推陈致新。久服轻身明目,益精。一名地薰,生川谷"。在《伤寒论》《金匮要略》和诸如《备急千金要方》《外台秘要》中均可见柴胡入药的方剂，应用广泛。但自叶天士在《幼科要略》中强调"柴胡劫肝阴，葛根竭胃汁"，吴鞠通在《温病条辨》中治疗"斑疹"禁用升麻、柴胡，王孟英在《温热经纬》引沈再平语云："疟本非死证，唯概以柴胡治疟者，杀之也。"使得后世温病学家忌畏柴胡不敢用之。实际在临证中叶天士并不忌用柴胡，本研究对叶天士《临证指南医案》中有关柴胡的运用，利用计算机辅助检索统计技术进行数据挖掘、整理。

一、资料与方法

1. 资料选择 叶天士《临证指南医案》中记载的医案，有症状、病机、方药等条目者，或有部分缺项，但记有症状、方药者，均予以纳入研究范围。

2. 文献前处理 根据上海中医药大学伤寒论教研室自创"医案查询统计分析系统"所建立的中医药古籍检索词表，对入选条目作症状、病机、方药等方面的标引，即规范化处理，然后导入"医案查询统计分析系统"中。

3. 检索与统计 此次以"柴胡"为检索词，通过"医案查询统计分析系统"对《临证指南医案》进行检索，检索结果采用频次计数法分析。

二、结　果

通过"医案查询统计分析系统"对《临证指南医案》进行检索，共检出与柴胡相关的医案 49 则，其中有 3 则医案用的是银柴胡，取清骨散原方或用清骨散的方义进行组方，用于卷一虚劳门中的骨蒸潮热、劳伤夜热和卷六疟疾门中阴疟内热的治疗。因银柴胡和柴胡不是同一科属的植物，功效不同，柴胡清轻上升，善于达表泄热，且能疏肝解郁；而银柴胡长于退阴分不足之虚热和清疳热，既无升散透发的力量，亦无疏肝的功效，加之案中使用仅有 3 例，故舍去不用。余下含有柴胡的医案共有 46 则，涉及症状有 46 种，病机总频次为 74 次，与柴胡配伍的药物有 80 味。

1. 应用柴胡治疗的病证 在 46 例医案中，涉及症状有 46 种。将这些症状进行病证归类，主要涉及病证有：脾胃病证（木乘土、肿胀、泄泻、便血、胃脘痛、吐泻、痢疾等）、肝胆及其经脉循行部位的病证（疝证、乳房痛和肿块、胁痛等）、妇科病证（月经阻滞、月经愆期、闭经等）、疟疾以及阳痿、虚劳等病证。结合医案来看，其中疟疾中多为劳疟、疟母等证，以柴胡入鳖甲煎丸、补中益气汤中。

2. 应用柴胡治疗的主要病机 病机总频次为 74 次，标有病机的医案 39 则，依据具体结果及频次归类，应用柴胡的病证与病机主要涉及两个方面：① 与脾胃病证有关，如脾胃气虚、脾虚气陷、气虚下陷、气虚等有 18 次，占标有病机的 39 则医案的 46.15%（18/39）。② 与肝胆有关，如肝郁、肝气阻滞、肝火犯胃、胆火阻滞、肝脾不调、肝胆相火等有 13 次，占标有病机的 39 则医案的 33.33%（13/39）。

结合柴胡的功效和病机归类的频次来看，叶天士在这 46 例使用柴胡治疗的医案中，对柴胡的使用主要定位于：疏肝胆和升提两个方面。

3. 与柴胡配伍的药物 在本组 46 例医案中，与柴胡配伍的药物有 80 味，总频次为 498 次。频数在 3 次及以上的有 45 味药物，总频次为 450 次，占 90.36%（450/498）。频数小于 3 次以下的药物有 35 味，总频次为 49 次，占 9.83%（49/498）。

（1）常用药物：在 45 味与柴胡配伍使用的药物中，频数大于 10 的共有 15 味。频数使用大于 20 次（含 20 次）的药物依次有：当归（27 次）、甘草（26 次）、白芍（25 次）、人参（23 次）、陈皮（21 次）、白术（20 次）、茯苓（20 次）；频数在 10～19 次的药物依次有：生姜（18 次）、黄芩（17 次）、牡丹皮（16 次）、升麻（13 次）、半夏（12 次）、黄芪（11 次）、鳖甲（11 次）、薄荷（10 次）。

（2）药物归类：根据《中药学》的药物分类标准，对本组 46 则医案中 80 味药物进行药物归类及频次归类。

1）补益药：占第一位，包括补气、补阴、补血、补阳类药物，共计 13 味，占与柴胡配伍药物的 16.25%（13/80）；使用频次为 159 次，占与柴胡配伍药物总频次的 31.93%（159/498）。使用较多的药物有：当归、甘草、人参、白术、白芍、黄芪、鳖甲、阿胶等。

2）解表药：占第二位，共计 9 味，占与柴胡配伍药物的 11.25%（9/80）；使用频次为 59 次，占与柴胡配伍药物总频次的 11.85%（59/498）。使用较多的药物有：生姜、升麻、薄荷、射干、桂枝等。

3）利湿药：占第三位，包括利水渗湿和芳香化湿类药物，共计8味，占与柴胡配伍药物的10%（8/80）；使用频次为55次，占与柴胡配伍药物总频次的11.04%（55/498）。使用较多的药物有：茯苓、瞿麦、石韦、草果、厚朴等。

4）清热药：占第四位，共计8味，占与柴胡配伍药物的10%（8/80）；使用频次为50次，占与柴胡配伍药物总频次的10.04%（50/498）。使用较多的药物有：黄芩、牡丹皮、黄连、栀子等。

三、讨 论

1.《临证指南医案》中柴胡的使用特色 在使用柴胡的46例医案中，其中有26例医案的治疗，叶天士是明确指出方名的，或直接用原方，或在原方的基础上进行加减用药。涉及的方剂有：仲景的四逆散、鳖甲煎丸，《太平惠民和剂局方》中的逍遥散，《脾胃论》的补中益气汤，以及丹栀逍遥散、阿魏丸等。结合医案《临证指南医案》中叶天士对柴胡的认识及使用特点有以下3个方面。

（1）柴胡配芍药、当归、白术、茯苓——疏肝胆以调和肝脾：在46个医案中，柴胡配芍药频次达25次，两药相配疏肝胆理脾，有四逆散之义；当归、芍药、白术、茯苓的使用频次均大于或等于20次，柴胡与它们相配可疏肝胆解郁、健脾和营，有逍遥散之义。在医案中主要用于：肝胃不和，寒热反复，脾弱肝乘，情志不畅之肝郁，肝郁之腹痛和月经不调。

医案举例：

1）唐氏。紫菀、杏仁、通草、郁金、黑山栀。又，三焦不通，脘痹腹胀，二便皆秘。前方用开手太阴肺，苦辛润降，小溲得利；兼进小温中丸，泄肝平胃，胀势十减有五。但间日寒热复来，必是内郁之气，阳不条达，多寒战栗。议用四逆散和解，其小温中丸仍用。生白芍、枳实、柴胡、黄芩、半夏、杏仁、竹茹、生姜（《临证指南医案·肿胀》）。

2）某。气郁不舒，木不条达，暖则少宽。逍遥散去白术，加香附（《临证指南医案·郁》）。

3）某。气结腹痛，食少寒热（肝气郁）。逍遥散去术加郁金、香附（《临证指南医案·腹痛》）。

疾病诊治应用

625

4）许，十八。经闭寒热，便溏腹痛。加味逍遥散去山栀（《临证指南医案·调经》）。

（2）柴胡配升麻——升清阳举陷：柴胡配升麻可升举下陷之清阳，具有升提中气之效，在案中用于便后下血，气下陷坠肛而痛、久泻等症的治疗。此外柴胡配升麻为补中益气汤中的使药，合以人参、当归、陈皮、白术具有补中益气汤之意，在案中用于以脾胃气虚为主要病机的脾胃病、脾虚阴火的发热等病症的治疗。

对于柴胡的升提作用，叶天士是有明确认识的，在卷九调经门朱案中叶天士就指出：柴胡微升可引少阳升气，上中二焦之郁勃可使条畅。在卷八心痛门田案中，对于闻雷被惊，心下漾漾作痛，用逍遥散去柴胡，加钩藤、牡丹皮治之。去柴胡的原因就在于：此时肝阳上逆，不容升达，而柴胡有升提的作用，故去之。所以临证时要注意柴胡的升提之效，随证加减。

医案举例：

1）程，十七。脉沉，粪后下血。少年淳朴得此，乃食物不和，肠络空隙所渗。与升降法。茅术、厚朴、广皮、炮姜、炙草、升麻、柴胡、地榆（《临证指南医案·便血》）。

2）严，二八。脉小右弦，久嗽晡热。着左眠稍适。二气已偏，即是损怯。无逐邪方法，清泄莫进，当与甘缓。黄芪建中去姜。又，建中法颇安，理必益气以止寒热。人参、黄芪、焦术、炙草、归身、广皮白、煨升麻、煨柴胡（《临证指南医案·虚劳》）。

3）程，寒热经月不止。属气弱留邪，以益气升阳。补中益气汤（《临证指南医案·疟》）。

（3）柴胡可用于内伤发热的退热：统观《临证指南医案》中使用柴胡的46例医案中，出现发热的医案有11例，热型有晡热、发热久、发热恶寒、寒热往来、面热感。这些热型所涉及的病机主要与肝郁、气虚、内郁之气、阳不条达等有关。案中所用柴胡主要是针对这些病机，采用不同的配伍组方分别以疏肝解郁、补益中气而退热。

医案举例：

1）某。肝郁成热，加味逍遥去白术加郁金（《临证指南医案·郁》）。

2）许，十八。经闭寒热，便溏腹痛。加味逍遥散去山栀（《临证指南医案·调经》)。

3)唐氏。紫菀、杏仁、通草、郁金、黑山栀。又,三焦不通,脘痹腹胀,二便皆秘。前方用开手太阴肺,苦辛润降,小溲得利;兼进小温中丸,泄肝平胃,胀势十减有五。但间日寒热复来,必是内郁之气,阳不条达,多寒战栗。议用四逆散和解,其小温中丸仍用。生白芍、枳实、柴胡、黄芩、半夏、杏仁、竹茹、生姜(《临证指南医案·肿胀》)。

2. 叶天士对小柴胡汤治疗热入血室的认识 《伤寒论》中涉及热入血室的原文有第143、第144、第145、第216四条,除第216条外,其余3条明确讨论的是妇人外感风寒、病邪化热乘虚入里侵入血分的病证,临证见于妇人月经适来或经行异常,而伴有发热或寒热往来,胸胁下满或痛,谵语等症。其病机为邪热内入血室,肝失疏泄、少阳枢机不利。治疗上有两种方法:一用刺期门以泄血分实热;二用小柴胡汤和解少阳枢机,疏达血室之热。

医案举例:

(1)沈案。温邪初发,经水即至,见寒热耳聋,干呕,烦渴饮。见症已属热入血室,但由于前医误用辛凉轻剂出现热邪内陷阴伤而发痉厥,叶氏用玉女煎两清气血邪热。

(2)吴案。热病十七日(经来三日患病),见心烦热,神气忽清忽乱。用细生地、牡丹皮、制大黄、炒桃仁、泽兰、人中白治以护阴涤热之缓攻法。

以上两案均未用及小柴胡汤,邵新甫在案后评论说:热入血室,《金匮》有五法,是"仲景无非推展其义,教人当知通变",所以叶氏"审症制方,慎毋拘乎柴胡一法"。

叶天士虽在《临证指南医案》中未用小柴胡汤治疗热入血室,但在《温热论》中叶氏并未排斥小柴胡汤治疗热入血室,其述:"如经水适来适断,邪将陷血室,少阳伤寒,言之详悉……仲景立小柴胡汤,提出所陷热邪,参、枣扶胃气,以冲脉隶属阳明也。此与虚者为合治。若热邪陷入,与血相结者,当从陶氏小柴胡汤去参、枣,加生地、桃仁、楂肉、丹皮或犀角等。若本经血结自甚,必少腹满痛。轻者刺期门,重者小柴胡汤去甘药,加延胡、归尾、桃仁;挟寒者加肉桂心,气滞者加香附、陈皮、枳壳等。"可见叶氏基于温病这一大前提下,在仲景认识的基础上,根据病邪性质的不同,临证针对热邪的轻重、热邪与血相结的轻重情况,在小柴胡汤和解的基础之上进行加减,创立和解凉血祛瘀、和解温里、和解行气等法。如"陶氏小柴胡汤去参、枣，加生地、桃仁、楂肉、丹皮或犀角"正体现了叶氏提倡的治疗温热之邪"入血犹恐耗血动血，直须凉血散血"之义。因此可以说，叶天士对于以治疗少阳伤寒热入血室的小柴胡汤为基本方来治疗温热病热入血室是认同的。

（《上海中医药大学学报》，2012 年第 26 卷第 4 期）

叶天士对《伤寒论》泻心法的临床运用

广西中医药大学　　　冉思邈　黄　珍　黎仲援
　　　　　　　　　　　许传芳　肖　恒
广西中医药大学第一附属医院　　　胡振斌

　　叶天士继承经典，汲取《伤寒论》之精华，并将其运用于临床实践与学术著作中的各个方面，尤其是对于《伤寒论》中泻心法的认识以及运用，具有独到的见解。泻心法系指以泻心汤化裁而成的治疗法则，在《伤寒论》中仲景运用了五泻心汤：大黄黄连泻心汤、附子泻心汤、半夏泻心汤、生姜泻心汤、甘草泻心汤，此五者均为主治痞证之方。其证以心下胃脘痞满不舒，按之柔软无物，缘于治不得法，中气受损，邪热壅聚心下，气机壅塞不行，故其治以泻热、扶中、舒展气机为要法，所设五个泻心汤除大黄黄连泻心汤纯属系苦寒之品，用于热痞外，余皆熔寒热于一炉，苦辛并进，补泻兼顾，用于寒温夹杂，虚实互呈之痞证。叶天士深得仲景辨证论治之精髓，根据泻心法组方之特点，从临床实际出发，在元代戴元礼"诸泻心方取治湿热最当"的启示下得出"湿热非苦辛寒不解"的临床体会，从而将泻心法用于湿热、暑湿、痰热痹阻之众多病证中，从而扩大了泻心法的临床运用范围，不拘泥于"寒热互结""上热下寒"之说，认为要掌握"清邪之中，必佐扶正""热邪宜清，胃阳亦须扶护"的治疗规律。

一、用于湿热所导致的各种疾病

1. 湿热阻滞的反胃 由下焦虚寒引起的反胃比较多见,即"火不暖土"的病证,一般治疗方法为温补命门之火。然而病证往往错综多变,不可拘泥于一时的治法,需要从不断变化的症状来分析,选取最佳方案治疗。如胸脘痞闷、嗳逆,三四日必呕吐黏腻或黄绿水液,辨证则不是虚寒之类,而是湿热阻滞,导致胃气上逆,药用川连、半夏、枳实、郁金、竹茹、姜汁。本法属于泻心法,再根据症状加减,如胸闷、嗳气、吞酸、舌红苔黄腻,可加郁金、竹茹、枳实等以调和胃气,使浊阴自降,则呕逆可止。

2. 湿热痢疾 《伤寒论》中的生姜、甘草等泻心汤证均有"腹中雷鸣下利"的条文,所以多数注释家认为下利属于寒。泻心汤便是治疗上热下寒的下利的主要方剂,其中黄芩、黄连清泄中上二焦,干姜温煦中下二焦。这种分析虽然看似符合逻辑,事实上未必全然如此。叶天士使用泻心法治疗痢疾,围绕"湿热"二字。对于痞证和下利的合并症状,将其病机分析概括为"阳结于上则胸痞,阴走于下则频利",是由湿热下迫所致。对疟疾兼见,诊断为热陷下利者,结合中痞不欲饮食等症状,药用苦辛通降的泻心方,加入金银花、山楂、当归、芍药以清热活血。痢疾在古代通常称为滞下,叶氏指出此滞字不代表停滞饮食,而是暑湿内侵,腑中气机阻遏不通而出现停滞的现象,即气机停滞,不是有形实邪积滞。如果误用了消导、升举等方法,那么会使得暑邪无出路,更容易导致胸痞。一般治疗湿热痢疾时,对于能够饮食但是腹痛的患者可加白芍调和其阴,兼里阳不足的患者则可加入附子温煦阳气。

3. 湿热困脾的脾瘅 脾瘅最早见于《内经》,其症状为口中上泛甜味或者渗出甜液。叶天士指明此病的病机为无形气伤,热邪蕴结,中焦困不转运,且伴见胸脘痞闷不适、不饥不食、口中黏腻不爽等兼症,通常由过食肥甘厚味、酿生湿热所致,宜用温胆汤,药用川连、山栀、人参、枳实、天花粉、牡丹皮、橘红、竹茹、生姜。除用温胆汤外,还可用泻心汤,其中人参补益正气,枳实降浊邪。虽然脾瘅之病多以湿热为因,但其中也有属虚寒证型者,胃虚食少或脾肾两虚者,治疗时应兼以温补阳气,不能生搬硬套经方,应随证情的变化灵活加减运用。

4. 湿热郁阻中焦的肢厥　《伤寒论》中对于厥证论述的较多,如阳虚致厥者用四逆汤,血虚寒郁致厥者用当归四逆汤,阳郁轻证者使用四逆散等,但从未涉及以湿热阻滞中焦为病因的厥证。叶氏医案中记载了恶心、吞酸、胸满、大便不通而见肢厥的病证,诊断为湿阻中焦,与仲景所用的治厥方法并不对应,但可用泻心法化裁,在原方中去掉黄芩、甘草、大枣,加入枳实、陈皮、茯苓即可。

5. 湿热疟疾或疟病的某一阶段　叶天士运用泻心法治疗疟疾,随证加减化裁,匠心独具。如湿热疟疾,手触心下即痛,自利,舌白,烦躁,用苦降辛通以开内闭。用药之后精神随即清楚,且痛处逐渐下至脐部。湿热虽然已经下行,但吐咯仍然带血,上行为逆,于是遵循"热病留瘀,必以下出为顺"的宗旨,在原方中加入炒白芍、炒楂肉,兼以调和血分。暑疟证为湿热阻碍于气分,中焦痞闷不舒,此种则宜用苦辛寒开泄。胃中阳气已虚,必用人参、茯苓,兼顾健胃以扶正泄邪,避免了寒凉药物伤胃的情况。叶氏曾创造性地提出人参、茯苓、半夏同用为通补阳明法,作为泻心法的补充。邪热消灼胃中津液,导致不饥、不饱、不便等,味变酸浊,此时人参与黄连、干姜、枳实等配伍,相得益彰。又如太阴脾疟,口不渴,多有呕吐,四肢先寒,而热聚在心胸,湿热郁滞在中焦,治疗时应苦辛开泄,药用芩、连、姜、夏、枳实,或佐以白芍,或加入陈皮、厚朴。这种不拘一格、辨证施治的方法值得深思与借鉴。

二、用于痰浊阻滞的痞证

痰浊的形成,或因热邪与津液胶结成痰,或因嗜酒而湿热积蓄生痰,导致痰热痹阻而胸脘痞闷。中阳不运,湿邪不归正化,湿邪停滞日久而成痰,痰浊阻滞,气机壅塞不行,故见痞证。痞证既已形成,则必然有相关的临床症状,医案中记载:"邪热、津液互胶成痰,气不展舒,阻痹脘中,治法不但攻病。"叶天士在治疗痞证时用到了人参、川连、枳实、半夏、郁金、石菖蒲。方中半夏辛、温,川连苦、寒,两药合用,辛开苦降,寒温并用,体现了泻心法的精髓,也体现了仲景泻心法中补虚泻实的原则。人参甘、微温,补益脾气,以助运中阳,促进痰浊的生成和排出。痰浊为实邪内阻,通过用祛痰药可达到泻实的目的。医案中明确提到"治法不但攻病",虽然是有形实邪,但在治疗中也切不可只用攻下之法,所以叶天士在方中加了一味人参,正体现了攻补兼施的思想。医案中还有记载治疗热邪里解、热邪入厥阴、湿热伤胃等导致的痞证的案例,虽然症状有所不同,但导致心下痞的病机一致,因此方中均用到黄芩、黄连、半夏、人参,体现了泻心法寒温并用、辛开苦降、攻补兼施的特点。

三、用于肝气犯胃、胃阳虚等导致的呕吐

案中所阐述的呕吐主要有以下几种类型:第一种是肝气犯胃,此型呕吐不能进食,土虚木乘,厥阳上逆,特点是在呕吐的同时,常伴有眩晕、头胀等。在使用泻心方辛开苦降、寒温并用的同时,加川楝子、乌梅、白芍等,目的在于酸苦涌泄,泄肝的同时调和胃气;第二种是胃阳虚浊阴上逆,医案中记载:"食已即吐,在胃也。用辛以通阳,苦以清降。"所以在方中用半夏、川连、厚朴、茯苓、姜汁五味药,川连、半夏、姜汁辛以通阳、苦以清降,佐以厚朴、茯苓通阳化浊,以增强和胃止呕之功。若口不渴或渴而不欲饮水,胃阳已虚,必须佐以人参、干姜扶助胃阳,避免苦寒之药损伤胃气。如兼证有阳虚表现,应加入附子温助阳气,药用人参、淡熟附子、茯苓、炒白粳米、炒黄淡干姜。由此可见,叶天士虽用泻心法,但也不完全拘泥于泻心法。

四、用于上不能食,下不得便的"关格"

关格病大多是由于阳结于上,胃气不降,阻结于内,导致脘腹气逆,呕吐而不可以正常饮食,且阴衰竭于下,不能濡润大肠,从而导致大肠传导失职,大便不能通下所致。此病以老年患者多见,初起只是饮食后脘腹胀满,进一步则大便开始干涩难解,脉小而涩滞,或者出现呕吐吞酸的现象,病久则食不能下咽,二便交阻。叶天士在医案中记载:"脉小涩,脘中隐痛,呕恶吞酸,舌绛,不多饮,此高年阳气结于上,阴液衰于下,为关格之渐。当开痞通阳议治。"方中用泻心法治疗,主要是针对在上阳气之结。阳气结于上则导致津液不行,进而痰气凝滞,所以在选用黄连、半夏、干姜、人参的同时,可加枳实行气除痞,也可加入竹沥清热化痰。若痰气凝遏,则加杏仁、枇杷叶宣降肺气。上热下寒、阴阳逆乱表示关格之病已经形成,附子泻心汤是对症方剂。若寒

热邪气扰乱中焦，胃阳大受损伤，涌吐酸浊，脘腹痛如针刺，病机为阳气虚衰，阴气偏盛，胃气不能下行，通降失常，必须采用温煦中焦的方法，使气血流通，此时应遵循通阳与泄热并重的原则进行治疗。脉象弦迟、饮食不能下于膈而呕吐涎沫的患者为阳结，饮邪阻碍气机。以上两个病案均可以使用附子泻心汤，由于治疗侧重辛热通阳，所以原方去掉了大黄，加人参、干姜、半夏、枳实。

五、用于肝气犯胃所致的胃痛

《伤寒论》中五泻心汤的审证要点为心下痞满不痛，疼痛者便会被诊断为结胸证。因此历代医家不敢大胆运用泻心法治疗胃脘痛的疾病。然而叶天士独具卓见，不管是胃脘痛还是结胸病证，均同样应用泻心法治疗，不墨守成规，开辟了新的视野。如医案中记载："宿病冲气胃痛，今饱食动怒痛发，呕吐，是肝木侵犯胃土，浊气上踞，胀痛不休，逆乱不已。变为先寒后热，烦躁，面赤，汗泄，此为厥象。厥阴肝脏之现症，显然在目。夫痛则不通，通字须究气血阴阳，便是看诊要旨矣，议用泻心法。"方中用到了干姜、川连、人参、枳实、半夏、姜汁，又是典型的辛开苦降、寒温并用，医案中明确提出用泻心法治疗，同时提出要注意辨气血阴阳，此处又可看出叶氏在运用泻心法时的严谨。

六、用于厥阴热证吐蛔

医案中记载暑湿侵袭，为厥阴吐蛔之外因，内因则为嗔怒动肝，从而导致邪气侵入厥阴，即出现了胸满、腹胀、消渴等症状。方用泻心汤，去人参、甘草，加枳实、芍药，意为泄肝火、开痞结。又如吐蛔门案中提到的身热三候不解，胸痞，入暮谵语，耳聋吐蛔，此案仍是热邪结于厥阴，依旧使用泻心汤，去掉人参、甘草、大枣的甘温补益，加枳实以通其滞，茯苓以利其湿，石菖蒲以化其浊。诸药共用，随症加减，以获苦辛开泄之效果。吐蛔原本属于肝胃之病，但由于厥阴之邪气出现了上逆的现象，蛔虫扰动，所以有吐蛔的症状。对于这一疾病，采用的方剂虽有泻心汤、安胃丸等，但仍旧离不开仲景的乌梅丸，以苦辛酸寒热同时运用为治。

七、结　语

以上列举的叶天士对《伤寒论》泻心法的运用与继承,均出自其经典之作《临证指南医案》,医案语言精炼,但抓住了要点。其中许多疾病在临床中常见,在治疗中经常按照常规法治疗,如脾胃虚弱者少用甚至不用苦寒类药物,而叶氏则辛开苦降、寒温并用。但值得注意的是,叶氏并非单纯运用苦寒之品,还加入了温阳益气之药,可见组方之严谨。其对泻心汤的加减化裁条理清晰,得益于对该类方辛苦同用、寒热并举治法的认识,同时也得益于其对患者病情、病状、脉象的仔细观察,提示我们对于经典方剂、治法的运用不要停留在原来的层面上,在不失其基本原则的前提下可根据临床实际情况而定,这样既继承了经典,又发展了经典。叶天士是值得去了解和学习的,不仅因为他是温病学派的代表人物,为温病学说的研究和发展做出了巨大贡献,为后人治疗温病提供了宝贵的经验财富,更因为他能够灵活运用经方,不受经典文献的限制,深刻领悟,潜心研究,时时变通。这种辨证论治、随病情发展变化而用药是中医诊治的核心,是每个中医学子都应掌握的基本技能。

(《亚太传统医药》,2018 年第 14 卷第 1 期)

叶桂变通半夏泻心汤之探析

黑龙江中医药大学　　邱裕莹　张福利

一、引　言

叶桂推广半夏泻心汤用于治疗湿热阻滞的各类病证,主要取其苦辛通降、清利湿热的作用,也用该方调和肝胃。其中黄连、黄芩、半夏、枳实是治疗湿热证的主药。此外叶氏对该方的灵活化裁也值得我们学习、借鉴。通过深入研究叶氏的半夏泻心汤，以冀将该方更好地运用于临床。

二、仲景原方证的概述

半夏泻心汤起源于张仲景的《伤寒论》，在《金匮要略》中也有所描述。在《伤寒论·辨太阳病脉证并治》第149条云："伤寒五六日，呕而发热者，柴胡汤证具，而以他药下之，柴胡证仍在者，复与柴胡汤。此虽已下之，不为逆，必蒸蒸而振，却发热汗出而解。若心下满而硬痛者，此为结胸也，大陷胸汤主之；但满而不痛者，此为痞，柴胡不中与之也，宜半夏泻心汤。"在《金匮要略》"呕吐哕下利病脉证治第十七"曰："呕而肠鸣，心下痞者，半夏泻心汤主之。"便可知半夏泻心汤是用于伤寒误下后出现心下痞变证的治疗。病机主要为寒热错杂于中，中气虚而脾胃不和、心下痞满不舒。由少阳寒热往来的小柴胡汤化裁成肝脾寒热错杂的半夏泻心汤，陈念祖在《伤寒医诀串解》中有解释道少阳胆经相火腑证半表半里的柴、芩证，因乘虚内陷传脏而成厥阴肝热里证的芩、连证。半夏泻心汤则是由小柴胡汤柴胡易黄连，干姜易生姜而成，包括半夏、黄芩、干姜、人参、大枣、甘草、黄连七味。其中用夏、姜辛温以通阳除痞，用连、芩苦寒以降泄邪热，人参、甘草、大枣性甘味以补虚温胃，因而构成辛开苦泄甘补的治法，体现了寒温并治，虚实兼顾。仲景用其治疗伤寒小柴胡汤证误下后，因脾胃虚弱，痰湿阻滞，气机痞塞不通，脾胃升降停滞，故用半夏泻心汤以辛开苦降，祛湿散痞。

三、叶氏的应用心法

叶天士善于研究经方中药物之间的配伍关系及性味组方立法，灵活地变通运用于临床多种内伤疾病的治疗。其巧妙变通半夏泻心汤加减化裁运用于治疗温热性温病、湿热性温病等多种内伤疾病，尤其是湿热性的内伤杂病。在《临证指南医案》中，叶氏把半夏泻心汤广泛应用于肿胀、痞证、呕吐、吐蛔、温热结胸证、暑热、湿热、郁证、脾瘅、疟病、休息痢、痉厥、胃痛、脚气攻心等多种疾患。

由于时代的发展，社会环境的改变，人们生活习惯的改变，城市的热效应,加之嗜食肥甘厚味,缺乏身体锻炼,导致湿热内生,故湿热体质之人居多,或久居阴雨天潮湿的环境,致湿热淫邪侵袭。因湿热与水同气相求,易与人体间的组织间液相结合,湿性散漫,蒙上流下,传变多端。由于湿性散漫,具有蒙上流下的特性,尤其是湿热相和,更易弥漫全身,波及三焦,阻滞人体水道的正常运行,致使湿热弥漫三焦。气机壅滞,无法气化,因此导致多种湿热性的内伤杂病。从现代医学来看,湿热病所涉及的病种很多,诸如伤寒、副伤寒、病毒性肝炎、细菌性病疾、胸膜炎、结肠炎、原发性肾小球肾炎、冠心病、盆腔炎、阴道炎、多囊卵巢综合征、小儿夏季热及湿疹等,均可出现中医湿热证的临床表现。

叶氏辨证湿热,可通过患者舌脉特点而诊察分析可知,该病是由于湿热导致。因湿热上潮于舌面而舌满布腻苔,或湿热并重的苔微黄而腻、脉濡数,或湿重于热的白腻苔、脉濡缓,或热重于湿,苔黄而微腻、脉滑数。

1. 中焦湿热的各类病症 叶天士在《临证指南医案》中提出苦辛合用,创新仲景的方证理论,扩展"苦辛开泄湿热法"论治湿热邪温病,其"苦寒能清热除湿""辛通能开气宣浊",可见此法有调节气机、祛湿热的作用。因甘温助长湿热,酝酿成痰湿,故半夏泻心汤多去甘补的参、枣、草,加枳实开结祛痰除湿。若有脾胃气虚损者复加人参以调补胃气。因此其基本方以夏、姜、芩、连加枳实辛开苦降,开调气机,畅通水道。

叶氏灵活变通半夏泻心汤论治湿热类疾病,若湿盛阳弱,或下利,用干姜或同生姜并用以辛开通阳。湿气重者,合三仁汤以分消三焦湿热,或加杏仁宣畅上焦湿热,阳气得通,气机升降在职,可达气化湿亦化。胃阳虚者,复加入人参,合姜、夏以辛甘通补胃阳。肝火上炎,加白芍合芩连以酸苦泄厥阴,阴伤阳亢合加牡蛎平肝潜阳。

2. 肝胆脾胃失调所致的各类病症 创立泻肝通胃法论治厥阴、阳明同病。其中味苦可泄肝,性辛可开通胃阳。关于半夏泻心汤的病机,多数学者认为半夏泻心汤为六经辨证柴胡证误用下法内陷所导致的痞证,误下后中气虚弱,寒热错杂,脾胃之气受损,脾胃失之职,致清气不升,浊阴不降,痰湿内生,阻滞气机,气机阻滞于心下,故而成痞满证。然叶天士有其独特的见解,认为半夏泻心汤可用于多种内伤杂病,如用卫气营血辨证属于脏腑的气分证,三焦辨证属于以中焦为主的病证,以及因肝胃失调所致的各类病证等。

其理在《临证指南医案·木乘土》王五五医案中指出："泄厥阴以舒其用，和阳明以利其腑，药其苦味之降，辛气宣通矣。"叶氏认为是肝气横犯胃，木盛乘虚土，致肝胃同病，属于中焦证、气分证，用半夏泻心汤。由于肝气治宜苦泄，胃气治宜辛通则降，则气机通畅。其中以芩、连味苦泄厥阴肝，夏、姜味辛通胃阳以泻肝安胃。方中以黄芩、黄连疏泄肝热，若肝热郁成火者加川楝子；肝郁火偏于上焦者加栀子；肝热伤阴，阴伤阳亢上逆者加白芍或乌梅以养阴柔肝，且合芩、连可酸苦泄肝热；肝阳化风者，加牡蛎以平肝潜阳息风。方以半夏通胃阳，胃阳伤者用干姜，甚者加附子。兼有肝胃虚寒呕吐或呃逆者，加吴茱萸以温中补虚，降逆止呕。胃气虚者，加人参、茯苓以补胃气通阳。因此可见，叶氏创造性地运用半夏泻心汤，对《伤寒论》的半夏泻心汤中寒热错杂中的"寒"与"热"，认为其"热"来源于肝，"寒"来源于胃。对今后的临床治疗肝热胃寒、厥阴阳明同病有重要的理论指导意义。

四、半夏泻心汤的合方化裁

肝厥胃痛者，合金铃子散加延胡索，泻肝而止胃痛。因肝热犯胃，胃气不降而脘痞不饥合大半夏汤，肝胃同治以泄肝和胃，苦辛开泄痞结及通补胃阳。痰饮阻结胃脘，肝气冲逆犯胃者，合小半夏加茯苓汤以泄肝和胃，合二陈汤以化痰合饮，而苦辛开泄痞结及通阳化饮止呕。肝郁气逆犯胃而呕吐者，合吴茱萸汤泄木安胃。兼肝热犯胃，吞酸神倦者，合左金丸以泻肝和胃及治吐酸。兼嗳气呃逆者，合旋覆代赭汤以镇肝降逆止呃。兼消渴、哕逆、吐蛔等，合乌梅汤以苦辛开泄胃脘痞结，和阳明以治呃逆，酸苦辛甘泄厥阴以治吐蛔、消渴。兼黄疸疟疾者，合小柴胡汤以清胆除饮。半夏泻心汤是小柴胡汤以黄连易柴胡，干姜易生姜变化而成，叶氏在此复加柴胡合法治疗。兼湿热内闭心包者，合服牛黄丸、至宝丹以开泄湿热痞结，芳香透络开窍。温病的湿热邪伏膜原之寒热不解者，合达原饮以苦辛开泄湿热痞结，开达膜原，燥湿开结。兼湿热邪留三焦证，胸脘痞满者，以分消三焦湿热，以求气化湿亦化，变通半夏泻心汤以苦辛开宣湿热，加蔻、杏等宣上以宣化上焦湿热，可芳香化湿浊，邪热外透，加厚朴合半夏畅中焦湿热，加滑石淡渗下焦，使湿热之邪从小便而去。兼湿热郁结日久，久病入络，络瘀不通，加桃仁、山楂等以通络化瘀。

五、总　结

叶天士继承前人张仲景半夏泻心汤组方立法,进一步拓展了辛开苦降法的临床运用,扩大了半夏泻心汤临床的运用范围,可见变通半夏泻心汤可运用于治疗现代临床多种内伤杂病。

（《世界最新医学信息文摘》,2019 年第 19 卷第 61 期）

《临证指南医案》对栀子豉汤的应用与发挥

浙江中医药大学　　陈宁宁

笔者学习《临证指南医案》,发现叶天士在临床治疗中喜用栀子豉汤,在治疗各种杂病中往往针对患者病因病机适时地加入栀子、豆豉二药。笔者遂对叶天士应用栀子豉汤的案例进行归纳分析,探讨其对栀子豉汤的应用与发挥。

一、治吐后余邪未尽

栀子豉汤首见于《伤寒论》第 76 条:"发汗吐下后,虚烦不得眠,若剧者,必反复颠倒,心中懊憹,栀子豉汤主之。"伤寒病,前医经过汗、吐、下等一系列的治疗,余邪未尽,郁于胸膈而化热。热扰心神,则虚烦不得眠;若郁热严重,则出现反复颠倒,心中懊憹的症状,故用栀子豉汤清宣胸中郁热。《临证指南医案》中,章案:痛乃宿病,当治病发之由。今痞塞胀闷、食入不安,得频吐之余,疹形朗发,是陈腐积气胶结,因吐经气宣通。仿仲景胸中懊憹例,用栀子豉汤主之。患者因陈腐积气胶结于胸膈而痞塞胀闷、食入不安,经吐后经气宣通,却出现疹形朗发的症状。疹形朗发的原因是因为吐后余邪未尽,故叶天士并未用清热凉血的方法治疗,而是仿仲景胸中懊侬例,治以栀子豉汤,清其余邪。这是叶天士对栀子豉汤的继承运用。

二、清利湿热

湿为阴邪,其性重浊黏滞;热为阳邪,其性燔灼。湿热病,湿热裹结,如油入面,难解难分,而叶天士却习用栀子豉汤治疗湿热证。湿热内阻,则气化不利,方中栀子清热利湿,豆豉辛宣透达,通利气机,二药相伍实为清热利湿之良剂。《临证指南医案》中黄案:一身面目发黄,不饥溺赤。过度劳倦,再感温湿之气。误以风寒发散消导,湿甚生热,所以致黄。方用:山栀子、香豉、通草、连翘、赤小豆、花粉,煎送保和丸三钱。某案:暑湿热气,触入上焦孔窍。头胀脘闷不饥,腹痛恶心,延久不清,有疟痢之忧。医者不明三焦治法,混投发散消食,宜乎无效(暑湿弥漫三焦)。方用:黑山栀、香豉、橘红、半夏、厚朴、滑石、杏仁、黄芩。李案:时令湿热之气,触自口鼻,由募原以走中道,遂致清肃不行,不饥不食。但温乃化热之渐,致机窍不为灵动,与形质滞浊有别。此清热开郁,必佐芳香以逐秽为法(湿热秽气阻窍)。方用:黑山栀、香豉、瓜蒌皮、桔梗、枳壳、郁金、降香末。以上三案,病机都属湿热内蕴,或成黄疸,或致腹痛恶心,或致机窍不为灵动,但皆为湿热引起。叶天士所拟三方都运用栀子豉汤以清利湿热,再加以其他清热利湿药以及宣畅气机之品治疗。

三、清利上焦

栀子豉汤中,栀子性寒清热,且味苦主降,豆豉轻宣透达,与栀子配伍,一升一降,两者同用可以清利上焦肺气。叶天士根据"肺主一身之气""肺气不得舒转,周行气阻""肺主百脉,为病最多,上焦不行,则下脘不通"等理论,对很多杂病都通过清利上焦肺气的方法给予治疗。叶氏习用栀子豉汤清利上焦肺气,大大地拓展了栀子豉汤在杂病治疗中的运用范围,书中相关医案特别精彩。

1. 咳喘 倪案：肛疡溃脓虽愈，阴气已经走泄，当阳气弛张发泄。今加嗽血痰多，胃纳减于平昔，脉数促，喘逆脘闷。姑清肃上焦气分（上焦气分蓄热）。方用：黑栀皮、香豉、紫苏子、杏仁、郁金、瓜蒌皮、降香、桔梗。案中患者肛疡溃脓虽愈，但上焦气分留有蓄热，故发喘逆；热伤血络，故嗽血。运用栀子豉汤清利上焦蓄热，再加其他化痰理气之品。

2. 肠痹 张案：食进脘中难下，大便气塞不爽，肠中收痛，此为肠痹（肺气不开降）。方用：山栀、香豉、大杏仁、枇杷叶、川郁金、土瓜蒌皮。患者因患肠痹，故食进脘中难下、大便气塞不爽、肠中收痛，而叶天士却通过肺与大肠相表里的理论，运用开降肺气的方法给予治疗。方中运用栀子豉汤清利肺气，且加杏仁、枇杷叶、郁金、瓜蒌等药开降肺气，肺气通达则肠中气机亦通畅。在这里需指出，叶天士习惯用栀子豉汤配合杏仁、枇杷叶、郁金、瓜蒌清利上焦肺气，书中其他清利上焦之方往往也以此方加减。

3. 湿痹 吴案：身重不能转移，尻髀板着，必得抚摩少安，大便不通，小溲短少，不饥少饮。此时湿邪，蒸郁化热，阻于气分，经腑气隧皆阻，病名湿痹。木防己、杏仁、川桂枝、石膏、桑叶、牡丹皮。又舌白，不渴化热，大便经旬不解，皮肤麻痒，腹中鸣动，皆风湿化热，阻遏气分，诸经脉络皆闭……宜开肺气以宣通，以气通则湿热自走，仿此论治。方用：山栀、香豉、杏仁、瓜蒌皮、郁金、枳壳汁、紫菀。患者感受湿邪，蒸郁化热，阻于人体气道脉络，则引起湿痹，故而出现一系列症状，临床治疗湿痹大多以清热利湿、活血通络为主，而叶天士通过"肺主一身之气""宜开肺气以宣通，以气通则湿热自走"的理论，通过开降肺气的方法给予治疗。方中运用栀子豉汤合杏仁、瓜蒌皮、郁金、枳壳以宣降肺气。

4. 风温 郭案：风温入肺，气不肯降，形寒内热，胸痞，皆膹郁之象，辛凉佐以微苦，手太阴主治。方用：黑山栀、香豉、杏仁、桑叶、瓜蒌皮、郁金。叶天士是中医史上著名的温病大家，对于温病学具有深刻的认识，治疗风温病初期却喜用栀子豉汤。叶氏认为，风温易犯上焦，而上焦近肺，肺气不得舒转，周行气阻，人体则出现病证。如郭案中，风温入肺，则形寒内热，肺主一身之气，肺气为风温所扰，则人体气机失畅，出现胸痞之膹郁象。故治疗用栀子豉汤和杏仁、桑叶、瓜蒌皮、郁金等药清利肺气，宣散风温，则肺气利而风温清，病愈。

‸

四、调和木土

中医五行学说认为：肝胆属木，脾胃属土，木能克土。若肝胆气机不利，郁而化火，则能横犯脾胃，出现肝胃不和、肝脾不和、胆胃不和等证。《临证指南医案》中有"少阳阳明同治""土受木火之侮，阳明脉衰""议清少阳郁热，使中宫自安""肝阳直犯胃络"等语，这都是基于对中医五行学说"木—土"关系的深刻认识。叶天士往往用清木中郁火、通阳明胃气的方法调和木土，且喜用栀子豉汤。栀子豉汤中栀子苦寒，入肝胆二经，可清泻木中郁火。豆豉辛微温，《本草纲目》谓其"下气、调中"，《本草汇言》谓其："凡病一切有形无形，壅胀满闷，停结不化，不能发越致疾者，无不宜之，故统治阴阳互结……食饮不运……一切沉滞浊气搏聚胸胃者，咸能治之。"可见豆豉有宣畅气机、调和人体中气的作用。栀子豉汤中一则清木中郁火，一则通阳明胃气，实为调和木土的良剂，故叶天士习用之治疗肝胃不和、胆胃不和等证。

徐案：脉左浮弦数，痰多，脘中不爽，烦则火升眩晕，静坐神识稍安。议少阳阳明同治法。方用：黑山栀、香豆豉、羚羊角、连翘、陈皮、半夏。此为痰火导致的眩晕证，少阳有郁火，故脉左浮弦数；阳明有痰热，故脘中不爽。方中栀子配羚羊角清少阳郁火，豆豉合连翘、陈皮、半夏清胃中痰热，从而达到调和木土的作用。

张案：脉小弦，纳谷脘中哽噎，自述因乎悒郁强饮。则知木火犯土，胃气不得下行所致。议苦辛泄降法。方用：黄连、郁金、香淡豆豉、竹茹、半夏、牡丹皮、栀子、生姜。叶天士认为此方"泄厥阴，通阳明"，其中泄厥阴是指栀子、牡丹皮、郁金的作用，通阳明是指豆豉、半夏、竹茹的作用。

张案：老年郁勃，肝阳直犯胃络，为心下痛，久则液枯气结成格。方用：川楝子、延胡索、黑山栀、淡豆豉。此案患者肝气郁结而化火，横犯胃络，导致胃络瘀滞，不通则痛。叶天士运用栀子豉汤调和肝胃，金铃子散通络止痛。

五、结　语

栀子豉汤主治伤寒，"发汗吐下后，虚烦不得眠，若剧者，必反复颠倒，心中懊侬",以及伤寒汗吐下后出现烦热而"胸中窒""心中结痛""心下濡"等症。历代医家大多认为栀子豉汤证的病机为郁热扰胸。《素问·阴阳应象大论》云:"辛甘发散为阳,酸苦涌泄为阴。"栀子豉汤中栀子苦寒,得阴之性,清热除烦;淡豆豉辛微温,得阳之性,轻宣透达。二药相伍,共奏清宣郁热之功,用于伤寒病汗、吐、下后余热扰胸证。而叶天士深谙栀子与豆豉的药性,把握栀子豉汤的主要作用为"清宣郁热",临证大胆化裁,将此方的应用范围拓展到眩晕、咳嗽、吐血、肿胀、痞闷、呕吐、肠痹、肺痹、黄疸、风温、暑湿、痰证、疟疾、胃脘痛等,大大扩展了栀子豉汤的治疗范围。研究学习叶天士栀子豉汤化裁应用的经验,将会启发应用经方的思路。

(《山东中医药大学学报》,2012年第36卷第5期)

从《临证指南医案》谈小温中丸的临床运用

江西中医学院中医研究所　　黄利兴
南昌市第二中西医结合医院　　赵文强

　　小温中丸来源于《丹溪心法》,用于治疗黄疸及积聚痞块之属于湿热蕴滞而病涉肝脾者。叶天士在其基础上化裁而确定其组成为:针砂、小川连、苦参、白术、茯苓、香附、半夏、广皮、甘草、神曲浆丸,并扩大了小温中丸的应用。在《临证指南医案》(以下简称《指南》)中有16个病案用到小温中丸,涵盖8个病种,通过温习其医案,以更加深入理解并正确运用小温中丸。兹择其要者各举一案以明之。

一、叶氏运用小温中丸医案

　　1. 痢疾　葛(四十),酒客。大便久泻。胁上曾发痈疡,春夏胁下有形,腹形满胀。此久蕴湿热，痛脓自利，未能泄邪，肠胃气壅，利频不爽。法当分消以去湿热。若攻劫太过，必伤脾胃。议用丹溪小温中丸，早进二钱五分，夜进二钱五分（《指南·痢疾》）。

2. 泄泻 张，脉缓涩，腹满，痛泻不爽。气郁滞久，湿凝在肠。用丹溪小温中丸。针砂、小川连、苍术、白术、香附、半夏、广皮、青皮、神曲浆丸（《指南·泄泻》）。

3. 便秘 高，多郁多怒，诸气皆痹，肠胃不司流通，攻触有形，乃肝胆厥逆之气。木必犯土，呕咳恶心，致纳食日减。勉进水谷，小肠屈曲不司变化，为二便不爽，所谓不足之中而兼有余，医勿夯视。（湿热小肠痹）丹溪小温中丸，每服二钱五分（《指南·便秘》）。

4. 肿胀 某（五七）不饥不运，少腹胃脘悉满。诊脉左弦，乃肝木犯胃，二腑不主流行，浊阴渐次弥漫，他日单胀之作，竟有难以杜患者。速速戒恼怒，安闲自在，诚治斯疾之良图。小温中丸一钱五分。开水送下（《指南·肿胀》）。

5. 湿 李，酒客中虚。粤地潮湿，长夏涉水，外受之湿下起；水谷不运，中焦之湿内聚。治法不以宣通经腑，致湿阻气分，郁而为热，自脾胃不主运通，水湿横渍于脉腠之间，二便不爽，湿热浊气，交扭混乱。前辈治中满，必曰分消。此分字，明明谓分解之义，但乱药既多，不能去病。就是脾胃受伤于药，蔓延腿肢，肿极且痛，病深路远，药必从喉入胃，然后四布。病所未得药益，清阳先已受伤。此汤药难以进商也，议用丹溪小温中丸三钱，专以疏利肠中，取其不致流散诸经，亦一理也。小温中丸八服（《指南·湿》）。

6. 胁痛 丁，由虚里痛起，左胁下坚满，胀及脐右，大便涩滞不爽。用缓攻方法。（湿热壅滞）小温中丸（《指南·胁痛》）。

以上医案，虽然病种不同甚至相反（如泄泻与便秘），但都属于消化系统疾病，且病机均有肝脾失调、湿热内蕴的共同特点，故叶氏均以小温中丸加减治之。

从小温中丸的组成来看，白术、半夏、陈皮、茯苓、甘草、神曲共奏健脾燥湿之功，香附行气疏肝，黄连、苦参清热除湿，针砂补血、除湿、利水，诸药配合，共成健脾疏肝、行气清热燥湿之功，对于脾虚肝郁、久蕴湿热之证，无疑最为对证之方。本方和逍遥散比较,虽然都是肝脾并治,健脾疏肝,但逍遥散偏于温燥,重于补,适宜脾虚肝郁而兼寒湿者,而小温中丸则偏于苦降,重于清,兼有化痰之功,适宜于脾虚肝郁,内生湿热,久蕴生痰者。故两方不仅有药味之差别,更有立法配伍之不同。若两方互参,则完善了肝脾失调证的治疗。

二、小温中丸运用体会

随着人类社会的发展,与社会精神心理因素相关的心身性疾病已跃居发病和死亡之首。中医认为,许多慢性消化系统疾病除了脾虚之外,和肝的疏泄功能失职也密切相关,且现代人往往偏食肥甘,脾虚肝郁,久则蕴生湿热者比蕴生寒湿者更为多见,最终形成脾虚肝郁、湿热内蕴之病机,如慢性结肠炎、慢性溃疡性结肠炎、慢性痢疾等多出现此证型(其主证为:腹痛排便不爽,甚者里急后重,纳食一般,不喜油腻,苔腻,脉弦或濡)。此时若用逍遥散化裁则嫌温燥而有捉襟见肘之弊,若用小温中丸化裁则正中病机而游刃有余。我们临床用小温中丸治疗此证,一般可去针砂。若气滞重而腹胀、矢气多者,加青皮、木香;湿重而脘闷、苔腻者加苍术;脾虚重而乏力、纳少者加党参;大便黏液多甚至有里急后重症者,加白头翁,取得了较好的临床疗效。今择举两验案以证之。

案1:慢性结肠炎

患者,男,26岁,学生。

初诊(2001年4月25日)

患者平素体健,4年前读大学时因一次伤食腹泻后治疗未当,以后常易发生肠鸣腹泻,食欲亦减,一直未认真治疗,复因大学期间生活欠顺利,几年来一直情绪欠畅。近因觉形体较前肥胖而体力反减,大便时硬时溏,且排便不爽而到某医院作肠镜检查,诊为"慢性结肠炎"而求诊于中医。诊见形体较胖,面色偏白,纳食一般,大便时硬时溏,有时有黏液,排便不爽,稍多食油腻则易腹泻,便前常有腹痛,晨起有少量白痰,余无明显不适。舌质偏淡苔薄黄腻,脉右软滑,左略弦滑。辨证为肝气不畅,脾虚湿热久停,治以健脾疏肝,清热化湿为法。

以小温中丸去针砂加青皮、木香。

服 7 剂后即觉便前腹痛大减,纳食增加,继服上方月余,诸症皆除。嘱患者继以上方为丸再服 2 个月,并保持情绪舒畅,慎食油腻。现随访上症未再发。

案 2：慢性阑尾炎

患者,男,54 岁,农民。

初诊(2003 年 7 月 21 日)

患者于 2003 年春节期间一次暴饮酒食后,次日即腹痛剧烈,呕吐,发热(体温 38.6℃),大便量少不畅,即在乡卫生院住院治疗,因腹痛以右少腹为主,且按之有反跳痛,诊断为"急性阑尾炎"。先用抗生素保守治疗,2 日后呕吐止,1 周后发热退,腹痛缓解而出院。但若稍食油腻多或饮酒或情绪不畅均易出现右少腹隐隐疼痛,大便不畅甚者夹有黏液白冻,平时大便常先硬后溏,诊为"慢性阑尾炎",服诺氟沙星等抗生素有效,但易反复,至今已有半年余。察知患者纳食尚可,入寐较难,易于心烦,平时情绪较急躁,口黏口苦,舌质正常,舌苔黄腻偏厚,脉左弦,右软。断为湿热久蕴,热重于湿,肝脾失调。

用小温中丸去针砂、半夏、白术,加薏苡仁、虎杖、枳壳,嘱清淡饮食,戒酒。

7 剂后,舌苔黄腻、口苦口黏大减,腹痛未发,大便转畅,入寐亦有好转,继以上方为丸,服药 1 个月,诸症皆除而愈。

按：此两案病机均为肝脾同病,湿热蕴滞。案 1 患者兼有脾虚夹痰,为较典型之小温中丸证,故几乎以小温中丸原方治疗;案 2 病程相对短,脾虚不明显,湿热尚未生痰,以邪气偏实为主,故去半夏之化痰,白术之健脾,针砂之补血,加薏苡仁、虎杖、枳壳以加强清湿热之力。二案虽然病种不同,但中医认为证候既同,治法则同,均取到了良好的效果。正因为本方切中了肝脾同病、湿热内蕴的临床常见病机,故适当加减,可广泛应用于临床多个病种。

对《临证指南医案》"痰饮"篇小青龙汤运用的思考

广州中医药大学第二附属医院/广东省中医院

刘 奇 郭 洁 黄智斌 古求知

广东省中医证候临床研究重点实验室 卢传坚

广东省中医院芳村医院 李秋萍

小青龙汤为仲景治外寒内饮方剂，见于《伤寒杂病论》，后世医家对其应用广泛。叶天士在《临证指南医案》一书中广泛运用小青龙汤，多去麻黄、细辛，本文拟从"痰饮"篇探讨叶天士对小青龙汤的运用。

一、小青龙汤去麻黄、细辛

在痰饮篇，叶桂用小青龙汤的医案共 11 个，其中"潘三八"案中，哮喘伏饮，予小青龙汤去细辛，其余 10 案中，均以小青龙汤去麻黄、细辛。如在"徐氏"案中提及，"痰饮上吐，喘不得卧。乃温邪阻蔽肺气，气不下降，壅滞不能着右。议用宣通，开气分方法。"所拟处方便为小青龙汤去细辛、麻黄。在"曹四七"案中提及："数年真气更衰，古人谓饮邪当以温药和之，须忌治嗽肺药。先用小青龙汤去麻、辛，接服《外台》茯苓饮。"在"某"案中，言："今胸满腹胀，小水不利，当开太阳以导饮逆，小青龙去麻、辛，合越婢。""赵案"中"支饮，胁痛咳逆。小青龙去麻、辛……"叶天士为何要去掉麻黄、细辛？这要从叶天士对小青龙汤的认识进行分析。在"张四一案"中言："小青龙意主乎由上以泄水寒，直从太阳之里以通膀胱，表中里药也。仲景谓饮邪当以温药和之，驱阴邪以复阳，一定成法。"在"顾"案中，言"晚用小青龙法涤饮，以通太阳经腑"。"某"案中"急用小青龙法，使膀胱之气无阻碍，浊饮痰气自无逆冲之患矣"。叶天士在用小青龙汤治疗他病时，同样要去麻黄、细辛，如咳嗽篇"范妪案"中，"久咳涎沫，欲呕……此皆疏泄失司，为郁劳之症，故滋腻甘药下咽欲呕矣。小青龙去麻、辛、甘，加石膏"。"哮篇"中"朱五一案"，"宿哮咳喘，遇劳发。小青龙去麻、辛，加糖炒石膏"。在"方氏"案中，叶天士拟用越婢方，亦去掉麻黄。叶天士认为小青龙汤为表中之里药，可上泄水寒，里通膀胱，驱阴复阳。然在《临证指南医案》中，并未明确说明为何去麻黄、细辛。在"肺痹"篇末按语中，言"今先生立法……兼寒则用麻黄、杏仁之类"，可见对于外寒内饮的小青龙汤证，当用麻黄、细辛，但从其去麻、辛加石膏的加减中，姑且推测为麻黄、细辛太过辛燥。麻黄、细辛辛温发散，易于耗伤肺津，仲景组方于小青龙汤中配伍五味子、芍药，便是制约辛温燥烈之麻黄、细辛，避免过伤阴津。《金匮要略》痰饮咳嗽病脉证并治中服用小青龙汤后出现一系列变证，如"青龙汤下已，多唾口燥"，"细辛、干姜为热药也，服之当遂渴"，"其证应内麻黄，以其人遂痹，故不内之。若逆而内之者，必厥。所以然者，以其人血虚，麻黄发其阳故也"。叶天士用方多轻灵、濡润，也许这便是其去麻黄、细辛的道理罢！

　　然临证中，小青龙汤又可治疗燥咳。之于麻黄一药，通阳、利水、宣肺、止痛，疗效卓然，临床中很多哮喘患者大发作时则大汗出，一旦喘平，则汗亦止，喘不平则汗不止。有汗不用麻黄则喘难止，汗亦难止。对于素体血虚阴弱之人，服用麻黄则会心悸、心慌、胁痛、小便不畅，正如伤寒所言"咽、淋、疮、衄、血、汗、寒"强发汗出现的诸多变证。同样，细辛辛燥，临床中患者多会出现服用小青龙汤而口燥口干等"上火"表现。但又当活看，晚清医家张锡纯在其著作中叙述徐灵胎治疗平素血证之人痰喘，毅然用小青龙汤缓解症状，后以消痰、润肺、养阴、开胃之方，以次调之，体乃复旧。有是证，用是方，小青龙汤证当用小青龙汤。叶天士每用小青龙汤，辄去麻黄、细辛，则有待商榷。张锡纯创立"从龙汤"，顾名思义，便为服用小青龙汤后善后之方，方由龙骨、牡蛎、生杭芍、清半夏、苏子、牛蒡子组成，热者，酌加生石膏数钱或至一两。此方"治外感痰喘，服小青龙汤，病未痊愈，或愈而复发者，继服此汤"。服用小青龙汤出现口干燥、咽喉痒、痰难以咳出的情况，此时可在小青龙汤基础上加用石膏，续服原方，即《金匮要略》中治疗"肺胀，咳而上气，烦躁而喘"的小青龙加石膏汤。临证中，为避免服用小青龙汤出现燥化，可径与小青龙加石膏汤。张锡纯在《医学衷中参西录》言："是以愚治外感痰喘之挟热者，遵《金匮》之例，必酌加生石膏数钱，其热甚者，又或用至两余。"同时也可以选用岭南已故名医郭梅峰的燥咳方，方为莲子肉、冬瓜仁、柏子仁、生麦芽、瓜蒌皮、甘草、南豆花、鲜橙汁、杭菊、柿蒂。此方针对咳嗽而痰少，或极少量痰而夹有血丝。如若出现咽喉瘙痒，继而咳嗽，咽中有物难出，则可予半夏厚朴汤加甘草、桔梗、诃子。

二、外饮治脾，内饮治肾

仲景《金匮要略》痰饮病篇中，并未出现"外饮""内饮"的说法。关于此种说法，清代医家尤在泾在论痰饮病短气倚息时明确指出"外饮治脾，内饮治肾"。叶天士在"程五七"案中论言："仲景有要言不烦，曰饮邪必用温药和之，更分外饮治脾，内饮治肾。不读圣经，焉知此理？"仲景在"痰饮咳嗽病脉证并治"中言："夫短气有微饮，当从小便去之，苓桂术甘汤主之。肾气丸亦主之。"论述了从脾、肾两本论治饮邪的思路，并未提及"外饮""内饮"称谓。叶天士言"外饮""内饮"的理论基础，有待考证。此处姑且以"外饮""内饮"来论痰饮治疗，"外饮治脾"方面，代表方剂还有茯苓甘草汤、小半夏加茯苓汤、《外台》茯苓饮、二陈汤；内饮方面，则以真武汤、肾气丸、苓桂甘枣汤为主。李可老中医针对咳喘痼疾，久治不愈之证，凡外寒内饮，喉间有痰鸣音，咳喘不止，便与加味小青龙汤治其标：麻黄、桂枝、赤芍、炙甘草各 10 g，生半夏 30 g，干姜、五味子、细辛、白芥子（炒研）各 10 g，炙紫菀、炙款冬花各 12 g，带壳白果 20 g（打），鲜生姜 10 大片，大枣 10 枚。若虚化，由肺及肾，肾不纳气，加红参 10 g（打小块先吞），枸杞子、菟丝子、补骨脂、淫羊藿各 10～30 g，以防发散太过拔阳根，亦体现从肾论治。

三、结 语

叶天士用小青龙汤多去麻黄，但不可因噎废食。麻黄在《伤寒论》《金匮要略》中共出现 31 次（含方及方后加减），临证中麻黄应用极为广泛，包括消水肿、开玄府、平喘、开肺窍、止痛。世人常言"有汗不可用麻黄"，难道"汗出而喘，无大热"的麻杏石甘汤仲景避麻黄而不用？故应为"有汗不可用麻黄汤"。但麻黄的应用，当兼顾患者既往有无心悸、小便是否欠通畅、血压是否偏高，而且用量当逐渐增加，不可径用大量，又当为同道所注意！

浅谈《临证指南医案》运用复脉汤经验

南京中医药大学　　张丽雯

　　复脉汤又名炙甘草汤,来源于东汉张仲景《伤寒论·辨太阳病脉证并治》第177条:"伤寒,脉结代,心动悸,炙甘草汤主之。"本方功能益气滋阴、通阳复脉,主治阴血阳气虚弱,心脉失养证,或虚劳肺痿证。组成:"甘草(炙,四两),生姜(切,三两),人参(二两),生地黄(一斤),桂枝(去皮,三两),阿胶(二两),麦门冬(去心,半升),麻仁(半升),大枣(擘,三十枚)。上九味以清酒七升,水八升,先煮八味,取三升,去滓,纳胶烊尽,温服一升,日三服。"

一、医案选择原则

　　据统计,《临证指南医案》中有复脉汤方案47则。书中明确指出运用复脉汤的病例有中风、肝风、头风、虚劳、咳嗽、吐血、温热、燥热、痢疾、痉厥、头痛、胎前等。对于处方以炙甘草、生地、麦冬、阿胶等药物为基本组成的病案,也纳入医案选择范围,并进行讨论。

二、用方注重舍脉从证

　　《伤寒论》指出,运用复脉汤之脉象多为脉结代,而叶天士运用复脉汤,未受原方脉象所限,遇以阴伤为主,津液枯燥之证,不论其脉象如何,投以本方或加减,以复正气。如中风之"液虚风动"证中,患者"脉细而数,细为脏阴之亏,数为营液之耗",用复脉汤去姜、桂,以滋液息风、濡养营络、补阴潜阳。又如头风之胃虚风阳上逆证中,患者"阳明脉弦大而坚,厥阴脉小弦数促",以复脉汤去参、姜、桂,加鸡子黄、白芍治之。叶天士认为,头风久则伤及肝阴,"至于肝阴久耗,内风日旋,厥阳无一息之宁",唯与"复脉之纯甘壮水,胶、黄之柔婉以息风和阳"。此外,吐血之阴虚证中见脉左坚,虚劳之阴虚证中见脉数虚,痢之痢伤阴液证中见脉右数、左细数等,皆符合阴虚为主,久伤阴液,拟以复脉汤每每奏效。叶天士引申本方的治疗规律,多从症状着眼,凡属舌绛裂纹,舌红若赭,口渴喜冷,上颚干涸,烦躁不宁等症均用之。由此可见,患者症状属邪少虚多,阴伤为主者,继之结合脉象,皆可用本方加减,以见疗效。

三、用方注重阴虚为主

1. 阴虚风动 《临证指南医案》首篇中风门中即有医案:"沈,四九,脉细而数,细为脏阴之亏,数为营液之耗。上年夏秋病伤,更因冬暖失藏,入春地气升,肝木风动,遂令右肢偏痿,舌本络强言蹇,都因根蒂有亏之症。庸俗泄气降痰,发散攻风,再劫真阴,渐渐神惯如寐。倘加昏厥,将何疗治?议用仲景复脉法。"叶天士首提内风,为身中阳气之变动,肝为风脏,因阴液精血衰耗,水不涵木,则肝阳偏亢,内风时起。倘若此时盲目攻风劫痰,则体内阴液劫伤更甚。故宜从本而治,滋液息风,濡养营络,补阴潜阳,方如复脉汤。在痉厥门中亦有类似情况考虑使用复脉汤者。"毛,瘦人而病温热,神呆舌赤。诊脉时,两手牵掣震动。此津液受劫,肝风内鼓,是发痉之原。议以养胃汁,息肝风,务在存阴耳。用仲景复脉汤法,去参、姜、桂。"厥者为从下逆上之病,痉者为风强之状。症见舌赤知有热邪,热邪煎灼阴液,肝阳偏亢,肝风内动上逆发为痉厥,故以滋阴清热、息风止痉为治本之法。

2. 热邪伤阴 燥之热劫阴液中举医案:"张,脉数虚,舌红口渴,上腭干涸,腹热不饥。此津液被劫,阴不上承,心下温温液液。用炙甘草汤。"胎前门中"金,怀妊五月得热病,久伤阴液,身中阳气有升无降,耳窍失聪,便难艰涩。议用仲景复脉法,以生津液"。由症状舌红口渴,上腭干涸,腹热不饥,便难艰涩,不难看出病有热邪。热邪伤阴,阴液衰少无以上承滋养。叶天士医案,胎前大约以凉血顺气为主,着重顾护肝、脾、胃三经。若兼夹他邪则祛邪,有火则治火,阴虚则清滋,随机应变。

3. 阴虚温伏 温热门"关,阴虚夹温邪,寒热不止。虽不宜发散消食,徒补亦属无益。拟进复脉汤法"。冬伤于寒,春必病温者,重在冬不藏精也。阴精久耗,入春则内热从里而发。咳嗽之温邪,"王二六,脉小数,能食,干咳暮甚。冬藏失纳,水亏温伏。防其失血,用复脉法"。咳为气逆,嗽为有痰,冬藏失纳,阴精亏损,无以制阳,入春温伏见脉小数,干咳。故治仍以阴虚为主,达清热之效。

4. 阴阳两虚　久虚不复谓之损，损极不复谓之劳，此虚、损、劳三者，相继而成也。叶天士亦有运用复脉汤于虚劳者。"某，脉虚细，夜热晨寒，烦倦口渴，汗出。脏液已亏，当春气外泄。宗《内经》凡元气有伤，当与甘药之例，阴虚者用复脉汤。"此虚劳之阴阳两虚也。

四、用方灵活加减化裁

1. 阴伤常去桂、姜，加白芍　如吐血之阴虚，"顾，二八，脉左坚，阴伤失血致咳。复脉去参、桂、姜，加白芍"。再如温热之热入心营，"张，营络热，心震动。复脉汤去姜、桂、参，加白芍"。姜、桂辛温，耗伤阴液，故叶氏在应用复脉汤治疗阴伤类疾病时，往往去除。白芍味酸苦而性微寒，能滋补阴液，故叶天士常于阴伤较重时加入白芍。

2. 阴伤风动加鸡子黄　头风之胃虚风阳上逆，"朱，五四，阳明脉弦大而坚，厥阴脉小弦数促，面赤头痛，绕及脑后，惊惕肉瞤，漐漐汗出，早晨小安，入暮偏剧。此操持怫郁，肝阳挟持内风直上巅顶，木火戕胃为呕逆，阳越为面赤汗淋。内因之病，加以司候春深，虑有暴厥瘛疭之患。夫肝为刚脏，胃属阳土。姑议柔缓之法，冀有阳和风息之理。复脉去参、姜、桂，加鸡子黄、白芍"。阿胶与鸡子黄同为血肉有情之品，柔婉息风，是叶天士常用之药对。

3. 潜肝阳多用介质　如肝风之肝肾阴虚，"金女，温邪深入营络，热止，膝骨痛甚。盖血液伤极，内风欲沸，所谓剧则瘛疭，痉厥至矣。总是消导苦寒，冀其热止，独不虑胃汁竭、肝风动乎？拟柔药缓络热息风。复脉汤去参、姜、麻仁，生鳖甲汤煎药"。又如头痛之血虚阳浮，"程，既知去血过多，为阴虚阳实之头痛，再加发散，与前意相反矣。复脉去参、姜、桂，加左牡蛎"。叶天士在应用复脉汤时，针对阳亢不潜的病机常选用牡蛎、鳖甲等介属潜阳之药，滋补肾水，收敛阳气。

在《临证指南医案》中，叶天士运用复脉汤以邪少虚多、阴虚为主为主要核心病机，且并不拘泥于张仲景运用复脉汤之典型脉象，结合症状表现，灵活加减运用复脉汤，给后学者启迪，指导正确运用复脉汤。

叶天士运用人参固本丸经验探析

山东中医药大学　　　平　静　王均宁
辽宁中医药大学　　　姚鹏宇

　　叶天士世医出身,幼承家学,从师十余家,尽得各长,临证经验丰富。《临证指南医案》所载医案集中体现了叶天士的诊疗经验和思路,对当代中医发展以及临床诊疗具有重要的参考价值和指导意义。叶氏用方,或以成方加减化裁,或据病拟定新方,继承创新,颇具特色。现将叶氏应用成方人参固本丸的经验论述如下。

一、人参固本丸源流方义

　　人参固本丸又称固本丸,散见于《临证指南医案》中风、虚劳、吐血等十三篇、十六案中,书中所载固本丸医案基本可以反映叶天士的用药特点和临床思路。人参固本丸方仅五味组成,属于中医"七方十剂"的小方、补剂范畴。《叶氏录验方》《寿亲养老新书》《瑞竹堂经验方》《医方类聚》《医学正传》《医方考》《景岳全书》等十余部著作均录有此方。叶氏所用固本丸源自明代张景岳《景岳全书》,原文言:"治脾虚烦热,金水不足,及肺气燥热,作咳作嗽,或小便短少赤色,涩滞如淋,大便燥结,此阴虚有火之圣药也。"其组成:人参二两,天冬、炒麦冬、炒生地黄、熟地黄各四两。蜜丸,桐子大。每服五六十丸,空心温酒或淡盐汤下。中寒之人不可服。如欲作膏,俟煎成,外加白蜜四两。《医方类聚》载此方可治明目不渴。虞抟《医学正传》亦载固本丸一方,其药味相同,而剂量有所差异,由天冬、麦冬、生地黄、熟地黄各二两,人参一两组成。《实用方剂辞典》谓此方功能益气养阴、补肺滋肾,治金水不足,肺虚燥热,作渴作嗽,或小便短赤、涩滞如珠、大便燥结等津伤虚热之证。《中医方剂大辞典》谓其功用滋阴养血、清金降火、补精益肾,主治虚劳肺肾阴虚,咳嗽痰血,盗汗自汗,虚热燥渴,小便短赤,反胃,津枯胃燥者。

　　方名固本丸以其能固摄人身之本,充填下元,《删补颐生微论》言:"天一生水,故肾为万物之元,人身之本。自伐其元,则本不固而劳热作矣。"此方以二地滋阴补肾,生地黄凉肾,熟地黄填精;二冬皆入肺经,滋阴清热;人参补脾益肺,益气生津。诸药合用,三脏同调,共奏气阴双补之功。历代医家于此方功效主治,各有所见,《医方集解》认为此"手太阴、足少阴药也",《外科理例》谓其"治虚而有火之圣药也",《虚损启微》曰"治脾虚烦热,金水不足,及肺气燥热,作咳作嗽,或小便赤色,短少涩滞如淋,大便燥结,此阴虚有火之圣药也",《医方论》称"此方治火旺克金者为宜,若脾胃虚弱,宜参用培土生金之法"。统而言之,金水相生、培土生金为此方治法要诀,滋阴益气清热是为方之功效,主治肺肾阴虚、肺脾气虚诸证。

二、临证功效

"拆方"是解读配伍规律、研究医家组方思想的重要方法,即根据功效特点、主治病证等内容,将方剂拆分成若干个具有联系性的药物组合,便于从理论上深刻理解该方和从临床上灵活化裁运用,使得运用本方治疗疾病时更具针对性。在叶天士用方思想探析中,发现叶氏常将拆方作为加减化裁用方的主要方法,以治法为导向,拆分组合以方便加减是叶氏用药重要特色。根据拆方思路,固本丸一方可以拆分为补阴、补气两大用药方向。补阴药群中根据补益脏腑差异,又可以细致分为补肺阴、补胃阴、补肾阴、补肝阴、补心阴的不同;补气可有补肺气、补脾气的不同。天冬、麦冬、生地黄、熟地黄、人参兼入多脏,功效广泛,在用药方向上难以细致区分,但根据临床病证特点,加减药味,改变治疗导向,是叶天士运用本方的特色所在。

叶氏云固本丸有"固阴益气"之用,方中益气多甘醇平和,补阴柔润缓图,是为理虚之妙法。遵原方立方之意与加减化裁拓展应用,大致在补阴、补气两大方向的基础上,于此方之施用有九大功效。

1. 偏补阴功效群

(1) 养阴清热:叶氏云"阴亏则生热,是皆本体阴阳迭偏,非客邪实火可清可降之比"。于热入伤阴、阴虚生热等病证,以固本丸养阴清热。叶氏为温病名家,于养阴一法应用颇具心得,徐灵胎在医案的眉批说:"遍观全部《伤寒论》,止是存津液为主。自西昌喻氏《法律》一书,通首发明此旨,故先生得力处全在于此。"

（2）填阴潜阳：叶氏《临证指南医案》于阴阳理论承《内经》之旨，强调"阴阳既造其偏以致病""阴阳自交，病可全去"，对于不同病位阴阳的治法又各有要求，如"下焦阴阳，宜潜宜固"。阴虚则阳亢无制，不安其位，固本丸填阴以潜阳，以求阴阳和而病去。

（3）补三阴脏阴：三阴脏者，肝、脾、肾三脏也，叶氏于脏腑治法详辨阴阳气血精津之异，依法用药，以切合病机，避免含混杂投。《临证指南医案》多次提及补三阴脏治法，固本丸一方亦属补益肝、脾、肾三脏之方，偏于补阴。

（4）滋水涵木：肝为肾之子，乙癸同源，互滋互用，叶氏有"大滋肾母，以苏肝子""水生涵木之法，议以固本成方"等认识，以重固本滋水之用而达养肝之目的。

（5）甘凉益胃：胃者阳体而阴用，胃喜为补，甘凉之味最合所宜。叶天士继承了张仲景、刘完素、张元素等众多医家"存胃阴"学术思想，认为"胃为阳土，宜凉宜润"。选方用药主张"阴药勿以过腻，甘凉养胃为稳""阳明阳土得阴自安"，叶氏以甘凉益胃为临床大法，又有"补胃阴以杜木火乘侮""甘凉益胃以制龙相"等用意，固本丸一方药多柔润甘凉最合此意。

2. 偏补气功效群

（1）填补固肾：肾虚不纳，变生诸症，叶氏云："肾脏不固少纳，肾脉虚馁，五液不承……宜固阴益气。"以固本丸填补肾脏，阴充于内，肾气可固，且固本一方有补脾益气之能，暗含培后天以滋先天意。

（2）调体固卫：太阳为少阴之表，叶氏云"体质失藏，外卫不固矣。治在少阴，用固本丸之属"。以补少阴之虚，调体质失藏，以固护外卫。

（3）补益肺脏：固本丸一方除了有直补肺脏气阴作用，且从间接治法中亦有所体现。叶氏立法组方，多遵循五行之理，重视脏腑复杂联系，以固本丸滋补肾阴，可达金水相生之意，补益脾胃之气阴，则培土生金助益肺脏，是以此方又有补益肺脏气阴之能。

3. 凉血止血　除以上气阴固本角度的功效，凉血止血可谓第九种治标之功。叶天士治疗温病应用生地黄的功效概括而言有清热养阴生津，以治热伤阴津；清热凉血，以治热入营血之发斑吐衄和与清热活血药合用以凉血散血。其中治疗血证是其重要方面，而固本丸一方亦屡见于《临证指南医案》吐血篇，用于血证。可见固本丸一方功效颇多，叶氏灵活应用，广泛治疗多种疾病。

三、方证方机

方证理论是研究处方和临床用方的重要思维之一，方证相应是其应用关键。"方证相应"源于张仲景《伤寒论》以方名证的学术思想，是指方药与病证之间一一对应，方随证立，方和证之间存在着高度的对应关系。林亿等在校订的《金匮要略》序中，原文载"以对方证对者，施之于人，其效若神"。方证理论应用强调抓主症，"有是证（症）便用是方（药）"。每一个"方证"都有其特异性的主症，可以是一个症状，也可为若干症状，强调主症为运用指征。

方机理论是指在把握疾病病机、理解方剂组方的基础上，根据疾病选择成方加减或拟定新方的一种用方解方思维。《神农本草经》卷一序录中言及"病机"一词，曰："凡欲疗病，先察其源，先候病机。"寻找病机与方剂的对应关系，是这一理论的核心。然方证、方机两者联系密切，证为机之标，机为证之本，结合两者方能正确把握，灵活运用。

综合叶氏医案，对固本丸一方方证、方机归纳如下。

（1）吐血，能食而咳，脊痛腰酸，寐则口干喉燥，心烦不宁，脉左坚或大。肾阴亏虚，气不收摄。

（2）吐血、咳血，咳逆欲呕，烦躁头痛，卧眠不能着左，脉数左坚或脉左细，右劲数。肝肾阴虚。

（3）疟后，心悸气怯，便后有血，小溲短赤。气阴两虚。

（4）暮夜五心热，嗌干，左胁痛。阴虚内热。

（5）阵发性痫厥，平素多遗尿，脉芤弱。肾阴亏虚。

（6）肌肉瘦减，善饥渴饮，烦劳，脉左搏。肺胃阴虚。

四、加减化裁

叶天士于固本丸一方，依据病证特点，结合组方思路，加减化裁。其化裁主要包括两大方面：一是在原方功效主治基础上，根据滋阴、益气两大药群，增减药味；二是增加与原方药味类型不同药味，拓展治疗范围，守古不泥。

1. 双补脏腑气阴之加减

（1）《临证指南医案·中风》篇（下略《临证指南医案》）沈四九案有固本

丸去熟地,加五味子。"今夏热益加发泄,真气更虚",加五味子以收敛气阴,不致因暑耗散,"日饵生津益气勿怠,大暑不加变动,再商调理",熟地滋腻,不应时节,不合补益气阴调理治法,故去之。

(2)《吐血》篇苏三九案固本丸加阿胶、芡实、莲子肉。叶氏论其病机为"肾脏不固少纳,肾脉虚馁,五液不承",言治法"宜固阴益气"。以阿胶增原方益阴之力,莲子、芡实为叶氏常用对药,二药甘能健脾,涩以固肾,用于脾肾亏虚颇为恰当。

(3)《吐血》篇赵四一案固本丸去麦冬、生地,加五味子、女贞子。叶氏云"虚不肯复谓之损""损症五六年,无攻病之理",立平补足三阴法,以五味子收敛气阴,女贞子填补肝肾,麦冬偏于肺阴、生地凉血与病机不合,故删繁就简。

2. 滋阴清热、凉血止血之加减

(1)《三消》篇王五八案固本加甜沙参。此方为中上消病而立,叶氏云"苦寒莫制其烈,甘补无济其虚",显是从胃阴立法,遵消渴"液枯消渴,是脏阴为病"特点,加沙参甘凉益胃,培土生金。

(2)《疟》篇某案固本丸加何首乌、阿胶。叶氏言"热入伤阴",且案中亦有出血见证,加阿胶、何首乌滋阴养血,阴充则热退。

(3)《吐血》篇张案以固本丸去熟地、麦冬,加茯神、炙甘草、生白芍、女贞子、墨旱莲,二至、芍药以凉血生血止血,茯神、炙甘草益气摄血,熟地、麦冬未合病机,故去之。

(4)《疟》篇某案固本丸去熟地,加石斛、蔗浆。遵"阴药勿以过腻,甘凉养胃为稳"为法去熟地之腻,加石斛、蔗浆甘凉清润之品,合胃所喜。

(5)《虚劳》篇颜三四案固本丸去熟地,加丹参、茯神、灯心草、竹叶心。此方用于营血耗伤,阴虚内热。叶氏言"以滋清制亢之剂,理心之用,以复五液",竹叶、灯心草、丹参清热凉血,茯神安定神志,虽为固本丸之变方,亦可称为天王补心丹化裁。

3. 滋阴潜阳、调补肝肾之加减

(1)《痉厥》篇吴三十案固本加五味子、山茱萸、龙骨、金箔,蜜丸。病属肾真内怯,肝风痉厥,加五味子、山茱萸以滋阴敛气,龙骨、金箔镇肝息风,介以潜之,金石坠之。

(2)《肝火》篇朱五四案固本丸去生地,加龟胶、阿胶、五味子、茯神。肝肾阴虚、风阳上升病机无疑，法"当大滋肾母以苏肝子，补胃阴以杜木火乘侮"，以龟胶、阿胶血肉有情之品填补肝肾精血，五味子益气生津，收敛固涩，茯神降逆安神。

（3）《虚劳》篇某三二案固本丸去生地，加茯神、龟甲。叶氏云："少阴肾水枯槁，厥阳上越不潜，议用填阴潜阳。"以龟甲填补真阴，滋阴潜阳，因有心悸不安见症，以茯神安定心神。

（4）《胁痛》篇沈案以固本丸去熟地，加柏子霜、生白芍。柏子霜少柏子仁润肠通便之功，以安神定志为用；白芍以生者，养阴柔肝，遵原方意。

叶氏于固本丸一方或守原方施用，或以加减化裁，皆以对证切病为要，十二则化裁之法，乃略表大意，以发叶氏用方之术。

五、结　语

《临证指南医案》一书系叶天士临证思想的重要载体。统观全书，借案解方，是通过该书研究叶天士用方思路的关键。运用"拆方""方证""方机"等方剂学研究思路与方法，解读叶氏用方，以为方剂临床应用提供参考。人参固本丸一方，虽非叶氏所拟，叶氏之用，或守方而施，或化裁而用，颇具特色。其据证立法，依法删减药味，灵活用方，可通过方证、方机两大方面，把握叶氏用方特色，根据化裁加减，明确叶氏用方思维。

（《山东中医药大学学报》，2019 年第 43 卷第 4 期）

浅论叶天士《临证指南医案》对药汁的应用

南京中医药大学　　田永林　龚婕宁

中药汁具有药鲜汁纯，保持天然药物原有性味，气味俱存，润燥之性较强的特点，是一种最能保持中药天然性能的传统用药形式。诺贝尔医学奖获得者屠呦呦在回顾青蒿素发现的艰难历程中,提到其灵感来自葛洪《肘后备急方》中关于使用青蒿减轻疟疾症状的记载。文中提到:"青蒿一握,以水二升渍,绞取汁,尽服之。"取其鲜汁应用,气味俱存,就能发挥疗效。叶天士《临证指南医案》中药物多用鲜品,即鲜汁类药物。鲜汁类药具有饱满多汁,疗效快,性较缓和,药材新鲜,容易吸收,不易滋腻碍胃,保护胃气,润燥之性较强,通络、散结通窍、走窜行气、活血止血之性强等优点。

一、药汁的分类

在《临证指南医案》中常用荷叶汁、生姜汁、石菖蒲汁、郁金汁、枳实汁、枳壳汁、香附汁、蔗汁、芦根汁、甜梨汁、甘蔗浆、降香汁、韭白汁、沉香汁、槟榔汁、杏仁汁、苏子汁、柏子仁汁、鲜生地汁、麦冬汁、桔梗汁、菊花汁、桑枝汁、青蒿汁、青皮汁、金银花露、玫瑰露、藿香梗露、香橼露等入方。叶天士在临证中常将药汁分为以下三类。

1. 药物鲜汁入方 如荷叶汁、生姜汁、瓜蒌汁、石菖蒲汁、郁金汁、枳实汁、枳壳汁、香附汁、蔗汁、芦根汁、甜梨汁、甘蔗浆、鲜生地汁、麦冬汁、桔梗汁、菊花汁、桑枝汁、青蒿汁、青皮汁,多属甘寒之品,或是辛散之品。

2. 干药磨汁入方 如降香汁、沉香汁。辛味芳香为主,入药煎煮之后,则辛散之气容易丧失。而磨汁加入药中之后,走窜行气活血之性更强。

3. 蒸馏取汁入方 如金银花露、玫瑰露、藿香梗露、香橼露。多取药物蒸馏、冷却、取汁,又称药露。其气芬郁而味甘,具有清热解毒,消暑解渴,降火消火、开胃宽中的作用。

二、药汁的作用

叶天士在临证中,多使用以上3种类型的药汁,究其作用,可归纳为以下几个方面。

1. 养阴润燥 温邪伤人,最易损伤津液,化燥伤阴。温病的治疗,救阴为第一要务。历代医家治温病皆重养阴生津。叶天士说:"热邪不燥胃津,必耗肾液。"胃喜润恶燥,邪热入胃,多伤胃津,胃失其和润,不能化生津液,亦可加重全身的津液的亏虚。而脾胃为后天之本、气血津液生化之源,故治温病养阴育津当以顾护脾胃为本,培补胃阴为要。《温热经纬》曰:"若留得一分津液,便有一分生理。"故对津伤而邪热不甚者或温病愈后调治,尤为重要,常以柔润滋阴为其大法。脏腑之中,胃为阳明燥土,肺为太阴燥金,故阴液一伤,肺胃(肠)首当其冲,滋养肺胃,用甘寒生津之品。《临证指南医案》常用甜梨汁、青蔗浆、鲜芦根汁、麦冬汁、藕汁之类甘寒之品,鲜汁轻清而润,甘能生津,寒能清热,质清轻而润,可入上中焦,用于温病邪热伤及肺胃之津,阴液已伤,胃气未醒之证,能起到滋阴增液、养护胃气的功效。如卷三:"王姓案,数年病伤不复,不饥不纳,九窍不和,都属胃病。阳土喜柔,偏恶刚燥,若四君、异功等,竟是治脾之药。腑宜通即是补,甘濡润,胃气下行,则有效验。药用麦冬、火麻仁、水炙黑小甘草、生白芍,临服入青甘蔗浆一杯。"此处所用青甘蔗浆,为日常啖食之品,性质甘平、甘凉濡润,古人称之为"天生复脉汤",用以养胃润燥,则津液容易来复,使胃得以通降,而无碍胃泥膈之弊。又如卷二:"胡某,脉右劲。咳嗽气塞痰多,久则食不甘,便燥结,胃津日耗,不司供肺。况秋冬天降,燥气上加,渐至老年痰火之象。此清气热以润燥,理势宜然。倘畏虚,日投滞补,益就枯燥矣。药用霜桑叶、甜杏仁、麦冬、玉竹、白沙参、天花粉、甘蔗浆、甜梨汁。"甜梨汁味酸而甘平,有生津止渴、养阴清热、养血生肌、润肺清燥、止咳化痰之效;甘蔗浆甘凉濡润,以养胃阴,则津液复来。再如卷四:"王案,老年血气渐衰,必得数日大便通爽,然后脘中纳食无阻。此胃汁渐枯,已少胃气下行之旨,噎症萌矣。议用麦冬汁、鲜生地汁、柏子仁汁、甜杏仁汁、黑芝麻汁、苏子汁、松子仁浆。水浸布纸,绞汁滤清,炖自然膏。"噎膈一证,由于患者进食艰难,久则津液枯涸,阴血枯滞,治疗以滋阴润燥为大法。如《医学入门》曰:"病因内伤忧郁失志,乃饮食淫欲,而动脾胃肝肾之火,或因杂病,误服辛香燥药,俱令血液衰耗,胃脘枯槁。"患者因为津液枯涸,加之运化困难,骤然进药,多出现拒药现象,所以用各种鲜汁,缓缓服下,可以起到滋阴润燥、醒脾运胃之功。对阴损之证,以轻清甘润之味补之,既可培土生津、滋养胃阴,又便于吸收而不碍胃。在温病的后期,肺胃津液损伤,胃气受损,腐熟水谷的能力减弱,此时若使用大量滋阴增液的药物,会滋腻碍胃,加重胃肠的负担,影响脾胃的吸收功能,起不到养阴润燥的功效。叶天士认为:"药味重浊,徒伤肠胃矣。"而使用药汁,性质轻灵,部分药物与同类干品相比较,不但可以避免影响到脾胃的运化功能,而且可以达到养阴润燥、滋养津液的作用。

2. 散结通窍 湿热痰浊内侵多胶结气血,阻闭脉络,而痰浊亦易借温疫之势蒙闭清窍,急当豁痰开窍为法。叶天士常取药汁应用,通常用郁金汁、枳壳汁、枳实汁、香附汁、菖蒲汁等理气化痰、芳香透络、开窍醒神。如卷六:"某案,初期左边麻木,舌强,筋吊脑后痛,痰阻咽喉。此系肝风上引,必由情怀郁勃所致。"药用羚羊角、连翘心、鲜生地、玄参,用石菖蒲、郁金汁,疏肝解郁开窍。卷四:"谈氏,胸痞不饥,热不止,舌白而渴。此暑邪未尽,治以清气分。"药用鲜竹茹、淡黄芩、知母、橘红、滑石、桔梗。中焦为气机斡旋之枢,机枢不利则气机呆滞,用枳壳汁、郁金汁恢复气机升降。再如:"曹氏案,肺痹,右肢麻,胁痛,咳逆喘急不得卧,二便不利,脘中痞胀,得之忧愁思虑,所以肺脏受病,宜开手太阴为治。"药用紫菀、瓜蒌皮、杏仁、山栀,用郁金汁、枳壳汁除满散痞、宣通脉络,达散肺胃郁结之功。

3. 辛味通络 辛味药辛香走窜,能行能散,行气通络。清代医家石寿棠指出:"病有燥湿,药有燥润。凡质地柔软,有汁有油者皆润;体质干脆,无汁无油者皆燥。"他又指出:"润药有辛润、温润、平润、凉润、寒润之殊,辛润之姜汁、韭白汁。"叶天士强调"络以辛为泄""酸苦甘腻不能入络",指出了辛味药对疏通络脉具有重要作用。叶天士认为噎膈一症,为阳气内结,阴血内枯而成,治宜调养心脾,以舒结气,填精益血,以滋枯燥。反胃乃胃中无阳,不能容受食物,命门火衰,不能熏蒸脾土,以致饮食入胃,不能运化,而为朝食暮吐,暮食朝吐,治以益火之源,以消阴翳,补土通阳,以温脾胃。如卷四:"李案,两关脉缓涩,食入气阻,吐涎稍通。此皆久积劳倦,阳气不能旋运,为噎膈反胃之症,药用半夏、桃仁、香豉、瓜蒌皮、郁金、姜汁、韭白汁。"用姜汁、韭白汁,辛润通络,使胃腑之阳得以通降。又如:张案,朝食暮吐,大便不爽,病在中下。初因劳伤胃痛,痰瘀有形之阻,药用半夏、枳实、制大黄、桃仁以化痰祛瘀,用韭白汁,以通阳开痞、辛润通络。叶天士认为"久病胃痛,瘀血积于胃络,议辛通瘀滞法","数年痛必入络,治在血中之气","病经数载,已入胃络,姑与辛通法。"再如:"冯某,有年阳微,酒湿厚味酿痰阻气,遂令胃失下行为顺之旨。脘窄不能纳物,二便如昔,病在上中。议以苦降辛通,佐以养胃,用大半夏汤,半夏、人参、茯苓、姜汁、川连、枳实。"姜汁则辛润通络。再之,噎膈患者,食入格拒不下，入而复出，甚则水饮难进，药饵更是难以咽下，但若采用药汁，不但可起治疗作用，更能有助于患者的摄纳。

4. 凉血止血　邪热深入营血，迫血妄行，可致出血，多为急性多部位出血或一个部位出血。叶天士提出"入血就恐耗血动血，直须凉血散血"的原则，在治疗血证中以凉血为主要大法。治疗上亦常用鲜汁以止血、凉血。如卷二："姚姓案，此劳伤身动失血，胁有瘕聚。因咳甚而血来。"药用苏子、薏苡仁、茯苓、黑山栀、牡丹皮、降香、荆芥炭、牛膝炭，重用藕汁。生藕性寒，甘凉入胃，可消瘀凉血，清烦热，止呕，生津，除烦。江南一带，广泛种植莲藕，鲜藕易于取得，简捷便利。荷叶芳香辛升，解暑止血，叶天士用其汁，取其清暑宁络之功。又如："王案，暑邪寒热，舌白不渴，吐血，此名暑瘵重症。"叶天士重用鲜荷叶汁，清热止血散瘀，清暑宁络，和胃护阴，与明代陈自明《妇人大全良方》所载之"四生丸"用荷叶治疗各种血热出血之证相比，更为灵活简便，有异曲同工之妙。叶天士取其凉血行散、止血不留瘀、补阴液的优点，用以治疗血证。

三、中药汁的服法

叶天士不仅擅长用各种药汁治疗多种病证，对于各种药汁的服法，也颇讲究。一般说来，《临证指南医案》中药汁的服法，可以归纳为以下几种。

1. 绞取鲜汁直接饮服　如卷三："叶某，淋属肝胆，浊属心肾。据述病，溺出浑浊如脓，病甚则多，或因遗泄后，浊痛皆平，或遗后痛浊转甚。先议通瘀腐一法。考古方通淋通瘀用虎杖汤，今世无人识此药，每以杜牛膝代之。用鲜杜牛膝根，水洗净，捣烂绞汁大半杯茶，调入真麝香一分许，隔汤炖温，空心服。"

2. 取汁代水　如卷五："张某，舌绛裂纹，面色枯槁，全无津泽，形象畏冷，心中热焚。邪深竟入厥阴，正气已经虚极。勉拟仲景复脉汤，合乎邪少虚多治法。复脉去人参、生姜，加甘蔗汁代水煎。"

3. 取汁冲服　如卷四："某，忧思郁结，凝痰阻碍，已属噎塞之象。当怡情善调。药用炒半夏、茯苓、秫米、枳实、姜汁三小匙冲。"

4. 取汁熬膏调服　如卷一："某妪，太太诸恙向安，今春三月，阳气正升，肝木主乎气候。肝为风脏,风亦属阳,卦变为巽,两阳相合,其势方张,内风夹阳动旋,脂液暗耗,而麻痹不已。独甚于四肢者,风淫末疾之谓也。先将二冬、沙参、天麻、白蒺加泉水煎汁滤过,配入四汁(甜梨汁、芦根汁、青蔗浆、鲜竹沥),同熬成膏,后加入柿霜收。每日下午食远服五钱,白开水调服。"

四、小　结

众所周知,药物偏性在中药防治疾病中发挥重要作用。药物有气味之偏,气味中寓有阴阳,能调整疾病所表现的阴阳偏盛偏衰,达到祛除病邪、消除病因的治疗作用。当前,绝大部分中药在临床应用之前须经过加工炮制,意在改变药性、提高疗效、降低毒性。然而,某些药物只有保持它原有的气味,才能起治疗作用,在加热炮制或掺入辅料过程中,反而使其气味耗损,原有的治疗作用降低,甚至药效完全丧失。对于这些药物,掌握它的特性后取其药汁应用,气味俱存,就能发挥出较好的疗效。

综上所述,叶天士在《临证指南医案》中多用药汁治疗病症,其在临证中,多将药物鲜汁、干磨药汁以及蒸馏取汁入方,有药材新鲜、加工方便、疗效较快、性较缓和、容易吸收、不易滋腻碍胃、保护胃气、养阴润燥、散结通窍、辛润通络、走窜行气、活血止血之性强等优点。服用方法多取鲜汁直接饮服、取汁代水、取汁冲服以及取汁熬膏调服。值得一提的是,叶天士用药汁擅治上焦、中焦病症;因药汁性质轻扬,很难作用于下焦,治下焦病症,叶天士多采用滋填真阴法治疗。叶天士取其药汁应用,气味俱存,就能发挥较好的疗效。可见,药汁具有十分重要的临床应用价值,为提高临床疗效,必须重视药汁的应用和研究。

(《中华中医药杂志》,2019 年第 34 卷第 1 期)

后 记

　　医学流派是伴随着众多的名医群体和创新的医学思想而形成的。吴中多名医，吴医多著述，吴门医派作为吴地文化中的一枝奇葩，中医药文化优势明显，历史遗存丰富，文化积淀厚实，在中国医学史上有着重要的地位。据不完全统计，吴门医派有史料记载的医家近 2 000 位，滕伯祥、薛辛、王珪、葛乾孙、倪维德、王履、薛己、缪希雍、吴有性、张璐、喻昌、李中梓、叶桂、薛雪、周扬俊、徐大椿、尤怡、王洪绪、曹存心、李学川、陆九芝、曹沧洲等是其中杰出的代表，这些医家群体给我们留下了 1 900 多部古医籍。

　　当代许多学者聚焦于吴门医派研究，阐述吴门医家的医学思想内核，钩沉其辨证理论与特点，归纳其疾病诊治规律与用药经验，用以指导临床实践，出版了大量相关研究文献。我们意识到汇编"吴门医派代表医家研究文集"，既是吴门医派传承发展的需要，也是服务于建设健康中国的一个举措。于是首先选择了薛己、吴有性、张璐、喻昌、叶桂五位吴门医派代表性医家，编撰出版"吴门医派代表医家研究文集"上集，以飨读者。

　　本书辑录了当代学者公开出版的关于吴门医派代表医家叶桂的研究文献，内容包括生平著述辑要、医学思想研究、临床证治探讨、疾病诊治应用四个篇章，共 142 篇研究文献。"生平著述辑要"部分主要概述叶桂的生平轨迹、行医经历及评述其代表性著作；"医学思想研究"部分以温病学说、络病理论、脾胃理论、其他归类，相对集中地阐述叶桂的医学思想；"临床证治探讨"部分以温病证治、络病证治、脾胃证治、其他证治归类，主要阐述叶桂临床辨证论治的证治特点；"疾病诊治应用"则主要收录叶桂对临床具体疾病的诊治经验，以及探析叶氏方药的应用规律等，以冀全面反映当代学者对叶桂学术思想的研究全貌。

　　书中所录文献时间跨度既长，包罗范围又广，原作者学术水平各异，作出判断的角度不同，所参考图书的版本不一，故书中的某些史实及观点不尽相同，甚至互有矛盾之处。我们在编辑时，除对个别明显有误之处作了更正外，一般仍保持文献的原貌，未予一一注明修正，仅在每篇文末注明所载录出版物,亦删去了原文献所列参考文献。对于中医常用词汇如病证、病症等,也仅在同一篇文献中加以统一,而未在全书中加以统一,敬请原作者见谅和读者注意鉴识。书中所载犀角、虎骨,根据国发(1993)39号、卫药发(1993)59号文,属于禁用之列,均以代用品代替,书中所述犀角、虎骨相关内容仅作为文献参考。尤其需要加以说明的是,文献作者众多,引用时尽量列举了作者单位,有些文献作者单位难以查证(特别是早期的文献),只能缺如。所引用文献得到了大多数原作者的同意,有些联系不上的作者可在图书出版后与我们联系,以便我们表达对您的谢意。

在本书的编辑过程中,我们得到了苏州市中医药管理局领导的大力支持与帮助,张泓鑫、陈燕燕、杨丽华、薛冰、姜叶婧、潘雯、陈颖、吕昭君等研究生同学也参与了本书的收集、文字转换、校稿等工作,谨此表示谢意。本书的出版得到了"苏州市吴门医派传承与发展专项"经费、"葛惠男名医工作室"经费以及"吴门医派杂病流派传承工作室"经费的资助,深表谢意。

编撰本书也是我们一次很好的学习过程,限于编者的学识与水平,收录文献定有遗珠之憾,书中错误亦在所难免,敬请读者批评指正。

编　者

2020 年 12 月